体内药物分析
Biopharmaceutic Analysis

主　编　姚彤炜

副主编　蒋惠娣　李向荣　洪战英

ZHEJIANG UNIVERSITY PRESS
浙江大学出版社

内 容 简 介

　　本书主要介绍了三个方面的内容：①体内药物分析的基本知识（第 1～3 章），包括体内药物分析的意义、任务、特点、生物样品的预处理方法、分析方法的建立与评价。②生物样品测定的主要分析技术（第 4～9 章），包括高效液相色谱与液-质联用技术、气相色谱与气-质联用技术、毛细管电泳及其与质谱的联用、手性色谱法、免疫分析法以及其他分析方法。③体内药物分析方法在各领域中的应用（第 10～15 章），包括非临床与临床药代动力学研究、治疗药物监测、药物代谢与药-药相互作用研究、药酶遗传多态性研究、体内内源性物质分析、滥用药物检测等。书中最后一章为体内药物分析的实验。本书适合于药学专业的研究生、本科生的教学，也可作为执业药师培训、临床药师培训的参考教材；适合于从事新药研发、临床药学研究、临床药理学研究以及有关专业人员的学习和参考。

《体内药物分析》编委会名单

主　编　姚彤炜

副主编　蒋惠娣　李向荣　洪战英

编　委　（以姓氏笔画为序）

石　娟　（西安交通大学）

李向荣　（浙江大学城市学院）

宋粉云　（广东药学院）

狄　斌　（中国药科大学）

余露山　（浙江大学）

周　权　（浙江大学医学院附属第二医院）

姚彤炜　（浙江大学）

洪战英　（第二军医大学）

唐意红　（上海应用技术学院）

蒋惠娣　（浙江大学）

前　　言

　　《体内药物分析》作为药学类药物分析专业本科生和研究生的必修课,药学类本科生及非药物分析专业研究生的选修课,在各医药院校中已开设多年。近 10 年来随着药学事业的迅猛发展、对新老药品评价要求的不断提高,药物体内代谢研究的不断深入,以及微量分析技术的快速发展与普及,体内药物分析技术在新药研发、安全性评价和临床合理用药中的作用越来越突出。为及时反映体内药物分析的新理论、新技术、新方法,体现科学研究的新成果,根据药学教学和药学研究工作的实际需要,本教材特邀请了工作在体内药物分析研究和《体内药物分析》课程教学第一线的全国 7 所高校的中青年教师、药师担任本教材的编写工作。

　　全书共 16 章,遵循科学性、先进性和实用性相结合的基本原则,将教材内容分为四个模块:第 1～3 章为绪论、前处理技术和方法建立与评价;第 4～9 章为体内药物分析中各种分析技术介绍;第 10～15 章是体内药物分析方法在药物研究的不同领域中的应用;第 16 章为体内药物分析实验。书后附有药名、专有名词中英文索引,便于读者查找。

　　第一模块为体内药物分析的基本知识介绍,包括体内药物分析的意义、任务、特点、生物样品的预处理方法、分析方法的建立与评价。第二模块为生物样品测定的主要分析技术,介绍了 HPLC、LC-MS/MS、GC、GC-MS、HPCE、CE-MS、手性色谱、免疫分析、紫外-可见光谱、荧光光谱、原子吸收光谱、HPLC-NMR 等分析技术及应用。以上两部分每章书后附有思考题,可供学生课后练习与自学参考。第三模块为体内药物分析方法在不同领域中的应用,以大量的示例介绍了药物临床前和临床药代动力学研究、药物生物利用度和生物等效性试验、治疗药物监测、药物代谢与药-药相互作用研究、药酶遗传多态性研究、体内内源性物质分析、滥用药物、兴奋剂、临床毒物检测等。该部分每章书后附有课外阅读,以拓宽学生的知识面或提供更详细的参考信息。第四模块为体内药物分析实验,设计了不同生物样本和分析目的的 10 个实验内容,可供教学选择和参考。

本书适合于药学专业和相关专业的研究生、本科生的教学,可作为执业药师培训、临床药师培训的参考教材,也适合于从事新药研发、临床药学研究、临床药理学研究以及有关专业人员的学习和参考。

本书第 1、8 章由姚彤炜编写;第 2 章由姚彤炜、狄斌、洪战英编写;第 3 章由宋粉云编写;第 4、16 章由余露山编写;第 5 章由狄斌编写;第 6、15 章由洪战英编写;第 7 章由唐意红编写;第 9 章由石娟编写;第 10 章由蒋惠娣、李向荣编写;第 11、13 章由周权编写;第 12 章由蒋惠娣编写;第 14 章由李向荣编写。由于作者水平所限,书中难免有疏漏和错误,不当之处恳切读者批评指正。

本教材的编写得到了浙江大学出版社和各有关院校的大力支持和帮助,在此一并致以深切的谢意。

姚彤炜

2012 年 3 月于杭州

目　　录

第 1 章

绪 论

1.1 体内药物分析的性质与意义

1.1.1 体内药物分析的性质

体内药物分析(analysis of drugs in biological samples),又称体液药物分析(analysis of drug in biological fluids)、生物药物分析(biopharmaceutic analysis)、生物医药分析(biomedical analysis),是一门研究药物及其代谢物在生物体内数量和质量变化规律的方法学科,是药物分析学(pharmaceutical analysis)的一个重要分支。通过对生物体内药物的分析,获得药物在体内吸收、分布、代谢、排泄等各种动力学参数;药物与生物大分子之间的相互作用;代谢产物、代谢方式与代谢途径等信息,从而对所研究的药物作出估计与评价,为临床合理用药、新药研制和开发前景的预测等提供科学依据。

1.1.2 体内药物分析的意义

药品质量的优劣不仅仅体现在药品品质,更重要的是体现在其药物的临床征象和实际疗效。药品使用怎样才算合理? 如何避免或减少不良反应? 给予相同剂量的药物,为何个体间疗效差异如此显著? 等等。人们需要寻求这些问题的答案。随着临床药学和临床药理学的兴起与发展,现代分析技术的进步,药品质量管理理念的转变,对药物体内处置、药物与机体的相互作用规律、以及个体化给药方案的研究,已成为新药评价和上市药品再评价的重要内容。而开展这些研究工作,首先要解决的问题就是建立体内微量药物及其代谢物的分离分析方法。因此,体内药物分析的意义主要体现在以下两个方面。

1. 指导临床合理用药

药物进入体内后,大多数药物借助血液分布到作用部位或受体部位,当作用部位的游离药物浓度达到一定水平时,才能产生相应的药理效应,药理作用强度和类型取决于药物与特异受体的相互作用,这种作用服从质量作用定律。根据受体理论的"占领假说",药理活性(Δ)的大小与药物(X)-受体(R)结合物形成的数量成正比:

$$R+X \underset{k_2}{\overset{k_1}{\rightleftharpoons}} RX_1 \quad \Delta=k_3[RX]$$

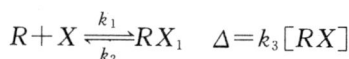

因此,药理作用的强度与到达作用部位或受体部位的游离药物浓度及受体数量有关,并与受体-药物间的亲和性有关。一般情况下受体的数量与其对药物的亲和性是相对稳定的,只有在疾病、预先使用过其他药物等情况下才会发生变化。故可以认为作用部位活性药物浓度直接与药物的药理作用强度有关。由于检测技术上的原因,直接测定作用部位的游离药物浓度有很大难度,通常测定血浆中药物总浓度,以间接指示作用部位的游离药物浓度。根据血药浓度拟定给药方案、调整用药剂量。

(1)给药方案拟订:就大多数药物而言,药物的药理作用强度取决于血药浓度。药代动力学研究证明,许多药物的疗效和毒性往往与血药浓度有关。

例如:水杨酸(salicylic acid)的血药浓度和疗效毒性关系密切(表1-1)。

又如:他克莫司(tacrolimus,FK506)的有效剂量和中毒剂量之间的安全范围较窄,其血药浓度与毒性密切相关,唐斌等采用微粒子酶

表1-1 水杨酸的血药浓度和疗效毒性关系

血药浓度(mg/L)	药理作用
50～100	镇痛
>250	抗风湿
350～400	抗炎
>550	中毒
1600～1800	致死

免疫法测定56例肾移植术后患者口服他克莫司后12h的全血药物浓度,对患者随访,观察排斥反应的发生及药物的肾毒性,结果见表1-2至表1-4。

表1-2 各组他克莫司血药浓度比较($\bar{X}\pm SD$,ng/mL)

术后时间(月)	正常组		中毒组		排斥组	
	例次	测量值	例次	测量值	例次	测量值
0～1	86	11.7±2.7	11	17.4±1.8	8	7.2±1.1
1～2	92	9.9±2.8	8	13.6±1.4	6	5.6±1.4
4～6	53	7.8±2.0	4	11.7±0.7	3	4.5±0.9
7～12	39	5.1±1.2	2	7.7±1.5	1	3.1

表1-3 他克莫司血药浓度与肾中毒关系

术后时间(月)	FK506浓度(ng/mL)	肾中毒(例次)	无肾中毒(例次)	肾中毒发生率(%)
0～1	>14	10	16	38.46
	≤14	1	78	1.27
1～2	>12	7	18	28.00
	≤12	1	80	1.23
4～6	>10	4	10	25.57
	≤10	0	48	0.00
7～12	>6	2	11	15.38
	≤6	0	30	0.00

表 1-4　他克莫司血药浓度与排斥反应的关系

术后时间(月)	FK506 浓度(ng/mL)	排斥反应(例次)	无排斥反应(例次)	排斥发生率(%)
0～1	<9	8	14	36.36
	≥9	0	83	0
1～2	<8	6	13	31.58
	≥8	0	87	0
4～6	<6	3	7	30.00
	≥6	0	52	0
7～12	<4	1	8	11.11
	≥4	0	34	0

监测结果显示,肾移植患者术后服用他克莫司的适宜血药浓度范围为:术后 1 个月内 9～14ng/mL;2～3 个月内 8～12ng/mL;4～6 个月内 6～10ng/mL;7～12 个月内 4～6ng/mL。在上述治疗窗范围内,既能达到满意的免疫抑制效果,又能减少排斥反应和肾毒性反应的发生。

可见,血药浓度测定在拟定给药方案上具有重要意义,是新药研究和某些药物剂量个体化时必要的参考材料。

(2)影响血药浓度的因素与治疗药物监测:研究表明,不同种属的动物,只要血药浓度相同,就有极相似的药理效应。例如,保泰松(phenylbutazone)对兔和人体抗炎作用的有效剂量相差几十倍,分别为 5～10mg/kg(人)和 300mg/kg(兔),但其有效血药浓度都在 $100～150\mu g/mL$ 之间。而另一方面,同种属中的个体欲获得相近的血药浓度,有时有效剂量可相差数十倍,即存在着"化学上等价而生物学上不等价"的问题。这是因为药物进入体内到产生一定的血药浓度,要经过吸收、分布、代谢、排泄等一系列过程,从中受到多种因素的影响,如机体因素、药物因素等。

1)机体因素:机体因素包括生理因素、病理因素和遗传因素。

生理因素是指年龄、性别、妇女妊娠等对血药浓度的影响。年龄不同,机体的生理功能有较大差异,例如新生儿及婴幼儿的肝、肾功能及其他脏器发育不全,对药物代谢能力较弱,胃液的 pH 低,胃肠蠕动慢,各组织水分的含量高,且不同年龄阶段的小儿其生长、发育有各自的特点,药代动力学特点也各不相同,与成人相比有显著差异。随着年龄的增长,老年人机体各系统、器官的组织形态与生理生化功能发生了特征性变化,如胃酸分泌减少,消化道运动机能减退,消化道血流减慢,体内水分减少,脂肪成分比例增加,血浆蛋白含量降低,肝肾血流量减少,肝药酶活性下降等。这些机体变化影响了药物在体内的过程,表现为药物吸收、分布、代谢、排泄等方面的不同。

妇女因激素水平影响生理功能,使药物在吸收、蛋白结合率、分布容积及代谢方面与男性有所差异。如庄淑云等对 49 例符合 DSM-IV 诊断标准的精神分裂症患者,按性别分为两组,定期进行血药浓度检测,探索利培酮(risperidone)对精神分裂症血浆药物浓度的性别差异。结果用相同剂量的利培酮(各 2mg/d)对男、女两组治疗,2 周后检测血药浓度,男性利培酮血浆浓度明显高于女性,有非常显著的统计学意义($P<0.05$);经剂量调整(男 3mg 女 3.5mg),6 周后再次对利培酮血药浓度检测,两组的血药浓度无显著统计学意义($P>0.05$)。以上结果提示利培酮治疗精神分裂症,在同等剂量下,存在明显的性别差异。其原因是男性较女性的表观分布容积小,这是引起性别差异的主要原因,从而进一步导致药效学的差异(表1-5)。因此,如临床按成人常规用量给药,若女性血药浓度适宜,则男性偏高,反之,男性血药浓度适宜则女性偏低。

表 1-5 性别对利培酮血药浓度和临床疗效的影响

性别/人数	血药浓度				临床治疗有效率(%)	
	剂量	治疗 2 周后	剂量	治疗 6 周后	治疗 2 周后	治疗 6 周后
男组/26 人	2mg/d	0.0214±0.0033	3mg/d	0.0312±0.0032	47.8	65.4
女组/23 人	2mg/d	0.0177±0.0038*	3.5mg/d	0.0319±0.0035	26.9*	69.6

* $P<0.05$

妇女妊娠时,机体内形成了一个复杂的多房室单位,除母体本身外,还加上胎盘和胎儿,生理上产生了较大变化,药动学参数与非妊娠期妇女相比有明显差别。此外,身高、体重等生理因素对有些药物的血药浓度也有影响。

机体病变影响药物在体内的过程。如胃、肠道疾病影响药物的吸收;心力衰竭患者由于循环淤血影响药物的吸收、分布及消除;内分泌疾病如糖尿病、甲亢或甲低会明显影响药物的分布和消除;肝脏是药物的主要代谢器官,各种药酶存在于肝细胞中,如果发生肝脏疾病,药物代谢就受到抑制,导致活性成分浓度增加,药效发生变化或加剧毒性反应,尤其是以肝脏代谢为主要消除途径的药物,影响更大;肾脏是药物及代谢物的主要排泄器官,若肾脏发生疾病,将对药物与活性代谢物的药理作用强度及持续时间有明显影响。

遗传因素是指某些药物代谢酶活性的先天差异,影响药物代谢能力。用药个体有代谢快型(EM)和代谢慢型(PM)之分。慢代谢者体内这种酶存在基因缺陷,活性下降,当服用由该酶介导而代谢的药物时,往往药物代谢受到抑制。如细胞色素 P_{450}(cytochrome P_{450},CYP)2C19、CYP2D6、CYP2C9、N-乙酰基转移酶等均具有遗传多态性。常采用探针药物法,测定服药后尿中药物和代谢物浓度,计算代谢比率,确定个体代谢快慢型。

2)药物因素:药物因素包括剂型因素和药物相互作用。药物剂型、处方、工艺的不同,可影响药物疗效或毒性。其中最主要的是影响药物溶解速度的一些因素,如药物本身的粒子大小、晶型、辅料、制备工艺等,因为固态药物只有溶解后才能被胃肠道上皮细胞吸收。药物粒子越小,总表面积就越大,药物与溶剂的接触面增加,溶解速度就快。药物晶型不同,溶解度也不同,一般无定型药物比结晶型药物溶解度大。制剂的辅料、制备工艺不同,可影响药物的溶出度。这些制剂因素将导致血药浓度发生变化。如 1968 年澳大利亚发生苯妥英钠(phenytoin sodium)胶囊中毒事件,原因是制药厂用乳糖替代硫酸钙作为填充剂,由于乳糖能增加苯妥英钠在胃肠液中的溶解速度,以致吸收过快过多,造成血药浓度过高而发生中毒。

手性药物的对映体之间在药理、毒理、临床疗效方面有较大差异,而目前使用的手性药物中有很大一部分是以外消旋体混合物给药的,因此,有效对映体的生理活性可能受另一对映体影响,即两个对映体之间有可能发生相互作用,导致不良反应的发生。例如华法林(warfarin),S-体为具有活性的优映体,R-体为非活性的劣映体,R-体可竞争性地抑制 S-体的羟化代谢。当西米替丁与华法林合用时,西米替丁可以抑制 R-华法林的代谢,从而间接地抑制了 S-华法林的羟化代谢,导致抗凝血作用增强。又如普罗帕酮,R-体可减弱 S-体的代谢消除,而后者可产生 β 受体阻滞作用。因此,服用消旋体普罗帕酮比服用等量 S-对映体表现出更明显的 β 受体阻滞作用。

联合用药时,一种药物在体内的吸收、分布、代谢、排泄可能受到同时服用的另一种药物的影响。例如,药物进入体内后可与血浆蛋白可逆性结合,当两种药物合用时,就可能对血浆蛋白结合发生竞争,结合力强的置换出结合力弱的,使后者血中游离药物浓度升高。许多药物是肝药酶的诱导剂或抑制剂,当一种药物与另一种具有诱导或抑制药酶活性的药物合用时,其代谢被加快或减慢,引起血药浓度变化。一种药物可以促进与其合用药物的吸收,如甲氧氯普胺(metoclopramide)等胃动力药可使胃中其他药物迅速入肠,使肠道吸收增加。一种药物也可使与其合用的另一种药物的排泄量减少,导致血药浓度增加。以上种种均是药物相互作用引起的。药物相互作用可以是单向的,也可以是双向的。

3)其他因素:大气污染、食品、食品添加剂、烟、酒、茶等均可因含有的某种化学成分影响药物在体内的过程,导致血药浓度变化。人体的昼夜节律、营养状态、精神状态对药物的作用也有影响。如不同时间给予正常人口服消炎痛,早晨(7 时)服药与下午(7 时)服药相比,早晨服药所得血药浓度高得多,其峰值血药浓度较一天内其他时间服药时要高 20%,而下午服药则要低 20%。营养不良的病人对药物作用较敏感,精神忧郁的病人对药物反应较重。

综上所述,影响血药浓度的因素很多,同一种给药方案难以对每一个病人都达到理想的治疗效果。因此,为达到用药安全、合理、有效,必须设计个体化给药方案,这就需要进行治疗药物监测(therapeutic drug monitoring,TDM),以血药浓度为指标,达到个体化用药。而要开展 TDM,必须获得药物有效血药浓度范围、血药浓度与药效的关系、药物在体内的处置等信息,这就需要用体内药物分析方法来对药物及其代谢物、以及必要的内源性物质进行定性定量分析。

2. 全面评价新药,为药物发现、剂型设计和临床应用提供依据

人们在长期的医疗实践和药品生产与研发中充分认识到,欲使药物临床使用达到安全、合理、有效,首先要从管理上、生产技术上对药品进行全面质量控制,从而从物质上保证药品的质量。但仅仅做到这一点是远远不够的,大量事实证明,如果缺乏对药物在体内信息的了解,将难以给新药以确切的评价。因此,必须对药物在体内的作用机理进行研究,包括药代动力学研究、制剂的生物利用度研究等,以了解和阐明药物结构、理化性质、剂型及生产工艺等与药物疗效、血药浓度、药理作用、体内代谢等之间的关系。

(1)新药评价:我国《药品注册管理办法》规定,药物临床前研究应当执行有关管理规定,其中安全性评价研究必须执行《药物非临床研究质量管理规范》;药物的临床试验(包括生物等效性试验),必须经过国家食品药品监督管理局批准,且必须执行《药物临床试验质量管理规范》。

非临床药代动力学研究是通过动物体内、外和人体外的研究方法,揭示药物在体内的动态变化规律,获得药物的基本药代动力学参数,阐明药物的吸收、分布、代谢和排泄的过程和特点。药物或活性代谢物浓度数据及其相关药代动力学参数是产生、决定或阐明药效或毒性大小的基础,可提供药物对靶器官效应(药效或毒性)的依据,也是评价药物制剂特性和质量的重要依据,并为临床研究给药方案的设计和优化提供有关参考信息。研究内容有生物样品中药物的分析方法、血药浓度-时间曲线、吸收、分布、排泄、血浆蛋白结合、生物转化、对药物代谢酶活性的影响等。

新药的临床药代动力学研究旨在阐明药物在人体内的吸收、分布、代谢和排泄的动态变化规律。全面认识人体与药物之间的相互作用,是临床制定合理用药方案的依据。研究内容有:①健康志愿者的药代动力学研究,包括药物代谢产物的药代动力学研究和药-药相互作用研究。②目标适应证患者的药代动力学研究,明确其药代动力学特点,探讨药物的药效学和药代动力学的相关性、治疗血药浓度范围和中毒浓度,为临床用药的有效性、安全性提供依据。③特殊人群药代动力学研究,包括肝功能损害患者的药代动力学研究、肾功能损害患者的药代动力学研究、老年患者的药代动力学研究和儿童患者的药代动力学研究。

(2)剂型设计:对药物的体内药代动力学研究,也是设计合适剂型的基础。因为药物的理化性质与药物在体内的动态过程密切相关,同时剂型特征、制剂所使用的辅料、制备工艺等也是影响药物体内过程的重要因素。所以,在进行制剂研究时,结合药代动力学研究结果,通过给药途径(如口服给药、注射给药、经皮给药、吸入给药)、药物剂型(如普通制剂、缓控释制剂、肠溶制剂、靶向制剂、纳米制剂等)、药物辅料、制备工艺的选择与设计,利用或避开药物的某些性质,有效发挥药物疗效,满足临床医疗需要。例如:抗肿瘤药物紫杉醇(taxol),其水溶性低,口服几乎不吸收,临床应用的主要是紫杉醇注射液,以聚氧乙烯蓖麻油(cremophor EL)与无水乙醇作为混合溶媒,但存在如下问题:①溶剂聚氧乙烯蓖麻油具有致敏性,临床需预先用糖皮质激素和抗组胺药来阻止过敏反应的发生;②注射液稀释后不稳定,会出现颗粒性沉淀,需通过连接在输液器上的滤器滤过后静脉滴注。为解决紫杉醇注射液的上述问题,人们展开了各种研究。最近,白蛋白结合紫杉醇的纳米粒注射混悬液被美国 FDA 批准,成功上市。该新技术制剂由白蛋白结合紫杉醇纳米粒组成,不含有毒溶媒聚氧乙烯蓖麻油,避免了给药前的抗过敏治疗,提高了患者的顺应性。其用药剂量比紫杉醇注射液大,可增强抗肿瘤作用,同时白蛋白在快速生长的肿瘤中积蓄,可使与白蛋白结合的紫杉醇定向释放至肿瘤细胞,提高了药物的疗效。

(3)新药发现:人们在对药物体内代谢的研究中发现部分药物生物转化后的代谢产物较原型药物活性更高,这为发现和设计新药提供了信息。可根据药物代谢规律和相关知识来设计新药或对原有药物进行结构改造,从而产生具有新的作用特点的药物,或作用更强、疗效更好、毒副作用更小的新药,以满足临床需要。同时根据代谢反应的规律和活性产物的结构,也可以反推设计生物前体,获得新的化合物(表 1-6)。

表 1-6 利用代谢知识而发现的部分新药举例

原型药物（或生物前体）	代谢产物（活性产物）	备注
保泰松（具抗风湿、退热、止痛，排尿酸尿作用）	羟基保泰松（作用更强、副作用小）	保泰松氧化成羟基保泰松
	亚磺保泰松（排尿酸尿作用）	由保泰松氧化成保泰松醇（无抗风湿作用，但保留了排尿酸尿作用），再进行结构改造而成
6-嘌呤硫醇（抗肿瘤药）	硫唑嘌呤（免疫抑制药）	
普鲁卡因	普鲁卡因酰胺	
乙酰苯胺	对乙酰氨基酚	
左旋多巴	多巴胺	
美芬妥英	5-乙基-5-苯基乙内酰脲	由生物前体代谢而成
丙咪嗪	去郁敏	
硫喷妥	戊巴比妥	

1.2　体内药物分析的对象与特点

1.2.1　体内药物分析的对象

1.生物样本

新药进入临床试验之前,或者对老药在某一方面的新评价,一般要求先在动物身上进行试验,所以体内药物分析的研究对象不仅仅是人体,也包括动物体。同时,随着新药研究水平的不断提高,高通量筛选技术的应用,创新药物研发早期的安全性、有效性评价,如代谢酶对药物作用的动力学参数、药物及其代谢物与蛋白、DNA等靶分子的亲和力、药物对药酶的诱导抑制作用、药物相互作用的可能性,以及药物的吸收转运机制等研究,多采用体外试验方法。由此,一些新的体外药代动力学研究手段逐渐成熟并得以应用,如用于体外吸收研究的Caco-2细胞模型,用于体外代谢研究的人(CYP,UGT)转基因细胞系模型,动物和人肝等组织匀浆、微粒体(如鼠肝微粒体、人肝微粒体等)、离体器官等。用体外方法研究代谢途径和动力学特点比较方便,节省动物和时间,并能获得更多的信息,以补充说明体内的研究结果,或为决定是否进一步开发该药物提供依据。因此,体内药物分析的研究对象也包括上述这些用于体外试验的生物体。

药物进入体内后,要经过吸收、分布、代谢和排泄,在此过程中血液成为药物在体内运转的枢纽,绝大多数药物借助血液分布到作用部位或受体部位,以及机体的其他部位。因此,理论上讲,凡是体内药物所到之处,如血液、尿液、唾液、毛发、汗液、乳汁、泪液、粪便、羊水、各种器官、组织,以及呼出的气体等都是体内药物分析的取样对象。还包括细胞悬液、微粒体孵育液、器官灌流液等体外试验中应用的各种生物介质。

2.分析对象

为了解药物在体内的质与量的变化,需要对生物样本中药物进行定性定量分析,这不仅仅是分析母体药物,还要分析药物的代谢产物,因为代谢产物也常具有生理活性。研究代谢物的种类、结构、数量及分布情况,有助于了解药物在体内的变化及消除规律。为正确评价药物的安全性和质量,还需研究药物与机体的相互作用,药物与药物的相互作用,药物对内源性成分的影响,等等。因此,体内药物分析的对象,不仅是母体药物,也包括其代谢产物,以及必要的内源性物质或与之相关的其他药物。

1.2.2　体内药物分析的特点

与常规药物分析相比,体内药物分析的特点可归结如下:

1.干扰杂质多

体内药物分析中的干扰杂质,包括内源性杂质和外源性杂质。内源性杂质是指生物样品中与待测物共存的蛋白质、多肽、脂肪酸、色素等有机物质和钠、钾等无机离子。由于这些物质含量高、种类多而复杂,在样品前处理中又难以除净,故易干扰微量药物的测定。外源性杂质是指分析测定过程中带入的微量杂质,虽然这些杂质的绝对量不大,但因为被测物浓度低,微量杂质引起的相对影响就比较大。同时被测物存在状态不一,有游离的也有与生物大分子结合的,有以原型药物存在的,还有以代谢物形式存在的,且多数药物在体内代谢可产生多种代谢物。因此,通常要对生物样品进行分离、纯化后再分析,且要求分析方法具有较高的选择性。

2. 被测物浓度低

生物样品中的待测物浓度或活性极低,一般浓度在 pg/mL～μg/mL 之间,如地高辛的有效血药浓度仅为 0.9～2.2ng/mL,而丙戊酸的有效血药浓度高达 50～100μg/mL。且在个体之间、连续取样点之间的浓度变化幅度大。因此,分离提取后,常需采取浓集方法以富集被测组分,并要求分析方法有高的灵敏度和宽的线性范围。

3. 供试样品量少

由于一些生物样品的采集量受到限制,可供分析的样品量有限,尤其是在连续取样测定过程中,很难再度获得完全相同的样品。如血样一般每次取 1～2mL,在小动物实验中应以不改变其正常生理功能为限,每次取样一般为 0.1～0.3mL。

4. 待测物的易变性

生物样品中有多种代谢酶,取样后有的仍可作用于待测物,使待测物不稳定。有的待测物很不稳定,离开机体后即可发生降解反应。因此,有时需要加酶抑制剂、稳定剂或冷冻等方法使待测物保持相对稳定。如卡托普利分子中的硫醇结构不稳定,易被氧化。其在甲醇、血浆中均不稳定,因此抽取血样后置加有 1% 肝素的离心管中,立即加入一定浓度的稳定剂(EDTA-2Na 和抗坏血酸的混合液),离心,量取血浆一定量,并即刻加入对溴苯甲酰甲基溴(p-BPB)进行衍生化反应,衍生化后的卡托普利则较稳定,4℃保存 72h 内稳定。

5. 要求较快提供结果

临床治疗药物监测、滥用药物病人的救治,中毒病人的抢救等,要求较快地提供分析结果,以便迅速为临床用药监护以及中毒解救提供数据。因此,建立的分析方法要求简便、快速,能及时提供测定结果。

6. 要有一定的仪器设备

鉴于体内药物分析的上述特点,实验室应拥有样品冷贮、萃取、离心分离、浓集等必要的设备,以及各种高灵敏度和高选择性的分析仪器,如 LC-MS,GC-MS,LC-NMR,HPLC,GC,HPCE,荧光偏振免疫分析仪(FPIA)等,以满足不同药物或代谢物的检测分析。

7. 工作量大

在新药的药代动力学研究中,需要测定数百个样品,工作量很大。如 I 期临床试验一般选用低、中、高三种剂量,每个剂量组要求健康志愿者 8～12 例,每例采样点一般不少于 11～12 个,为保证最佳采样点,往往在正式试验前要进行预试验工作,根据预试验的结果,修正原设计的采样点。

根据测得的各受试者的血药浓度-时间数据绘制各受试者的药-时曲线,进行药代动力学参数的估算,求得药物的药代动力学参数,并对药代动力学参数进行分析,说明其临床意义。但有时数据的处理和阐明比较困难。

1.3　体内药物分析的任务

1.3.1　分析方法学研究

体内药物分析的最主要任务是：建立生物样本中微量药物、代谢物或内源性物质的检测方法，并进行分析方法学研究，评价所建方法的精确性、选择性、灵敏度、耐用性等，为临床治疗药物监测、新药研究中的药代动力学研究、人群代谢多态性研究、体内内源性物质的检测，以及药物滥用、毒物和兴奋剂检测等，提供切实可行的分析方法，探讨各种方法应用于体内药物分析中的规律性问题。

由于生物样品取样量少、药物浓度低、内源性物质干扰、个体差异等多种因素影响生物样品测定，同时药物品种多、性质各异，所以，必须根据待测物的结构、理化性质、生物介质和预期的浓度范围，建立适宜的生物样品分析方法，包括样品的前处理方法，分析测定的最佳条件，以及分析方法的验证。

1.3.2　分析方法在相关领域中的应用

1. 在治疗药物监测中的应用

为使临床用药安全、合理、有效，一些药物需进行治疗药物监测（therapeutic drug monitoring，TDM），通过测定患者血中药物浓度，调整用药剂量，达到个体化给药目的。通常需要进行 TDM 的药物均有明确的有效血药浓度范围，血药浓度与药效关系密切，且具有下列情况者：①有效血药浓度范围窄、剂量小、毒性大的药物，如地高辛、庆大霉素、奎尼丁、利多卡因等。②药代动力学个体差异大、药理作用强、不易估计给药后的血药浓度的药物，如三环类抗抑郁药、苯妥英钠、水杨酸类等。③药物的毒性反应与该药治疗的疾病症状相似，难以判断是剂量不足还是药物毒性所致，如地高辛等。④联合用药时，由于药物相互作用产生不良反应，需要调整药物剂量者，如红霉素与茶碱合用时，茶碱血药浓度增加，需要调整剂量。⑤在短期内难以判断疗效的药物，如茶碱预防哮喘发作，抗癫痫药预防癫痫等。另外为判断患者用药的依从性，以及肝肾心功能不全者用药须进行 TDM。

2. 在药代动力学研究中的应用

药代动力学（pharmacokinetics，PK）研究是新药研发的重要内容，也是体内药物分析的主要应用方面。包括非临床药代动力学研究、临床药代动力学研究、生物利用度和生物等效性评价等。由于生物样品中药物浓度高低差别大，且通常要测定药物及其代谢物，因此要求分析方法必须具有足够的灵敏度和选择性。

（1）药代动力学参数测定：通过分析测定服药前后机体血液或尿液中药物及其代谢物的浓度和随时间变化的情况，经数学处理，求出各种动力学参数，如血药浓度的峰值（C_{max}）、达峰浓度的时间（T_{max}）、血药浓度-时间曲线下面积（AUC）、表观分布容积（V_d）、消除半衰期（$t_{1/2}$）、平均滞留时间（MRT）、清除率（CL）等，定量地说明体内药物浓度与生物效应、临床疗效的关系。

（2）生物利用度和生物等效性评价：生物利用度是指药物活性成分从制剂释放吸收进入全身循环的程度和速度，通过比较受试制剂与参比制剂的 AUC，了解和阐明药物剂型、生产工艺等,与药物血药浓度、疗效、药理作用等关系,其是保证药品内在质量的重要指标。生物等效性是指一种药物的不同制剂在相同实验条件下,给予相同剂量,其吸收速度和程度没有明显的差异。通过对受试制剂与参比制剂的 AUC、C_{max} 等主要药动学参数的统计分析,评价仿制药物、移植品种的质量,其是保证含同一药物的不同制剂质量一致性的主要依据。生物利用度和生物等效性研究已经成为评价制剂质量的重要手段。两者概念不同,但试验方法基本一致,均采用药动学参数测定方法。

(3)药物在体内的吸收、分布、代谢和排泄的过程研究:通过体内、外研究方法,阐明药物的吸收、分布、代谢和排泄的过程和特点。如药物在胃肠道的吸收程度与方式、肠道菌群对其降解作用;药物与血浆蛋白的结合率、药物在体内的分布情况;药物代谢方式与途径、催化药物代谢的主要酶、代谢产物与活性鉴定、药物对药酶的诱导抑制作用;药物排泄途径与形式;药-药相互作用,包括与血浆蛋白结合的竞争作用、代谢性药-药相互作用等,为正确评价新药的药效和毒性提供依据。

3. 在人群代谢分型研究中的应用

一些药酶具有遗传多态性(genetic polymorphism),如先前提到的 CYP 2C19、CYP 2D6、NAT2,这种多态性显示明显的种族差异和家族遗传性,表现为人群对一些药物的代谢有快代谢和慢代谢之分。因此,在新药研发中,必须搞清楚药物代谢受何种酶介导,该酶是否具有多态性?在临床药代动力学研究时,如果已知催化受试药物代谢的主要药酶具有遗传多态性,应查明受试者该酶的基因型或表型,表型分析采用探针药物法,测定志愿者服药后尿样中探针药物的代谢比,以确定其是快代谢还是慢代谢者,从而使试验设计更加合理和结果分析更加准确。人群代谢分型也有助于药酶多态性与某些疾病(如肿瘤)易感性差异的研究。

4. 在体内内源性物质测定中的应用

体内内源性物质如氨基酸、激素类、肌酐、儿茶酚胺、过氧化脂质、草酸、尿酸等,在机体正常生理条件下均处在一定的浓度范围内,当这些物质在体内的含量发生明显变化或出现异常时,指示机体发生了病变。因此,测定体内内源性物质的含量,对于疾病的诊断或及早预防具有重要的意义。

微量元素是人体内不可缺少的营养物质之一,缺乏它们有可能导致多种疾病的生成。如缺乏铁,可以导致铁贫血症的生成;缺乏碘,有可能导致地方性甲状腺肿疾病的生成等。常通过测定头发中微量元素含量来间接地反映体内元素的代谢变化情况,为预防、治疗疾病起重要的指导作用。

代谢组学(metabonomics)是继基因组学和蛋白质组学之后新近发展起来的一门学科,是研究生物整体对外源性物质所引起的病理生理反应,以及对遗传变异的应答和内源性代谢物的动态变化,通过对生物体液和组织中随时间改变的代谢物进行定性、定量和分类,借助多变量统计分析方法,将这些代谢信息与病理生理过程中生物学事件关联起来。代谢组学在新药的安全性评价,个性化治疗,重大疾病的早期诊断,功能基因组学,中医药现代化等科学领域中都有着极其广泛和重要的应用前景。

5. 在滥用药物分析中的应用

药物滥用、吸毒、运动员服用兴奋剂,以及公安司法部门进行的法医毒物分析,均涉及体内药物分析,对滥用者的体液、组织或毛发中药物(毒物)及其代谢物进行分析。如阿片、吗啡、可待因、海洛因、苯丙胺类、巴比妥类、苯并二氮杂䓬类、颠茄、乌头、马钱子、β-阻断剂、雄激素、肾上腺皮质激素等物质的定性定量分析。

1.4 体内药物分析方法与进展

1.4.1 体内药物分析方法

可供体内药物及其代谢物分析的方法很多,归纳起来主要有:色谱法及其联用技术、免疫法、光谱法、放射性核素标记法和生物学法。各种方法具有不同特点,应根据待测物的理化性质、结构特征、浓度大小、干扰成分多少、预处理方法、实验目的,以及实验室条件等因素综合起来进行考虑,选择专属、灵敏的适宜方法进行测定。

1. 色谱法及其联用技术

色谱法包括高效液相色谱法(HPLC)、气相色谱法(GC)、毛细管电泳法(HPCE)、薄层色谱法(TLC),以及色谱-质谱联用(LC-MS,GC-MS)、色谱-核磁共振联用(LC-NMR)、毛细管电泳-质谱联用(CE-MS)技术、手性色谱技术等。色谱法具有分离分析功能,具有高的专属性和高的灵敏度,可排除组分间的相互干扰,将组分逐个进行定性、定量,是多组分混合物的最有效的分析手段,近 30 年来得到了迅速发展和普及。尤其是高效液相色谱、超高效液相色谱和液相色谱与多级质谱联用技术已在体内药物分析领域占据了主导地位。不断改进和开发的各种类型液相色谱柱和检测器,使得这一技术适合于绝大多数药物的分析,液相色谱与质谱或核磁共振联用更是如虎添翼,将色谱的高分离效率与 MS^n、NMR 的结构确证能力结合起来,使复杂体系中微量未知物的鉴定与定量成为可能,是新药药代动力学研究的主要分析技术。气相色谱是最先兴起的具有分离和分析双重功能的测定技术,具有分离效率高、选择性好、检测灵敏度高等优点。其主要适用于气体、易挥发性物质、经衍生化后可挥发的液体或固体物质的测定。气-质联用发展较早,技术成熟,建有大量化合物谱库,为未知物鉴定提供了很大方便。由于 GC 和 GC-MS 的适用范围较窄,在体内药物分析中的应用不如 HPLC 和 LC-MS 广泛,但在兴奋剂、毒品检测中应用较广。高效毛细管电泳近二十年发展迅速,在药物分析中已得到广泛应用,其在选择性上与 HPLC 法具有互补性。HPCE 有多种分离模式,在化学药、中药活性成分的分析中应用较多的是区带毛细管电泳和胶束电动毛细管色谱。由于 HPCE 进样量小,低浓度样品的检测有一定困难,同时,其采用柱上检测,光程短,紫外检测灵敏度较低,因而,限制了其在体内药物分析中的广泛应用。

2. 免疫分析法

免疫分析法是利用抗原-抗体的结合反应来测定体内药物的含量。包括放射免疫法、酶免疫法、荧光免疫法和化学发光免疫法等。具有较强的特异性、高的灵敏度、操作简便、快速等特点,如荧光偏振免疫分析法已成为临床治疗药物监测的最常用方法之一。但免疫分析法的精密度较差,有时发生原型药与其代谢产物或内源性物质的交叉反应。因此,若采用免疫法进行新药药代动力学研究时,应提供证据说明方法的特异性。

3. 光谱分析

光谱分析法包括比色法、紫外法和荧光法,是体内药物分析中应用较早的方法,曾是 20 世纪 90 年代前体内药物分析的主要方法之一。随着色谱技术的突飞猛进,光谱法由于其选择性差、灵敏度低、不具备分离功能等缺点,在体内药物分析中的应用较之过去已大为减少。但光谱法具有操作简单、快速,仪器经济、普及等优点,如果对分析灵敏度要求不是很高的情况下,则可加强样品的预处理方法、选用专属的比色方法或借助数学方法消除干扰,在体内药物分析中仍有用武之地,尤其是在实验室条件较困难的基层单位。

4. 放射性核素标记法

放射性核素标记法具有灵敏、简便、定位准确等优点,能准确定量地测定代谢物质的转移和转变,与某些形态学技术相结合(如病理组织切片技术、电子显微镜技术等),可以确定放射性示踪剂在组织器官中的定量分布。对于前体药物或有活性代谢产物的药物,建立体内药物分析方法时,常需考虑同时测定原型药和代谢物,以考察物质平衡(mass balance),阐明药物在体内的转化归属,在这方面,本法与色-质联用法具有同样明显的优势。为保证良好的检测特异性,应用本法测定血药浓度时可配合色谱法测定。但放射性核素标记法要求有专门的实验室,工作人员应有防护措施。

5. 生物学方法

微生物法等生物学方法常能反映药效学本质,测定原理与临床应用的要求一致,结果较直观,但操作繁琐,精密度、特异性较差,用于新药药代动力学研究时,应尽可能用色谱法等特异性高的方法进行平行检查。

1.4.2 体内药物分析进展

随着新药研究要求的提高、人们对用药安全、有效、合理性的认识、临床药理学和临床药学的发展、分析技术的进步,体内药物分析从 20 世纪 70 年代初期兴起至今,短短的四十年间发展迅速,在分析方法、分析对象、研究方法等方面均有较大的进展。

1. 分析方法的进展

(1)分析前的预处理技术:体内药物分析的核心任务就是建立一个切实可行的分析方法,要从大量内源性物质中检测微量药物或代谢物,首先要解决的是样品的预处理问题,这是体内药物分析方法建立的关键。如对于血、组织等生物样品,必须除去大量的蛋白质,使药物游离,消除蛋白质对样品的后续处理和分析测定的干扰,然后将待测物分离、浓缩、定容、测定。最经典的预处理技术是液-液提取(liquid-liquid extraction,LLE)法,虽然其与现代预处理技术相比存在分离效率低、有机溶剂用量大、提取液易乳化、耗时等缺点,但其经济实用、不需要特殊材料和设备,在体内药物分析中仍有广泛的应用,并不断有人对该处理技术进行改进,以达到简便、快速、提高提取效率的目的,如 Liu GZ 等人最近提出的"溶剂诱导相变萃取法(solvent induced phase transition extraction,SIPTE)"。随着色谱技术的进步,20 世纪 70 年代发展了固相萃取(solid-phase extraction,SPE)技术,针对众多结构不同、性质各异的药物、代谢物的纯化分离要求,已开发出各种类型的填料和不同规格的固相小柱,与传统的 LLE 法相比,SPE提高了样品处理通量,大大减少了有机溶剂的消耗,分离效率高,杂质干扰少,无乳化现象,且可供选择的分离模式多,易于实现自动化,如柱切换高效液相色谱就是一种在线固相萃取技术。但固相萃取柱价格高,通常为一次性消耗品,实验所需费用不可忽视。而且分离的效率与固相柱填料的选择正确与否、柱预处理和分离操作有很大关系。

微萃取技术是 20 世纪 90 年代发展起来的样品预处理新技术,包括固相微萃取(solid-phase microextraction,SPME)和液相微萃取(liquid-phase microextraction,LPME),其集取

样、萃取和富集为一体,在一个简单的过程中可同时完成三种操作,易于自动化,可与 GC、HPLC 联用。SPME 是在固相萃取基础上发展起来的一项新技术。与 SPE 相比,其操作简便、样品用量少,无需提取溶剂,适用于挥发性和非挥发性物质的萃取等优点,但需要较昂贵的专门萃取器,且萃取头易碎、使用寿命有限,需要经常更换,与液相色谱联用时需要专门的解吸装置。LPME 是在液-液萃取基础上发展起来的一项技术,与 LLE 相比,其具有装置和操作简单、灵敏度高、所需有机溶剂量少,运作成本低廉等特点,而有时溶剂峰掩盖被测物色谱峰是其缺点。与固相微萃取相比,液相微萃取所需装置很简单,一支普通的微量进样器或多孔性的中空纤维即可,与液相色谱联用时无需专门的解吸装置,且解吸速度快。

此外,尚有微透析(microdialysis,MD)技术,这是一种将灌流取样和透析技术结合起来的从生物活体内进行动态微量取样的新技术。可对麻醉或清醒的生物体在不破坏体内环境情况下,将微透析探针直接插入生物活体内采样,并直接进入分析仪器进行原位测定。该法具有活体连续取样、动态观察、定量分析、采样量小、组织损伤轻、样品液不含蛋白质等生物大分子,可不经预处理直接进行分析等特点,特别适合于深部组织和重要器官的内源性物质或外源性物质的分析研究。

(2)分析测定技术:生物样品中微量药物的测定技术由早先的色谱法、光谱法、免疫法三者鼎立,逐渐向色谱技术倾斜,在进入 21 世纪后,LC-MS 的成熟与发展,色谱法在体内药物分析领域中已是一枝独秀,成为评价其他方法的参比方法。表 1-7 为 Wolfgang. Sadée 等在 1980年对 75 种常用药物的测定方法的统计(表 1-7 中 A 项)和曾经泽在 1983 年对这 75 种药物的分析方法再次进行的统计(表 1-7 中 B 项)。

表 1-7   生物样品中常用 75 种药物的分析测定方法统计比较

方　法	使用频率		方　法	使用频率	
	A	B		A	B
高效液相色谱法	0.90	1.79	极谱法	0.17	0.04
气相色谱法	1.00	1.00	放射免疫法	0.50	0.39
质谱法	0.69	0.46	酶免疫法	0.29	0.61
薄层色谱法	0.41	0.39	其他免疫法	0.09	0.22(荧光免疫)
紫外光谱法	0.38	0.18	蛋白结合分析	0.07	/
荧光法	0.45	0.07	酶分析法	0.10	/
比色法	0.45	0.02	微生物法	0.14	0.02

注:使用频率以气相色谱法为 1.00,其他方法与之比较。

表 1-8 是陆明廉对我国 1975—1984 年间血药浓度测定方法的统计,以及笔者从中国知网以"血药浓度监测"和"药动学测定"为关键词,对 1990、2000 和 2010 年中不同分析方法在体内药物分析中的应用统计。

表 1-8　　各种分析方法在体内药物分析中的应用统计

方　法	查阅的文献数与使用比率(占总文献数的%)							
	1975—1984 年 (197 篇)		1990 年 (101 篇)		2000 年 (314 篇)		2010 年 (798 篇)	
	篇	%	篇	%	篇	%	篇	%
高效液相色谱法	23	11.68	51	50.50	217	69.11	500	62.66
液质联用法	0	0.00	0	0.00	4	1.27	227	28.45
气相色谱法	12	6.09	3	2.97	20	6.37	7	0.88
气质联用法	0	0.00	3	2.97	5	1.59	5	0.63
薄层色谱法	12	6.09	4	3.96	3	0.96	0	0.00
紫外光谱法	29	14.72	12	11.88	5	1.59	0	0.00
荧光/磷光法	19	9.64	3	2.97	1	0.32	0	0.00
比色法	15	7.61	2	1.98	0	0.00	0	0.00
放射免疫法	8	4.06	3	2.97	2	0.64	0	0.00
酶免疫法	0	0.00	2	1.98	3	0.96	21	2.63
荧光(偏振)免疫法	1	0.51	8	7.92	23	7.32	28	3.51
化学发光免疫法	0	0.00	0	0.00	1	0.32	1	0.13
微生物法	18	9.14	4	3.96	16	5.10	2	0.25
放射性核素标记法	41	20.81	1	0.99	2	0.64	4	0.50
其他(电化学、原子吸收、原子荧光、毛细管电泳等)	19	9.65	5	4.95	12	3.83	3	0.38

　　上述统计虽然不全面,但清楚地反映了不同时期各种分析技术的发展和在体内药物分析中的应用变迁。由表 1-7 可知,1980 年前,气相色谱应用最广,但随着 20 世纪 80 年代高效液相的快速发展,短短的三年间高效液相色谱法的应用超过了气相色谱法近 1 倍,光谱分析技术的应用明显下降,免疫分析中酶免疫法和荧光免疫法快速增加。从表 1-8 的文献数可以反映出我国体内药物分析研究工作发展迅速,尤其是进入 21 世纪以来,液质联用的成熟为体内药物分析解决了大量疑难问题,使用比率从 2000 年的不到 2%急剧增至 2010 年的近 30%,文献篇数增加了 55 倍。HPLC 法自上世纪 80 年代以来一直独占鳌头,虽然近年来因液质联用技术的大量应用,HPLC 的使用比率有所下降,但文献的绝对量仍然是成倍增加的,其增加的幅度与总文献数的增加倍数基本相近,至 2010 年液相色谱与液质联用技术在体内药物分析中的应用比率已接近 90%。紫外、比色、荧光法逐渐减少,至 2010 年几乎已找不到文献。在免疫分析方法中,放射免疫分析逐渐减少,酶免疫分析法中 ELISA 法和荧光免疫分析中的荧光偏振免疫分析法逐年增加,已成为当前血药浓度测定的主要方法之一。

2. 分析对象的扩展

　　体内药物分析的发展不仅仅体现在分析技术上,更多的是反映在研究对象上。近年来对于手性药物对映体的药动学、中药药动学、新技术制剂的药动学等已成为体内药物分析的研究热点。

(1)手性药物对映体的体内处置与相互作用研究:20世纪60年代出现的"反应停"事件的沉痛教训,引起了人们对手性药物对映体的生物活性差异的高度重视。手性药物对映体的合成与分析技术的进步,使两个对映体的药理、毒理、体内处置研究得以实现。自20世纪90年代开始,美国等国家相继制定了手性药物开发的政策和指导原则,这极大地推动了全球范围内手性药物的研究和发展。我国也于2006年制定了《手性药物质量控制研究技术指导原则》,并在《化学药物非临床药代动力学研究技术指导原则》中规定"为评价单一对映体或对映体混合物的药代动力学,研究者应在药物开发前期,建立适用于体内样品对映体选择性分析的定量方法,为后期研究对映体之间的相互转化以及各自的吸收、分布、代谢和排泄提供方法学基础。如果外消旋体已经上市,研究者希望开发单一对映体,则应测定该对映体转化为另一对映体的程度是否显著,以及该对映体单独用药是否与其作为外消旋体组分时的药代动力学性质一致。为监测对映异构体在体内的相互转化和处置,应获得单一对映体在动物体内的药代动力学曲线,并与其后在临床Ⅰ期试验中获得的药代动力学曲线相比较"。因此,为手性药物的临床安全、合理、有效地应用,开展手性药物的两个对映体的体内外吸收、分布、代谢、排泄等研究,已成为体内药物分析的任务之一。消旋体拆分、单个对映体和消旋体给药的药代动力学差异、对映体相互转化和相互作用及其机制研究等对体内药物分析工作者提出了挑战。

(2)中药药代动力学研究与代谢组学:中药的体内处置研究是体内药物分析的研究热点,已有大量文献报道了中药的体内药动学研究情况。如中药的体内外胃肠动力学研究,中药制剂大多为口服制剂,进入胃肠道后,受到胃肠道生理环境以及肠内菌丛或酶的作用,化学成分发生变化而影响制剂的生物利用度、疗效和安全性;中药成分对药酶的诱导抑制作用,以及由此引起的药物相互作用研究;中药活性成分的代谢转化、代谢产物的结构确证与活性研究,等等。但以上研究大部分都是对其中一个或数个有效成分或活性成分的体内过程进行研究,研究的思路和方法也与化学药类似。虽然这种研究方式对于主要效应成分的体内过程的研究是合理的,但不能体现中药中其他一些成分的协同作用。由于中药是在中医药理论指导下使用的药物,各味药或各种成分共同构成一个功能整体,并与机体的整体功能状况即"证"相对应,而发挥其防病治病作用的。因此,如何全面确切地评价中药质量成了中药现代化的瓶颈。

随着代谢组学的兴起与发展,有人提出了用代谢组学的方法来对比分析服用中药、采用中医疗法前后体内内源性成分的变化,来证实中国传统中医中药的疗效。代谢组学与有着几千年历史的中医学在许多方面有相近的属性,如果两者有机结合起来研究将可能有力地推动中医理论的现代化进程。"代谢组学"可能成为中药走向国际化的通用语言。

(3)新技术制剂的药动学研究:药物的吸收过程与药物的理化性质和制剂因素有关。为提高药物的生物利用度,改善药物的体内药动学性质,降低毒副作用等,新的给药系统在不断发展,如脂质体、纳米给药系统、透皮给药系统、局部定位给药系统、脉冲给药系统等。对于这些制剂的体内药物分析不能简单地按照普通制剂的分析处理方法进行研究,因为这些给药系统更好地利用了药物总量非均匀分布的特性,有助于实现药物靶向传输。故对这些新剂型影响药物在靶器官局部游离分子态浓度,及其组织分布的变化应足够重视。根据不同的用药需要,结合药物及其制剂的特点,制订合理、可行的药代动力学研究方案。

3. 研究方法的深入

体内药物分析最初应用于临床治疗药物监测和传统的药代动力学研究,主要以动物及人体整体实验为核心,测定体内血药浓度经时变化,通过数学处理,求出各种代谢动力学参数。随着新药研发的进展,药动学研究前移至药物研发早期,20 世纪 90 年代开始,体外药代动力学研究方法应运而生,应用人源化转运蛋白、药物代谢酶,如人肝 CYP、UGT 重组酶、小肠上皮细胞模型 Caco-2 细胞等,通过体外试验方法和计算模拟方法来预测药物的药动学性质,快速筛选及优化,尽早淘汰那些药动学性质不良的候选分子,提高了新药开发的成功率。但体外试验环境与体内的实际环境并不完全相同,如参与反应的各种辅因子及其浓度等。随着研究的深入,体内外试验的相关性受到了人们的关注。此外,药动学与药效学的相关性也是新药研究中备受关注的问题。近年,人们希望将积累的大量有价值的体外研究的药物动力学性质的基础数据,通过计算模拟方法预测动物或人的在体药动学性质,进而与药效学相关联。

1.5　体内药物分析课程学习要求

体内药物分析课程是在仪器分析、药物分析、药理学、药剂学、药物化学、生物化学以及其他有关课程的基础上开设的一门综合性应用学科。其主要运用各种分析手段,研究药物在生物体内数量和质量的变化和作用规律,为临床合理用药、新药研发提供科学依据。本课程旨在拓宽学生对药品质量研究的知识面,具备建立体内药物分析方法的初步能力,为进一步深入研究打下良好基础。本课程的学习要求如下:

掌握:

1. 体内药物分析的性质、意义、对象与特点;
2. 生物样本中药物分析的前处理技术和分析方法建立的基本程序;
3. 体内药物分析方法的验证。

熟悉:

1. 体内药物分析的任务与应用;
2. 体内药物分析的主要技术;
3. 治疗药物监测范围、药动学研究的内容和数据处理;
4. 药物代谢和药物相互作用研究方法。

了解:

1. 滥用药物检测;
2. 药酶遗传多态性研究;
3. 体内内源性物质测定。

由于体内药物分析与临床药理学、临床药学等学科关系密切,欲深入开展体内药物分析工作,应熟悉药物的体内过程并具有相应的基础知识,如血药浓度与临床效应的关系、血药浓度与合理用药、治疗药物监测等,这样才能拓宽思路,提高分析问题和解决问题的能力。

【思考题】

1. 什么是体内药物分析? 与常规药物分析相比,体内药物分析有哪些特点?

2.影响血药浓度的因素有哪些？

3.谈谈体内药物分析在药学领域中的意义和任务。

【参考文献】

［1］姚彤炜.体内药物分析.杭州:浙江大学出版社,2001.

［2］唐斌,阳国平,黄志军.他克莫司血药浓度与临床疗效及不良反应关系的研究.中华现代临床医学杂志,2007,5(10):876.

［3］庄淑云,梁路,赵志强.利培酮治疗精神分裂症血药浓度性别差异.中外健康文摘,2009,6(18):88.

［4］Liu G, Zhou N, Zhang M, et al. Hydrophobic solvent induced phase transition extraction to extract drugs from plasma for high performance liquid chromatography-mass spectrometric analysis. J Chromatogr A, 2010,1217(3):243.

［5］曾经泽.生物药物分析.北京:中国医药科技出版社,1990.

［6］陆明廉,韦容容.血药浓度测定的国内研究动态.药学通报,1985,20(11):674.

第 2 章

常用生物样品与预处理技术

2.1 常用生物样品

2.1.1 常用生物样品种类

体内药物分析常用的生物样品有血液、尿液、唾液、毛发、胆汁、粪便、各种器官、组织等,在特定情况下也采用乳汁、泪液、汗液、羊水、精液等,以及细胞悬液、微粒体孵育液、器官灌流液等体外试验中应用的各种生物介质。

选择何种生物样品进行实验? 一般原则是:①必须能够反映出浓度与药效之间的关系;②易于获得;③便于处理,适合于分析;④根据不同目的与要求进行选取。如临床治疗药物检测、药代动力学研究主要选用血液、唾液;体内内源性物质研究、药物代谢物研究一般选用尿液、血液;兴奋剂检测通常选用尿液;滥用药物检测常选取血液、尿液、唾液、头发、组织器官等;在新药临床前的吸收、分布、代谢和排泄(ADME)研究中,常用的生物样品有血、尿、唾液、组织器官等。

1. 血液

血液(blood)包括血浆、血清和全血,其中最常用的是血浆。一般认为,药物在体内达到稳定状态时,血浆中药物浓度是与药物在作用点的浓度紧密相关的,即血浆中药物浓度可以反映药物在体内(靶器官)的状况。对大多数药物来说,血浆中药物浓度与红细胞中药物浓度成正比,全血不能提供更多信息,且净化手续较烦,尤其是溶血后,血色素等会给测定带来干扰。但有些药物在血浆和红细胞中的分配比率不是一个常数,或血浆药物浓度波动大、含量低难以检测时,考虑采用全血进行分析。而血清与血浆之间一般可以通用,血浆的制取较快,从全血中分离得到的量也较血清多些,国内报道的文献大多采用血浆。

血样是体内药物分析中最常用的生物样本,在药动学研究、生物利用度测定、临床治疗药物监测、滥用药物检测、体内内源性物质测定等方面均有广泛的应用。目前采用血药浓度的测定方法,大都测定原型药物总量,当药物与血浆蛋白结合率稳定时,血药总浓度可以有效表示游离药物的浓度。各种药物在血液中与蛋白质呈不同的结合状态,检测时应采用适当的方法沉去蛋白或水解后再测定。

2. 尿液

尿液(urine)收集量可以很大,尿中药物浓度较高,但尿药浓度变化较大,且尿中药物浓度改变不直接反映血药浓度变化,两者相关性较差。药物在体内的清除主要通过尿液排泄,尿中含有原型药物和各种代谢物,尿药浓度测定主要用于药物剂量回收、药物肾清除率、药物代谢研究、药酶多态性研究、兴奋剂检测等。由于受试者的肾功能正常与否直接影响药物排泄,故肾功能不良者不宜采用尿样检测。

3. 唾液

唾液(saliva)也称口腔液(oral fluid),主要是由腮腺、颌下腺和舌下腺三对较大的唾液腺,以及口腔黏膜内散在的一些小腺体分泌汇合而成的混合液体。唾液含蛋白浓度低(0.3%),内源性物质干扰小,前处理相对较简单,许多用于血药测定的方法稍加改进即可用于唾液的药浓测定。一些药物的唾液药浓与血中游离药物的浓度相关,药物在唾液和血液中的相对浓度取决于药物在两种体液 pH 值下的解离程度和蛋白结合率。一般血液 pH 值(7.4)稍高于唾液(6.2~7.4),而药物在血液和唾液之间的转运主要通过被动扩散。弱酸性药物在唾液中呈非解离状态,易向血液内扩散,在血中浓度较高;而弱碱性药物在血液中呈非解离状态,易向唾液内扩散,故在唾液中浓度较高(如安非他明、甲基安非他明、可卡因等)。由于唾液的组成受多种因素影响,且个体差异较大,与血药浓度相比,唾液中药物浓度变化较大。因此仅对于在两体液中有恒定比例的药物,适宜用唾液药物浓度推断血中游离药物浓度,这在治疗药物检测、药物滥用检测中已有较多的应用示例。

4. 组织器官

在新药临床前研究中,为了解药物在组织器官(tissues and organs)中的分布、积蓄等,以及临床中毒死亡的原因分析、司法鉴定等,通常需要采集胃、肝、肾、肺、心、脑等脏器及机体其他组织进行药物检验,这些生物样本需先制成匀浆,然后再进一步进行处理、分析。

5. 头发

头发(hair)与血、尿等其他生物样品相比,具有易获取、易保存、目标物稳定、检出时限长、能反映较长时间(几个月或几年)的药物使用情况等优点。头发样品主要用于体内微量元素的分析、滥用药物和兴奋剂检测、法医毒物分析等,其主要优势在于:①能区分单次摄药还是长期摄药,可反映用药频度和用药史;②药物原型在头发中稳定存在,这有助于外源性目标物的确认;③头发样品的可变性较小,可进行多次采样;④当其他生物检材发生证据安全问题时,头发分析可提供辅助证据,作为其他生物检材的重要补充,有时甚至成为提供证据的唯一手段。

6. 其他检材

在新药筛选过程中,需要采用体内外方法对候选药物在生物体内的吸收、分布、代谢和排泄过程进行早期评价。如采用细胞、离体器官、单向灌流及原位灌流模型预测药物在肠道的吸收情况,常需测定细胞液、灌流液中药物浓度;药物代谢与药物相互作用研究时常采用细胞、微粒体进行体外孵育试验,需要测定细胞液或孵育液中药物浓度;为了解药物在体内的排泄途径和代谢物研究,除采集尿样测定外,常需采集粪便、胆汁进行测定。此外,在特殊情况下,也有采用乳汁、精液、汗液、羊水等进行药物测定的。这些生物检材性质各异,干扰成分各不相同,需分别进行不同的前处理。

2.1.2　生物样品的采集、制备与储存

1. 血样的采集与制备

(1)血样的采集:血样的采集属于损伤性取样方式,采血量受到一定限制,尤其是连续取样时,患者感到负担,不易得到配合。一般在连续取样中每次取血样 1～2mL,但随着高灵敏度测定方法的建立,取样量可少到 0.1～0.3mL;单次取样可适当提高取样量(一般为 3～5mL);在动物实验时,尤其对于实验小动物,须注意采血量应不影响其正常生理功能(一般每次采血量不宜超过动物总血量的 1/10)。血样的采集通常用一次性注射器针头直接插入静脉血管内抽取,抽取的血样移至试管或相应容器时,宜将针头取下,轻轻推出。注意不要用力推压,以免血细胞破裂影响后续操作。

(2)血样的制备:血样采集后应根据需要立即进行血浆、血清或全血的制备。

血浆(plasma)的制备:多以肝素(heparin)为抗凝剂(常用其钠盐溶液),取适量置离心管中,旋转试管,使肝素钠溶液均匀分布于试管壁上,倾去多余的溶液,干燥试管。然后将采集的血液加入其中,经离心(2500～3000r/min 离心 5～10min)后分取上层黄色液体,即为血浆,其量约为全血的 50%。抗凝剂肝素是体内正常生理成分,不会改变血样组成或引起药物变化,一般也不干扰药物的测定。除肝素外,尚有用 EDTA、枸橼酸盐等作为抗凝剂的,但需注意这些抗凝剂与药物发生作用或对药物测定引起干扰。

血清(serum)的制备:采集的血液在血中纤维蛋白元等影响下引起血块凝结,离心(2500～3000r/min 离心 5～10min)后取上层清液,即得血清。血液的这种自然凝结过程在室温低时较慢,可置 37℃ 水浴加速血清析出。分离得到的血清量约为全血的 40%。

全血(whole blood)的制备:采集的血液置含有抗凝剂的试管中,轻轻混匀,即得全血。全血样品放置或储存后解冻,可见明显的上下两层(上层血浆,下层细胞),轻摇后即可混匀。

2. 尿液的采集与制备

尿样也是体内药物分析中最常用的样品之一,尿样的采集属于无损伤(noninvasive)取样,采用自然排尿方式,简便、安全。通常收集服药后一定时间内(如 8,12,24 h)尿液,测定尿中药物总量(即一定时间内累积量)。因此,尿样收集时必须记录排出的尿液体积,根据测得的尿药浓度,求算药物的累积量。与血液相比,尿液的采集在短时间内不可能多次取得,排尿时间较难准确掌握,且不易采集完全。

尿样主要成分是水、尿素及盐类,易长细菌,不易保存。在收集 24h 或更长时间的尿样时,应置 4℃ 冰箱保存,若在室温保存,应在采样后立即加入防腐剂。尿中多数药物呈结合状态,如与葡萄糖醛酸结合,与硫酸酯化、与氨基酸结合等,测定前需将结合物水解。

3. 唾液的采集与制备

相对于血样、尿样,唾液的应用相对较少,但其为非损伤性取样,不受地点、时间的限制,容易获得,易被病人接受,尤其是儿童。唾液的采集一般是漱口后 15min,可借助漏斗,将口腔内自然流出或经舌在口内搅动后流出的混合唾液收集于试管中,收集时间一般为 1～3min。也可采用一些物理(咀嚼惰性材料,如石蜡、塑料片、纱布球等)或化学(在舌尖放维生素 C 或柠檬酸等)的方法刺激唾液流速,在短时间内获得大量唾液。但需注意刺激会引起唾液成分改变,化学刺激甚至会影响药物代谢酶的活性,引起药物浓度变化。若需专门收集某一腺体(如腮腺)分泌的唾液,则需用特制的取样器。唾液采集后经 2000～3000r/min 离心 15min,以除

去粘蛋白和沉淀物,取上清液,供进一步分离净化之用。若需测定唾液 pH,应在取样当时测定,因为唾液在贮存过程中会放出 CO_2 使 pH 升高。

应注意采集口服药物后的唾液时,药物吞服时可能对口腔的污染,尤其是在最初几个取样点,可能导致药物浓度显著增高。例如 O'Neal CL. 等在比较 17 名志愿者口服磷酸可待因(codeine phosphate)液体制剂后血浆和唾液中可待因浓度时,因为药物对口腔的污染,导致最初 2h 唾液浓度显著高于血浆浓度,而口服后 2~12h 唾液和血浆中药物浓度具有显著相关性($r=0.809$)(见图 2-1)。

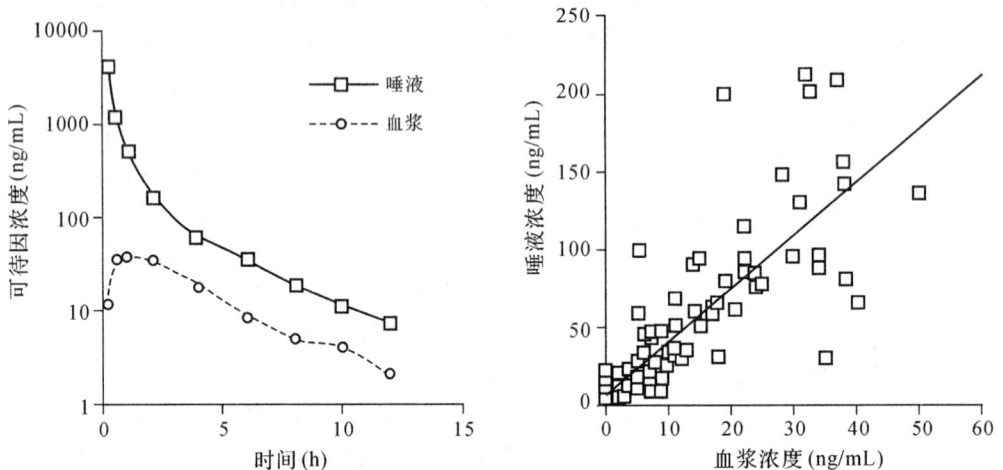

图 2-1 唾液和血浆中可待因平均浓度-时间曲线(左)和服药后 2~12h 唾液与血浆药物浓度相关性(右)

4. 头发的采集与制备

头发的采集部位没有统一的规定,根据被测物不同选取的部位也不同。如滥用药物检测、司法鉴定等,国外头发试验协会(The Society of Hair Testing,SoHT)推荐选取头的后顶部,在该区域范围内,靠近头皮剪取一缕或多缕头发,然后使头发根部整齐,用线扎紧或用箔包裹(图 2-2),置样品收集袋中,封口。记录头发的颜色、长度、剪取的位置等。在进行头发中微量元素分析时,国内一般选取脑后枕部,在枕部发际至耳后处,距发根 1~2cm 处剪取一撮头发,置适宜容器或纸袋中,封口。

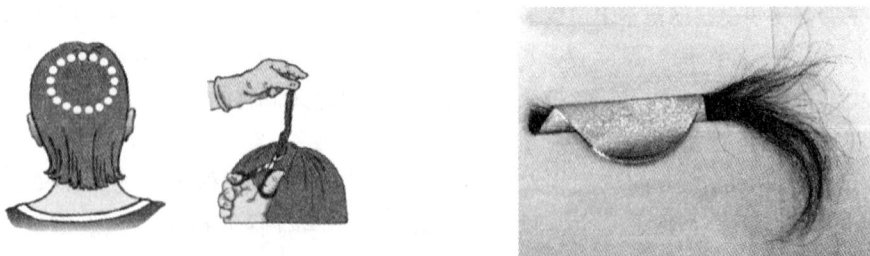

图 2-2 头发剪取部位(左)与包扎方式(右)

头发采集过程中应注意:①头发剪取前应松开发辫、发髻,用梳子充分梳理;②收集者应戴一次性手套,使用不锈钢剪刀剪取头发;③若剪取的头发为长发,根据分析需要,保留发根端一定长度的头发,舍弃发梢端;④将装有头发样品的纸袋或容器密封后,登记编号、姓名和日期;

⑤采集的头发样品应置室温、干燥、暗处保存,避免阳光直射。

　　头发采集后要进行切割、洗涤、均匀等处理。一般将头发切成 1~3cm 长,用二氯甲烷或丙酮、水、甲醇等洗涤,除去头发中汗液、皮脂、头皮屑,以及洗发剂、发胶等环境污染物。洗涤是头发制备的关键一步,一般采用有机溶剂-水-有机溶剂的顺序进行洗涤,样品在每种洗涤溶剂中应浸泡、搅拌数分钟。但应注意溶剂、热水(超声洗涤)浸泡均可能引起被测物溶出而损失。理想的洗涤应能除去全部微量污染物而不使头发中被测物损失。头发样品经洗涤、干燥后,再切成更小段(2~3mm)或研磨成粉末,以增加头发表面积而有利于头发中药物的回收。剪切头发的剪刀每用于一个样品后应用水性清洁剂和/或甲醇等进行清洗。

5. 其他样品的采集与制备

　　(1)组织匀浆:采用颈椎脱位、断头法、化学物质或药物法处死动物(用于体外代谢试验时,不能用化学品或药物处死动物,以免影响药物代谢酶的活性和含量),快速切下所需组织,加适量水或其他适宜溶剂,洗去多余的血和表面污染物。吸干水分,用剪刀把组织剪碎,进行匀浆,然后在匀浆液中加适宜有机溶剂和/或用酸碱调整溶液 pH,以提取药物,经离心除去蛋白质,分取有机层进行后续处理。组织匀浆最好当天使用,否则,应将其冷冻保存。

　　(2)肝微粒体制备:以鼠肝微粒体(rat hepatic microsomes)的制备为例。动物末次给药 8h 后开始禁食,禁食 16h 后,将动物断头处死,剖腹,用注射器吸取经冰浴冷却的生理盐水,经胸动脉或门静脉注入肝脏,灌流,除去肝中血液。快速取出肝脏(以下均在 4℃ 以下操作),用冰冷的生理盐水(或 0.25mol/L 蔗糖溶液)洗净,滤纸吸干水分,称重,加入四倍于肝重量的 0.25mol/L 冰冷的蔗糖溶液,用剪刀把肝脏剪碎,制成匀浆。于 9000r/min 低温离心 15~20min,取上清液再于 19000r/min 低温离心 20min,分取上清液。根据实验室条件,选择以下任一种方法制取微粒体。

　　超速离心法:将上述上清液于 100000r/min 低温离心 45min,弃去上清液,在沉淀中加 pH7.4 的 0.1mol/L Tris-缓冲液(含 0.15mol/L KCl)混匀,100000r/min 低温离心 30min 后,沉淀用冰冷的 0.25mol/L 蔗糖溶液冲洗 3 次,取沉淀物,加 pH7.4 的 50mmol/L Tris-蔗糖(或 0.1mol/L Tris)缓冲液适量制成微粒体悬浮液(使蛋白质浓度约为 20mg/mL),测定微粒体悬浮液中蛋白质浓度,于 −30℃ 下保存备用。

　　钙沉淀法:在上述上清液中加入 $CaCl_2$ 溶液,按 1mL 上清液加 0.1mL 88mmol/L $CaCl_2$ 溶液的比例将两液混合,置冰浴中 5min,时而振摇,然后于 27000r/min 低温离心 15~20min,除去上清液,在沉淀物中加入 pH7.4 的 0.1mol/L Tris-缓冲液(含 0.15mol/L KCl)混匀,27000r/min 低温离心 30min 后,取沉淀物,加 pH7.4 的 50mmol/L Tris-蔗糖(或 0.1mol/L Tris)缓冲液适量制成微粒体悬浮液(使蛋白质浓度约为 20mg/mL),测定微粒体悬浮液中蛋白质浓度,于 −30℃ 下保存备用。

　　钙沉淀法是利用微粒体能在钙离子作用下聚集成团的原理,采用较低的离心速度获得聚集的微粒体颗粒,无需低温超速离心机。

6. 生物样品的储存

　　采集的各种生物样品只代表取样时处于平衡状态时的情况。这是因为生物样品中酶等的作用,使样品处在不断变化之中。所以取样后最好立即分析,若不能立即分析,应采取一切措施将药物转移到稳定状态,如调整 pH 值,加有机溶剂或稳定剂、冷冻等处理。

　　(1)冷冻贮存:生物样本采集后若短期即行分析的,可置冰箱 4℃ 冷藏;若需放置数日或更长时间的,应将样品冷冻贮存,冷冻温度一般为$-20℃\sim-80℃$,但即使这样也不能完全保证样品不起一点变化,只是延缓变化而已。血样采集后应及时将全血离心,分取血浆或血清冰冻保存,最迟不超过 2h。若不预先从全血中分离,则冷冻易引起血细胞溶解,阻碍血浆或血清的分离,同时溶血会影响药浓变化。

冷冻的样品测定时,须临时解冻,解冻后应一次性测定完毕,不要反复冷冻→解冻→冷冻→解冻,否则会使药物含量明显下降。如果采集的样品不能一次性测定完毕,最好以小体积分装贮存,每次测定按需要拿取,这样不易影响药物含量。

头发样品不应贮存在冰箱或冰冻保存,因为可能发生膨胀,导致药物损失。唾液样品解冻后必须将容器内唾液充分搅匀后再用,以免产生测定误差。

(2)加稳定剂:生物样品中药物可能受样品中活性酶作用,或被空气氧化,或被微生物污染。因此,贮存前有时需加入稳定剂,如酶抑制剂、抗氧剂等,使药物稳定。如血浆酯酶等在离开机体后仍具有活性,可继续作用药物,使一些含酯结构药物发生降解反应。因此,需立即加入酶抑制剂,如 NaF、四氢尿苷或三氯醋酸等,以抑制酶的活性,使药物稳定。一些具有邻苯二酚、巯基结构的药物,易被空气氧化降解,需在采集后立即加入维生素 C 等抗氧剂,使药物稳定。

(3)加防腐剂或改变生物样品 pH 值:尿样易长菌,不易保存。收集后若短期即行分析,可置冰箱 4℃保存;若在室温保存,应在采样后立即加入防腐剂或加无机酸、碱,以抑制细菌生长。若需放置较长时间,则应冷冻贮存。常用的防腐剂有甲苯、氯仿等,一般每 100mL 尿中加入约 1mL 甲苯即可,或在尿液中加入少许氯仿,摇匀,使瓶底留有少量氯仿。应注意,所加的防腐剂不应影响测定或与被测物发生化学反应,这需通过实验验证。

2.1.3　生物样本的代表性

所取样本的分析结果能否说明实际情况呢?这涉及样品的代表性问题。要解决好这一问题,首先取样条件应标准化,包括受试者摄取标准膳食、控制饮水量等,减少因受试者的禁食或进食而引起的药物浓度变化或对分析测定产生干扰。同时应设计一个合理的实验方案,如在药动学研究中,需设计合理的取样时间点、取样点数、取样量的大小等,这关系到试验的可靠性。一个完整的血药浓度-时间曲线应包括吸收相、分布相和消除相。通常取样应包括服药前空白血样、在曲线的峰前至少 4 个点,峰后 6 个或 6 个以上点,峰附近应有足够的取样点,总采样点(不包括空白)不少于 12 个(图 2-3)。取样应持续到 3~5 个半衰期或血药浓度为 C_{max} 的 $1/10\sim1/20$。

治疗药物监测时,需连续给药,经过五个半衰期,使药物在血液中分布均匀,血药浓度达到稳态后再采集,否则没有意义。由于不同药物生物半衰期不同,到达稳态的时间不同,所以给药后采血测定时间也不相同。尿样采集要保证整个阶段中完整地取得,样品要混合均匀后分取。头发根部到发梢药物浓度逐渐下降,不同部位头发中药物含量、微量元素含量不同,故若取样方法不同可能造成结果不一。唾液中药物含量也受取样方式影响。因此,在方法设计时应全面考虑各种因素的影响,并通过预试、对照试验、空白试验,修整完善实验方案。

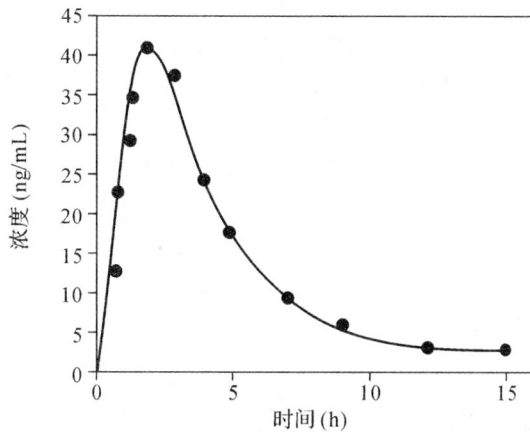

图 2-3　药动学测定中采样次数示意图

2.2　样品分析前的预处理

2.2.1　概　述

生物样品分析前的预处理是体内药物分析中最困难、最繁复,也是最重要的一个环节,其对分析结果有很大影响,关系到建立的分析方法能否成功应用于实际样品的测定。

1. 生物样品预处理目的

(1)使药物或代谢物游离,便于测定总浓度:药物进入体内后,在吸收、分布、代谢、排泄过程中,可与蛋白质、组织等结合,且不同药物与蛋白的结合程度有很大差异;药物在Ⅱ相代谢酶作用下,与内源性物质葡萄糖醛酸、硫酸、氨基酸等结合成缀合物;一些代谢物也能与生物大分子或内源性物质结合,这些结合反应给分析测定带来困难,因此,需要进行预处理,使药物和代谢物从结合物、缀合物中释放出来,便于测定药物或代谢物的总浓度。

(2)使被测物纯化、浓集,提高检测灵敏度:生物样品中药物或代谢物浓度低,而生物基质复杂、干扰大,欲从大量的内源性物质中测定微量药物或代谢物组分,必须先经过分离、纯化等处理,以除去大部分干扰成分,并使被测物富集,达到可供检测的浓度。

(3)消除干扰,提高方法专属性:生物样品组成复杂,内源性成分多且量大,对药物测定造成干扰。为消除这些干扰,必须采用适当的前处理方法,以适应和满足测定方法的专属性要求。

(4)防止对分析仪器的污染:生物介质中大量的蛋白质、脂肪、不溶性微粒等可污染分析仪器。如在色谱分析中,若不排除这些干扰,它们将沉积在色谱柱头上而堵塞色谱柱,使柱压升高,结果不重现,影响柱寿命,甚至直接损坏色谱柱而没法使用,或堵塞管路,损坏仪器。因此,必须进行预处理以除去这些污染源,提高测定方法效能。

2. 预处理设计应考虑的因素

由于体内药物分析的复杂性、药物在体内存在形式的多样性(原型、游离型、结合型、代谢物、缀合物等）、药物浓度低而内源性物质干扰大，以及待测药物类型众多、性质各异等原因，很难对样品处理规定固定的程序和方式。通常在进行预处理方法设计时需综合考虑各种因素，包括药物或代谢物的类型、理化性质、存在形式、浓度范围、测定目的、选取的生物样本类型及后续的测定方法等，采取相应的分离步骤和净化技术。

（1）测定目的：测试目的不同，样品预处理的要求也不同。如对急性中毒病例，要求快速鉴定所怀疑的药物，应在尽可能短的时间内获得其浓度情况，这样对样品制备的要求可粗放些。如进行药动学研究、代谢物研究等，则对样品预处理的要求较高，尤其是在检测灵敏度与方法选择性方面有更高的要求，但对处理时间要求比较宽松。

（2）生物样本的类型：不同的生物样本处理方法不同。例如，血样及组织匀浆样品含有大量蛋白质，常需先去除蛋白质后进行下一步的提取分离；尿中药物大多呈缀合状态，常需采用酸或酶法使缀合物水解，游离出药物，然后再进行后续处理；而唾液含有大量黏蛋白，需离心除去之；头发样品易受各种污染，需先进行清洗，再进行后续有机破坏处理。

（3）药物的理化性质和存在形式：样品的分离制备与分析方法的选择依赖于待测药物和代谢物的理化性质及它们的存在形式。这些性质包括：药物的酸碱度（pK_a 值）、分子的亲脂性、挥发性、可能的生物转化途径等。这涉及药物提取条件的选择，如是否需要对样品进行酸碱化？用何种提取溶剂？以及是否挥发损失，采用何种方法进行浓缩，能否采用气相色谱法测定？药物的光谱特征和功能团性质涉及分析仪器的选择，如是否需进行衍生化处理还是选用特殊检测器？待测物的化学稳定性涉及样品处理的操作条件，如是否需要避光操作？药物与蛋白质的结合程度涉及方法的灵敏度与准确性。代谢物对药物测定是否有影响，如何利用两者理化性质的差异消除相互间干扰或同时进行测定？等等。

（4）生物样品中药物的浓度：生物样品中药物的浓度相差极为悬殊，如地高辛的有效血药浓度为 $0.9\sim2.2\text{ng/mL}$，氟哌啶醇为 $5\sim12\text{ng/mL}$，阿司匹林（以水杨酸计）为 $20\sim100\mu\text{g/mL}$（镇痛），$100\sim300\mu\text{g/mL}$（风湿性关节炎），$250\sim400\mu\text{g/mL}$（风湿热），相差万倍以上。显然浓度高的样品处理要求稍低，浓度越低则样品制备的要求越高。

（5）预处理方法与分析技术的关系：测定方法的专属性、检测系统的灵敏度及对不纯样品所带来污染的耐受程度等决定了样品制备的不同要求。例如，免疫测定法具有很高的特异性，在各种免疫测定中通常不必考虑药物的分离，只需采取简单的除去蛋白质或适当浓集即可对样品进行检测。色谱法具有分离分析功能，且有较高的灵敏度，与不具分离功能的光谱法相比，纯化要求比后者低。各种检测技术与样品处理要求的相互关系见图 2-4。

2.2.2　常用预处理方法

图 2-4 概括了体内药物分析预处理方法的基本程序。根据这个基本程序，常用预处理方法包括：去除蛋白质、缀合物的水解、有机破坏使药物游离、提取纯化、浓集、化学衍生化等内容。

1. 去除蛋白质

在测定血样及组织匀浆等样品中的药物时，首先要处理的是除去蛋白质。除去蛋白质的目的是：①使结合型药物释放出来，便于测定药物的总浓度；②为得到较"干净"的提取液，减少乳化的发生，使提取分离能够顺利地进行；③消除对测定的干扰。去除蛋白质的方法有多种，归纳起来可分为两类：蛋白质沉淀法和组织的酶消化法。

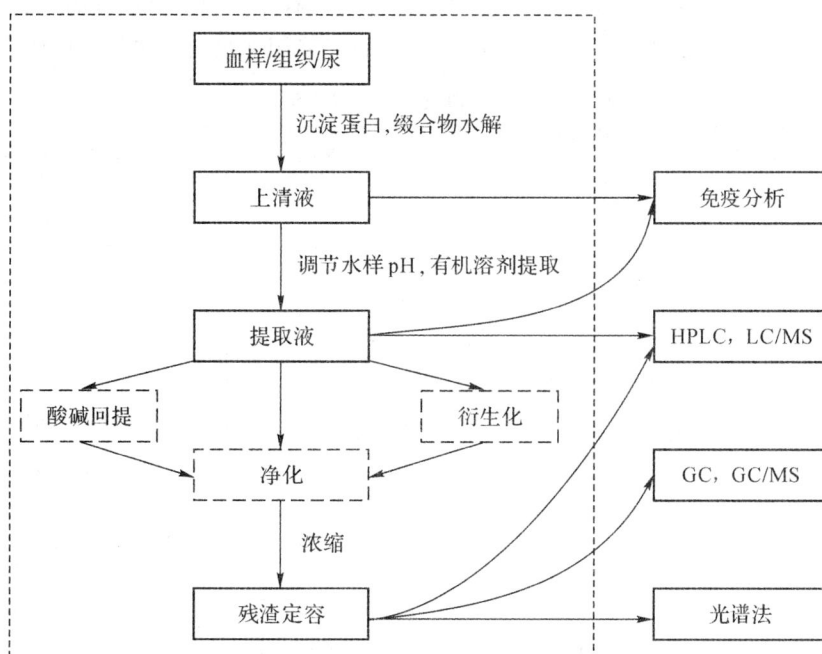

图 2-4 样品处理与分析方法选择

(1)蛋白质沉淀法:在生物样品中加入有机溶剂、盐、酸或重金属离子等化学试剂,使蛋白质沉淀析出。根据这些试剂的作用机理又可分为:

1)生成不溶性盐沉淀:酸类或重金属盐类能与蛋白质形成不溶性盐而沉淀。酸类为阴离子型沉淀剂,常用的有三氯乙酸、高氯酸、钨酸、焦磷酸等,在低于蛋白质等电点的 pH 值时,酸根与带正电荷的蛋白质形成不溶性盐而沉淀。重金属盐类主要有锌盐、铜盐、汞盐等,在高于蛋白质等电点的 pH 值时,金属离子与蛋白质中带负电荷的羧基形成不溶性盐而沉淀。

三氯乙酸(trichloroacetic acid,TCA)是最有效的蛋白沉淀剂,但试剂中常含有杂质,致使一些方法的空白值偏高,其次是除去蛋白质后若采用乙醚为提取溶剂,则三氯乙酸会溶入乙醚中干扰测定。高氯酸($HClO_4$)也是强蛋白沉淀剂,其作为蛋白沉淀剂的优点是剩余的阴离子可加入钾盐而除去。

2)盐析和脱水:在生物样品中加入过量与水混溶的有机溶剂,如甲醇、乙醇、乙腈、丙酮等,可使蛋白质沉淀,药物游离。其沉淀蛋白的原理是:与水混溶的有机溶剂可与蛋白质争夺水化膜,并使水的介电常数减小,从而影响蛋白质的解离程度及所带电荷数量,增加蛋白质颗粒间的引力,使蛋白质沉淀。此法沉淀蛋白的效果较差,通常需用 1～3 倍体积的有机溶剂才能使90% 以上的蛋白质沉淀,同时稀释了样品,降低了灵敏度。但该法简单,适合于脂溶性小、极性大的药物从与蛋白结合状态中释放出来。由于其与水混溶,故不能解决样品的分离净化问题,干扰成分相对较多。

硫酸铵、硫酸钠、氯化钠等中性盐是强电解质,能抑制蛋白质解离,使蛋白质表面电荷减少,同时这些中性盐的亲水性比蛋白质强,高浓度盐离子可与蛋白质胶粒争夺水化膜,使蛋白质失去胶体性质而沉淀。

各种蛋白质沉淀剂的沉淀效率见表 2-1,其中酸类和与水混溶的有机溶剂较常用。需要注意的是,该法对与蛋白质结合力强的药物的回收率较差,有时会使与之结合的药物也随蛋白一起沉淀。若药物不适宜应用以上蛋白质沉淀剂时,也可采用加热的方法使蛋白质变性而沉淀。

表 2-1　各种蛋白质沉淀剂的沉淀率(%)

沉淀剂	上清液 pH 值*	每 1mL 血浆中加入的沉淀剂容积(mL)								
		0.2	0.4	0.6	0.8	1.0	1.5	2.0	3.0	4.0
10%(w/v)TCA	1.4～2.0	99.7	99.3	99.6	99.5	99.5	99.7	99.8	99.8	99.8
6%(w/v)HClO$_4$	<1.5(2.0)	35.4	98.3	98.9	99.1	99.1	99.2	99.1	99.1	99.0
钨酸盐-H$_2$SO$_4$	2.2～3.9(7.0,6.5)	3.3	35.4	98.6	99.7	99.7	99.9	99.9	99.9	100.0
5%(w/v)HPO$_3$	1.6～2.7(4.8)	39.8	95.7	98.1	98.3	98.3	98.5	98.4	98.2	98.1
CuSO$_4$-NaWO$_4$	5.7～7.3(8.0)	36.5	56.1	78.5	87.1	97.5	99.8	100.0	100.0	
ZnSO$_4$-NaOH	6.5～7.5(8.0)	41.1	91.5	93.0	92.7	94.2	97.1	99.3	98.8	99.6
ZnSO$_4$-Ba(OH)$_2$	6.6～8.3(8.7)	45.6	80.7	93.5	89.2	93.3	97.0	99.3	99.8	
乙腈	8.5～9.5	13.4	14.8	45.8	88.1	97.2	99.4	99.7	99.8	99.8
丙酮	9～10	1.5	7.4	33.6	71.0	96.2	99.1	99.4	99.4	99.3
乙醇	9～10	10.1	11.2	41.7	74.8	91.4	96.3	99.4	99.4	99.3
甲醇	8.5～9.5	17.6	17.4	32.2	49.3	73.4	97.9	98.7	98.9	99.2
饱和(NH$_4$)$_2$SO$_4$	7.0～7.7	21.3	24.0	41.0	47.4	53.4	73.2	98.3	/	/

* 括号中 pH 值为每容积血浆加沉淀剂 0.2 容积(在钨酸盐-H$_2$SO$_4$ 中为 0.4 容积)时上清液的 pH 值。

(2)组织的酶消化法:应用蛋白水解酶,可在温和的条件下有效地水解生物蛋白,将与蛋白结合的药物释放出来。酶解需要在一定 pH、一定温度、一定反应时间下完成。常用的酶有枯草杆菌蛋白酶、胰蛋白酶、胃蛋白酶等。其中最常用的是枯草菌溶素,它是一种细菌性碱性蛋白分解酶,在 pH 7.0～11.0 范围内使蛋白质肽键降解,在 50～60℃具有最大活力。该法可避免药物在强酸下水解或较高温度时降解,对蛋白结合率强的药物可显著改善其回收率,并避免了生成乳化的危险。当采用 HPLC 进行检测时,若被测物浓度足够,无需再进行过多的净化操作。在酶消化法中,合用一些蛋白酶增活剂,可减少酶用量和缩短消化时间,例如咖啡因与胃蛋白酶,CaCl$_2$ 与胰蛋白酶合用。

2. 缀合物水解

药物在体内经二相代谢后,在血浆及尿中呈缀合物形式存在,如含羟基、羧基、巯基功能团的药物分子可与葡萄糖醛酸形成葡萄糖醛酸苷缀合物,具酚羟基、芳胺及醇类结构的药物可与硫酸形成硫酸酯缀合物。缀合物的极性均较母体药物大,是亲水性的或在生理 pH 值下是电离的,不易被有机溶剂提取。因此需要先进行水解处理,使缀合物中的药物或代谢物游离出来,再进行后续提取纯化处理。常用的缀合物水解方法有:酸水解、酶水解和溶剂解。

(1)酸水解:常用盐酸。酸的浓度、酸化时间及是否需要加热等,随药物而异。该法优点是简便、快速,但与酶水解法相比,其专一性较差。此外,一些药物对酸不稳定,在水解过程中易发生分解。

(2)酶水解:通常使用的水解酶是 β-葡萄糖醛酸苷酶(β-glucuronidase)和芳基硫酸酯酶(aryl-sulfatase)。前者可专一地水解药物的葡萄糖醛酸苷,后者水解药物的硫酸酯。在实际应用中也常使用两者的混合物——葡萄糖醛酸苷-硫酸酯混合酶。酶水解时,应按不同酶制剂的要求控制一定的 pH 值(一般 pH 值 4.5～7.0),加入酶后在 37℃厌氧条件下,温育 16h 进行水解。在对尿液进行酶水解时,需事先除去尿中能抑制酶的阳离子。

与酸水解相比,酶水解较温和,一般不会引起被测物分解,且酶水解专属性强。但缺点是采用酶水解时间较长,费用大;若处理不当,酶制剂也可能引入黏液蛋白等杂质,使缀合物产生乳化或造成色谱柱阻塞。

(3)溶剂解:一些药物的硫酸酯,往往可随加入的萃取溶剂在萃取过程中发生分解,称之为溶剂解,这是一种较温和的分解过程。

值得注意的是:对于缀合物的分析,逐渐趋向于直接测定缀合物的含量,以获得药物在体内以缀合物形式存在的量,当排出体外时,缀合物占所有排出药物总量的比率,从而为了解药物代谢情况提供更多的信息。

此外,水溶性很强的样品、对热不稳定的样品,可采用冷冻干燥法。如用干冰-丙酮浴或用液氮对生物样品进行冻干处理,样品中水分和挥发性杂质因升华而被除去,使样品达到干燥。如此处理的样品,常常可加入适当的有机溶剂后直接测定。

3. 有机破坏

一些生物样品需通过有机破坏的方式进行降解,使被测物游离,再采用提取分离方法进行纯化,例如头发样品常采用有机破坏方法进行处理;而一些被测物,如生物样品中的微量元素,通过有机破坏的方法,使有机结合的元素转变成无机离子,然后再用适当方法测定。常用的有机破坏方法有干法破坏和湿法破坏之分。

(1)干法破坏:系指将样品置高温下(燃烧)破坏,生物介质灰化、挥发,留下待测物,加适当的试剂使待测物转变成稳定形式,再进行下一步处理。常用的干法破坏法有高温电阻炉灰化法、氧瓶燃烧法等。

高温电阻炉灰化法适用于头发样品的破坏。将适量头发样品置石英坩埚中,于 300℃电阻炉中炭化 6h,取出,冷却后加硝酸适量,烤干,再于 450℃电阻炉中灰化 15h,取出,冷至室温,加一定浓度的盐酸定容。

氧瓶燃烧法适用于头发样品和血样的破坏。取血浆适量,分次点样至无灰滤纸上,低温烘干后,折叠成一定形状,固定在燃烧瓶塞的铂丝下端螺旋处。头发样品可用无灰滤纸包裹后,固定在瓶塞的铂丝下端螺旋处。按氧瓶燃烧法(参照中国药典方法)进行破坏处理。

(2)湿法破坏:系指将生物样品置消解溶液中,经加热使生物基质分解、药物游离。常用的消解液为一些酸、碱溶液。如:硝酸-高氯酸、硝酸、盐酸、氢氧化钠等溶液;常用的加热方式为电热板加热法。例如取适量头发样品(0.1～0.2g),加 5mL 硝酸-高氯酸(2∶1)混合溶液,放置过夜,然后在电热板上加热至透明,再高温(>200℃)加热至近干,出现白色残渣,停止加热,冷却至室温后,加蒸馏水适量使残渣溶解,并定容。

硝酸-高氯酸法破坏力强,反应激烈,注意勿蒸干,以免爆炸。该法适用于生物样品的破坏,所得无机金属离子为高价态。对含氮杂环类药物不适宜,可选用干法破坏。

4. 游离药物的分离

以上前处理方法主要是使药物从结合状态游离出来,而在药物蛋白结合率测定中,需测定游离药物浓度;某些疾病(如尿毒症、慢性肝脏疾病、烧伤等)患者进行治疗药物监测时也需测定游离药物浓度。如何分离游离药物与结合药物呢?采用的方法有平衡透析法、超滤法、超离心法和凝胶过滤法等，其中常用的是平衡透析法（equilibrium dialysis）和超滤法（ultrafiltration）。两法均是利用半透膜只允许小分子药物通过，而不允许蛋白质等大分子物质通过的原理使游离型药物与结合型药物分离。通常选择膜的截留分子量为10000～30000。

（1）平衡透析法：取适当大小和一定截流分子量的管状半透膜制成袋状，取血浆（或血清）样品置于袋内，扎紧袋口，将透析袋浸入一定体积的缓冲液（模拟体液，一般pH7.4）中。蛋白质（包括与蛋白结合药物）等生物大分子被截留在袋内，而游离药物、水、无机盐等小分子物质透过半透膜不断向袋外扩散，直至透析袋内外浓度达到平衡为止。测定袋外缓冲液中药物浓度，即可获得血样中游离药物的浓度。图2-5为平衡透析法示意图。

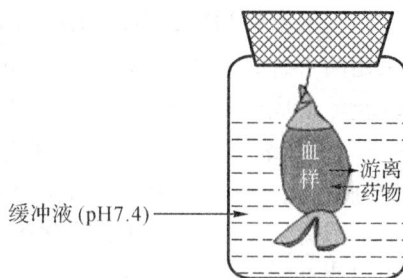

图2-5 平衡透析法示意图

（2）超滤法：选择一定规格超滤管，超滤管由样品管和收集管组成，样品管底部为具有一定截留分子量的超滤膜（图2-6）。将装有血样的样品管插入收集管中，于3000～10000r/min离心5～15min。游离药物和水等小分子物质通过超滤膜进入收集管，而蛋白质等大分子则被截留在样品管内。测定收集管滤液中药物浓度即为游离药物浓度。

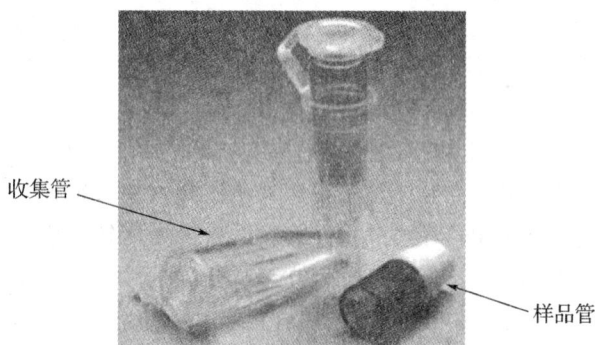

图2-6 超滤管

5. 提取净化

生物样品经除去蛋白质、缀合物水解、有机破坏等处理后，需进一步从样品液中提取净化药物。提取净化药物的方法主要有液-液提取和液-固提取两种技术。

（1）液-液提取法：液-液提取（liquid-liquid extraction，LLE）即溶剂提取，是经典的分离、净化技术。其是利用药物与干扰成分在互不相溶的两相溶剂中的分配系数不同，选择性地提取生物基质中药物，使其与内源性成分分离。由于大部分药物为亲脂性的弱酸、弱碱，而生物样品中大部分内源性干扰物质是强极性的水溶性物质，因此，选择合适的有机溶剂进行提取，可除去大部分干扰杂质，提取液经浓缩、有机溶剂挥干后，选用适合后续分析的溶剂溶解残渣，进行分析测定或进一步处理。该法经济简便，有机溶剂选择余地大，适用于多种药物的提取净化处理，应用广泛。

1）提取率：溶剂提取的关键是提取的选择性和提取率的重复性。对所选溶剂是否能将药物提取完全，提取率多少，可用分配系数 P 来表示：

$$P = C_{\text{org}}/C_{\text{aq}} \tag{1}$$

式中 C_{org} 和 C_{aq} 分别代表药物在有机相和水相中平衡时的浓度。在一定条件下，P 是常数。如果已知 P 值、提取时有机相（V_{org}）和水相（V_{aq}）的体积，则提取率（E_{org}）可由下列公式计算得到：

$$E_{\text{org}} = \frac{C_{\text{org}} \cdot V_{\text{org}}}{(C \cdot V)_{\text{org}} + (C \cdot V)_{\text{aq}}} \tag{2}$$

根据(1)式,则有 $C_{org}=P \cdot C_{aq}$,代入(2)式:

$$E_{org}=\frac{(P \cdot C_{aq}) \cdot V_{org}}{P \cdot C_{aq} \cdot V_{org}+C_{aq} \cdot V_{aq}}=\frac{1}{1+\dfrac{V_{aq}}{P \cdot V_{org}}} \quad (3)$$

根据常理,少量多次提取较一次多量提取效果好。但在体内药物分析中,由于样品量少且药物含量低,分析的样品数量又较多,通常不采用反复提取的方法,多半进行一次(至多两次)提取。

2)影响液-液提取的因素:影响 LLE 的因素主要有:水相 pH、提取溶剂种类、离子强度等,为达到最佳提取效果,必须通过实验对这些条件进行选择。

①水相 pH 值:多数药物为弱酸或弱碱,调节样品的 pH 值,可使离子型药物定量转变成非电离型而溶于非极性溶剂中。因此,一个合适的水相 pH 值是保证高提取率的前提,其选择的基本原则是:酸性药物在酸性条件下提取;碱性药物在碱性条件下提取;中性药物在中性条件下提取。对于弱酸或弱碱药物,水相 pH 值的选择主要与药物的 pK_a 值有关,当 pH 值=pK_a 值时,有 50% 的药物以非电离形式存在。可通过 Henderson-Hasselbalch 公式计算水相最佳 pH 值:

$$pH 值=pK_a+lg\frac{[A^-]}{[HA]} \quad (4)$$

式中[A⁻]和[HA]分别代表药物碱式和酸式浓度。当酸性药物的 pH 值低于其 pK_a 值 2～3 个单位,或碱性药物的 pH 值高于其 K_a 值 2～3 个单位时,99.0% 的药物以非电离形式存在,易被有机溶剂提取。例如提取尿中某酸性药物,测得尿液的 pH 值为 6.0,已知该药物的 pK_a=4.0,若不调整尿样 pH 值,则尿液中解离的药物浓度[A⁻]与未解离的药物浓度[HA]之比,可由式(4)求得:

$$6.0=4.0+lg\frac{[A^-]}{[HA]} \quad (5)$$

$$2.0=lg\frac{[A^-]}{[HA]} \quad (6)$$

$$\frac{[A^-]}{[HA]}=\frac{100}{1} \quad (7)$$

式(7)显示仅 1% 的药物是以未解离形式存在的,大部分药物呈解离状态,不易被有机溶剂提取。若调整尿液 pH 值至 2.0,则有:

$$2.0=4.0+lg\frac{[A^-]}{[HA]} \quad (8)$$

$$\frac{[A^-]}{[HA]}=\frac{1}{100} \quad (9)$$

由式(9)可见,至少 99% 的药物呈未解离状态,易被提取。同理,若尿液 pH 值小于 pK_a 值 3 个单位,则有 99.9% 的药物可被提取。

虽然 pH 值的选择主要是依据药物的 pK_a 值,但为尽量避免体液中杂质进入提取溶剂,在满足提取率要求的前提下,以偏碱性的 pH 值条件下提取较好。因为体内内源性物质多是酸性的,在偏碱性条件下不易被有机溶剂萃取。在液-液提取中,为保持溶液 pH 值稳定,多采用缓冲溶液,这样可维持提取效率的重现性。

②提取溶剂:合适的提取溶剂是提取获得成功的重要条件之一。根据相似相溶原则选择提取溶剂,既要考虑提取效率和选择性,也要考虑操作的难易度和后续操作的可行性。理想的提取溶剂对被测物应具有大的亲和力,即分配系数 P 值要大;与水不互溶,极性较小,可使极性较大的内源性杂质的提取量减至最小;沸点较低,易于挥发除去;不影响紫外检测;价廉、无毒、安全、不易燃烧;化学性质稳定等。但在实际工作中,上述条件往往不能全面兼顾,只有择其要者。当样品中药物性质未知时,可用乙醚和氯仿分别作为酸性和碱性药物的提取溶剂进行试验,然后进一步选择最佳溶剂。表 2-2 列出了常用溶剂的性能。

表 2-2　液-液萃取常用有机溶剂

溶剂	极性 (ε' Al_2O_3)	黏滞度 (cP,25℃)	UV 截止波长 (nm)	水中溶解度 (%,20℃)	沸点 (℃)
正己烷	0.00	0.30	190	0.010	69
异辛烷	0.01	0.47	197	0.011	99
环己烷	0.04	0.90	200	0.012	81
四氯化碳	0.18	0.90	265	0.008	77
甲苯	0.29	0.55	285	0.046	110
乙醚	0.38	0.24	218	1.3	35
苯	0.32	0.60	280	0.58	80
氯仿	0.40	0.53	245	0.072	61
二氯甲烷	0.42	0.41	233	0.17	40
甲乙酮	0.51	0.38	329	23.4	80
四氢呋喃	0.57	0.46	212	互溶	66
乙酸乙酯	0.58	0.43	256	9.8	77
丙酮	0.56	0.30	330	互溶	56
乙腈	0.65	0.34	190	互溶	82
异丙醇	0.82	1.90	205	互溶	82
乙醇	0.88	1.08	210	互溶	78
甲醇	0.95	0.54	205	互溶	65
水	/	0.89	100	/	/

③离子强度:水溶性中性盐如 NaCl 等,可以增加水相离子强度,使溶液中水分子与无机离子强烈缔合,从而使药物在水相中的溶解度变小,而在有机相中的分配增加,有利于被有机溶剂提取。同时,无机盐的加入还可减少提取时的乳化现象,有助于定量提取。

3)离子对提取法:两性药物、高度电离的强极性药物(如季铵盐、羧酸类药物),若采用一般提取方法,不能将其提取出来。为获得满意结果,必须采用离子对提取技术。离子对萃取的基本原理是:带电荷的化合物 Q^+,当加入反离子 X^- 于水相时,形成脂溶性的离子对 QX,可被有机溶剂提取。

$$Q^+_{水相} + X^-_{水相} \rightleftharpoons QX_{有机相}$$

阳离子药物如含氮碱性药物、季铵盐等,常用的反离子为烷基或芳基磺酸盐以及无机酸根如 ClO_4^-、Cl^- 等。呈阴离子状态的药物或代谢物,如磺酸类、硫酸盐、羧酸类以及葡萄糖醛酸苷等,适宜的反离子为 4～12 个碳原子的烷基铵类,如四丁基铵。

对于尿液中水溶性大的缀合物,因为在很大范围的 pH 值内均处于离解状态,常规的溶剂萃取法难将它们萃取出来。但应用离子对技术,则很多药物的葡萄糖醛酸苷及硫酸酯可与烷基季铵离子形成脂溶性很强的离子对络合物,易被有机溶剂萃取。

在离子对萃取时,最常用的萃取溶剂是氯仿和二氯甲烷,当样品中含有大量蛋白质使两相分离困难时,也可采用其他溶剂。在多数情况下,应用离子对萃取法可以得到较纯的萃取物,内含较少干扰物质,若需对萃取物进一步纯化,可选用另外一种反离子试剂,使与药物或前一种反离子生成更稳定的络合物来进行反萃取。

4)提取技术:液-液提取通常在带塞的试管中进行,多半进行一次(至多两次)提取,在用酸碱回提时也只进行一次,不考虑"提取尽药物"。由于不能反复提尽药物,因此,要达到药物的定量测定目的,提取溶剂必须精确加入,提取液要定量分出,其他操作也应与建立标准曲线时完全一样,进行平行操作,使各份样品提取率一致。但在实际操作中往往难于达到每次操作的完全平行,因而易引入较大误差,尤其在 GC 测定中,进样量小,误差更大。目前多采用内标法来减小操作中的误差。

加入的有机溶剂与水相容积比一般为 1∶1～3∶1。混合方式一般是将试管竖直放在旋涡混合器上旋摇;或采用首尾颠倒混合方式,缓缓摇动使两相充分接触;也可采用密塞情况下将试管平置于振荡器内振荡。混合时间和强度由被测组分和萃取溶剂的情况而定,对易乳化的样品宜轻缓,可适当延长提取时间以保证提取率。

为防止 LLE 中的乳化问题,宜事先滤除不溶性物质;避免高 pH 值;避免使用易产生乳化的溶剂对(如水-苯、水-己烷)。改变混合溶剂比例或加少量醇以改变表面张力,可破坏乳化。

5)LLE 法的改进:为降低 LLE 中生物基质的干扰,近年国内学者开发了一种溶剂诱导相变液液萃取法,用于生物样品中前处理,可以显著降低基质效应。该方法的原理为:在匀相的乙腈-水体系中添加一种疏水且与乙腈互溶的有机溶剂(如氯仿)能诱导乙腈-水体系分相。样品处理时,先将血浆(或其他生物介质)与乙腈混合,然后添加少量氯仿等疏水性有机溶剂诱导整个体系分相。该方法与传统的液-液萃取法相比最大优势为新形成的有机相为乙腈(仅含少量氯仿),其与常用的反相 HPLC 流动相兼容,能直接进行 HPLC-MS 分析。对那些极性相对较小的药物来说,其主要存在于乙腈中,可以起到间接的样品浓缩作用,而对于那些极性较大的蛋白、无机盐等成分则主要存在于水相中。因此,该方法不但可以显著降低基质效应,而且可以直接进行样品浓缩,既避免了挥干再复溶的步骤,又可显著提高检测灵敏度。

(2)液-固提取:液-固提取(liquid-solid extraction)主要是指固相萃取(solid phase extraction,SPE),其是将样品液通过一个合适的固相小柱,利用药物与杂质对固相小柱亲和力的差别,用适当溶剂冲洗、洗脱,使药物得到净化。SPE 纯化样品的方式通常可分为两种:选择性萃取和选择性冲洗。前者是将待测物保留在柱上,使干扰杂质随样品溶剂或洗涤剂洗出,然后以小体积溶剂洗脱待测物。后者则是将待测物和杂质保留在柱上,然后选择适当溶剂冲洗,使杂质与待测物一方被保留,一方被洗脱,达到分离净化目的。

固相萃取小柱的形状有子弹型和针筒型两种,常用的是针筒型。柱内填料主要有硅胶、氧化铝、石墨碳、树脂及化学键合相等。常用的固相萃取小柱有:C_{18}、C_8,为反相键合硅胶吸附剂;Bond-Elut Certify,为混合型吸附剂,是由非极性的 C_8 和强阳离子交换(SCX)官能团组成的混合体;Oasis HLB,为亲脂性二乙烯苯和亲水性 N-乙烯基吡咯烷酮两种单体按一定比例聚合成的大孔共聚物,是通用型吸附剂,适用于酸性,中性和碱性化合物,具有高而稳定的回收率,即使柱床干涸,回收率也不受影响;Oasis MCX,为混合型阳离子交换反相吸附剂。在体内药物分析中常用的固相柱规格为:填料量 $0.1\sim0.5g$,柱体积 $1\sim5mL$,可根据需要选择合适规格的固相柱和一定规格(12孔,24孔)的固相提取装置(图2-7)。

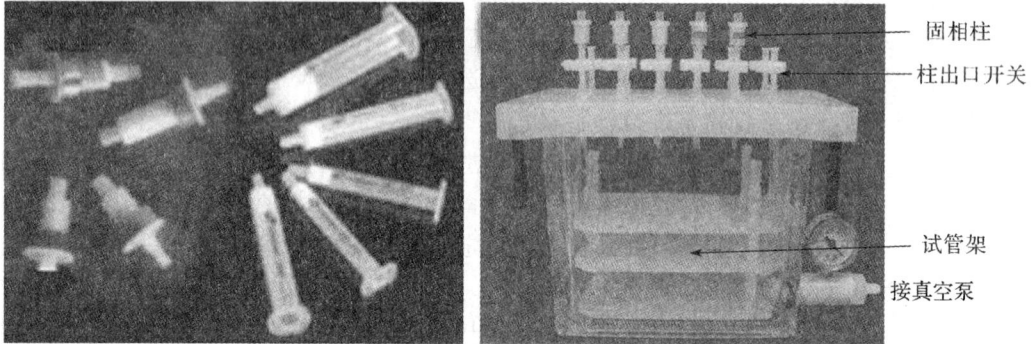

图 2-7　固相萃取柱类型(左)和固相提取装置(右)

1)固相萃取步骤

①固相柱选择:根据被测物理化性质、供试样品体积大小、含量多少,选择合适的固相柱,包括填料种类、填料量和柱体积。一般样品体积小于 1mL,选用 1mL 规格的固相柱。样品体积在 $1\sim250mL$ 之间,可选用 3mL 规格的固相柱,若要求快速萃取时,可选用 6mL 固相柱。对于反相、正相、吸附类型的固相柱,被萃取物的量不应超过填料量的 5%。例如柱填料为 100mg 的固相柱,被分析物不应大于 5mg。根据被测物极性、溶解性能、是否带电荷等来选择相应填料的固相柱,可选择不同填料进行预试比较,找出最合适的柱填料。

②固相柱处理:为使固相柱处于良好的平衡状态,以获得较高的提取回收率,在使用前必须对固相柱进行适当处理。对于反相柱,首先用柱填料的 $6\sim10$ 倍量体积的甲醇或乙腈通过柱子,以湿润固相填料,使其溶剂化。然后用 $6\sim10$ 倍量体积的水或缓冲液冲洗柱子,使其达到良好的分离状态。此溶剂的极性、pH 值、离子强度应与样品液相似。对于正相柱,可采用固定相 $6\sim10$ 倍量体积的非极性溶剂,通常用样品溶剂来处理。离子交换固定相一般用水或弱缓冲剂来处理。注意未键合硅胶不应被溶剂化。

③样品液上样:将样品溶于弱溶剂(如缓冲液)中,缓慢地加到柱上,使样品液缓缓流过固相柱,可通过调节固相萃取装置真空度和连接各固相小柱出口端的旋钮开启程度来控制液体流速。被测物吸附在固相柱上,而水溶性杂质随溶液流出柱外。

④分离净化:用强度适当的弱溶剂(如水、缓冲液或含少量甲醇的水)洗涤,选择的溶剂应使待测成分保留在柱上,将干扰成分冲洗出柱,使组分与杂质分离,达到净化目的,然后用真空泵抽干柱内溶剂,或通氮气流干燥固相柱。

⑤待测物洗脱:改变洗脱溶剂的极性或 pH 值,使待测成分从柱上解吸,随洗脱液留出固相柱,收集洗脱液,作进一步浓缩处理或直接进样分析。

2)影响固相提取的因素:固相提取效率是流速和样品装载量(柱容量和化合物容量因子)

的函数。因此,在固相提取中,流速与样品装载量是影响提取率和选择性的两个重要因素。

①流速:流速太快会使待测成分与吸附剂不能充分接触,导致与杂质的分离度下降,样品流失,回收率降低或不能重复。一般柱处理时的流速为 $5\sim10$mL/min,装样与洗脱时流速以 $0.2\sim1$mL/min 为宜。

②样品装载量:有效装载量取决于被测物的容量因子、固定相量和样品浓度。每一个固相柱都有一个最初容量,当样品量超过固定相容量时,过量的样品将流失。样品是否过载可采用突破性试验(breakthrough studies)进行判断。方法如下:a. 取已知浓度样品液以小体积上柱;b. 用合适的洗脱方法洗脱;c. 测定百分回收率;d. 增加样品上样体积,重复 a～c 步;e. 重复 d。绘制样品装样体积与回收率的曲线图(图 2-8),当回收率下降时,表明样品过载。通常在同样的固相柱上,容量因子 k 值大的比 k 值小的化合物可装载的量要多。

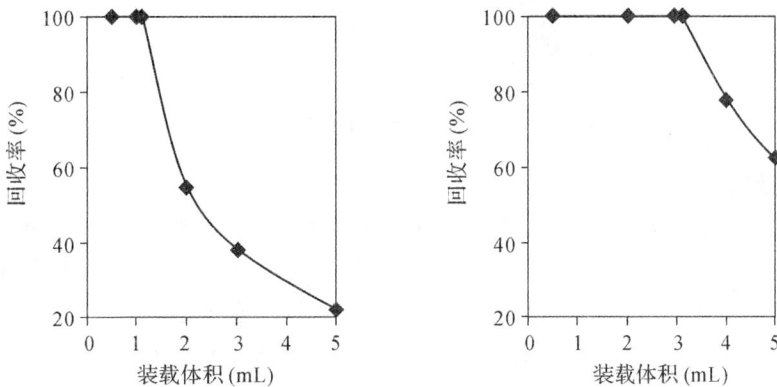

图 2-8　柱过载突破性试验

左图样品:$k=10$,浓度 1×10^{-9} g/mL;右图样品:$k=30$,浓度 1×10^{-6} g/mL

③固相柱使用要求:固相萃取柱使用时,应注意不同固相柱对使用要求的不同。多数固相柱在"固相柱处理→样品液上样→分离净化"三步操作过程中,要求柱床始终保持湿润,直至分离净化完成才将柱抽干。操作时可在前一溶剂还未流尽时即加后一溶剂。尤其是"柱处理"与"上样"之间,柱床若干了,需重新进行"柱处理"。否则,提取效率将受到影响。

④样品上柱前的处理:不同生物样品对固相柱的污染程度不同,有些样品上柱前需要进行简单处理。血清、血浆含有大量蛋白质,可能堵塞固相柱,又因药物与蛋白质结合,会降低萃取回收率。可采取下列措施:用 0.1mol/L 的酸或碱调节 pH 至极限值(pH<3 或 pH>9),取上清液进行固相萃取;或用乙腈、甲醇或丙酮沉淀蛋白,离心后取上清液,用水或缓冲液稀释,再用固相萃取;或用蛋白质沉淀剂(酸、盐)沉淀蛋白,取上清液,调整 pH 后进行固相萃取;或采用超声处理 15min,加入水或缓冲液,离心,取上清液进行固相萃取。尿样一般用水或缓冲液稀释后直接进行固相萃取。但有时需加入酸(碱性化合物)或碱(酸性化合物),加热 15～20min,以水解结合物,或用酶水解来释放被结合的药物。头发需消解破坏后转变成溶液,再进行固相萃取。细胞培养液一般无需处理即可进行固相萃取,或上柱前先用水或缓冲液稀释。但若培养液中有颗粒则很难通过固相柱,需离心除去。

固相提取法避免了溶剂提取时蛋白质沉淀引起的药物损失和乳化,得到的洗脱液较干净,干扰成分少,若检测灵敏度足够,可供直接分析。但其费用消耗大,操作技术要求高,柱处理好坏对结果有很大影响。

6. 提取溶剂的蒸发

以上提取所得溶剂量常为数毫升,药物浓度较稀,往往检测灵敏度不够,需要采取浓集办法提高供试溶液的浓度。常用的浓缩方法为抽真空挥发或直接通入气流使溶剂挥发(图2-9)。一般通入压缩空气,遇氧不稳定的组分可改用氮气。根据溶剂的挥发性和组分的热稳定性,必要时可将提取液置于一定温度的水浴中,以加快挥发。

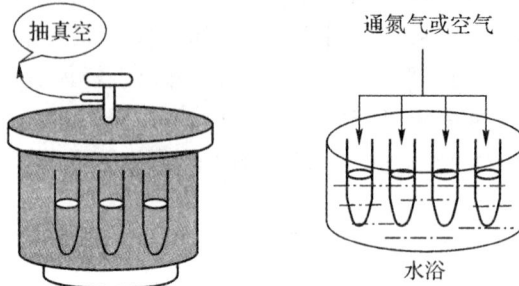

图 2-9   抽真空法(左)和通气流法(右)

7. 衍生化处理

一些药物或代谢物因极性大,挥发性低,对热不稳定,或不具紫外、荧光性能,或检测灵敏度低,没有合适检测方法时,需进行衍生化处理。如在 GC 测定中,为增加被测组分的热稳定性和挥发性、改善被测组分的层析行为,增加被测物对检测器的灵敏度和选择性等,常需进行衍生化处理。HPLC 法有时也使用衍生化方法,其目的是为了增加被测组分对检测器的灵敏度,或改进组分的层析分离。还有一些药物不稳定,需先衍生成稳定的化合物后再进行其他处理。此外,手性药物的拆分常采用手性试剂衍生化法,使手性药物的两个对映体转变成非对映体后采用常规色谱法进行分析。

(1)GC 法常用的衍生化方法

1)硅烷化(silylation)法:在气相色谱样品衍生处理方法中,硅烷化衍生法是应用最多的方法之一。主要用于具有羟基、氨基、羧基、巯基等极性基团药物的衍生化,待测组分中的活泼氢被硅烷基取代后,形成极性低、挥发性高和热稳定性好的硅烷基衍生物。硅烷化衍生反应可用如下方程式表示:

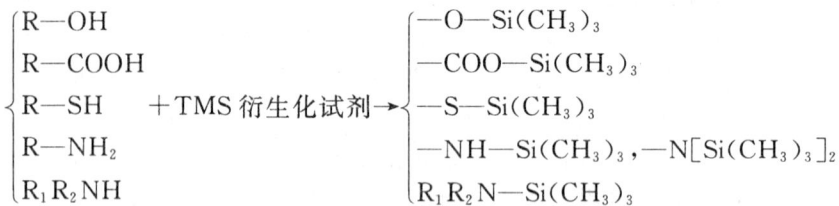

$$
\left\{
\begin{array}{l}
R{-}OH \\
R{-}COOH \\
R{-}SH \\
R{-}NH_2 \\
R_1R_2NH
\end{array}
\right.
\quad +TMS\ 衍生化试剂 \rightarrow
\left\{
\begin{array}{l}
{-}O{-}Si(CH_3)_3 \\
{-}COO{-}Si(CH_3)_3 \\
{-}S{-}Si(CH_3)_3 \\
{-}NH{-}Si(CH_3)_3, {-}N[Si(CH_3)_3]_2 \\
R_1R_2N{-}Si(CH_3)_3
\end{array}
\right.
$$

常用的硅烷化试剂有:三甲基氯硅烷(trimethylchlorosilane,TMCS)、六甲基二硅烷(hexamethyldisilane,HMDS)和 N-三甲基硅咪唑(N-trimethysilylimidazole,TMSIM)比较适合羟基的硅烷化;N,O-双三甲基硅烷三氟乙酰胺[N,O-bis(trimethylsilyl)trifluoroacetamide,BSTFA]更适用于活性较弱的—NH₂ 和 ═NH 或空间位阻大的基团的化合物。

官能团的反应活性一般为:醇类＞酚类＞羧酸类＞胺类＞酰胺类。

反应活性还受空间位阻的影响:伯醇＞仲醇＞叔醇;伯胺＞叔胺。

2)酰化(acylation)反应:酰化法主要用于氨基化合物的衍生处理,但也广泛用于羟基、巯基等化合物的衍生物制备。酰化试剂分子的酰基取代了样品目标分子中的活泼氢,从而使其具有更高的挥发性,并能增加儿茶酚胺等易氧化组分的稳定性。当引入含有卤离子的酰基时,还可提高使用电子捕获检测器的灵敏度。常用的酰化试剂有酸酐、酰卤等酰化物,如三氟乙酸酐(trifluoroacetic anhydride,TFAA)、五氟丙酸酐(pentafluoropropionic anhydride,PFPA)、五氟苯甲酰氯(pentafluorobenzyl chloride,PFBC)等。其衍生化反应可表示为:

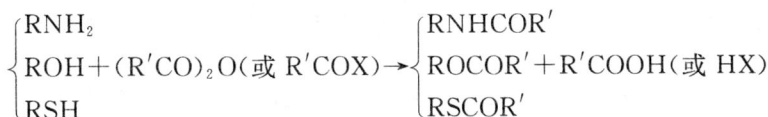

$$\left\{\begin{array}{l} RNH_2 \\ ROH \\ RSH \end{array}\right. + (R'CO)_2O (或 R'COX) \rightarrow \left\{\begin{array}{l} RNHCOR' \\ ROCOR' + R'COOH (或 HX) \\ RSCOR' \end{array}\right.$$

3)烷基化(alkylation)法:化合物上的活性氢原子(R—OH、R—COOH、R—NH—R'等)被烷基取代,生成烷基化衍生物,降低了化合物极性,提高了稳定性。例如含羧基药物挥发性差,热稳定性低,且极性较强,色谱峰易发生严重拖尾现象,需将有机酸类药物衍生为相应的酯。常用的烷基化试剂有重氮甲烷(diazomethane)、碘甲烷(iodomethane)、三甲基苯基氢氧化铵(trimethylphenylammonium hydroxide,TMAH)等。如重氮甲烷与有机酸的反应可表示如下:

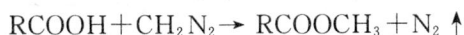

$$RCOOH + CH_2N_2 \rightarrow RCOOCH_3 + N_2 \uparrow$$

4)酯化(esterification)反应:酯化法主要用于含羧基化合物的衍生化处理。衍生化试剂为醇类,这种酸和醇的反应需在无机强酸(硫酸)催化下完成,生成的有机酸酯具有较高的挥发性。

5)卤代衍生化:目标化合物经卤化衍生后,成为适合于电子捕获检测器检测的物质,对该物质的检测限可达到更低数量级,因此卤化衍生化对微量分析尤为有效。同时,也可改善挥发性和稳定性。常用卤代衍生化方法有卤素法、卤化氢法、N-溴代琥珀酰亚胺(N-bromosuccinimide,NBS)法。

(2)HPLC 法中的衍生化方法:常用的衍生化试剂有:荧胺、邻苯二醛(适用于氨基酸、肽类药物);丹磺酰氯、异氰酸、β-萘酯(适用于胺、酚、羧酸、巯基化合物)等。衍生化方法可分为柱前衍生化法和柱后衍生化(post-column derivatization,PCD)法。

1)柱前衍生化法:即一般的衍生化方法。将被测物与衍生化试剂反应后,取生成的衍生物注入 HPLC 仪进行分析。

2)柱后衍生化法:取样品注入 HPLC 仪分离,待被测物从色谱柱流出后,即刻与衍生化试剂反应,生成的衍生物进入检测器检测。为保证流出柱后的被测物衍生化反应完全,在测定过程中必须使衍生化试剂处于流动状态,以便能及时与流出柱后的被测物接触,故需要一定的仪器设备。HPLC 柱后衍生化仪器示意图见图 2-10。

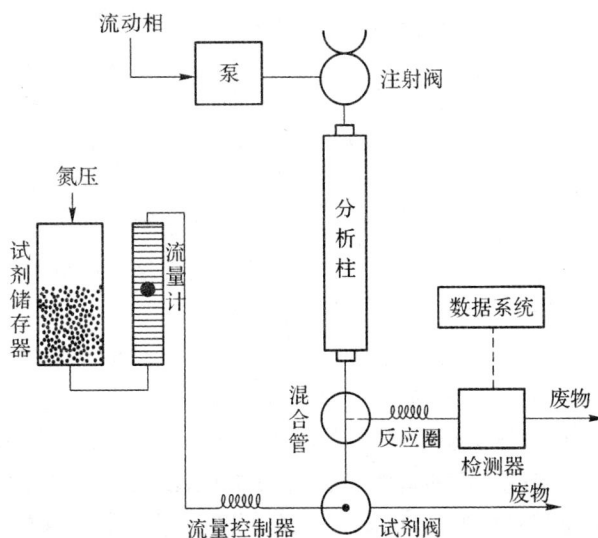

图 2-10　HPLC 柱后衍生化仪器示意图

8. 注意问题

在样品预处理过程中应注意两个方面的问题：

(1)待测物损失：这是由容器的吸附、蛋白共沉淀、药物不稳定而产生化学降解或与重金属离子络合、衍生化反应不完全、浓缩过程中挥发等因素所致。

一些药物易被玻璃容器表面吸附，可事先对玻璃仪器进行硅烷化处理。如将洗净干燥的玻璃试管用含 1%三甲基氯硅烷的甲苯溶液淌洗内壁，然后于 100℃ 干燥 30min。也可用含 10%二甲基二氯硅烷的甲苯溶液充满干燥的玻璃容器，放置 30min 后倾出，再依次用甲苯、甲醇淌洗，然后烘干。

(2)样品污染：体内药物测定具有复杂体系中测定痕量物质的特点，内源性和外源性污染将引起测量误差，使变异系数变大。如血样中脂肪酸及其酯类等内源性杂质；实验所用试管、滤纸、提取溶剂和衍生化试剂中夹杂的杂质；人体的皮肤、手指接触容器所带入的杂质等，都可能沾污样品。当以上问题严重时，将使整个测定毫无意义，甚至得出错误判断，必须严加注意。

9. 应用示例

(1)测定肝脏组织中盐酸克伦特罗和盐酸莱克多巴胺的预处理方法：吴银良等采用碱性条件下提取肝组织中盐酸克伦特罗(clenbuterol)和盐酸莱克多巴胺(ractopamine)，并用稀盐酸反萃取去除脂肪，调整酸度后用阳离子交换(SCX)固相小柱净化，洗脱液经浓缩挥干后用 BSTFA 衍生化，以 GC-MS 选择离子检测测定肝脏组织中盐酸克伦特罗和盐酸莱克多巴胺的残留量。预处理方法如下：

1)液-液提取：称取(5 ± 0.05)g 动物肝组织样品于带盖的聚四氟乙烯离心管中，加入 10.0%碳酸钠溶液 2mL，乙酸乙酯和异丙醇混合溶剂(6∶4)15mL，以 10000r/min 以上的速度均质 60s，盖上盖子以 5000r/min 的速度离心 2min，吸取上层有机溶剂置另一离心管中，再用上述混合溶剂 15mL 重复提取一次。合并两次提取的有机相，加正丙醇 10mL，于 50℃ 水浴中旋转浓缩至干，再用 10mL 乙酸乙酯溶解，转移至聚四氟乙烯离心管中，加 0.10mol/L 盐酸溶液 4mL，旋涡混合 30s，以 5000r/min 的速度离心 2min，吸取下层溶液；同样步骤重复萃取一次，合并两次酸萃取液，用 1mol/L NaOH 溶液调节 pH 至 5.2，用 20mmol/L 的乙酸铵溶液(pH 5.2)定容至 10mL。

2)固相萃取净化：SCX 小柱依次用甲醇 5mL、水 5mL 和 30mmol/L 盐酸 5mL 活化，然后取上述萃取液 5mL 上样至固相萃取小柱中，依次用 5mL 水和 5mL 甲醇淋洗柱子。在溶剂流过固相萃取柱后，抽干 SCX 小柱，再用 4%氨化甲醇溶液 5mL 洗脱。

3)衍生化：在 50℃ 水浴中用氮气吹干上述洗脱液，加入 100μL 甲苯和 100μL BSTFA，加盖并于旋涡混合器上震荡，在 80℃ 的烘箱中加热衍生 1h(盖住盖子)，待冷却后转入进样小瓶中，进行气相色谱-质谱分析。

4)讨论：对于提取动物组织中 β_2-受体激动剂残留多数方法用稀酸溶液提取，少数采用有机溶剂提取。本研究中盐酸克伦特罗属于苯胺型 β_2-受体激动剂，而盐酸莱克多巴胺属于苯酚型 β_2-受体激动剂，其中盐酸克伦特罗易溶于稀酸溶液，不溶于碱性溶液，而盐酸莱克多巴胺易溶于稀酸溶液和碱性溶液，但在弱碱性条件下溶解度不高，同时样品经碱化后用有机溶剂提取杂质相对较少，故在提取过程中先加入 10%无水碳酸钠溶液 2mL，使呈弱碱性，再加乙酸乙酯和异丙醇混合溶剂提取，添加回收率结果相对较好。同时根据两者均易溶于稀酸的特性，采用稀盐酸反萃取，有效去除了肝组织提取液中的脂肪和非极性杂质。固相萃取净化动物组织中盐酸克伦特罗常用 C$_{18}$ 小柱和阳离子交换柱,本实验采用 SCX 小柱。通过以上预处理得到的色谱图中,残留的杂质不干扰盐酸克伦特罗和盐酸莱克多巴胺的测定。

(2)测定血浆和唾液中可待因的预处理方法:O'Neal CL 等采用固相提取纯化方法对血浆和唾液样品进行预处理,用 GC-MS 方法测定受试者两体液中可待因(codeine)浓度,比较两者的相关性,以明确能否用唾液代替血浆进行临床检测。唾液和血浆的预处理方法分别如下:

1)唾液样品预处理:取 0.5mL 唾液样品置硅烷化玻璃试管中,加 4mL 蒸馏水和 0.1mol/L 磷酸盐缓冲液(pH 6.0)2mL,混匀,2000r/min 离心 10min,取上清液进行固相提取。Clean Screen ZSDAU020 固相提取柱(反相基团与阳离子交换)用 3mL 甲醇、3mL 蒸馏水和 1mL 磷酸盐缓冲液处理。将离心后上清液加到固相小柱上,用 2mL 蒸馏水、2mL 0.1mol/L 醋酸盐缓冲液(pH 4.5)和 3mL 甲醇洗涤,用 3mL 二氯甲烷-异丙醇(80∶20,含 3%氢氧化铵)洗脱可待因。洗脱液于氮气流下(<40℃)蒸发至干,残渣用 100μL 三氯甲烷重组,加 100μL 三氟乙酸酐(TFAA),于 70℃衍生 30min,氮气流下(<40℃)蒸发至干,残渣用 50μL 乙酸乙酯重组,取 1μL 进行 GC-MS 分析。

2)血浆样品预处理:取 1~2mL 血浆,加蒸馏水 2mL 和 10%三氯乙酸溶液 2mL,混匀,离心 5min,取上清液,用 10mol/L NaOH 溶液调节 pH 至 9.0,移至固相提取柱(固相柱预先用甲醇、水处理)。用蒸馏水、0.1mol/L 醋酸盐缓冲液(pH 4.0)和甲醇洗涤,用二氯甲烷-异丙醇(含 2%氢氧化铵)混合液洗脱可待因,重复洗脱二次,合并洗脱液,于氮气流下(<40℃)蒸发至干,残渣用 200μL 三氯甲烷重组,加 200μL TFAA 于 70℃衍生 30min,氮气流下(<40℃)挥干,残渣用 50μL 三氯甲烷重组,取 1μL 进行 GC-MS 分析。

(3)测定头发中 mephedrone 及其代谢物的预处理方法:Shah SA 等采用酶消解法、液-液提取纯化处理,用 LC-MS/MS 方法测定头发中 mephedrone 及其代谢物的含量。预处理方法如下:

1)去污:在室温下用 2mL 二氯甲烷洗涤头发样品 2min(洗 2 次),以除去头发表面污染物,待自然干燥后,用剪刀剪切头发成约 1mm 长,混匀。

2)消解:采用酶消解法,取剪碎的头发样品 50mg,置含有 Cleland's 试剂 100mg 的玻璃小瓶中,加蛋白酶 K 15mg,加 1mL Tris 缓冲液,在不断搅拌下于 37.5℃孵育 2h。头发的消解也可采用加 1mol/L NaOH 溶液 1mL,在 95℃孵育 10min,但这可能导致分析物全面降解。因此,本实验采用酶消解法。

3)提取:采用液-液提取法,用己烷 3mL 提取 mephedrone,用三氯甲烷-乙醇-乙醚(3∶1∶1)混合液 3mL 提取 mephedrone 代谢物,将消解后的内容物与提取液旋涡混合,1750r/min 离心 5min(5℃),分取有机层,合并后置玻璃试管中,在氮气流下干燥,残渣用 200μL 乙腈重组,取 3μL 进样测定。

(4)测定血浆中曲马多及其代谢物的预处理方法:盐酸曲马多(tramadol)为反式体,Rouini MR 等以顺式曲马多为内标,采用液-液提取方法纯化后,用快速 HPLC-荧光检测法测定血浆中曲马多及其两个代谢物。血浆样品预处理方法如下:

取 250μL 血浆,置 2mL Eppendorf 管中,加 50μL 顺式曲马多(1μg/mL)和 100μL NaOH(1mol/L)溶液,混合,用 1.25mL 乙酸乙酯漩涡提取 10min,10000r/min 离心 2min,将上层有机相转移至玻璃离心管中,下层水相再用 1.25mL 乙酸乙酯提取 1 次,合并有机相,在缓缓的空气流下蒸发至干,用 250μL 流动相重组,取 100μL 进样测定。

2.2.3　在线预处理技术

随着体内药物分析学科的发展,各种在线提取技术在体内药物分析中逐渐得到了应用。如柱切换(column switching,CS)HPLC法、固相微萃取(solid phase microextraction,SPME)技术、微透析(microdialysis,MD)技术等,这些技术将样品预处理与分析测定方法连接起来,采用自动化方法,避免了繁琐的分离、纯化、浓缩等操作,大大节省了样品处理与测定时间。由于在线预处理与分析过程是在封闭状态下进行的,特别适合于对光、空气等敏感的不稳定药物的分析。

1. 柱切换技术

CS-HPLC法是一种在线的固相分离技术。选用一个3~5cm长的短柱,用低溶剂强度的预处理流动相使生物样品净化,富集。切换阀后,分析流动相将组分带入分析柱分离测定。测定结束后仪器自动恢复开始状态,准备下次进样。柱切换高效液相流路示意图见图2-11。

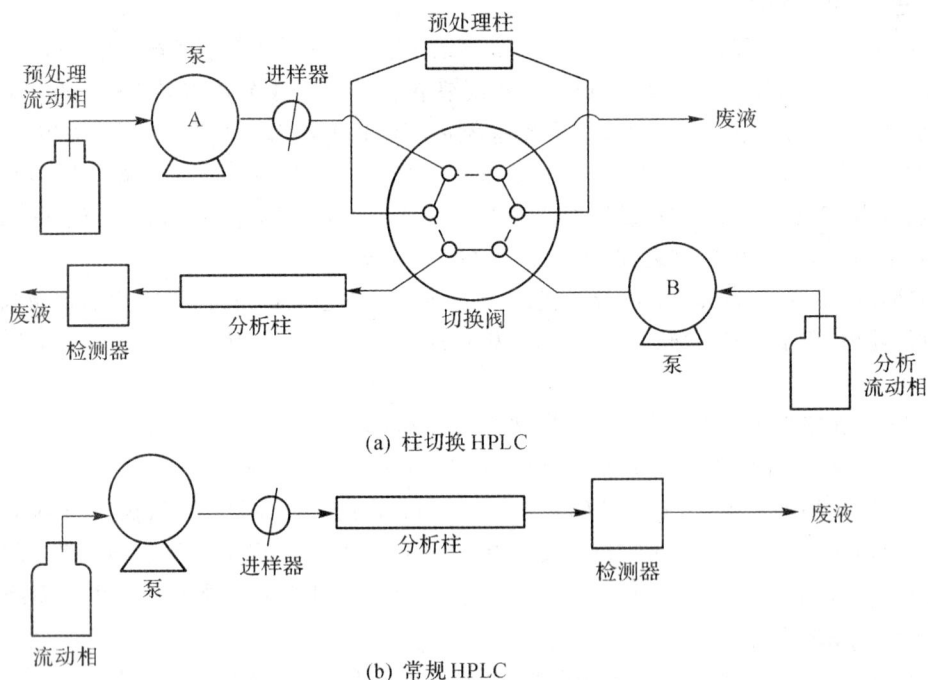

图2-11　CS-HPLC(a)与常规 HPLC(b)流路示意图

(1) CS-HPLC 工作原理:

第一步:固相萃取。切换阀处在实线联通的位置,从进样器注入一定量样品液,A泵以一定流速泵入预处理流动相(如水、低浓度甲醇溶液)进行冲洗,使生物样品中蛋白质、水溶性杂质从预处理柱流出,进入废液瓶,而被测物则保留在预处理柱上。与此同时B泵泵入分析流动相,平衡分析柱,作好接受样品分析的准备。

第二步:被测物洗脱。将切换阀转换至虚线联通位置,B泵泵入洗脱液(如甲醇、含一定酸碱的甲醇),从反方向将预处理柱上分析物洗脱后进入分析柱。

第三步:被测物分离分析。待所有被测物均进入分析柱后,将切换阀转换至实线联通位置,B泵泵入分析流动相,被测物在分析柱上进行分离、分析,而固相萃取流路则进行再生平衡,准备接受下一个样品的进样萃取。

(2)方法优点:①样品处理简单,生物样品除去蛋白后可直接进样,自动化操作,全部过程在封闭状态下进行,对不稳定样品特别适用;②在线固相提取具有富集作用,提高了方法灵敏度;③样品处理全过程由仪器控制,且进样量大(0.2～1.0mL),故分析结果精密度高,无需内标;④具有样品制备和测定双重功能,痕量组分经提取柱得到浓缩和纯化,并可利用峰前部、中心和末尾切割,将提取柱内组分有选择性地转入分析柱,提高了方法的专属性。

(3)应用示例

示例一　在线 SPE-LC-MS/MS 法测定血浆中 14 种抗抑郁药与它们的代谢物

de Castroa A 等建立了一种快速、灵敏、全自动 SPE-LC-MS/MS 方法,用于血浆中 14 种抗抑郁药与它们的代谢物分析。方法如下:

取血浆 $50\mu L$,加 0.1%甲酸 $950\mu L$ 稀释,混匀,按图 2-12 进行在线固相提取和 LC-MS/MS 分析。依次用甲醇、水、0.1%甲酸各 1mL 对固相柱进行处理(图 2-12A)。取稀释后的血浆样品注入进样阀定量环($100\mu L$),用 1mL 的 0.1%甲酸溶液作为流动相,将样品送入固相萃取柱(Oasis MCX 阳离子交换柱)上,随之用 0.1%甲酸和甲醇各 1mL 冲洗净化,以除去血样中盐和内源性干扰物质(图 2-12B)。然后由机器臂将固相柱移至右边洗脱位置,用 $300\mu L$ 甲醇(含 5%氨)为洗脱液,流速 $100\mu L/min$,洗脱液进入浓集柱(Gemini C_{18} 保护柱,4mm×2mm,$5\mu m$)。再用 10mmol/L 碳酸氢铵(pH10)洗脱 3min(1mL/min),洗脱液进入废液,分析物被保留在柱上。而左边同时开始一个新的柱处理、上样、冲洗净化循环(图 2-12C)。待洗脱至 3.01min 时,使浓集柱与分析柱(Gemini C_{18},150mm×2mm,$5\mu m$)连接,开始分离分析,用 10mmol/L 碳酸氢铵(pH10)-乙腈梯度洗脱(0.3mL/min),MS/MS 检测(图 2-12D)。

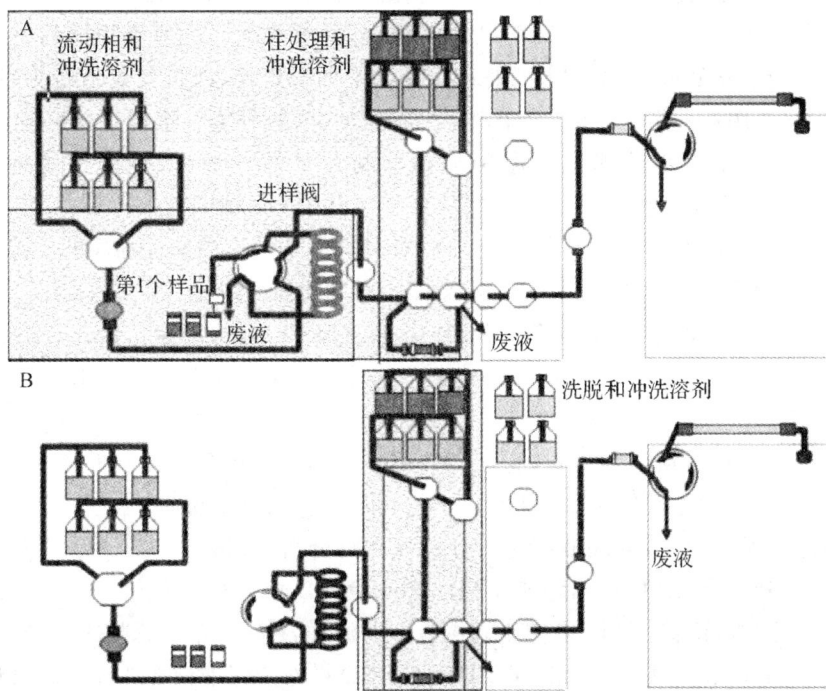

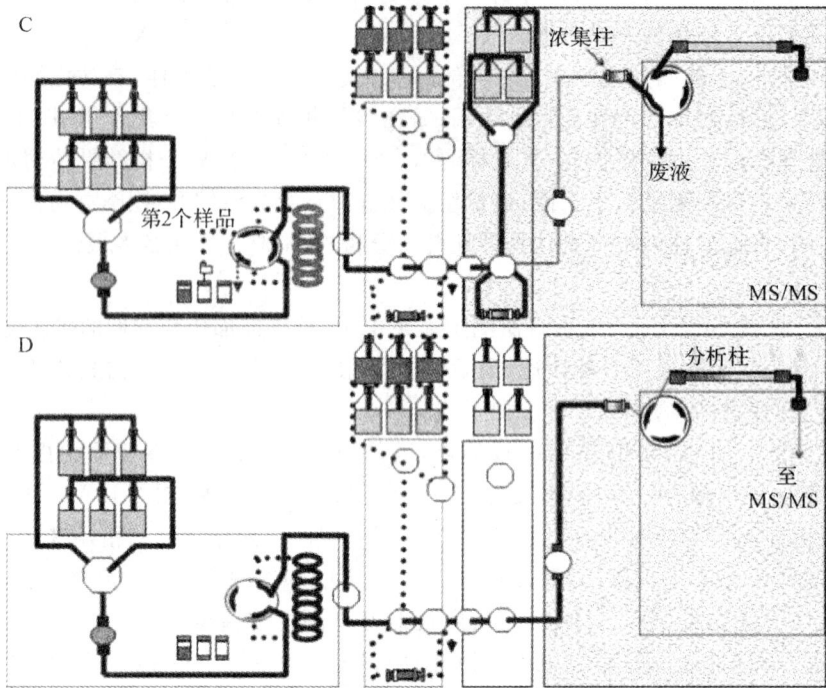

图 2-12　在线 SPE-LC-MS/MS 工作原理示意图

A. 将样品注入定量环,第 1 个 SPE 处理;B. 样品进入固相柱并进行冲洗;C. 固相柱被移至右边进行样品洗脱,同时第 2 个样品进入最初提取操作;D. 分析物洗脱后进入分析柱分析,MS/MS 检测

示例二　顺序注射-SPE-HPLC-柱后衍生化法测定尿中卡托普利

卡托普利(captopril)分子中的硫醇结构不稳定,易被氧化。一般生物样品中卡托普利的测定均要进行衍生化处理,以增加卡托普利在样品中的稳定性、改进其色谱行为,增加其检测灵敏度,但大多采用柱前衍生化法,由于内源性物质的存在,可能干扰衍生化反应。Karakosta TD 等建立了一个全自动的测定人尿中卡托普利总量的方法,采用顺序注射(sequential injection,SI)-在线固相萃取(SPE)-HPLC-柱后衍生化(PCD)测定方法。柱后衍生使分析物单独与衍生试剂丙炔酸乙酯(ethyl-propiolate,EP)作用,避免了内源性物质的干扰。

图 2-13 为 SI-SPE-HPLC-PCD 装置示意图。自动化操作步骤如下:

①固相柱处理:依次用 1mL 甲醇活化、1mL 水洗涤 SPE 柱,流速 0.5mL/min。

②装样:取 2mL 样品液上固相柱,分 4 次上样,每次 500μL,流速 0.5mL/min。

③用 5% 甲醇 1mL 冲洗固相柱,流速 0.5mL/min。

④用 500μL 甲醇洗脱卡托普利,流速 0.25mL/min,并收集至适宜小瓶内。

⑤吸取 300μL 洗脱液进 HPLC 进样阀,进行 HPLC-PCD 分析。

⑥自动进样器将 20μL 样品液注射入分析柱进行分析,流出液与 B-R 缓冲液和衍生试剂 EP 汇合进反应管形成 EP-CAP 衍生物,于 285nm 检测。

预处理方法与讨论:收集 12 名健康志愿者 24h 尿样,过 0.45μm 滤膜,-18℃保存直至分析。分析时取 2mL 尿样,按上述 SI-SPE-HPLC-PCD 操作步骤进行自动分析。通过在线固相提取不但得到了纯化,同时还起到了预浓缩作用。用 500μL 甲醇洗脱 CAP,相当于对 2mL 样

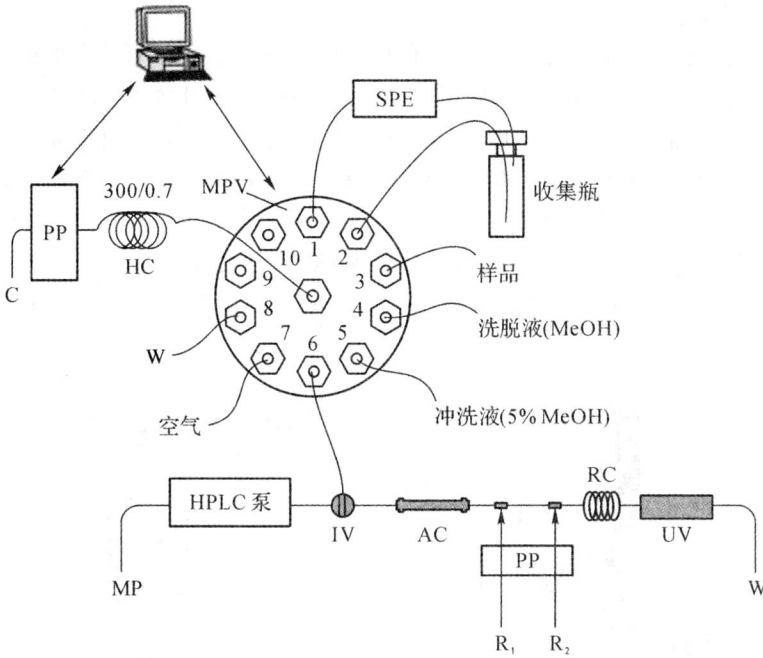

图 2-13　SI-SPE-HPLC-PCD 装置示意图

C 为载流(水);PP 为蠕动泵;HC 为贮存管;MPV 为多通道选择阀;SPE 为 Oasis HLB 固相萃取柱;W 为废液;MP 为流动相[甲醇-20mmol/L 磷酸氢二钠(15∶85,pH2.5),1.0mL/min];IV 为进样阀(20μL);AC 为分析柱(ODS);R_1 为 B-R 缓冲液(由 0.1mol/L 磷酸、乙酸、硼酸组成,pH11.5,0.25mL/min);R_2 为衍生试剂 EP(10mmol/L,0.25mL/min);RC 为反应管(90cm×0.5mm);UV 为紫外-可见检测器(λ_{max}285nm)

品液浓缩了 4 倍,提高了检测灵敏度。实验考察了各种影响固相提取的因素,其中采用突破性试验方法检验了固相柱的吸附容量。图 2-14 是 CAP 在固相柱上保留容量的突破性试验结果,计算得到固相柱对 CAP(10mg/L)的装载容量为 120μg,实际样品测定远低于该值。同时考察了衍生试剂的流速、pH、浓度和反应管长度等对柱后衍生化的影响。

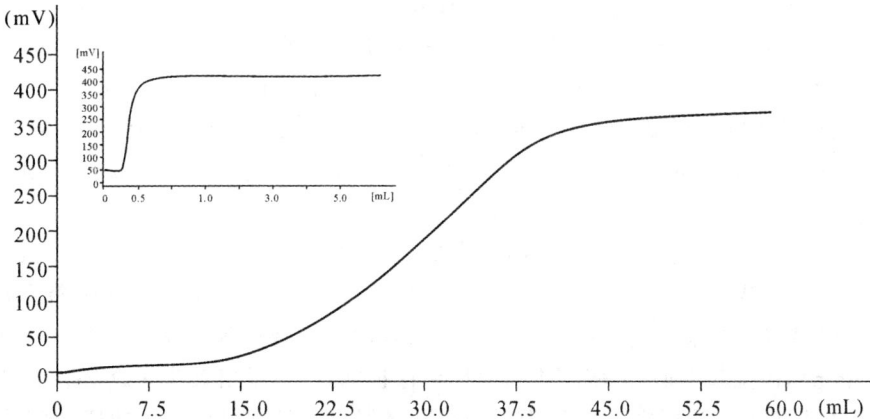

图 2-14　Oasis HLB 固相萃取柱对 CAP 保留容量的突破性试验

图中插图为没有经过固相柱的结果

2. 固相微萃取技术

SPME 是 20 世纪 90 年代发展起来的一种样品前处理技术。其原理是根据"相似相溶"性质,利用萃取头表面色谱固定相的吸附作用,将组分从样品基质中萃取富集起来,完成样品前处理过程。待吸附平衡后,再以 GC、GC/MS 或 HPLC 法分离测定待测组分。SPME 法具有操作简便、分析时间短、溶剂用量少、集萃取浓缩进样于一体,易于自动化和在线联用等优点。

(1)SPME 装置:SPME 类似于色谱微量注射器,由手柄和萃取头两部分构成(图 2-15)。萃取头是一根附着有适当固相涂层的熔融石英纤维(1cm 长),外套有不锈钢针管以保护石英纤维不被折断,纤维头在不锈钢管内可自由伸缩,用于萃取、吸附样品。手柄用于安装和推动萃取头,可永久使用。

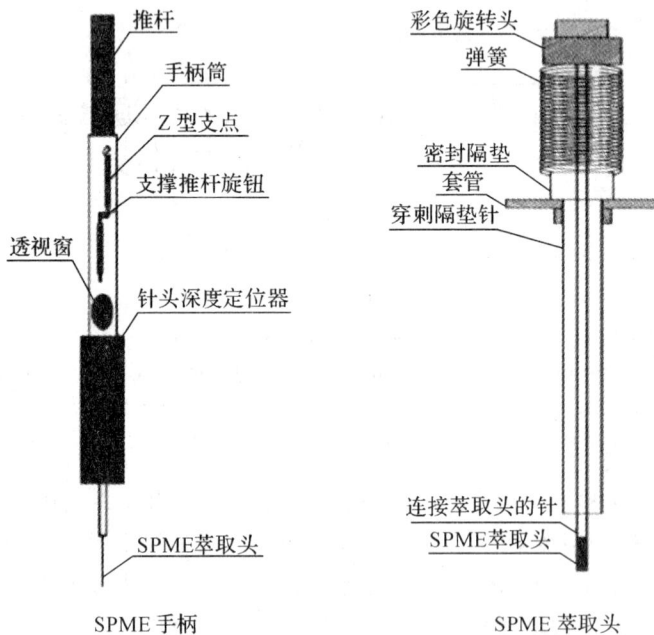

图 2-15　SPME 装置

(2)萃取模式与工作原理:SPME 有三种基本的萃取模式:直接萃取(direct ectraction SPME)、顶空萃取(headspace SPME)和膜保护萃取(membrane-protected SPME),后者主要目的是为了在分析很脏的样品时保护萃取固定相避免受到损伤,与顶空萃取 SPME 相比,该方法对难挥发性物质组分的萃取富集更为有利。另外,由特殊材料制成的保护膜对萃取过程提供了一定的选择性。

SPME 的工作原理分为萃取和解吸两个步骤:

①萃取过程:将萃取针头插入样品瓶内,推手柄杆,使石英纤维头伸出针管暴露在样品中(纤维头浸入样品溶液或顶空气体中)进行萃取,同时搅拌溶液以加速两相间平衡。经过一段时间(2~30min)后,拉起手柄杆,使纤维头缩回到保护针管中,拔出针头完成萃取过程。

②解吸过程:在 GC 分析中,将 SPME 针管插入气相色谱进样口,推手柄杆,伸出纤维头进行热解吸。被萃取物在汽化室内解吸后,由流动相将其导入色谱柱,进行分离和定量检测。然后缩回纤维头,移去针管。在 HPLC 分析中,将 SPME 针管插入 SPME/HPLC 接口解吸池,进样阀置于"Load"位置,推手柄杆伸出纤维头,关闭阀密封夹。然后将阀置于"Inject"位置,流

动相通过解吸池洗脱样品并进样。再将阀置于"Load"位置,缩回纤维头,移走 SPME 针管。

　　比较 SPME-GC 和 SPME-HPLC 的解吸过程,可以发现,SPME 与气相色谱联用,操作方便,GC 的汽化室可用于分析物从纤维上的解吸。当温度上升时,分析物对纤维的亲和力下降从而释放出来,汽化室较小的体积能够保证解吸下来的分析物由载气迅速转入色谱柱。而在 SPME-HPLC 联用中必须有一个接口以实现分析物的解吸,通过使用微量溶剂洗涤萃取纤维来解析萃取物并直接进入后续的 HPLC 分析。

　　(3)注意事项:SPME 分析结果与纤维头本身的性质,如极性、膜厚有关,必须根据被测物的分子量和极性选样适宜的 SPME 纤维头。同时,SPME 并不能完全萃取分析物,并且也不需要达到真正的热力学平衡,所以严格控制操作条件,如取样时间和温度,萃取头浸入深度,样品瓶或顶空瓶体积保持一致等,对于获得重现的分析结果至关重要。

3.微透析技术

　　微透析技术(microdialysis,MD)是以透析原理和神经科学为基础发展起来的一种新型的生物化学采样技术,它能实现连续在线监测体内外内源性或外源性物质的动态变化。MD 是一种膜分离技术,利用膜透析原理,对细胞液进行流动性连续采样,在不破坏生物体内环境的情况下,直接插到生物活体内采样进行原位(in site)测定。

　　(1)原理:将微透析探针植于需要取样的部位,用与细胞间液非常接近的生理溶液以慢速度灌注,由于膜内外欲测组分的浓度差而使得膜外的体内欲测组分进入膜内,并被灌注液带到体外,进入仪器进行分析。大分子化合物如蛋白或与蛋白相结合的药物等不能通过半透膜而被排斥在探针外,由于灌流液的组成与组织细胞外液的组成接近,渗透压相同,故水分子不会进入探针内,只有游离的小分子药物或者其他小分子物质会沿浓度梯度扩散进入探针,并被灌流液带出探针。微透析在组织中的采样过程见图 2-16。

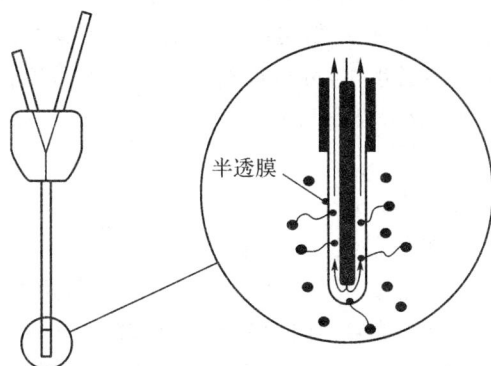

　　图 2-16　微透析探针在组织中的采样示意图

　　(2)微透析探针:微透析系统由微量注射泵、探针、灌流液、收集器及分离检测装置组成,其中微透析探针是微透析系统的核心部分。探针是一段管式半透膜连接在石英、不锈钢或塑料管上,常用探针的外径一般为 $200\sim500\mu m$,截留分子量在 $5000\sim100000D$,根据不同的用途而定。为了适合在不同的组织中取样,微透析探针有并联和串联 2 种。并联型探针又分为同心圆式和套管式,根据材料的不同,可以分为刚性和柔性探针,分别用于脑内和静脉物质微透析分析。串联型探针有线性和环形 2 种,适用于皮肤、肌肉、肿瘤等部位取样。此外还有一种分流探针,适合于血液和胆汁中取样。各种微透析探针见图 2-17。

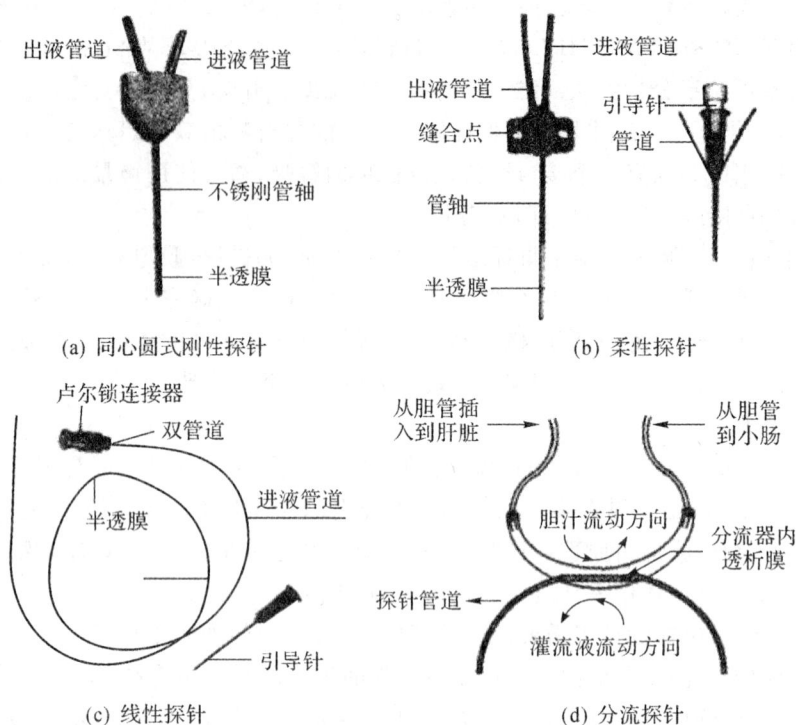

图 2-17 各种微透析探针实物图

（3）微透析取样的优缺点：微透析取样能做到持续采样，能在自由活动的清醒实验个体上持续采样数小时到数日，减少了实验所需的个体数量；能保证实验个体无体液损失，在某些情况下能直接在人体上进行实验，获得较动物实验更为直观和可靠的数据。但微透析取样结果受限于灌流速度和微透析系统的大小，对分析仪器的灵敏度有较高的要求，多采用 HPLC-电化学检测、HPLC-MS 检测、激光诱导荧光检测。

【思考题】

1. 常用生物样本有哪些？如何采集、制备、储存。
2. 生物样品测定前为什么要去除蛋白质？去除蛋白质的常用方法有哪些？
3. 影响液-液提取和液-固提取效率的因素分别有哪些？
4. 如何根据所取样本、待测物的理化性质设计前处理方法？举例说明。
5. 衍生化方法在体内药物分析中有哪些应用？
6. 试述柱切换 HPLC 原理和方法优点。

【参考文献】

[1] Drummer OH. Introduction and review of collection techniques and applications of drug testing of oral fluid. Ther Drug Monit，2008，30(2)：203-6.

[2] O'Neal CL，Crouch DJ，Rollins DE，et al. Correlation of saliva codeine concentrations with plasma concentrations after oral codeine administration. J Anal Toxicol，1999，23(6)：452.

［3］Cooper GA. Hair testing is taking root. Ann Clin Biochem，2011,48(6):516-30.

［4］吴银良,李晓薇,沈建忠,等. 气相色谱-质谱法测定肝脏组织中盐酸克伦特罗和盐酸菜克多巴胺. 分析化学,2006,34(8):1083.

［5］Shah SA,Deshmukh NI,Barker J，et al. Quantitative analysis of mephedrone using liquid chromatography tandem mass spectroscopy：Application to human hair. J Pharm Biomed Anal，2012，61：64.

［6］Rouini MR，Ardakani YH，Soltani F，et al. Development and validation of a rapid HPLC method for simultaneous determination of tramadol，and its two main metabolites in human plasma. J Chromatogr B, 2006,830(2):207.

［7］de Castro A，Ramírez Fernandez Mdel M，Laloup M，et al. High-throughput on-line solid-phase extraction-liquid chromatography-tandem mass spectrometry method for the simultaneous analysis of 14 antidepressants and their metabolites in plasma. J Chromatogr A，2007,1160(1-2):3.

［8］Karakosta TD，Tzanavaras PD，Themelis DG. Automated determination of total captopril in urine by liquid chromatography with post-column derivatization coupled to on-line solid phase extraction in a sequential injection manifold. Talanta,2012,88：561.

［9］杨通在,罗顺忠. 固相微萃取技术的现状与进展. 环境研究与监测,2006,19(1):1.

［10］郑巧玲,张文渊,李焕德. 微透析采样技术及其相关分离检测方法研究进展. 中南药学,2010,8(10):754.

第 3 章

体内药物分析方法的建立与方法评价

新药研究中药代动力学参数的获得、临床治疗药物的再评价、治疗药物监测,以及药物体内过程的研究等均依赖于生物样品分析方法的设计与实施。因此,建立准确、可靠的生物样品中微量药物及其代谢物的分析方法是开展上述各项研究工作的基础。本章就生物样品分析方法的设计依据、方法建立的一般程序和分析方法验证的基本内容与要求进行讨论。

3.1 体内药物分析方法的建立

3.1.1 分析方法设计依据

1.做好文献总结、整理工作

生物样品分析方法的建立,应充分利用前人的研究成果,并充分运用现代科学技术。因此,方法设计前应系统检索国内外科技文献,对药物的理化性质、在生物体内的存在状况、药代动力学参数、分析检测方法等相关资料进行分析和研究,总结前人的工作,从中找出存在的问题和解决办法。对于尚无文献报道的药物,可参考同类药物的相关文献。

2.充分了解待测药物的特性与体内状况

体内药物分析前往往需对生物样品进行预处理,预处理方法的优劣直接关系到生物样品能否正确测定,而预处理方法的设定需依据生物样品的类型、药物的理化性质和待测物在生物样品中的浓度范围和体内存在状况。

(1)生物样品的类型:生物样品的预处理方法与生物样品的类型密切相关。例如,生物样品为血样、组织,首先应除去大量的蛋白质,消除对分析测定的干扰,并使药物从蛋白结合状态中游离出来;当测定尿样时,由于尿中药物多以二相代谢物形式存在,具有较大的极性,难以被有机溶剂提取纯化,一般先用酸水解或酶水解方法使药物从缀合物中释出,然后再进行提取纯化;而在测定头发样品中金属元素时,宜选用强酸有机破坏法或氧瓶燃烧法制备样品。

(2)药物的理化性质:药物的结构、理化性质关系到生物样品的分离、纯化等预处理方法的设计。例如,药物的酸碱性(pK_a)、亲脂性、溶解性等涉及药物提取的 pH 值、有机溶剂或固相萃取柱及洗脱溶剂的选择等;药物的化学稳定性涉及样品制备、测定时环境条件(温度、光线、时间等)的控制;药物的挥发性涉及能否采用气相色谱法测定;药物的光谱性质及官能团特征涉及分析仪器的检测器选择、是否需要进行衍生化处理等考虑。

(3)体内药物浓度及存在状况:药物浓度的高低涉及样品预处理方法的难易程度和检测方法的选择。对于浓度低的样品需降低预处理稀释倍数或提高浓缩程度,采用高灵敏度的 GC-MS、LC-MS、HPLC-电化学/荧光、放射免疫等方法进行检测。不同药物在生物样品中的浓度相差很大,同一药物在不同类型生物样品中的浓度也有较大差异,而且药物在体内常产生许多代谢物,其中一些代谢物具有药理、毒理活性,需要与原型药物分别测定。因此,应尽可能了解药物在体内的状况,如药-时曲线、体内分布、代谢途径与代谢物类型、药动学参数、与血浆蛋白结合率等。对于蛋白结合率高的药物,不宜采用液-液提取方法,以免药物提取率过低。对药物体内过程的了解还涉及药动学研究中样品的取样频率与间隔的设计等。

3.明确分析测定的目的与要求

体内药物分析测定的目的直接影响着分析方法的选用。如药物代谢动力学主要是研究药物在体内的吸收、分布、代谢和排泄过程,常常需同时测定原型药物和代谢产物,测定药物在人或动物体内浓度随时间的变化,对药物的代谢途径及代谢产物进行鉴定,要求方法具有较宽的线性范围,较高的灵敏度、准确度和分离能力。因此,在分析方法的选择上,多采用准确、灵敏、具有分离分析功能的色谱及其联用技术。而在临床治疗药物监测中,药物浓度通常为有效治疗浓度范围,所以在分析方法上尽量考虑简便、易行、快速、自动化,以适用于长期、批量样品的测定,常选用免疫法、光谱法。另外,在中毒患者的临床抢救中,通常药物浓度极高,不必强调方法的灵敏度,应特别强调方法的特异性和分析速度。

4.结合实验室条件

从文献资料上获得的分析方法可能有很多,且各种方法均有其优缺点,选择何种方法较合适?应在文献查阅和整理的基础上,根据药物的理化性质、存在状况、分析测定的目的与要求,还需结合自己实验室的条件和实际可行性,进行综合考虑,设计出适宜的分析方法。

3.1.2　分析方法的选择

生物样品分析方法包括色谱法、免疫学法、微生物学方法和放射性核素标记法。

1.色谱分析法

色谱法包括高效液相色谱法(HPLC)、气相色谱法(GC)、毛细管电泳法(CE)、色谱-质谱联用法等,是分析混合组分最有效的方法。其中 HPLC 法、HPLC/MS^n 法、GC 法、GC/MS 法已成为体内药物分析最常用的分析技术。与其他方法相比,色谱法具有准确、精密、灵敏、专属、适用范围广等优点,是生物样品分析的首选方法,常用作评价其他体内药物分析方法的参比方法。

2.免疫分析法

免疫分析法包括放射免疫分析(radioimmunoassay)、酶免疫分析(enzyme immunoassay)、荧光免疫分析(fluoroimmunoassay)、化学发光免疫分析(chemiluminescence immunoassay)、时间分辨荧光免疫分析(time-resolved fluoroimmunoassay)等,多用于蛋白质、多肽等生物大分子类物质的检测。本法具有一定的特异性、灵敏度高,但原型药物与其代谢产物或内源性物质常有交叉反应。故本法不适用于小分子药物代谢研究或特定代谢产物的测定,主要应用于临床 TDM 及生物大分子类物质的药物动力学及其相关研究。

3. 微生物学方法

本法主要用于抗生素类药物的体内分析测定,如生物利用度、生物等效性或临床 TDM 监测等。但生物学方法一般特异性较差,常需采用特异性高的方法(如色谱分析法)进行平行监测。而对于多组分及体内存在活性代谢产物的抗生素的药代动力学及代谢产物研究宜用色谱分析法。

4. 放射性核素标记法

本法是利用放射性同位素标记药物和其他分析方法相结合建立起来的一种分析方法。用稳定性同位素标记药物,以放射性强度表示标记药物量,根据生物样品中放射强度测定体内药物浓度。该法具有灵敏度高、方法简便、定位定量准确等特点,是研究体内药物代谢和药物动力学的一种有效手段。

除上述方法外,光谱分析法是体内药物分析中应用较早的一种方法,主要包括比色法、紫外分光光度法和荧光分光光度法。因灵敏度、专属性方面的局限性,目前在体内药物分析中应用不多。

总之,体内药物分析方法的选择,要根据药物的结构、理化性质、体内药物浓度大小、干扰成分的多少、样品的预处理方法、分析目的等因素,结合各种分析方法的特点和实验室现有条件进行综合考虑。

3.1.3 分析方法建立的一般步骤

体内药物分析方法的建立,首先应根据测定的目的要求、结合待测成分的化学结构、理化特性和体内存在状态,参考同类成分的文献资料,拟定初步的分析方法,然后进行一系列的实验研究工作,对最初设定的实验条件进行优化和选择,以获得最佳结果,并验证所拟定的分析方法是否适合实际样品的检测。分析方法建立的一般步骤为:

1. 分析测试条件的选择

取待测药物或其特定的活性代谢产物的对照品,照拟定的分析方法进行测定,确定最佳分析测试条件。需要考察的内容包括:被测物浓度与响应值的关系、线性范围、最适测定浓度、检测灵敏度、最佳测试条件(pH 值、温度、反应时间等)、衍生化方法与条件等。例如,采用液相色谱法分析时,应考察色谱柱(型号、填料性状与粒径、柱长度)、流动相(组分及其配比)及其流速、检测波长、柱温、进样量、内标物质及其浓度的选择等,使分析组分具有良好的色谱参数(n、R、T),并具有适当的保留时间(t_R)以避开内源性物质干扰,获得浓度与响应值之间的线性范围、检测灵敏度等。

2. 预处理方法的考察

预处理方法是生物样品测定的关键,理想的处理结果应是背景干扰低,被测物回收率高且稳定。一般用空白样品考察背景干扰,以水代替空白样品,考察提取条件的可行性,在空白样品中添加标准后进行回收率、精密度等主要方法学试验,根据上述实验结果对预处理方法进行改进,从而获得最佳结果。

(1)空白样品试验:取空白生物介质(blank biological matrix),采用拟定的预处理方法和第 1 步初步确定的分析方法,测定空白值,考察生物介质中内源性物质(endogenous compounds)对测定的干扰,在待测药物、特定的活性代谢物、内标物质等信号附近的有限范围内不应出现内源性物质信号。若有干扰,需要改进预处理方法或改进分析测试条件,以消除干扰。如在色谱分析中,对无法消除的内源性杂质峰,应改变色谱条件使其从待测物的色谱区域内移开。空白值的大小将影响方法的灵敏度和专属性,其关系到测定方法的实际可行性,必须设法加以解决。

(2)空白溶剂试验:以空白溶剂(通常为水)代替空白生物基质,添加待测物对照品后按照拟定(或改进)的方法进行试验,考察提取回收率以及最低检测浓度等。根据测得结果,进一步选择萃取溶剂、水相 pH 值、提取后浓缩、定容等条件,或改变提取方法,以达到较理想的提取回收率。

(3)模拟生物样品的试验:取空白生物样品,添加待测物对照品,制成模拟生物样品,照拟订(或改进)的预处理方法和分析测试条件进行试验,考察方法的线性范围、精密度与准确度以及药物的提取回收率等各项技术指标。同时进一步检验生物样品中内源性物质以及可能共同使用的其他药物对测定的干扰程度,即方法特异性。若采用色谱内标法,应同时考察内标物质的提取回收率、内标物质与内源性物质或其他有关物质的分离情况。

3. 实际生物样品的测定

上述分析测试条件的选择和预处理方法的考察,只是实际生物样品测定前的准备工作,不能完全确定是否适用于实际样品的测定,故需进一步进行实际生物样品的测试。如果不符合要求,则须对以上各步骤作进一步改进,包括预处理方法、分析测定条件,甚至改变整个测定方法。需要指出的是,药物在体内的变化是复杂的,如不注意药物代谢和蛋白结合等情况,则应用体外建立的方法进行体内实样测定时往往会失败,甚至导致错误的结论。所以,在设计分析方法时,应对药物的体内过程有一定程度的了解,以便设计的方法适合于实际样品的分析。

3.2　分析方法的评价

分析方法的评价亦称分析方法验证,其目的是证明建立的分析方法是否符合体内药物分析的要求。分析方法验证分为全面验证和部分验证。对于首次建立的生物样品分析方法、新的药物或新增代谢物定量分析,应进行全面的方法验证。在下列情况下,如生物样品分析方法在实验室之间转移、改变定量浓度范围、改变生物介质或待测样品、证实复方给药后分析方法的特异性等,可以考虑进行部分验证。全面验证的内容包括:特异性、标准曲线和线性范围、定量下限、精密度和准确度、样品的稳定性、提取回收率。下面以色谱法为例介绍生物样品分析方法的全面验证。

3.2.1　基本概念

(1)生物介质(biological matrix):指一种生物来源的物质,能够以可重复的方式采集和处理。例如全血、血浆、血清、尿、粪、各种组织等。

(2)标准物质(reference standard):用于制备标准样品和 QC 样品的待测物的参比标准,在结构上可以是待测物本身、也可以是其游离碱或酸、盐或酯。常用的标准物质主要有三种来源:①法定标准物质,如 Ch. P. (2010)收载的标准品或对照品;②市售标准物质(来自于具有良好信誉的供应商);③分析实验室或科研机构自行合成和(或)纯化的具有一定纯度的化合物。

(3)标准样品(standard sample):指在空白生物介质中加入已知量待测物标准物质制成的

样品,用于建立标准曲线,计算质控样品和未知样品中待测物的浓度。

(4)质控样品(quality control sample,QC):系指在空白生物介质中加入已知量待测物标准物质制成的样品,用于监测生物分析方法的重复性和评价每一分析批中未知样品分析结果的完整性和正确性。

(5)介质效应(matrix effect):系指样品中存在的除待测物以外的其他干扰物质,对待测物响应值造成的直接或间接的影响。

(6)分析批(analytical run/batch):包括待测样品、适当数目的标准样品和QC样品的完整系列。一天内可以完成几个分析批,一个分析批也可以持续几天完成,但连续测量不宜超过3天。

3.2.2　特异性

分析方法的特异性(specificity)又称专属性,是指在样品中存在干扰成分的情况下,分析方法能够准确、专一地测定分析物的能力。在生物样品分析中,专属性的考察至少取6个不同个体空白样品,采用拟定的方法进行测定,所得结果与接近于定量限浓度的模拟样品和用药后实际生物样品所得结果进行比较,以证明内源性物质、相应的代谢物、降解产物及其他共服药物不干扰样品的测定。如果有几个分析物,应保证每一个分析物都不被干扰。

1. 内源性物质的干扰

考察待测药物或其特定的活性代谢产物的标准物质、空白生物样品(至少6个不同个体)、空白生物样品外加标准物质(即模拟生物样品,注明浓度)及用药后实际生物样品的色谱图,比较各色谱图中待测药物或其特定活性代谢产物色谱峰的保留时间(t_R)、色谱响应值、色谱峰形状是否一致,以及与内源性物质色谱峰的分离度(R)等,确证内源性物质对分析方法有无干扰。要求在待测物、内标物的t_R处不应有大的干扰。如果大于10%的空白样品显示大的干扰,应另取一组空白样品重试,或改变拟定的方法。

对于以软电离质谱为基础的检测方法(LC-MS或LC-MS/MS)还应考察分析过程中的介质效应,如离子抑制等。

2. 代谢产物的干扰

考察空白样品、模拟生物样品和用药后不同时间点收集的生物样品的色谱图,比较各色谱图中色谱峰个数、色谱峰强度及其随服药时间的变化、色谱峰形状以及各色谱峰之间的分离度等,用已知代谢物标准品进行对照、用HPLC-DAD进行峰纯度判断,确证代谢产物对分析方法的干扰与否。

3. 伍用药物的干扰

在临床治疗药物监测时,还要考虑患者可能同时服用的其他药物的干扰。通过考察待测药物、同时服用药物、模拟生物样品、添加有同时服用药物的模拟干扰样品的色谱图,比较各色谱图中待测药物色谱峰与同时服用药物色谱峰的t_R及其R,确证同时服用药物对分析方法的干扰情况。

3.2.3　标准曲线与线性范围

标准曲线(standard curve)又称工作曲线(working curve)或校正曲线(calibration curve),反映了生物样品中分析物浓度与仪器响应值(如HPLC峰面积)的关系,一般用回归分析法所得的回归方程来评价。最常用的回归分析法为最小二乘法(least squares)或加权最小二乘法(weighted least squares)。用相关系数(correlation coefficient, r)说明线性(linearity)相关程度。标准曲线高低浓度范围为定量范围(range),在定量范围内浓度测定结果应达到试验要求的精密度和准确度。

1. 标准曲线的建立

用模拟生物样品(即空白生物介质加被测药物标准物质)建立标准曲线,配制标样时应使用与待测样品相同的生物介质。定量范围要能覆盖全部待测生物样品浓度,不得用定量范围外推的方法求算未知样品的浓度。建立标准曲线时应随行空白生物样品,但计算时不包括该点,仅用于评价干扰。测定不同生物样品时应建立各自的标准曲线。标准曲线建立的一般步骤如下:

(1)系列标准溶液的制备:精密称取待测药物的标准物质适量,用适宜溶剂(通常为水、甲醇或其他溶剂)溶解并定量稀释制成一定浓度(较高浓度)的标准贮备液,冰箱保存备用;精密量取标准贮备液适量,用适宜溶剂(通常为水、甲醇或其他溶剂)定量稀释制成系列标准溶液。标准溶液的浓度应根据模拟生物样品中药物浓度及药物在该溶剂中的溶解度而定。

用于建立标准曲线的标准浓度个数取决于分析物可能的浓度范围和分析物/响应值关系的性质。线性模式的标准曲线至少应包含 6 个浓度点(不包括零点,即空白样品),非线性模式的浓度点应适当增加。标准溶液的浓度系列一般为等比梯度模式,通常比例常数约为 2,如:1、2、5、10、20、50、100。在此系列中,若体内平均达峰浓度为 50,其 1/20 为 2.5,考虑到个体差异,设定最高浓度为 100,最低浓度为 1,这样可覆盖全部待测生物样品中的药物浓度。

(2)内标溶液的制备:精密称取内标物质适量,用适宜溶剂溶解并定量稀释制成一定浓度(或先制成贮备液,使用时再稀释成适当浓度),置冰箱保存。内标溶液浓度的选择依赖于"标准溶液"的几何平均浓度,即取标准曲线的中间浓度,依据分析物与内标两者检测信号(如HPLC 的峰面积)的比值约为 1 进行选择。

(3)系列标准样品的制备:系列标准样品一般由一个空白样品,一个零标准(空白样品加内标)和 6~8 个系列浓度标样(添加不同浓度药物标准品和内标的空白样品)组成。取空白生物介质数份,分别加入系列标准溶液适量(如为内标法定量,应同时加入内标溶液一定量),涡旋混匀,即得。同法制备空白样品和零标准(两者均不用作标准曲线计算,仅作为对干扰的考察)。采用这种方法配制标准样品时,应注意加入的标准液体积应在生物样品总体积的 2% 以下,以避免因大量溶剂的加入而导致标准样品与实际生物样品之间存在较大差异。同时还应注意因为加入的标准溶液体积较小,加入及涡旋混合过程中可能造成的损失,可采用先加入标准溶液,再加入空白生物介质的方法来降低误差。

对于溶解度差、标准液浓度较稀的药物,添加到空白生物介质中的体积量较大时,或标准品量少,仅配制一个浓度,采用加不同体积标准溶液到空白生物介质中时,为消除溶剂影响,可取一定量标准溶液,挥干溶剂后再加入空白生物介质,涡旋溶解、混匀,制得系列标准样品。

(4)标准曲线的绘制:取系列标准样品,按拟定方法预处理后分析,以待测物响应值(外标法)或待测物与内标物质响应值的比值(内标法)为因变量(y),标准样品中的待测物浓度为自变量(x),用最小二乘法或加权最小二乘法(推荐使用)进行线性回归分析,求得回归方程($y=a+bx$)及其相关系数(r),并绘制标准曲线。模拟生物样品中的待测物浓度,以单位体积(液态基质,如血浆)或质量(脏器组织,如肝脏)的生物介质中加入标准物质的量表示,如 $\mu g/mL$

或 μg/g 等。

2. 要求

(1)浓度范围:在药代动力学或生物利用度研究中,标准曲线的线性范围要能覆盖全部待测的生物样品浓度范围,其中最高浓度应高于用药后生物介质中药物的达峰浓度(C_{max}),最低浓度应为方法的定量下限,并应低于 C_{max} 的 10%～5%(1/10～1/20)。

(2)偏差要求:标准曲线各浓度点的实测值(依据回归方程计算得到的浓度)与标示值之间的偏差(偏差 $= \dfrac{实测值-标示值}{标示值} \times 100\%$)在可接受的范围之内时,可判定标准曲线合格。可接受范围一般规定为最低浓度点的偏差在 ±20% 以内,其余浓度点的偏差在 ±15% 以内。只有合格的标准曲线才能对待测生物样品进行定量计算。

(3)相关系数:回归方程的截距应接近于零,若显著偏离零点,应确证其对方法的准确度无影响;相关系数应接近于1,通常要求 $r \geq 0.99$(色谱法)或 0.98(生物学法)。一般情况下,仅用一条标准曲线即可覆盖全部生物样品中待测药物的浓度范围。但有时,标准曲线浓度范围较宽(上下限比值在 100 倍以上),采用一条标准曲线难以使所有浓度获得理想的准确度时,可将整个浓度范围分为高低两个浓度区间(两条曲线的浓度点有一定重叠),分别采用加权最小二乘法计算回归方程。加权最小二乘法是国际推荐使用的方法,其可以克服普通最小二乘法在曲线低浓度区域实测值与标示值偏差大的问题。权重因子(weighting factor)的选择应兼顾高、中、低浓度的准确度,可应用相应的计算软件进行选择。

3. 注意问题

线性范围不能外推,但在实际分析中,有时会遇到个别样品出现超出线性范围现象,此时,可对生物样品作如下处理:

(1)浓度高于定量上限的样品:应分取部分样品,用相应的空白生物介质稀释后重新测定,并同时制备浓度高于定量上限的 QC 样品,同法稀释测定,以确认稀释的有效性。

(2)浓度低于 LLOQ 的样品:可增加未知样品的取样体积,使处理后样品的浓度高于 LLOQ。但应在相同的条件下制备 QC 样品,验证方法的特异性不降低,并且其准确度和精密度符合要求;同时进行增加取样体积后的空白介质试验,以确认方法的特异性。

在进行药代动力学分析时,对于浓度低于定量下限的样品,在 C_{max} 以前取样的样品应以零值计算,在 C_{max} 以后取样的样品应以无法定量(not detectable, ND)计算,以减小零值对 AUC 计算的影响。

3.2.4　定量下限

1. 测定方法与要求

定量下限(lower limit of quantification, LLOQ)是指符合准确度和精密度要求的生物样品中药物的最低定量浓度,其反映了方法的灵敏度。通常用标准曲线上的最低浓度点表示,也可以 $S/N = 10$ 或空白背景响应的标准差乘以 10 作为估计值,再通过试验确定。按照标准曲线项下方法制备样品,至少平行制备 5 个标准样品,按拟定方法进行测定,考察精密度与准确度。LLOQ 的准确度[(实测值/标示值)×100%]应在真实浓度的 80%～120% 范围内,RSD 应小于 20%。在进行药动学、药物制剂的人体生物利用度和生物等效性试验时,要求 LLOQ 至少能满足测定 3～5 个半衰期后样品中的药物浓度,或 C_{max} 的 1/10～1/20 时的药物浓度,信噪比(S/N)一般应大于 5。

2. 提高检测灵敏度的措施

方法的灵敏度关系到建立的方法是否具有实际可行性,应采用各种可能的措施提高方法的灵敏度,以达到上述要求。可采用的方法有:① 提高仪器本身的检测灵敏度(注意信噪比是否提高);② 提高进样体积;③提高样品的浓缩程度或降低样品稀释度;④改进预处理方法和色谱条件,消除干扰,降低空白值;⑤选择合适检测器。

3.2.5　精密度与准确度

准确度(accuracy)是指用特定方法测得的生物样品中待测药物的浓度与其真实浓度的接近程度,即质控样品的实测浓度与真实浓度的偏差,常用回收率(recovery)数值反映测定的准确程度。精密度(precision)是指在确定的分析条件下,相同生物介质中相同浓度样品的一系列测量值的分散程度,表示分析方法的可重复性,通常用质控样品的批内(within-run;within-batch;intra-assay)或日内(within-day;intra-day)和批间(between-run;between-batch;inter-assay)或日间(between-day;inter-day)相对标准差(RSD)来考察方法的精密度。

1. 测定方法与要求

一般选择高、中、低 3 个浓度的 QC 样品,同时进行方法的精密度和准确度考察。低浓度选择在定量下限附近,其浓度在定量下限的 3 倍以内;中间浓度选择在标准曲线的中部;高浓度接近于标准曲线的上限。每一浓度每批至少制备并测定 5 个样品,证明方法的准确度和批内精密度;在不同天以同样的方法制备并测定至少连续 3 个分析批,以不少于 45 个样品的分析结果来获得批间精密度。在 QC 样品测定的同时做随行标准曲线,将每批 QC 样品的响应值(待测物的色谱峰面积或与内标物质的峰面积比值)代入随行标准曲线的回归方程,求得QC 样品浓度。

方法的准确度通常以相对回收率(relative recovery,RR)或相对误差(relative error,RE)表示。相对回收率(RR)即方法回收率,通过计算各浓度点 5 个 QC 样品的平均实测浓度($\bar{x}$)与标示浓度(S,即 QC 样品的理论浓度)的比值而获得:

$$RR = \frac{\bar{x}}{S} \times 100\%$$

一般方法回收率应在 85%~115%范围内,在 LLOQ 附近应在 80%~120%范围内。相对误差的计算如下:

$$RE = \frac{\bar{x} - S}{S} \times 100\% = RR - 100\%$$

一般 RE 不超过±15%,在 LLOQ 附近 RE 应不超过±20%。

方法的精密度用 QC 样品的日内、日间相对标准差(RSD)表示,RSD 一般应小于 15%,在 LLOQ 附近 RSD 应小于 20%。RSD 的计算如下:

$$RSD = \frac{SD}{\bar{x}} \times 100\% = \frac{\sqrt{\dfrac{\sum\limits_{i=1}^{n}(x_i - \bar{x})^2}{n-1}}}{\bar{x}} \times 100\%$$

2. 与现有的可靠方法比较

方法的准确度有时也可用一个已证明有相当专属性和可靠性的方法与拟定方法同时测定,然后比较两法所得结果的相关程度,用相关系数(r)表示。比较试验时,以参比方法测定结果为横坐标(x),以拟定方法测定结果为纵坐标(y),用最小二乘法计算回归方程 $y＝a+bx$(要求坐标标度相等)和相关系数。一般要求 $r＞0.95$,直线的斜率接近 1,表明两法吻合。

3.2.6 稳定性

在生物样品分析中,通常不能采样后及时完成分析;同时,生物样品的数量一般较大,在 1 个工作日内难以完成全部生物样品的分析,通常需在多个工作日内完成;此外,生物样品一般需经过预处理,分析时间较长,因此分析过程中样品的稳定性显得尤为重要。

药物的稳定性(stability)与贮存条件、药物的化学性质、空白生物样品和容器系统有关。在生物样品分析中,样品稳定性验证内容包括在 1 个分析批内药物在生物样品中的稳定性,如室温、冰冻和冻融条件下的稳定性;以及不同存放时间和条件下的稳定性,如样品处理后测定溶液的稳定性、整个样品分析期间含药生物样品的稳定性、标准物质储备溶液的稳定性。以便确定生物样品稳定的存放条件和时间,保证检测结果的准确性和重复性。

1. 短期室温稳定性

通常于室温下考察 1 个工作日(如1、2、4、8 或 24h)或 3 个工作日内(1 个分析批不应超过 3 个工作日)的稳定性。方法为:取高、中、低浓度 QC 样品各 3 份,在不同时间间隔取样,进行分析测定,测得结果与 0 时测定值进行比较。具体的考察时间点和测定次数应根据每一分析批的样品容量及样品预处理方法等而定。

2. 长期贮存稳定性

长期贮存时间应超过收集第一个样品至最后一个样品分析所需要的时间周期。方法为:取高、中、低浓度 QC 样品各 3 份,于-20℃~-80℃条件下贮存。间隔一定日期取样测定,每份样品的量至少能供 3 次独立分析用。将测得结果分别与第一天测得浓度进行比较。

3. 冻融稳定性

取高、中、低浓度样品各 3 份,于指定的冰冻条件下贮存 24h,然后置室温下自然解冻,当融解完全后,取样进行分析测定,然后再把样品放回冷冻状态保持 12~24h,如此解冻-冷冻重复循环三次以上,比较各次测定结果。

4. 储备液的稳定性

药物或内标准贮备液一般应考察室温条件下至少 6h 的稳定性,以及冷藏或冷冻 7~14 天或恰当周期后的稳定性。将一定条件下放置一定时间后测得的结果与新鲜配制溶液的测定值进行比较。

5. 待测溶液的稳定性

应对样品处理后待测溶液的稳定性进行考察,考察时间周期应根据每批样品容量,每个样品分析测定所需时间而定。

6. 样品处理过程中的稳定性

在方法建立的初期首先应考察生物样品在一般实验室条件(如温度、空气中氧、光线、湿度)、不同溶剂环境(pH、水)和预处理(提取分离、纯化、浓缩、衍生化等)过程中的稳定性。如对光敏感的样品应避光保存和操作;对空气中氧不稳定的药物,当需要挥干提取溶剂进行浓缩操作时,应采用氮气流下挥干或抽真空干燥,且溶剂挥干过程不能太久,故宜选易挥发的溶剂作提取溶剂;对热敏感的药物应冷藏;对酸碱敏感的药物,在挥干有机溶剂后的残渣中用流动相复溶时,宜选择不含酸碱的流动相进行重组。

3.2.7　提取回收率

提取回收率(extraction recovery)系指从生物样本基质中回收得到分析物质的响应值与标准物质产生的响应值的百分比,也称萃取回收率、绝对回收率(absolute recovery),用于评价样品预处理方法。其与生物样品检测灵敏度有关,是提取条件和提取溶剂选择的重要依据。

1. 测定方法

取空白生物介质,分别加入标准溶液适量,制备高、中、低 3 个浓度的 QC 样品,每一浓度至少 5 个样品,依据拟定的分析方法进行测定。另取标准溶液,用溶解 QC 样品经提取处理后的残渣的溶剂稀释至相同 3 个浓度的溶液为对照,同法测定。将 QC 样品的检测信号与直接用溶剂稀释成相应浓度的标准溶液的检测信号进行比较,计算提取回收率。例如取一定量被测物标准溶液,加到空白血样中,按规定方法预处理后,残渣用 HPLC 流动相溶解,使被测物理论浓度为 $1\mu g/mL$,测定色谱峰面积,记为 A_T,另取同样量被测物标准溶液,用 HPLC 流动相直接稀释成 $1\mu g/mL$ 的溶液,测定色谱峰面积,记为 A_s,则提取回收率(R)为:

$$R=\frac{A_T}{A_s}\times100\%$$

2. 回收率计算

提取回收率应采用外标法计算。若采用内标法计算,得到的被测物提取回收率只是相对于内标提取回收率的一个百分比。因为内标在预处理过程中也有损失,但与被测物的损失程度不同。例如:取一定量被测物标准溶液和内标溶液,加到空白血样中,依法处理、制成溶液后,测得被测物峰面积为 3200,内标峰面积为 3000;另取同样量被测物标准溶液和内标溶液,制成相同浓度的溶液后测得被测物峰面积为 4000,内标峰面积为 3600。用外标法和内标法分别计算被测物的提取回收率:

外标法:$R=\frac{3200}{4000}\times100\%=80\%$;内标法:$R=\frac{3200/3000}{4000/3600}\times100\%=96\%$

上述结果说明了内标与被测物在预处理过程中的损失差异,若该差异过大,用内标法计算得到的被测物的提取回收率将远离 100%;若两者没有差异,无论在预处理过程中损失多少,用内标法计算得到的被测物的提取回收率总是 100%。因此,若用内标法计算回收率,则内标物质必须在 QC 样品预处理之后加入,这样就不存在内标的损失问题。

在色谱法测定中,内标选择是否合适,关系到方法的准确度与精密度。在考察被测物的同时也要考察内标物质的提取回收率。其测定方法同药物提取回收率,但仅制备 1 个浓度(通常为中间浓度)至少 5 个 QC 样品,同法测定、计算。如上例中内标的提取回收率为:$R=(3000/3600)\times100\%=83.3\%$。一个合适的内标,其提取回收率与被测物的提取回收率应一致或相近,相差一般不超过 $\pm10\%$。

3. 限度要求

提取回收率应考察高、中、低 3 个浓度,其结果应精密并具有可重复性。由于生物样品组分复杂,含量低,预处理步骤多,提取回收率难以接近 100%。一般添加量在 $10^{-6}\sim10^{-9}$ 级,提取回收率若能达到50%~80%是可以接受的。重要的是每次测定所得回收率要保持恒定,虽然有时回收率较低,但只要重复性好,仍可采用。高、中浓度的RSD应≤15%,低浓度的RSD应≤20%。

4.注意事项

1)添加到生物介质中的待测物量应与实际测定量相近;添加物质必须与实际存在的状态相似。这是因为:①如果添加量大,实际测定量小,那么有可能测定量在回收率的误差范围内,这样就不可靠;②如果添加量大,蛋白质实际结合能力小,这样添加在空白血样中的药物部分没有结合,与实际存在的情况不符,测得回收率容易偏高。因此在报道一个方法的回收率时,必须说明添加量。

2)在提取回收率测定中应同时做空白试验,以考察是否有干扰。

3)当提取回收率不稳定、不同浓度测得结果相差大时,应查找原因。如容器的吸附作用对低浓度影响较大,可将玻璃试管等进行硅烷化处理。内标与被测物理化性质不同,提取条件(pH、溶剂极性等)不能同步获得最佳;预处理后溶解残渣的溶剂量太少,不能使残渣全部溶于其中,等诸因素均能造成回收率不稳定,应查明原因,作相应的改进。

3.2.8 分析方法的质量控制

未知生物样品的测试应在分析方法验证完成之后,并同时进行质量控制,以保证所建立的方法在实际应用中的可靠性。推荐由独立的人员配制不同浓度的QC样品对分析方法进行考核。每个未知样品一般测定一次,必要时可进行复测。药代动力学比较试验中,来自同一个体的生物样品最好在同一分析批中测定。

每个分析批生物样品测定时应建立新的标准曲线(组织分布试验时,可视具体情况而定),并随行测定高、中、低3个浓度的QC样品,每个浓度至少双样本。每个分析批QC样品数不得少于未知样品数的5%,且不得少于6个,并应均匀分布在未知样品测试顺序中。质控样品测定结果的偏差一般应小于15%,低浓度点偏差一般应小于20%。最多允许33%的质控样品结果超限,且不得均在同一浓度。如质控样品测定结果不符合上述要求,则该分析批样品测试结果作废。

整个分析过程应当遵从预先制订的实验室SOP以及GLP原则。

3.2.9 分析数据的记录与保存

1.方法建立与确认的数据

应详细描述所用的分析方法,包括:仪器设备、分析条件;该方法所用对照品(被测药物、代谢物、内标物)的纯度和来源;测定方法的专属性、准确度、精密度、回收率、定量限和标准曲线的试验,并给出获得的主要数据;列出批内批间精密度和准确度的详细结果;描述稳定性考察及相关数据;根据具体情况提供代表性的色谱图或质谱图并加以说明,并对所建立方法的优缺点进行说明。

2.样品分析的数据

包括样品处理和保存的情况;样品编号、采集日期、运输前的保存、运输情况、分析前的保存;分析样品时的标准曲线,用于计算结果的回归方程;各分析批质控样品测定结果,并计算批内和批间精密度、准确度;各分析批包括的未知样品,浓度计算结果。以及分析人员、分析日期、分析批编号、主要设备和材料的变化，以及任何可能偏离分析方法建立时的情况。

保存全部的原始数据资料，包括未知样品测试的色谱图和基本原始数据；相应分析批的标准曲线和质控样品的色谱图。对缺失样品应注明原因，提供重复测试的结果；对舍弃的任何分析数据和选择所报告的数据应说明理由。

3.3　应用示例

示例一　大鼠血浆中伊伐布雷定及其活性代谢物的 HPLC 测定法和药动学研究

伊伐布雷定（ivabradine，S16257）是一种新开发的抗心绞痛药，其在体内主要经由细胞色素 P_{450} 3A4 酶代谢，生成多种代谢物，其中 *N*-去甲基代谢物（S18982）具有相同的药理活性。因此，临床血药浓度监测、药动学和药效学研究有必要同时测定原药和代谢物。李纳等以廉价易得的盐酸曲马多为内标，采用 HPLC-荧光-固相萃取法建立了同时测定大鼠血浆中伊伐布雷定及其 *N*-去甲基活性代谢物的方法，并应用建立的方法研究了伊伐布雷定单次灌胃给药后在大鼠体内的药动学过程。

1.实验方法

（1）色谱条件：Kromasil-C_{18}色谱柱（4.6mm×250mm，5μm），柱温 25℃；流动相为乙腈-10 mmol/L 磷酸二氢钾溶液（含 0.1% 的 1.2mol/L 盐酸）（22∶78）；流速 1.8mL/min；荧光检测：λ_{ex}283nm，λ_{em}328nm。

（2）血浆样品预处理：精密吸取血浆 0.5mL，加入内标溶液（2.2μg/mL 盐酸曲马多溶液）100μL、超纯水 400μL，涡旋 30s 混匀，上 C_2 固相萃取柱（固相柱预先用 1mL 甲醇、1mL 水活化），依次用 1mL 水、0.5mL 的 50% 甲醇溶液洗涤纯化。然后用 500μL 2% 的乙酸甲醇溶液洗脱 2 次，合并洗脱液，在 40℃ 水浴下氮气吹干，用 100μL 超纯水复溶，涡旋 30s 充分混合均匀，取 30μL 进样测定。

2.方法学评价

（1）方法专属性：大鼠空白血浆，添加伊伐布雷定、*N*-去甲基伊伐布雷定及盐酸曲马多的大鼠空白血浆，以及大鼠灌胃后的血浆样品的色谱图见图 3-1。内标盐酸曲马多、伊伐布雷定及 *N*-去甲基伊伐布雷定的色谱峰保留时间分别为 4.67，9.74，11.28min，无内源性杂质峰及伊伐布雷定的其他代谢产物干扰。

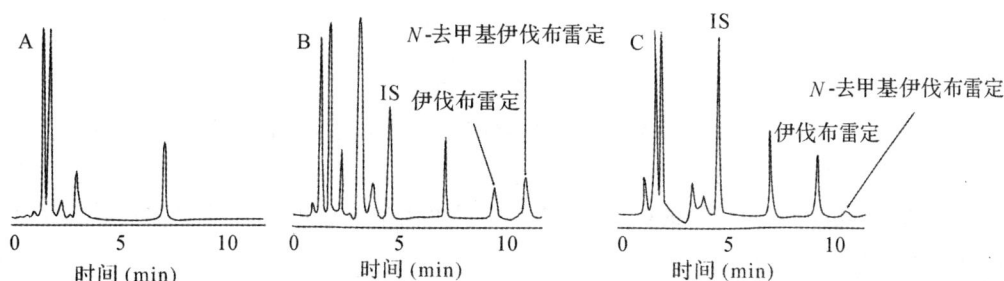

图 3-1　血浆中伊伐布雷定及其代谢物 *N*-去甲基伊伐布雷定的 HPLC 色谱图

A.大鼠空白血浆；B.大鼠空白血浆＋伊伐布雷定＋*N*-去甲基伊伐布雷定＋内标；C.大鼠给药后 1h 血浆

(2)标准曲线及定量下限:于空白血浆中加入适量的含伊伐布雷定和 N-去甲基伊伐布雷定的系列混合标准液,配成含伊伐布雷定的质量浓度为 0.5,1,2.5,5,20,40,80μg/L;含 N-去甲基伊伐布雷定的质量浓度为 0.8,1.6,4,10,25,50,100μg/L 的标准血浆样品,按"血浆样品预处理"项下方法操作,进样测定。以待测物与内标峰面积比值为纵坐标(Y),血浆中样品的质量浓度(ρ)为横坐标,用加权($w=1/c$)最小二乘法作线性回归,得回归方程为伊伐布雷定:$Y=0.0273\rho+0.0313(r=0.9994)$; N-去甲基伊伐布雷定:$Y=0.0294\rho-0.0148(r=0.9995)$。结果显示血浆中伊伐布雷定在 0.5~80μg/L、N-去甲基伊伐布雷定在 0.8~100μg/L 内呈现良好的线性。血浆中伊伐布雷定和 N-去甲基伊伐布雷定的定量下限分别为 0.5 和 0.8μg/L。

(3)提取回收率:取空白血浆加入适量的含伊伐布雷定和 N-去甲基伊伐布雷定的混合标准液,制成低、中、高 3 种质量浓度的标准血浆样品各 6 份,其中含伊伐布雷定的质量浓度为 1.5,15,65μg/L,含 N-去甲基伊伐布雷定的质量浓度为 2,20,80μg/L,按"血浆样品预处理"项下方法操作,与未经提取的 6 份含相同量伊伐布雷定和 N-去甲基伊伐布雷定的混合对照液比较,计算提取回收率。结果血浆样品中伊伐布雷定的低、中、高 3 个浓度的提取回收率分别为(87.09±8.53)%,(90.43±6.16)%,(91.23±7.29)%($n=6$);N-去甲基伊伐布雷定的低、中、高 3 个浓度的提取回收率分别为(89.43±9.74)%,(91.39±5.34)%,(92.74±6.23)%($n=6$)。按照同样方法得内标物盐酸曲马多的提取回收率为(83.22±4.57)%($n=6$)。

(4)精密度和准确度:配制含伊伐布雷定的质量浓度为 0.5,1.5,15,65μg/L,含 N-去甲基伊伐布雷定的质量浓度为 0.8,2,20,80μg/L 的标准血浆样品,每一浓度进行 6 个样本测定,连续测定 3 批,计算批内及批间的精密度和准确度,结果见表 3-1。

表 3-1　伊伐布雷定及其代谢物的批内、批间精密度和准确度($n=6, \bar{x}\pm s$)

化合物	加入浓度 (μg/L)	批　内			批　间		
		测得浓度 (μg/L)	RSD (%)	准确度 (%)	测得浓度 (μg/L)	RSD (%)	准确度 (%)
伊伐布雷定	0.5	0.51±0.07	13.8	102.0	0.48±0.05	10.5	96.0
	1.5	1.48±0.15	10.2	98.7	1.45±0.14	9.7	96.7
	15	14.61±1.41	9.7	97.4	15.52±1.57	10.2	103.5
	65	64.68±6.04	9.4	99.5	64.27±3.79	5.9	98.9
N-去甲基伊伐布雷定	0.8	0.81±0.10	12.4	101.3	0.79±0.09	11.4	98.8
	2.0	1.81±0.16	8.9	90.5	1.94±0.12	6.2	97.0
	20	19.48±1.78	9.2	97.4	19.88±0.83	4.2	99.4
	80	80.31±7.74	9.7	100.4	79.22±3.72	4.7	99.0

(5)稳定性实验:实验考察了含高、中、低浓度的伊伐布雷定和 N-去甲基伊伐布雷定的标准血浆样品在室温 12h 内的稳定性、—20℃冷冻-解冻连续 3 次的冻融稳定性以及测定溶液室温下置自动进样器内放置 24h 的稳定性,结果表明伊伐布雷定和 N-去甲基伊伐布雷定在上述条件下稳定($RSD<8\%$)。

(6)稀释实验:配制含伊伐布雷定的质量浓度为 160μg/L,含 N-去甲基伊伐布雷定的质量浓度为 200μg/L 的标准血浆样品 6 份,用空白血浆稀释 5 倍后,按"血浆样品预处理"项下方法处理血样后测定。将测得浓度乘以稀释倍数 5,然后与实际配制浓度进行比较,计算回收率。结果测得伊伐布雷定的稀释后回收率为 93.6%（RSD 4.5%）；N-去甲基伊伐布雷定的稀释后回收率为 98.3%（RSD 2.9%）。

3. 分析方法应用

取 SD 雄性大鼠 9 只，实验前禁食 12h，实验过程中自由饮水。每只实验大鼠以 1.5mg/kg 的剂量灌胃给予伊伐布雷定溶液，分别于给药前和给药后 10，20，30，45min，1，2，4，6，8，10，12，24h 于眼眶后静脉丛取血约 $500\mu L$，置肝素化的离心管中 $3500r/min$ $4℃$ 离心 10min，分离血浆 $200\mu L$，用空白血浆稀释至 $500\mu L$，按"血浆样品预处理"项下方法操作，测定血浆中伊伐布雷定及其代谢物 N-去甲基伊伐布雷定的浓度，得到平均血药浓度-时间曲线图（图 3-2）。

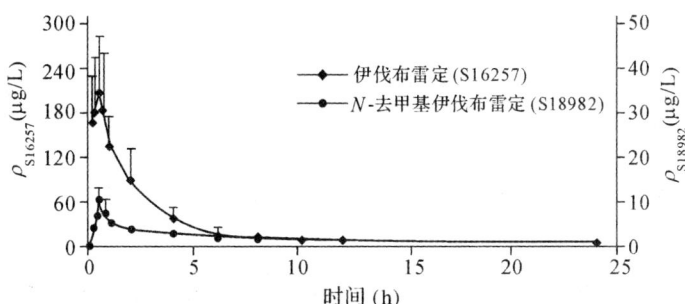

图 3-2　大鼠单剂量灌胃给予伊伐布雷定 1.5mg/kg 后原药及其代谢物的平均血药浓度-时间曲线图

药动学数据处理采用 DAS 2.0 程序软件按 AIC 最小原则，结合相关指数等指标选择最佳房室模型，计算出主要的药动学参数，其中 ρ_{max} 和 t_{max} 为实测值，AUC 为统计矩计算值。结果显示，伊伐布雷定在大鼠体内的药动学过程呈一级吸收的二房室模型，代谢物占原药的百分比为 7.2%（以 $AUC_{0\sim\infty}$ 计算）。主要药动学参数见表 3-2。

表 3-2　大鼠单剂量灌胃给予伊伐布雷定 1.5 mg/kg 后的主要药动学参数（$n=9,\bar{x}\pm s$）

药动学参数	伊伐布雷定	N-去甲基伊伐布雷定
$t_{1/2}$（h）	2.84 ± 1.43	5.732 ± 2.89
c_{max}（$\mu g/L$）	217.83 ± 86.04	9.76 ± 2.79
t_{max}（h）	0.57 ± 0.16	0.54 ± 0.13
$AUC_{0\sim t}$（$\mu g \cdot h/L$）	534.46 ± 179.20	25.93 ± 4.34
$AUC_{0\sim\infty}$（$\mu g \cdot h/L$）	553.156 ± 172.46	39.82 ± 12.93
$MRT_{0\sim t}$（h）	3.27 ± 1.15	3.04 ± 0.14

示例二　大鼠尿中拉米夫定的毛细管电泳分析方法的建立和应用

赵莉等建立了大鼠尿中拉米夫定（lamivudine）的毛细管电泳分析方法，并将此方法应用于拉米夫定在大鼠体内的尿排泄研究。

1. 实验方法

（1）电泳条件：未涂层熔融石英毛细管柱（$45cm\times75\mu m$，有效长度为 36.7cm）；运行缓冲液为 20mmol/L 磷酸盐缓冲溶液（pH 2.5）；分离电压为 15kV；检测波长 270nm；温度 25℃；压力进样 $5kPa\times6s$。

(2)尿样预处理:取尿样 50μL,分别加入甲醇-水(50∶50)50μL、腺嘌呤内标溶液 50μL 和乙腈 200μL,涡旋混合 1min,10000r/min 离心 10min,取上清液备用。

2.方法学评价

(1)方法专属性:取大鼠空白尿样,按"尿样预处理"项下方法操作,但用甲醇-水(50∶50)替代内标溶液。另取添加入拉米夫定和腺嘌呤的空白尿样、大鼠灌胃给药后的尿样,同法操作,典型的电泳图见图 3-3。拉米夫定和腺嘌呤的保留时间分别为 8.7min 和 6.8min,尿样中的内源性物质不干扰拉米夫定和内标的测定。

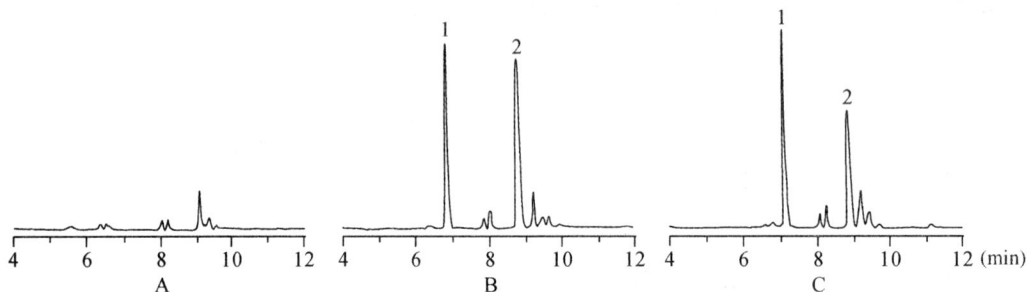

图 3-3　大鼠尿中拉米夫定和内标腺嘌呤的电泳图

A.空白尿样;B 空白尿样中加入拉米夫定(300μg/mL)及内标腺嘌呤(200μg/mL);C 大鼠灌胃给药 18mg/kg 后 2～4 h 的尿样。1.腺嘌呤;2.拉米夫定

(2)线性范围和定量下限:取空白尿样 50μL,加入拉米夫定对照品系列溶液(浓度分别为20.0,50.0, 100,200,500,1000μg/mL)50μL,除不加甲醇-水(50∶50)外,其余按"尿样预处理"项下方法操作,每一浓度进行双样本分析。以尿样中拉米夫定浓度(X)为横坐标,拉米夫定与内标的峰面积比值(Y)为纵坐标,用加权($W=1/X^2$)最小二乘法进行回归运算,求得回归方程为:$Y=4.004\times10^{-3}X-0.042$,$r=0.9994$。尿中拉米夫定的线性范围为 20.0～1000μg/mL,定量下限浓度为 20.0μg/mL。

(3)精密度和准确度:取空白尿样 50μL,配制低、中、高 3 个浓度(拉米夫定尿浓度分别为50.0, 200,800μg/mL)的 QC 样品,每一浓度进行 6 样本分析,连续测定 3d,根据当日的标准曲线,求得 QC 样品的实测浓度,根据 QC 样品的标示浓度,计算方法的准确度和精密度,结果见表 3-3。

表 3-3　大鼠尿中拉米夫定的精密度和准确度

| 加入浓度 | 精密度(RSD%) | | 准确度(%) |
(μg/mL)	日内	日间	
50.0	3.8	4.8	101.9
200	2.6	4.9	93.8
800	3.0	5.8	98.5

对上述低、中、高 3 个浓度 QC 样品的相对迁移时间进行分析,所得日内精密度分别为2.0%,1.1%,2.0%,日间精密度分别为 5.3%,5.1%,4.7%。

(4)提取回收率:取空白尿样 50μL,配制低、中、高 3 个浓度(拉米夫定尿浓度分别为50.0,200,800μg/mL)的 QC 样品,每一浓度进行 6 样本分析;同时另取相同浓度的拉米夫定和内标混合标准溶液,分别进样分析。以每一浓度 2 种处理方法的峰面积比值计算回收率。结果测得低、中、高 3 个浓度的提取回收率分别为 94.8%,94.6%,90.3%;*RSD* 分别为 5.9%,7.8%,6.1%。内标经相同提取过程处理,其提取回收率为 98.0%,*RSD* 为 10.4%。

(5)样品稳定性:考察拉米夫定尿样在冷冻-解冻循环、−20℃冷冻保存条件下的稳定性,以及尿样处理后的上清液在室温放置的稳定性。取空白尿样 50μL,配制低、中、高 3 个浓度的 QC 样品,每一浓度进行 3 样本分析。结果表明,拉米夫定尿样经历 3 次冷冻-解冻循环后稳定(RE 为 −4.8%~−1.2%);−20℃冷冻保存 15d 稳定(RE 为 −5.2%~−1.0%),尿样处理后的上清液室温放置 24h 内稳定(RE 为 −3.5%~3.8%)。

3. 分析方法应用

取健康 Wistar 大鼠 5 只,于给药前放入有自动分离尿粪功能的代谢笼中,收集空白尿,给药前禁食 12h,以 18mg/kg 剂量灌胃给予拉米夫定生理盐水溶液,2h 后自由饮水,收集 0~2,2~4,4~6,6~8,8~12,12~24,24~48 h 的尿液,准确记录各时间段尿液体积,置 −20℃ 冰箱冷冻保存。将各时间段尿液按"尿样预处理"项下方法操作,分别进样分析,以随行标准曲线计算拉米夫定尿药浓度,根据尿药浓度计算累积排泄量、排泄速率和累积排泄率,绘制平均累积排泄率-时间曲线及平均排泄速率-时间曲线,见图 3-4。结果显示,大鼠灌胃给予拉米夫定后,尿中原型药物的排泄速率迅速升高,2~4h 时达到最高,之后逐渐减慢,24h 内尿中原型药物的累积排泄量约占给药剂量的 49.8% 。

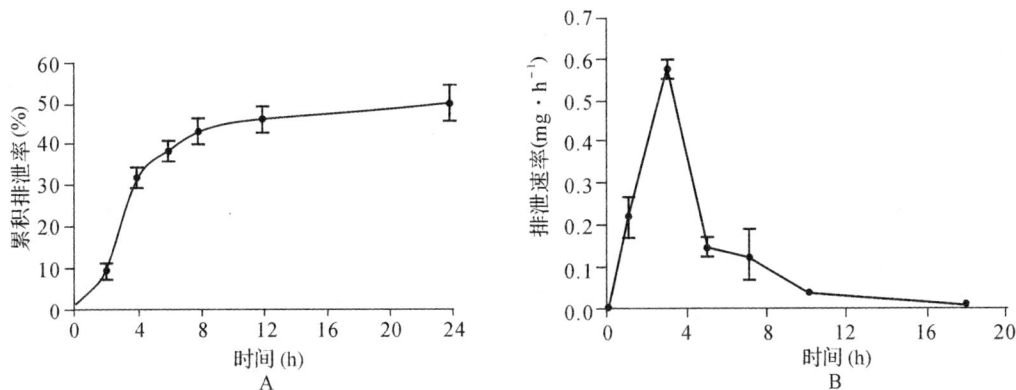

图 3-4　大鼠灌胃给予拉米夫定(18 mg/kg)后的平均累积尿排泄率-时间曲线(A)和平均尿排泄速率-时间曲线(B)

4. 讨论

大鼠尿样成分复杂,为避免内源性物质吸附在毛细管内壁而影响测定结果的重复性,实验前和实验中充分清洗毛细管柱至关重要。每天开机后先用 0.1mol/L 氢氧化钠溶液和水各冲洗 10min,再用运行缓冲液平衡 5min。每次进样前,依次用水、0.1mol/L 氢氧化钠溶液、水、运行缓冲液各冲洗 2min。所有溶液使用前均用 0.22μm 的微孔滤膜过滤并超声脱气。

实验比较了磷酸盐缓冲液和硼酸盐缓冲液,发现采用磷酸盐缓冲液时拉米夫定的电泳峰形较好;在 10~50mmol/L 范围内考察了磷酸盐缓冲液浓度对电泳分离的影响,结果表明,高浓度缓冲液可获得较好分离,但分析时间变长,相应的焦耳热也变大,综合考虑,选择 20mmol/L 磷酸盐缓冲液。考察了运行缓冲液的 pH(2.5~11)对电泳分离的影响,发现在酸性条件下拉米夫定的峰形、分离效果好,且分析时间短,故选择 pH2.5。

在 10～25kV 范围内考察了分离电压对电泳分离的影响,降低电压可使组分的迁移时间延长,峰展宽严重,而电压过高又会产生大量的焦耳热,影响分离效果,综合考虑,选择分离电压为 15kV。

示例三 LC-MS/MS 法测定人血浆中奈比洛尔浓度及其在中国人体内的药代动力学

奈比洛尔(nebivolol)是一个脂溶性的 β_1 受体阻断剂,在体内经 CYP2D6 代谢。而 CYP2D6 有着明显的代谢多态性,在不同代谢类型的人群体内的药代动力学参数有着较大差异。目前已报道的有关奈比洛尔药代动力学的研究均是在外国人体内进行的,临床用药也是依据奈比洛尔在外国人体内的药代动力学研究结果。因此,测定及研究奈比洛尔在中国人体内的药代动力学具有重要意义。司倩等采用 LC-ESI-MS/MS 法建立了奈比洛尔血药浓度测定方法,并应用建立的方法研究了奈比洛尔在中国人体内的药代动力学行为。

1.实验方法

(1)色谱条件:色谱柱为 Shimadzu C_{18} 柱(150mm×2.0mm,4.6μm);流动相为乙腈-0.05％甲酸水溶液(45：55);流速 0.2mL/min;柱温 35 ℃;进样量 4μL;氨氯地平为内标。

(2)质谱条件:电喷雾离子化(ESI);选择性反应监测(SRM);毛细管温度 310℃;电离电压 4500V;鞘气:N_2;流量 30L/min;辅助气:Ar,流速 5L/min;扫描方式:正离子扫描。选择母离子/子离子离子对及其碰撞能量如下:奈比洛尔,m/z 406.2→m/z 151.0(29eV);氨氯地平,m/z 409.0→m/z 238.2(20 eV)。

(3)对照品溶液的配制:精密称取奈比洛尔标准品 10.0mg,用乙腈溶解并定容,配制成 1.00mg/mL 贮备液,临用时用乙腈-水(50：50)混合溶液稀释到相应的浓度。精密称取氨氯地平标准品 10.0mg,用甲醇溶解并定容,配制成 1.00mg/mL 贮备液,临用时用甲醇-水(50：50)混合溶液稀释成 50ng/mL 的内标液。

(4)血浆样品处理:取人血浆 500μL,精密加入内标液 25μL,涡旋振荡 30s,加入 0.1mmol/L NaOH 溶液 50μL,涡旋振荡 30s;加入提取液(二氯甲烷-乙醚,30：70)4mL,涡旋振荡 3min,4000r/min 离心 10min,取上清液 3mL,置 40℃恒温水浴,用 N_2 吹干。以乙腈 100μL 溶解残渣,经 12000r/min 离心 10min,取上清液 80μL,再次以 12000r/min 离心 10min,取上清液 4μL 进样,用峰面积比进行定量分析。

2.方法学评价

(1)方法专属性:取空白血浆、添加奈比洛尔的空白血浆、健康志愿者服药后血浆,按"血浆样品处理"项下方法提取后,进行 SRM 扫描测定,考察其专属性。在实验条件下,内标氨氯地平和奈比洛尔的保留时间(t_R)分别为 1.67min 和 1.72min,血浆中的内源性物质不干扰奈比洛尔色谱峰和内标峰,见图 3-5。

(2)标准曲线:精密量取奈比洛尔标准贮备液(1.00mg/mL),用乙腈-水(50：50)溶液稀释成 0.5,1,5,10,50,100,200 和 500ng/mL 的标准溶液,分别精密量取上述系列浓度的标准溶液 25μL,置 475μL 空白血浆中,制成血浆质量浓度分别为 0.025,0.05,0.25,0.5,2.5,5,10 和 25ng/mL 的标准系列溶液,每个浓度各 5 份。按"血浆样品处理"项下方法处理,进样测定。以奈比洛尔峰面积与内标峰面积之比 R 对标准品加入量(血浆质量浓度 c)作线性回归,得相应的回归方程:$R=0.00075c+0.055$($r=0.9986$,权重系数 $1/C^2$),测得人血浆中奈比洛尔的线性范围为 0.025～25ng/mL。

(3)精密度和准确度:取空白人血浆 475μL,加入奈比洛尔标准溶液适量,使其质量浓度分

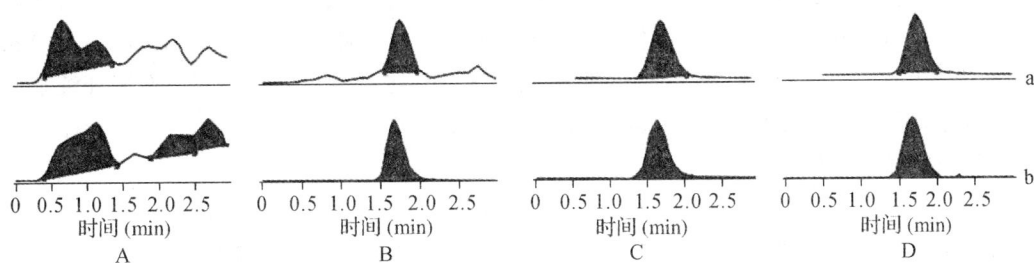

图 3-5　奈比洛尔的 SRM 离子色谱图

A. 空白人血浆；B. 添加奈比洛尔（25pg/mL）和内标的空白血浆；C. 健康志愿者口服 5mg 奈比洛尔 8h 后的静脉血浆样品加内标；D. 奈比洛尔（500pg/mL）加内标。a. 奈比洛尔（$t_R = 1.72min$）；b. 内标（$t_R = 1.67min$）

别为 0.05、0.5 和 10ng/mL 的血浆样品，每个浓度各 5 份。按"血浆样品处理"项下方法处理后进样测定，代入标准曲线求得奈比洛尔浓度，以实测浓度与加入浓度之比乘以 100％计算奈比洛尔的相对回收率；同法于不同日制备高、中、低浓度血浆样品，依法测定，计算日内、日间精密度，结果见表 3-4。

表 3-4　相对回收率及精密度试验结果（$n = 5, \bar{x} \pm s$）

加入量 (ng/mL)	相对回收率		日内精密度		日间精密度	
	回收率 (%)	RSD (%)	测得量 (ng/mL)	RSD (%)	测得量 (ng/mL)	RSD (%)
0.05	101.99±8.68	8.51	0.05±0.003	7.59	0.05±0.004	8.51
0.5	109.71±6.14	5.59	0.48±0.05	11.14	0.55±0.03	5.59
10	103.98±8.95	8.61	9.96±0.67	6.77	10.41±0.90	8.61

（4）稳定性：取新鲜血浆 $475\mu L$，加入不同量的奈比洛尔标准液，使质量浓度分别为 0.05、0.5 和 10ng/mL，将样品分成两组，一组即刻处理测定，另一组分别于不同条件下放置后处理测定，包括室温放置 8h；$-20℃$ 冻存 24h 后在 $37℃$ 水浴中溶解的冻融循环；$-70℃$ 冰箱冻存 30d；以及按照"血浆样品处理"项下方法处理后置仪器进样室 24h（$4℃$）。比较两组测定结果，见表 3-5。奈比洛尔低、中、高 3 种浓度的质控样品在不同条件下放置后测得的回收率和 RSD 表明，奈比洛尔在上述条件下稳定，符合生物样品测定的要求。

表 3-5　稳定性试验结果（$n = 5, \bar{x} \pm s$）

储存条件	0.05(ng/mL)		0.5(ng/mL)		10(ng/mL)	
	回收率(%)	RSD(%)	回收率(%)	RSD(%)	回收率(%)	RSD(%)
室温 8h	106.42±13.21	12.41	109.20±3.43	3.14	99.08±7.95	8.03
进样室 24h	112.28±6.42	5.71	95.02±7.91	8.32	92.34±3.88	4.20
3 次冻融	100.54±10.03	9.98	94.48±4.24	4.48	101.2±4.05	4.00
冻存 30d	106.44±5.87	5.52	93.20±5.54	5.95	93.65±5.07	5.42

（5）基质效应：分别取空白血浆 $500\mu L$ 和水 $500\mu L$，各加入 0.1mmol/L NaOH 溶液 $50\mu L$，涡旋混匀 30s，加入提取液（二氯甲烷-乙醚，30：70）4mL，涡旋振荡 3min，4000r/min 离心

10min，取上清液 3mL，于 40 ℃水浴中，N_2 挥干。加入高、中、低 3 个浓度的标准品（浓度分别为 0.05,0.5 和 10ng/mL）25μL、内标 25μL 及乙腈 50μL 溶解残渣，12000r/min 离心 10min，取上清液 80 μL，12000r/min 离心 10min，取上清液 4μL 进样测定。比较空白血浆和纯水的测定结果，计算基质效应，结果见表 3-6。由表 3-6 数值可知奈比洛尔样品在本实验条件下几乎不受基质效应的影响。

表 3-6　基质效应试验结果($n=5$, $\bar{x} \pm s$)

加入量 (ng/mL)	水		空白血浆		比值(%)
	平均峰面积	RSD(%)	平均峰面积	RSD(%)	
0.05	37706.20	8.37	34663.40	6.72	91.93
0.5	271972.00	8.19	283003.60	5.73	104.06
10	4931662.60	5.46	5305994.40	2.45	107.59

3. 分析方法应用

健康志愿者 12 名，试验前均签署知情同意书，经检查血常规，肝、肾功能，心电图均正常，无药物过敏史及滥用史，经伦理委员会批准。所有受试者禁食 10h 以上，试验当日空腹单次服用试验制剂奈比洛尔片剂 1 片(5mg)，温水 240mL 送服，服药后 2h 允许饮水，4h 和 10h 后统一进标准餐。健康受试者取样点选择在给药前 0h 及给药后 0.25,0.5,1,1.5,2,3,4,6,8,10,12,18,24,36,48h 分别取静脉血 4mL，置肝素化试管中，3500r/min 离心 10min，分离血浆，于 −20 ℃贮存。测定时照"血浆样品处理"项下方法提取后进样。由标准曲线法测得各时间点受试者血浆中奈比洛尔浓度，并计算出各药代动力学参数，结果见表 3-7，受试者口服奈比洛尔平均血药浓度-时间曲线见图 3-6。

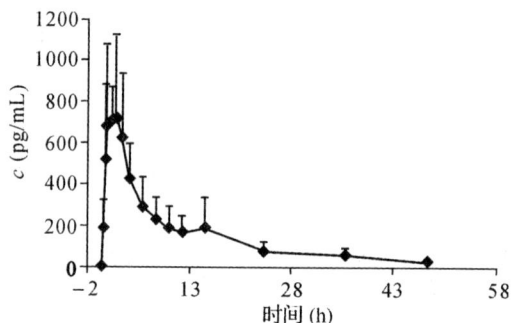

图 3-6　中国健康志愿者单次口服 5mg 奈比洛尔片剂平均血浆浓度-时间曲线($\bar{x} \pm s$, $n=12$)

表 3-7　单次服用 5mg 奈比洛尔片剂后健康志愿者的主要药动学参数($n=12$, $\bar{x} \pm s$)

药动学参数	数　值
c_{max} (ng/L)	1.05±0.35
t_{max} (h)	1.30±0.70
$t_{1/2}$ (h)	14.4±5.50
MRT(h)	16.5±5.30
AUC_{0-t} (ng·h/L)	7.35±2.48
$AUC_{0-\infty}$ (ng·h/L)	7.98±2.76
CL/F(L·h)	701.67±250.70
V_d/F(L)	14592.50±6608.12

【思考题】

1. 评价体内药物分析方法的效能指标包括哪些内容？如何求算？
2. 试述体内药物分析方法建立的一般步骤。
3. 说明回收率(包括提取回收率、方法回收率)的定义、要求与测定方法。
4. 如何考察体内药物分析方法的专属性？
5. 说明定量下限的定义、测定方法与要求。如何提高检测灵敏度？
6. 稳定性评价有何实际意义？应考察哪些内容？

【参考文献】

［1］国家食品药品监督管理局. 化学药物非临床药代动力学研究技术指导原则. 2005.

［2］国家食品药品监督管理局. 化学药物临床药代动力学研究技术指导原则. 2005.

［3］姚彤炜. 体内药物分析. 杭州:浙江大学出版社,2001.

［4］李好枝. 体内药物分析(第二版). 北京:中国医药科技出版社,2011.

［5］国家药典委员会. 中华人民共和国药典(2010 年版二部). 北京:中国医药科技出版社,2010.

［6］李纳,施孝金,张在丽,等. 大鼠血浆中伊伐布雷定及其活性代谢物的 HPLC 测定法和药动学研究. 中国药学杂志,2011,46(15):1195.

［7］赵莉,刘有平,周秋红,等. 大鼠尿中拉米夫定的毛细管电泳分析方法的建立和应用. 药物分析杂志,2010,30(1):63.

［8］司倩,陈渊成,黄黎华,等. LC-MS /MS 法测定人血浆中奈比洛尔浓度及其在中国人体内的药代动力学. 中国药科大学学报,2011,42(2):136.

第 4 章

高效液相色谱法与液质联用技术

高效液相色谱法(high performance liquid chromatography,HPLC)是在经典液相色谱的基础上,以高压泵输送流动相,采用高效微粒型固定相及高灵敏度检测器,发展而成的现代分离、分析技术。它具有分离效率高、选择性好、分析速度快、检测灵敏度高、操作自动化和应用范围广等特点。特别是高效液相色谱法与质谱、核磁共振波谱等联用,使生物体等复杂体系中药物、代谢物、内源性物质等微量成分的定性定量得以实现。

4.1　高效液相色谱法及其应用

高效液相色谱法按分离机制分为分配色谱法、吸附色谱法、离子交换色谱法、分子排阻色谱法、亲和色谱法、手性色谱法、胶束色谱法和电色谱法等。近年,超高效液相色谱和多维色谱技术发展迅速,这些新技术为多组分、微量样品的分离分析提供了快速、灵敏、高效率的检测手段。

4.1.1　高效液相色谱仪系统

HPLC仪由输液系统、进样系统、分离系统、检测系统、数据处理和计算机控制系统组成。图 4-1 为 HPLC 仪的流程示意图。贮液器中的流动相经高压泵带动,进入进样器中,把进样器定量环中的样品带入到色谱柱。样品在流动相的驱动下在色谱柱上进行分离,洗脱的样品成分进入检测器。检测器将获得的信号输送到记录仪,记录仪将电信号转化为色谱图。

1.输液系统与使用要求

(1)输液泵性能:输液系统包括贮液器、过滤器、脱气机和输液泵等。输液泵的优劣直接影响整个高效液相色谱仪的质量和分析结果的可靠性。输液泵应具备如下性能:①流量精度高且稳定,其 RSD 应小于 0.5%;②流量范围宽,分析型 HPLC 应在 0.1~10mL/min 范围内连续可调,制备型应能达到 100mL/min;③输出压力高,一般应能达到 40MPa(400kg/cm²);④液缸容积小;⑤密封性能好,耐腐蚀。泵的种类很多,目前多数采用柱塞往复泵,柱塞向前运动流动相溶剂输出,流向色谱柱;柱塞向后运动,将输液瓶中的溶剂吸入缸体;如此前后往复运动,将流动相溶剂源源不断地输送到色谱柱。HPLC 仪使用过程中应注意,输液泵的工作压力

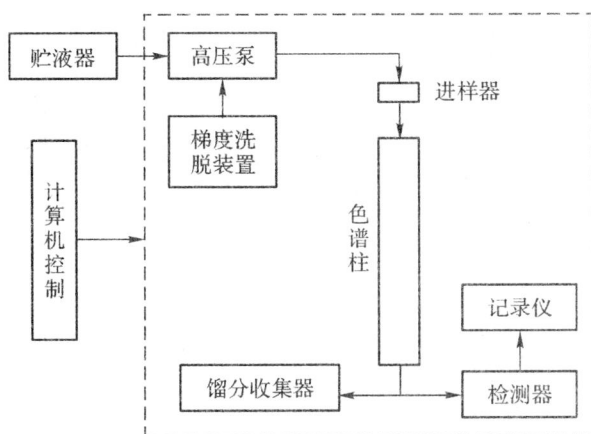

图 4-1　HPLC 仪流程示意图

不能超过规定的最高压力;贮液瓶内的流动相不能抽空;更换流动相时必须停泵,待系统压力回零后再更换。否则易损坏泵,或产生气泡而无法正常工作。

(2)对流动相的要求:HPLC 所用流动相需经过孔径为 $0.45\mu m$ 以下的微孔滤膜过滤,以除去流动相中的任何固体微粒。尽管如此,流动相的贮藏如果不当或是时间较长,可能还会有灰尘或是微生物引入,故在流动相的入口还添加了过滤器,起到在线过滤的目的。流动相中缓冲液浓度不宜过高,尤其是有机相比例较大时,以免色谱过程中析出盐结晶,堵塞管路、磨损泵等而造成漏液。流动相中的有机相与水相在混合的过程中会产生大量的气泡,对分离有较大影响。因此,对于多元泵 HPLC 来说,常配有在线脱气机用于在线脱气。没有配备脱气机时,应将有机相和水相分别超声或过滤脱气后使用(用于双泵),或将有机相和水相按比例混合制成流动相,再经脱气处理后使用(用于单泵)。

(3)洗脱方法:高效液相色谱洗脱技术有等度洗脱(isocratic elution)和梯度洗脱(gradient elution)两种。等度洗脱是在同一分析周期内流动相组成比例保持恒定,适合于组分数目较少、性质差别不大的样品。梯度洗脱是在一个分析周期内程序控制改变流动相的组成比例,适合于分析组分数目多、性质相差较大的复杂试样,特别是生物样品和中药样品。梯度洗脱能缩短分析时间,提高分离度和检测灵敏度;但可能引起基线漂移和重现性降低。

(4)用后清洗:使用含酸、碱、缓冲液的流动相后,必须及时用含低浓度有机溶剂(如 5%～10%甲醇)的纯水冲洗(若用 100%纯水冲洗,应脱离开色谱柱),以免析出盐晶体磨损泵密封圈和柱塞。同时避免使用对不锈钢有腐蚀性的溶剂。如硝酸、硫酸、盐酸、卤化物;四氯化碳与异丙醇或四氢呋喃的混合物;含强络合剂的溶液等。待将流动相中残留的酸、碱、盐冲洗干净后,再用适合于 HPLC 色谱柱保存和有利于 HPLC 泵维护的溶剂,如甲醇等进行冲洗。

2. 进样系统与使用要求

(1)进样阀工作原理:HPLC 仪采用六通进样阀进样,分为手动和自动进样两种模式。采用手动进样时,进样体积由进样阀配置的定量环控制;自动进样由计算机程序控制,操作者只需将样品处理后装入样品瓶,置于编号的样品盘上,在色谱工作软件上设定序列后,由仪器自动进行取样、进样、清洗取样系统等一系列操作。有些 HPLC 自动进样器还配有控温模块,适合于那些受热不稳定的药物,以及易挥发样品。六通进样阀工作原理见图 4-2。

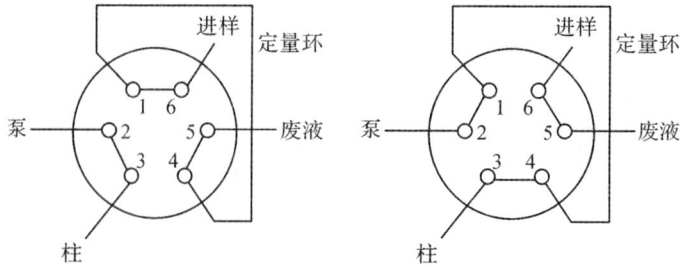

图 4-2 六通阀进样示意图

左图为装样(load)状态,右图为进样(inject)状态

(2)进样方式:六通阀进样方式有定量环部分体积进样和定量环全部体积进样两种方式。当样品量少时,可采用部分体积进样,进样体积由微量注射器手动控制,要求进样量不得超过定量环体积的75%,如20μL的定量环最多进样15μL的样品液。使用全部体积进样时,装样量必须大于定量环体积,为获得好的精密度,装样体积应大于定量环体积的2~5倍。一般定量环为20μL,配以50~100μL的注射器进样较宜。因为层流的影响,需要有过量的样品液来置换管壁上的残留溶液。

(3)使用注意事项:从图 4-2 可见,当转动进样阀手柄处于 load 和 inject 之间时,由于堵住了流路,将使流路中压力骤增。所以手动进样时,转动进样阀手柄时应一次快速完成,中间不能停顿,以免引起高压导致仪器系统和色谱柱损伤,同时可能造成裂峰等现象。

在 HPLC 系统中使用的注射器针头为平头注射器,针头与进样器密封性要好,不漏液,不引入空气。样品溶液要用 0.45μm 的滤膜过滤,以防止微粒阻塞进样阀和减少对进样阀的磨损。为防止缓冲盐和其他残留物质留在进样系统中,每次实验结束后或必要时应用不含盐的流动相、水或不含盐的稀释剂冲洗,在进样阀的 load 和 inject 位置反复冲洗,再用滤纸擦净进样器针孔外侧。

(4)在线微萃取技术:为了简化前处理过程和提高灵敏度,在线微萃取技术得到越来越广泛的应用。这种技术采用两个进样阀,样品先通过一个进样阀引入到萃取柱上,被分析组分被萃取柱保留,其他干扰组分被洗脱。然后,通过另一个进样阀将从萃取柱上洗脱下来的被分析组分切换到分析柱中进行分析。采用这种技术分析的样品可以是未经处理的血浆、尿液、唾液等,与普通 HPLC 法相比,在线微萃取技术大大降低了对进样样品的要求。

3.分离系统与使用要求

(1)柱管和固定相:HPLC 分离系统包括色谱柱和柱温箱。色谱柱是色谱仪的核心部件,直接关系到样品的分离效果,由柱管和固定相组成。柱管多用不锈钢制成,管内壁要求有很高的光洁度。常规分析型色谱柱的内径为 2~5mm,长度一般为 5~25cm;固定相的粒径一般为 1.7~10μm。实验室制备柱内径为 20~40mm,柱长 10~30cm;固定相的粒径一般为 5~10μm。

固定相种类不同决定了色谱柱类型的多样性。液-固吸附色谱固定相为吸附剂,常用的有硅胶、氧化铝、分子筛等;液-液分配色谱固定相常用的为化学键合相固定相,多为硅氧烷型化学键合相。按极性强弱不同,化学键合相固定相可分为极性、中等极性和非极性三类。极性键合相常用的有氨基、氰基、酰胺键合相等,适合于极性和中等极性药物的分析。非极性键合相常用的有十八烷基硅烷键合硅胶(C$_{18}$)、辛烷基键合硅胶(C$_8$)等,是目前应用的最为广泛的固定相,适合于非极性和中等极性药物的分析。通过对流动相的改性,还可用于极性化合物的分析。

普通化学键合相的流动相 pH 适用范围为 2～8,如果 pH 大于 8,可使硅胶溶解;如果 pH 小于 2,则与硅胶相连的化学键合相易水解脱落。因此,当色谱系统中需使用 pH 值大于 8 的流动相时,应选用耐碱的填充剂,如采用高纯硅胶为载体并具有高表面覆盖度的键合硅胶填充剂、包覆聚合物填充剂、有机-无机杂化填充剂或非硅胶填充剂等,如采用双基封端的 C$_{18}$ 二齿结构柱;当需使用 pH 值小于 2 的流动相时,应选用耐酸的填充剂,如具有大体积侧链能产生空间位阻保护作用的二异丙基或二异丁基取代十八烷基硅烷键合硅胶填充剂,或有机-无机杂化填充剂等。

甲基纤维素涂覆前处理柱(Shim-pack MAYI-ODS),是一种可以同时实现除去生物基质和化合物分析的色谱柱。该色谱柱使用甲基纤维素聚合物涂覆多孔硅胶外表面,并将其内表面以 ODS 修饰。外表面涂覆的甲基纤维素可防止蛋白质的吸附,通过体积排阻效应将蛋白质等生物分子去除,而小分子的目标化合物可以进入孔内,通过与 ODS 基团间的疏水作用被内表面保留。MAYI 预处理柱将样品自动除蛋白和目标化合物分析完美地结合起来,其连同柱切换技术一起,可以实现血浆等生物样品的直接进样分析。

除了硅胶基质之外还出现了一些新型的色谱基质材料,其中包括:有机高分子基质填料,碳基质填料和氧化铝、氧化锆、氧化钛等金属氧化物基质填料等。这几种新型基质材料在不同方面弥补了硅胶基质的不足,尤其是金属氧化物材料是一类性能良好的色谱分离基质。金属氧化物材料具有良好的化学稳定性,这不仅有利于改善碱性物质的色谱分离,还使那些在酸性、中性条件下无法进行的分析成为可能;热稳定性极高,有利于高温快速分析,也可用纯水作流动相,成为无公害的分离方法。近年来层层纳米自组装(layer-by-layer self-assembly,LbL-SA)技术被成功地用于球形胶体颗粒表面上纳米涂层的制备,这些材料被称为核-壳粒子或核-壳复合物。基于这种技术,可制备以硅胶为核,以其他纳米材料为壳的核-壳型色谱填料。作为核的硅胶可以提供规整而均匀的球形,可控制的孔径分布,足够大的比表面积以及优异的机械强度,硅胶表面的活性基团则提供了进行核/壳谋和的位点;作为壳层的最大功能在于完全遮盖硅胶基质的表面,以克服硅胶基质不利于分离的缺点并对其提供有效的保护。

(2)保护柱和在线过滤器:在生物样品的分析中,为了延长色谱柱的使用寿命,常在进样器前装一根预柱,其作用是平衡流动相和吸附生物样品和流动相中的颗粒性杂质,使其不会堵塞分析柱。保护柱的填料一般与分析柱的填料一致。对快速分析柱来说,如粒径为 1.7～3 μm,内径为 2mm 左右的色谱柱,一般不建议使用保护柱。因为这有可能会增加死体积,降低柱效。为了保护这类色谱柱,可在其前端加上在线过滤器。在线过滤器其实是一种薄的塞板,可以挡住一些颗粒性杂质,但是对那些在流动相中能溶解的杂质没有吸附作用。

(3)柱温箱:与 GC 相比,温度对 HPLC 的影响相对较小。但是,为了减少温度对样品保留时间和分离度的影响,宜使用柱温箱来维持进入色谱柱的流动相和色谱柱的温度维持在恒定的状态。一般情况下,流动相中有机相的比例越高,温度对样品分离的影响就越大。

4. 检测系统与使用要求

检测器连接在色谱柱的出口端,被色谱柱分离后的样品组分随流动相进入检测器,检测器对样品组分会有响应并转换成电信号输送到记录系统。样品组分的浓度或物理量的变化与检测器获得的信号呈现一定的关系。理想情况是记录器对所有流出组分都有高的灵敏度,且呈现固定的关系,这是定量的基础。

评价检测器的优劣可以用噪声和漂移、灵敏度、检测能力等性能指标来评价。目前,HPLC 常用的检测器有紫外、荧光、电化学、蒸发光散射、化学发光检测器、质谱等。每种检测器都有自己的适用范围和特点。

(1)紫外检测器:紫外检测器(ultraviolet detector,UVD)包括可变波长检测器和二极管阵列检测器(photodiode array detector,PDAD),属于选择性检测器,其响应值不仅与供试品溶液的浓度有关,还与化合物的结构有关。UV 检测器是目前 HPLC 中应用最为广泛的检测器,具有灵敏度高、噪音低、线性范围宽,对流速和温度的波动不灵敏等优点,但它只能检测有紫外吸收的物质,而且对流动相有一定的限制,即流动相的截止波长应小于检测波长。生物样品中往往含有较多的基质,这些基质有时紫外吸收强,对基线有一定的影响,因此,采用紫外检测器时要注意基质可能降低检测灵敏度。解决的方法是基质与目标化合物要有合适的分离度。

PDAD 的工作原理:当复合光透过流通池后,被组分选择性吸收,而具有了组分的光谱特征。此透过光被光栅分光后的光谱,照射在光电二极管阵列装置上,使每个 nm 光波的光强度变成相应的电信号强度,信号经多次累加,则可获得组分的吸收光谱。这种记录方式不需扫描,在几个毫秒的瞬间内即可获得流通池中组分的吸收光谱。PDAD 与普通 UV 检测器的工作原理比较见图 4-3。用 PDAD 可以同时获得样品的色谱图及每个色谱组分的光谱图,色谱图用于定量,光谱图用于定性。也可将每个色谱组分的图谱绘在一张三维坐标图上,而获得三维光谱-色谱图,同时获得定性、定量及色谱峰纯度信息(图 4-4)。

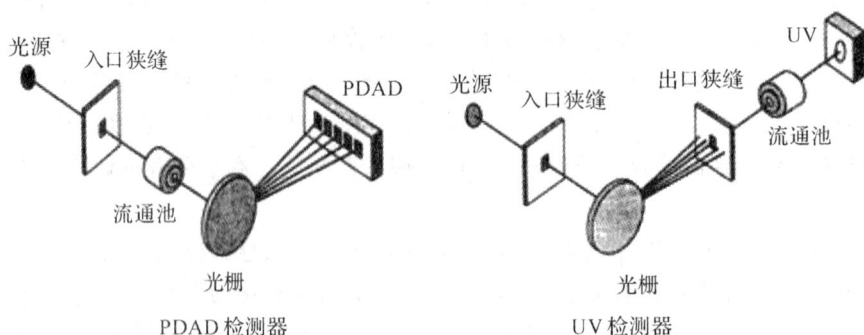

图 4-3 PDAD 与普通 UV 检测器的工作原理比较

(2)荧光检测器:荧光检测器(fluorophotometric detector,FD)比紫外检测器有更高的灵敏度和选择性,其检测限可达到 10^{-10} g/mL。但是它只适用于能产生荧光或能生成荧光衍生物的药物,如氨基酸、多环芳烃、氨基糖苷类抗生素、甾体化合物及酶等的检测。氨基酸及其他自身无荧光的物质的检测,需通过柱前或柱后衍生化法生成有荧光的物质后才能进行检测。

(3)电化学检测器:电化学检测器(electrochemical detector,ECD)适用于具有氧化还原性

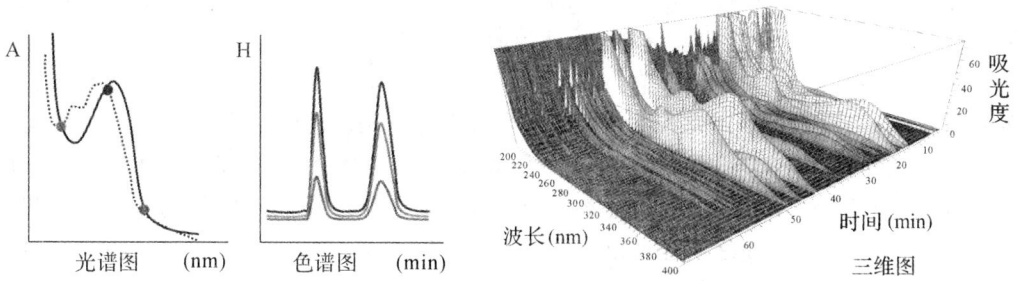

图 4-4　采用 PDAD 检测器同时获得的光谱图、色谱图和三维图

质的化合物的检测,如胺类、酚类、硝基化合物、醛、酮等。其原理是在两电极间施加一恒定电压,在组分发生氧化或还原时,连续测定通过的电流,并记录对时间的函数关系。氧化电压或还原电压的高低及其检测的可能性,取决于被测样品组分的氧化或还原电位。所用的流动相必须具有一定的电导率,一般为盐类或有机溶剂与缓冲液的混合液。ECD 具有宽的线性范围及高的灵敏度,其检测限可达到 10^{-12} g/mL,并可用于色谱行为相似而电化学性质不同的化合物的测定,具有较高的专属性。

(4)蒸发光散射检测器:蒸发光散射检测器(evaporative light scattering detector,ELSD)属于通用型检测器,适用于无紫外吸收的化合物的检测,如糖类、高级脂肪酸、磷脂、皂苷类、氨基酸等。ELSD 的响应不依赖于样品的光学特性,不受其官能团的影响,任何挥发性低于流动相的样品均能被检测,而且对各种物质的响应几乎相同,其是示差折光检测器的理想替代品。

ELSD 的检测原理如图 4-5 所示,从色谱柱流出的组分被引入雾化室与通入的气体(通常为高纯氮,也可以为空气)混合后喷雾形成均匀的微小雾滴,经过加热的漂移管,蒸发除去流动相,而试样组分形成气溶胶,然后进入检测室。用强光或激光照射气溶胶而产生光散射,用光电二极管检测散射光强度。散射光响应值的对数与组分质量的对数成线性关系。由于流动相在检测前已被蒸发,故梯度洗脱时基线稳定,但该检测器灵敏度较低。

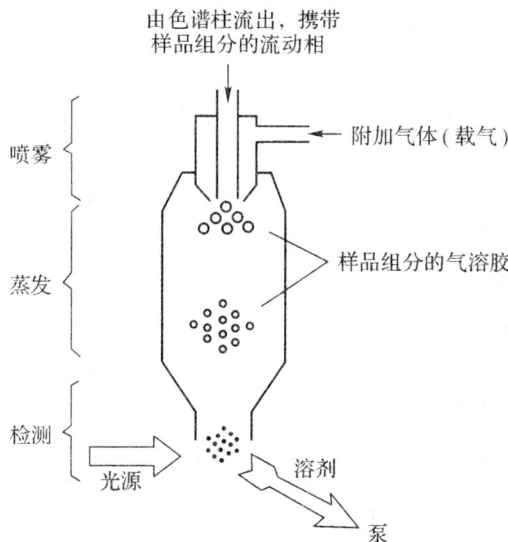

图 4-5　ELSD 检测原理示意图

使用 ELSD 时,流动相必须是挥发性的,不能用含缓冲盐的流动相,因为盐不挥发,也可形成颗粒而影响检测。若需要调节流动相 pH 值时,可用氨水、醋酸等。

(5)化学发光检测器:化学发光检测器(chemiluminescent detector,CD)是近年来发展起来的一种快速、灵敏的新型检测器。其原理是当分离组分从色谱柱中洗脱出来后,立即与适当的化学发光试剂混合,引起化学反应,导致发光物质产生辐射,其光强度与该物质的浓度成正比。这种检测器不需要光源,也不需要复杂的光学系统,只要有恒流泵,将化学发光试剂以一定的流速泵入混合器中,使之与柱流出物迅速而又均匀地混合产生化学发光,通过光电倍增管将光信号变成电信号,就可进行检测。常用的化学发光剂见表 4-1。

表 4-1 化学发光检测器中常用的化学发光剂

待测物	化学发光体系	待测物	化学发光体系
多环芳烃	TCPO*	羧酸,伯、仲胺	ABEI***
儿茶酚胺	TCPO 或草酸盐-过氧化物	丹磺氨酸	草酸盐-过氧化物
氨基酸	TCPO,DNPO** 或鲁米诺	胆碱、乙酰胆碱	固化酶-TCPO
蛋白质	鲁米诺	氮杂环	氧-臭氧
抗坏血酸	光泽精	氮族杂环、肼类	氧-臭氧
肌酸激酶	荧光素酶	叠氮化物	氧-臭氧
叶绿素	次氯酸钠-过氧化物	硫化物	氧-臭氧

* TCPO 2,4,6-三氯苯基草酸酯;** DNPO 双(2,4-二硝基苯基)草酸酯;*** ABEI N-(4-氨丁基)-N-乙基异鲁米诺。

(6)质谱检测器:质谱(mass spectrometric detector,MSD)作为 HPLC 的检测器,具有高灵敏度和高选择性的优势。目前,LC-MS、LC-MS/MS 已成为体内药物分析的最有效工具。有关液-质联用原理详见本章第二节。

5.数据处理和计算机控制系统

现代 HPLC 的重要特征是仪器的全面自动化,仪器的每个模块都可以由计算机来控制。如输液系统中流速的控制,在多元溶剂系统中控制溶剂间的比例及混合,在梯度洗脱中控制溶剂比例或流速变化;在进样系统中,计算机能按要求控制进样器定位定量进样;在检测系统中,计算机能使检测器的信噪比达到最大,控制程序改变紫外检测器的波长、响应速度、量程、自动调零和光谱扫描。

计算机系统的另一应用是采集和分析色谱数据。它能对来自检测器的原始数据进行分析处理,给出所需的信息。如二极管阵列检测器的计算机软件可进行三维谱图、光谱图、色谱图、比例谱图、峰纯度检查和谱图搜寻等工作。数据处理系统能进行峰宽、峰高、峰面积、对称因子、容量因子、选择性因子、柱效、分离度、信噪比等色谱参数的计算。色谱工作站是集成所有数据处理和计算机控制系统的软件,不同仪器厂商均有自己的色谱工作站软件。

4.1.2 色谱分离条件的选择

1.固定相选择和使用注意事项

(1)固定相选择:固定相的选择可依据被测物的极性、分子量、离子化特性进行选择。分离中等极性和极性较强的化合物可选择极性键合相。氰基键合相对双键异构体或含双键数不等的环状化合物的分离有较好的选择性。氨基键合相具有较强的氢键结合能力,对某些多官能团化合物如甾体、强心苷等有较好的分离能力;氨基键合相上的氨基与糖类分子中的羟基产生选择性相互作用,故被广泛用于糖类的分析,但它不能用于分离羰基化合物,如甾酮、还原糖等,因为它们之间会发生反应生成 Schiff 碱;二醇基键合相适用于分离有机酸、甾体和蛋白质;分离非极性和极性较弱的化合物可选择非极性键合相。利用特殊的反相色谱技术,例如反相离子抑制技术和反相离子对色谱法等,非极性键合相也可用于分离离子型或可离子化的化合物。ODS 是应用最为广泛的非极性键合相,它对各种类型的化合物都有很强的适应能力;短链烷基键合相能用于极性化合物的分离,而苯基键合相适用于分离芳香化合物。

(2)色谱柱使用与维护:色谱柱的正确使用和维护十分重要,稍有不慎就会降低柱效、缩短使用寿命甚至损坏。在色谱操作过程中,需要注意下列问题:①避免压力和温度的急剧变化及任何机械震动。温度的突然变化或者使色谱柱从高处掉下都会影响柱内的填充状况;柱压的突然升高或降低也会冲动柱内填料,因此在调节流速时应该缓慢进行。②新柱、久置不用或停用数天后最使用时,应先用甲醇以低流速冲洗一定时间,然后再换上分析用流动相。否则直接用流动相,会使柱效下降。③不要频繁更换流动相组成,尤其是酸碱性差异较大的流动相的变更,这样会加速柱效降低。在流动相选择时应采用逐渐变更的方法,选择适宜的流动相组成及pH 值。④使用含有酸、碱、盐成分的流动相,每天实验完毕后应先用不含酸、碱、盐的流动相(或 5%～10%甲醇溶液)冲洗(至少 20～30 倍柱体积的量,常规分析柱需 50～80mL)色谱柱,以除去残留的酸、碱、盐成分(严禁将酸、碱、缓冲液留在柱内静置过夜或更长时间)。然后再用强溶剂(如甲醇)冲洗色谱柱,清除保留在柱内的杂质。如此冲洗后的色谱柱内保留有甲醇,当第二天使用时,应先用不含酸、碱、盐的流动相冲洗一定时间后再换上分析用流动相,以避免色谱柱内盐晶体析出。注意一般反相色谱柱不宜用 100%水冲洗,否则 C_{18} 链会随机卷曲,导致组分保留值变化,使色谱系统不稳定。⑤为保护色谱柱,有时可在进样器前面连接一预柱(分析柱是键合硅胶时,可用硅胶为预柱),使流动相在进入分析柱之前预先被硅胶"饱和",避免分析柱中的硅胶基质被流动相溶解。⑥色谱柱管套上均有箭头表示流路方向,一般色谱柱不宜反冲,否则会迅速降低柱效。⑦色谱柱保存时,应用甲醇或其他适宜溶剂冲洗后从柱架上卸下,两端用密封螺帽拧紧,以防止柱内溶剂挥发干燥。装在 HPLC 仪上柱子如不经常使用,应每隔 4～5d 开机冲洗 15min。

2.流动相选择

从分离方程式可知,HPLC 法中流动相的选择对分离的影响具有重要的作用。

$$R=\frac{\sqrt{n}}{4}\cdot\frac{\alpha-1}{\alpha}\cdot\frac{k_2}{1+k_2}$$

上式中,R 代表分离度,n 代表理论板数,α 代表分离因子,k_2 代表色谱图上相邻两组分中第二组分的保留因子。其中,α 主要受流动相种类的影响,k_2 受流动相中溶剂配比的影响。n,α 和 k_2 与 R 的相关性见图 4-6,从图中可以看出分离因子 α 对分离度的影响较大,因此,选择合适的流动相对提高分离度具有重要的作用。

反相色谱流动相的选择,主要考虑有机相种类与比例、流动相 pH 值和离子强度(缓冲液浓度)。表 4-2 和表 4-3 是 HPLC 流动相中常用的有机溶剂的强度因子和紫外截止波长以及常用的缓冲液种类和缓冲范围。

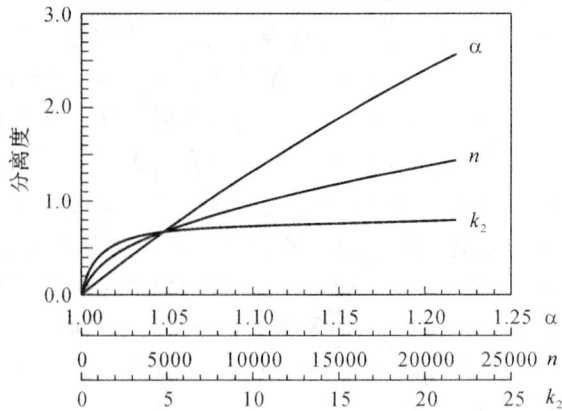

图 4-6　HPLC 中分离度与 n，α 和 k_2 的相关性

表 4-2　HPLC 常用溶剂的强度因子和 UV 截止波长（nm）

溶剂	水	甲醇	乙腈	丙酮	乙醇	异丙醇	四氢呋喃
强度因子	0	3.0	3.2	3.4	3.6	4.2	4.5
截止波长	200	205	190	330	205	205	225

表 4-3　HPLC 常用缓冲液的缓冲范围和 UV 截止波长（nm）

缓冲液	pK_a 值	缓冲范围	UV 截止波长
三氟乙酸	0.3	1.5～2.5	210nm（0.1％）
乙酸/乙酸钾	4.8	3.8～5.8	210nm（10mmol）
Tris HCl/Tris	8.3	7.3～9.3	205nm（10mmol）
氯化铵/氨	9.2	8.2～10.2	200 nm（10mmol）
磷酸/磷酸二氢钾或	2.1	<3.1	<200nm（10mmol）
磷酸氢二钾	7.2	6.2～8.2	
	12.3	11.3～13.3	
碳酸氢钾/碳酸钾	6.4	5.4～7.4	< 200nm（10mmol）
	10.3	（用醋酸或磷酸调节）	
Bis-Tris HCl/Bis-Tris	6.8	5.8～7.8	215nm（10mmol）
	9.0	8.0～10.0	
柠檬酸/柠檬酸三钾	3.1	2.1～6.4	230nm（10mmol）
	4.7		
	5.4		
甲酸/甲酸钾	3.8	2.8～4.8	210 nm（10mmol）
1-甲基哌啶 HCl/1-甲基哌啶	10.1	9.1～11.1	215nm（10mmol）
三乙胺 HCl/三乙胺	11.0	10.0～12.1	<200nm（10mmol）

　　（1）有机相种类及其强度的选择：反相色谱中常用的有机相包括甲醇、乙腈和四氢呋喃，三者洗脱强度如下：100％甲醇的洗脱强度约相当于 89％的乙腈-水或 66％的四氢呋喃-水的洗脱强度。为快速找到适宜的有机相与水相的比例，一般先用强溶剂（如 100％甲醇或 90％乙

腈)洗脱一定时间(约 30min),以保证非极性强保留成分完全被洗脱,然后以 10% 的比例递减有机相比例,根据经验规律(称为 3 的规律),有机相降低 10%,容量因子 k 值增加约 3 倍;或采用梯度洗脱(5%→100%有机相)进行首次实验。然后根据组分的保留时间和色谱峰形状与分离情况调整有机相种类和比例。

(2)流动相 pH 值的选择:采用反相色谱法分离弱酸性($3 \leqslant pK_a \leqslant 7$)或弱碱性($7 \leqslant pK_a \leqslant 8$)药物时,通过调节流动相的 pH 值,可抑制样品组分的解离,增加组分在固定相上的保留,并改善峰形,此技术即反相离子抑制技术。对于离子化合物,物质的保留随 pH 值变化显著。通常中性化合物不受 pH 值影响,酸、碱性化合物在不同 pH 范围变化不同。因此,为保持色谱系统稳定,控制流动相 pH 值很重要。对于酸碱性药物,要开发一个耐用的方法,需要在不同 pH 点评价分离情况,即在保持其他条件不变的情况下测定不同 pH 条件下的分离情况。例如,某一弱碱性药物($pK_a = 4$)在不同流动相 pH 下的保留情况见图 4-7。

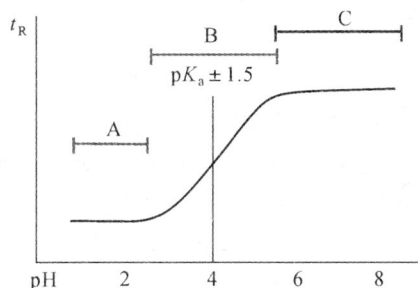

图 4-7　某一弱碱性药物($pK_a = 4$)在不同 pH 下的保留情况

pH 值的选择从低 pH 值开始,由图可知,在 A 区域,RP-HPLC 柱的硅醇基质子化,不带负电,碱性化合物不发生拖尾。在低 pH 值条件下,碱性物质带电,保留时间短,而酸性物质主要以分子形式存在,保留时间长;在 B 区域,随分析物不同而不同,当 pH 值在 4~6 范围时,硅醇基去质子化,引起碱性化合物拖尾,需添加三乙胺、磷酸缓冲盐等来克服此现象,或更换适宜色谱柱。在 C 区域,碱性化合物以分子形式存在,保留时间较长,复杂的碱性化合物混合物易在高 pH 值下得以分离。由上可知,欲建立一个耐用的方法,不能在接近分析物的 pK_a 条件下建立方法,以免 pH 值的微小变化而导致保留时间剧烈变化。通常流动相的 pH 至少与被测物 pK_a 相差 1 个 pH 单位,同时应选择合适的缓冲液。

(3)离子强度选择:分析弱酸、弱碱样品时,通常在流动相的水相中添加 10~50mmol/L 磷酸盐或其他适宜的缓冲液。在分离度、柱效满足要求的前提下,尽量采用较低浓度的缓冲液(10~20mmol/L),尤其在有机相比例较高的情况下,以保护色谱柱。当流动相中缓冲液浓度较高或有机相比例较高时,选择甲醇比乙腈更可取,因前者对缓冲盐的溶解度较后者大。同时为获得稳定的结果,应始终采用相同的方法配制流动相,包括用相同方法配制缓冲液、调节 pH 值,避免调节过头再往回调。特别应注意:缓冲液浓度和 pH 值是由流动相的水相部分测得的,不要将水相与有机相混合后测定。

4.1.3　体内药物分析中定量方法

1.外标法

当样品的预处理比较简单,进样准确度较高时,可直接用外标法定量。采用外标法定量时,一般一批样品的处理同时应制备标准系列溶液,用至少六个浓度水平建立标准曲线,以峰面积(或峰高)对生物样品中标准液浓度作图,获得回归曲线,并利用此回归曲线计算样品中药物浓度。采用外标法定量需特别注意的是:样品预处理过程中对标样和待测样品的操作平行性问题,如加入的溶剂量、提取振摇时间等。另外,当样品量较多时,要特别注意待测样品在等待测定过程中溶剂的挥发。

2. 内标法

内标法是生物样品中药物和代谢物定量最常用的方法。生物样品一般基质较为复杂,常需要进行预处理去除蛋白、盐、色素等物质的干扰。在样品的测定过程中常选择与被测物相似的化合物作为内标,然后进行处理分析。以被测药物与内标响应值之比(常为峰面积之比)代替药物响应值,对生物样品中被测物的浓度或质量进行回归,建立标准曲线。此方法的优点是可以降低操作误差、仪器误差等,提高分析的精密度和准确度。

4.1.4 超高效液相色谱

超高效液相色谱(ultra-high performance liquid chromatography, UHPLC)是借助了HPLC的理论及原理,集新型耐压小颗粒填料、新型超高压输液泵、低系统体积及高速检测器等为一体的一项新技术。其固定相颗粒粒径(约 $1.7\mu m$)要明显低于普通 HPLC 固定相的粒径($5\mu m$),系统的耐压能力(15000 psi)要显著高于普通 HPLC(6000 psi)。UHPLC 具有灵敏、快速,高分离效率等优点,在体内药物分析,药物代谢研究、药物代谢组学研究等领域受到越来越广泛的青睐。

1. 超高效原理

由范第姆特(Van Deemter)曲线(图 4-8)可以得到以下几点启示:颗粒度越小柱效越高;②不同的颗粒度有各自最佳的流速;③越小的颗粒度其最高柱效点越向高流速(线速度)方向移动,而且有更宽的线速度范围。所以降低颗粒度不但能提高柱效,同时还能提高分析速度。但是,需要注意的是使用更高的流速会受到色谱柱填料耐压及仪器耐压的限制。反之,如果不用最佳流速,小颗粒度填料的高柱效就无法体现。因此,要根据固定相的粒径和色谱柱的内径

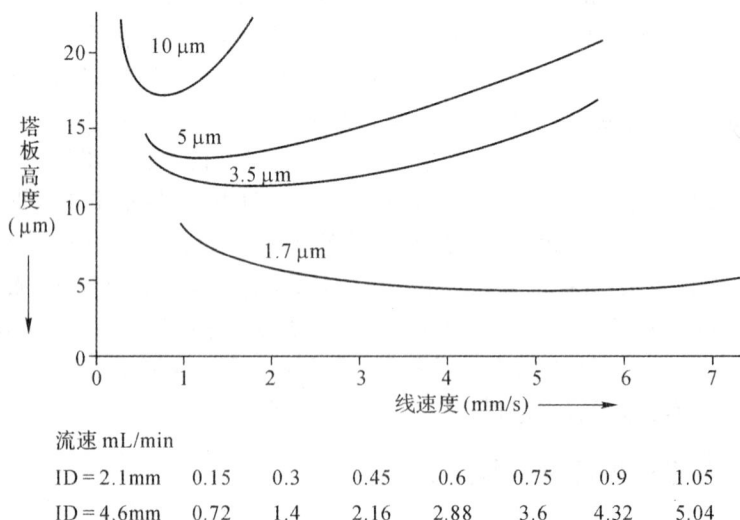

流速 mL/min							
ID = 2.1mm	0.15	0.3	0.45	0.6	0.75	0.9	1.05
ID = 4.6mm	0.72	1.4	2.16	2.88	3.6	4.32	5.04

图 4-8　Van Deemter 曲线

选择合适的流动相流速,以期获得最佳的线速度,降低塔板高度,提高分离度。

2. UHPLC 的特点

(1)高分辨率:根据液相色谱的分离方程式,R 正比于柱效的平方根;而根据范第姆特色谱理论,柱效反比于系统固定相粒度大小。超高效液相色谱系统采用的固定相粒度能达到 $1.7\,\mu m$,其分离效能将比 $5\,\mu m$ 粒度系统高 70%,而比 $3.5\,\mu m$ 高 40%。图 4-9 列出了同一个样品采用同样的流动相条件,在 HPLC 和 UHPLC 中分离得到的峰数和峰容量,表明了 UHPLC 在分离度上的明显优势。

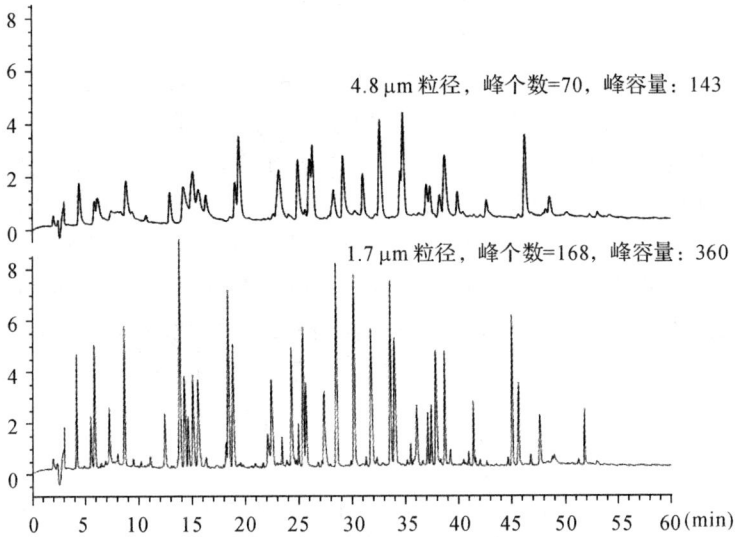

图 4-9　两种粒径固定相上峰容量的比较

(2)高速度:在不影响分离度的情况下,小粒径固定相能提供更高的分析速度,减少色谱柱长度。根据 Van Deemter 色谱理论,相对于 $5\,\mu m$ 粒径,应用 $1.7\,\mu m$ 粒径的固定相,在不影响柱效的情况下,柱长可以立方级减少,而且可以在 3 倍的流速下运行,在分离度相同的情况下,分离速度提高了 9 倍。

(3)高灵敏度:过去对于提高灵敏度的研究大都集中于检测器上,其实运用 UHPLC 也能提高分析灵敏度。由于柱效增加使峰宽更窄,色谱峰增高,同时,应用短柱,保留时间提前,使色谱峰增高。因此,使用 $1.7\,\mu m$ 粒径的 UHPLC 系统比用 $5\,\mu m$ 和 $3.5\,\mu m$ 的 HPLC 系统的灵敏度高出 $2\sim3$ 倍。

图 4-10 列出了同一个样品在两种不同粒径的固定相上,其分离度和分析时间的差异。结果表明,采用粒径小的固定相可以显著降低分析时间,同时能显著提高灵敏度。

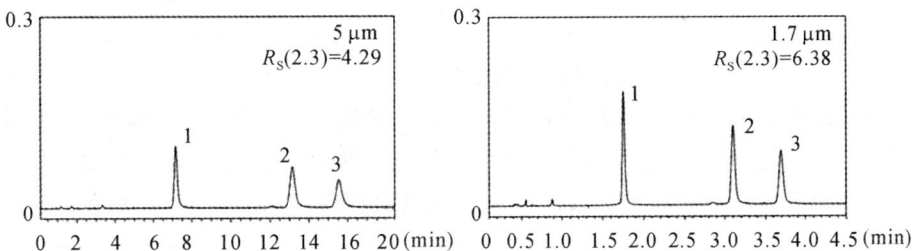

图 4-10　两种粒径固定相上分离情况比较

4.1.5　高效制备液相色谱

分离和制备纯样品组分是现代药物分析中的重要内容之一,如从生物样品中分离制备代谢产物用于结构确证和作为标准品等。高效制备液相色谱(high performance preparative chromatography,HPPC)是分离制备和纯化的有效手段,它具有快速、高效的特点。

高效制备液相色谱与 HPLC 的分离原理相同,不同的是色谱柱的可进样量。按样品的进样量,可将 HPPC 分为半制备或小规模制备型(≤100mg)、制备型(0.1~100g)及大规模制备型(≥100g)三种类型。实验室常见的为半制备和制备型 HPPC。色谱柱的内径为 10~40mm,柱长为 10~30cm,填料的粒径常为 10~40μm。

制备色谱并非分析色谱的简单放大,分析色谱主要是对目标产物进行定性和定量分析;而在制备色谱中,目标产物的纯度、产量、生产周期、运行成本等成为主要的考虑因素。因此,两种色谱在操作参数,包括色谱柱尺寸、填料、流量、操作压力、进样量、产品纯度、产品回收率、色谱分离效果等的优化上有较大的差别。目前,主要通过线性放大的原理优化从分析到制备过程的操作参数。通常假设分析色谱系统和制备色谱系统的化学性质、传质过程都保持不变,分析型液相色谱的进样量、流量、收集体积等乘以线性放大系数便可得制备型液相色谱的相应参数。线性放大系数即为制备色谱柱和分析色谱柱的截面积之比与柱长之比的乘积。例如,制备液相的进样量计算公式为:

$$Q_2 = Q_1 \cdot \left(\frac{r_2}{r_1}\right)^2 \cdot \frac{L_2}{L_1}$$

其中,Q_1、r_1、L_1 分别为分析型液相色谱的进样量、色谱柱半径和柱长;Q_2、r_2、L_2 分别为制备型液相色谱的进样量、色谱柱半径和柱长。高效制备液相色谱的流动相常采用等强度洗脱,溶剂的纯度要高,且易挥发。如果要使样品保留时间与 HPLC 的保留时间相同,则需要增大流动相的流量。当柱长相同时,一般原则为流量之比是柱内径之比的平方。

利用线性放大方法优化分析型色谱的操作参数,直接将其应用到直径更大的制备型色谱柱,不仅可大大节约溶剂消耗,缩短整个方法开发过程的时间,且可减少样品损失,实现最有效、最快速的分离效果。

HPPC 中样品的收集是通过手动或自动馏分收集器进行的。馏分收集器分为定时和定体积两种类型,常用的为定时收集。制备液相的色谱图常有两个峰重叠的现象,这时要选择合适的收集时间,使获得的组分具有较高的纯度。对峰重叠部分的样品,可以通过重新进样的方式进一步收集纯化。

4.1.6　应用示例

示例一　高效液相色谱荧光检测法测定人血浆中 9-氨基喜树碱的浓度

9-硝基喜树碱(9-nitrocamptothecin)为拓扑异构酶 I 抑制剂,9-氨基喜树碱(9-aminocamptothecin)为 9-硝基喜树碱进入机体后的主要代谢产物之一。两者均具有显著的抗肿瘤活性。9-硝基喜树碱荧光吸收较弱,而 9-氨基喜树碱具有较强的荧光吸收,与紫外检测法相比,采用荧光检测法检测血浆中代谢物 9-氨基喜树碱浓度可获得较好的灵敏度。阎昭等建立了测定血浆中 9-氨基喜树碱的高效液相色谱荧光检测法,并应用于 9-氨基喜树碱在人体的药代动力学研究。

（1）色谱条件：Kromasil C_{18} 柱（250mm×4.6mm，5μm），柱温 30℃；荧光检测：λ_{ex}366nm，λ_{em}456nm；流动相为甲醇-磷酸盐缓冲液（48∶52，pH2.5）；流速 1.0mL/min；进样量 50μL。

（2）溶液配制：9-氨基喜树碱对照品溶液：精密称取 9-氨基喜树碱对照品 5mg 置 50mL 棕色量瓶中，取少量 DMSO 使 9-氨基喜树碱对照品全部溶解，用甲醇定容至 50mL，加磷酸酸化调 pH 至 2.5。内标溶液：精密称定喜树碱对照品 5mg，置于 50mL 棕色量瓶中，取少量 DMSO 溶解，用甲醇定容 50mL，加磷酸酸化调 pH 至 2.5。

（3）血浆样品的处理：取固相萃取小柱，用 4mL 甲醇活化，4mL 磷酸盐缓冲液（pH2.5）洗涤 2 次，备用。取 1.0mL 血浆置离心管中，分别加入 85％磷酸 50μL 和 100ng/mL 内标工作液 50μL，600r/min 离心 10min，缓慢通过处理好的固相萃取小柱，用 1mL 去离子水洗去水溶性杂质，再以乙腈（pH 2.5）3mL 洗脱。洗脱液用 N_2 流（30℃水浴）吹干，用 100μL 流动相溶解残渣，600r/min 离心 10min，取上清液 50μL 进样检测。

（4）方法学研究结果：在上述色谱条件下，测得 9-氨基喜树碱和内标的保留时间分别为 10.2min 和 24.8min，空白血浆中内源性物质不干扰测定（图 4-11）。9-氨基喜树碱浓度在 0.5～100ng/mL 范围内线性关系良好；定量限为 0.5ng/mL；低、中、高三种浓度的平均提取回收率分别为 95.9％±3.2％，92.4％±3.8％，90.8％±3.5％；方法回收率为 96.8％～102.5％；日内、日间精密度小于 7.5％。稳定性试验结果表明 9-氨基喜树碱血样冷冻 60d 稳定性良好。

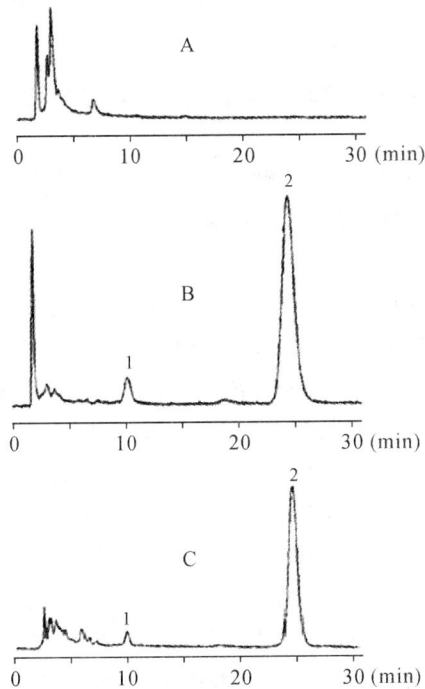

图 4-11　人血浆中 9-氨基喜树碱的色谱图

A 空白血浆；B 质控样品（含 9-氨基喜树碱 20ng/mL，喜树碱 5ng/mL）；C 受试者给予
1.5mg 9-硝基喜树碱后 2h 的血浆样品。1 号峰为 9-氨基喜树碱；2 号峰为内标。

（5）药动学研究结果：8 名恶性肿瘤患者，单剂量口服 9-硝基喜树碱胶囊 1.5mg，分别于给药前 15min 及服药后 0.5，1，2，3，4，5，6，8，12，24，36h 抽取锁骨下静脉血 5mL，置肝素

化离心管内,600r/min 离心 10min,立刻分离上层血浆,采用高效液相紫外检测法测定血浆中
9-硝基喜树碱浓度,采用高效液相荧光检测法测定血浆中 9-氨基喜树碱浓度,绘制平均血药浓
度-时间曲线,结果见图 4-12,并采用 DAS 2.1 软件进行分析和计算。9-氨基喜树碱的主要药
动学参数为 $C_{\max}$(10.72±6.58)μg/L, $AUC_{0\sim t}$(88.71±39.51)μg/L·h^{-1}, $T_{\max}$(3.63 ±
0.92)h。

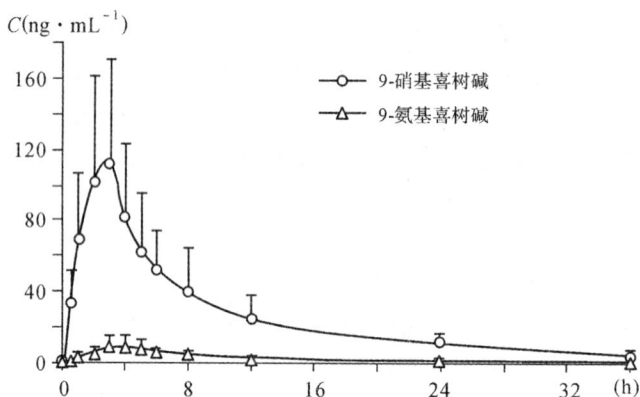

图 4-12　8 名恶性肿瘤患者单剂量口服 9-硝基喜树碱后血浆中 9-硝基喜树碱和 9-氨基喜
树碱的血药浓度-时间曲线

示例二　高效液相色谱法测定贯叶连翘提取物中金丝桃素在小鼠体内的组织分布及药动学研究

张继敏等采用高效液相色谱-荧光检测法,通过静脉注射和灌胃 2 种给药途径,对贯叶连
翘(*Hypericum perforatum*)提取物中金丝桃素(hypericin)在小鼠体内的药动学和组织分布
情况作了初步探讨。

(1)色谱条件:YMG C_{18} 柱(4.6mm×250mm,5μm),柱温 35℃;甲醇-四氢呋喃-0.1mol/L
磷酸盐缓冲液(45∶30∶25)为流动相,流速 1.0mL/min;荧光检测:λ_{ex}315nm,λ_{em}590nm。

(2)样品处理:取小鼠空白血浆 100μL,精密加入 10μg/mL 金丝桃素标准液 100μL,加入
乙腈 500μL,涡旋 1min 后以 6000r/min 离心 10min,吸取上层有机相,微孔滤膜过滤后,取
20μL 进样分析。另取小鼠空白血浆 100μL,精密加入贯叶连翘提取物水溶液 100μL,加入乙
腈 500μL,涡旋 1min 后以 6000r/min 离心 10min,吸取上层有机相,微孔滤膜过滤后,取 20μL
进样分析。小鼠空白血浆同法操作。取小鼠心、肝、脾、肺、肾及脑组织样品,分别精密称质量,
加生理盐水制成组织匀浆,取 100μL 组织匀浆,处理方法同血浆。

(3)金丝桃素在小鼠体内的分布和药动学分析:选取体重(25±5)g 的健康成熟昆明小鼠
132 只,雌雄各半,随机分成 22 组,每组 6 只,其中 11 组按相当于 0.36mg/kg(以金丝桃素计)
剂量给予贯叶连翘提取物灌胃,另 11 组按同等剂量给予小鼠尾静脉注射。分别于给药后 1、
5、10、20、30、40、60、90、120、180、240min 时采眼球血,置肝素化试管中,4000r/min 离心
10min,分离血浆,按样品处理方法操作。并取小鼠心、肝、脾、肺、肾、脑等组织,定量称取各组
织,按样品处理方法操作,在上述色谱条件下测定。用 3P97 药动学软件对 2 种给药途径所得
结果进行处理。

（4）方法学研究结果：测得金丝桃素的保留时间为 17min，在选定的测定条件下，各生物样品中内源性物质不干扰测定（图 4-13）。金丝桃素的线性范围见表 4-4，各浓度血浆和组织样品的日内 $RSD \leqslant 3.9\%$（$n=5$），日间 $RSD \leqslant 4.4\%$（$n=5$），平均回收率 $> 90.5\%$。

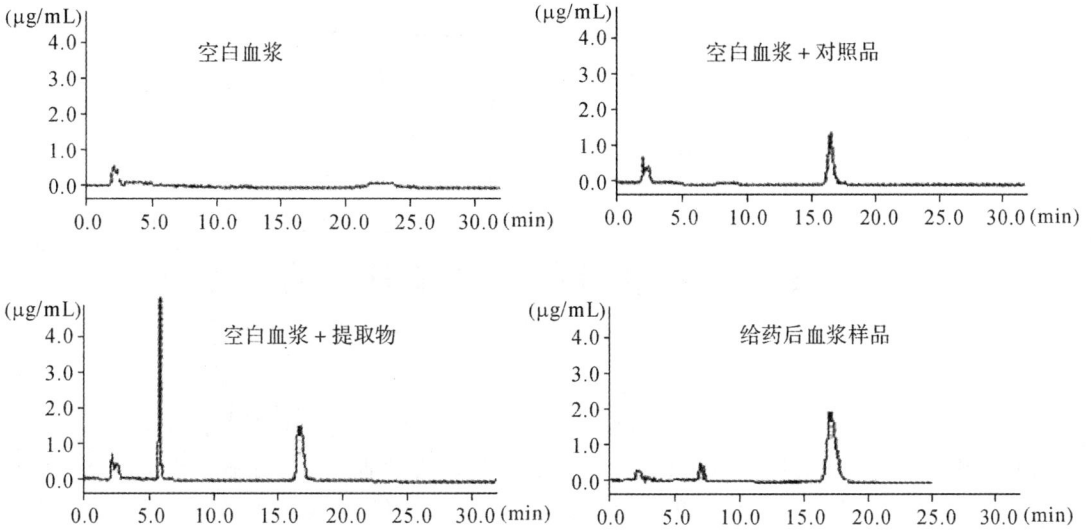

图 4-13 血浆中金丝桃素的 HPLC 图谱

表 4-4　各生物样品中金丝桃素的线性范围与相关系数（r）（$n=6$）

生物样品	线性范围（μg/mL）	回归方程	r
血浆	0.025~10.0	A=38610C−7309.7	$r=0.9991$
心脏	0.125~5.0	A=40750C−5201.5	$r=0.9993$
肝	0.125~5.0	A=39720C−7903.7	$r=0.9997$
脾	0.125~5.0	A=32710C−6560.1	$r=0.9990$
肺	0.125~5.0	A=35218C−7021.3	$r=0.9992$
肾	0.125~5.0	A=31660C−5329.8	$r=0.9991$
脑	0.125~5.0	A=22516C−4476.4	$r=0.9990$

（5）小鼠体内药动学和组织分布：2 种给药途径所得血药浓度-时间曲线见图 4-14。静脉注射后药时曲线呈现双峰，血药浓度在给药 20min 后迅速下降，之后趋于缓和，而灌胃给药无明显峰谷现象，整体药时曲线平缓。由组织分布结果可知，灌胃及静脉注射后金丝桃素在肝脏浓度均较高，且有一定程度的蓄积，在脾、肾、肺及脑中消除迅速，在心脏组织中未检出。

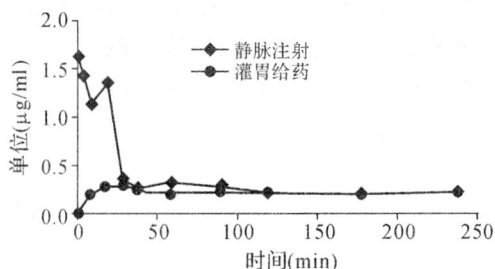

图 4-14　给药后小鼠血浆中金丝桃素的浓度-时间曲线

4.2　液-质联用技术及其应用

液-质联用技术(LC-MS)是上世纪七十年代发展起来的一种将色谱的高分离能力与 MS 的高灵敏度和高选择性融于一体的分析技术,已成为体内药动学研究、代谢物结构鉴定等体内药物分析领域中最强有力的分析工具之一。体内药物动力学研究样品如血浆或血清、尿液、胆汁、粪便等生物样品中的母体药物和代谢产物的浓度往往较低,而且干扰非常严重,因此,采用一般的 HPLC 的方法往往检测灵敏度和专属性不能满足要求。应用 LC-MS 或 LC-MS/MS 联用技术可获得复杂生物样品中单一成分的色谱图,大大提高了方法的专属性。药物发生代谢转化后,一般仅在母体药物的结构基础上进行结构的部分修饰,因此,代谢物与母体药物常有相似的质谱特征离子,据此可进行代谢物的识别,对其结构进行合理推断。飞行时间质谱(TOF)的应用,使得 LC-MS 在化合物结构解释上的作用更加突显出来。飞行时间质谱属于高分辨质谱,可以对化合物进行元素分析,极大地提高了结构解释的能力。

虽然气相色谱-质谱(GC-MS)联用技术比 LC-MS 应用更早,但 GC 对化合物极性和热稳定性有一定的要求。因此,与 GC-MS 相比,LC-MS 具有应用范围广、样品前处理简单等优点。液相色谱分析的流出物是液体,当液体转变成气体时它占有的体积远较其液态时体积大得多。因此,LC-MS 接口技术要比 GC-MS 接口技术复杂、难度也大。

4.2.1　接口技术与离子化方式

在 LC-MS 中,接口(interface)的主要作用:一是将流动相及样品雾化,分离除去大量的流动相分子;二是使样品分子电离。目前 LC-MS 常用的离子化模式主要为:电喷雾离子化、大气压化学离子化、基质辅助激光解吸离子化和电感耦合等离子体离子化等。

1. 电喷雾离子化

电喷雾离子化(electrospray ionization,ESI)是在喷口与金属毛细管之间加上 2～8kV 的高电压,通过电喷雾离子化过程形成气态带电离子。电喷雾离子化过程大致分为带电液滴的形成、溶剂蒸发和液滴碎裂、离子蒸发形成气态离子三个过程。被测物质随着流动相经过喷口时,在形成液滴的同时带上了电荷。随着液滴的蒸发,离子向液滴表面移动,液滴表面的离子密度越来越大,当表面电荷产生的库仑排斥力与液滴表面的张力大致相等时,液滴会发生碎裂,产生更小的液滴,电荷重新分配后,然后再重复上述过程。随着这一过程的不断重复进行,最终形成带电气相离子(图 4-15)。此过程中,流动相从液态变为气态,通过真空泵将生成的气体抽去。生成的带电气相离子则通过分离器引入到质量分析器。

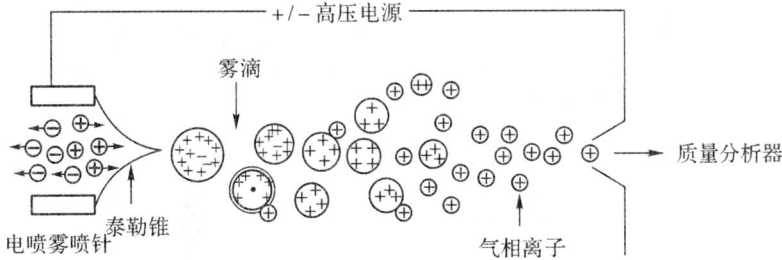

图 4-15　电喷雾离子化示意图

　　ESI 离子化过程受多种因素的影响,如去溶剂程度、喷雾状态、离子化程度等。流动相的流速和组成对去溶剂程度和喷雾状态有直接的影响。一般来说,流动相的流速应低于 0.5mL/min,当流动相中水相的含量较大时,流速则应更低。部分色谱仪配备分流装置来解决色谱的分离速度和 ESI 源离子化的矛盾。低流速有利于产生细雾滴,有利于产生气相离子。由于表面活性高的离子优先转移至雾滴表面,优先转变成气相离子,当待测离子的表面活性低于溶液中其他离子时,待测离子的离子化将受到其他离子的竞争性抑制,故应采用表面活性低的缓冲液、采用低浓度的挥发性酸、碱、缓冲盐,用高纯度溶剂、试剂,样品要进行前处理,除去干扰物。

　　ESI 主要用于中等极性至强极性的化合物的测定,特别是在溶液中能预先形成离子的化合物和可以获得多个质子的大分子。待测物质的离子化程度主要与其在溶液中的离子化状态有关。当采用正离子检测模式时,应尽量使样品中的待测物质成正离子状态,反之,采用负离子检测模式时,尽量使样品中待测物质成负离子状态。因此,当待测成分为碱性物质时,可以通过加入一些挥发性弱酸如甲酸或乙酸,调节流动相的 $pH \approx pK_a - 2$,采用正离子检测模式。当待测成分为酸性物质时,可以通过加氨水,调节流动相的 $pH \approx pK_a + 2$,采用负离子检测模式。三乙胺或二乙胺不适合用于调节流动相的 pH 值。另外,流动相中可以加入醋酸铵或甲酸铵等调节待测物的离子化程度。

　　ESI 电离属于软电离,可以形成准分子离子峰。待测物形成准分子离子峰的种类和强度会随着流动相组成不同而改变,常见的准分子离子峰为$[M+NH_4]^+$、$[M+Na]^+$、$[M+K]^+$、$[M-H]^-$、$[M+Ac]^-$ 等。对生物大分子如蛋白质、肽等,还能产生大量的多电荷离子。当色谱方法确定时,可根据准分子离子峰的强度和稳定性选择合适的测定离子。

2. 大气压化学离子化

　　色谱柱流出物经过喷雾探针中心的毛细管流入,被雾化后形成气溶胶,并在毛细管出口前被加热管剧烈加热气化进入大气压化学离子化源。在加热管端口用电晕放电针进行尖端放电,使溶剂分子电离(图 4-16)形成离子。溶剂离子再与待测物的气态分子反应,生成待测物的准分子离子。大气压化学离子化(atmospheric pressure chemical ionizaticn,APCI)的离子化过程对流动相的组成依赖较小,操作简单,适用于非极性或中等极性的小分子的分析。

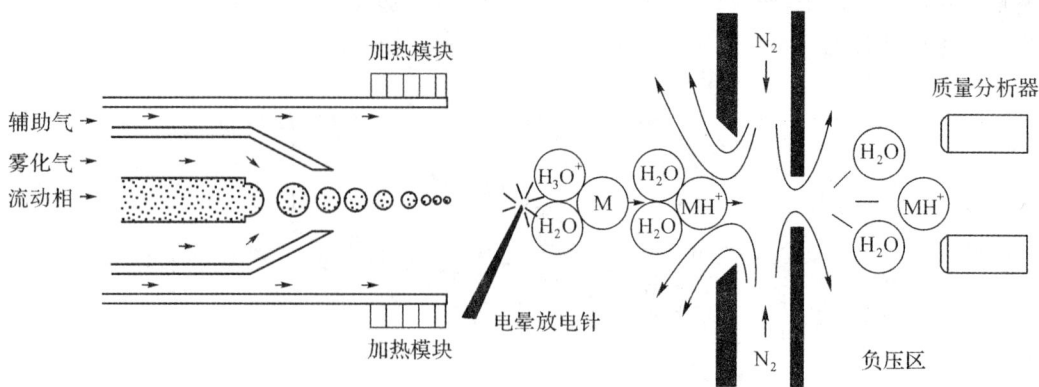

图 4-16　APCI-MS 接口/离子化示意图

3. 基质辅助激光解吸离子化

　　1988 年,德国科学家 KARAS 和 HILLENKAMP 等首次提出基质辅助激光解吸离子化(matrix-assisted laser desorption/ionization,MALDI)技术。MALDI 可用于测定分子量为 $10^2 \sim 10^6$ D 的生物分子,目前已被广泛地用于测量多肽、蛋白质、核酸等生物大分子的分子量以及高分子聚合物的分子量分布。

　　对于热敏感的化合物,如果进行极快速的加热,可以避免其受热分解。MALDI 技术与此原理相似(如图 4-17):即在一个微小的区域内,在极短的时间间隔(ns 数量级)中,激光对靶上待测样品和基质提供高强度脉冲式能量,使其在瞬间完成解吸和电离,且不产生热分解。MALDI 是一种直接气化并使非挥发性样品离子化的质谱离子化方式,但是其离子化机理尚不清楚,存在两种可能性:离子在固态时已形成,激光照射时只是简单的释出;或是由激光引发的离子-分子反应产生的。

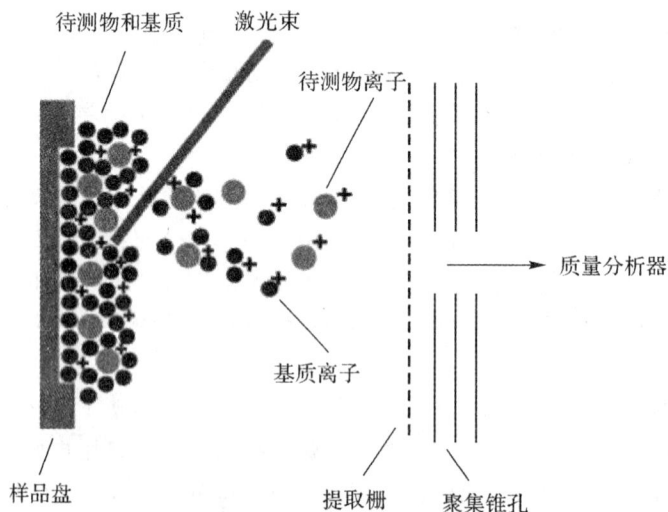

图 4-17　基质辅助激光解吸离子化过程示意图

　　与大气压化学电离、电子轰击电离等其他质谱电离技术相比,MALDI 具有以下特点:

①可电离一些较难电离的样品(特别是生物大分子),得到完整的电离产物,且无明显碎片;②单电荷分子离子峰占多数,质谱图较简单,适合多组分样品的分析;③适用范围广,能耐受一定程度的盐和缓冲液;④对样品处理的要求不严格,甚至可以直接分析未处理过的生物样品,从而简化繁琐的制样过程;⑤灵敏度高。由于 MALDI 分析时激光是以脉冲方式使分子电离,恰好与飞行时间(time of flight,TOF)检测器相匹配,因此,目前 MALDI 常与飞行时间质谱联用。

MALDI 技术采用固体基质分散待测样品。基质是和待测样品共存、吸收入射激光以防止其直接照射致使待测样品被破坏的物质。将待测样品以高稀释比例(基质:样品=10000:1)分散在基质中,基质有效地吸收一定波长的脉冲激光的能量后,均匀地传递给待测样品,使之瞬间气化并离子化。此外,大量的基质使待测样品有效分散,从而减少待测样品分子间的相互作用。基质的选择是 MALDI 分析中最重要的步骤之一,理想的基质一般具有以下性质:在采用的激光波长处有较强的电子吸收,有较好的真空稳定性,较低的蒸气压,以及在固态时和样品有较好的混溶性。基质的选择主要取决于所采用的激光波长,其次是被分析对象的性质。常用的基质有烟酸、2,5-二羟基苯甲酸和介子酸等(见表 4-5)。

表 4-5　MALDI 的常用基质

基质	形态	适用波长(μm)	应用
烟酸	固体	0.266,2.94,10.6	蛋白质
2,5-二羟基苯甲酸	固体	0.266,2.94,10.6	蛋白质
介子酸	固体	0.266,0.377,0.355,2.94,10.6	蛋白质
α-氰基-4-羟基肉桂酸	固体	0.337,0.355	蛋白质
3-羟基吡啶甲酸	固体	0.337,0.355	核酸,配糖体
2-(4-羟基苯偶氮)苯甲酸	固体	0.266,0.337	蛋白质,配糖体
琥珀酸	固体	2.94,10.6	蛋白质,核酸
间硝基苄醇	液体	0.266	蛋白质
甘油	液体	2.94,10.6	蛋白质
邻硝苯基辛基醚	液体	0.266,0.337,0.355	合成高分子

4. 电感耦合等离子体离子化

电感耦合等离子体(inductively coupled plasma,ICP)质谱法(ICP-MS)是以等离子体为离子源的一种质谱型元素分析方法,主要用于进行多种元素的同时测定,并可与其他色谱分离技术联用,进行元素价态分析。

测定时样品由载气(氩气)引入雾化系统进行雾化后,以气溶胶形式进入等离子体中心区,在高温和惰性气体中被去溶剂化、汽化解离和电离,转化成带正电荷的正离子,经离子采集系统进入质谱仪,根据元素质谱峰强度测定样品中相应元素的含量。

进行 ICP-MS 分析时,待测样品一般采用酸类溶剂溶解,包括硝酸、盐酸、过氧化氢、高氯酸、硫酸、氢氟酸,以及混合酸如王水等,纯度应为优级纯。其中硝酸引起的干扰最小,是样品制备的首选酸。所用水应为去离子水(电阻率应不小于 $18M\Omega$)。

4.2.2 质量分析器

质量分析器(mass analyser)是将离子源中形成的离子按质荷比(m/z)大小进行分离的装置。液—质联用仪中常用的质量分析器有四极杆质量分析器、离子阱质量分析器、飞行时间质量分析器、傅里叶变换质量分析器等。

1. 四极杆质量分析器

四极杆质量分析器(quadrupole mass analyzer)主要由四根平行对称放置的圆柱形电极组成,如图4-18所示。当来自离子源的离子束进入圆柱形电极包围的空腔后,受到交、直流叠加电场的作用而波状前进。通过改变交流和直流电的电压或频率,使得只有质荷比在某个范围内的离子,才可能沿轴线作有限振幅的稳定振荡运动,最终到达检测器。其余的离子由于振幅太大,与电极碰撞湮灭。因此,按一定规律改变所加电压或频率,可使不同质荷比的离子依次到达检测器,实现质量扫描。四极杆质量分析器为低分辨率检测器,其检测方式有全扫描(full scan)和选择性离子监测(selected ion monitoring,SIM)。四极杆质量分析器的全扫描模式只能获得分子离子峰的质荷比,即只能获得化合物的分子量,而且不属于高分辨质谱,因此,其定性功能较弱。四极杆质量分析器主要用于定量分析。

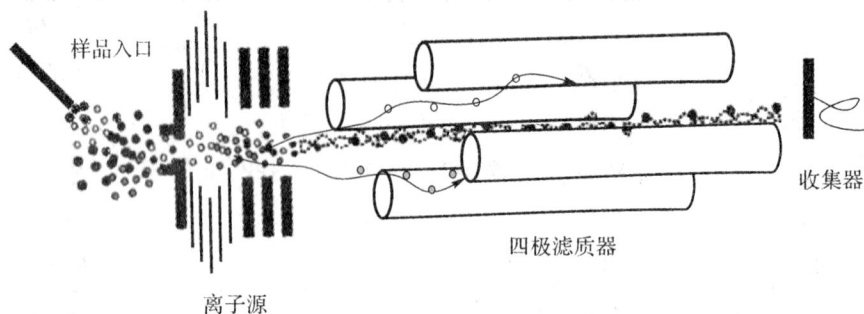

图 4-18 四极杆质量分析器作用原理示意图

2. 离子阱质量分析器

离子阱质量分析器(ion trap mass analyzer,IT)是由两个端电极(end-cap electrode)和一个环电极(ring electrode)组成的三维四极场。离子在离子阱中的运动与四极杆质量分析器相似,在一定幅度内振动的离子可长期存储在离子阱中,而超出此振幅范围的离子会与环电极或端电极碰撞而消亡。通过调节参数,可以使不同质荷比离子按从小到大的顺序由端电极上小孔排出进入检测器而被检出。IT的扫描方式除全扫描和选择离子监测外,还可进行多级质谱扫描。因此,在体内药物分析中,离子阱质量分析器常用于代谢产物等的定性分析。与四极杆质量分析器相比,IT在定量分析中的应用相对较少。

3. 飞行时间质量分析器

飞行时间质量分析器(time of flight mass analyzer,TOF)的基本结构如图4-19所示,主要由加速区和漂移区组成。离子在加速电压V作用下得到动能,则有:

$$\frac{1}{2}mv^2 = eV \text{ 或 } v = \left(\frac{2eV}{m}\right)^{1/2}$$

式中:m 为离子的质量;e 为离子的电荷量;V 为离子加速电压。离子以速度 v 进入自由空间(漂移区),假定离子在漂移区飞行的时间为 T,漂移区长度为 L,则:

$$T = L\left(\frac{m}{2eV}\right)^{1/2}$$

可见,离子在漂移管中飞行的时间与离子质量的平方根成正比。也即,对于能量相同的离子,离子的质量越大,到达接收器所用的时间越长;质量越小,所用时间越短。根据这一原理,可以把不同质量的离子分开。适当增加漂移管的长度可以增加分辨率。飞行时间质谱仪的分辨率可达 20000 以上,最高可检质量超过 300000D,并且具有很高的灵敏度。飞行时间质谱可以获得准确的质量数,进而可以对化合物的分子式进行确证。

TOF 结构简单,便于维护;扫描速度快,适用于研究快速反应过程,有利于与毛细管电泳联用;其对质荷比没有上限,是蛋白质等大分子测定的重要工具。

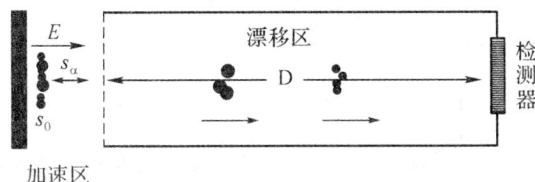

图 4-19　飞行时间质量分析器的结构示意图

4. 串联质谱

串联质谱(MS/MS)是将两组以上的质量分析器串联起来使用,其大大拓宽了质谱的应用范围。通过碰撞轰击可以将母离子逐级打碎,获得化合物特征碎片信息,是未知物结构鉴定和复杂混合物鉴别的有力工具。采用以母离子→子离子离子对(多反应选择监测扫描,MRM)的检测模式,可以显著提高分析的专属性和灵敏度,该检测模式是目前串联质谱应用最多的定量分析方法。图 4-20 为 MS/MS 的示意图。

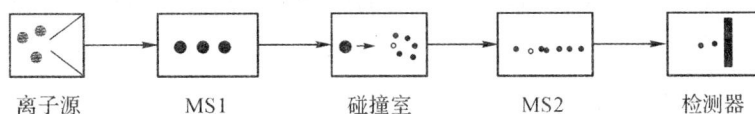

图 4-20　MS/MS 示意图

被测分子在离子源离子化,经 MS-1 质量分析器后,选择一定质荷比(m/z)离子,传送进入碰撞室,这些离子称为母离子(也称前体离子,precursor ion),它们在碰撞室中裂解产生一系列新离子,即子离子(也称产物离子,product ion)。子离子经 MS2 质量分析器后到达检测器被检测,产生相应的质谱图。常见质量分析器的组合方式如下:

(1)离子阱串联质谱仪:离子阱为时间串联的质量分析器,只需一个离子阱质量分析器即可实现多级串联质谱。首先在一级质谱中选择某个离子,碰撞后获得该离子的二级质谱,再从碎片离子中选择某个离子进行再次碰撞,产生三级质谱,如此逐级进行获得多级质谱(MS^n),多级质谱是化合物结构分析的有力手段之一。由于多级离子阱分析时间较长,期间的损失较大且具有不确定性,又由于阱的空间较小,定量的线性范围窄,准确度低,故不适合定量分析测定,主要用于定性分析。

(2)三级四极杆质量分析器(triple stage quadrupole mass analyzer,TQ):该质量分析器由两个四极杆质量分析器通过中间一个碰撞室串联起来。与液相色谱联用后,通常称为 LC-MS/MS。其示意图如 4-21。

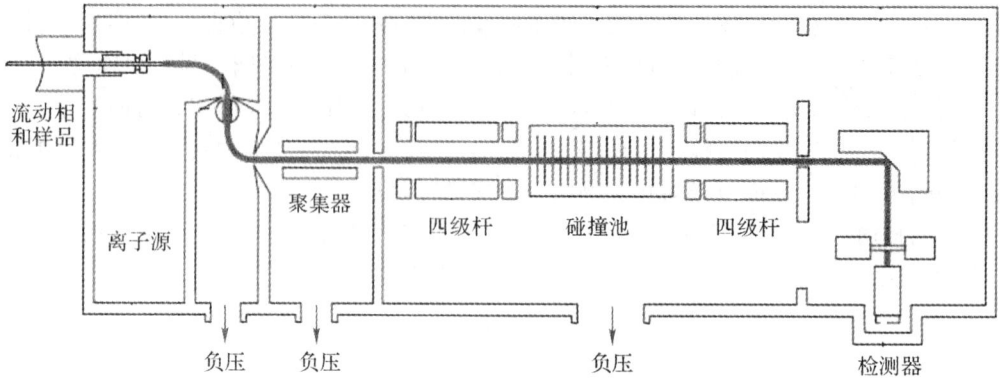

图 4-21　一种 LC-MS/MS 的示意图

三级四极杆质量分析器与单四极杆质量分析器相比,具有更好的选择性和灵敏度,扫描功能强大,不但可进行全扫描、选择离子扫描,还可进行子离子扫描、母离子扫描、中性丢失扫描、多反应选择监测(multiple reaction monitoring,MRM)亦称选择反应监测(select reaction monitoring,SRM)。在定量分析中,多反应选择监测模式与选择性离子模式相比,抗干扰能力更强,是体内药物定量分析的首选方法。在定性分析中,虽然三级四极杆质量分析器具有全扫描和子离子扫描功能,对一些分子特别是代谢产物也有较高的定性功能,但是由于其只能对所选离子进行一次轰击,故对复杂未知化合物的鉴定功能不及离子阱质谱。

(3)杂化类串联质谱仪:为了实现优势互补,常将不同类型的质量分析器串联起来使用。如四极杆-离子阱质量分析器(quadrupole ion-trap,Q-IT),将空间串联、时间串联结合起来,使定性定量功能大大提升。此外还有四极杆-飞行时间质量分析器(Q-TOF)、离子阱-飞行时间质量分析器(IT-TOF)等。

4.2.3　LC-MS 分析中的基质效应

基质来源于生物样品中的内源性组分和样品处理后引入的杂质,常对样品的测定有显著干扰,并影响测定结果的准确性,这些影响和干扰被称为基质效应(matrix effect,ME)。基质效应可影响 LC-MS 或 LC-MS/MS 的检测限(LOD)、定量限(LOQ)、线性、准确度和精密度,对后三者的影响在不使用同位素内标时将更明显。因此,液质联用分析时必须考察基质效应。

1.基质效应的产生机制

LC-MS 中的基质效应是由样品的共流出组分影响电喷雾接口的离子化效率所致,表现为离子增强或抑制作用。实验发现,基质效应由形成带电雾滴时非挥发性的基质组分与样品离子竞争产生,这些非挥发性基质组分将雾滴牢牢吸在一起,阻止其分裂成更小的微滴。根据接口处离子化和离子蒸发过程中的变化情况,这种竞争可能妨碍(离子抑制)或增强(离子增强)所分析目标物离子的形成效能,亦即分析目标物离子的形成效能与进入电喷雾源的基质密切相关。

2.基质效应的来源

基质效应主要来源于生物样品的内源性组分。内源性组分是指生物样品中存在的有机和无机成分,经前处理后仍存在于提取液中。包括离子颗粒物成分(电解质、盐类)、强极性化合物(酚类、色素)和各种有机化合物(糖类、胺类、尿素、脂类、肽类及其分析目标物的同类物及其代谢物)。其中磷脂是最主要的内源性组分,其对电喷雾电离(ESI)和大气压化学电离(APCI)均会产生离子抑制作用,具有表面活性的甘油磷脂酰胆碱是最强的内源性组分。外源性组分在生物样品中不存在,但同样会带来基质效应,其由样品前处理过程引入,包括塑料和聚合物的残留、邻苯二甲酸盐、清洁剂(烷基酚)、离子对试剂、有机酸、缓冲液、SPE 柱材料、流动相等。不同品牌的塑料管中的聚合物或抗凝管中的肝素等也可产生基质效应。另外,APCI 离子化方式比 ESI 对基质效应更敏感。基质效应不但与离子化方式有关,而且与各个仪器厂家的离子源设计也有关。

3. 基质效应的评定

评定基质效应的方法可分为柱后灌注法(post-column infusion method)和提取后添加法(post-extraction spiking method)。其中柱后灌注法能直观地显示基质效应对被测物色谱保留时间的影响范围和影响程度,适合在色谱方法筛选过程中评估基质效应的影响情况,为色谱条件的优化提供信息。而提取后添加法不仅能量化绝对基质效应的程度,也能提供相对基质效应的数据,广泛运用于方法学验证过程。因此,本节重点介绍提取后添加法。

采用提取后添加法,在评定基质效应的同时可考察提取回收率(extraction recovery,ER)和方法过程效率(process efficiency,PE)。方法如下:配制 A、B、C 3 种溶液。其中,A 溶液:由纯溶剂配制的标准品溶液;B 溶液:取空白生物样品,按前处理方法进行处理后添加标准品溶液;C 溶液:取空白生物样品,添加标准品溶液后,按前处理方法进行处理。然后分别取 A、B、C 3 种溶液,同法测定,比较信号峰强度。每种溶液采用低、中、高 3 个浓度点,每个浓度点平行测定 5 份。由溶液 A,B 所得响应值计算基质效应(ME=B/A);溶液 B,C 所得响应值计算提取回收率(ER=C/B);溶液 A、C 所得响应值计算方法过程效率(PE=C/A)。ME 小于100%时表明有离子抑制作用;ME 大于 100%时表明存在离子增强作用,一般 ME 在 85%～115%之间,基质效应可以忽略。以上所得 ME 值称为绝对基质效应(absolute matrix effect),绝对基质效应结果主要影响分析方法的准确度。

由于不同批次(来源)生物样品的基质效应存在差异,因此,在进行基质效应考察时应选取不同个体来源的空白基质进行比较。方法如下:选取至少 6 个不同来源的空白基质,配制不同浓度(每个浓度至少配 5 份)的 A、B 两组溶液,同法测定,计算不同来源的 B/A 值的相对标准差(RSD%),即为相对基质效应(relative matrix effect),其值应小于 15%。相对基质效应的结果直接影响方法的准确度和精密度,较绝对基质效应更为重要。不过需要注意的是如果绝对基质效应影响过大,往往导致精密度不符合要求,因此在方法建立之初,如果条件允许,应尽可能降低绝对基质效应。

4. 基质效应的消除或降低

影响基质效应的因素很多,如样品、样品基质、样品前处理过程、色谱条件、色谱分离效果、流动相和离子化等,故基质效应的消除或降低,首先要有合适的样品前处理方法,其次要有分离良好的液相条件。

(1)样品前处理:改进前处理方法、纯化样品、尽可能地减少最终提取液中的基质成分是最有效的消除基质效应的方法。常用的前处理方法有固相萃取法、液-液萃取法,以及用有机溶剂沉淀蛋白质等方法。一般认为利用有机溶剂蛋白质沉淀法或稀释法处理的样品,其基质效应明显高于固相萃取或液-液萃取方法。但由于其操作简便、重复性好等优点,在体内药物分析中仍是一种常用的方法。在传统液-液萃取方法基础上开发的溶剂诱导相变萃取法,可以显著降低基质效应。

(2)同位素内标:应用同位素内标不但可抵消质谱离子化时的基质效应,还可消除样品前处理过程中的差异。但同位素内标购置困难,且在多个样品同时检测时,由于存在极性差异,即使是同类物的同位素内标也很难抵消基质效应,造成定量结果偏差。因此,应用相对较少。

(3)色谱分离:选择合适的色谱分离条件也可降低基质效应。基质效应主要出现在出峰较早的时间段,因此,调整色谱分离条件,使样品峰有较长的保留时间,避开此段时间内出峰,可降低基质效应。另外,虽然经过一系列前处理,但是生物样品中大量的杂质不可能完全清除干净,当样品量较大时,可能污染离子源从而引起基质抑制。目前一些先进的 LC-MS 都有流动相切换的功能,即可以将溶剂峰位置左右的流出液通过柱切换的方法,使其不通过离子源而直接流出,在样品出峰前将流出液切换到离子源。这种方法在样品量较大时,对保护离子源尤为重要。

此外,在保证灵敏度的情况下,减少进样量,可以适当降低基质效应;利用液相色谱电解质效应(LC-electrolyte effects),在流动相中添加极少量不同的有机酸/碱促进待测物离子化,从而减少基质效应的影响;使用较低的流速(尤其是 ESI 离子源),以降低待测成分与基质成分在电离过程中的竞争,从而减弱基质效应。

(4)质谱分析:基质效应随离子源、离子化模式和仪器的不同而不同。例如对于蛋白质沉淀法处理的某一样品,采用 ESI 有明显的基质效应,但若采用大气压化学离子化(APCI),可能该基质并无影响。另外,大气压光离子化(atmospheric pressure photo ionization,APPI)的机制不同于 APCI 和 ESI,也不会产生相似的基质效应。LC-MS/MS 分析时应采用相同基质的标准物质加以校正,以使结果更准确。

4.2.4 应用示例

示例一 超高压液相色谱-串联四极杆-飞行时间质谱法测定肥胖和正常人血浆代谢物

肥胖已经成为世界上一些国家的突出问题,它与糖尿病和心血管类疾病有很大的相关性。Kim JY 等应用代谢组学方法研究了肥胖者和正常人之间代谢行为的差异,建立了血浆中代谢物的超高压液相色谱-串联四极杆-飞行时间质谱(UPLC-Q-TOF MS)测定方法。

(1)受试者:30～50 岁之间 60 名健康男性志愿者,以身体质量指数(body mass index,BMI)大于或等于 25kg/m² 为肥胖者。测得肥胖组 30 名志愿者的 BMI 在 27～33 之间,正常组 30 名志愿者的 BMI 在 18～23 之间。以上志愿者均无心肺、肾、肝疾病,未服用降糖药、系统性糖皮质激素类药物、减肥药等。

(2)血浆中代谢物的 UPLC-Q-TOF MS 测定法:取 $100\mu L$ 血浆,加入 $800\mu L$ 乙腈,4℃振摇 10min,在 10000r/min 4℃离心 5min。上清液于 $-70℃$ 冻干,并用 10%甲醇溶解,取 $7\mu L$ 进样分析。分析柱为 Acquity UPLC BEH C_{18}(2.1min×50mm, $1.7\mu m$);流动相为 0.1%甲酸水-乙腈,梯度洗脱,流速 0.35mL/min;离子化模式为 ESI⁺,毛细管电压为 2.78kV,样品锥孔电压为 26V,去溶剂气流速为 700L/h,温度为 300℃,离子源温度为 110℃;TOF-MS 的扫描范围为 m/z 50～1000,扫描时间 0.2s;MS/MS 的碰撞能量为 10～30eV。

(3)测定结果:图 4-22 是正常组和肥胖组样品的基峰强度(the base peak intensity,BPI)色谱图。为了说明两组数据最大的分离情况,用偏最小二乘法判别分析(partial least-squares discriminant analysis，PLS-DA)对来自于正常组和肥胖组中 347 种不同变量进行分析。PLS-DA 得分图(图 4-23a)显示了肥胖组和正常组沿 X 轴对应的两个 PLS 变量的分离情况,可见两组分离界限清晰。S-曲线图(图 4-23b)是重量(w*)与 PLS-DA 模型可靠性相关[p(corr)]图,表明每种代谢物在其中都起着作用。

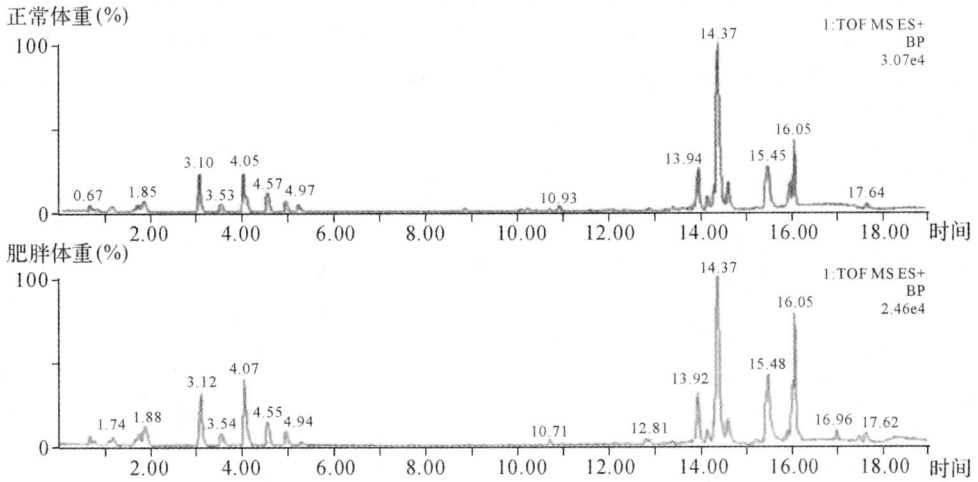

图 4-22 正常组和肥胖组血浆样品的 BPI UPLC-MS 图

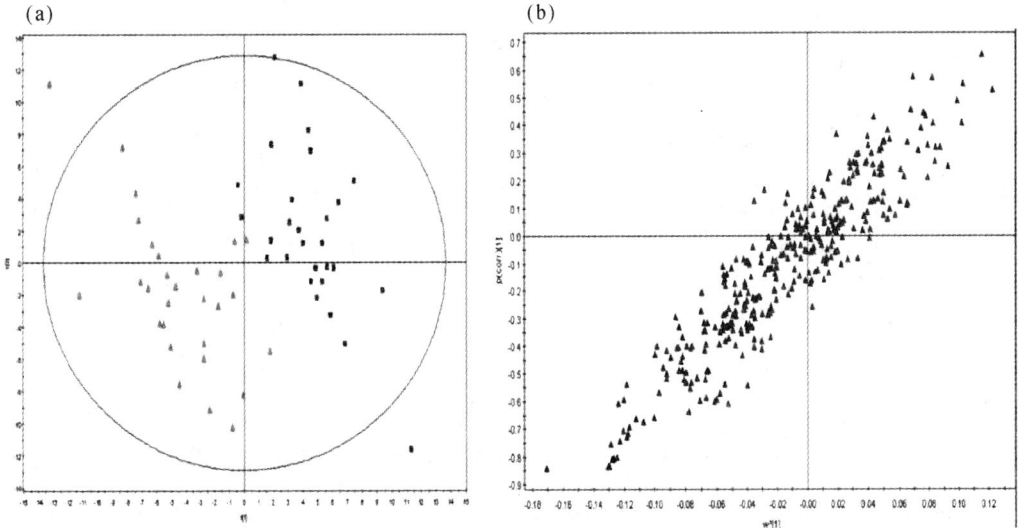

图 4-23 PLS-DA 模型得分图(a)和 S-曲线图(b)
▲肥胖组;■正常组

(4)可能的生物标志物的鉴定:所有的信息由 MarkerLynx 软件进行处理分析。通过搜索 chemspider(www.chemspider.com)、人代谢组数据库(www.hmdb.ca),或/和对照标准品的保留时间和质谱图,确证了 18 种代谢产物。在这 18 种代谢物中,甜菜碱、D-六氢哌啶羧酸、辛基维生素 BT 等 7 种代谢物在肥胖组和正常组中没有明显的差异。L-缬氨酸、L-酪氨酸、L-亮氨酸、酰基(丙-、丁-、己-)肉碱、L-色氨酸、lyso 卵磷脂(C14：0)、lyso 卵磷脂(C18：0)等 9 种代谢物的归一化峰强度,肥胖组明显高于正常组;而 L-肉碱和 lyso 卵磷脂(C18:1)的峰强度,肥胖组低于正常组。

示例二　LC-MS/MS 同时测定人血浆中甲苯磺丁脲、奥美拉唑、咪达唑仑和右美沙芬

甲苯磺丁脲(tolbutamide,TOL)、奥美拉唑(omeprazole,OME)、咪达唑仑(midazolam,MID)和右美沙芬(dextromethorphan,DEX)(结构见图 4-24)分别是细胞色素 P_{450} 2C9、2C19、3A4、2D6 的经典底物,为研究人体内药物-药物相互作用(drug-drug interaction,DDI),Zhang 等采用 LC-MS/MS 建立了同时测定血浆中上述四种探针底物的方法。

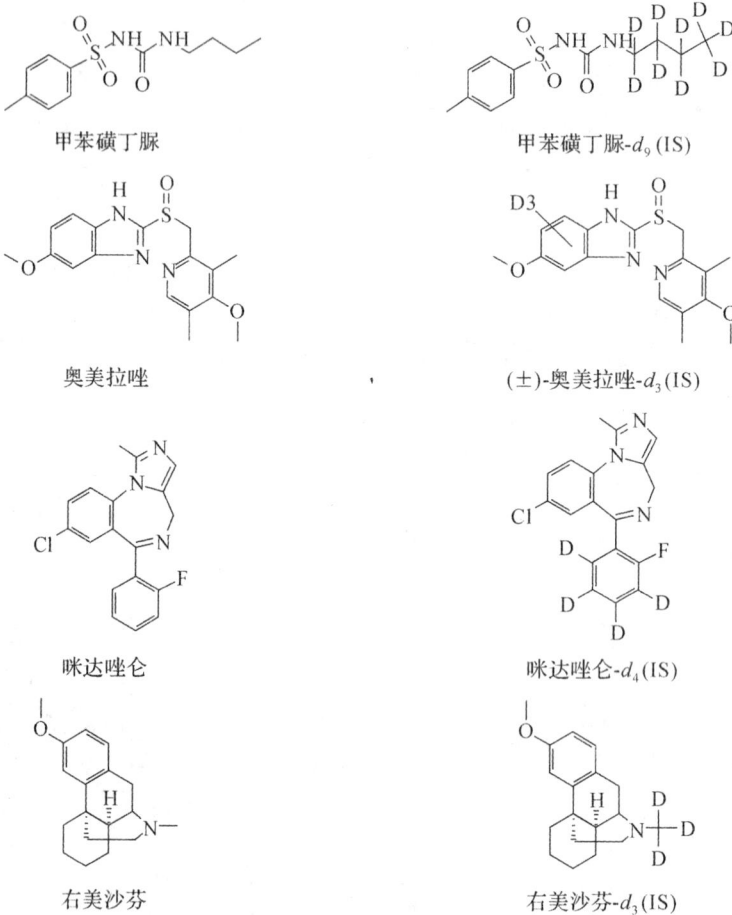

甲苯磺丁脲

甲苯磺丁脲-d_9(IS)

奥美拉唑

(±)-奥美拉唑-d_3(IS)

咪达唑仑

咪达唑仑-d_4(IS)

右美沙芬

右美沙芬-d_3(IS)

图 4-24　甲苯磺丁脲、奥美拉唑、咪达唑仑和右美沙芬及各自同位素内标的结构

(1)色谱和质谱条件:LC-MS/MS 系统包括岛津 HPLC VP 系统串联 PE Sciex API 4000 质谱仪。分析柱为 Hypersil GOLD AQ(50mm×4.6mm,5μm),柱温为室温;流动相为乙腈-甲醇-水(含 10mmol/L 甲酸铵和 0.2% 甲酸)(25:25:50),流速 0.8mL/min;进样体积 50μL。离子喷雾针电压为 5.5kV,涡轮气温度为 650℃,辅助气流为 70,喷雾气、帘气和碰撞气流速分别为 80、24 和 8;去簇电压分别为 66V(TOL)、95V(DEX)、48V(OME)、90V(MID);入口电压分别为 15V(TOL)、9.5V(DEX)、4.8V(OME)、14V(MID);碰撞能量分别为 18.5eV(TOL)、54eV(DEX)、32eV(OME)、40eV(MID)。采用 MRM 检测,检测离子对分别为甲苯磺丁脲 271→172,奥美拉唑 346→198,咪达唑仑 326→291,右美沙芬 272→171,甲苯磺丁脲(d_9)280→172,奥美拉唑(d_3)349→198,咪达唑仑(d_4)330→291,右美沙芬(d_3)275→171。

(2)标准曲线和质控样品配制:取甲苯磺丁脲、右美沙芬和咪达唑仑标准品适量,用甲醇-水(50:50)溶液溶解制成 1mg/mL 的溶液,作为储备液。奥美拉唑以甲醇-水-50%NaOH(含约 0.36%NaCO₃)(50:50:0.2)溶解,配制成 1mg/mL 的溶液,作为储备液。咪达唑仑和右美沙芬溶液进一步用甲醇-水(50:50)溶液稀释成浓度分别为 100μg/mL 和 50μg/mL 的溶液。以上溶液置具塞聚丙烯管中,保存于 2～8℃冰箱内。取上述四种溶液适量,添加到空白血浆中,配制成混合标准系列溶液。TOL/OME/MID/DEX 在各标准溶液中的浓度分别为 50/1/0.1/0.05,100/2/0.2/0.1,500/10/1/0.5,2500/50/5/2.5,5000/100/10/5,20000/400/40/20,40000/800/80/40,50000/1000/100/50ng/mL。测定准确度和精密度用质控样品中 TOL/OME/MID/DEX 的低中高浓度分别为 150/3/0.3/0.15,4000/80/8/4,39000/780/78/39ng/mL;定量下限的浓度为 50/1/0.1/0.05ng/mL;高于曲线的质控样品的浓度为 100000/2000/200/100ng/mL。以上添加的标准液体积均低于血浆体积的 5%,所有标准溶液和质控样品均在－20℃下保存。内标储备液的配制按上述各标准液方法,然后用甲醇稀释成浓度为 10/1/2/2.5(TOL/OME/MID/DEX)ng/mL 的内标工作液。

(3)样品处理:取各血浆样品(包括质控样品、标准溶液和实际血样)50μL,加入 500μL 内标工作液(空白用 500μL 甲醇稀释),涡旋混匀,在 3000r/min 离心 10min。吸取 150μL 上清液,加 10mmol/L (NH₄)₂CO₃ 溶液 150μL,于 3000r/min 离心 5min,取 50μL 进样测定。

(4)结果与讨论

1)色谱质谱条件的选择:本方法需同时测定 4 种探针底物,为了获得快速有效的分离,考察了小于 2 微米粒径柱、整体柱和硅胶亲水柱。结果表明,采用 Hypersil GOLD AQ HPLC 柱,以乙腈-甲醇-水(含 10mmol/L 甲酸铵和 0.2%甲酸)(25:25:50)为流动相时可以获得较好的峰形、拖尾因子、保留时间和柱压。在此条件下,四种探针底物和内标都获得了好的分离,且峰形良好,保留时间分别为甲苯磺丁脲 2.5min;奥美拉唑 1.5min;咪达唑仑 2.1min;右美沙芬 2.2min。

正电压电喷雾离子化对这四种探针底物具有最佳的灵敏度。考虑到 DDI 分析中,对这四种底物的检测灵敏度具有不同的要求,不同底物的质谱参数都进行了优化,以期在一个分析方法中使得每种底物都能获得一个较优的检测条件。

2)专属性、灵敏度和线性范围:取六个不同受试者的空白血浆、添加内标的空白血浆或添加一个被测物成分的空白血浆,照样品处理方法进行处理、分析。结果表明,内源性杂质峰不干扰甲苯磺丁脲、奥美拉唑、咪达唑仑、右美沙芬以及各内标的测定;四种底物与内标峰之间互不干扰;新化学实体(new chemical entity,NCE)与四种底物之间也没有大的干扰。基质效应没有观察到大的批间差异,各分析物均有良好的信噪比。血浆中四种底物的浓度分别在 50～50000ng/mL(TOL),1～1000ng/mL(OME),0.1～100ng/mL(MID) 和 0.05～50ng/mL(DEX)范围内有良好的线性关系(权重因子为浓度平方的倒数＝$1/x^2$)。空白血浆添加定量下限浓度的四种底物及内标的色谱图见图 4-25。

3)精密度和准确度:表 4-6 列出了高、中、低浓度质控样品的精密度和准确度,测得不同浓度质控样品的日内、日间精密度分别小于 6.0%和 6.5%;定量下限批间精密度小于 15.0%,准确度为 95.9%～103.0%。质控样品(TOL/OME/MID/DEX 的浓度为 100000/2000/200/100ng/mL)用空白血浆稀释 20 倍后测得准确度为 92.2%～106.9%,RSD<3.0%。以上结果表明该方法的精密度和准确度都符合测定要求。

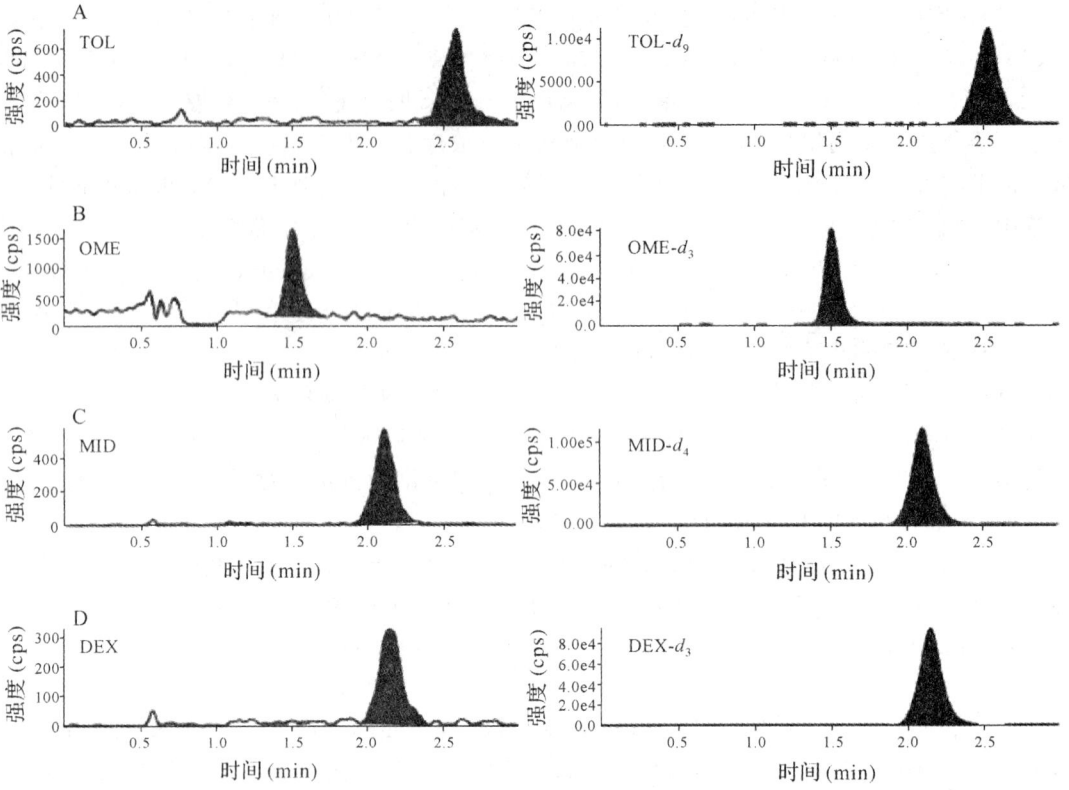

图 4-25　人血浆中四种探针底物的 LC-MS/MS 图

A. 甲苯磺丁脲；B. 奥美拉唑；C. 咪达唑仑；D. 右美沙芬

表 4-6　四种探针底物的精密度和准确度试验

时间	n=6	TOL(ng/mL)			OME(ng/mL)			MID(ng/mL)			DEX(ng/mL)		
		150	4000	39000	3	80	780	0.3	8	78	0.15	4	39
日内 1	$\bar{x}$	163	3997	35243	3.22	81.6	712	0.33	7.97	73.2	0.162	3.97	36.7
	RSD	4.1	1.4	1.5	2.8	2.2	2.3	5.2	2.0	2.5	5.6	2.2	2.1
	%	108.8	99.9	90.4	107.3	101.9	91.3	110.0	99.7	93.9	108	99.2	94.1
日内 2	$\bar{x}$	159	4023	36297	3.14	82.6	728	0.307	7.92	73.5	0.161	3.93	36.6
	RSD	5.1	1.6	1.7	3.7	1.5	2.6	3.9	1.2	1.6	3.1	2.0	1.7
	%	105.9	100.6	93.1	104.6	103.2	93.3	102.3	99.0	94.2	107.3	98.3	93.9
日内 3	$\bar{x}$	151	4094	35407	3.14	83.6	716	0.299	8.25	74.2	0.155	4.16	37.4
	RSD	5.9	1.8	1.7	2.7	2.2	1.6	3.3	1.6	2.0	3.9	3.8	2.4
	%	100.7	102.3	90.8	104.6	104.5	91.8	99.7	103.2	95.1	103.3	103.9	95.8
日间	$\bar{x}$	158	4038	35649	3.17	82.6	719	0.312	8.05	73.6	0.159	4.02	36.9
	RSD	5.8	1.8	2.1	3.2	2.2	2.3	6.1	2.4	2.1	4.4	3.6	2.2
	%	105.1	101.0	91.4	105.5	103.2	92.1	104.0	100.6	94.4	106.0	100.5	94.6

4）回收率和基质效应：提取回收率的测定是通过比较低、中、高三个浓度的质控血样的峰

面积与相同浓度的纯溶剂样品的峰面积而获得。甲苯磺丁脲、奥美拉唑、咪达唑仑和右美沙芬的提取回收率分别为 97.4% ~ 99.5%, 89.7% ~ 102.2%, 92.8% ~ 103.1% 和 89.0% ~ 105.0%。以上回收率综合了提取过程中的损失和基质效应,结合柱后灌注实验,表明该方法回收率高且基质效应低。

　　5)稳定性试验:稳定性实验是根据临床血浆样品实际可能处于的情况设计的,包括长期冻存、室温放置、反复冻融和进样稳定性。结果表明质控样品在以下条件稳定:-20℃保存 90 天、室温放置 6h,反复冻融 3 次以及样品处理后以流动相为溶剂室温放置 46h。另外,考察了甲苯磺丁脲、奥美拉唑、咪达唑仑和右美沙芬标准储备液的稳定性,以及四种探针底物在全血中的稳定性。结果表明,这些储备液在 4℃放置 2 个月或在室温放置 6h 稳定;全血中四种探针底物在冰浴(0~4℃)或室温下 2h 稳定。

【思考题】

　　1. HPLC 中常用的检测器有哪些,分别适用于哪些药物?

　　2. 色谱柱在使用过程中需要注意哪些问题?

　　3. 如何快速建立血浆中一个药物的 HPLC 分析方法? 需着重考虑哪些问题?

　　4. UHPLC 与 HPLC 相比,有哪些优缺点?

　　5. 采用 LC-MS/MS 定量测定血浆样品中药物浓度时,如何降低基质效应?

【参考文献】

　　[1] 蒋生祥,刘霞. 全多孔球形硅胶基质高效液相色谱填料研究进展. 中国科学 B 辑:化学,2009,39(8):687.

　　[2] 陈鸳谊,李行诺,颜继忠,等. 高效制备液相色谱在天然产物分离中的应用. 药学进展,2010,34(8):337.

　　[3] 阎昭,朱仲玲,薛津怀,等. 高效液相色谱荧光检测法测定人血浆中 9-氨基喜树碱的浓度. 药物分析杂志,2010,30(8):1416.

　　[4] 张继敏,齐晓丹,曹德英,等. 高效液相色谱-荧光检测法测定贯叶连翘提取物中金丝桃素在小鼠体内的组织分布及药动学研究. 临床合理用药,2010,3(15):1.

　　[5] 田耀伟,谢剑平,宗永立. 基质辅助激光解吸离子化技术研究进展.烟草科技,2007,3:42.

　　[6] 向平,沈敏,卓先义. 液相色谱-质谱分析中的基质效应. 分析测试学报,2009,28(6):753.

　　[7] 张鸣珊,刘国柱,陈波,等. 溶剂诱导相变萃取法用于高效液相色谱-质谱分析的血浆样品前处理. 高等学校化学学报,2010,31(8):1517.

　　[8] Kim JY, Park JY, Kim OY, et al. Metabolic profiling of plasma in overweight/obese and lean men using Ultra Performance Liquid Chromatography and Q-TOF Mass Spectrometry (UPLC-Q-TOF MS). Journal of Proteome Research 2010, 9, 4368.

　　[9] Zhang W, Han FT, Guo P, et al. Simultaneous determination of tolbutamide, omeprazole, midazolam and dextromethorphan in human plasma by LC-MS/MS-A high throughput approach to evaluate drug-drug interactions. J Chromatogr B, 2010, 878: 1169.

第5章

气相色谱法与气质联用技术

5.1 气相色谱法及其应用

气相色谱法(gas chromatography,GC)是以气体为流动相的色谱方法。气相色谱法是一门重要的分离分析技术。在药学和中药学领域,气相色谱法已成为药物含量测定和杂质检查、中药挥发油分析、残留溶剂分析、体内药物分析等方面的一种重要手段。

5.1.1 气相色谱法简介

1.气相色谱法基本原理

气相色谱法主要是利用物质的沸点、极性及吸附性质的差异来实现混合物的分离,其过程如图 5-1 所示。

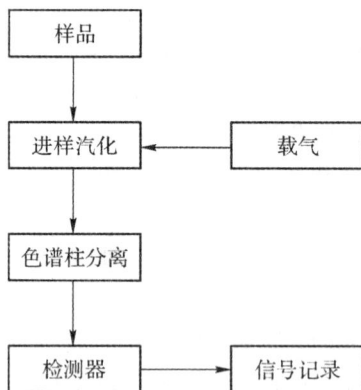

图 5-1　气相色谱分析流程图

样品在汽化室汽化后被惰性气体(即载气,也叫流动相)带入色谱柱,柱内含有液体或固体固定相,由于样品中各组分的沸点、极性或吸附性能不同,每种组分都倾向于在流动相和固定相之间形成分配或吸附平衡。但由于载气是流动的,这种平衡实际上很难建立起来。也正是由于载气的流动,使样品组分在运动中进行反复多次的分配或吸附/解吸附,结果是在载气中浓度大的组分先流出色谱柱,而在固定相中分配浓度大的组分后流出。当组分流出色谱柱后,立即进入检测器。这时检测器将载气中各组分的浓度变化转变为相应的电讯号,作为时间函数,由记录仪以峰的形式记录下来,即为色谱图。而后可以利用气相色谱保留值进行定性分析,利用峰面积或峰高进行定量分析。其色谱分离与液相色谱类似,遵循基本的塔板理论和范特姆特(Van Deemeter)速率理论。

2. 气相色谱柱类型

气相色谱柱有多种类型。从不同的角度出发,可按色谱柱的材料、形状、柱内径的大小和长度、固定液的化学性能等进行分类。色谱柱使用的材料通常有玻璃、石英玻璃、不锈钢和聚四氟乙烯等,根据所使用的材质分别称之为玻璃柱、石英玻璃柱、不锈钢柱和聚四氟乙烯管柱等。按照色谱柱内径的大小和长度,又可分为填充柱和毛细管柱。在毛细管色谱中目前普遍使用的是玻璃和石英玻璃柱,后者应用范围最广。由于样品量、柱效以及灵敏度的限制,在体内药物分析中填充柱已很少使用。因此以下介绍的内容主要是毛细管气相色谱方法。

毛细管柱根据其材质可分为三类:金属毛细管柱、玻璃毛细管柱和弹性熔融石英毛细管柱。最常见的毛细管柱为内径 $0.2\sim0.53$mm 的弹性熔融石英管柱,柱长一般为 $25\sim100$m,根据制备方式可分为开管式和填充型两种,开管式更为常用。在满足分离度的情况下,为提高分离速度,也可以使用高柱效、薄液膜的 10m 短柱。

在体内药物分析测定中,常用的固定相有聚硅氧烷类和聚乙二醇(如 PEG-20M)等。固定相的选择可以根据"相似性原则",即按被分离组分的极性或官能团与固定液相似的原则来选择。常用固定相的相对极性与应用范围见表 5-1。

表 5-1　常用固定相的相对极性与应用范围

柱极性	固定相	色谱柱举例	应用范围
非极性	100%二甲基聚硅氧烷	DB-1 HP-1 SPB-1	烷烃、芳烃、醇、酚、酮、醛、胺、卤代烃、糖衍生物、氨基酸衍生物、维生素衍生物等
弱极性	5%-苯基-95%甲基聚硅氧烷,5%-二苯基-95%二甲基聚硅氧烷	DB-5 HP-5 SPB-5	烷基苯、多环芳烃、醇、酚、酮、酯、芳胺、烷基胺、卤代烃、有机酸、生物碱、糖类和维生素类衍生物等
中极性	35%二苯基-65%甲基聚硅氧烷 50%二苯基-50%二甲基聚硅氧烷 6%氰丙基苯基-94%二甲基聚硅氧烷 14%氰丙基苯基-86%二甲基聚硅氧烷	HP-624 HP-50$^+$ DB-225 SPB-1701	烷烃、低沸点芳烃、醇、甘油三酸酯、卤素化合物、喹啉、多环芳烃、醇、酸性药物、有机磷、有机氯农药等
极性	聚乙二醇(PEG)	HP-20M HP-innowax HP-FFAP	低沸点芳烃、醇、酮、酸、酯、醛、醚、乙二醇、甘油、胺、卤代烃、冰片、苯乙烯等

3. 体内药物分析中常用的进样方式

(1)溶液直接进样法:使用微量注射器抽取一定量液体样品注入气相色谱仪进行分析。广泛适用于热稳定样品的分析。根据进样方式又可分为分流进样和不分流进样。

分流进样主要用于浓度较高的分析样品,适合于大部分可挥发样品。在毛细管气相色谱的方法开发过程中,如果对样品的组成不很清楚,应首先采用分流进样。对于一些相对"脏"的样品,也应采用分流进样,因为分流进样时大部分样品被放空,只有一小部分样品进入色谱柱,这在很大程度上防止了柱污染。一般只有在分流进样因灵敏度太低而不能满足分析要求时,才考虑其他进样方式,如不分流进样或柱上进样等。

分流进样给检测灵敏度提出了更高的要求,当样品浓度太低时,分流进样并不总是合适的选择。为提高灵敏度,除了对样品进行浓缩外,也可以考虑不分流进样。根据分流进样主要原因是因为柱容量小、样品浓度高而不得不采用的方法,那么低浓度样品采用不分流进样,以提高检测灵敏度就是理所当然地选择了。

(2)顶空进样法:顶空进样法(headspace sampling)是气相色谱特有的一种进样方法,适用于挥发性大的组分分析。顶空分析是通过样品基质上方的气体成分来测定这些组分在原样品中的含量。其基本理论依据是在一定条件下气相和凝聚相(液相和固相)之间存在着分配平衡。所以,气相的组成能反映凝聚相的组成。可以把顶空分析看作是一种气相萃取方法,即用气体做"溶剂"来萃取样品中的挥发性成分,因而,顶空分析就是一种理想的样品净化方法。顶空进样法使待测物挥发后进样,可免去样品萃取、浓集等步骤,还可避免供试品中非挥发组分对柱色谱的污染,但要求待测物具有足够的挥发性。传统的液液萃取以及 SPE 都是将样品溶在液体里,不可避免地会受一些共萃取物的干扰,而且溶剂本身的纯度也是一个问题,这在体内痕量分析中也很容易带来干扰。

根据取样和进样方式的不同,顶空分析有动态和静态之分。所谓静态顶空就是将样品密封在一个容器中,在一定温度下放置一段时间使气液两相达到平衡。然后取气相部分进入GC分析。所以静态顶空 GC 又称为平衡顶空 GC,或叫做一次气相萃取。如果再取第二次样,结果就会不同于第一次取样的分析结果,因为第一次取样后样品组分已经发生了变化。与此不同的是连续气相萃取,即多次取样,直到样品中挥发性组分完全萃取出来,这就是所谓的动态顶空 GC。常用的方法是在样品中连续通入惰性气体,如氦气,挥发性成分即随该萃取气体从样品中逸出,然后通过一个吸附装置(捕集器)将样品浓缩,最后再将样品解析进入 GC 进行分析。这种方法通常被称为吹扫-捕集分析方法。

(3)固相微萃取(solid phase microextraction,SPME)进样:固相微萃取是九十年代发明的一种样品预处理技术,可用于萃取液体或气体基质中的有机物,萃取的样品注入气相色谱仪的气化室进行热解析气化,然后进色谱柱分析。这既是一种预处理技术,也是一种新的进样方式,特别适用于水溶液中有机物的分析。

4.气相色谱检测器种类

检测器是一种信号转化装置,将流出色谱柱载气中的各组分浓度或质量的变化转变为可测量的电信号。根据对组分检测的选择性,可分为选择型和通用型两种。常见的热导检测器、火焰离子化检测器和质谱检测器属于通用型检测器,电子捕获检测器、火焰光度检测器、氮磷检测器等属于选择型检测器。

(1)热导检测器:热导检测器(thermal conductivity detector,TCD)是通过检测被检测组分与载气的热导率不同来检测组分的浓度变化的检测器。有的亦称热丝检测器或热导计,卡他计,它是知名的整体性能检测器,属于浓度型检测器。这种检测器具有通用性好,稳定性好,线性范围宽等特点,但灵敏度较其他检测器低一些,因此在体内药物分析中应用较少。

(2)电子捕获检测器:电子捕获检测器(electron capture detector,ECD)是一种离子化检测器,是具有选择性的高灵敏度检测器,其仅对具电负性的物质产生信号,如含卤素、硫、磷、氮等物质。物质的电负性越强,检测器的灵敏度越高。例如常用于硝苯地平、依那普利等药物的体内浓度测定。而对电中性(无电负性)的物质,如烷烃类等则无信号。

ECD 的结构如图 5-2 所示。检测器内一端有一个多放射源作为负极,另一端为正极。两极间加适量电压。当载气(N_2)进入检测器时,受多射线的辐照发生电离,生成的正离子和电子分别向负极和正极移动,形成恒定的基流。电负性的样品进入检测器后,就会捕获电子而形成稳定的负离子,生成的负离子又与载气正离子复合。结果导致基流下降。因此,样品经过检测器,产生一系列倒峰。倒峰信号通过放大器放大,由记录器记录,即为响应信号。

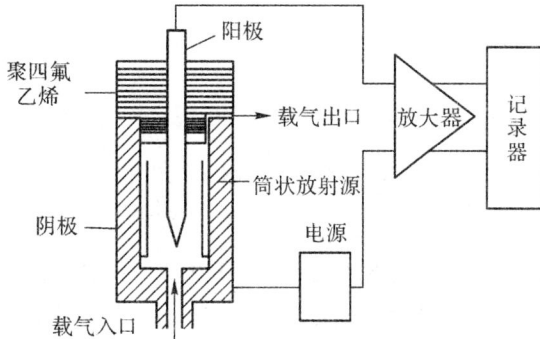

图 5-2 ECD 结构示意图

(3)火焰离子化检测器:火焰离子化检测器(flame ionization detector,FID)是根据气体的导电率是与该气体中所含带电离子的浓度呈正比这一事实而设计的。一般情况下,组分蒸汽不导电,但在能源作用下,组分蒸汽可被电离生成带电离子而导电。该检测器是体内药物分析中最常用的检测器,可用于多种类型药物的测定。

FID 主要由离子室、离子头和气体供应三部分组成。由色谱柱流出的载气(样品)流经温度高达 2100℃ 的氢火焰时,待测有机物组分在火焰中发生离子化作用,使两个电极之间出现一定量的正、负离子,在电场的作用下,正、负离子各被相应电极所收集。当载气中不含待测物时,火焰中离子很少,即基流很小,约 10^{-14} A。当待测有机物通过检测器时,火焰中电离的离子增多,电流增大,但很微弱($10^{-8} \sim 10^{-12}$ A),需经高电阻($10^8 \sim 10^{11}$ Ω)后得到较大的电压信号,再由放大器放大,才能在记录仪上显示出足够大的色谱峰。该电流的大小,在一定范围内与单位时间内进入检测器的待测组分的质量成正比,所以火焰离子化检测器是质量型检测器。

火焰离子化检测器对电离势低于 H_2 的有机物产生响应,而对无机物、惰性气体和水基本上无响应,所以火焰离子化检测器只能分析有机物(含碳化合物)。

(4)火焰光度检测器:火焰光度检测器(flame photometric detector,FPD)是利用在一定外界条件下(即在富氢条件下燃烧)促使一些物质产生化学发光,通过波长选择、光信号接收,经放大把物质及其含量和特征的信号联系起来的一个装置。

FPD 由燃烧室、单色器、光电倍增管、石英片(保护滤光片)及电源和放大器等构成(图 5-3)。当含 S、P 化合物进入氢焰离子室时,在富氢焰中燃烧,有机含硫化合物首先氧化成 SO_2,被氢还原成 S 原子后生成激发态的 S_2^* 分子,当其回到基态时,发射出 $350 \sim 430$nm 的特征分子光谱,最大吸收波长为 394nm。通过相应的滤光片,由光电倍增管接收,经放大后由记录仪记录其色谱峰。此检测器对含 S 化合物不成线性关系而呈对数关系(与含 S 化合物浓度的平方根成正比)。

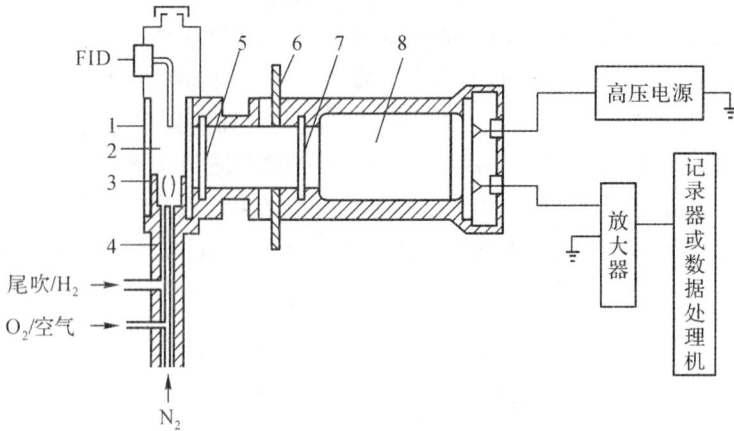

图 5-3　火焰光度检测器示意图

1.石英管　2.发光室　3.遮光罩　4.燃烧器　5.石英窗　6.散热片　7.滤光片　8.光电倍增管

含磷化合物氧化成磷的氧化物,被富氢焰中的 H 还原成 HPO 裂片,此裂片被激发后发射出 $480\sim600nm$ 的特征分子光谱,最大吸收波长为 526nm,其发射光的强度(响应信号)正比于 HPO 浓度。

(5)氮磷检测器:氮磷检测器(nitrogen phosphorus detector,NPD)也称火焰热离子化检测器(flame thermionic detector,FTD)、碱金属火焰离子化检测器(alkaliflame ionization detector,AFID)。其对含 N、P 有机化合物特别敏感,与 FID 相比,灵敏度分别高 50 倍、500 倍,且具有较宽的线性范围($1:10^5$),选择性一般不低于 1:5000,即含 N、P 化合物在 NPD 上产生的响应值较结构类似而不含 N、P 的化合物至少高 5000 倍,因此可检出微量的含 N、P 的组分。NPD 常用于体内样品中含 N 有机药物及代谢物的测定。含 N 杂环化合物较稳定,母核在代谢过程中一般不会变化,故母体药物与代谢物均能检出。

使用 NPD 时需注意:①H_2 流速、背景电流不宜过大,同时应避免使用氯仿作为样品溶剂,以免影响检测器寿命。②应用 NPD,不宜使用涂有含卤素、磷或氮的固定液的色谱柱。

(6)质谱检测器:质谱检测器(mass spectrometric detector,MSD)是一种质量型、通用型检测器,其原理与质谱相同。它不仅能给出一般 GC 检测器所能获得的色谱图(总离子流色谱图或重建离子流色谱图),而且能够给出每个色谱峰所对应的质谱图。通过计算机对标准谱库的自动检索,可提供化合物分析结构的信息,故是 GC 定性分析的有效工具。常被称为气相色谱-质谱联用(GC-MS)分析,是将色谱的高分离能力与 MS 的结构鉴定能力结合在一起。GC-MS 主要由气相色谱单元、接口和质谱单元组成。由此可见,MSD 实际上是一种专用于 GC 的小型 MS 仪器,一般配置电子轰击(EI)和化学电离(CI)源,也有直接 MS 进样功能。其检测灵敏度和线性范围与 FID 接近,采用选择离子检测(SIM)时灵敏度较高。

5. 气相色谱法中样品的前处理

在测定生物样本中药物和代谢物时,除了少数情况下可将样品进行简单处理后直接进行测定外,一般均需在测定之前采取适当方法进行样品的预处理。如含有药物的组织、器官等样品,不经处理无法测定,微量被测物存在于大量生物介质中,内源性杂质可能产生干扰,被测物信号被部分或完全掩盖。因此,必须对生物样品进行分离、纯化、浓集、衍生化等前处理,为最后的测定创造良好条件。前处理主要包括：生物样品中蛋白质的处理、萃取法、缀合物的水解、衍生化等。

大部分药物为高沸点或高熔点的化合物，往往含有羟基、羧基、氨基或酰胺基等极性基团，而气相色谱法的应用受到被测组分沸点或极性的限制，因此直接进行气相色谱分析往往比较困难。可通过适宜的化学反应将其转变成另一种化合物再用气相色谱法分析，这种方法称为衍生化气相色谱法。衍生化的目的在于：改变化合物沸点或极性等性质、改变其理化性质，以改变分离特性，提高检测性能。

6. 气相色谱法新进展

GC 法经过半个多世纪的发展已经广泛地应用于各个领域。该分析技术虽然已经十分成熟，但是依然不断地向前发展。其发展趋势主要有以下几方面：新型 GC 固定相的研究；全二维气相色谱的研究（主要为调制器的研究）及其在各个领域中的应用；快速、微型、便携式气相色谱仪及其方法的研究。

（1）新型毛细管 GC 固定相：固定相是色谱柱的核心，GC 色谱柱的固定相已经研究了上千种，而最常用的是聚硅氧烷类和聚乙二醇类。近年来新研究的固定相主要集中在室温离子液体和各种环糊精衍生物。

室温离子液体 GC 固定相：离子液体（ionic liquid, IL）是由正负离子组成的盐类，在室温或室温附近呈液体状态，因此也称为室温离子液体（room temperature ionic liquids, RTILs）。RTILs 是一种优良的有机溶剂，可以溶解无机物、有机物、高分子材料等。其在室温下呈液态，稳定，不易燃，可传热，可流动却无显著的蒸气压，不挥发，不会造成污染，从 $-70℃$ 到 $300\sim400℃$ 的温度下可以作为液体使用。离子液体用作 GC 固定相，既可以用于非极性化合物的分离，又适合于极性、氢键型化合物的分离。离子液体的种类繁多，其中烷基取代的咪唑类离子液体，因其易于合成并具有优良的物理性质而得到广泛应用。

环糊精衍生物 GC 固定相：该类固定相主要用于对映异构体的分离。有研究表明环糊精衍生物混合固定相的分离能力优于单一环糊精衍生物；对非洞穴型糖类聚合物糊精衍生物研究结果显示：环糊精作为手性介质，它的洞穴并非决定性因素，链状糊精衍生物具有螺旋形结构和半洞穴性，也可作为 GC 手性分离固定相使用。

各种特殊功能的商品 GC 毛细管柱不断被推出：如耐高温 GC 毛细管柱，往聚硅氧烷主链中引入亚芳基、十硼碳烷基、二苯醚等基团可以明显提高色谱柱的热稳定性，使用这一类技术，已制造出多种耐温到 420℃ 以上的非极性 GC 毛细管色谱柱。分析滥用药物的色谱柱（VF-DA 色谱柱），对微量滥用药物残留有很好的回收率；专为血醇分析的色谱柱（如 Rtx-BACl、Rtx-BAC2、DB-ALCl、DB-ALC2），可以在 3min 内完成对甲醇、乙醛、乙醇、异丙醇、丙酮、正丙醇的分析。

（2）全二维气相色谱：全二维气相色谱（comprehensive two-dimensional gas chromatography, GC×GC）是 20 世纪 90 年代初出现的新方法。GC×GC 是把分离机理不同、互相独立的两支色谱柱以串联方式结合而构成的二维气相色谱系统。在这两支色谱柱之间装有一个接口，起到捕集、聚焦再传送的作用，被称作调制器。经第一支色谱柱分离（一般为较长的或液膜较厚的非极性柱，各化合物根据沸点不同进行第一维分离）后的每一个组分都要先进入调制器进行聚焦，然后再以脉冲方式传送到第二支色谱柱进行进一步的分离（一般为较短的或液膜较薄的极性柱或中等极性柱,第一柱中因沸点相近而未分离的化合物再根据极性大小不同进行第二维分离);各个组分从第二支色谱柱进入检测器,产生的信号经数据处理系统的处理,得到以柱1的保留时间为纵坐标、以柱2的保留时间为横坐标的平面二维图或三维色谱图(两个横坐标分别代表柱1和柱2的保留时间,纵坐标则表示检测器的信号强度)。根据平面二维图或三维色谱图中色谱峰的位置和峰体积,得到各组分的定性和定量信息。GC×GC具有以下特点:

1)灵敏度高。组分在流出第一根色谱柱后,经过调制器聚焦后,提高了在检测器上的浓度,因而提高检测器的灵敏度,可比通常一维色谱灵敏度提高20~70倍。

2)分辨率高、峰容量大。一般的二维气相色谱峰容量是二柱峰容量之和,而全二维气相色谱的峰容量是二柱峰容量之乘积,分辨率为二柱各自分辨率平方和的平方根。

3)分析时间短,工作效率高。由于该系统能提供高的峰容量和好的分辨率,总分析时间比一维色谱短。

4)定性分析可靠性显著增强。主要通过三个因素起作用:①大多数目标化合物和化合物组群可达到基线分离减少干扰;②峰被分离成为容易识别的模式;③其中某一个峰相对于同族的其他成员来说,在每次运动中其位置是稳定的。故定性分析可靠性大大增加。

(3)快速、微型便携式气相色谱仪及其方法的研究:最近几年快速、微型气相色谱(micro GC)技术受到人们广泛重视。尽管微型气相色谱与快速气相色谱的侧重点不同,但在微型色谱的研究初期,两者的界限并不清晰。绝大多数微型色谱的设计都以实现快速分析为目的之一;反过来,快速气相色谱的设计也在不断追求低功耗和微型化。可以说,微型气相色谱的发展离不开快速气相色谱。微型气相色谱的研究目标是在保留气相色谱强大的分离、定量能力的同时,摒弃传统气相色谱体积庞大、功耗上千瓦的仪器特征,实现仪器的微型化、便携化,并消除由于样品在时间和空间上的改变而带来的误差,满足野外、在线、快速分析的要求。

7. 体内药物分析中定量方法

(1)外标法:用待测组分的纯品作对照物质,以对照物质和样品中待测组分的响应信号相比较进行定量的方法称为外标法。此法可分为工作曲线法及外标一点法等,在生物样本的测定中,一般采用工作曲线法。外标法简便,不需要内标物质和测定校正因子,但此法的准确性受气相色谱进样重复性的影响较大,因此在体内药物分析中较少使用。

(2)内标法:选择样品中不含有的纯物质作为内标物质,加入待测样品溶液中,以待测组分和内标物质的响应信号比值,测定待测组分含量的方法称为内标法。内标法具有如下优点:①在进样量不超限(色谱柱不超载)的范围内,定量结果与进样量的重复性无关。②只要被测组分及内标物出峰,且分离度合乎要求,就可定量,与其他组分是否出峰无关。③很适用于测定体内痕量或微量药物的含量。

在内标法中对内标物的选择有一定要求:①内标物是原样品中不含有的组分,否则会使峰重叠而无法准确测量内标物的峰面积;②内标物的保留时间应与待测组分相近,但彼此能完全分离($R \geqslant 1.5$);③内标物必须是纯度合乎要求的纯物质;④内标物理化性质最好与待测物相似,以便进行样品的前处理;⑤对于GC-MS而言,最理想的内标是待测物的同位素标记物;⑥对于体内样品测定,内标浓度应根据待测样品的信号强度设定在合适的值。

5.1.2　气相色谱法在体内药物分析中的应用示例

1. 八种常见精神障碍治疗药物的联合分析方法

在法医实践工作中,精神障碍治疗药物(psychonosema agents,PA)中毒是较常见的,常常通过检测中毒者体液或组织毒物含量来判断其中毒或死亡原因。高丽伟建立了快捷、准确的 GC-FID 方法,可实现一次性对检材中的多种 PA 进行定性定量检测,节省了毒物排查时间,为临床救治或案件的侦破争取时间。

(1)仪器与色谱条件:GC-14C 气相色谱仪(Shimadzu 公司,日本);配有 CT-1 型氮氢空气发生器;色谱柱为 Rtx-1 弹性石英毛细管柱(30m×0.32mm,0.25μm);N2000 双通道色谱工作站;氢火焰离子化检测器(FID)。柱温:160℃→280℃三阶程序升温;进样口温度 280℃;检测器温度 280℃;载气为高纯 N_2;分流进样;分流比为 20∶1;进样量 1μL;尾吹 20mL/min。

(2)样品前处理

液体样品的前处理:分别取血液 0.5mL,尿液 0.2mL 于 5mL 具塞离心管中,加入内标 SKF525A-甲醇溶液 50μL,用 1mol/L NaOH 调 pH 至 12,乙醚 2mL 萃取,振荡 20min,离心(2000r/min)5min,吸取有机层于另一离心管中,重复提取一次,合并两次提取液,40℃氮气流下吹干。残渣用 50μL 甲醇定容。

半固体样品的前处理:取脏器组织(湿重)1.0g(肺 0.5g,心 0.5g,脾 0.4g),匀浆,置于 10mL 具塞离心试管中,提取操作同上,挥干后用 50μL 甲醇定容。

空白样品加混合对照品的处理:分别取空白血液 1.0mL,尿液 1.0mL 于 5mL 具塞离心管中,肝脏 1.0g 匀浆后置于 5mL 具塞离心管中,加入混合标准液 50μL,提取操作同上,挥干后用 50μL 甲醇定容。

(3)结果:用上述色谱条件和样品处理方法,得到 8 种 PA 的出峰顺序依次为:眠尔通、阿米替林(amitriptyline,AT)、多塞平、地西泮、氯丙嗪、氯氮平、氟哌啶醇、五氟利多。图 5-4 为 8 种 PA 血浆样品的气相色谱图。

阿米替林(AT)定量方法学研究:取空白血液(0.5mL)、尿液(0.2mL)、肝脏(1.0g)样品各 9 份,分别加入 1mg/mL 的 AT 标准溶液适量,内标溶液 50μL,NaOH 100μL,配制成浓度为 0.5～200.0μg/mL(或 μg/g)的标准 AT 血液、尿液、肝脏样品,然后按上述方法提取测定,记录峰面积。以样品中 AT 浓度(μg/mL)为横坐标(X),AT 与内标的峰面积之比为纵坐标(Y)进行线性回归,得到血液、尿液和肝脏的线性范围分别为 5.0～200.0μg/mL、5.0～200.0μg/mL 和 1.0～150.0μg/g,相关系数分别为 0.993、0.998、0.992。最低检测浓度(μg/mL、μg/g)分别为 1.0、1.0、0.5。另取浓度为 25.0、50.0、100.0μg/mL 的 3 个标准血液和尿液样品的提取物,分别于同一天内 5 个不同时间点及不同日内连续测定 5d,计算日内、日间精密度和回收率。测得日内、日间 RSD 均小于 6%,回收率在 92% 以上。

(4)讨论

仪器条件选择:程序升温有助于待测物进入气路后脱离复杂的基质,有效的分离性质相近的几种物质。AT 和多塞平性质相近,保留时间接近,为提高分离度,降低了升温速度。氯丙嗪和地西泮保留时间也很接近,但是降低温度不能提高它们的分离度,而且使峰形变差。本实验采用三阶程序升温使杂质峰集中在 3～5min 内,对待测物无干扰,各种药物有效分离,峰形良好。

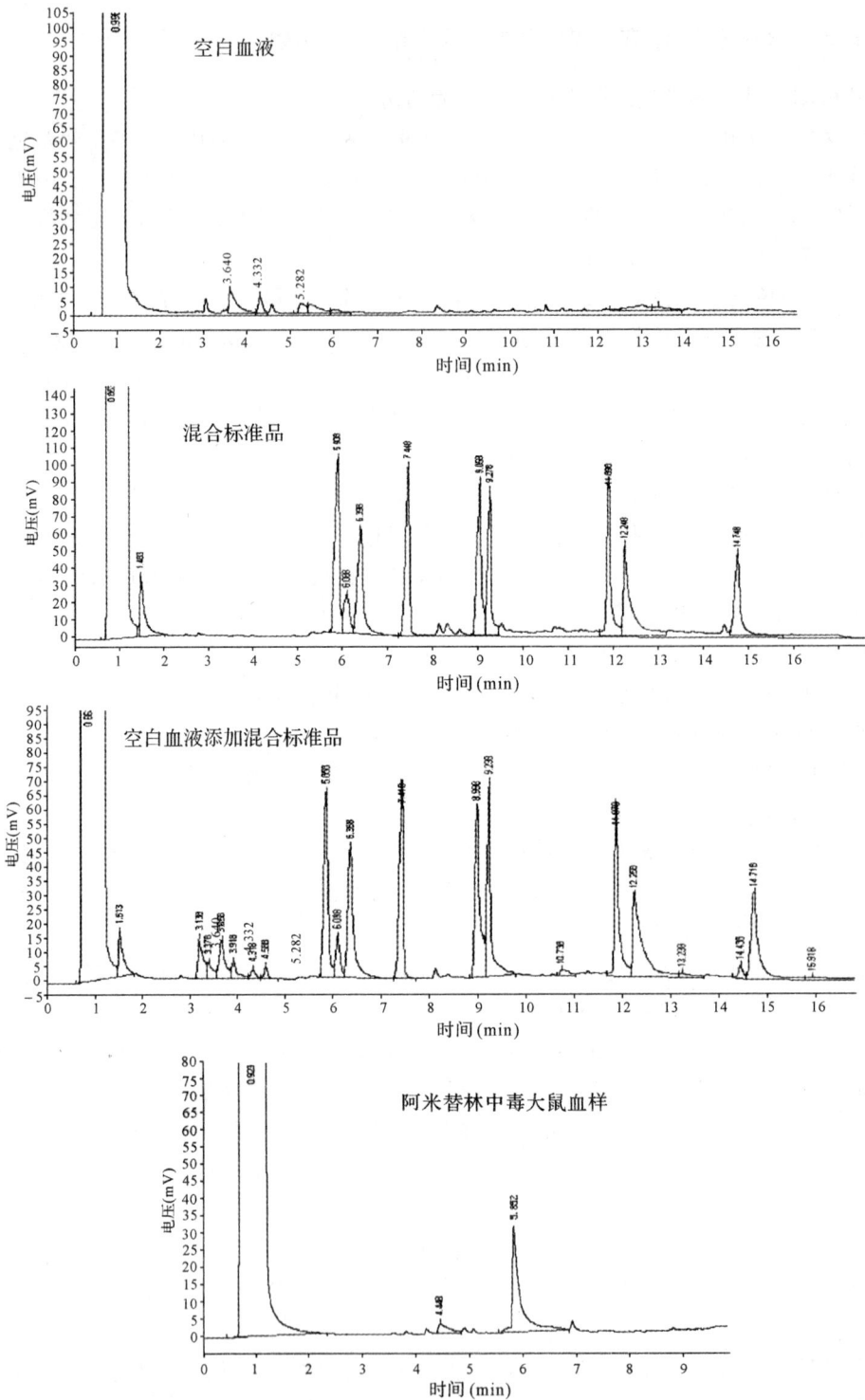

图 5-4 8 种 PA 血浆样品的气相色谱图

眠尔通（miltown）1.483min；阿米替林（amitriptyline）5.908min；多塞平（doxepin）6.398min）；SKF525A 7.448min；地西泮（diazepam）9.058min；氯丙嗪（chlorpromazine）9.278min；氯氮平（clozapine）11.898min；氟哌啶醇（haloperidol）12.248min；五氟利多（penfluridol）14.748min

酸碱度选择:上述 8 种 PA 的游离碱均易溶于有机溶剂,在碱性(pH12)条件下萃取效果较好。生物样品中内源性杂质多是酸性的,碱化提取可避免大量杂质进入提取液,使杂质峰降到最少,消除了对所测物质的干扰。

药物出峰时间和顺序:实验所用色谱柱为 Rtx-1 非极性柱,组分保留时间与分子量、分子极性、分子气化速度有关。这 8 种药物均为弱极性,基本按分子量从小到大顺序出峰,但地西泮和氯氮平的保留时间与分子量顺序不一致,可能因为该两物质分子极性低或气化速度慢导致保留时间增大。

2. 血、尿中氯硝西泮及其代谢物 7-氨基氯硝西泮的 GC-ECD 法检测

氯硝西泮(clonazepam,CLOZ)属苯二氮䓬类药物,具有催眠、镇静及抗癫痫作用,是一广谱抗癫痫药物,可治疗各类癫痫。由于该药较传统药物剂量低近千倍,血药浓度较低,建立灵敏、高效的血、尿中药物检测方法,很有必要。CLOZ 在体内通过 3 位羟基水解,硝基还原为氨基,氨基进一步酰化等途径进行代谢。其中 7-氨基氯硝西泮(7-aminoclonaze-pam,7-ACLOZ)是最主要的代谢物,人体摄入氯硝西泮后约有 50% 的剂量以 7-ACLOZ 的形式从尿中排泄,尿中原药的排泄量不足 0.5%。邢丽梅等采用 GC-ECD 方法,以硝西泮为内标,对血浆中 LCOZ 进行了定量测定,同时采用氟酰化的方法,以 7-氨基氟硝西泮为内标,对尿液中 7-ACLOZ 进行了测定。

(1)仪器及色谱条件:HP-6890 气相色谱仪,μ-ECD 检测器,HP 色谱工作站;HP-5 毛细管柱(30m×0.32mm,0.1μm)。不分流进样(0.75min);进样口温度 250℃;程序升温:起始温度 200℃,保持 1min,然后以 20℃/min 速度升温至 280℃,保持 10min;载气高纯氮:2mL/min;尾吹 60mL/min。

(2)样品处理

1)CLOZ 的测定:取血浆 1mL 于 10mL 具塞试管中,加硝西泮(NITZ,IS)50ng,加 pH 10.8 碳酸盐缓冲液 0.5mL,加 5mL 苯-异戊醇(98.5∶1.5),涡旋 1min,3000r/min 离心 5min。分取有机相,甘油浴中浓缩至约 100μL,在上述色谱条件下,取 1μL 进样分析。

2)7-ACLOZ 的测定:取尿液 1mL 于 10mL 具塞试管中,加 7-氨基氟硝西泮(7-AFLNZ,IS)50ng,加 pH4.8 乙酸盐缓冲液 50μL,β-葡萄糖醛酸苷酶 200U,于 37℃催化水解 12h。冷至室温,加 pH10.8 碳酸盐缓冲液 0.5mL,苯-异戊醇(98.5∶1.5,V/V)5mL,涡旋 1h,3000r/min 离心 5h。分取有机相,甘油浴中浓缩近干,加无水苯 0.5mL,1mg/mL 四-吡咯基吡啶的苯溶液 10μL,酰化试剂七氟丁酸酐(HFBA)10μL,于室温下放置 0.5h,加 1mL pH10.8 的碳酸盐缓冲液,涡旋 30s,离心 5min,分取有机相于油浴中浓缩至 100μL,取 1μL 进样分析。

(3)方法学研究:用空白血浆及药物标准液配制标准系列血浆,按上述方法进行样品处理及进样分析,将药物与内标的峰面积比值与浓度进行线性回归,得血浆中 CLOZ 的工作曲线方程为 $y=2.87\times10^{-2}x+3.10\times10^{-3}$,$r=0.9992$。同法得尿液中 7-ACLOZ 的工作曲线方程:$y=1.918\times10^{-2}x+1.329\times10^{-3}$,$r=0.9993$。由回归方程的相关系数可见,在 5~300 ng/mL 浓度范围内,药物及代谢物在血浆及尿液中均有良好的线性关系。以信噪比等于 3,测得血浆中 CLOZ 的检测限为 3.2ng/mL,7-ACLOZ 的检测限为 1.7ng/mL。图 5-5 为 CLOZ 和 7-ACLOZ 的色谱图,血液、尿液中内源性物质不干扰测定,其他常用安眠镇静类药物如三唑仑、阿普唑仑、艾司唑仑、地西泮、劳拉西泮、奥沙西泮、利民宁、氯丙嗪、安眠酮等均不干扰测定。

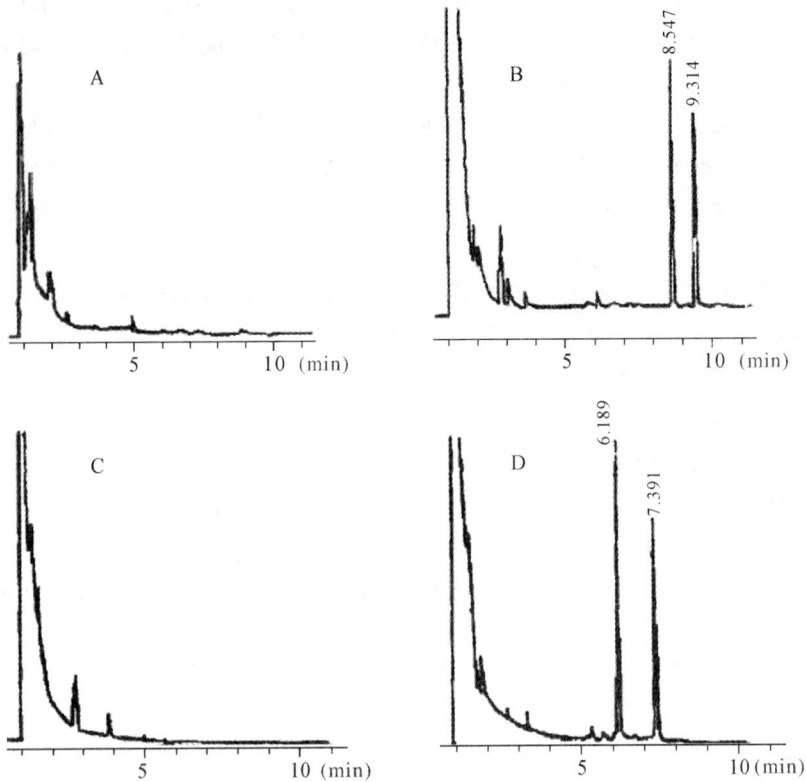

图 5-5　血样和尿样中氯硝西泮及其代谢物的色谱图

A. 空白血样；B. 添加标准(CLOZ 和内标各 50ng/mL)的空白血样；C. 空白尿样；D. 添加标准(7-ACLOZ 和内标各 50ng/mL)的空白尿样。CLOZ(9.314min),NITZ(8.547min),7-ACLOZ(7.39min),7-AFLNZ(6.18min)

3. GC×GC-FID 对尿中羟基多环芳香化合物的检测

生物样品中羟基多环芳香化合物(hydroxylated polycyclic aromatic hydrocarbons, OH-PHA)结构类似,浓度低,在常规色谱分析中不能得到有效分离,Leiliane 等采用全二维气相色谱法建立了尿中 OH-PHA 的测定方法。

(1)仪器及色谱条件:GC 6890(安捷伦)×GC-FID 系统(采用自动进样系统和-LECO 公司的温控系统),LECO Corp Pegasus 工作软件。第一维色谱柱:DB-5(30m × 0.25mm, 0.25μm);第二维色谱柱:RTX-50(1.0m×0.1mm, 0.1μm)。调制时间 3s,30℃;FID 采样频率 100Hz,300℃;程序升温:起始温度 70℃,保持 0.5min,然后以 5℃/min 速度升温至 280℃,保持 17.5min。载气为氢气,流速 1.0mL/min;分流比 1∶5;进样口温度 280℃;进样量 2μL。

(2)样品处理:待检尿液(5mL)在醋酸钠缓冲液(pH5.5,1mol/L)中 37℃下用葡糖醛酸苷酶水解(10mg 酶/1mL 缓冲液)过夜(～18h)。水解液再用 5mL 戊烷萃取,以 120r/min 涡旋 15min,3000r/min 离心 30min,分取有机层,转移至试管。水层再以 5mL 戊烷萃取,合并提取液,加入 30μL 内标(芴以及苯并芘,10μg/mL),于 40℃下用氮气流挥干,残渣溶解于 40μL 的己烷中,并加入 20μL 衍生化试剂 N-甲基-N-三甲基硅烷基三氟乙酰胺(MSTFA)。将该溶液在 180W 的微波炉下衍生 2min,取 2μL 进样测定。

(3)结果及讨论:用优化的 GC×GC-FID 实验条件分离了 23 种 OH-PAH,这 23 种化合物中除了含四个环的一组化合物外都得到了很好的分离。实验比较了不同调制时间(2、3、4、5s)对分离的影响,结果显示,当调制时间为3s时可获得最佳分离。在 23 种 OH-PHA 中,根据毒理学的重要性,选择其中的 10 种进行定量分析。二环、三环的 OH-PHA 通过它们相对于内标芴的保留因子(I)或者保留时间(t_R)而确定;四环、五环的 OH-PHA 以相对于内标苯并芘的保留值来确定。10 种 OH-PHA 的名称、缩写、保留时间和保留指数见表 5-2,它们的 GC×GC-FID 图见图 5-6。

表 5-2　10 种 OH-PHA 的名称、缩写、保留时间(1D 和 2D)和保留指数

化　合　物	缩　写	$t_R{}^1D(S)$	$t_R{}^2D(S)$	I
1-OH-萘	1-OH-Nap	1213.18±2.36	0.75±0.02	1525
2-OH-萘	2-OH-Nap	1244.00±2.32	0.74±0.02	1536
2-OH-芴	2-OH-flu	1556.55±1.81	0.78±0.02	1941
9-OH-芴	9-OH-flu	1755.55±2.42	0.79±0.01	1791
9-OH-菲	9-OH-Phe	1927.64±2.34	0.78±0.01	2124
3-OH-苯并[α]蒽	3-OH-BaA	2585.09±3.62	1.01±0.02	2871
1-OH-屈	1-OH-Chry	2602.55±4.50	1.02±0.02	2895
3-OH-苯并[α]芘	3-OH-Bap	2900.36±5.45	1.49±0.01	3302
7-OH-苯并[α]芘	7-OH-Bap	2995.36±4.67	1.58±0.01	3252
10-OH-苯并[α]芘	10-OH-Bap	3068.00±4.77	1.69±0.01	3187

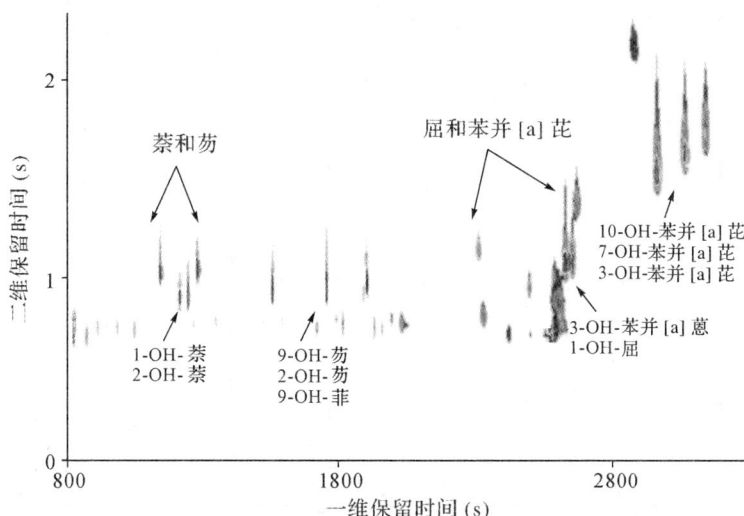

图 5-6　10 种 OH-PHA 标准品的 GC×GC-FID 图

以混合尿液制备 7 种不同浓度的标准溶液,浓度范围 0.25～20.0μg/L,每种浓度制备 3 份。按上述方法进行样品处理、测定,记录色谱图,根据标准溶液浓度和色谱响应值绘制标准

曲线,考察线性关系。同法制备高中低浓度(2.0,10.0,20.0μg/L)的标准尿样,考察方法的回收率、精密度等,10 种 OH-PHA 的方法学考察结果见表 5-3。将建立的方法用于实际尿样测定,比较了抽烟者($n=5$)和非抽烟($n=5$)者尿样中 OH-PHA 的浓度,结果见图 5-7。

表 5-3　线性、精密度、检测限与回收率测定结果

化合物	相关系数(r)	RSD(%)	LOD(μg/L)	LOQ(μg/L)	平均回收率(%)
1-OH-萘	0.9907	7.7	0.04	0.11	71
2-OH-萘	0.9904	6.5	0.16	0.27	69
2-OH-芴	0.9912	12.8	0.18	0.51	67
9-OH-芴	0.9817	10.1	0.03	0.07	69
9-OH-菲	0.9933	9.6	0.08	0.20	72
3-OH-苯并[α]蒽	0.9911	5.8	0.11	0.30	77
1-OH-屈	0.9938	8.6	0.08	0.25	74
3-OH-苯并[α]芘	0.9951	3.8	0.03	0.10	87
7-OH-苯并[α]芘	0.9899	5.2	0.04	0.12	88
10-OH-苯并[α]芘	0.9942	4.1	0.04	0.09	88

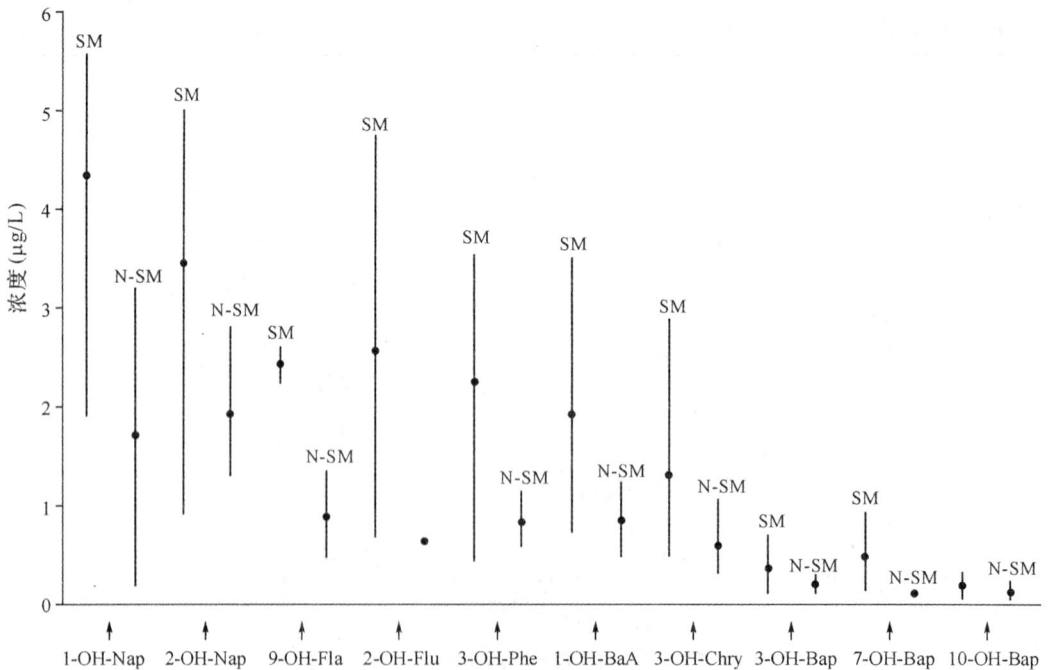

图 5-7　吸烟者(SM)和非吸烟者(N-SM)尿液中 OH-PHA 的浓度

5.2　气-质联用技术及其应用

5.2.1　GC-MS 简介

气相色谱-质谱(gas chromatography-mass spectrometry,GC-MS)联用始于 1957 年,20 世纪 80 年代后已开始普及应用。GC-MS 结合了气相色谱和质谱的优点,弥补了各自的缺陷,因而具有灵敏度高、分析速度快、鉴别能力强等特点,可同时完成待测组分的分离和鉴定,特别适用于多组分混合物中未知组分的定性定量分析、化合物的分子结构判别、化合物分子量测定,是目前能够为 pg 级试样提供结构信息的工具。已广泛应用于尿、血、组织等生物样本中药物或内源性物质的定性定量分析。

GC-MS 通常配备有商品化的标准物质数据库,其对化合物的在线鉴定能力远远强于液-质联用(LC-MS)和核磁共振(NMR)光谱法,因此其在药物滥用如毒物分析和兴奋剂检测中具有不可替代的用途。

GC-MS 中生物样本测定前处理技术与 GC 相似,其在体内药物分析领域的发展主要取决于新的样品前处理方法和新型质谱仪如各种串联质谱的发展。气质联用与固相微萃取技术的联合使用在药物及其代谢物研究中的应用越来越广泛。

气相色谱仪可以看作是质谱仪的进样系统,相反也可以把质谱仪看作色谱仪的检测器,供试样品经 GC 分离为单一组分,按其不同的保留时间,与载气同时流出色谱柱,经接口除去载气,保留组分进入质谱仪离子源,由于此时载气和组分的量甚微,不至于严重破坏质谱仪的真空度。各组分分子进入离子源后被离子化,对于有机物,在多数情况下,由于在离子化过程中接受了过多的能量,生成的分子离子会进一步裂解成各种碎片离子。经分析检测,记录为 MS 图谱。经计算机自动检索化合物谱图库校对,即可迅速鉴别样品,方法专属灵敏。

GC-MS 联用系统主要由色谱单元、接口和质谱单元组成,见图 5-8。

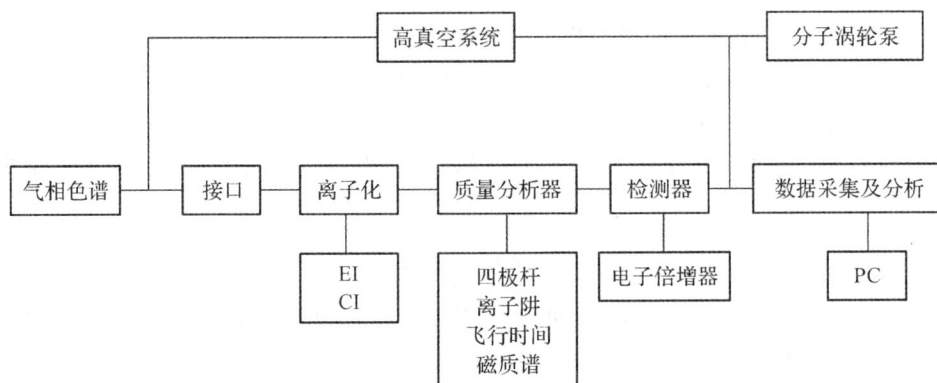

图 5-8　GC-MS 结构示意图

1. GC-MS 常用接口技术

接口是气相色谱仪与质谱仪的关键连接装置,其作用:一是除去大量流动相分子,浓集和气化样品分子;二是使色谱柱出口压力与质谱仪离子源的压力相匹配。常见的气相色谱-质谱接口技术有以下几种：

(1)直接导入型接口：直接导入型接口是将接口直接连在色谱柱的出口，直接导入质谱仪的离子源。这种接口适用的载气主要是氦气，由于载气是惰性气体不发生电离，被真空泵抽走，而待测物形成带电微粒，在电场作用下加速向质量分析器运动。

这种接口没有富集装置，灵敏度不高，但装置简单，样品利用率高，避免了连接部位的死体积，适用于与低流速(1~2mL/min)的毛细管柱相连接。

(2)开口分流型接口：色谱柱洗脱物仅一部分被送入质谱仪的接口称为分流型接口，在多种分流型接口中最常用的是开口分流型接口。其工作原理见图 5-9，气相色谱柱的一端插入接口的内套管内，其出口正对着内套管内的限流毛细管，限流毛细管将色谱柱洗脱物的一部分定量地导入质谱仪的离子源。接口的内套管用来固定毛细管色谱柱和限流毛细管，使两管口对准。接口的外套管内充满氦气，不断流入的氦气使过多的色谱柱流出物随氦气流出接口，同时保护开口以避免空气渗入。这种接口对联机运行过程中色谱柱更换非常方便，其主要缺点是样品利用率低，当色谱柱流量大时分流比大，灵敏度降低，不适用于填充柱。

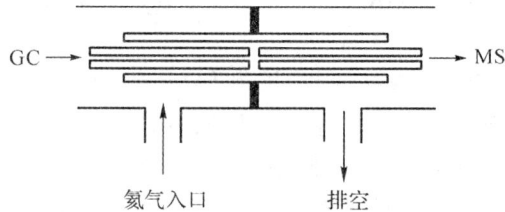

图 5-9　开口分流型接口示意图

(3)浓缩型接口：浓缩型接口又称分子分离器，广泛采用的是喷射分离器，接口放在色谱仪和离子源之间，既可以分离载气和试样，又可以富集。喷射式分离器具有体积小、热解和记忆效应较小、待测物在分离器中停留时间短等优点，最适用 GC 填充柱，也可用于毛细管柱，主要缺点是对易挥发的化合物的传输率不高。

2.离子源

离子源的作用是将被分析的样品分子电离成带电的离子。目前 GC-MS 常用的离子化方法是电子轰击离子化(electron impact ionization，EI)和化学离子化(chemical ionization，CI)。

(1)电子轰击离子化(EI)：有机分子在此离子源中被一束电子流(能量一般为 70eV)轰击，失去一个外层电子，形成带正电荷的分子离子(M^+)，或得到一个电子形成一个带负电的分子离子(M^-)：

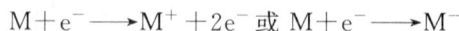

$$M+e^- \longrightarrow M^+ +2e^- \text{ 或 } M+e^- \longrightarrow M^-$$

这些分子离子又可进一步碎裂成各种不同的碎片离子，中性小分子或自由基。因此，电子轰击离子化可以得到分子丰富的结构信息。

EI 的优点是离子源结构简单、操作方便，可以得到丰富的分子结构信息，图谱具有特征性，灵敏度高，能检测纳克级样品，方法成熟，重现性好。缺点是由于轰击电子能量较高，某些化学键较弱的化合物的分子离子检测不到。本法不适合于高分子量和热不稳定的化合物。

(2)化学离子化(CI)：将反应气(甲烷、异丁烷、氨气等)与样品按一定比例混合，然后进行电子轰击，甲烷分子先被电离，形成一次、二次离子，这些离子再与样品分子发生反应，形成比

样品分子大一个质量数的(M+1)离子,或称为准分子离子。该过程可简要表达如下:

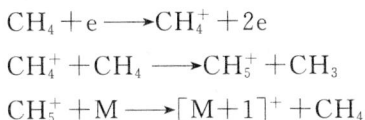

$$CH_4 + e \longrightarrow CH_4^+ + 2e$$
$$CH_4^+ + CH_4 \longrightarrow CH_5^+ + CH_3$$
$$CH_5^+ + M \longrightarrow [M+1]^+ + CH_4$$

化学离子化通常产生质子化的样品分子,由于化学离子化是一种软离子技术,没有发生像电子轰击离子化那样强烈的能量交换,因此准分子离子中较少有碳-碳键断裂,从而可以获得有关分子量信息。

CI 的主要优点有:大部分化合物能得到一个强的与相对分子量有关的准分子离子峰,碎片离子较少,图谱简单,易识别;化学离子化具有选择性,可通过选择不同的反应气体,使其仅与样品中被测组分反应,从而使该组分电离而被检测,利用其选择性还可以确定官能团性质和位置。缺点是:由于其质谱图中的碎片离子较少,不利于待测物的结构解析。若将 EI 与 CI 合用,通过两种离子源的互补,则更有利于 GC-MS 对未知物的定性鉴别。

3. 质量分析器

质量分析器的作用是将电离室中生成的离子按质荷比(m/z)大小分开,进行质谱检测。常见质量分析器有:

(1)四极杆质量分析器(quadrupole mass analyzer,Q):其由四根平行圆柱形电极组成,电极分为两组,分别加上直流电压和一定频率的交流电压。样品离子沿电极间轴向进入电场后,在极性相反的电极间振荡,只有质荷比在某个范围的离子才可沿轴线作有限的稳定振荡运动,通过四极杆,到达检测器,其余离子因振幅过大与电极碰撞,放电中和后被抽走。因此,改变电压或频率,可使不同质荷比的离子依次到达检测器,被分离检测。

这种分析器扫描速度快,离子流通量大,结构简单,易操作,广泛应用,但是分辨率较低,对高质量数离子有质量歧视效应,适用的质量范围也较小。

(2)磁式质量分析器(magnetic mass analyzer):磁式质量分析器有单聚焦和双聚焦两种类型。在单聚焦型质量分析器中,被电场加速的离子在进入磁场前沿直线前进,进入磁场后发生偏转,通常离子在磁场中的轨道半径是固定的,因此,在进行磁场扫描和电压扫描时,有规律地变化磁场强度和加速电压,可以使不同质荷比的离子一次到达接收器。这种分析器结构简单,操作方便,但是对于质量相同、能量不同的离子分辨率较低。

而双聚焦质量分析器具有方向聚焦和能量色散作用,可以将来自离子源出口狭缝具有一定角度分散和能量分散的离子束聚焦在质量分析器的焦平面上,通过改变静电场电压,使具有一定能量的离子分离进入磁分析器,然后再用与单聚焦相同的方法使离子在磁分析器中分离,实现方向(角度)和能量(速度)的双聚焦,提高了分辨率。

(3)离子阱质量分析器(ion trap mass analyzer):与四级杆质量分析器类似,在离子阱中运动的离子也具有稳定和不稳定两种情况。处于稳定区的离子,能长期存储在离子阱中。处于不稳定区的离子,由于幅度过大,会与环电极或端电极相撞而消亡。可以通过设定实验参数将质荷比从小到大的离子由端电极上的小孔排出而记录,从而得到质谱。当离子阱用于存储离子时,调节参数,使工作点正好在稳定区上部顶端之下,此时仅一很窄的质荷比范围的离子存储于离子阱中。因离子阱能选择某一质荷比的离子储存,所以就可以完成时间上的串联质谱。离子阱的构造原理如图 5-10。

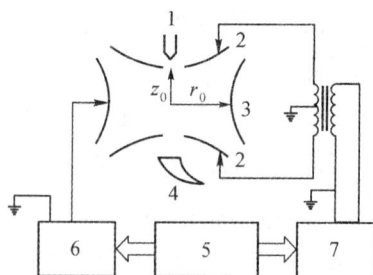

图 5-10   离子阱构造示意图

离子阱质量分析器的优点是:只需一个离子阱就可以实现多级串联质谱,成本低价格便宜;灵敏度高;质量范围大。缺点是定量准确度不及四级杆质量分析器;由于离子在离子阱中具有较长的停留时间,通常离子阱质量分析器所得的质谱图和标准质谱图有一定的差距。

(4)飞行时间质量分析器(time of flight mass analyzer,TOF):TOF 技术是利用不同 m/z 离子的飞行速度不同,离子飞行通过相同的路径(漂移区)到达检测器的时间不同而获得质量分离,质量小的离子飞行时间短而首先到达检测器。各种离子的飞行时间与质荷比的平方根成正比。TOF 的优点是扫描速度很快;结构简单,便于维护;质荷比范围较广。但价格较贵。

气质联用技术的发展,尤其是飞行时间检测技术以及串联质谱技术的发展,为生物大分子检测提供了强有力的工具。同时利用碰撞诱导解离(collision induced dissociation,CID)可将化合物的分子离子或准分子离子打碎,通过中性丢失扫描、母离子扫描和子离子扫描,进行多级质谱检测,为生物大分子提供详细的数据。

4. 检测器

MS 检测器的作用是将离子束转变成电信号,并进行信号放大。最常用的检测器是电子倍增器,其原理是:当离子撞击到检测器时,可引起倍增器电极表面喷射出一些电子,被喷射出来的电子由于电位差被加速射向第二个倍增器电极,喷射出更多的电子,由此连续作用下去。每个电子在碰撞下一个电极时能喷射出 $2\sim3$ 个以上电子,通常电子倍增器有 14 级,因此,最终获得的电子总数将是 $2^{14}\sim3^{14}$,大大提高了检测灵敏度(图 5-11)。

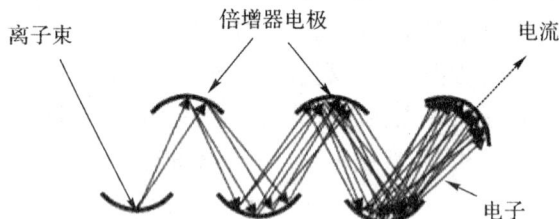

图 5-11   电子倍增器工作原理示意图

5. GC-MS 常用测定方法

(1)总离子流色谱法(total ionization chromatography,TIC):TIC 是记录流出组分总离子流强度随时间变化的谱图,类似于 FID 图谱,用于定量。

(2)选择性离子监测(selected ion monitoring,SIM):SIM 是对选定的某个或数个特征质量峰进行单离子或多离子检测,获得这些离子流强度随时间的变化曲线。一般该方法可提高检测灵敏度 $2\sim3$ 个数量级,达到 pg 水平。

（3）质量色谱法（mass chromatography，MC）：MC 又称离子碎片色谱图，是当色谱峰出现时，质谱仪在一定的质量范围内自动重复扫描，并将所得数据经计算机处理后给出的各质谱数的色谱图，它表示在一次扫描中，具有某一质荷比的离子强度随时间变化的规律。

（4）质谱图（mass spectrum，MS）：MS 是指带正电荷的离子碎片质荷比与其相对强度之间关系的谱图，可提供有关相对分子质量和结构特征信息。质谱图中最强峰称为基峰，其强度规定为 100%，其他峰以此峰为准，确定其相对强度。

5.2.2　气-质联用技术在体内药物分析中的应用示例

1. 地芬尼多口崩片的临床药代动力学研究

王晓英等建立了 GC-MS 法测定人血浆中盐酸地芬尼多（difenidol hydrochloride，DFND）药物浓度的方法，并应用于 DFND 口崩片的临床药代动力学研究。

（1）GC-MS 条件：DB-17MS 毛细管柱（15m×0.25mm，0.25μm），程序升温：起始温度 100℃，按 25℃/min 的速度升温至 280℃，保持 1min，再按 50℃/min 升温至 300℃，保持 1.6min；载气为氦气，流速 1.0mL/min；进样口温度 250℃。MS 源温度 230℃；四级杆温度 150℃；电子轰击能量为 70eV。

（2）血浆样品处理：精密量取血浆 0.5mL，依次加入 0.1mL 内标盐酸苯环壬酯溶液（500ng/mL），0.2mL 的碳酸钠/碳酸氢钠缓冲液（pH9.2），混匀后加入 2.5mL 正己烷，混合振荡器上充分振摇约 1.5min，1500g 离心 5min，取上层有机相于离心试管中，置真空离心浓缩仪干燥。残渣于测定前用 100μL 甲醇重组，取 1μL 进样测定。

（3）方法学研究结果：在实验条件下，血浆中内源性杂质不干扰目标物测定。DFND 和 IS 的保留时间分别为 7.80 和 7.97min，它们的分子离子峰分别为 m/z 309 和 m/z 357。选择 DFND 的碎片基峰 m/z 98、IS 的碎片基峰 m/z 138 进行定量测定。

用甲醇配制 DFND 标准品贮备液 1mg/mL，然后用空白血浆稀释成含 DFND 对照品为 1～300ng/mL 的系列血浆样本，按上述血浆样品处理方法萃取测定（$n=5$）。结果表明在 1～300ng/mL 浓度范围内，DFND 浓度与色谱响应值之间呈良好的线性关系，相关系数 $r^2=0.999$（权重系数 $1/C^2$）；定量下限为 1ng/mL。同法制备低、中、高浓度的 DFND 血浆样品各 5 份，将测得的色谱响应值与相同浓度的纯溶剂对照品获得的色谱响应值比较，计算萃取回收率。结果表明地芬尼多低、中、高 3 种浓度的回收率均在 72.7% 以上。考察批内、批间精密度，RSD 在 1.3%～3.9%，准确度在 101.5%～114.1% 范围内。

（4）DFND 的药代动力学研究结果：14 名健康志愿受试者，单剂量口服 50mg DFND 片后测得血浆的药-时曲线见图 5-12，药动学参数见表 5-4。

表 5-4　口服 2 种 **DFND** 制剂后的主要药动学参数

参数	DFND 片	口腔崩解片	P 值
AUC$_{(0\sim t)}$（μg·h/L）	742.898	773.614	0.92
AUC$_{(0\sim\infty)}$（μg·h/L）	771.610	806.464	0.91
AUC$_{(0\sim t)}$/AUC$_{(0\sim\infty)}$	0.967	0.968	0.95
$t_{1/2}$（h）	6.481	6.346	0.93
T_{max}（h）	2.500	2.900	0.51
C_{max}（μg/L）	94.345	92.537	0.95

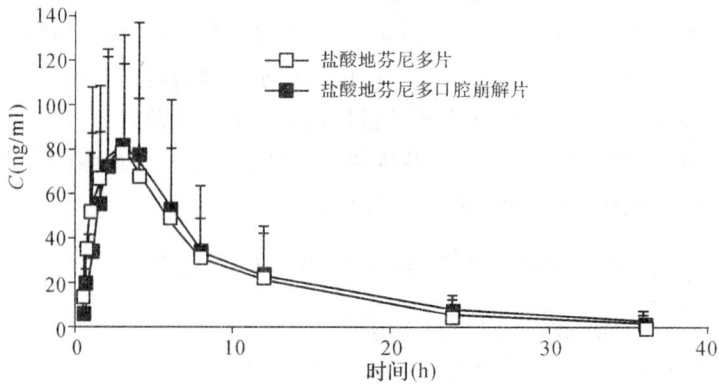

图 5-12　口服 2 种 DFND 片后的平均血药浓度-时间曲线图($n=14$)

2. 衍生化 GC/MS 法研究银杏叶片在 Beagle 犬体内的药代动力学

银杏叶为银杏科植物银杏(*Ginkgo biloba* L.)的干燥叶,具有敛肺、平喘、活血化淤、止痛的功效。银杏内酯为公认的血小板活化因子(platelet activating factor,PAF)受体拮抗剂。银杏内酯类化合物包括银杏内酯 A、B、C、M 和 J。它们的结构相似,只是羟基的数目和位置不同,见图 5-13。

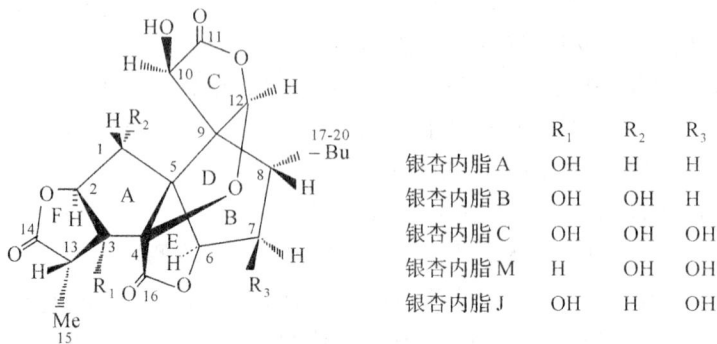

图 5-13　银杏内酯类化合物分子结构

对于银杏内酯 A、B 的血药浓度测定方法,文献报道的有 LC/APCI-ITMS 法,LC/ESI-MS 法,但灵敏度均不高。吴琼诗等以甲基睾丸酮(methyltestosterone,MT)为内标,双三甲基硅基三氟乙酰胺(BSTFA)(含 0.4%碘硅烷)为衍生试剂,采用 GC/MS 法同时测定 Beagle 犬灌胃给药银杏叶片后血浆中银杏内酯 A 和银杏内酯 B 的浓度,计算其药代动力学参数。

(1)仪器条件

色谱参数:HP-1 色谱柱(17m×200μm,0.10μm),程序升温:起始温度 200℃,以 3℃/min速率升温至 230℃,再以 20℃/min 升温至 260℃,最后以 2℃/min 升温至 265℃;气化室温度250℃;分流进样,分流比 5∶1;载气为高纯氦气;流速 0.9mL/min;柱前压 20.2psi,恒压。

质谱参数:EI 源,轰击电压 70V;检测方式:SIM,内标 MT m/z∶301,银杏内酯 A m/z∶537,银杏内酯 B m/z∶625;倍增器电压 1624V。

(2)血浆样品处理:取 sep-pak 固相小柱,用 5mL 甲醇活化,再用 5mL 水冲洗,备用。精密量取血浆样品 0.5mL,上样于固相萃取小柱上,用 2mL 水洗脱杂质及蛋白,再用 6mL 丙酮洗脱,将洗脱液在 45℃空气浴中用 N₂ 吹干,加入衍生化试剂 N,O 双三甲基硅烷三氟乙酰胺(BSTFA)50μL,涡旋 1min,将该溶液移入衍生化小瓶,压盖密封,70℃衍生化半小时,取衍生化反应后的溶液进行 GC/MS 分析。

　　(3)实验结果:在本实验所采用的色谱条件下,内酯 A 的保留时间在 12.00min 左右,内酯 B 的保留时间在 12.74min 左右,内标的保留时间在 8.64min 左右。内酯 A、B 和内标峰形良好,无杂峰干扰,基线平稳(图 5-14)。5 条雄性 Beagle 犬口服给药银杏叶片,于设定时间点采血,按照样品的预处理方法提取后,测定血药浓度,银杏内酯 A、B 的药-时曲线见图 5-15。

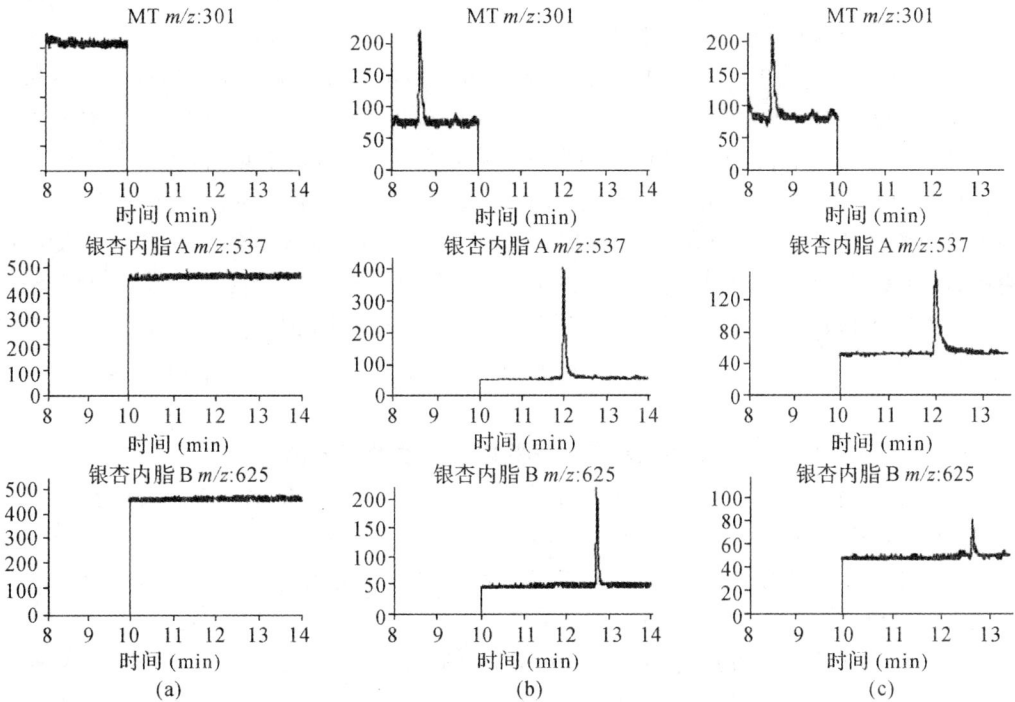

图 5-14　Beagle 犬血浆中银杏内酯 A 和 B 的 GC/MS 图
(a).空白 beagle 犬血浆;(b).空白 Beagle 犬血浆加入银杏内酯 A、B 和内标 MT;
(c).受试 Beagle 犬口服银杏叶片后 1h 的血浆样品

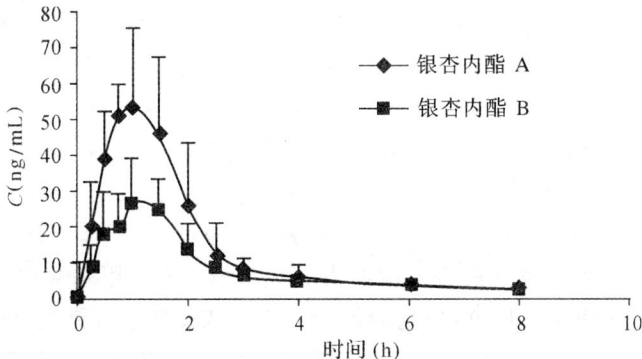

图 5-15　Beagle 犬口服 2 片银杏叶片后的血药浓度均值-时间曲线图

（4）讨论

内标选择：由于待测成分结构复杂，寻找结构相近的内标比较困难，国外大多数文献采用被测物的同位素标记物作内标，但不易获得。本研究考察了一些甾体类化合物作内标，包括：胆甾醇、雌二醇、氢化可的松、MT。结果表明，胆甾醇、雌二醇为体内本身存在的激素，干扰测定；氢化可的松出峰较迟；只有 MT 在两个待测物之前出峰，且与待测物分离良好，无干扰，故选择 MT 为内标。

衍生化条件选择：根据文献报道，尝试用双三甲基硅基乙酰胺（BSA）作衍生化试剂，但实验结果表明，由于 BSA 活性不够，很难使待测样品及内标发生衍生化反应。采用 BSTFA 作衍生试剂，待测样品及内标在 70℃ 即可衍生，样品测定呈线性，故最终选择 BSTFA 为衍生化试剂，0.4％ 三甲基碘硅烷的加入更有利于衍生化的完全。本研究也考察了不同反应温度（70℃、90℃、115℃）和不同反应时间（15min、30min、60min）下，衍生化反应的程度。结果表明在 70℃ 条件下反应 30min，衍生化反应已进行完全。样品经过衍生化反应后，分子结构中的羟基氢均被三甲基硅基取代；内标结构中的羰基易被还原为羟基，衍生化后，其结构中的两个羟基氢也被三甲基硅基取代。在参与衍生化反应之前内标的分子量为 302，衍生化后质谱裂解，检测离子的质荷比为 301 和 446；银杏内酯 A、B 的分子量分别为 408 和 424，衍生化反应后质谱裂解，检测离子的质荷比分别为 537、625。

在银杏叶提取物中，另一萜类内酯类活性成分为白果内酯，其含量大约为 2％，高于银杏内酯 B 的含量，但在该试验条件下，无法检测到白果内酯，原因为衍生化反应位阻较大，反应困难，故不能完全气化。

3. GC-MS 法检测非法添加物三聚氰胺在鸡体内的残留与分布

三聚氰胺（melamine）是一种三嗪类含氮杂环有机化合物，简称三胺。美国食品药品管理局（FDA）调查发现宠物食品所用的小麦麸蛋白添加物中有较高浓度三聚氰胺存在，动物食用后可发生肾衰竭并导致死亡。2008 年我国发生的三鹿集团的三聚氰胺事件也在我国产生了很大的影响。

用于三聚氰胺检测的方法有 GC-MS 法、LC-MS/MS 法、HPLC 法等。其中，前两种方法可以在定量的同时对样品进行定性，因此准确度高，误判的可能性小；LC/MS/MS 法不用衍生，但是基质干扰较为严重，通常需要建立一整套严格而又繁琐的样品净化步骤。GC/MS 法需要衍生化处理，但是灵敏度高，方法稳定。如余晓华等采用 GC-MS 法研究鸡体内三聚氰胺的残留及其分布。

（1）样品提取：准确称取搅匀的样品 5g（精确到 0.01g），于 50mL 的离心管中，准确加入 10g/L 的三氯乙酸溶液 50mL，加入 66g/L 的乙酸铅溶液 2mL。摇匀，超声提取 20min，静置 2min，取上层提取液约 30mL 转入离心管，在 10000r/min 离心机上离心 5min。

（2）固相萃取：分别用 3mL 甲醇、3mL 水活化混合型阳离子交换固相萃取柱，准确移取 10mL 离心液分次上柱，控制过柱速度在 1mL/min 以内，再用 3mL 水和 3mL 甲醇洗涤，抽干洗涤液后，用氨水-甲醇溶液洗脱，洗脱液于 50℃ 氮气流下吹干，待衍生化。

（3）衍生化方法：在吹干的样品残渣中加入 200μL 含 1％ 三甲基氯硅烷（TMCS）的 N,O-双三甲基硅烷三氟乙酰胺（BSTFA）衍生剂及 200μL 吡啶，充分涡旋混合后，置 70℃ ±5℃ 烘箱中，衍生反应 30min。然后冷却至室温，取样测定。同时三聚氰胺标准系列或相应浓度单点标准做同步衍生。

　　(4)GC-MS 条件：HP-5MS 弹性石英毛细管柱(30m×0.32mm,0.25μm),程序升温：起始温度 75℃,保持 1.0min,以 30℃/min 升温至 300℃,保持 2.0min;进样口温度 250℃;传输线温度 280℃;进样模式为脉冲不分流进样;进样量 1μL;载气流速 1.3mL/min。质谱离子源温度 230℃;电子能量 70eV;四极杆温度 150℃;数据采集方式为 SIM。

　　(5)结果：在优化的实验条件下,三聚氰胺在 0.05～2.50mg/L 范围内线性关系良好,R^2 为 0.999。以信噪比 S/N＝3 和 S/N＝10 测得方法的检出限为 0.005mg/kg,定量限为 0.01mg/kg。将三聚氰胺加入空白鸡蛋中,分别配制成 0.05,0.10 和 0.50mg/kg 的添加样品。以优化的方法操作,每个浓度同日内连续测定 6 次,按标准曲线法计算,获得方法的回收率。测得不同添加浓度的回收率均高于 72.31%,相对标准偏差(RSD)低于 10.57%,均在残留检测要求允许范围内。图 5-16 为三聚氰胺全扫描质谱图,显示监测离子为 m/z 99,171,327,342,定性定量均选择这 4 个离子。图 5-17～图 5-19 分别为空白样品、标准溶液和添加样品的 SIM 图(m/z＝327)和质谱图。

　　(6)讨论：研究发现饲喂含三聚氰胺饲料后鸡蛋中三聚氰胺含量快速上升,停喂后鸡蛋中三聚氰胺含量快速下降,这表明三聚氰胺在鸡蛋中的富集快,代谢也快。对饲喂含三聚氰胺饲料 29d 后鸡的内脏检测结果表明,三聚氰胺在肾脏内富集最多,其次是肺、肝脏、胸肉、鸡心、鸡油,在高剂量组的肾中发现有细粒结晶。而经美国宠物事件后发现,三聚氰胺的代谢产物三聚氰酸同样具有毒性,且和三聚氰胺共同作用,更易形成肾结石,虽然三聚氰胺降解迅速,但不表示毒性迅速减小,所以要严格限制三聚氰胺的添加量。

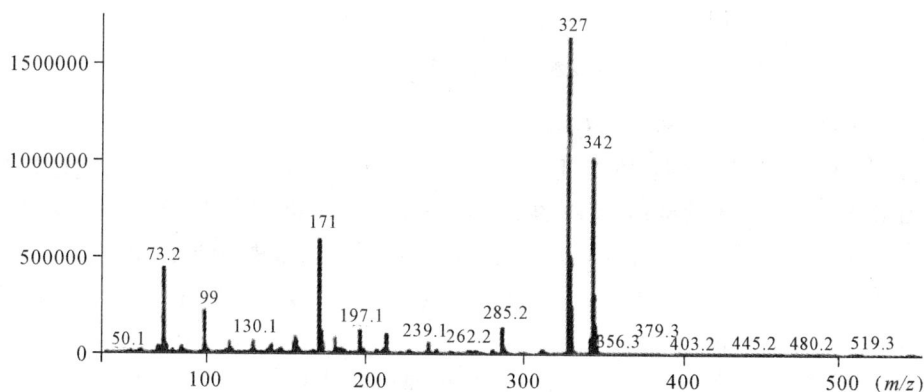

图 5-16　三聚氰胺全扫描质谱图

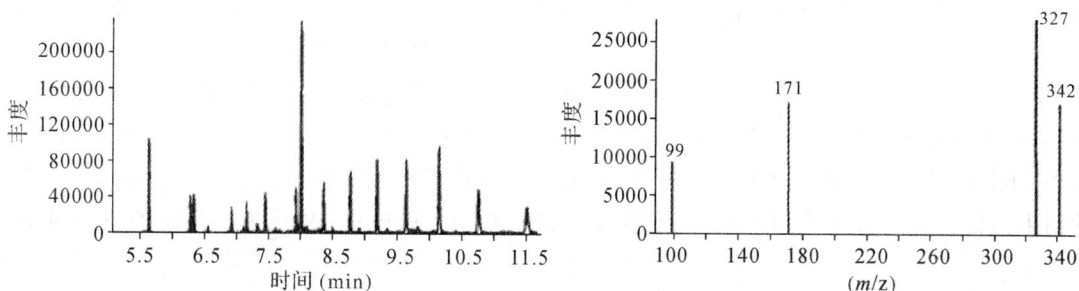

图 5-17　空白样品的 SIM 色谱图(m/z＝327)(左)和质谱图(右)

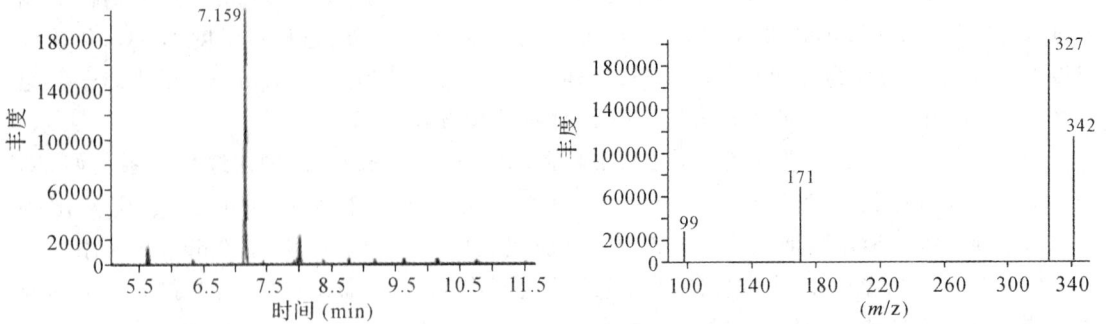

图 5-18　标准溶液(200μg/L)的 SIM 色谱图(m/z＝327)(左)和质谱图(右)

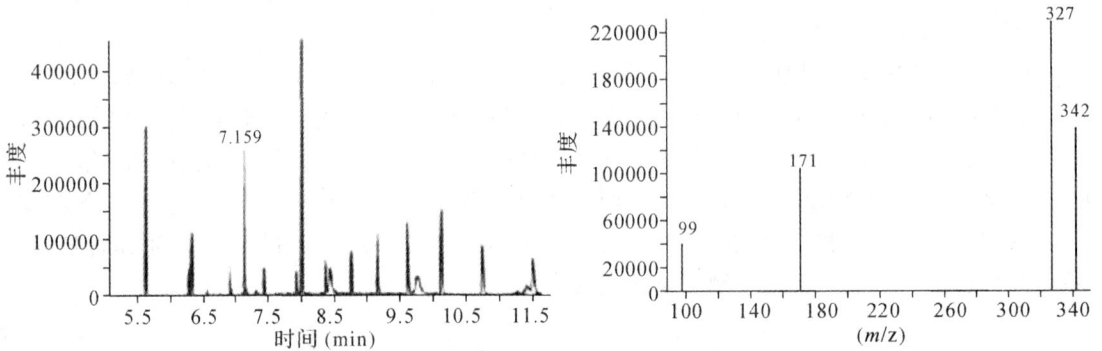

图 5-19　添加 0.10 mg/kg 浓度水平的 SIM 色谱图(m/z＝327)(左)和质谱图(右)

4. 基于 GC-TOF-MS 的代谢组学研究

代谢组学是一门新兴的组学技术,是研究生命体受外部刺激所产生的所有代谢产物的变化,是基因组学和蛋白组学的延伸,反映的是已经发生了的生物学事件。代谢组学研究,除了研究药物本身的代谢变化外,主要是研究药物引起的内源性代谢物的变化,更直接反映了体内生化过程和微环境的改变,可全面了解代谢物质在疾病发生、发展过程中的变化规律,为疾病的预防和诊断提供新的思路。

GC-MS 因具有解析能力强、灵敏度高、拥有成熟的商业化的质谱数据库等多方面优势,在代谢组研究中得到广泛的应用。相对于 NMR 等其他技术,它的优势在于能够表征较多的代谢产物,并通过色谱分离能够提供较高的分辨率和灵敏度,尤其是对带有不同官能团的不同类型的化合物,通过相关的样品前处理,在相同的质谱条件下能够同时检测,有利于数据的统计分析,并利用相关碎片离子通过标准谱库检索,得到代谢产物的相关信息。但与 NMR 相比,GC-MS 不能对样本直接分析,由于在进行代谢组学研究时,样本代谢物的信息是千差万别的,有极性也有非极性,对于极性的代谢产物,不经相应的衍生化处理是检测不到的。所以相对 NMR,GC-MS 的样本前处理比较复杂,且有可能造成部分代谢物信息丢失。近年来采用新的衍生化方法对血浆/血清样品进行研究,拓展了 GC 应用范围,并成为 NMR 的重要补充工具。

如 Kiyoko 等试图用代谢组学方法解释肼诱导的肝毒性机制。

(1)动物试验设计:将雄性大鼠(228～278g)随意分成 6 组(8 只/组),其中 3 组在给药 24h

后取样,而另外 3 组在给药 48h 后取样。盐酸肼(hydrazine dihydrochloride)的给药剂量分别为 0,120 和 240mg/kg。将盐酸肼溶于生理盐水中,给药剂量以 5mL/kg 计算。剂量为 0mg/kg 组喂食生理盐水,作为对照组。用聚丙烯注射器吸取药水,用口腔插管法快速给药。

图 5-20 为尿液和血浆的取样设计。在给药后 16～24h 和 40～48h,将大鼠置代谢笼内 8h,收集尿样。在取尿期间将集尿管放于干冰上冷冻,收集完全后,再将尿样置于冰箱中解冻,所有尿样均在 5℃下以 540r/min 的转速离心 5min。取一部分上清液,用肌氨酸氧化酶-过氧化物酶法测量尿中肌酸酐浓度,将剩下的尿样分装,用液氮快速冰冻,于 −80℃ 冰箱中保存至 GC-MS 测定。

在给药后 24 和 48h 用异氟醚麻醉大鼠后通过腹主动脉抽取血样。将血样分成两份,一份加入抗凝剂 EDTA-2K,另一份加入抗凝剂肝素钠(用于临床生化指标测定),两者均于 5℃,以 2150r/min 的转速离心 10min,取上清血样分装,用液氮快速冰冻,于 −80℃ 冰箱中保存至 GC-MS 测定。同时将大鼠处死,取肝脏,进行组织病理学试验。

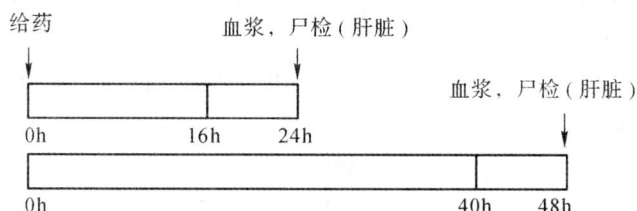

图 5-20　尿液和血浆的取样设计示意图

(2)血样、尿样处理

提取方法:取 50μL 的尿样或血样,加入 250μL 混合溶剂(氯仿:甲醇:水＝1:2.5:1;v/v),再加入浓度为 0.2mg/mL 的核糖醇(内标)溶液 90μL。于 37℃ 振摇 30min,然后在 4℃ 下以 16000r/min 转速离心 3min。吸取 250μL 的上清液转移至 Eppendorf 管中,将样品液先置真空离心干燥器中,然后置冷冻干燥器中进行干燥。

衍生化反应:于上述处理后样品中加入 100μL 的第一衍生化试剂盐酸甲氧胺吡啶溶液(20mg/mL),将该混合物在 30℃ 培育 90min,再加入 50μL 的第二衍生化试剂 N-甲基-N-(三甲基甲硅烷基)三氟乙酰胺(MSTFA),于 37℃ 培育 30min。取 1μL 分流进样(分流比尿液为 25:1;血浆为 10:1,v/v)。

(3)GC-MS 分析:Agilent 6890N GC;涂有 CP-SIL8CB 的硅胶毛细管柱(30m×0.25mm,0.25μm);Pegasus Ⅲ TOF-MS;Agilent 7683B 自动进样器;进样温度 230℃;氦气流速 1mL/min;程序升温:先在 80℃ 保持 2min,再以 15℃/min 的速度升至 330℃,并保持该温度 6min;传输管温度为 250℃;离子源温度为 200℃;EI 源,离子化电压为 70kV,以每秒扫描 20 次的频率对 m/z 85～500 间的离子进行扫描。尿液在 428s 的溶剂延迟后启动加速电压,而血样在 250s 后启动加速电压。

(4)结果与讨论:利用 GC-TOF-MS 检测发现,尿样中 2-氨基己二酸、β-丙氨酸的量增加了,而 2-酮戊二酸和柠檬酸的含量减少了。另外很多 TCA 循环中的中间产物都有所减少。这可能是肼破坏了 TCA 循环中所需的一些酶。血样中丙酮酸盐和乳酸盐的浓度有所增加。同时尽管血样中葡萄糖没有什么变化,但在尿样中葡萄糖的量有所增加。

通过该实验证明基于 GC-MS 法尤其是高分辨 TOF-MS 的代谢组学研究,可以有助于揭示代谢中物质的变化。这对于药理学、毒理学来说是一个很好的研究工具。

5.固相微萃取-GC-MS 法测定血浆中氯氮平浓度

氯氮平(clozapine,CLP)用于治疗精神分裂症疗效好,且很少产生锥体外系反应,在临床上得到广泛应用。使用氯氮平者多为精神病患者,自控能力较差,所以中毒事件也时有发生。CLP 急性中毒的检验,需要一个快速、准确的分析方法,已报道的 GC 或 HPLC 法,样品提取步骤繁琐、费时,不能完全达到上述检测的要求。固相微萃取(SPME)是一种新提取技术,将以往传统的取样、萃取、浓缩及进样等多步操作简化为一个简单过程。王琦玮等以洛沙平(loxapine)为内标,建立了 SPME /GC-MS 法测定血浆中 CLP 的含量,结果证明方法准确、操作简便、灵敏度高,适用于 CLP 急性中毒的检测。

(1)仪器与 GC-MS 条件:6890~5973N 气相色谱质谱联用仪,NIST98 色谱工作站,SPME 萃取器和 $100\mu m$ 聚二甲基硅氧烷(poly dimethylsiloxane,PDMS)萃取头。HP-5MS ($30m \times 0.25mm$,$0.25\mu m$)弹性石英毛细管柱,程序升温:柱初温 160℃,以 40℃/min 升温至 260℃,再以 5℃/min 升温至 280℃;进样口温度 260℃;载气为高纯氦气,流速 1.0mL/min;进样方式:不分流;GC-MS 接口温度 280℃;EI 源(70eV),EM 电压 1106V;选择离子(SIM)定量检测,选择监测离子为,CLP:243、256、192、245;洛沙平:257、83、70、193。

(2)血样预处理:取 $250\mu L$ 血浆样品至 4mL 样品瓶,加入 $50\mu L$ 内标工作液(1500ng/mL甲醇溶液)、$500\mu L$ 1mol/L NaOH /6% NaCl 溶液、$1700\mu L$ 双蒸水,振匀 10s。将样品瓶置于40℃水浴中平衡 5min,然后将萃取头($100\mu m$ PDMS)浸入样品中萃取 30min。萃取后将萃取头置双蒸水中振洗 20s,然后置 50%甲醇溶液中振洗 20s,此后将萃取头在空气中挥干 2min。最后将萃取头插入 GC /MS 进样口解吸 90s。

(3)结果:在上述色谱条件下,CLP 及内标完全分离,保留时间分别为 6.97min 及10.01min,血样中的内源性物质对检测无干扰,图 5-21 为 GC-MS 采用 SIM 扫描方式检测所得血浆样本的总离子色谱图。该方法具有良好的准确度和精密度,测得高、中、低浓度的方法回收率为 94.6%~98.6%,日内、日间 RSD 均小于 7.5%。将建立的方法应用于氯氮平急性中毒病人的血样检测,测得某病人的血浆氯氮平浓度为 756ng/mL。

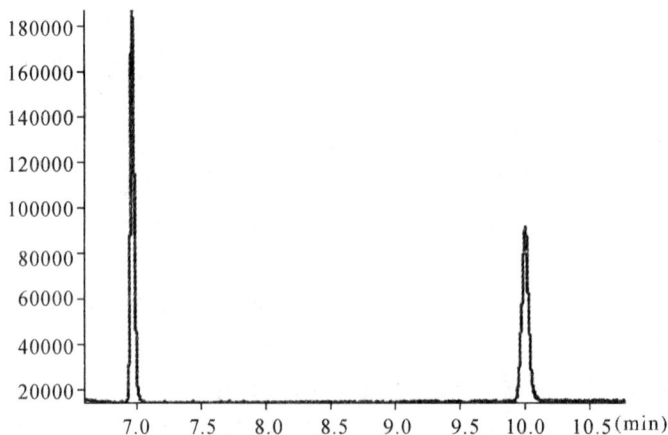

图 5-21　使用 SPME 萃取及 GC-MS 检测所得血浆样本的色谱图

(4)讨论:由于萃取头的萃取面积很小,达到平衡时所萃取药物的绝对量也较少,使药物的提取回收率不高,所以需要选择与待测药物化学性质相似的化合物作内标,使两者的提取回收率相似并保持固定比值,这样就不会影响定量分析的准确性。本实验选择与 CLP 化学性质相似的洛沙平作内标,虽然低、中、高 3 种浓度血样的平均提取回收率均不超过 6%,但准确性指标均符合要求。

SPME 萃取头常用的纤维涂层分为非极性涂层和极性涂层两种。不同种类待测物要用不同类型的固相涂层进行萃取,选择原则是相似相溶原理,即用极性涂层萃取极性化合物,用非极性涂层萃取非极性化合物。同一种纤维涂层根据厚薄可分为厚膜(常为 $100\mu m$)和薄膜(常为 $7\mu m$)。萃取时厚膜达到平衡需要的时间长,但萃取量大,适合于小分子或挥发性物质;薄膜性质与之相反,适合于较大分子或半挥发性物质。CLP 为非极性小分子化合物,本实验选取非极性厚膜萃取头($100\mu m$ PDMS)进行萃取取得了较好的萃取效果。

药物样品与萃取头间的分配系数 K 受样品性质的影响,药物在样品中的溶解度减小,K 值增大,药物萃取量增大,分析灵敏度提高。CLP 为弱碱性药物 pK_a 范围在 $9.0\sim9.5$ 之间,碱性条件(NaOH)下难溶于水,使 K 值增大;在样品中加入盐(NaCl),样品的离子强度增大,CLP 的溶解度减小,也能使 K 值增大。

萃取温度升高,待测物扩散速度增大,加强了对流,因此升温有利于缩短平衡时间,加快分析速度。但温度过高会使生物样品中的蛋白质变性而黏附在萃取纤维上影响药物的萃取。本实验选择 40℃萃取 30min,既能较快达到平衡,也能避免蛋白质变性黏附影响 CLP 萃取。

【思考题】

1. 在体内药物分析中采用 GC 进行分析,待测组分需满足什么条件?
2. 何为固相微萃取方法,有什么优点?
3. GC-ECD 适合于哪些类型药物的体内分析?
4. 二维气相色谱法的原理和优点是什么?
5. GC-MS 用于代谢组学研究有什么优点和缺点?

【参考文献】

［1］傅若农.气相色谱今年的发展.色谱,2009,27(5):584.
［2］朱海燕,卢宪波,汤凤梅,等.离子液体在气相色谱固定相中的应用进展.冶金分析,2010,30(7):24.
［3］傅若农.毛细管气相色谱柱近年的发展.化学试剂,2009,31(3):183.
［4］曹环礼.气相色谱技术的研究进展及其应用.广东化工,2009,36(8):100.
［5］关亚风,王建伟,段春凤.微型气相色谱的研究进展,色谱,2009,27(5):592.
［6］高丽伟.8 种精神障碍治疗药物的联合分析方法及阿米替林的稳定性研究.中国优秀硕士学位论文全文数据库,2010.5.
［7］邢丽梅,谭家镒,李发美,等.血、尿中氯硝西泮及其代谢物 7-氨基氯硝西泮的 GC-ECD 法检测.分析实验室,2003,22(1):28.
［8］Leiliane Coelho André Amorima, Jean-Marie Dimandjab, Zenilda de Lourdes Cardeala. Analysis of hydroxylated polycyclic aromatic hydrocarbons in urine using comprehensive two-dimensional gas chromatography with a flame ionization detector. Journal

of Chromatography A,2009,1216:2900.

[9] 王晓英,李敬来,孔爱英,等.GC/MS 法测定人血浆中地芬尼多药物浓度及其在药代动力学研究中的应用.解放军药学学报,2010,26(6):500.

[10] 吴琼诗,狄斌,闻宏,等.GC/MS 法测定 Beagle 犬血浆中银杏内酯 A、B 的浓度及其药动学研究.中国新药杂志,2009,18(4):365.

[11] 余晓华,孙泽祥,吕燕等.GC/MS 法研究鸡体内三聚氰胺的残留及代谢规律.浙江农业学报,2009,21(4):379.

[12] Kiyoko Bando, Takeshi Kunimatsu, Jun Sakai, etc. GC-MS-based metabolomics reveals mechanism of action for hydrazine induced hepatotoxicity in rats. Journal of Applied Toxicology,2011,31(6):524.

[13] 王琦玮,莫耀南,周海梅,等.固相微萃取-气相色谱质谱法测定血浆中的氯氮平浓度.中国法医学杂志,2007,22(2):100.

第6章

毛细管电泳法及其与质谱联用技术

高效毛细管电泳（high performance capillary electrophoersis，HPCE）是离子或荷电粒子以高压直流电场为驱动力，在毛细管中按其淌度或/和分配系数不同进行高效、快速分离的一种电泳新技术。相对于经典的区带电泳，高效毛细管电泳具有以下特点：①采用毛细管和高电压，分离效率高，理论板数达到每米几十万至几百万，最高可达 $10^7/m$ 的数量级。②分离操作可在很短时间内完成（最快数秒钟，一般小于 30min）；可使用柱上检测法。③操作模式多，开发分析方法容易。④所需样品量少，进样体积可小到 $1\mu L$；运行缓冲溶液只需几毫升。实验成本低，消耗少，环保。

目前 HPCE 法可检测多种样品，如血清、血浆、尿样、脑脊液、红细胞、体液或组织及其实验动物活体样品；且可分离分析多种组分，如蛋白质/多肽/氨基酸生物大分子、微量元素、小的生物活性分子、药物分子及其代谢产物等，在生物、医药、化工、环保、食品、临床医学等领域具有广阔的应用前景。

6.1　基本原理

6.1.1　电泳和淌度

电泳（electrophoresis）是指在外电场作用下，荷电粒子在缓冲溶液中的定向移动现象。电泳分离是基于荷电粒子的迁移速度不同而实现的，一个离子在电场下的迁移速度 v_{ep} 为：

$$v_{ep} = \mu_{ep}E \tag{1}$$

式中 μ_{ep} 为电泳淌度，E 为电场强度。

荷电粒子的迁移速度除了与电场强度和介质特性有关外，还与粒子的有效电荷及其大小和形状有关。在电泳中常用淌度（mobility，μ_{ep}）来描述荷电粒子的电泳行为与特性。电泳淌度是指单位电场下离子的迁移速度，以下式表示：

$$\mu_{ep} = \frac{q}{f} = \frac{q}{6\pi\eta R} \tag{2}$$

　　式中 q 为离子电荷,f 为摩擦系数,η 为介质黏度,R 为离子半径。式(2)表明,分子半径小、电荷大的离子具有较大的电泳淌度,而分子半径大、电荷小的离子具有较小的电泳淌度。在无限稀释溶液中(稀溶液数据外推)测得的淌度称为绝对淌度。电泳淌度的差异,构成了电泳分离的基础。

　　电场中带电离子运动除了受到电场力的作用外,还会受到溶剂阻力的作用。一定时间后,两种力的作用就会达到平衡,此时离子作匀速运动,电泳进入稳态。由于实际溶液的活度不同,特别是酸碱度的不同,样品分子的离解度就不同,电荷也将发生变化,这时的淌度可称为有效电泳淌度。一般来说,离子所带电荷越多、离解度越大、体积越小,电泳速度就越快。

6.1.2　电渗、电渗流和表观淌度

　　电渗(electroosmosis)是指毛细管内溶液在外力电场的作用下整体朝一个方向运动的现象。对于石英毛细管来说,在一般情况下,由于硅醇基(—SiOH)电离成 SiO^-,使管壁表面带负电,为了保持电荷平衡,溶液中水合离子(一般为阳离子)被吸附到表面附近,形成双电层。当在毛细管两端加电压时,双电层中的阳离子向阴极移动,由于离子是溶剂化的,所以带动了毛细管中整体溶液向阴极移动,形成电渗流(electroosmotic flow,EOF),整个过程如图 6-1a 所示。电渗的大小可用电渗速度 ν_{eo} 或电渗淌度 μ_{eo} 来表示:

$$\nu_{eo} = \frac{\varepsilon\xi}{\eta}E \tag{3}$$

$$\mu_{eo} = \frac{\varepsilon\xi}{\eta} \tag{4}$$

　　式中 ξ 为双电层的 Zeta 电位,ε 为分离介质的介电常数。毛细管区带电泳条件下,电渗流从阳极流向阴极。电渗流大小受到 Zeta 电势、双电层厚度和介质黏度的影响,一般说来,Zeta 电势越大,双电层越薄,黏度越小,电渗流值越大。

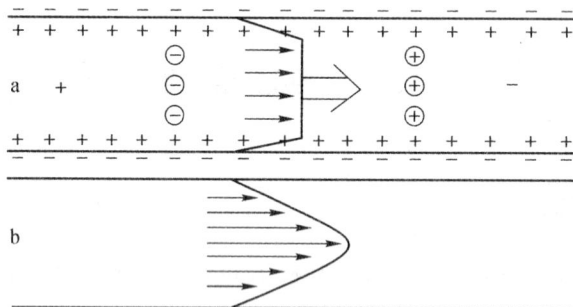

图 6-1　电渗的产生

a.加电场后向阴极的电渗流(EOF);b.层流或抛物线流型

　　电渗流最重要的特点是具有平面流型,其电渗驱动力沿毛细管均匀分布,电渗速度的径向分布几乎是均匀的,其平流型速度曲线与高效液相中高压泵驱动所产生的层流或抛物线流型速度曲线不同(图 6-1 b),不会直接引起样品组分区带扩散,这是毛细管电泳获得高效分离的重要原因之一。

　　在毛细管电泳中,当电渗流存在时,样品分子的迁移是有效电泳淌度和电渗流淌度的综合表现,这时的淌度称为表观淌度 μ_a(apparent mobility),计算公式如下:

$$\mu_a = \frac{l}{t_m E} = \frac{lL}{t_m V} \tag{5}$$

式中 μ_a 为表观淌度，l 为毛细管有效长度（指从进样口到检测窗的长度），t_m 为迁移时间（即样品组分从进样口迁移到检测窗所需要的时间），L 为毛细管总长度，E 为电场强度，V 为操作电压。在毛细管电泳中，表观淌度实际上是电泳淌度和电渗淌度的矢量和：

$$\mu_{ap} = \mu_{ep} + \mu_{eo} \tag{6}$$

电渗流在电泳分离中扮演着重要角色，多数情况下，电渗流速度是电泳速度的 5～7 倍。因此，在毛细管电泳(CE)中利用电渗流可将正、负离子和中性分子一起朝一个方向产生差速迁移，在一次 CE 操作中同时完成正、负离子的分离测定。在石英或玻璃毛细管中，电渗流的方向为向阴极移动，正离子的运动方向和电渗一致，因此它应最先流出；中性分子与电渗流同速，随电渗而行；负离子因其运动方向和电渗相反，在中性粒子之后流出。注意！此时的中性分子的移动速率总与电渗速率相同，不同组分的中性分子得不到分离。

6.1.3　电渗流的控制

电渗流是毛细管电泳中的基本操作要素，由于电渗流的大小和方向可以影响 CE 分离的效率、选择性和分离度，所以成为优化分离条件的重要参数。电渗流的细小变化将严重影响 CE 分离的重复性（迁移时间和峰面积）。在毛细管区带电泳或胶束电动毛细管色谱中，电渗流是电泳分离的主要驱动力，但如果电渗流太大，将导致溶质组分没有分离就流出。

电渗流的控制是 CE 中的一项重要任务，最基本的方法是改变毛细管内壁的表面电荷或缓冲液黏度。值得注意的是，改变毛细管壁表面的物理状态，常常影响被分离组分的迁移速度，因此，改变电渗流需要通过毛细管电泳整个操作条件的优化来实现。相关方法主要有改变缓冲溶液的成分和浓度、改变缓冲溶液的 pH 值、加入添加剂、毛细管内壁改性-物理或化学方法涂层及动态去活、外加径向电场、改变温度等。表 6-1 列举了改变电渗流的常用方法。

表 6-1　电渗流的控制方法

方　法	结　　果	说　　明
电场强度	正比于电渗	电场强度的降低可能引起分离效率和分辨率的降低；电场强度增加，焦耳热增加
缓冲溶液 pH	pH 降低，电渗降低；pH 增加，电渗增加	是改变电渗最方便的方法，但可能会引起溶质组分电荷和结构的改变
离子强度或缓冲液浓度	离子强度增加，Zeta 电位降低，电渗降低	离子强度增加使电流增加，焦耳热增加；低离子强度可能存在样品吸附的问题；如果导电性与样品不同可能引起峰形畸变；离子强度低，样品装载量小
温度	温度改变 1℃，黏度改变 2%～3%	温度由仪器自动控制
有机改性剂	改变 Zeta 电位和温度（降低电渗）	变化复杂，其影响可通过实验测定；可能改变选择性
表面活性剂	改变疏水性或通过离子相互作用吸附在毛细管壁上	阴离子表面活性剂使电渗增加；阳离子表面活性剂使电渗降低或逆向；会改变选择性
中型亲水性聚合物	通过疏水性相互作用吸附在毛细管壁上	通过掩盖表面电荷增加黏度，降低电渗
共价涂覆	化合键合到毛细管壁上	可使用各种修饰剂（亲水的或带电的）

6.1.4　仪器与操作

　　商品化 HPCE 仪主要由毛细管、毛细管恒温系统、直流高压电源、检测器、电极和缓冲液池组成,结构示意图见图 6-2。一根细内径弹性石英毛细管柱的两端置于电槽内,毛细管和电极槽内充有相同组分和相同浓度的背景电解质溶液,同时在两电槽内分别插入连有高压电源的电极,该电压使得分析样品沿毛细管柱迁移,各组分迁移速度不同,经过一定时间后,各组分按其速度的大小顺序,依次到达检测器被检出,得到按时间分布的电泳谱图,根据谱峰的迁移时间和峰面积或峰高即可进行定性和定量分析。

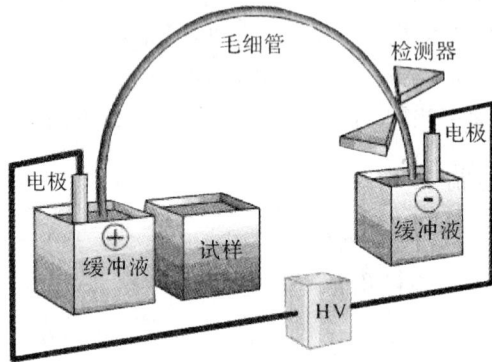

图 6-2　高效毛细管电泳仪

1. 进样

　　毛细管柱内体积很小,所需试样溶液为纳升级,通常无法使用色谱法的注射器进样方式,而是采用电迁移进样(低电压)和流体动力学进样(压力或抽吸)方式。

　　电迁移进样又称电动进样,它是用样品瓶代替缓冲液瓶,在电场作用下,依靠样品离子的电迁移和(或)电渗流将样品注入,通常使用的电场强度是分离时的 1/3～1/5;电迁移进样的特点是实际进样量与组分的电泳迁移率有关,迁移率大的离子进样量大于迁移率小的离子,即产生进样歧视现象,会降低分析的准确性和可靠性,但此法操作简单,无需附加装置,尤其适用于黏度大的缓冲液和毛细管凝胶电泳情况。

　　流体动力学进样是应用最广泛的毛细管电泳进样方法,它可以通过提高进样端产生虹吸作用,在进样端加压,或在检测端抽真空等方法来实现。流体动力学进样的特点在于进样量几乎与样品基质无关,如果样品的黏度和温度保持恒定,则进入毛细管的量是固定的,而且在进样过程中没有组分歧视效应。进样的体积与毛细管尺寸、缓冲溶液的黏度、压力和时间有关系。一般的进样压差和时间范围分别为 25～100mbar 和 0.5～5s,而虹吸进样高度常为 5～10cm,时间为 10～30s,均可通过进样时间的长短来控制进样量。该法的缺点就是选择性较差,样品及其背景同时被引入毛细管,对后续分离可能产生影响。

2. 分离

　　毛细管电泳的分离过程需要借助高压电源、毛细管柱和毛细管恒温系统来完成。

　　(1)高压电源:在毛细管电泳中常采用 0～30kV 连续可调的直流高压电源,电流为 200～300μA。为保持迁移时间的重复性,要求电压的稳定性在 ±0.1%。高压电源应可以更换极性,最好是使用双极性的高压电源。

(2)毛细管柱及其恒温系统:理想的毛细管柱应是化学和电惰性的,可透过紫外光和可见光,具有一定的柔韧性,便于弯曲,耐用。目前常采用弹性石英毛细管柱,内径多为 $50\mu m$ 和 $75\mu m$ 两种规格。一般细内径柱分离效果好,且焦耳热小,允许施加较高电压,但若采用柱上检测,因光程较短,检测限较粗内径柱差。通常在毛细管外壁涂敷聚酰亚胺保护层,以增加弹性。在光学检测窗处需除去聚酰亚胺保护层。毛细管长度称为总长度,根据分离度的要求,可选用 $20\sim100cm$ 长度,进样端至检测器间的长度称为有效长度。

毛细管温度的控制对测定的重复性是非常重要的,温度变化 $1℃$,操作缓冲液的黏度随之变化,从而影响进样和迁移时间,因此商品化 HPCE 仪常配有毛细管柱恒温系统,常见的是高速流动的空气浴或液体浴,温度控制在 $\pm0.1℃$,空气恒温浴设备简单,使用方便,而液体恒温浴的效果更好些。

3. 检测

CE 对检测器灵敏度要求相当高,如何对样品作灵敏的检测,又不使谱带展宽,是 CE 检测的关键问题。通常采用的解决方法是柱上检测(on-column detection),目前用于毛细管电泳的检测器有紫外、荧光、电化学、光折射和质谱检测器等。

紫外检测器仍是目前应用最广泛的检测方法,这主要是因为它接近通用型的检测方式,使用熔融石英毛细管可以在 200nm 到可见光区这一范围内进行检测。毛细管电泳高效的部分原因就是柱上检测,因为透光窗口直接开在毛细管上,所以就不存在因死体积和组分混合而产生的谱带展宽问题。但由于紫外检测池的光路长度即为毛细管内径,一般不超过 $100\mu m$,因此限制了检测器的灵敏度。可以采用以下方法提高检测灵敏度:扩展光路长度,如使用泡状或 Z 型检测池;优化测定波长,使用低波长;减少检测噪声等。

荧光检测器则是一类灵敏度较高的检测器,检测下限一般可达 10^{-15} mol 级,尤其是激光诱导荧光检测器(laser induced fluorescence detector,LIF),灵敏度更高;但是荧光检测器的通用性较紫外检测器差,因为许多化合物不能显示天然荧光,需先进行衍生化反应,操作也比较麻烦。

其他检测器如 CE/MS 联用是很有应用价值的检测器,但价格昂贵,不易推广;电化学检测器如电导检测器、安培检测器,可避免光学类检测器遇到的光程太短的问题,故和 LIF 同为 CE 中灵敏度最高的检测器。发展新型检测器、提高 UV 等检测器灵敏度,以及发展 CE 和其他分离方法、检测方法的联用是 CE 研究重点之一。各种检测器的性能比较如表 6-2。

表 6-2　毛细管电泳的检测方法比较

检测器	浓度检测限 (mol/L)	质量检测限 (mol)	特　点
紫外可见	$10^{-5}\sim10^{-8}$	$10^{-13}\sim10^{-16}$	通用性强,快速扫描可提供很多信息
荧光	$10^{-7}\sim10^{-9}$	$10^{-15}\sim10^{-17}$	灵敏,但样品常需衍生化
激光诱导荧光	$10^{-14}\sim10^{-16}$	$10^{-15}\sim10^{-20}$	很灵敏,但样品常需衍生化,仪器费用高
质谱	$10^{-8}\sim10^{-9}$	$10^{-16}\sim10^{-17}$	灵敏,可同时提供结构信息,CE 与 MS 的接口复杂,仪器昂贵
电导	$10^{-7}\sim10^{-8}$	$10^{-15}\sim10^{-18}$	通用,但需要专门的电器元件和毛细管改性柱
安培	$10^{-10}\sim10^{-11}$	$10^{-18}\sim10^{-19}$	灵敏,有选择性,但需要专门的电器元件和毛细管改性柱

注:设进样体积为 10nL。

6.1.5　定性定量分析

与色谱法类似,在毛细管电泳的大部分分离模式中,采用迁移时间或淌度定性,采用峰面积或峰高定量。

1. 迁移时间和淌度的重复性

在毛细管电泳中,重复进样的迁移时间重复性(以相对标准偏差 RSD 表示)应 $<0.5\%$。重复性与毛细管壁、缓冲溶液的组成、pH、黏度和样品的性质,以及仪器的质量等有关。在选定的电泳条件下,影响迁移时间的因素见表 6-3。

表 6-3　影响迁移时间重复性的因素

影 响 因 素	结果/原因	解 决 方 法
毛细管壁的吸附	电渗流改变 由缓冲溶液、添加剂和样品的吸附引起	清洗毛细管,有足够的平衡时间
管壁电荷滞后	在使用低(高)pH 缓冲溶液时,用高(低)pH 溶液清洗毛细管	避免使用 pH 差别很大的溶液清洗毛细管;有足够的平衡时间
石英批号不同,硅醇基含量不同	管壁电荷不同,电渗流变化	测量电渗流
温度变化	改变黏度和电渗流	毛细管恒温
缓冲溶液组成变化	pH 变化,缓冲溶液蒸发 清洗废液流入出口缓冲溶液瓶中	重装缓冲溶液,缓冲溶液瓶加盖或冷却,用另外的容器装废液
两个缓冲溶液液面不同	引起不重复的层流	保持两个缓冲溶液瓶液面相同;尽可能不用进样端缓冲溶液清洗

2. 定量分析

毛细管电泳中由于溶质的迁移速率不同,使溶质在检测窗的停留时间不同,因而所得的峰面积也不同。低迁移速度的溶质在检测窗的停留时间长,因此,峰面积比高迁移速度的溶质峰面积大。一般可以近似地用峰面积积分值除以迁移时间进行校正。峰面积或峰高的重复性对定量分析是关键。一般在正常操作条件下,峰面积 $RSD<2\%$。影响峰面积重复性的主要因素见表 6-4。

表 6-4　影响峰面积重复性的因素

影 响 因 素	原因/结果	解 决 办 法
温度变化	黏度和进样量变化	对毛细管恒温
样品蒸发	样品浓度增加	加盖或冷却自动进样器
样品过载	额外进样	使用进样端平滑的毛细管;去除毛细管进样端的聚酰亚胺
样品在毛细管壁吸附	峰形畸变	变化 pH;增加缓冲溶液浓度;使用添加剂
低信噪比	积分误差	优化积分参数;增加样品浓度;使用峰高定量
电动进样	样品基质不同	使用流体动力学进样

6.2　分离模式

毛细管电泳根据分离机理不同,具有多种灵活的分离模式,能够提供相互补充的信息。经典的分离模式有毛细管区带电泳、胶束电动毛细管色谱、毛细管凝胶电泳、毛细管等速电泳、毛细管等电聚焦等。近年来在建立新的分离模式和联用技术有一定的进展,例如建立了毛细管电色谱,非水毛细管电泳,阵列毛细管电泳,亲和毛细管电泳,芯片毛细管电泳等。不同操作模式的分离依据及应用范围如表 6-5 所示。

表 6-5　CE 分离模式的分离依据及应用范围

分离模式	缩写	分离依据	应用范围
毛细管区带电泳	CZE	溶质在自由溶液中的淌度差异	可解离的或离子化合物、手性化合物及蛋白质、多肽等
胶束电动毛细管色谱	MECC	溶质在胶束与水相间分配系数的差异	中性或强疏水性化合物、核酸、多环芳烃、结构相似的肽段
毛细管凝胶电泳	CGE	溶质分子大小与电荷/质量比差异	蛋白质和核酸等生物大分子
毛细管等速电泳	CITP	溶质在电场梯度下的分布差异(移动界面)	同 CZE,电泳分离的预浓缩
毛细管等电聚焦	CIEF	蛋白质的等电点(pI)不同	蛋白质、多肽等
毛细管电色谱	CEC	电渗流驱动的色谱分离机制	同 HPLC
非水毛细管电泳	NACE	溶质在自由溶液中的淌度差异含有电解质的非水体系	同 CZE

6.2.1　毛细管区带电泳

1. 基本原理

毛细管区带电泳(capillary zone electrophoresis,CZE)又称自由溶液毛细管电泳,是应用最早也最为广泛的一种分离模式,操作简便,自动化程度高,适用于蛋白质、氨基酸、多肽类和离子的分析。其分离的机理,主要是基于在一定的介质条件(主要是具有 pH 缓冲能力的电解质溶液)下,不同溶质粒子大小和电荷的不同,导致它们电泳迁移率的不同,从而引起荷电粒子在含有电泳缓冲液的毛细管通道中,迁移速率的不同而实现分离。在外加电场作用下,具有不同电泳淌度的分离对象将在彼此分开的区带中迁移,而具有相同电泳淌度分离对象将在同一个区带中共迁移。CZE 中由于电渗流的存在,阴、阳离子可以同时分析,中性溶质电泳迁移为零与电渗流同时流出,如图 6-3。

2. 影响 CZE 迁移行为的因素

CZE 是基于溶质组分的迁移速率不同而分离,迁移速率是由溶质分子本身的结构、所带电荷、电场强度、毛细管柱、缓冲液的类型和 pH 值、黏度等决定的,因此,系统地研究各种因素对 CZE 迁移行为的影响是非常必要的。

(1)缓冲液的类型和 pH 值:缓冲液的选择主要由所需的 pH 决定,在相同的 pH 下,不同

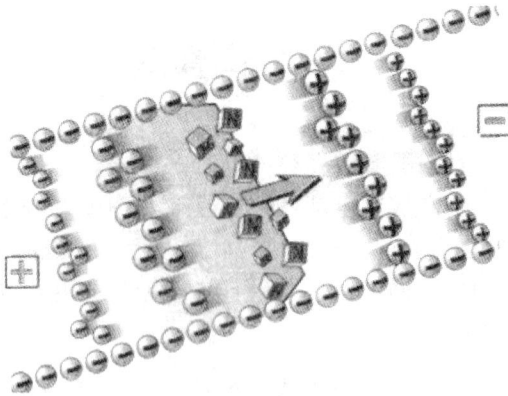

图 6-3   CZE 示意图

缓冲试剂的分离效果也不尽相同。缓冲液的 pH 值是影响组分离子淌度的最主要因素,pH 一方面影响溶质组分的电离度,即影响有效电荷的多少,从而引起迁移速率的变化;另一方面影响电渗流的大小,导致迁移时间的变化,pH 在 4～10 之间,硅醇基的解离度随 pH 的升高而升高,电渗流也随之升高。因此,在 CE 中使用的缓冲溶液应具备如下特点:①在选择的 pH 范围内有很好的缓冲容量,缓冲溶液的有效范围是组分(pK$_a$±1)pH 单位;②在检测波长下无吸收或吸收很低;③自身淌度低,即分子大而荷电小,以减少焦耳热的产生;④尽可能采用酸性缓冲液,在低 pH 下,吸附和电渗流值都很小,有利于延长毛细管涂层的寿命。CZE 中常用的缓冲试剂有:磷酸盐、硼砂或硼酸、醋酸盐等。

(2)缓冲液的浓度:缓冲液的浓度直接影响到电泳介质的离子强度,从而影响 Zeta 电势,而 Zeta 电势的变化又会影响到电渗流。缓冲液浓度升高,离子强度增加,双电层厚度减小,Zeta 电势降低,电渗流减小,样品在毛细管中停留时间变长,有利于迁移时间短的组分的分离,提高分析效率。此外,随着缓冲液浓度的提高,毛细管内壁的表面电荷受影响,管壁对样品组分的吸附作用减少;但是,缓冲液浓度太高会引起电流增大,产生的焦耳热增大而使样品组分峰形扩展,柱效下降。因此在实验中需对缓冲液的浓度进行优化,兼顾高的分离效果和低的热效应。

(3)分离电压:高电压是实现 CE 快速、高效的前提,因此在 CE 中分离电压也是控制电渗的一个重要参数。一般在柱长确定时,随着电压升高,电渗流和电泳流速度的绝对值均增加,最终导致样品的迁移速度加快,分析时间缩短,但同时毛细管中焦耳热增大,基线稳定性降低,灵敏度降低。理论和实践证明,组分的分离效率随电压的变化存在极大值,此时的电压即为最佳工作电压。

(4)添加剂:在缓冲溶液中加入添加剂,例如中性盐、两性离子、表面活性剂以及有机溶剂等,会引起电渗流的显著变化,有效改善分离度或分离选择性。表面活性剂常用作电渗流的改性剂,通过改变浓度来控制电渗流的大小和方向,但当表面活性剂的浓度高于临界胶束浓度时,将形成胶束。加入有机溶剂如甲醇、乙腈会降低离子强度,Zeta 电势增大,溶液粘度降低,改变管壁内表面电荷分布,使电渗流降低。

(5)温度:温度影响分离重复性和分离效率,控制温度可以调控电渗流的大小。温度升高,缓冲液粘度降低,管壁硅羟基解离能力增强,电渗速度变大,分析时间减短,分析效率提高。但温度过高,会引起毛细管柱内径向温差增大,焦耳热效应增强,柱效降低,分离效率也会降低。

6.2.2　胶束电动毛细管色谱

1.基本原理

自 Terabe 于 1984 年首次引入胶束电动毛细管色谱(micellar electrokinetic capillary chromatography,MECC)以来,MECC 已成为 HPCE 中仅次于 CZE 研究最多的一种技术。MECC 的基本原理是在电泳分离缓冲液中加入浓度高于临界浓度的离子型表面活性剂,形成荷电胶束,以胶束增溶作为分配原理,溶质在水相、胶束相中的分配系数不同,在电场作用下,毛细管中溶液的电渗流和胶束的电泳,使胶束和水相有不同的迁移速度,同时待分离物质在水相和胶束相中被多次分配,在电渗流和这种分配过程的双重作用下得以分离。其优点是把电泳分离的对象从离子化合物扩展到中性化合物,是目前唯一既能分离中性组分又能分离带电离子的 HPCE 模式。图 6-4 是 MECC 的分离原理示意图。

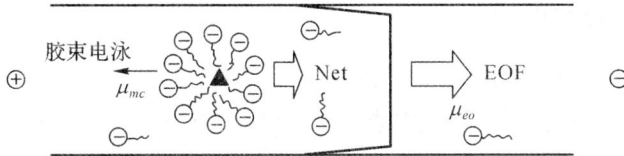

图 6-4　MECC 的分离原理示意图

2.胶束假固定相

胶束是表面活性剂的聚集体,表面活性剂分子由亲水和疏水基组成,疏水部分是直链或支链烷烃,或甾族骨架;亲水部分则可为阴离子、阳离子、两性离子的基团。在一定条件下,当表面活性剂浓度大于临界胶束浓度(critical micellar concentration,CMC)时,表面活性剂单体和胶束达到动态平衡。随着表面活性剂浓度增加,单体的浓度和胶束的大小基本不变,但胶束数增加。表面活性剂的 CMC 和胶束的聚集数(即组成一个胶束的分子数)除了与表面活性剂本身的结构有关,还与温度、电解质浓度、有机溶剂的量等因素有关。MECC 中常用的表面活性剂列于表 6-6。

表 6-6　表面活性剂的类型和典型化合物

类　型	典　型　化　合　物	临界胶束浓度 (mol/L)	聚集度
阴离子表面活性剂	十二烷基硫酸钠(SDS,$C_{12}H_{25}OSO_3Na$)	8.1×10^{-3}	62
	十二烷基磺酸钠($C_{12}H_{25}SO_3Na$)	9.7×10^{-3}	54
	辛烷基硫酸钠($C_8H_{17}OSO_3Na$)	1.4×10^{-3}	20
阳离子表面活性剂	十六烷基三甲基溴化铵[$C_{16}H_{33}(CH_3)_3NBr$]	9.2×10^{-4}	61
	十二烷基三甲基氯化铵[$C_{12}H_{25}(CH_3)_3NCl$]	1.6×10^{-3}	50
两性离子表面活性剂	N-十二烷基-N,N'-二甲基胺-3-丙烷-1-磺酸	3.3×10^{-3}	55
非离子型表面活性剂	聚氧化乙烯-2,3-十二烷基醚类(Brij-35)	1.0×10^{-4}	40

3. 流动相

在 MECC 中可以通过改变流动相来调节分离选择性。溶质在胶束相和流动相之间存在分配平衡,因此改变缓冲体系将会改变溶质的分配系数,从而影响容量因子和保留值。流动相的改变主要包括缓冲溶液种类、浓度、pH 和离子强度的改变,以及添加有机改性剂等。

pH 值能影响 MECC 中组分的迁移速度和电渗速度,但不改变 SDS 的荷电状况,因此不影响它的泳流速度。而溶液的离子强度增大时,将使表面活性剂的临界胶束浓度以及电解质溶液的电离电阻降低,因此能抑制热效应。常用十二烷基硫酸钠(SDS)胶束,因其表面带负电荷,泳动方向与电渗流相反,朝阳极方向泳动。在缓冲液 pH>5 时,电渗流速度大于胶束电泳速度,所以胶束的实际移动方向和电渗流相同,都向阴极移动。

在 MECC 中,有机改性剂的加入会改变水溶液的极性,从而影响溶质在胶束相和流动相之间的分配系数,提高分离选择性。常用的有机改性剂有甲醇、乙腈、四氢呋喃、二甲基甲酰胺、环糊精、尿素等,其中甲醇和乙腈应用最多,浓度控制在 5%～25% 之间为宜。

6.2.3 毛细管凝胶电泳

毛细管凝胶电泳(capillary gel electrophoresis,CGE)是将凝胶电泳对生物大分子的高效分离能力和毛细管电泳的快速、微量和定量分析相结合,成为当今分离度极高的一种电泳分离技术。凝胶是一种固态的分散体系,具有多孔性,类似分子筛的作用。在 CGE 中,将凝胶移到毛细管中作为支撑物,被分离物在通过装入毛细管内的凝胶时,按照各自分子的体积大小逐一分离,分子体积大的首先被分离出来。常用的介质是交联和非交联聚丙烯酰胺凝胶(polyacrylamine gel,PAG)。

CGE 适用于生物大分子的分析,在分子生物学和蛋白质化学研究领域有着十分广泛的应用。可纯粹按分子体积大小进行分离(SDS-PAGE),以决定蛋白质的分子量;可以识别一个碱基差异的寡核苷酸;可分离 DNA 片段;可改变凝胶的浓度来控制分离的范围,如 PCR 产物的分析。由于受凝胶介质对 pH 的限制,CGE 缓冲溶液的可选择性远小于 CZE。

6.2.4 毛细管等速电泳与等电聚焦

与 CZE 一样,毛细管等速电泳(capillary isotachophoresis,CITP)是基于有效离子淌度的差异进行带电离子的分离。但 CITP 属于不连续介质电泳,需要两种缓冲液,即前导电解液和尾随电解液。前者含有与溶质离子电荷相同且淌度为体系中最高的离子;后者为体系中淌度最低的离子。样品离子的淌度介于这两者之间。当毛细管两端加上电压后,电位梯度的扩展使所有离子最终以同一速率泳动,样品带在给定 pH 值下按其淌度和电离度大小依次连接迁移,得到互相连接而又不重叠的台阶或梯形区带。带长与样品量有关,可用于定量测定。此法可用较大内径的毛细管,在微制备中很有用。缺点是需要采用不连续缓冲体系,空间分辨率差。

毛细管等电聚焦(capillary isoelectric focusing,CIEF)是指在毛细管中进行的等电聚焦,由于毛细管本身的抗对流性质,CIEF 可在自由溶液中进行,也可在凝胶中进行。在 CIEF 中,物质的分离是基于它们的等电点或 pI 值的差别(I 是所谓兼性离子如 H_2R^+ 及 R^- 的两个离解常数乘积的开方,即 $I=\sqrt{K_{a1} \cdot K_{a1}}$,当介质的酸度为 $[H^+]=\sqrt{K_{a1} \cdot K_{a1}}$,即 pH=pI 时,溶质转变为 HR 中性分子,此称为该溶质的等电点)。毛细管内充入可产生 2～11pH 梯度的两性电解质溶液,两端分别插入储放酸性溶液和碱性溶液的储液瓶中,加上高压电场,毛细管内各段的 pH 值将逐渐变化,在管内形成 pH 梯度。当导入具有兼性离子的样品时,经电场聚焦迁移至毛细管某一区域时,在此区域的 pH 值下,样品达到等电点,即 pH＝pI,样品呈净电荷为零,形成稳定的区带,此即所谓聚焦步骤。不同样品的等电点不同,在毛细管中按不同等电点形成分立的区带。

CIEF 不但具有传统等电聚焦的优点,而且具有毛细管电泳的高效、快速、微量和柱上检测等特点,在蛋白质、多肽的分离分析上有很好的应用前景。

6.2.5　毛细管电色谱

毛细管电色谱(capillary electrochromatography,CEC)是将高效液相色谱(HPLC)的固定相填充到熔融石英毛细管柱中,用高压直流电源代替高压泵,即用电渗流代替压力驱动流动相,溶质则根据其在流动相与固定相中的分配系数的不同和自身电泳淌度的差异得以分离。CEC 的操作模式包括电渗流驱动的电色谱(electricity-driven capillary electrochromatography,ED-CEC),以及压力驱动为主的电色谱(pressure-driven capillary electrochromatography,PD-CEC)两种。CEC 的保留机制包括两方面:①基于溶质在固定相和流动相间相互作用力的不同(类似于 HPLC);②基于溶质电泳淌度的不同(类似 CE)。对于中性化合物,其分离类似于色谱过程;对于不保留的带电化合物,则进行电泳过程;对于有保留的带电化合物,电泳和色谱机制同时起作用。因此,CEC 既能分离电中性物质,又能分离带电物质,对复杂的混合样品显示出强大的分离分析能力。

由于 CEC 采用高压直流电源代替高压泵,用电渗流来驱动流动相,流速在管中呈扁平的塞子流型,因而在毛细管中没有流速梯度,谱带展宽效应十分小,这是 CEC 比 HPLC 柱效高的根本原因。在高 pH 下,毛细管内壁硅醇基的电离度大,电渗流很大,可以解决中性化合物的分离问题,而不像胶束电动色谱那样需要使用表面活性剂,这有利于与质谱仪联用。在低pH 条件下,如选择合适的填料还可对带电组分进行分离。此外,在加电压的同时,又可附加一定的压力驱动流动相,既可避免分离过程中气泡的产生,提高稳定性,又可用压力来控制流速缩短分析时间,还可以实现梯度洗脱。在 CEC 中,若电泳机制和分配机制都产生明显作用时,可获得较高的选择性。CEC 克服了仅靠电渗流驱动的一些限制性因素,改善了控制能力,提高了结果的重现性。

6.2.6　非水毛细管电泳

非水毛细管电泳(non-aqueous capillary electrphoresis,NACE)是在有机溶剂为主的非水体系中进行的毛细管电泳。1984 年 Walbroehl 和 Jorgenson 首次以乙腈为非水溶剂分离了几何异构体喹啉和异喹啉,展示了 NACE 的应用优势。该技术扩展了毛细管电泳的分析范围,可用于分析不易溶于水而易溶于有机溶剂的物质,或在 CE 中淌度十分相似的物质,并可研究水中难以发生的反应等。具有提高灵敏度、改善分离及减少毛细管内壁吸附等优点,目前已成为分析化学理论和应用研究的热点。

NACE 采用有机溶剂作电泳缓冲溶液,它不仅增加了疏水性物质的溶解度,而且可承受更高的操作电压产生的高电场,在不增大焦耳热条件下可提高缓冲液的离子强度,从而增大了进样量,能产生更好的样品堆积效应,提高检测灵敏度。且非水溶剂可降低被分析物与管壁的作用,降低峰宽并改善拖尾,降低以管壁面积较大的毛细管分析时被测物的损失,显著提高被测物的回收率。此外,在 CE 与质谱(MS)联用中,由于 NACE 有机溶剂的表面张力比水小,可采用更低的电喷雾电压,增加电喷雾的稳定性,提高离子化效率,并可改善 MS 进样口的去溶剂效果,降低背景吸收,NACE-MS 联用具有大的应用潜力。

作为非水介质的有机溶剂应具备:①能溶解分析物和背景电解质;②不易燃烧、无毒、化学惰性,在室温下呈液态;③具有高的介电常数、低的黏度、低的饱和蒸汽压;④价格低廉。常用的有机溶剂见表 6-7。

表 6-7　NACE 法中常用非水溶剂及水的物理常数

溶　剂	沸点 (℃)	黏度系数 (η,mPa·s,25℃)	极性	介电常数	水溶性
水	100	0.89	10.2	80	/
乙腈	82	0.34	5.8	37.5	混溶
醋酸	118	1.1	6.0	6.2	混溶
甲醇	65	0.54	5.1	32.7	混溶
二甲亚砜	/	1.98	/	46.68	/
丙烯碳酸盐	241.7	/	5.01	64.92	/
N-甲基-2-吡咯酮	202	1.67	6.7	32	/
甲酰胺	210	3.3	9.6	111	混溶
二甲基甲酰胺	153	0.80	6.4	36.7	/
N-甲基甲酰胺	182	1.65	6.0	182	混溶
N,N-二甲基乙酰胺	166	0.78	6.5	37.8	混溶

6.3　毛细管电泳-质谱联用法

自 1987 年 Smith 等首次提出毛细管电泳-质谱(CE-MS)联用方法以来,CE-MS 作为具有高分离效率和高灵敏度的方法,应用受到了广泛关注,并且在过去二十多年来得到了迅速发展。与紫外、激光诱导荧光和电化学检测器相比,质谱检测器更是一种通用型检测器。其检测的灵敏度优于紫外分光光度法,还能给出分子量和结构信息。

毛细管电泳-质谱联用仪主要包括三个部分:毛细管电泳系统、毛细管电泳-质谱接口和质谱仪。毛细管电泳和质谱已有成熟的商品仪器,因此,CE-MS 接口的设计与性能改进是近年来研究的主要方面。

6.3.1　毛细管电泳-质谱接口

CE-MS 在线联用需要设计合适的接口,将毛细管电泳中已分离的样品组分全部转移到质谱仪中,同时实现样品组分的快速高效离子化。目前应用于 CE-MS 的常用接口主要为大气压离子化接口,该技术不仅是一种较好的接口技术,也是一种离子化方式,其操作模式主要有电喷雾电离(electrospray ionization,ESI)、大气压化学电离(atmospheric pressure chemical ionization,APCI)和大气压光电离(atmospheric pressure photo-ionization,APPI)。此外尚有连续流快原子轰击(continuous-flow fast atom bombardment,CF-FAB)、基体辅助激光解吸离子化(matrix-assisted laser desorption ionization,MALDI)、电感耦合等离子体(inductively coupled plasma,ICP)等离子化方式。

其中,电喷雾离子化接口(ESI)应用最为广泛,其显著特点是电离效率高(>20%~50%),产生高丰度的分子离子,而离子碎片很少,是 CE-MS 联用首选的离子源。由于 CE 需要较高离子强度、挥发性低的缓冲液,而 ESI 需要相对较低的盐浓度才能获得好的雾化及离子化。因此接口技术必须优化,目的是为了获得稳定的雾流(spray-current)和高效的离子化,使其尽可能地提供好的电子接触,同时尽量减少对 CE 分离效率的影响。目前使用的 ESI 分为三种:同轴鞘液接口(coaxial sheath-flow interface)、液接型接口(liquid junction interface)和无鞘液接口(sheathless interface)。

1. 同轴鞘液接口

第一个 CE-MS 电喷雾接口是用金属银沉积在熔融石英毛细管末端构成。金属化的毛细管末端离 MS 进样孔 1~2cm,其间有 3~6kV 的电位差,它既构成分离电流回路,又充当电喷雾源。但是,这种接口仅仅解决了毛细管电泳中的电接触问题,仍然存在毛细管电泳流速缓慢的限制,使离子喷雾的稳定性差,且使用寿命短。因此,Richard D. Smith 研究小组进一步对其进行了一系列的改进,图 6-5 为目前比较常见的鞘液接口示意图。该接口具有三层套管结构(见图 6-6A):一个同心的不锈钢毛细管套在电泳毛细管末端,鞘内充有鞘液,与毛细管中流出的液体(流速一般为 10~100nL/min)混合,解决了毛细管末端电接触的问题,同时可以控制鞘液流速(μL/min 数量级),以增大进入 ESI 的液体量,补给足够的液体基质,形成稳定的电喷雾。再在此不锈钢套外再套一个同心的钢套,引入雾化气体氮气,以辅助喷雾的形成。在质谱仪入口处的大气压区加有 3~5kV 的电压,使液体在电场作用下喷射产生多电荷微滴(小于 1μm),并带上大量电荷,以发生库仑爆炸而崩解成更小的液体微滴。荷电微滴在毛细管末端和 MS 进样孔之间漂移过程中,从质谱进样孔中逆向导入干燥气氮气,加速微滴溶剂的蒸发,最终将荷电待测物转换成气相进入质谱检测器进行分析。

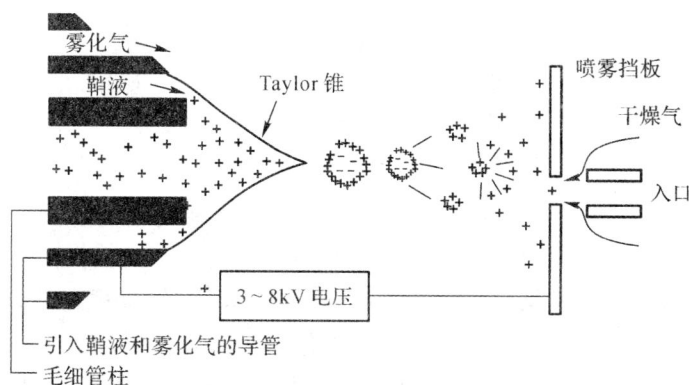

图 6-5　CE-MS 鞘液接口示意图

　　鞘液是影响电喷雾生成的重要因素。常用的鞘液为水、甲醇、乙腈、异丙醇和丙酮,可加入的电解质如甲酸、乙酸、甲酸铵、乙酸铵等。理想的鞘液缓冲盐浓度应在高分离(高盐浓度)和高雾化(低盐浓度)间优化。

　　鞘液接口技术是最早实现商品化的 CE-MS 接口,没有死体积,然而鞘液的引入会稀释样品,使检测灵敏度有所下降。

2. 液接型接口

　　液接型接口是鞘液接口技术中比较特别的一种,它可以通过液接液体来改变 CE 运行缓冲液的组成,使其满足电喷雾离子源的要求。通常为 T 型接口,如图 6-6B,鞘液引入后在分离毛细管柱和电喷雾喷针之间狭窄区间(约 $25\sim50\mu m$)内与毛细管柱流出物混合;与同轴鞘液接口相比,液接型接口不存在鞘液的稀释作用。然而液接型接口最大的问题在于液接处有一定的死体积,会导致峰展宽而降低分离效率。可通过在液接接口上加压,如图 6-6C,连接处扩至 $300\mu m$,并置于加压的充满鞘液的贮液槽里(pressurized reservoir of make-up liquid),尽量控制样品在接口死体积处的稀释和扩散。

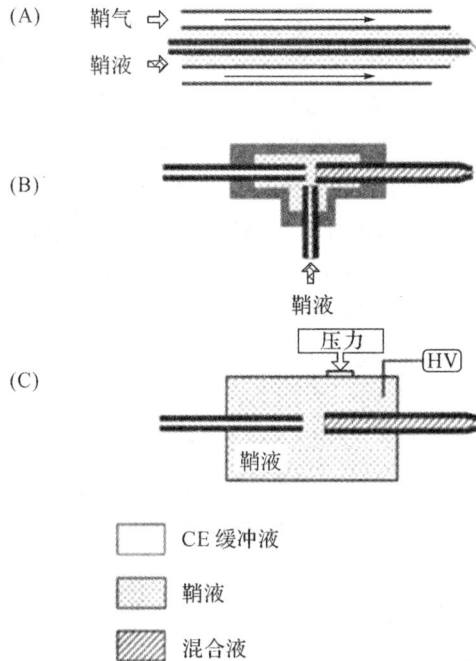

(A)　鞘气 ⇨

　　　鞘液 ⇨

(B)

　　　　　　鞘液

(C)　　　压力　　HV
　　　　　　
　　　鞘液

　　□ CE 缓冲液

　　▨ 鞘液

　　▨ 混合液

图 6-6　常见鞘液接口构造图

(A).同轴鞘液接口;(B).液接接口;(C).加压液接接口

3. 无鞘液接口

　　最早由 Olivares 等设计成功的 CE-MS 接口实际上是一种无鞘液接口,但由于随后出现的同轴鞘液接口具有更高的稳定性和兼容性,该无鞘液接口被弃用。近年来,无鞘液接口技术由于不存在任何稀释效应而重新受到研究者的青睐,并在 ESI 和纳流喷雾离子源(nESI)中有不少成功的应用。

　　毛细管局部多孔化学刻蚀是一种常用的无死体积的无鞘液接口技术。段继诚等采用此方法设计了新型的纳流无鞘液接口(图 6-7)。用氢氟酸对石英毛细管外壁进行刻蚀,在刻蚀部分内外两侧充满电解质溶液,并施加一定的电压以形成稳定的电流回路。采用这种新型接口,样品的流量最低可达到 20nL/min,在 50～500nL/min 流量范围内该接口具有较高的 MS 响应信号,同时该接口设计与金属涂层接口相比具有稳定性好及使用寿命长等特点。

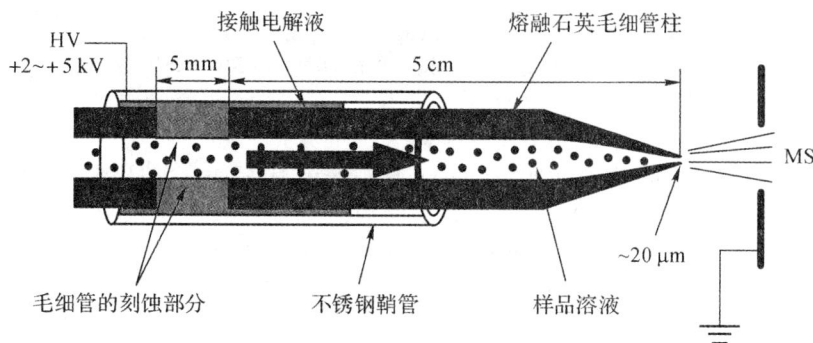

图 6-7　纳流无鞘液接口示意图

6.3.2　CE-MS 的应用进展

CE-MS 联用主要在两方面发展:一是各种 CE 模式和 MS 联用,二是 CE 和各种 MS 联用。CE 的许多模式,如 CZE、MECC、CITP、CGE 和 NACE 以及 CEC 等都能与质谱检测器成功地连接,其中 CZE 应用最为广泛,MECC、CEC 与 MS 的联用扩大了 CE-MS 可分析样品的范围。实现 CE-MS 联用面临的主要问题是,CE 背景缓冲液中的盐、毛细管壁涂层材料或者 MECC 中的表面活性剂等会降低被分析物的离子化效率甚至严重污染 MS 离子源。目前常用的解决方法是采用挥发性缓冲盐或者部分填充技术。此外,非水毛细管电泳(NACE)缓冲液中用到的有机溶剂挥发性好、表面张力低,在与 MS 的联用中有着很好的应用前景。

在 MS 方面,几乎各种不同类型质量分析器的质谱仪都可用于与 CE 的联用,其中,三重四极杆质谱(QQQ-MS)和离子阱质谱(IT-MS)以其仪器简单,分析速度快的特点应用最为广泛;而飞行时间质谱(TOF-MS)和傅立叶变换-离子回旋共振质谱(FT-ICR-MS)适用于分析大分子,并具更高的质量分辨率和准确度。

近年来,有关 CE-MS 在各领域中的应用有较多的报道。如蛋白质、多肽和脂类等生物大分子分离检测以及不同生物分子构型的分析,代谢组学研究,食品中残留农药和抗生素类药物的检测,中草药及天然产物中活性和毒性成分分析,以及手性药物及其代谢物的分析等。表 6-8 和表 6-9 列出了周志贵等和 Carolina S. 等关于 CE-MS 的新进展和手性 CE-MS 技术综述中的一些生物样品的分析方法。

表 6-8　CE-MS 的应用

分析物	样品	电泳模式	分离条件	质谱类型	接口
生物标志物	阑尾炎病人血浆	CZE	MAPTAC 涂层毛细管[(40～55)cm ×50μm i. d.];运行缓冲液:含有 25%乙腈的 5mmol/L 醋酸;电压:−25 kV	CZE-ESI-FT-ICR-MS	—
		CEC	开管型毛细管电色谱:ODAC+TAC 涂层毛细管(25μm i. d.);运行缓冲液:含有 25% 乙腈的 5mmol/L 醋酸;电压:−15 kV	CEC-ESI-TOF MS	

分析物	样品	电泳模式	分离条件	质谱类型	接口
核苷	尿	CZE	未涂渍熔融石英毛细管（60cm×50μm i. d.）；运行缓冲液：150mmol/L 醋酸，15％甲醇，15％乙醇；电压：25kV	ESI-SQ-MS	鞘液：含 0.5％醋酸的甲醇
烟草特有 N-亚硝胺	兔血清	CEC	未涂渍熔融石英毛细管（88.5cm×50μm i. d.）；运行缓冲液：75mmol/L 甲酸铵（pH2.5）；电压 20 kV	ESI-IT-MS	鞘液：含 0.5％甲酸的甲醇/水（50/50，v/v）
四环素残留	牛奶	CZE	未涂渍熔融石英毛细管（60cm×50μm i. d.）；运行缓冲液：35mmol/L 三羟甲基氨基甲烷，1.1％甲酸，5％甲醇，15％乙腈；电压：28.5kV	ESI-SQ-MS	鞘液：含 0.8％甲酸的甲醇
喹诺酮类	鸡肉	CZE	未涂渍熔融石英毛细管（130cm×50μm i. d.）；运行缓冲液：50mmol/L 醋酸铵（pH9.1）；电压：25kV	ESI-IT-MS	鞘液：2-丙醇/水/甲酸（50/49/1，v/v/v）
抗菌药物	鱼和牲畜	CZE	未涂渍熔融石英毛细管（75cm×75μm i. d.）；运行缓冲液：含 10％甲醇的 60mmol/L 醋酸铵（pH8）；电压：25kV	ESI-IT-MS	鞘液：含 1％甲酸的甲醇/水（50/50，v/v）
苯二氮杂䓬类	尿	CEC	己基整体柱（50cm×100μm i. d.）；运行缓冲液：5mmol/L 醋酸铵（pH7.0）/乙腈（30/70 v/v）；电压20kV	ESI-TOF MS	鞘液：含 0.1％甲酸的甲醇/水（50/50，v/v）
利尿剂	尿	CZE	未涂渍熔融石英毛细管（90cm×50μm i. d.）；运行缓冲液：40mmol/L 甲酸铵（pH9.4）；电压：20kV	ESI-SQ-MS	鞘液：含 30mmol/L 醋酸的 2-丙醇/水（1/1，v/v）
非法和受管制药物	血液	CZE	未涂渍熔融石英毛细管（100cm×75μm i. d.）；场放大样品堆积，运行缓冲液：含 25mmol/L 甲酸铵（pH9.5）；电压：15kV	ESI-TOF MS	鞘液：含 0.5％甲酸的甲醇/水（50/50，v/v）

表 6-9　CE-MS 在体内手性药物分析中的应用

手性化合物	样品	毛细管柱	背景电解质和毛细管电泳极性	MS
CZE-MS				
特布他林和麻黄素	尿	未涂渍	5mmol/L 磷酸钠（pH2.5），5mmol/L DMBCD，＋30kV	ESI-QqQ（＋）
甲基苯丙胺及代谢产物	尿	未涂渍	1mol/L 甲酸（pH2.2），3mmol/L β-CD，10mmol/L DMBCD，＋30kV	ESI-IT（＋）
沙丁胺醇	尿	未涂渍	含 10mmol/L 甲酸铵，15mmol/L DMBCD 的甲醇，＋25kV（116 mbar）	ESI-IT（＋）
11 种氨基酸和 2 种神经递质	红细胞	未涂渍	30 mmol/L 18C6TCA，＋30kV	ESI-IT（＋）
甲基苯丙胺及代谢产物	尿	未涂渍	1mol/L 甲酸铵（pH2），1.5mmol/L DASBCD，＋30kV	ESI-IT（＋）

续表

手性化合物	样品	毛细管柱	背景电解质和毛细管电泳极性	MS
12 种芳基丙酸	尿	PAA 涂层	50mmol/L 醋酸铵(pH4.8)，5mmol/L 万古霉素，−20 kV	ESI-IT(−)
克伦特罗和沙丁胺醇	血浆	未涂渍；PFT 66%	10mmol/L 醋酸铵(pH2)，20%(v/v)甲醇，40mmol/L DMBCD，＋30kV(＋10mbar)	ESI-QqQ(＋)
曲马多和代谢物	血浆	PVA 涂层；PFT 90%	40mmol/L 醋酸铵(pH 4)，2.5mg/mL SBEBCD，＋25kV	ESI-Q(＋)
美沙酮及代谢物	血清	PVA 涂层；PFT 90%	20mmol/L 醋酸铵(pH 4)，18mg/mL CMBCD，＋20 kV	ESI-Q(＋)
7 种安非他明和相关化合物	血浆	未涂渍；PFT 60%	20mmol/L 甲酸铵(pH 2.5)，0.15% HSGCD，＋30kV	ESI-Q(＋)
5 种安非他明衍生物，曲马多和美沙酮	血浆	未涂渍；PFT 50%	20 mmol/L 甲酸铵(pH 2.5)，0.15% HSGCD，＋25kV	ESI-Q(＋)
摇头丸和美沙酮	血浆	未涂渍；PFT 70%	15mmol/L 甲酸铵(pH 2.5)，0.08% HSGCD，＋30kV	ESI-Q(＋)
MECC-MS				
华法林	人血浆	手性选择剂：poly-L,L-SULV	25mmol/L 醋酸铵(pH 6)，25mmol/L poly-L,L-SULV，	ESI-Q(−)
伪肾上腺素	人尿	手性选择剂：poly-L-SUCLS	15mmol/L 醋酸铵，15mmol/LTEA，pH 2.0	ESI-Q(＋)
CEC-MS				
环己烯巴比妥	人尿	手性选择剂：全甲基化 β-环糊精	10mmol/L 醋酸铵(pH 7)	ESI-Q(＋)
华法林	人血浆	手性固定相：(3R,4S)-Whelk-O1	0.5mmol/L 醋酸铵(pH 4.0)，乙腈-水（70∶30，v/v）	ESI-Q(−)

　　注：DMBCD：七-(2,6-二-O-甲基)-β-环糊精；18C6TCA：(＋)-(18-冠-6)-2,3,11,12-四羧酸；DASBCD：七-(2,6-二乙酰-6-磺酰胺)-β-环糊精；SBEBCD：磺丁基醚-β-环糊精；CMBCD：羧甲基-β-环糊精；HSGCD：高硫酸化-γ-环糊精；poly-L,L-SULV：聚 N-十一烷酰基-L,L-亮氨酰缬氨酸钠；poly-L-SUCLS：聚-N-十一烯醛羰基-L-亮氨酸硫酸钠；TEA：三乙胺；PFT：部分填充技术(partial filling technique)，即将手性选择剂加入到分离溶液中，填充毛细管的一部分，如果分析的样品在质谱仪中用正电离方式得到阳离子，则可加入带有负电荷的手性选择剂；反之，则可加入带正电荷的手性选择剂。这样在电场作用下，样品离子进入质谱检测器，而手性选择剂以相反方向迁移，避免了它对质谱检测的干扰。

6.4 毛细管电泳法在体内药物分析中的应用

6.4.1 应用特点

与 HPLC 法相比,HPCE 法在体内药物分析应用中具有以下特点:①操作模式多,能同时检测出理化性质差异较大的药物,大小分子可同时分析,只需更换毛细管内溶液的种类、浓度、酸度或添加剂,就可实现一台仪器多种分离模式;②实验成本低,消耗少。HPCE 分离多在水介质中进行,消耗的大多为价格低廉的无机盐类,流动相用量也只需几毫升;③毛细管不易污染,也容易再生;④分析速度快、分离效率高;分析时间通常为 3～30min,理论板数在 10 万以上。但同时也存在定量精密度差、UV 检测器灵敏度低等缺点。为提高精密度,常采用内标法定量。并采用 SPE 法对样品进行前处理,采用场放大进样技术,改用其他检测系统检测等方法来提高灵敏度。

1. 柱上预浓缩技术

基于电泳原理的柱上预浓缩技术,主要有样品堆积(sample stacking)、场放大堆积(field-amplified sample stacking, FASS)、等速电泳进样(isotachophoresis,ITP)等。

(1)样品堆积:该技术是基于样品离子的电泳速度与电场强度之间的线性关系。当样品溶解在与操作缓冲液成分相同的稀缓冲溶液或纯水中时,样品溶液的电阻率(ρ_s)高于毛细管中背景缓冲液电阻率(ρ_b)。当加上操作电压时,不同电阻率溶液区域具有不同的电场强度,因为 $\rho_s \gg \rho_b$,故 $E_s \gg E_b$,样品离子迁移速度与电场强度成正比,那么样品塞的离子将会以更快的速度迁移至区带前沿,直至进入到电场强度为 E_b 的高浓度缓冲液区域而突然变慢下来,于是导致了样品塞的离子堆积在高浓度缓冲液界面上,这种预浓缩模式称为正常堆积模式(normal stacking mode,NSM)。在这种模式下采用压差进样,样品塞可达毛细管总长的 $10\% \sim 20\%$(通常是 $3\% \sim 4\%$)。另外一种模式为反电极堆积模式(reverse electrode polarity stacking mode, REPSM),在该模式下,先将毛细管填满样品溶液,运行反向电极(压)以去除基质背景,再使用正向电极(压)进行电泳分离。

(2)场放大堆积:当样本采用电迁移进样,被分析物的引入将取决于样本的 EOF、被分析物的电荷和迁移率。在电迁移进样时进行被分析物的预浓缩,称为场放大堆积(FASS)。场放大堆积是 CE 常用的柱上浓集技术,即在进样前先在毛细管进样口引入一段短的稀缓冲液水柱,基于样品离子的电泳速度与电场强度成正比的事实,使样品塞中离子堆积在高浓度的缓冲液界面上,从而大大降低 CE 浓度检测限。Xinyu Zheng 等采用场放大堆积技术考察了利尿剂吲达帕胺(indapamide,IDP)、氢氯噻嗪(hydrochlorothiazide,HCT)和布美他尼(bumetanide,BMTN)的 CE 分离情况,结果如图 6-8 所示,经过场放大堆积浓缩进样后,大大提高了化合物的检测灵敏度。测得三个化合物的检测限分别为 9.0ng/mL(IDP),20ng/mL(HCT)和 1.5ng/mL(BMTN)(S/N = 3)。而常规电动进样,三者的检测限则分别是 340, 890 和 330ng/mL。

Chih-Hsin Tsai 等报道了两种新的 NACE 样品堆积技术,超高导电区域(ultra-high

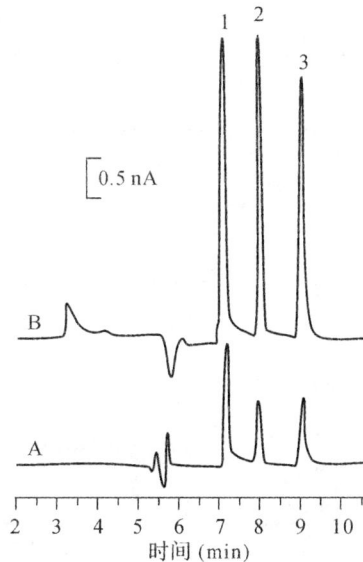

图 6-8　浓缩前(A) 和浓缩后(B)的电泳图

1. IDP；2. HCT；3. BMTN

毛细管柱：63cm×25μm；分离电压：15kV；缓冲液：25mmol/L 硼砂缓冲液（pH 8.98）；温度：20±0.5℃；工作电极：碳盘电极；辅助电极：铂丝；参比电极：Ag/AgCl；工作电压：800mV。(A) 浓度：IDP（40.0μg/mL）；HCT（22.5μg/mL）；BMTN（20.0μg/mL）；进样：15kV×10s。(B) 浓度：IDP（6.5μg/mL）；HCT（7.5μg/mL）；BMTN（4.0μg/mL）；水柱：3s；稀释溶剂：15mmol/L 硼砂缓冲液（pH8.98）；电动进样：15kV×10s。

conductivity zone，UHCZ）NACE 堆积技术和低温区带（low-temperature zone，LTZ）NACE 堆积技术，并与普通的 NACE 堆积技术进行了比较。这 3 种方法的原理图示见图 6-9。

普通的 NACE 样品堆积技术是将样品溶解在稀释的缓冲液中，利用样品区带（低导电性）和背景溶液（高导电性）的导电性差异使样品在两个区带的接界处聚集。

在超高导电区带 NACE 堆积模式下，一段超高导电区域（UHCZ）被插入到样品区和背景溶液区之间以建立一个导电梯度。同时，样品被注入毛细管，因为导电性的突然增加，样品的迁移速度降低并且在两个界面上富集，此方法可提供比普通的 NACE 堆积技术更高的样品富集效率。

在低温区带 NACE 堆积模式下，样品溶液和背景溶液的接界附近的一段毛细管被浸入低温浴中以建立一个"拟超高导电区域"，这是因为温度降低可导致导电性增加，此方法可使用比普通的 NACE 堆积技术更大的进样长度。分别使用 NACE、普通 NACE 堆积、UHCZ/NACE 堆积、LTZ/NACE 堆积 4 种模式分析模型化合物 3,4-亚甲基二氧去氧麻黄碱，结果检测限（S/N＝3）分别为 $1.6×10^{-6}$ mol/L，$3.0×10^{-8}$ mol/L，$4.8×10^{-9}$ mol/L 和 $5.0×10^{-9}$ mol/L。当使用 UHCZ/NACE 堆积技术或 LTZ/NACE 堆积技术时，检测灵敏度比普通的 NACE 增加了约 300 倍。

(3)等速电泳进样（ITP）：ITP 是利用被分析物和离子在不连续电泳缓冲液（前导液和终止液）中淌度的不同进行预浓缩。当电压加至毛细管末端时，由于前导液中离子淌度比被分析物高，而终止液中离子淌度比被分析物低，而在毛细管内产生势差，被分析物聚集在某一个区带而达到浓缩。通常使用两根毛细管串联的方法，一根用于 ITP 预浓缩，另一根用于电泳分离。

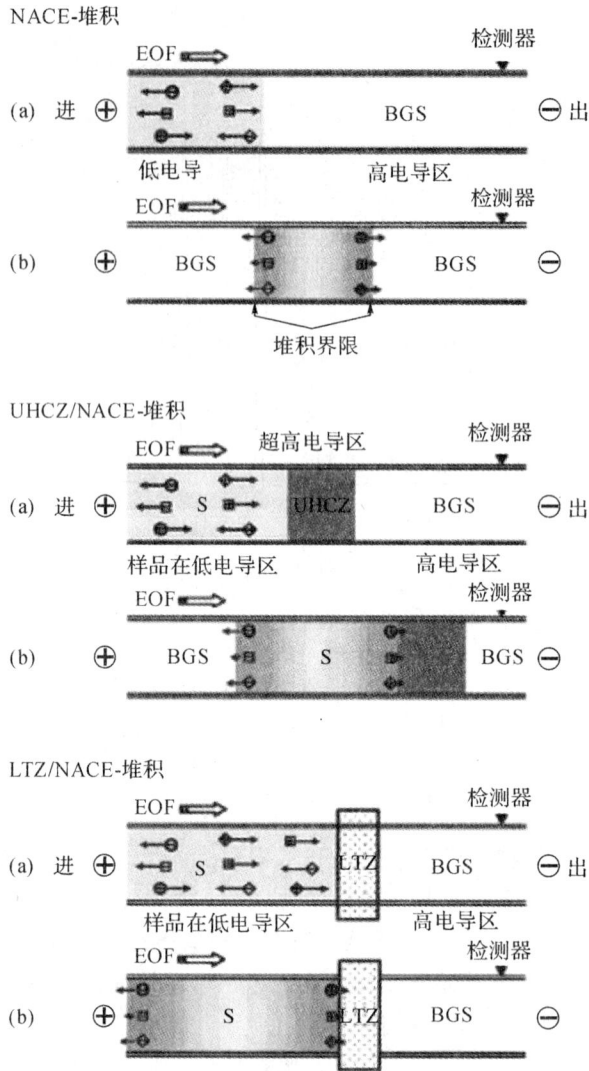

NACE-堆积

UHCZ/NACE-堆积

LTZ/NACE-堆积

图 6-9　各种堆积技术示意图

BGS.背景溶液；S.样品溶液　（a）.堆积前；（b）.堆积后

2.样品预处理技术

HPCE 对样品的预处理要求,没有 HPLC 和 GC 那么严格。常用的预处理方法有沉淀法和萃取法。当待测物浓度足够大时,可离心进样或经简单离心过滤后进样。若样品中含盐和蛋白质,可采用在柱微渗析或小孔聚丙烯酰胺凝胶将待测物与上述基质分离。待测物分子较小且与高浓度蛋白质混合时,可用超滤法或排阻色谱法分离。萃取法主要有液-液萃取(LLE)和固相萃取(SPE),这两种萃取方法都是基于待测物质在两相之间分配行为的差异,都适用于基质干扰较大,待测组分数量较多,尤其是含脂溶性成分较多的样品。

6.4.2　应用示例

示例一　CE 法监测人血浆中 4-氨基吡啶

4-氨基吡啶(4-aminopyridine)是一种钾离子通道拮抗剂,用于治疗脊髓损伤(spinal cord

injury)或多发性硬化(multiple sclerosis)疾病。该药物具有很好的疗效,但是,当每天剂量30mg 或更多的时候,需要对病人进行血药浓度监测,以防止出现动脉血管痉挛。Salvador Namur 等采用 CE 法建立了血浆中 4-氨基吡啶的测定方法,用于监测病人的血药浓度。

(1)前处理:取 1mL 人血浆置试管中,加入 20μL 内标溶液(50μg/mL 3,4-二氨基吡啶),250μL 0.1mol/L 氢氧化钠试液,以及 8mL 乙醚,振摇 10min。于室温下 3000r/min 离心10min。吸取有机层,水浴 42℃氮气流吹干。残渣复溶于 0.3mL 水中,并转移至 600μL 聚丙烯小瓶,待用。

(2)测定条件:未涂层熔融石英毛细管柱(57cm×100μm,有效长度为 50cm),分析时间为12min,运行缓冲液为 100mmol/L 磷酸盐缓冲溶液(pH 2.5),分离电压为 19kV(+),检测波长为 254nm,温度为 15 ℃,电动进样 10kV×10s。

(3)方法与结果:图 6-10 为空白血浆和空白血浆添加 80ng/mL 4-氨基吡啶的电泳图,4-氨基吡啶和内标 3,4-二氨基吡啶的迁移时间分别是 8min 和 9min,未见内源性物质干扰。

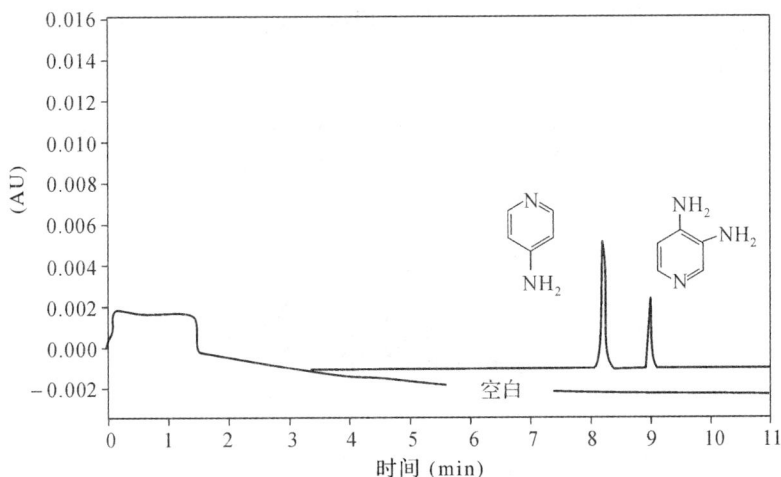

图 6-10　人血浆中 4-氨基吡啶和内标 3,4-二氨基吡啶的电泳图

血浆中 4-氨基吡啶在 2.5～80ng/mL 范围内有良好的线性关系,相关系数 R^2 为 0.996。测得定量下限为 2.5 ng/mL,检测限为 500pg/mL(S/N>3)。在 20,30 和 40ng/mL 三个浓度水平测得 4-氨基吡啶的提取回收率分别为 76.1%,81.1% 和 81.9%,日内、日间准确度为99.1%～104.7% 和 96.7%～107.6%,精密度为 5.1%～6.1% 和 3.4%～6.1%。4-氨基吡啶血样经历 3 次冷冻-解冻循环、−70 ±5℃冷冻放置 180d,样品处理后室温放置 48h,显示稳定性良好。

(4)临床应用:该方法成功应用于 2 位服用 4-氨基吡啶治疗脊髓损伤病人的血药浓度监测。图 6-11 显示了相应的血药浓度-时间曲线,可见其达峰时间均为 1h,6h 后第 2 次给药,之后在 8h 附近达第 2 次峰浓度。

(5)讨论:经多次实验,选择与 4-氨基吡啶结构类似的 3,4-氨基吡啶为内标,可以减少样品提取效率的差异,以及电迁移进样的歧视效应差异。用 Design-Expert 6 software 软件,采用因素和响应面模型(factorial and response surface model)对电泳条件进行优化。选择的因素有:分离电压、离子强度(缓冲液浓度)、pH 和温度,响应变量包括迁移时间、分离度、拖尾因

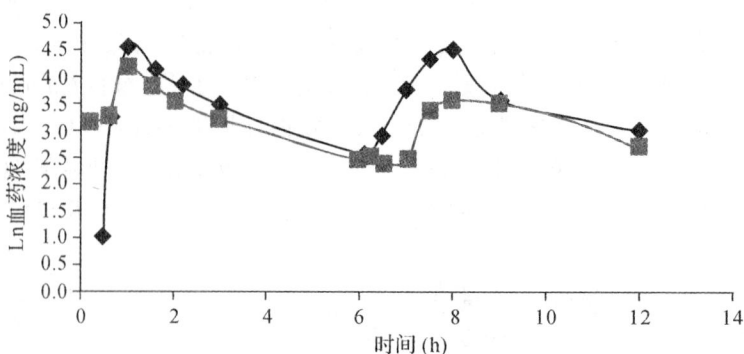

图 6-11　2 位脊髓损伤病人口服 2 次 10mg(间隔 6h)4-氨基吡啶的药-时曲线.
◆胸部脊髓损伤病人, ▪颈部脊髓损伤病人

子和药物峰面积。图 6-12 显示了其中 pH 和分离电压对 4-氨基吡啶峰面积的影响,结果当 pH2.5、分离电压约 10kV 时,4-氨基吡啶的峰面积达最大值。在模型预测的基础上,结合实验优化,最终确定了本文中所使用的条件。

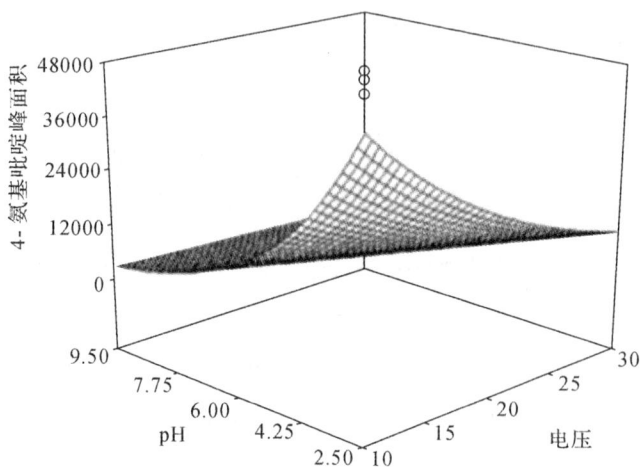

图 6-12　pH 和分离电压对 4-氨基吡啶峰面积的影响

示例二　在线富集二维毛细管电泳分析法检测尿中 4 种药物对映体

张召香等将阳离子选择性耗尽进样(cation-selective exhaustive injection,CSEI)在线富集技术同二维毛细管电泳(two-dimensional capillary electrophoresis,2D-CE)分离技术相结合,成功应用于人体尿样中四种药物及对映体的分析测定,提高了复杂样品中痕量组分的分离度和检测灵敏度。

(1)前处理:取 5mL 尿样,加入 1mL 甲醇,涡流混合 2min,4000r/min 离心 10min,过滤,备用。

(2)在线富集二维分离:以毛细管区带电泳(CZE)为第一维,分析物根据淌度不同进行分离,第一维流出组分进入第二维毛细管,根据分配系数不同进行胶束电动毛细管色谱(MECC)分离。采用阳离子选择性耗尽进样(CSEI)在柱预富集,延长进样时间,增大进样量,同时在二维毛细管接口处采用动态 pH 联接/胶束扫集在线富集技术,避免第一维分离组分在接口处扩

散,还进一步压缩样品区带。

图 6-13 为在线富集二维分离过程示意图。首先,从 CZE 毛细管入口端压力充入 0.8cm 1.0mol/L NaOH 塞,然后接通 K_1、K_2 开关,12kV 电动进样 12min,进样结束后,进样端换成 CZE 缓冲液进行 CZE 分离(图 6-13a)。当第一个区带到达检测器 D1 时,侧管电磁阀 V 关闭,同时 K_2 断开、K_3 接通(图 6-13b),在 CZE 毛细管中分离的区带被电渗流驱送到第二维毛细管中,在 CZE 缓冲液(pH3.0)和 MECC 缓冲液(pH 9.0)的界面处,分析物被 MECC 缓冲液中的 β-CD 和 SDS 胶束捕获而富集。当第一维毛细管中最后一个区带到达检测器 D_1 时,继续通电 40s 确保最后一个区带到达 MECC 毛细管入口。最后,打开侧管阀 V,断开 K_1、接通 K_4,第一维流出组分分别在第二维毛细管中进一步进行 MECC 和手性分离(图 6-13c)。

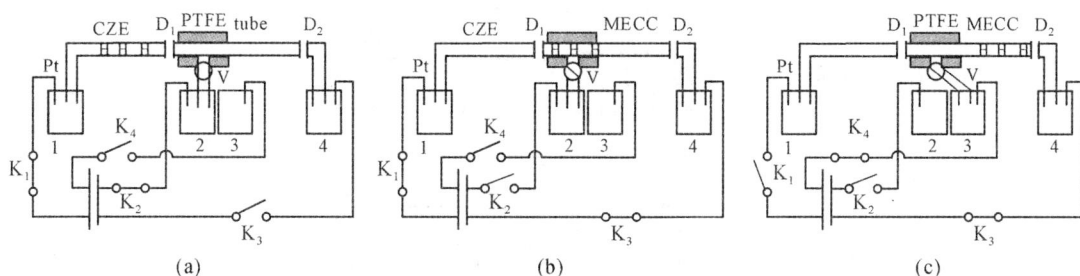

图 6-13　在线富集二维分离装置及富集分离过程示意图

(a).CSEI 进样预富集-CZE 分离;(b).第一维分离组分被驱送到第二维毛细管,并在二维接口处进行动态 pH 连接/胶束扫集富集样品区带;(c).第二维 MECC 和手性分离。V-开关阀;Pt-Pt 丝电极;1,2,3,4 分别是 CZE 和 MECC 缓冲池;D_1 和 D_2 为 UV 检测器;PTFE 为聚四氟乙烯

(3)CSEI/CZE-动态 pH 连接/胶束扫集富集/MECC 二维分离原理:CZE 毛细管内首先充满 pH 3.0 的缓冲溶液,然后从 CZE 毛细管入口端充入 0.8 cm OH⁻塞(图 6-14a)。12 kV 电动进样,样品池中的阳离子分析物进入 CZE 毛细管向阴极迁移,同时毛细管中 OH⁻ 向阳极迁移,阳离子分析物在 CZE 毛细管入口端被迎面而来的 OH⁻ 中和堆积在样品与 OH⁻ 塞的界面处形成一高浓度的中性分析物区带(图 6-14b)。低 pH 缓冲溶液使毛细管内电渗流(EOF)很小,因此即使进样时间达到 12min,进样区带仍在毛细管入口端附近。进样结束后,进样端换成低 pH 的 CZE 缓冲溶液,缓冲溶液中的 H⁺ 进入毛细管穿过中性分析物区向阴极迁移,被中和的分析物结合 H⁺ 带上正电荷后根据淌度不同进行 CZE 分离(图 6-14c 和 d)。当被 CZE 分离的组分到达接口处时,阳离子分析物在 CZE 缓冲溶液(pH 3.0)和 MECC 缓冲溶液(pH 9.0)的界面处再次失去质子堆积在接口处,被 MECC 缓冲溶液中的 SDS 胶束和 β-CD 捕获而富集,同时被 EOF 驱送到第二维毛细管中(图 6-14e)。当第一维毛细管中最后一个区带到达检测器 D1 时,继续通电 40s(D1 距接口 3cm,用电渗流标记物二甲亚砜测得 v_{EOF} 约为 5 cm/min)确保最后一个区带到达 MECC 毛细管入口。最后,第一维流出组分分别在第二维毛细管中根据分配系数不同进一步进行 MECC 和手性分离(图 6-14f)。

(4)分析结果:该二维分离体系的峰容量、分辨率和分离度远远大于一维 CZE 和 MECC。在优化的实验条件下,普萘洛尔(propranolol,PP)、美托洛尔(metoprolol,MT)、尼莫地平(nimodipine,NM)和尼卡地平(nicardipine,NC)4 种药物的对映体可同时获得良好分离,见图 6-15(A)。根据峰高浓度比,采用本分离体系,四种药物对映体的检测灵敏度比常规电动进样提高了$(0.5\sim1.2)\times10^4$倍,测得浓度检出限为 $0.1\sim0.3\mu g/L$,峰高、峰面积和迁移时间的相

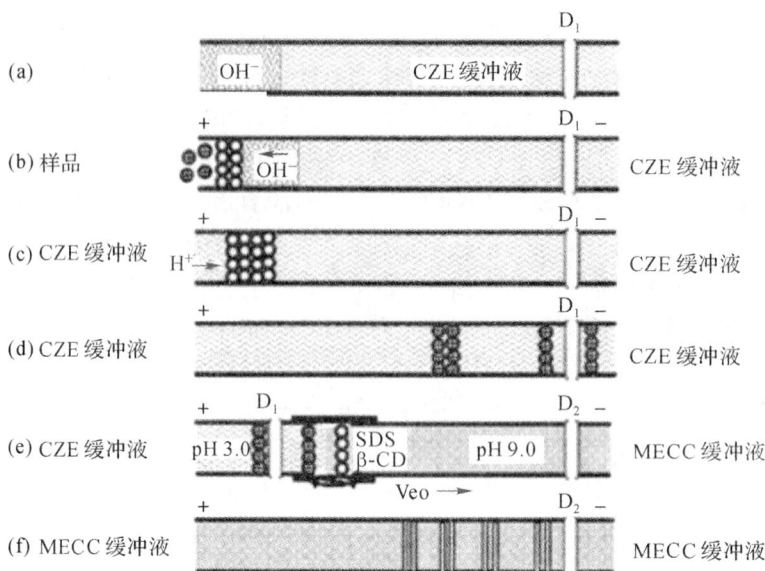

图 6-14　CSEI/CZE-动态 pH 连接胶束扫集 MECC 二维分离富集原理

(a).压力充入 0.8 cm OH⁻塞;(b).CSEI 进样预富集;(c),(d).CZE 分离;(e).第一维分离组分顺次进入第二维毛细管,同时进行动态 pH 连接/胶束扫集双重富集;(f).MECC 和手性分离

对标准偏差(RSD)分别为 2.70%～4.50%,1.30%～3.50% 和 1.20%～2.40%。表明 CSEI/CZE-pH 连接/扫集/MECC 二维富集分离体系可同时提高复杂样品中痕量组分的灵敏度、分辨率和分离度。

(5)尿样分析:图 6-15(B,C)显示尿中内源性成分对四种分析物的检测没有干扰。尿样回收试验表明,方法准确,回收率在 92%～107% 之间。对 5 名健康受试者服药后不同时间段收集的尿样进行排泄动力学研究,可知服药后尿样中最大药物浓度出现时间为 1.0～2.0h。

(6)讨论:普萘洛尔、美托洛尔、尼莫地平和尼卡地平都是弱碱性药物。试验了不同浓度和 pH 的 NaH_2PO_4/H_3PO_4、$NaAc/HAc$、$NaHC_2O_4/H_2C_2O_4$ 等酸性缓冲体系,结果表明,20mmol/L pH 3.0 的 $NaAc/HAc$ 缓冲体系的分离效率最高,普萘洛尔和美托洛尔可达基线分离。然而,尼莫地平和尼卡地平结构相似,电泳淌度相近,在酸性条件下无论如何改变缓冲体系及 pH 都达不到基线分离。考虑用不同浓度和 pH 的碱性缓冲体系 $Na_2B_4O_7/H_3BO_3$、NaH_2PO_4/Na_2HPO_4 和 NH_3/NH_4Cl 等对四种分析物进行分离,由于四种分析物在碱性缓冲体系中不带电荷,因此在缓冲溶液中加入 SDS 进行 MECC 分离。结果表明,在 50mmol/L pH 9.0 的 $Na_2B_4O_7$ 缓冲溶液中加入 30mmol/L SDS 可使尼莫地平和尼卡地平达到基线分离,但普萘洛尔和美托洛尔在 SDS 胶束中的保留因子相近,达不到基线分离。考察了分离电压对体系分离的影响,在 8～16kV 范围内,分离电压越高,分离效率越高,迁移时间越短,但当分离电压高于 13kV 时,因产生的焦耳热不能有效及时地驱散,有时会产生气泡,使分离失败,因此选择分离电压为 12kV。

为进行 CSEI 进样预富集,进样前压力引入一段 OH⁻塞。实验发现当 OH⁻塞长度为 0.1 cm 时,普萘洛尔和美托洛尔的峰高分别是 12.6 和 8.5mAU,分离效率分别为 0.3×10^4 和 0.2×10^4/m。随着 OH⁻塞长度增大,分析物的峰高、分离效率都增大。当 OH⁻塞长度增大

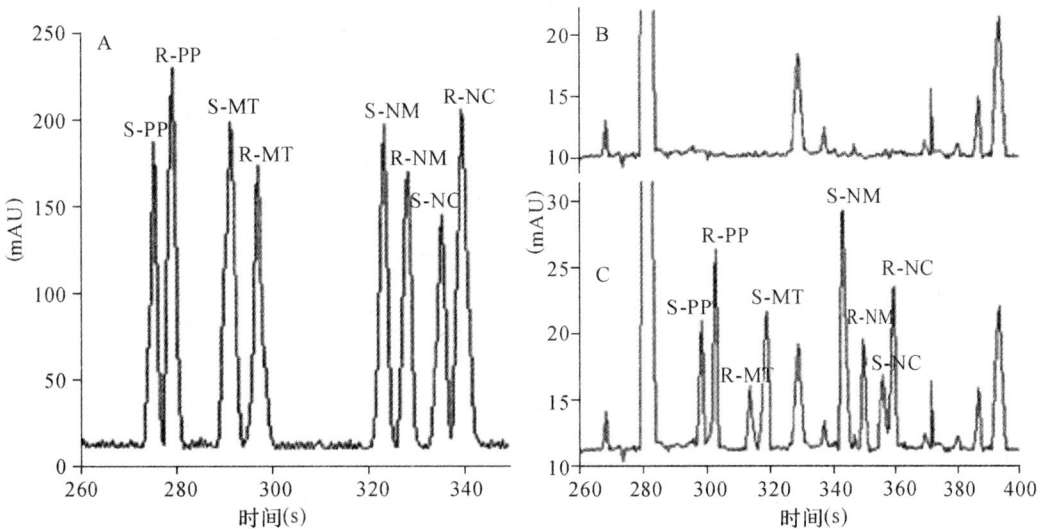

图 6-15　四种药物对映体的电泳谱图(A)、空白尿样(B)和服药后尿样(C)电泳谱图

实验条件：第一维 CZE 缓冲溶液：20mmol/L NaAc, pH 3.0；第二维 MECC 缓冲溶液：50mmol/L Na$_2$B$_4$O$_7$/30 mmol/L SDS/10mmol/L β-CD, pH9.0；12kV 电动进样 12min；OH$^-$ 塞 0.8cm。分析物浓度：(R,S)-普萘洛尔(PP), 80μg/L；(R,S)-美托洛尔(MT), 100μg/L；(R,S)-尼莫地平(NM)和(R,S)-尼卡地平(NC)均为 50μg/L

到 0.8cm 时,普萘洛尔和美托洛尔的峰高分别是 97.8 和 65.3mAU,分离效率分别为 3.7×10^4 和 3.2×10^4/m。当 OH$^-$ 塞进一步增大到 1.0cm 时,峰高和分离效率基本不变,继续增大 OH$^-$ 塞长度,峰高和分离效率下降,故固定 OH$^-$ 塞长度为 0.8cm。

研究了进样时间对峰高和分离效率的影响。在 CSEI 进样预富集 CZE 分离中,随着进样时间延长,峰高增大。当进样时间增大至 8min 时,峰高和分离效率达最大值,继续增大进样时间,峰高和分离效率均降低,说明进样时间超过 8min 时进样区带太宽,使分离效率下降。而在 CSEI/CZE-动态 pH 连接胶束扫集 MECC 二维富集分离体系中,最佳进样时间可延长到 12min,此时峰高和分离效率都达最大值。同常规电动进样(10kV×10s)相比,CSEI 进样预富集(12kV×8min)可使灵敏度提高 2800～3500 倍,而采用 CSEI/CZE-动态 pH 连接胶束扫集 MECC 二维富集(12kV×12min)分离体系,可使灵敏度提高(0.5～1.2)×10^4,这说明在二维转换过程中采用动态 pH 连接/胶束扫集富集技术不仅可以避免第一维分离区带在接口处扩散,还可进一步压缩样品区带,延长进样时间,提高灵敏度。

【思考题】

1. 简述毛细管电泳的分离机制和特点及其与 HPLC 的区别。

2. 毛细管电泳常见的分离模式有哪些?

3. 毛细管电泳-质谱联用常用的接口技术有哪些?

4. 简述毛细管电泳法在体内药物分析中的应用特点。

【参考文献】

[1] 安登魁. 现代药物分析选论. 北京:中国医药科技出版社,2001,103-199.

［2］陈耀祖,陈绍瑗.中药现代化研究的化学法导论.北京:科学出版社,2003,372-397.

［3］李发美 主编.分析化学 第6版.北京:人民卫生出版社,2008,425-438.

［4］Richard D Smith, Charles J Barinaga, Harold R Udseth. Improved electrospray ionization interface for capillary zone electrophoresis-mass spectrometry. Anal Chem,1988, 60: 1948-1952.

［5］E Jane Maxwell, David DY Chen. Twenty years of interface development for capillary electrophoresis-electrospray ionization-mass spectrometry. Analytica Chimica Acta, 2008,627: 25-33.

［6］段继诚,刘和春,梁振,张维冰,张丽华,张玉奎.新型纳升级毛细管刻蚀电喷雾质谱接口研究.高等学校化学学报,2007,28(1):29-33.

［7］周志贵,李珉,白玉,刘虎威.毛细管电泳-质谱联用技术的新进展.色谱,2009,27(5): 598-608.

［8］Carolina Simó, Virginia García-Cañas, Alejandro Cifuentes. Chiral CE-MS. Electrophoresis, 2010, 31(9):1442-1456.

［9］Xinyu Zheng, Minghua Lu, Lan Zhang, Yuwu Chi,Lihui Zheng , Guonan Chen. An online field-amplification sample stacking method for the determination of diuretics in urine by capillary electrophoresis-amperometric detection, Talanta,2008,76: 15-20.

［10］Chih-Hsin Tsai, Chung-Chen Tsai, Ju-Tsung Liu, Cheng-Huang Lin. Sample-stacking techniques in non-aqueous capillary electrophoresis. J Chromatogr A, 2005,1068: 115-121.

［11］Salvador Namur, Mario González-de la Parra, Gilbertoasta⁻neda-Hernández. Quantification of 4-aminopyridine in plasma by capillary electrophoresis with electrokinetic injection. Journal of Chromatography B, 2010,878: 290-294.

［12］张召香,张效伟,李峰.在线富集二维毛细管电泳分析新体系检测尿样中药物及对映体.中国科学:化学,2010,40 (5): 523-530.

第7章

手性色谱法

手性是自然界普遍存在的特征。手性药物在所有的药物中占相当大的比例。据报道,天然或半合成药物几乎都有手性,其中 98% 以上为单一对映体。化学合成药物中的 40% 为手性药物,但仅 12% 左右是以单个对映体给药,其中抗癫痫药、β-肾上腺素能受体激动剂、β-受体阻断剂和口服抗凝剂约 90% 以消旋体应用于临床。药理和药物代谢动力学研究表明,手性药物的各对映体进入人体后,其药理作用及代谢处置过程均存在明显差异。通常一种对映体具有良好的生物活性,另一种活性很弱或没有活性,甚至还有毒性。因此,手性药物的分离、测定对研究手性药物的药代动力学过程、药理和毒理作用机制以及手性药物质量控制等方面都具有重要的意义。

目前,手性药物的分析方法主要有化学拆分法、结晶法、生物拆分法和色谱法等,其中色谱法由于简便快速、分离效果好而被认为是手性药物分析中最有效的方法。手性药物的色谱法主要包括高效液相色谱法(HPLC)、气相色谱法(GC)、毛细管电泳法(CE)、超临界流体色谱法(SFC)和薄层色谱法(TLC)。本章以手性药物分析中应用广泛的高效液相色谱法、气相色谱法和毛细管电泳法为重点进行系统论述。

7.1 手性高效液相色谱法及其应用

手性高效液相色谱法是目前使用最广泛的分离测定药物对映体的色谱方法,按照分离原理可分为手性衍生化试剂法(chiral derivatization reagent,CDR)、手性流动相添加剂法(chiral mobile phase additives,CMPA)、手性固定相法(chiral stationary phase,CSP)。前者又称为间接法,后两者统称为直接法。

7.1.1 手性衍生化试剂法

1. 分离原理

手性衍生化试剂法(CDR)是手性药物对映体在分离前与高光学纯度的衍生化试剂(CDR)反应,形成非对映体。根据非对映体在理化性质上的差异,应用液相色谱法在非手性柱上进行分离测定。

$$R/S \qquad + \qquad CDR \qquad \rightarrow R\text{-}CDR + S\text{-}CDR$$

R/S 消旋体药物　　手性衍生化试剂　　非对映体衍生物

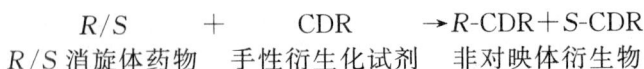

手性衍生化试剂法所生成的非对映体衍生物是否具有良好的分离度,主要取决于手性衍生化试剂、反应产物的手性结构和反应所生成的化学键类型。一个良好的衍生化试剂可以改变对映体分子与固定相和流动相之间的结合力,如氢键、偶极-偶极电荷转移和疏水性等,提高色谱系统的分离效率,从而使非对映体衍生物具有良好的分离度。一般情况下,衍生化反应产物的化学结构差异越大,其分离就越容易。通常认为:衍生产物的两个手性中心的最佳距离为2~4个原子;具有能形成氢键的极性基团;发生能稳定构型的分子内反应;手性中心区域具有环系统或刚性结构。以上这些因素有利于提高对映体衍生物的分离度。

2. 手性衍生化反应条件

为了能有效准确地分离测定药物对映体,手性衍生化试剂及其衍生化反应必须满足以下条件:

(1)手性试剂及反应产物在化学性质上和手性上均保持稳定:手性衍生化试剂应为光学纯,且其光学性在贮存过程中不发生变化。在衍生化反应及色谱条件下,试剂、手性药物和反应产物不发生消旋化反应。手性试剂中对映体杂质的含量或反应消旋化率一般应小于1%。

(2)衍生化反应定量完成:为保证分析结果的准确度和精密度,衍生化反应需定量完成,其反应产率应在90%~100%。

(3)手性衍生化试剂应具有紫外或荧光吸收等敏感结构:尽管手性衍生化的目的是将对映体转变成能良好分离的非对映体衍生物,但是真正优良的手性试剂还应使反应产物具有良好的可检测性,提高检测灵敏度。例如,广泛应用于芳基丙酸类非甾体抗炎药分离的手性衍生化试剂萘乙胺,其衍生产物的紫外检测限为10ng,若利用荧光检测,其检测限可达1ng。这对手性药物对映体的痕量体内分析测定尤为重要。

(4)手性药物对映体的分子结构中应具有易于衍生化反应的基团,如氨基、羧基、羟基和巯基等。

此外,对于体内药物的分析测定,痕量的非对映体要在大量内源性化合物存在下分离测定,因此衍生产物在色谱分离时应能显示出高柱效。在实际操作中,可通过调节流动相组成、pH值、加入添加剂等方法,选择最佳色谱条件,提高柱效。

3. 手性衍生化试剂的分类

(1)异(硫)氰酸酯类:该类手性试剂易与多数醇类及胺类手性化合物反应,生成相应氨基甲酸或脲的非对映体而被分离,广泛应用于氨基酸及其衍生物、麻黄素类、儿茶酚胺类、苯丙胺类、肾上腺素拮抗剂等药物对映体的分离。该类衍生化反应一般较为迅速,反应条件温和,生成的非对映体可以直接用色谱分离。如2,3,4,6-四-O-乙酰基-β-D-吡喃葡萄糖异硫氰酸酯(2,3,4,6-tetra-O-acetyl-β-D-glucopyranosyl isothiocyanate,GITC)与伯胺、仲胺或氨基酸酯生成硫脲,在三乙胺存在下,室温下反应时间为10~60min。常用的异(硫)氰酸酯类手性衍生化试剂有:苯乙基异氰酸酯(phenylethyl isocyanate,PEIC)、萘乙基异氰酸酯(naphthylethyl isocyanate,NEIC)、GITC、2,3,4-三-O-乙酰基-α-D-吡喃阿拉伯糖异硫氰酸酯(2,3,4-tri-O-acetyl-α-D-arabinopyranyl isothiocyanate,AITC)等。

(2)酰化类试剂:该类试剂多用于胺、氨基酸及醇类药物的拆分,主要有酸酐、酰氯与磺酰氯类,其中酰氯的反应最强,即使是仲胺、仲羟基也能反应,但稳定性较差,与叔胺的反应,则需有合适的氢受体存在。酰化类试剂衍生化反应通常有两种情况:一是衍生化试剂直接与样品缩合,生成酰胺或酯后,直接进行色谱分离;二是将样品先与衍生化试剂反应,然后引入其他基团,形成更有利于拆分与检测的非对映体。手性酰化类试剂有 S-(+)-樟脑磺酰氯[S-(+)-camphorsulfonyl chloride]、(+)-α-甲基-6-甲氧基-2-萘乙酰氯[(+)-α-methyl-6-methoxy-2-naphthyl acetic chloride]、(+)-1-(9-芴基)-亚甲氧基甲酰氯[1-(9-fluorenyl)methylchloroformate,Fmoc-Cl]等。

(3)胺类试剂:手性胺类试剂主要用于衍生化羧酸类、醇类和芳基丙酸类非甾体抗炎药、类萜酸等手性药物。羧酸可在反应前用二氯亚砜(SOCl₂)或 1,1′-羰基二咪唑(1,1′-carbonyldiimidazole,CDI)进行酰化,然后再与手性胺类衍生反应。如非甾体类抗炎药非诺洛芬(fenoprofen)与 SOCl₂ 先反应,然后再与 R-α-苯乙胺成酰胺衍生物,产物通过正相色谱得到完全拆分。常用的手性胺类试剂有:S 或 R 的 α 取代苯乙胺(phenethylamine)、萘乙胺(naphthylethylamine)、蒽乙胺(anthrylethylamine)、二甲胺萘乙胺(N,N-dimethylnaphthylethylamine)、对硝基萘乙胺(P-nitro naphthylethylamine)等,这类手性胺类试剂中均含有苯、萘、蒽结构,有利于提高衍生产物检测灵敏度。

(4)光学活性氨基酸类:光学活性氨基酸及其衍生物是最早采用的色谱手性试剂,最初在 GC 法中应用,20 世纪 80 年代迅速应用于 HPLC 法,可用于胺、羧酸及醇类药物的拆分。其衍生化法多基于肽合成原理,手性试剂以 L-脯氨酸(L-Pro)、L-酪氨酸(L-Tyr)、L-亮氨酸(L-Leu)和 L-半胱氨酸(L-Cys)及其衍生物为多。本类衍生反应要求手性药物具有活泼反应基团。

(5)邻苯二醛和手性硫醇:在手性硫醇存在下,邻苯二醛可将胺类衍生化成异吲哚类,这类化合物通常具有强烈荧光和良好的分离度,广泛用于拆分氨基酸、胺和硫醇。常用的手性硫醇试剂有 N-乙酰基-L-半胱氨酸(N-acetyl-L-Cys)、叔丁基-L-半胱氨酸(tert-butyl-L-Cys)和 N-乙酰基-D-青霉胺(N-acetyl-D-penicillamine)等。

4. 应用示例

依托度酸(etodolac)是手性非甾体抗炎镇痛药,具有抗炎、解热、镇痛作用,临床上以外消旋体应用。为研究依托度酸对映体与血浆蛋白结合的立体选择性,Jin 等建立了 S-萘乙胺[(S)-(-)-α-(1-naphthyl)ethylamine,S-NEA]柱前衍生化法测定血浆中依托度酸对映体的方法。衍生化反应如图 7-1 所示:

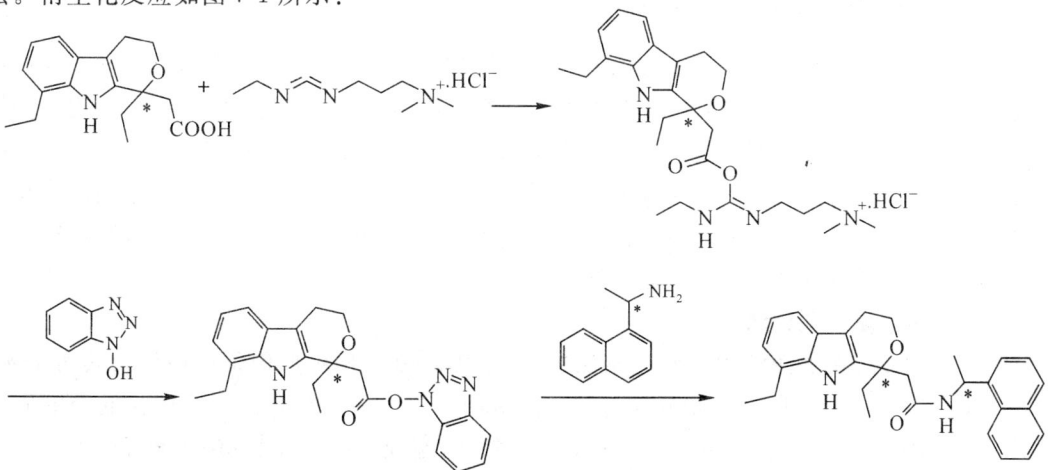

图 7-1　依托度酸与 S-NEA 的衍生化反应

样品前处理：取血浆样品 150μL，加入 100μL 1mol/L 硫酸，混匀，精密加入提取溶剂二氯甲烷 2mL，涡旋混合 3min，3000r/min 离心 10min。精密吸取有机层，室温下真空干燥。向残渣中加入 50μL 1-羟基-苯并-三氮唑[1-hydroxybenzotriazole(HOBT)，2.5mg/mL 的二氯甲烷溶液，含 1% 吡啶]、100μL 1-(3-二甲胺基丙基)-3-乙基-碳酰亚胺[1-(3-dimethylaminopropyl)-3-ethylcarbodiimide(EDC)，2.5mg/mL 的二氯甲烷溶液]和 50μL S-NEA(5mg/mL 的二氯甲烷溶液)，混匀，密闭，于 30℃ 恒温反应 2h。反应产物真空干燥后，残渣用 100μL 流动相溶解。

测定条件：色谱柱：Aglient Zorbax C$_{18}$(250mm×4.6mm，5μm)；流动相：甲醇-0.01mol/L 磷酸二氢钾缓冲盐(用磷酸调 pH 至 4.5)(88∶12，v/v)；流速：0.80mL/min，检测波长：278nm，进样量：20μL，柱温为室温。

结果与讨论：手性分离结果见图 7-2。依托度酸的分子结构中含有羧基，能与手性胺试剂生成酰胺，形成能良好分离的非对映体对衍生物。在衍生反应中，同时使用缩合剂 EDC 和 HOBT 可获得高产率的酰胺衍生物。

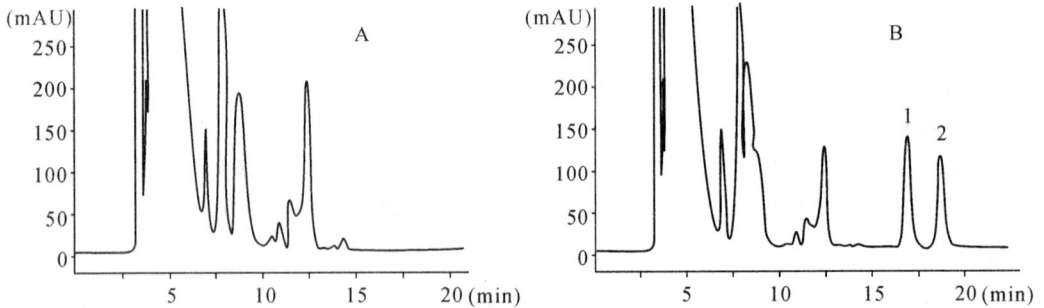

图 7-2　依托度酸对映体的分离色谱图
A.空白血浆，B.加样血浆；1.S-依托度酸，2.R-依托度酸

蛋白结合试验表明：对映体与血浆蛋白作用表现出显著的立体选择性，S-对映体与蛋白亲和作用强于 R-对映体，立体选择性之比为 3.5(对映体的游离浓度之比)。

7.1.2　手性流动相添加剂法

手性流动相添加剂法(CMPA)是把手性试剂添加到流动相中，手性试剂与药物对映体通过氢键、离子键、配位键(金属离子参与)或者包含复合作用，形成非对映体配合物，实现对映体的分离。所选用的手性试剂称为手性流动相添加剂，目前常用的手性流动相添加剂有：环糊精及其衍生物、配位基手性添加剂、手性离子对添加剂、蛋白质、大分子抗生素等。手性流动相添加剂法根据添加剂性质的不同可以分为 4 类：手性包含复合色谱法、手性配合交换色谱法、手性离子对色谱法和其他类型添加剂色谱法。

1. 手性包含复合色谱法

(1)分离原理：在手性包含复合色谱法中，最常用的流动相添加剂是环糊精及其衍生物。环糊精(cyclodextrin，CD)是一类由 6～8 个葡糖糖分子经 α-1，4 键合成的环状低聚糖同系物，其分子结构呈上宽下窄、两端开口、中空的筒状物，空腔内部由于含有—CH 和—O—原子呈疏水性，而所有的羟基则在分子外部，具有亲水性，这种特殊分子结构赋予环糊精与多种客体化合物形成包合物的能力,其结构见图 7-3。环糊精分子空腔内部的疏水性可以与对映体分子的疏水性部分发生包合作用,而空腔边缘的羟基则可以与对映体分子中的极性基团(如—OH,—NH_2)发生氢键等相互作用,从而构成"三点相互作用",实现手性分离。由于环糊精对客体化合物的结构和大小具有高度选择性,使其在分离中具有高的手性识别能力。

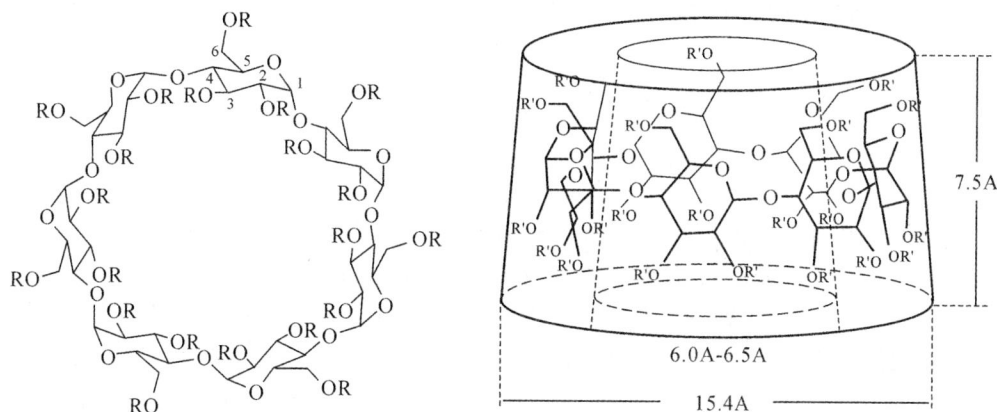

图 7-3　环糊精的结构

在环糊精为流动相添加剂的手性包含复合色谱法中,影响药物对映体分离的因素主要有:①CD 包合物稳定常数的差异;②CD 包合物在固定相表面吸附的差异;③对映体与吸附在色谱柱表面的 CD 层上吸附程度的差异。其中因素①和②与在流动相中建立的 CD 包合物的平衡有关,因素③类似发生在 CD 硅胶键合相上的分离过程。因素③和因素①相关,两者以相反的方向影响对映体的分离。

(2)环糊精及衍生物种类:环糊精分子的空腔内径不同,其所能包合的客体分子大小和类型也不同。只有当客体分子大小正好使非极性部分进入环糊精空腔时才有可能被拆分。最常见的环糊精有 α,β,γ 三种,分别由 6,7,8 个 D-(+)-吡喃型葡萄糖单元组成。其中 α-环糊精空腔内径较小(内径约 5.2A),大多数药物分子不适合被包合,仅用于较小的如含单苯基药物对映体的分离,而 β-CD、γ-CD 有足够的内腔空间(内径分别约为 6.4A 和 8.3A)来包合体积相对较大一些的客体,因而能与许多药物分子形成稳定的包合物。其中 β-环糊精应用最广泛,其价格便宜,适合于许多中等大小的药物分子,尤其是芳香族化合物对映体的分离。由于 β-环糊精的水溶性较小,容易析出,且在高酸性环境中水解,易被淀粉酶分解,易受微生物攻击,应用受到限制。近年来各种环糊精衍生物手性流动相添加剂得到了发展,常用的衍生物有羟丙基-β-环糊精(hydroxypropyl-β-cyclodextrin,HP-β-CD)、三甲基 β-环糊精[heptakis(2,3,6-tri-O-methyl)-β-cyclodextrin,TM-β-CD]、羧甲基-β-环糊精(carboxymethyl-β-cyclodextrin,CM-β-CD)、磺丁基醚-β-环糊精(sulfobutylether-β-cyclodextrin,SBE-β-CD)等。氢键作用、静电用作、空间位阻效应、立体构象匹配等不同作用的协同使各种衍生物对药物对映体表现出不同的拆分能力。

2. 手性配合交换色谱法

在手性配合交换色谱法中,手性流动相添加剂(即手性金属配合剂)多为光学活性氨基酸或其衍生物,其光学纯度高,易与过渡金属配位。

(1)分离原理:手性金属配合剂和金属离子形成配合物,以适当的浓度分布于流动相。被拆分的对映体分子选择性地和手性金属配合剂作用,并与金属离子共同形成三元的非对映体配合物。由于三元配合物在结构稳定性和能量的差异,使之与固定相发生立体选择性吸引或排斥作用,从而实现对映体的分离。一般而言,药物对映体与金属配位体的空间作用越强,其形成的三元配合物越稳定,对映体拆分效果越佳。手性配合交换色谱法的洗脱顺序与一般反相色谱一致,药物分子的疏水性增加,保留时间延长。

三元配合物模式的机理可用以下方程式表示:

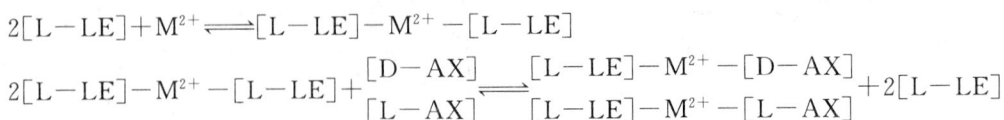

$$2[L-LE]+M^{2+} \rightleftharpoons [L-LE]-M^{2+}-[L-LE]$$

$$2[L-LE]-M^{2+}-[L-LE]+\frac{[D-AX]}{[L-AX]} \rightleftharpoons \frac{[L-LE]-M^{2+}-[D-AX]}{[L-LE]-M^{2+}-[L-AX]}+2[L-LE]$$

式中,LE 为手性金属配合剂;M^{2+} 为金属离子;AX 为手性药物。

影响以上配位反应及配合物稳定性的因素包括:①形成配位体的中心金属离子的性质(Cu^{2+},Ni^{2+},Zn^{2+},Co^{2+} 等);②配位原子的性质(N,O,P,S);③形成配位环的大小(4,5,6,7-元环);④配位环的数目(金属离子与配位体的比率);⑤温度、pH 值和缓冲体系。

(2)手性金属配合剂及配位金属离子:在手性配合交换色谱法中,手性金属配合剂应满足以下条件:①在手性中心附近具有两个或两个以上的配位官能团,且手性中心与配合部位相距不能太远;②手性配合剂带有一个较大的基团以产生空间排斥作用;③在色谱固定相上有较好的保留性;④应为光学纯。

目前手性金属配合剂多为光学活性氨基酸或其衍生物,常见的手性配合剂有:*L*-2-异丙基-4-N-辛基-二乙烯基三胺(*L*-2-isopropyl-4-N-octyl-diethylenetriamine),*L*-脯氨酸-N-辛基氨(*L*-Pro-N-octylamide),*L*-脯氨酸(*L*-Pro),*L*-精氨酸(*L*-Arg),*L*-组氨酸(*L*-His),*L*-氧基组氨酸(*L*-His-O-CH₃),*L*-苯丙氨酸(*L*-Phe),*L*-天门氨酸(*L*-Asp)等。手性配合剂侧链的亲脂性对立体选择性起着重要的作用。如用 *L*-苯丙氨酸的分离效果通常要比用缬氨酸好,而用 *L*-丙氨酸则不具有选择性。若手性配合剂含有一个可螯合的侧链,如 Cu^{2+}-*L*-精氨酸系统,因侧链与金属离子的配合作用以及与待测配体的静电作用,使该侧链在三元配合物的稳定性和立体选择性中起重要作用。

常用的配位金属离子有 Cu^{2+},Ni^{2+},Co^{2+},Fe^{3+},Zn^{2+},Cd^{2+},Cr^{3+} 等。其中 Cu^{2+} 能与多种手性配合剂和待测分子形成具有高度立体选择性的三元配合物,分离效果好,应用最广。其他金属离子形成的配合物相对较不稳定,分离度稍差。

手性配合交换色谱法从提出至今得到了迅速发展,该法目前已用于氧氟沙星(ofloxacin)、帕珠沙星(pazufloxacin),安妥沙星(antofloxacin),甲状腺素(thyroxine),多巴胺(dopamine),扁桃酸(mandelic acid),氨基酸等多种对映体的分离。

3. 手性离子对色谱法

手性离子对色谱法是在离子对色谱的基础上发展起来的。在手性分子分离中,将一般的离子对试剂换成手性离子对试剂,即可用于有机酸和碱对映体的分离,该方法多以正相系统进行分离。

(1)分离原理:在低极性的有机流动相中,药物对映体分子(R/S-B)与流动相中手性离子对试剂(*R*-A)之间产生静电、氢键或疏水性反应生成低极性不解离非对映体离子对:

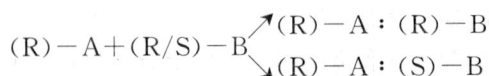

$$(R)-A+(R/S)-B \nearrow (R)-A:(R)-B$$
$$\searrow (R)-A:(S)-B$$

　　由于两种非对映体离子对具有不同的稳定性,并且在有机相与固定相的分配行为也有差异,因而得以分离。药物对映体分子结构、手性离子对试剂种类以及有机流动相组成决定了非对映体离子对的性质。

　　影响对映体立体选择性分离的因素主要有:①流动相的组成。手性离子对色谱的流动相比较复杂,在正相色谱中可用三种不同极性(疏水性、极性和中等极性)的溶剂组合优化分离度。②手性离子对试剂的光学构型及浓度。改变流动相中离子对试剂的构型与对映体的浓度比值,可以改变非对映体离子对的洗脱顺序。③其他流动相添加剂。在流动相中同时加入手性离子对试剂和其他流动相添加剂如环糊精,离子对与包含复合作用相互结合有利于提高分离度。④柱温与流速。

　　(2)手性离子对试剂:手性离子对试剂对手性分子的立体选择性识别,应存在三种作用:对映体与手性试剂间的离子作用、疏水作用和氢键作用。因此,一个良好的手性离子对试剂应具有以下性质:①酸碱性:手性离子对试剂应具有相对较强的酸碱性,能与对映体形成离子作用。②疏水性:疏水作用有助于形成结构稳定的离子对,分子量小的、极性大的溶质分子需要离子对试剂具有一个较大的非极性表面,在离子对试剂的手性中心附近引入刚性的大基团可提高立体选择性。③存在适合三元作用的官能团:氢键作用能提高对映体分子与离子对试剂间的作用力,显著增加离子对复合物的稳定性。离子对试剂的手性中心附近应存在能形成氢键的极性官能团如羟基或羧基。若离子对试剂中不含氢键官能团或该官能团与离子对作用点太远,则结构中必须含有其他的作用力(如电子对作用、偶极作用、色散作用)形成刚性结构,才能获得对映体的立体选择性。④应为光学纯。

　　目前,用于酸性药物分离的手性离子对试剂有金鸡纳生物碱类,如奎宁(quinine)、奎尼丁(quinidine)及其衍生物是分离羧酸和磺酸药物对映体的有效离子对试剂;*R/S*-樟脑磺酸(*R/S*-camphorsulfonic acid)和(-)-2,3,4,6-二异丙基-2-酮-*L*-古洛糖酸[(-)-diacetone-2-keto-*L*-gulonic acid monohydrate]则常用于碱类药物的拆分。常用手性离子对试剂的结构见图 7-4。

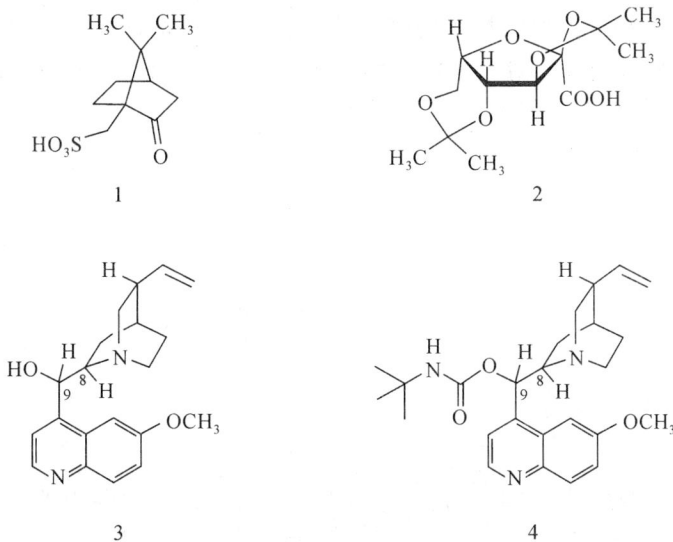

图 7-4　常用手性离子对试剂

1. *R/S*-樟脑磺酸;2.(-)-2,3,4,6-二异丙基-2-酮-*L*-古洛糖酸;3. 奎宁 (1*R*,3*R*,4*S*,8*S*,9*R*)、奎尼丁(1*R*,2*R*,4*S*,8*R*,9*S*);4. *BOC*-奎宁(1*R*,3*R*,4*S*,8*S*,9*R*)、*BOC*-奎尼丁(1*R*,2*R*,4*S*,8*R*,9*S*)

4. 其他类型添加剂色谱法

（1）手性氢键流动相添加剂：该类手性添加剂的分离原理是基于药物对映体与手性添加剂分子间的弱作用力氢键而被分离。常用的手性添加剂有 N-乙酰基-L-缬氨酸-叔丁酰胺（N-acetyl-BOC-L-valine）、（R,R)-N,N'-双异丙基酒石酸二酰胺（N,N'-diisopropyltartardiamide)、(R,R)-(-)-N,N'-反式-1,2-双己基环己二胺[(R,R)-(-)-N,N'-dihexyl-trans-1,2-cyclohexanediamine]等。当手性添加剂中含有两个或两个以上可形成氢键的官能团，则可用于与之结构互补的药物对映体分离。手性氢键添加剂一般在低极性的有机流动相中使用，对于含有极性基团如—NH$_2$、—OH 的药物分子，在色谱分离前，需要对其进行衍生化。

（2）蛋白质流动相添加剂：蛋白质类如 α-酸性糖蛋白（α-acid glycoprotein，AGP)、人血清白蛋白（human serum albumin，HSA)、牛血清白蛋白（bovine serum albumin，BSA)等可作为手性添加剂分离手性药物。由于蛋白质分子量大，结构复杂，能提供许多不同的手性结合部位，因此可通过疏水性、静电、氢键和电荷转移等多种作用形成蛋白质-溶质复合物进行分离。流动相中蛋白质浓度增加，复合反应程度增大，其保留值降低。

5. 应用示例

甲基炔诺酮（norgestrel)是一种短效口服避孕药，临床上以消旋体给药，但仅 D-(-)-甲基炔诺酮有抑制排卵的活性，而 D-(+)-对映体无抗排卵活性。为研究甲基炔诺酮对映体经皮吸收的立体选择性，Ye 等建立了羟丙基-β-环糊精（HP-β-CD)手性流动相添加剂法分离甲基炔诺酮对映体。

色谱条件：色谱柱为 Zorbax Eclipse XDB-C$_8$（150mm×4.6mm，5μm)，柱温 20℃；流动相为乙腈-0.02mol/L 磷酸二氢钠缓冲盐（含 0.025mol/L HP-β-CD，pH 为 5.0)（30：70，v/v)，流速 1.0mL/min；检测波长 240nm；进样量 20μL。

结果和讨论：甲基炔诺酮对映体分离结果见图 7-5，流动相中手性添加剂用量、有机溶剂以及柱温是影响色谱分离的主要因素。随着 HP-β-CD 含量增加，对映体分离度显著提高，但过高的 HP-β-CD，会显著增加柱压，损坏色谱柱；流动相中有机溶剂含量的增大，降低色谱保留时间和分离度，当浓度＞30％，对映体分离度显著降低；随着柱温升高，分离度下降，而保留时间增长，在 0～20℃达到基线分离。

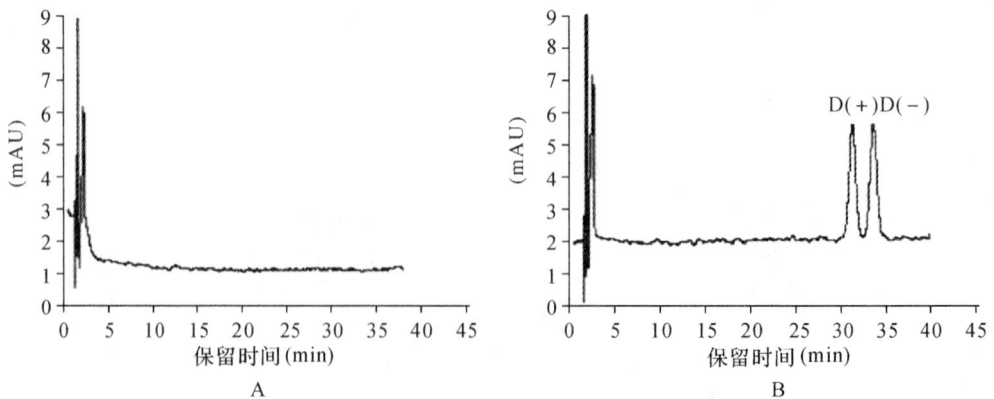

图 7-5　甲基炔诺酮对映体的色谱分离图

A.空白介质；B.加样介质

甲基炔诺酮消旋体在 $0.2\sim25\mu g/mL$ 范围内,浓度与色谱响应值之间有良好的线性关系,定量限为 $0.2\mu g/mL(S/N\geqslant10)$,$D$-($+$)-对映体和 D-($-$)-对映体的平均回收率分别为 $93.6\%\sim101.6\%$ 和 $97.6\%\sim105.6\%$。甲基炔诺酮经皮吸收试验结果显示,消旋体与对映体之间的透皮速率存在显著差异,但两个对映体之间的透皮速率无统计学差异。

7.1.3　手性固定相法

手性固定相法(CSP)是通过物理吸附或化学键合的方式把手性化合物涂布或键合到固相载体上制作而成。药物对映体在手性固定相表面形成非对映体对,根据其稳定常数的不同而获得分离。目前已有 100 多种商业化的高效液相手性固定相,根据其化学类型不同主要分为以下 8 类:① Prikle 型手性固定相;②蛋白质手性固定相;③多糖类手性固定相;④大环抗生素手性固定相;⑤环糊精类手性固定相;⑥配体交换手性固定相;⑦冠醚手性固定相;⑧分子印迹手性固定相。其中,以 Pirkle 型、蛋白质类、多糖类和环糊精类手性固定相应用最为广泛。

1. 手性识别基本原理

在手性色谱学领域中,最重要的手性识别理论是 Dalgliesh 提出并由 Pirkle 等发展的"三点作用"分离理论。该理论认为:手性识别要求手性固定相和对映异构体之间至少有三个同时存在的作用力,这些作用力中至少有一个依赖于立体化学。也就是说,用其中的另一对映体替代后,至少有一个作用力不复存在或明显改变其性质。同时,另外两个作用力必须是两种不同类型的作用力,如氢键、偶极作用、π-π 作用等。若存在两个相同的作用力,则可能产生不利的作用,使得 CSP 的手性识别能力降低或消失。

"三点作用"分离原理可用图 7-6 模型描述:在手性固定相上有三个作用点 A′、C′、D′,与之作用的对映体也同样有三个作用点 A、C、D。R-对映体能与 CSP 形成 A-A′、C-C′、D-D′ 三个作用力,而 S-对映体则不存在 D-D′ 作用力。如果 D-D′ 作用力使形成的非对映体分子稳定,那么,色谱分离过程中对映体 R 比 S 滞后;反之,R-对映体由于 D-D′ 的排斥作用先流出色谱柱。若 D-D′ 的作用力很小,则对映体 R 和 S 不能被分离。

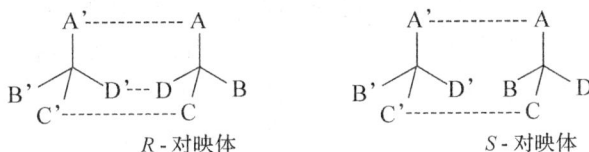

图 7-6 "三点作用"识别模型

2. Pirkle 型手性固定相

Pirkle 型手性固定相,又称刷型手性固定相,是通过含末端羧基或异氰酸酯基手性前体与氨基键合硅胶进行缩合反应,分别形成含酰胺或脲型结构的手性固定相。根据 π 电子类型分为三类(图 7-7):π 电子接受型固定相(CSP1)、π 电子提供型固定相(CSP2)以及 π 电子供给和接受型的混合固定相(CSP3)。最常见的 CSP1 是由 (R)-N-3,5-二硝基苯甲酰苯基甘氨酸键合到 γ-氨丙基硅胶上而制成。此类手性色谱柱可以分离许多能提供 π 电子的芳香族化合物,或用氯化萘酚等对化合物衍生化后再进行手性分离。CSP2 是将萘基氨基酸衍生物共价键合到硅胶上而制得,这种固定相要求被分析物具有 π 电子接受基团,例如二硝基苯甲酰基。醇类、羧酸类、胺类等手性药物可以用氯化二硝基苯甲酰、异腈酸盐或二硝基苯胺等进行衍生化后再分离。CSP3 同时具有 π 电子供给和接受基团,可广泛用于各种对映体的分离。

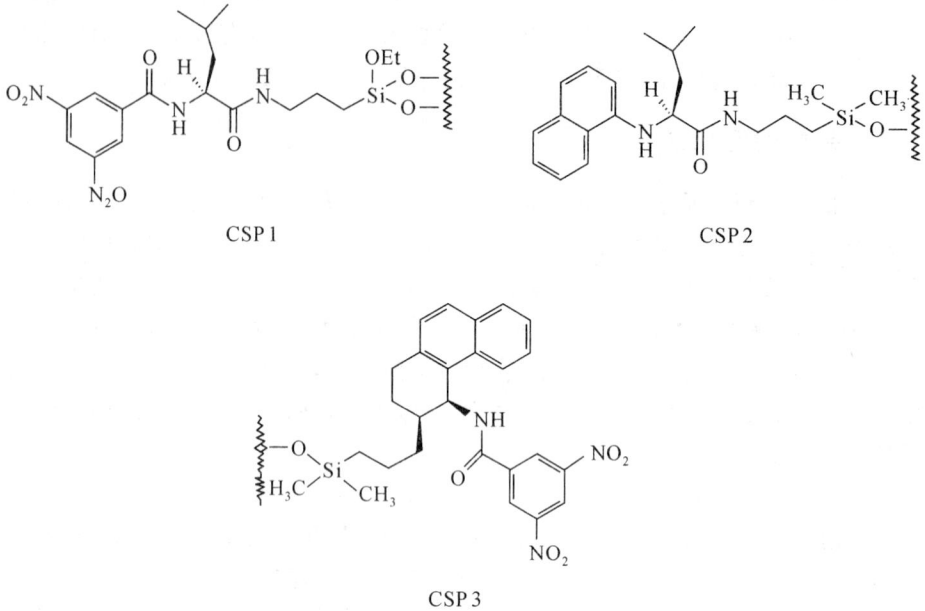

图 7-7　三类 Pirkle 手性固定相

  Pirkle 型手性固定相的优点是合成容易,柱效和柱容量高。但在分离含有强酸性或强碱基团的药物对映体时,要求进行衍生化。Pirkle 型 CSP 一般采用正相分离模式,流动相通常为正己烷加入少量醇类改性剂,典型的流动相为正己烷-二氯甲烷-甲醇混合物。最近研制的Pirkle 型手性固定相也可以用于反相分离系统,扩展其应用范围。

3. 蛋白质手性固定相

  蛋白质是一类由 L-氨基酸组成的高分子聚合物,具有天然的手性选择性,其分子量大,结构复杂,能提供多个手性结合部位,对手性分子具有很强的识别能力。目前商品化的蛋白质手性固定相有:α-酸性糖蛋白,人血清白蛋白,牛血清白蛋白,卵类粘蛋白和纤维素酶等固定相。

  在色谱分离中,蛋白质固定相的手性识别主要源于其独特的一、二、三级结构特征。尤其是三级结构所形成的疏水性口袋、沟槽或通道对非对映体络合物的形成十分重要。通过蛋白质分子结构中氨基酸的手性作用位点,利用手性药物对映体与这些作用位点间产生的氢键作用、疏水作用和静电作用等差异进行拆分。蛋白质 CSP 通常在反相模式下进行,用近似生理条件的缓冲溶液作流动相。流动相的 pH、离子强度、有机添加剂的极性和浓度、温度等对对映体的立体选择性有较大影响。

  (1)α-酸性糖蛋白手性固定相:α-酸性糖蛋白分子(AGP)由 181 个氨基酸残基和 40 个唾液酸残基构成,平均分子量约为 41kD,含糖约 45%。AGP 分子偏酸性,等电点为 2.7,分子中含有两个二硫键,性质稳定。将 AGP 共价键合到硅胶上制成手性色谱柱,可拆分多种对映体化合物,具有分离范围广和柱稳定性好的特点。目前已用于阿普洛尔(alprenolol)、美托洛尔(metoprolol)、麻黄碱(ephedrine)、维拉帕米(verapamil)、华法林(warfarin)和非尼拉明(pheniramine)等药物对映体的分离,其对手性化合物分子结构的要求为:环状结构应靠近手性中心、至少有一个氢键结合基团,环与氢键基团距离小于 3 个原子。

α-酸性糖蛋白手性色谱柱使用的流动相通常为 pH4～7 的磷酸盐缓冲液和很小比例的有机相。有机相首选异丙醇,如达不到分离要求,可以尝试乙腈、乙醇、甲醇或四氢呋喃,有机相的改变导致蛋白结构发生暂时的变化。流动相 pH 对手性选择性起重要作用,pH 值不仅决定了被拆分溶质的电离程度,同时改变蛋白质分子的三维结构,影响其亲和性和手性特征。此外,温度也会影响分离的选择性。一般升高柱温可提高柱效,但柱温变化可改变溶质离子的电离状态,并引起蛋白质固定相结构的变化等,大多数情况下升高柱温会导致手性选择性及保留值的降低。

(2)血清白蛋白手性固定相:血清白蛋白包括人血清白蛋白(HSA)和牛血清白蛋白(BSA),两者均为由含一定数量的氨基酸残基单链组成的球蛋白,等电点分别为 4.8 和 4.7。HSA 中存在两个主要药物结合位点:华法林位点和地西泮-吲哚位点。结晶学研究表明这两个结合部位分别位于 HSA 多肽链上 α-螺旋域ⅡA 和ⅢA 亚域上的疏水性空洞中,大部分非极性的残基位于蛋白中心的疏水空洞中,而极性残基则位于表面,药物对映体与结合位点的作用具有立体选择性。HSA 固定相已广泛用于弱酸性和中性手性物质的分离。BSA 不如酸性糖蛋白稳定,一些有机溶剂(如乙腈、甲醇)可使蛋白变性,流动相成分选择时应特别注意,其流动相 pH 使用范围为 5～7。BSA 固定相主要用于各种阴离子型和中性手性分子的拆分,如氨基酸及其衍生物、芳香亚砜、香豆素和二苯乙醇等,但它不适合于阳离子型分子的分离。血清白蛋白手性固定相可使用 100% 的水相为流动相。

(3)卵类粘蛋白手性固定相:卵类粘蛋白(ovomucoid,OV)是卵白中的酸性粘蛋白,分子量为 28kD,等电点为 3.9～4.5,含糖量约为 25%。卵类粘蛋白由三个串联排列的结构组成,每个结构域由三个域内二硫键交联,而三个结构域之间以独立的形式存在,没有域间二硫键交联。OV 手性固定相在很宽的 pH 范围内有相当的稳定性,一般用磷酸或硼酸缓冲液加 0%～5% 的乙腈、乙醇、丙酮或醚类有机溶剂作流动相,能用于许多胺类和羧酸类手性药物的分离。例如,采用卵类粘蛋白柱,以磷酸钾缓冲液-甲醇为流动相,能对布洛芬(ibuprofen)及其甲酯对映体达到良好的分离。

(4)纤维素酶手性固定相:纤维素酶(cellulase)是指能将纤维素水解成葡萄糖的一组酶家族,由葡聚糖内切酶(EG)、葡聚糖外切酶(CBH)、β-葡萄糖苷酶(BG)三个主要成分组成。真菌瑞氏木霉(trichoderma reesei)产生的纤维素酶 CBHI 和 CBHII 为酸糖蛋白,属于肽链外切酶。CBHI 手性固定相能拆分酸性、碱性和不带电荷的手性药物,尤其是 β-阻断剂的拆分,而 CBHII 对 β-阻断剂的选择性不如 CBHI。例如,心得平在 CBHI 柱上可以得到较好的分离而在 CBHII 却不能。与其他类似的蛋白质手性固定相相比,CBH 柱有更高蛋白质负载量,因而具有很好的 CSP 基本特性和色谱效率,尤其适合于不同性质的碱性药物对映体的拆分。

4. 多糖类手性固定相

多糖类手性固定相包括纤维素(cellulose)类、直链淀粉(amylose)类、壳聚糖类、木聚糖、凝胶多糖类等,其中以维素类和直链淀粉类手性固定相应用最广泛。纤维素是 D-葡萄糖通过 β-1,4-糖苷键连接而成的线性聚合物,具有高度有序、呈螺旋形空穴结构的光学活性天然高分子。直链淀粉则是 D-葡萄糖以 α-1,4-糖苷键连接而成的螺旋形聚合物(图7-8)。由于葡萄糖单元具有手性,因此纤维素和直链淀粉是具有光学活性的聚合物,它们本身表现出一定的手性识别能力,但这种识别能力普遍不强,直接用其做固定相选择性低,适用面窄。通过化学衍生的方法得到的纤维素和直链淀粉衍生物具有强的手性识别能力,能分离大量对映体。

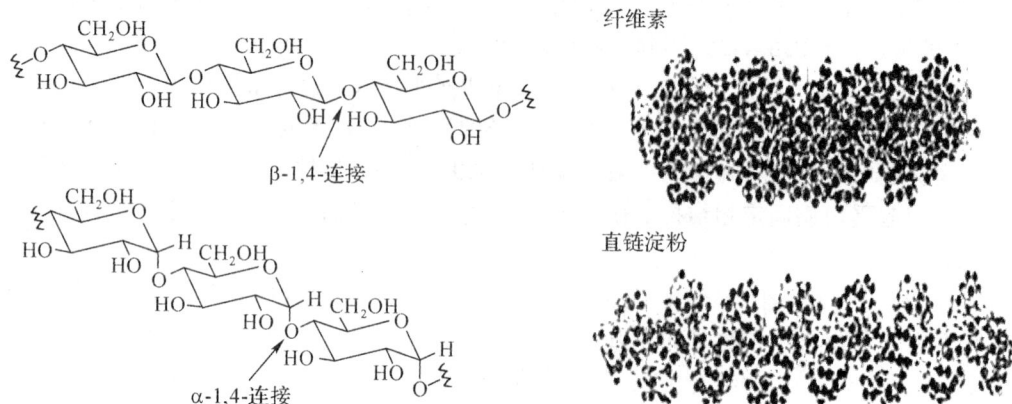

图 7-8　纤维素和直链淀粉结构

多糖类衍生物的合成主要通过酯化和醚化的方法来取代葡萄糖单元结构上的羟基,从而引入具有不同分子的基团。其中最主要的衍生物为三酯和三氨基甲酸酯两类,如纤维素-三(3,5-二甲基-苯基-氨基甲酸酯)固定于硅胶基质上用作手性固定相,能直接拆分许多对映体。目前已开发出一系列由纤维素衍生物制备的手性柱,如 ChiralCel(OJ,OA,OB,OK,OD, OC, OG,OF),以及直链淀粉衍生物制备的手性柱,如 ChiralPak(AD,AS)等。表 7-1 列出了常见多糖类手性固定相及其应用范围。

表 7-1　商品化多糖类手性固定相及其应用

商品名	化　学　名	应　用
纤维素类 CSP		
Chiralcel OB	纤维素-三(苯甲酸酯)	小分子脂肪族和芳香族化合物
Chiralcel OJ	纤维素-三(4-甲基苯甲酸酯)	芳香酸甲酯、甲氧基芳香酸甲酯
Chiralcel CMB	纤维素-三(3-甲基苯甲酸酯)	芳香酸酯、烷氧基芳香酸酯
Chiralcel OC	纤维素-三(3-苯基氨基甲酸酯)	环戊烯酮
Chiralcel OD	纤维素-三(3,5-二甲基苯基氨基甲酸酯)	生物碱、胺类、β-阻断剂、托品醇
Chiralcel OF	纤维素-三(4-氯苯基氨基甲酸酯)	β-内酰胺类、二羟基吡啶、生物碱
Chiralcel OG	纤维素-三(4-甲基苯基氨基甲酸酯)	β-内酰胺类、生物碱
Chiralcel OA	纤维素-三醋酸酯	小分子脂肪族化合物
Chiralcel OK	纤维素-三肉桂酸酯	芳香族化合物
淀粉类 CSP		
Chiralpak AD	淀粉-三(3,5-二甲基苯基氨基甲酸酯)	生物碱、胺类、β-阻断剂、托品醇
Chiralpak AR	淀粉-三[(R)-1-甲基苯基氨基甲酸乙酯]	生物碱、胺类、托品醇
Chiralpak AS	淀粉-三[(S)-1-甲基苯基氨基甲酸乙酯]	生物碱、胺类、托品醇

目前,对于多糖类手性固定相的手性识别机制的认识仍然不是十分明确,普遍认为该类手性固定相的手性识别主要来自氨基甲酸酯或酯部位与对映体之间形成氢键、偶极-偶极或 π-π 作用。此外,由于多糖的空间结构是具有一定方向的螺旋结构,这种结构使得多糖表面布满凹陷沟槽,其手性识别抑或是通过对映体分子立体选择性地进入这些沟槽。

在色谱分离中,影响对映体立体选择性的因素主要有:多糖衍生物的性质、流动相的组成、pH 值、流速以及温度。其中,多糖衍生物的性质包括多糖衍生物在基质上的含量,基质表面的性质,多糖衍生物的分子量以及取代基的结构。一般而言,多糖螺旋结构的有序化程度越高,其手性拆分能力越强。取代基由于位阻作用能对这种有序性产生影响。例如,苯氨基甲酸酯化纤维素手性固定相,当苯环上的间位或对位被甲基取代时,手性固定相具有较强的拆分能力;而当邻位被甲基取代时,多糖的螺旋结构有序性降低,其拆分能力也随之减弱。

多糖类 CSP 一般采用正相分离系统,典型的流动相为正己烷-乙醇、正己烷-异丙醇混合溶剂。为了提高拆分的选择性,可以在以上流动相中加入少量的有机酸碱调节剂(0.1% ～ 1.0%)。由于氯可以使纤维素从硅胶上脱落,因此流动相不能含氯代烃溶剂。当采用淀粉类固定相时,因淀粉为水溶性,稳定性较差,流动相必须无水才能保证柱寿命。

5. 大环抗生素手性固定相

大环抗生素手性固定相是通过将大环抗生素键合到硅胶上制成的手性固定相。根据其结构特点可分为三类:糖肽类,安沙霉素类和氨基糖苷类,其中以糖肽类最为常用。

万古霉素(vancomycin),利托菌素 A (ristocetin A),替考拉宁(teicoplanin)是三种最常用的糖肽类大环抗生素。这类物质共同特点是:结构中含有多个手性中心,由数个大环稠合而成的糖苷配基,呈"提篮"状并与糖类化合物相连。如万古霉素,分子量为 1449,结构中存在 18 个手性中心,3 个稠环,9 个羟基,2 个胺基(一个伯胺,一个仲胺),具有篮状结构,并有一个可弯曲的糖平面,可将分析物分子包埋在篮状结构中。羧基和仲氨基分布在篮状结构的边缘,参与和分析物分子产生离子作用。

糖肽类大环抗生素具有高效的立体选择性,由于此类抗生素具有多手性中心,多个官能团以及特定的三维空间结构特点,它们的手性识别机制结合了蛋白质、多糖、环糊精等固定相的多种识别机制,即此类固定相的手性识别是通过多种作用完成的。主要的作用包括:离子作用,π-π 作用,氢键作用,包合作用,偶极-偶极作用,疏水作用,静电作用和空间排斥作用等。图7-9 为万古霉素结构式和可能的作用点。

糖肽类大环抗生素固定相可在反相模式、正相模式和极性模式下使用。在反相模式中,有机相常用四氢呋喃、乙腈和甲醇,水相常用三乙胺-乙酸缓冲液,适用的 pH 范围为 3.5～7.0。正相模式操作条件相对简单,流动相为正己烷加入适量极性有机溶剂如异丙醇、乙醇和甲醇等。与其他极性有机溶剂相比,乙醇的手性分离效果和色谱峰形更好。极性有机模式的流动相由大量极性、非氢键溶剂乙腈与少量氢键溶剂甲醇、酸(如冰醋酸)和碱(如三乙胺)组成。无论在哪种操作模式,色谱柱温一般控制在室温(25℃左右),糖肽类抗生素在加热条件下易开环降解,且其立体选择性随柱温的升高而降低。

由于糖肽类大环抗生素固定相通过多种手性识别机制进行拆分,该类手性柱较其他手性柱有更强的通用性。目前已商品化的有 chirobiotic V, chirobiotic T, chirobiotic R,可以拆分包括胺类、酰胺、酯类等 350 多种手性化合物,如卡尼汀(carnitine),舒喘宁(salbutamol),沙利度胺(thalidomide),氰酞氟苯胺(citalopram)等。

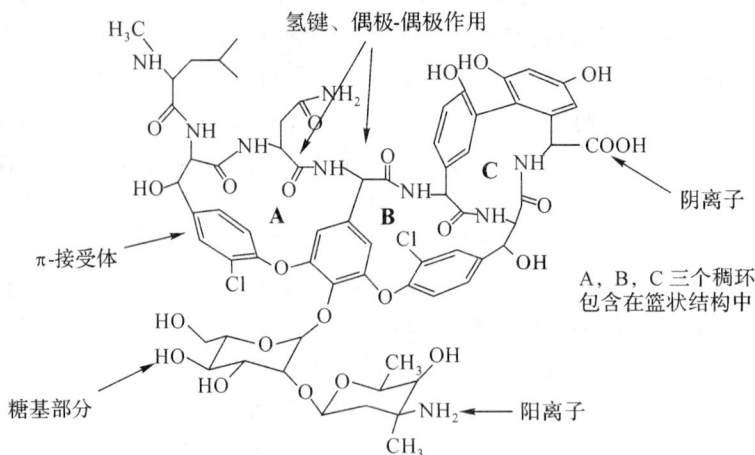

图 7-9　万古霉素分子结构中可能的手性作用点（箭头所指部位）

　　安沙霉素类大环抗生素主要有利福霉素 B 和利福霉素 SV,氨基糖苷类主要包括卡那霉素、链霉素和硫酸新霉素,但它们的手性识别能力较糖肽类小。安沙霉素类可用于含氨基的手性药物拆分,氨基糖苷类可用于联苯双酯类手性药物的分离。

6. 冠醚类手性固定相

　　冠醚是一类具有一定大小空腔的大环聚醚化合物,呈皇冠状结构。冠醚环外沿是亲脂性乙撑基($-CH_2-CH_2-$),环内沿是富电子的 O,N,S 等杂原子,因此冠醚类化合物具有亲水性的内腔和亲脂性的外壳。由于冠醚的极性集中在内腔中,因而可以选择性地配合阳离子和极性化合物。手性冠醚固定相主要用于氨基酸及其衍生物、小分子肽和一些含有能够质子化的伯胺官能团的药物对映体分离,如去甲肾上腺素和多巴。手性冠醚对手性化合物的分离主要根据对映体分子与冠醚环腔形成的配合物稳定常数的差异。

　　冠醚类 CSP 主要分为三类(图 7-10):联萘基型、四羧酸基型和酚醛型假冠醚型。其中,常用的手性冠醚类固定相是(＋)-(18-冠-6)-2,3,11,12-四羧酸(图 7-11)。该固定相的手性识别除了对映体分子中质子化的伯胺与冠醚腔内氧原子的氢键作用贡献外,还包括冠醚羧基与对映体分子极性取代基间的极性作用。因此,冠醚的手性臂越大或药物分子氨基上取代基越大,其手性识别能力越强。在手性冠醚固定相的色谱分离中,其流动相 pH 通常为酸性(pH 2.0～2.5),如高氯酸水溶液中加入一定比例的甲醇,使被拆分化合物处于带正电荷的质子化状态。

　　目前商品化手性冠醚柱有日本 Daicel 公司的 Crownpark CR(＋)和 Crownpark CR(－)。无论(＋)或(－)型均可对胺类对映体达到有效分离,并可通过变化(＋)或(－)类型而改变分析物对映体的出峰顺序。例如应用 Crownpark CR(＋)柱可对卡西酮(cathinone),安非他命(amphetamine)和去甲麻黄碱(norephedrine)等烷基苯胺类化合物进行拆分。值得注意的是,18-冠-6 固定液毒性较大,有致癌性,流动相中 15％甲醇可以使涂布型固定液流失而损坏柱子,因此,流动相中甲醇的比例通常≤5％。

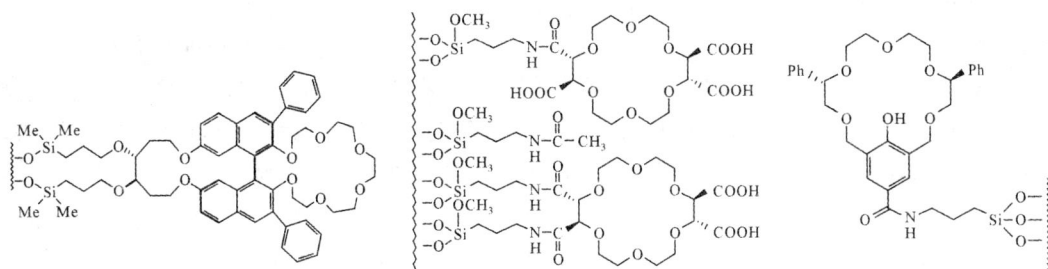

图 7-10　三种冠醚类手性固定相

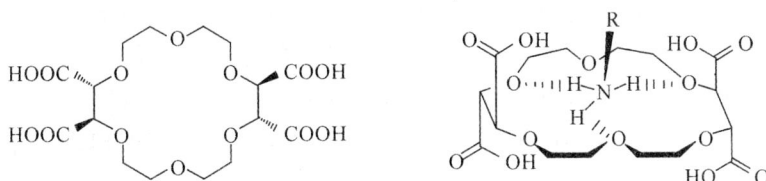

图 7-11　（＋）-(18-冠-6)-2,3,11,12-四羧酸与手性药物的相互作用

7. 环糊精手性固定相

环糊精手性固定相主要指 β-环糊精固定相,一般在反相条件下使用,常用的反相流动相为磷酸盐或醋酸胺缓冲体系,以甲醇、乙醇和丙醇为有机添加剂,流动相的 pH 一般在 4～8,过酸或过碱都会影响固定相的稳定性。在正相条件下,由于流动相中的非极性分子竞争环糊精内腔,使得溶质分子很难进入内腔,抑制环糊精包合物的形成,对于手性化合物常常没有拆分能力。为克服环糊精固定相的不足,近年来人们对环糊精进行了一系列衍生化反应,包括乙基化、羟丙基化、萘乙基氨基甲酸酯化、异氰酸酯化、磺化等,相继发展了各种环糊精衍生物固定相。取代基的引入不仅提供了新的氢键结合位点,同时也引入了另一个手性中心,使固定相的手性识别能力得到了加强,从而提高了手性拆分能力和应用范围,不仅适合于反相条件,也适合于正相条件下测定。例如在羟丙基-β-环糊精固定相中,羟丙基位于环糊精空腔的开口处,相当于提供了一个附加的选择因子。在对安非拉酮(amfepramone)对映体进行分离时,仅以磷酸盐缓冲液(pH3.3)为流动相,即可使对映体达到完全分离。

8. 配位交换手性固定相

配位交换手性固定相是通过将手性氨基酸-金属离子络合物键合到硅胶或聚合物上而制成。其对手性药物分离的原理是基于固定相手性配体、金属离子与药物对映体形成三元非对映体配合物热力学稳定性的差异和动力学上的可逆性。当配位离子在配合范围内形成配合键时,固定相与待分离的分子间发生相互作用。

本类手性固定相中常用的手性配体和配位金属离子与手性流动相添加剂中使用的相同。使用本类固定相时,流动相中必须含有金属离子以保证手性固定相上的金属离子不至流失。色谱分离中形成配合物的过程十分缓慢,需提高柱温,最佳温度约 50℃。

9. 分子印迹手性固定相

分子印迹技术是在模拟生物体内抗原和抗体相互作用时"锁匙"原理上发展起来的一种新型技术,为手性固定相的设计提供了崭新、有效的解决方法。分子印迹固定相在制备中先将功能单体,在印迹分子的存在下,通过交联剂进行聚合,高度交联的交联剂保持了分子印迹聚合物的刚性结构。然后洗脱除去印迹分子,这样制得的聚合物,在空间结构和排布上有着与印迹分子立体结构相匹配的"记忆"孔穴,因此在手性识别中有着特殊的选择性,对采用常规方法难以分离的手性对映体可进行较好的拆分。目前,分子印迹手性固定相已经成功分离了氨基酸衍生物、糖苷类衍生物、肾上腺素阻断剂、非甾体消炎镇痛剂等手性药物。

功能单体的选择直接影响分子印迹固定相的手性选择能力。目前常用的功能单体有丙烯酸、甲基丙烯酸、丙烯酰胺、4-乙稀基吡啶和甲基丙烯酸-2-乙烯基吡啶等,其中以甲基丙烯酸-2-乙烯基吡啶(methylacrylic acid-2-vinylpyridine)等复合功能单体最为常用。该类单体制备的分子印迹聚合物具有较好的分离选择性。为了保证一定的机械强度和稳定的结合位点,制备的聚合物通常需要较高的交联度(70%~90%)。广泛使用的交联剂是二甲基丙烯酸乙二醇酯(ethyleneglycol dimethacrylate,EGDMA),但用其制备的聚合物固定相手性识别部位较少,且柱容量小。近年来出现的新交联剂三羟基甲基丙烷三甲基丙烯酸酯(trihydroxymethylpropyl trimethylacrylate,TMPTMA),与 EGDMA 相比,在手性识别和柱容量上都有显著提高。

10. 应用示例

(1)血浆样品中克仑特罗对映体的分离:克仑特罗(clenbuterol)为选择性 β2 受体激动剂,具有松弛支气管平滑肌、增强纤毛运动,溶解黏液的作用,用于防治支气管哮喘以及喘息型慢性支气管炎、肺气肿等呼吸系统疾病所致的支气管痉挛。为研究克仑特罗对映体的药代动力学过程,Song 等建立了应用 Pirkle 型手性固定相拆分克仑特罗对映体的高效液相色谱法。

样品处理:取 1.0mL 血浆样品,加入 0.5mL 1,2-二氯乙烷,漩涡提取 10min,离心,分取有机相,水相用 0.5mL 1,2-二氯乙烷再次提取,离心,合并有机相,于 N_2 流下挥干。残渣用 1.0mL 甲醇溶解,过滤,取 $20\mu L$ 分析。

色谱条件:色谱柱为 Chirex 3005(250mm×4.6mm);流动相:正己烷-1,2-二氯乙烷-甲醇(54:38:8),流速 1.0mL/min;进样量 $20\mu L$;柱温 17℃;紫外检测波长 247nm。

结果与讨论:Chirex 3005 色谱柱是由(R)-1-萘基甘氨酸和 3,5-二硝基苯甲酸以共价键结合的 Pirkle 型手性柱,其手性识别机理符合三点作用模式,如图 7-12 所示。Chirex 3005 Pirkle 型色谱柱采用正相系统,流动相中的甲醇含量对分离结果影响较大,随着甲醇含量的增

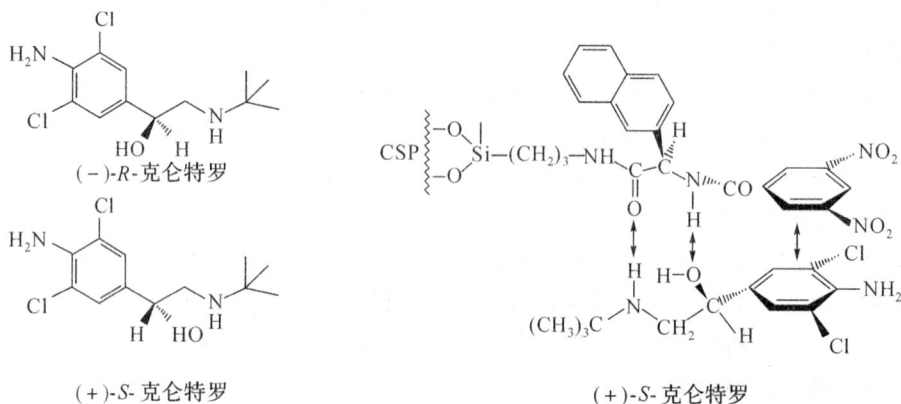

图 7-12　克仑特罗的化学结构及与 Pirkle 型手性固定相的相互作用

加(4%→8%),对映体的分离度增大,但当甲醇含量大于 8%,分离度显著下降。利用该手性色谱柱,可有效拆分血浆中的克仑特罗对映体(图 7-13)。

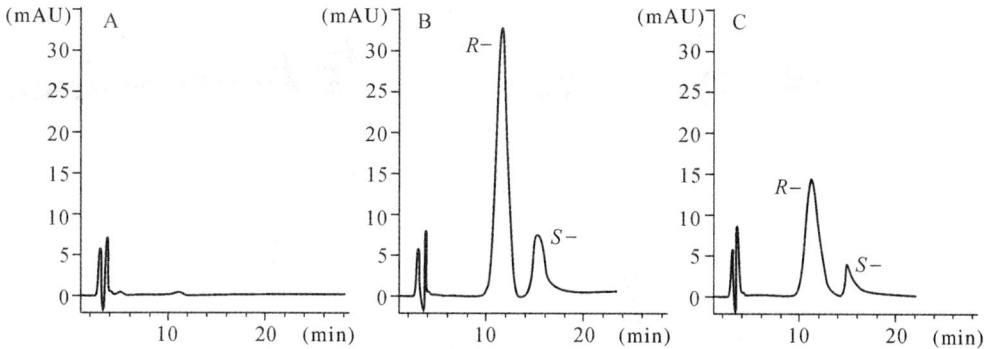

图 7-13　血浆中克仑特罗对映体分离的色谱图

A. 空白血浆；B. 克仑特罗对映体标准样品；C. 加样血清

(2)血浆样品中多沙唑嗪对映体的分离：多沙唑嗪(doxazosin)是长效选择性 α1 肾上腺素受体阻断药,用于治疗高血压和良性前列腺增生。临床上,多沙唑嗪以消旋体形式给药,药理研究表明,*S*- 和 *R*- 对映体的抗血压药效作用相近,但 *S* 对映体的副作用比 *R*- 对映体小。为研究多沙唑嗪对映体在人体内药代动力学过程的差异,Liu 等建立了应用卵类粘蛋白手性固定相拆分多沙唑嗪对映体的 LC-MS/MS 法。多沙唑嗪的化学结构式如图 7-14 所示：

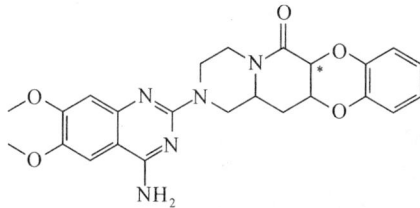

图 7-14　多沙唑嗪的化学结构

样品处理：取 $200\mu L$ 血浆样品,加入 $200\mu L$ 水和 $50\mu L$ 内标哌唑嗪溶液(100ng/mL),混匀,加入 3mL 乙醚/二氯甲烷(3/2,v/v)振摇提取 10min。离心,弃去水相,有机相于 40℃ N_2 流下挥干。残渣溶于 $150\mu L$ 流动相,取 $20\mu L$ 进行 LC-MS/MS 分析。

测定条件：色谱柱为 Ultron ES-OVM(150mm×4.6mm,5μm)；流动相：甲醇-5mmol/L 醋酸铵-甲酸(20：80：0.016),流速 0.6mL/min；进样量 $20\mu L$；柱温 20℃。质谱检测：API 4000 电喷雾串联四级杆质谱,正离子扫描 (ESI$^+$),多反应监测(MRM),多沙唑嗪对映体的 m/z 452→344,内标哌唑嗪的 m/z 384→247；喷雾电压：4200V；离子源温度：400℃；碰撞气：4psi；气帘气：10psi；雾化气：50psi；辅助气：50psi。

结果与讨论：卵类粘蛋白手性色谱柱对多沙唑嗪对映体具有良好的拆分效果。在测定条件下,两对映体完全分离,分离度为 2.1,多沙唑嗪对映体的 MRM 谱图见图 7-15。动力学研究表明,多沙唑嗪消旋体口服给药后,不同时刻血浆中 *S*-多沙唑嗪的浓度始终高于 *R*-多沙唑嗪。多沙唑嗪对映体的 AUC 及 C_{max} 比值(S/R)分别为 2.3 和 1.8,其药代动力学具有明显的立体选择性。

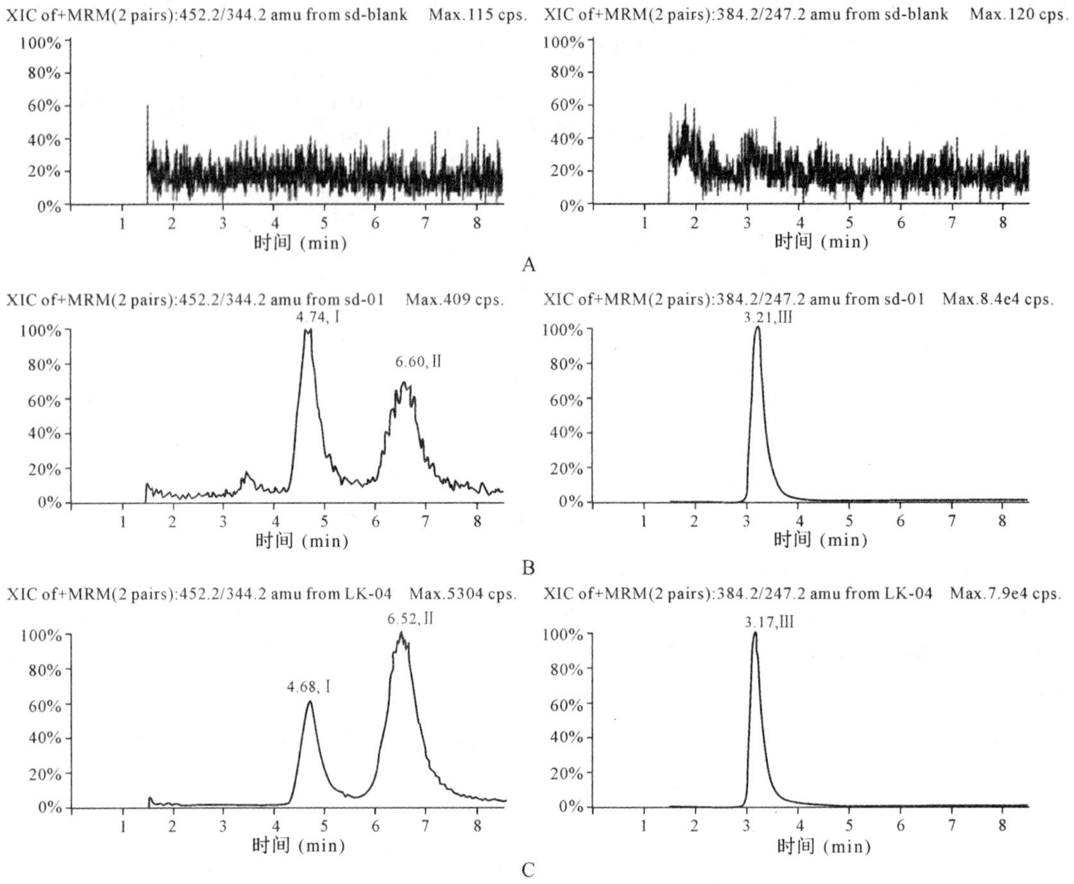
XIC of+MRM(2 pairs):452.2/344.2 amu from sd-blank Max.115 cps.
XIC of+MRM(2 pairs):384.2/247.2 amu from sd-blank Max.120 cps.
A
XIC of+MRM(2 pairs):452.2/344.2 amu from sd-01 Max.409 cps.
4.74, Ⅰ
6.60, Ⅱ
XIC of+MRM(2 pairs):384.2/247.2 amu from sd-01 Max.8.4e4 cps.
3.21,Ⅲ
B
XIC of+MRM(2 pairs):452.2/344.2 amu from LK-04 Max.5304 cps.
6.52, Ⅱ
4.68, Ⅰ
XIC of+MRM(2 pairs):384.2/247.2 amu from LK-04 Max.7.9e4 cps.
3.17,Ⅲ
C
时间 (min)

图 7-15 多沙唑嗪对映体的 MRM 谱图

A. 空白血浆；B. 加样血浆（0.1ng/mL *R*-和 *S*-多沙唑嗪，25ng/mL 内标哌唑嗪）；C. 口服 4mg 多沙唑嗪控释片 8h 后的血浆。Ⅰ. *R*-多沙唑嗪；Ⅱ. *S*-多沙唑嗪；Ⅲ. 内标哌唑嗪

7.2 手性气相色谱法及其应用

自 Gil-Av 首次采用气相色谱分离氨基酸对映体发展至今，手性气相色谱已成为手性色谱学的重要分支。根据气相色谱的特点，手性气相色谱法尤其适合挥发性手性药物的分离。按照分离原理，手性气相色谱法分为手性衍生化试剂法（又称间接分离法）和手性固定相法（又称直接分离法）。由于前者能拆分化合物的类型不多，如氨基酸衍生物，拟除虫菊酯和糖类衍生物等，且样品处理复杂，因此应用范围有限。目前，气相色谱法主要采用手性固定相法。

7.2.1 手性衍生化试剂法

与液相色谱 CDR 不同的是，在 GC 中，溶质的分配过程并非发生在液-固两相之间，而是在气-液或气-固两相之间。因此，手性气相衍生化试剂应满足以下要求：

（1）具有高的化学和光学纯度；

（2）与对映体的反应迅速定量完成；

（3）生成的非对映体衍生物具有一定的挥发性，以适用于 GC 分析；

（4）形成的非对映体对有足够大的色谱行为差异；

（5）形成的非对映体具有化学和立体化学的稳定性。

目前，常用的手性试剂有手性醇、胺、全氟代酰基的羟基酸酰氯或氨基酸酰卤，如：S-(一)-全氟丁酰基-L-脯氨酰氯［S-(一)-heptafluorobutyrylprolyl chloride］，(一)-氯甲酸薄荷酯［(一)-mentyl chloroformate］，R-(＋)-2-甲氧基-2-苯基-3，3，3-三氟丙酰氯［R-(＋)-2-methoxy-2-phenyl-3,3,3-trifluoropropionyl chloride］，S-(一)-N-三氟甲酰基-L-脯氨酰氯［S-(一)-N-(trifluoroacyl)prolyl chloride］。主要用于醇、胺、羧酸、羟基酸和氨基酸对映体的分离。

7.2.2　手性固定相法

与手性 HPLC 法相比，手性气相色谱法直接拆分对映体时没有流动相的参与作用，因此要求对映体在气相色谱的手性固定相上必须有足够大的色谱行为差异，才能获得足够的分离度和一定的理论板数。为了获得更强的手性识别能力，气相色谱手性固定相由早期的作用力简单、单一手性中心的氢键性手性固定相发展为多种作用力和多手性中心的复杂型手性固定相。目前使用的手性固定相主要有 3 类：氢键型手性固定相、包合型手性固定相和配位型手性固定相。除此之外，还有环肽、纤维素衍生物和手性离子液体等手性固定相。

1. 氢键型手性固定相

氢键型手性固定相是以氢键为主要作用力进行分离的手性氨基酸衍生物固定相。这类固定相主要用于氨基酸、羟基酸、羧酸、醇、内酯和内酰胺等手性化合物分离。在手性识别中，氢键作用是对映体分离的主要作用力，此外，偶极作用、范德华力、空间位阻等分子间的相互作用对对映体的分离也有较大影响。

最早用于手性分离的氢键型固定相为 N-三氟乙酰基-D-异亮氨酸月桂酯，属于单肽类固定相。Gil-Av 和 Feibush 等人用它成功地分离了 N-三氟乙酰基-氨基酸烷基酯对映体，但这类固定相热稳定性差，只能在较低温度下使用，因而限制了它的应用。为了提高热稳定性和分离能力，人们相继研制了二肽类、三肽类固定相。聚硅氧烷类手性聚合物固定相的出现是氢键型固定相的一大进展。该类固定相把手性选择剂通过化学键合方式交联到聚硅氧烷链上，如商品化 Chirasil-Val 固定相，即 L-缬氨酸-叔丁酰胺键合到聚硅氧烷上（图 7-16）。这一固定相使用温度可达 230℃，大大提高了热稳定性。同时手性聚合物中手性中心浓度较大，立体选择性显著增加。Chirasil-Val 固定相在 30min 内可以一次分离所有氨基酸对映体。

2. 包合型手性固定相

包合型手性固定相主要指环糊精及其衍生物，是目前应用最广的手性气相色谱固定相。在气相色谱中，α,β,γ-环糊精均被使用。由天然环糊精制得的手性气相色谱柱由于其热稳定性差、柱效低，应用较少。目前用于手性分离的主要是环糊精衍生物。根据衍生化位置和基团可把衍生化环糊精分为：①2,3,6-位衍生化基团相同的环糊精，如全甲基 β-环糊精、全乙基 β-环糊精；②2,3-位衍生化基团相同而 6 位不同的环糊精，如 2,3-二-O-甲基-6-O-叔丁基 β-环糊精；③2,6-位衍生化基团相同而 3 位不同的环糊精，如 2,6-二-O-戊基-3-O-三氟乙酰基 β-环糊精、2,6-二-O-甲基-3-O-戊基 β-环糊精；④2,3,6-位衍生化基团都不同的环糊精，这类环糊精报

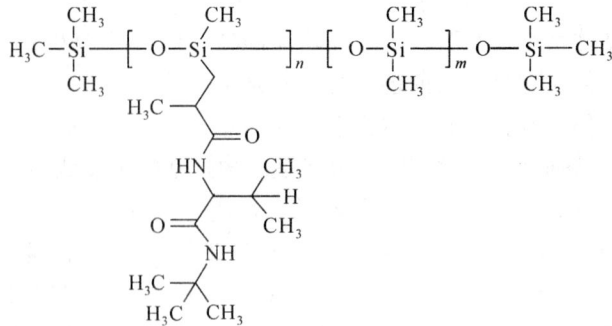

图 7-16　Chirasil-Val 固定相

道很少。衍生化基团可以是:烷基(甲、乙、丁、戊、已、庚、辛、壬基),酰基(乙酰、三氟乙酰、丁酰基等),烯丙基,羟丙基和叔丁基二甲基硅基等。Lipodex A,B,C,D,E,F 是目前已商品化的环糊精衍生物手性气相色谱固定相。

环糊精衍生物手性固定相可用于多种手性化合物的分离,如稠环烷烃、烯烃、卤代烃、醇、醛、酮、胺、酸、内酯、环氧化合物、糖类等。许多在氢键型固定相上无法得到分离的手性化合物都可在环糊精衍生物上得到较好的分离。近年来,还出现了新型的环糊精手性固定相,如把全甲基环糊精和缬氨酸-叔丁基酰胺同时键合到聚硅氧烷上,形成混合手性固定相,已成功用于各类醇、蛋白氨基酸对映体的分离。

3. 配位型手性固定相

配位型手性固定相是一类光学活性的金属配合物固定相,对映体通过与金属配合物的配位作用不同而实现分离。Schurig 最早使用二羰基铑(Rh)-3-三氟碳乙酰-(1R)-樟脑酸盐配合物(图 7-17)为手性固定相成功分离了 3-甲基环戊烷对映体,开辟了配合作用的手性气相色谱。

配位型手性固定相中配位金属离子有:Mn^{2+}、Ni^{2+}、Co^{2+}、Cu^{2+}、Zn^{2+} 等,其中以 Mn^{2+} 和 Ni^{2+} 使用较多。配合物结构主要是樟脑酸盐,此外,还包括薄荷酮、长叶薄荷酮、香芹酮等具有类似的分子结构,大大扩大了配位型手性固定相的选择范围。

由于配位型手性固定相的立体选择性主要来自对映体与金属离子的配位作用。这种作用的强度通常比氢键型和包合型手性固定中的氢键、包合等作用要大,因而对映体的选择性也高。当被分离的手性分子缺少适当的功能团而不能用其他方法分离时,如醚、酯、不饱和烃等,使用配位型手性固定相分离就比较有效。由于金属配体化合物不耐高温,配位型手性固定相使用温度较低(一般小于 100℃),因此不适合分析高沸点的化合物,而且这类固定相的合成和色谱柱制备都较为复杂,实际使用不多。

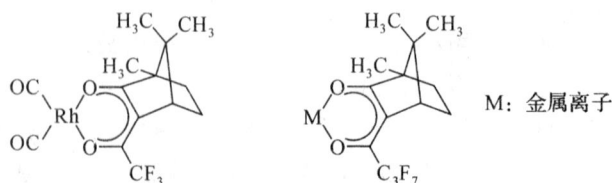

图 7-17　配位型手性固定相

4. 应用示例

猪毛菜酚(salsolinol,Sal)是一种弱 β-肾上腺素能的兴奋剂,具有升压、镇痛及弱的强心作用。同时,猪毛菜酚对多巴胺神经元具有毒性,是引起帕金森病的潜在因素之一。研究表明,猪毛菜酚对映体在毒性及代谢上均表现出立体选择性。为研究猪毛菜酚对映体在不同生物中分布和含量,Liu 等建立了生物样品中猪毛菜酚对映体在环糊精手性色谱柱中的拆分方法。

样品处理:取海参丘脑神经节勾浆,加入 $100\mu L$ 盐酸溶液(0.1mol/L),超声 10min,然后 13000r/min 离心 15min。取上清液 $50\mu L$,于 N_2 流下挥干后,加入 $30\mu L$ 吡啶和 $50\mu L$ N-甲基-N-(三甲基硅烷基)三氟乙酰胺(MSTFA),混匀,室温下反应 25℃.取 $1\mu L$ 反应产物进行 GC-MS 分析。

测定方法:色谱柱:Supelco β-环糊精手性毛细管柱(30m×0.25mm×0.25mm);载气:He,1mL/min;柱温:60℃,以 15℃/min 程序升温至 180℃,维持 20min;进样口温度:250℃;质谱分析(EI-MS)接口温度:280℃;电离电压:70eV。进样量:$1\mu L$。

结果与讨论:猪毛菜酚挥发性低,极性较强,气相色谱不能直接分析。通过三甲基硅烷化预处理后获得适当挥发性(图 7-18),然后用手性环糊精固定相进行对映体分离。图 7-19 表明 β-环糊精柱对猪毛菜酚对映体具有良好的拆分效果,两对映体峰达基线分离。运用建立的方法成功测定了猪毛菜酚两对映体在海参丘脑神经节中的分布,R-/S-对映体的比值为 1.6(图 7-20)。

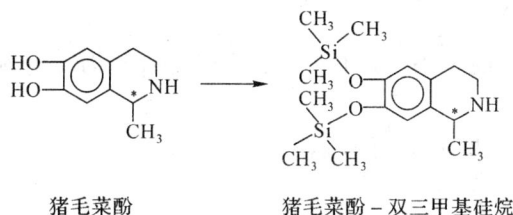

猪毛菜酚　　　　　　猪毛菜酚 – 双三甲基硅烷

图 7-18　猪毛菜酚和其硅烷化衍生物的结构

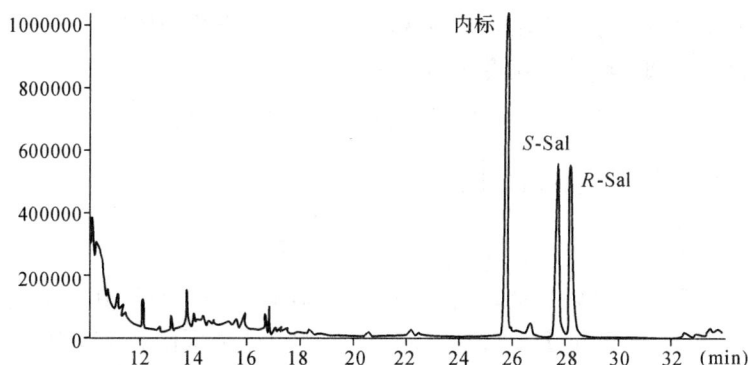

图 7-19　猪毛菜酚对映体的总离子流谱图

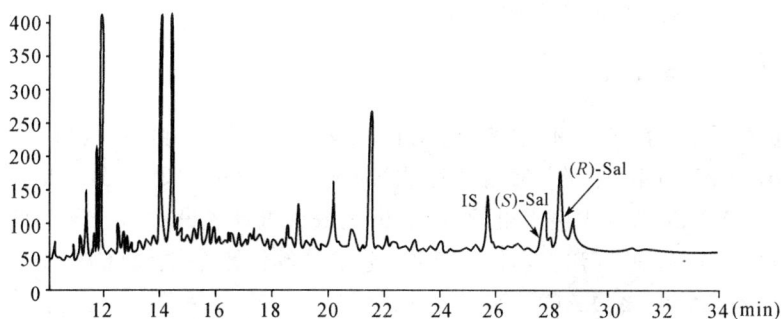

图 7-20　海参丘脑神经中猪毛菜酚对映体的选择离子检测(SIM)谱图

7.3 手性毛细管电泳法及其应用

毛细管电泳法(capillary electrophoresis,CE)又称高效毛细管电泳法(HPCE)是 20 世纪 80 年代初发展起来的一种新型分离技术,它是经典电泳技术和现代微柱分离技术有机结合产物,具有分离效率高,分析速度快,样品用量少等优点,与高效液相色谱法有很大的互补性。

7.3.1 手性分离原理

毛细管电泳手性分离的原理是利用对映体与手性选择剂之间的相互作用,通过引入新的手性中心,使对映体的迁移速度产生差异而实现分离。假定,对映体与手性试剂以 1∶1 方式配合,则:

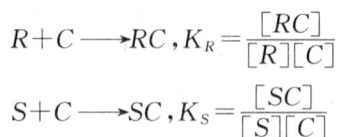

$$R+C \longrightarrow RC, K_R = \frac{[RC]}{[R][C]}$$

$$S+C \longrightarrow SC, K_S = \frac{[SC]}{[S][C]}$$

式中,R,S 分别为消旋体中的 R,S 对映体;C 为手性试剂,K_S,K_R 分别是对映体和手性试剂的配合常数。

消旋体中各对映体的淌度 μ(即迁移速度)与手性试剂的平衡浓度$[C]$、配合常数 K 之间的关系可表示为:

$$\mu = \frac{\mu_f + \mu_c K[C]}{1 + K[C]} \tag{1}$$

式中,μ_f 为游离对映体的淌度;μ_c 为对映体-手性试剂复合物的淌度。

在毛细管电泳中,两对映体的淌度差 $\Delta\mu$ 为:

$$\Delta\mu = \mu^R - \mu^S = \frac{\mu_f + \mu_{CR} K_R[C]}{1 + K_R[C]} - \frac{\mu_f + \mu_{CS} K_S[C]}{1 + K_S[C]} \tag{2}$$

假定对映体复合物的淌度相同,即 $\mu_{CR} = \mu_{CS}$,则式(2)可表达为:

$$\Delta\mu = \frac{\mu_f - \mu_c (K_R - K_S)[C]}{1 + (K_R + K_S)[C] + K_R K_S[C]^2} \tag{3}$$

式(3)表明 $\Delta\mu$ 受 K 值影响较大,这涉及手性试剂的种类与性质,其对手性分离起关键作用,只有 $\Delta K(K_R - K_S) \neq 0$,才有可能实现手性分离。如果对映体和手性试剂之间无配合作用,或配合常数的差异不显著,手性分离就不可能实现。此外,手性试剂的浓度、缓冲溶液的 pH、离子强度、温度等也影响对映体的选择性和分离度。

7.3.2 手性分离模式

毛细管电泳手性分离技术中最常见的方法是毛细管区带电泳(capillary zone electrophoresis, CZE)和毛细管胶束电动色谱(micellar eletrokinetic capillary chromatography, MECC),其中区带电泳占 71.9%,胶束电动色谱占 20.6%。此外,还包括毛细管凝胶电泳(CGE),毛细管等速电泳(CITP),毛细管等电聚焦电泳(CIEF),毛细管电色谱(CEC)以及非水毛细管电泳(NACE)等。

在手性 CZE 分离中,通过向电解质溶液中添加手性试剂的方法即可实现离子型手性化合物的拆分。MECC 的手性分离模式主要有两种:一是直接利用手性表面活性剂进行分离。如胆汁盐,其手性分离机制是基于对映体在手性胶束相和水相中的分配系数的不同。二是利用表面活性剂和手性选择剂为混合体系的共同作用。比较常用的混合体系是环糊精和十二烷基硫酸钠(CD-SDS)。分离原理是基于对映体在胶束相、手性试剂和水相中的分配比不同。近年来,还出现了手性微乳的 MECC。微乳体系由表面活性剂、辅助表面活性剂、油和水相组成,适于分离脂溶性化合物。如 SDS、HP-β-CD、乙酸乙酯和缓冲液组成的微乳体系,能用于手性药物开浦兰(levetiracetam)的分离。

7.3.3　影响手性分离因素

1. 手性试剂

常见的手性试剂包括环糊精及衍生物、大环抗生素、多糖类、蛋白质、手性冠醚、金属离子配合物等,其中环糊精及其衍生物最为常用,适用于 CE 的多种分离模式。表 7-2 为常见手性试剂及其应用。

在 CE 的手性分离中,环糊精主要包括中性环糊精、带负电环糊精和带正电环糊精。中性环糊精主要为羟基烷基化、烷基化以及各类酰化环糊精,最常用的是二甲基化(DM)、三甲基化(TM)和羟丙基化(HP)β-环糊精。尤其是 HP-β-环糊精,在许多手性化合物的分离中表现出比其他中性环糊精更卓越的分离性能。带负电的环糊精主要包括磺酸化、磷酸化、磺丁基化和羧酸化环糊精。正电荷环糊精主要为各种氨化的环糊精。带电基团的引入提高了环糊精的溶解性,而且使其分离能力比中性环糊精更强,不仅可以分离带电的手性化合物,还可以分离电中性物质。由于静电力在分离过程中发挥着重要作用,一般选取与被分析物带相反电荷的环糊精作手性选择剂。因此,带负电环糊精主要用于分离中性和碱性化合物,如抗组胺药屈米通(trimeton)等对映体;带正电环糊精主要用于分离羧酸和氨基酸对映体,如手性非甾体消炎药。此外,带电的环糊精还可以通过静电作用吸附到毛细管壁上,一方面起到类似固定相的作用,另一方面还可以调整对映体的出峰顺序。

其他手性试剂的手性识别原理与液相色谱相似,不再赘述。

表 7-2　常用手性选择剂

手性选择剂种类	手性试剂	应　用
环糊精	中性环糊精	氨基酸、生物碱
	带正电环糊精	碱性物质
	带负电环糊精	酸性物质
大环抗生素	万古霉素、利福霉素等	氨基酸
多糖	纤维素及衍生物	生物碱
金属离子配合物	Cu^{2+}-α-氨基酸	氨基酸
蛋白质	白蛋白、卵粘蛋白等	氨基酸
手性冠醚	C-18-冠-6-四羧酸	胺类、氨基酸
手性表面活性剂	胆汁盐、毛地黄皂苷	中性化合物
手性离子对试剂	奎宁和金鸡纳生物碱	氨基酸

2. 缓冲液及温度的选择

在毛细管电泳中,缓冲液选择的原则:①在所选的 pH 值范围内有较强的缓冲能力。由于电渗流对 pH 值的改变十分敏感,为了保持稳定的电渗流,缓冲溶液在整个分离过程能维持恒定的 pH。②淌度小,降低所产生的电流。通常大体积、低电荷离子组成的缓冲液淌度较小,如三羟甲基氨基甲烷(Tris)缓冲液、硼酸缓冲液、3-(环己胺基)丙磺酸(CAPS)缓冲液。这些缓冲液中离子体积较大,能够在较高浓度下使用而不会产生大的电流。③在检测波长处,紫外吸收低。

对多肽和蛋白质等物质分离时,调节溶液的 pH 十分重要。通过调节 pH 值(高于或低于分析物的等电点),改变化合物的荷电状态,从而使分析物具有不同的迁移速度。

温度能影响分离过程中的分配平衡和动力学过程。升高或降低温度可改变溶液黏度、电渗流和迁移时间。一般情况下,温度下降,分离效果更佳。此外,毛细管电泳在使用过程中维持恒定温度以散逸焦耳热。

7.3.4 应用示例

1. 山莨菪碱对映体的毛细管区带电泳分析

山莨菪碱(anisodamine)是阻断 M-胆碱受体的抗胆碱药,具有明显的外周抗胆碱能作用,使乙酰胆碱所引起痉挛的平滑肌松弛,并解除微血管痉挛,改善微循环。用于胃肠道痉挛所致绞痛、急性微循环障碍及有机磷中毒等治疗。山莨菪碱的分子结构中具有两个手性中心(图 7-21),形成四个对映体,分别为(6S,2'S)-、(6R,2'R)-、(6S,2'R)-和 (6R,2'S)-山莨菪碱。从植物山莨菪中提取的天然山莨菪碱为(6S,2'S)-对映体,而目前用于临床的主要是人工合成的消旋体山莨菪碱。为研究山莨菪碱对映体的药代动力学差异,Fan 等建立了毛细管区带电泳测定血浆中山莨菪碱对映体的方法。

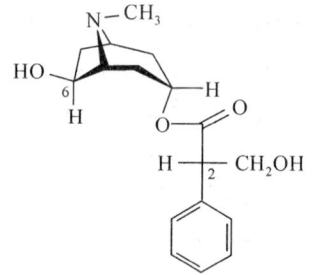

图 7-21 山莨菪碱的化学结构

样品处理:取 1.0mL 兔血浆,加入 0.1g NaCl 和 0.1mL 三乙胺,混匀,强烈振摇 2min。加入 5mL 乙酸乙酯漩涡提取 2.5min,3500r/min 离心 5min,精密移取有机相 4.0mL,于 45℃水浴 N_2 流下挥干,残渣中加入 $60\mu L$ 甲醇和 $60\mu L$ 内标溶液(9.0μg/mL 氢溴酸东莨菪碱-1mmol/L 盐酸溶液),混匀,15000r/min 离心 5min,取 $80\mu L$ 上清液进行电泳分离。

电泳条件:新装未涂层石英毛细管柱(45cm×50μm,有效长度 40.4cm);电泳缓冲液:75mmol/L 磷酸盐缓冲液(pH2.5,含 25mmol/L CM-γ-CD);毛细管柱温:25℃;分离电压:20kV;进样量:16 kV×8s;检测波长:220nm。

结果与讨论:考察了不同环糊精 α、β、γ 及其羧甲基化衍生物对四个山莨菪碱对映体的分离效果。结果表明,CM-γ-CD 对山莨菪碱对映体的分离能力最强,其最佳浓度为 25mmol/L。为了提高检测灵敏度,采用了柱前液-液萃取和柱上场放大堆积浓缩技术。柱上场放大堆积技术是在进样前先在毛细管进样口引入一个短的稀缓冲液水柱,由于样品离子的电泳速度与电场强度成正比,因此样品塞中离子堆积在高浓度缓冲液界面上,从而大大提高检测灵敏度。此外,采用电迁移进样方式,能有效降低血浆样品中内源性物质对待测药物的干扰。山莨菪碱对映体的毛细管电泳分离谱图见图 7-22。

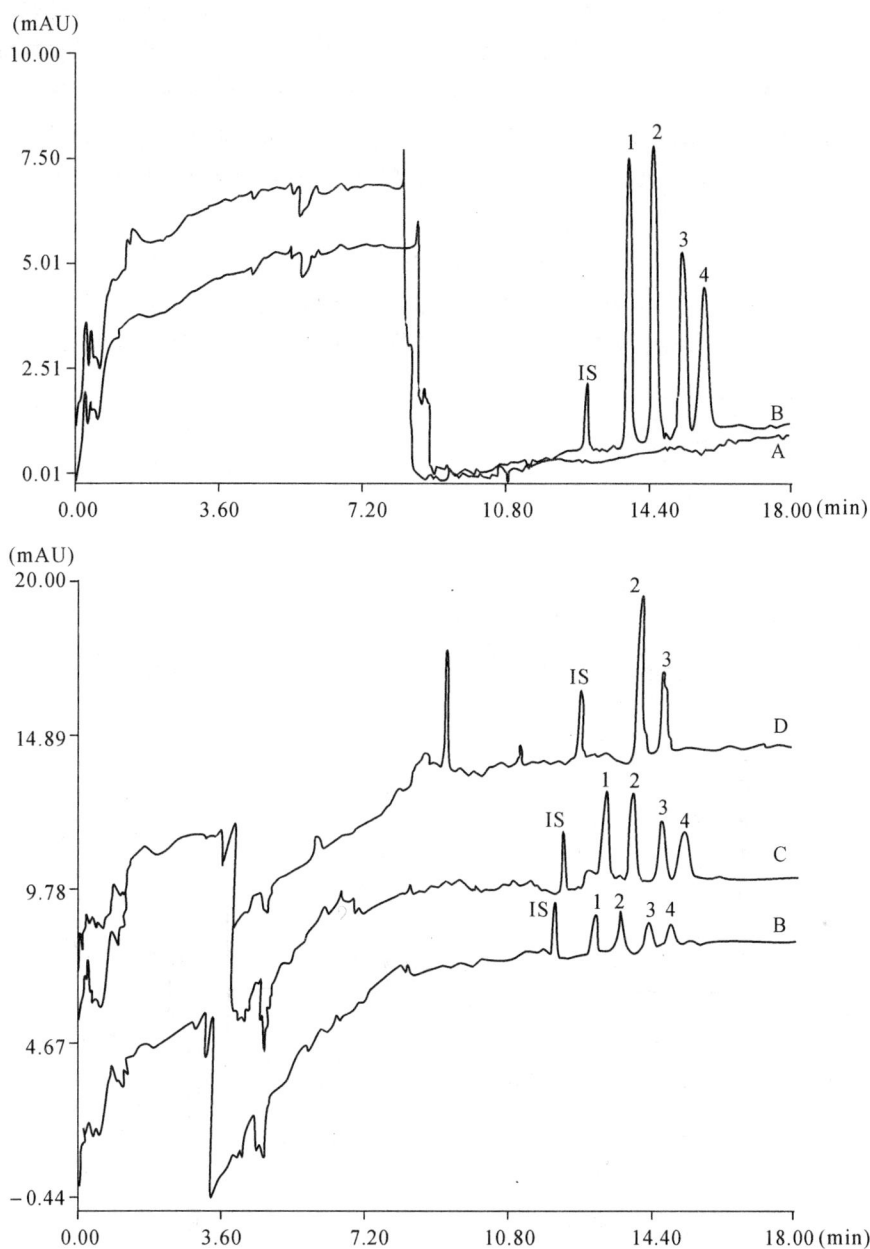

图 7-22 山莨菪碱对映体的电泳谱图

A. 空白血浆;B. 加样血浆;C、D. 口服山莨菪碱消旋体后兔血浆

1.(6R,2'S)-;2.(6S,2'R)-;3.(6R,2'R)-;4.(6S,2'S)-山莨菪碱

2. 吡喹酮及其代谢产物的毛细管胶束电动色谱分析

吡喹酮(praziquantel,PZQ)为广谱抗蠕虫药,临床上以消旋体给药,但 R-吡喹酮药效显著优于 S-对映体。在体内,吡喹酮主要代谢为反式-4-羟基吡喹酮(trans-4-hydroxypraziquantel,TRANS)。为研究吡喹酮对映体代谢的立体选择性,Jabor 等建立了毛细管胶束电动色谱法同时测定吡喹酮及其代谢产物对映体。

样品处理：取 1.0mL 健康人血浆，加入 1g NaCl 和 4mL 甲苯，混匀，涡旋提取。离心后，精密移取有机相 3.5mL，于室温空气流下挥干，残渣中加入 50μL 2mmol/L 硼酸钠缓冲液（含 2mmol/L 脱氧胆酸钠和 0.2％w/v 磺化 β-CD），混匀，离心，取上清液进行电泳分离。

电泳条件：新装未涂层石英毛细管柱（42cm×50μm）；电泳缓冲液：20mmol/L 硼酸钠缓冲液（pH10，含 20mmol/L 脱氧胆酸钠和 2％w/v 磺化 β-CD）；毛细管柱温：20℃；分离电压：18kV；进样量：0.8psi×5s；检测波长：210nm。

结果与讨论：脱氧胆酸钠是一种手性表面活性剂，但其不能拆分吡喹酮及其代谢产物对映体。通过加入磺化 β-CD，利用表面活性剂和手性选择剂混合体系的共同作用，实现了吡喹酮及其代谢产物对映体的分离。吡喹酮及其代谢产物的结构式和手性分离结果见图 7-23。

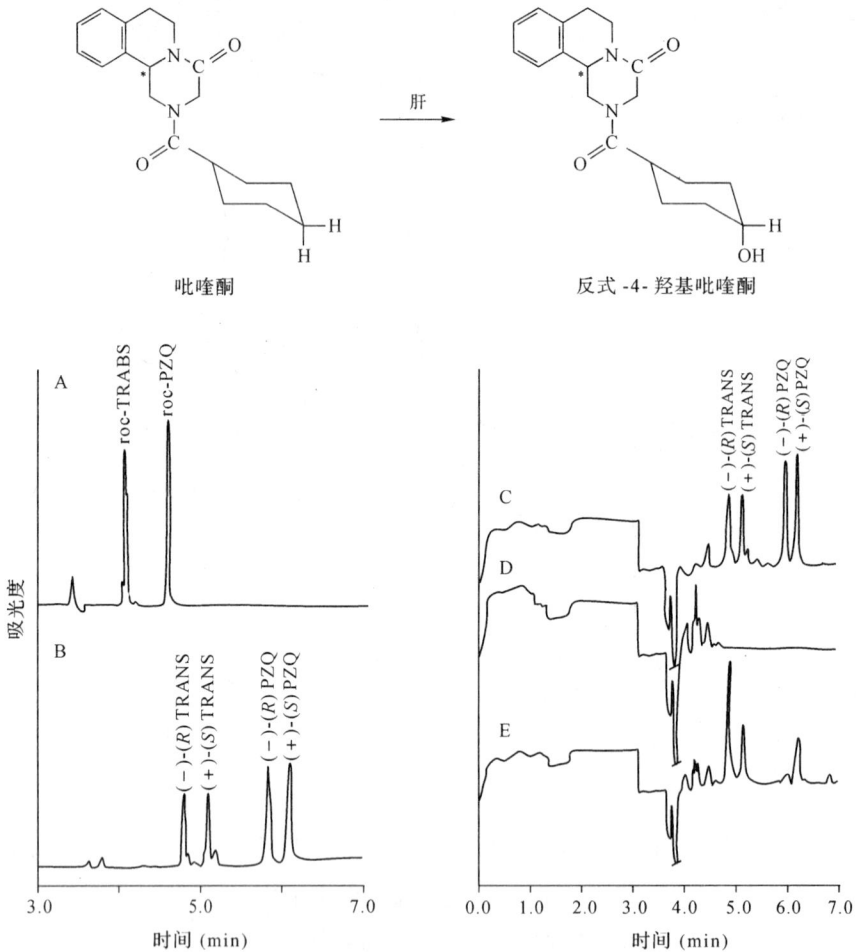

图 7-23　吡喹酮及其代谢产物对映体的电泳谱图

A. 电泳液中仅含脱氧胆酸钠；B. 电泳液中含脱氧胆酸钠和磺化 β-CD；C. 加样血浆；D. 空白血浆；E. 口服 40mg/kg 吡喹酮 2h 后人血浆

【思考题】

1. 常用的 HPLC 手性衍生化试剂有哪些？说明手性异硫氰酸酯衍生化试剂的作用原理。

2.手性流动相添加剂的种类有哪些？试述 β-环糊精流动相添加剂法分离手性药物的原理？

3.说明常用 HPLC 手性固定相的分离原理。

4.简述毛细管电泳分离手性药物对映体的主要模式及其分离原理。

5.简述 GC 手性固定相种类。

【参考文献】

[1] Subramanian G，Chiral separation techniques，Wiley-VCH Verlag GmbH & Co. KGaA，2007

[2] Gubitz G，Schmid MG，Chrial separations，Humana Press，2004

[3] Jin YX，Tang YH，Zeng S，Analysis of flurbiprofen, ketoprofen and etodolac enantiomers by pre-column derivatization RP-HPLC and application to drug-protein binding in human plasma. Journal of Pharmaceutical and Biomedical Analysis，2008,46：953-958.

[4] Ye JC，Chen GS，Zeng S. Enantiomeric separation of norgestrel by reversed phase high performance liquid chromatography using eluents containing hydroxypropyl-beta-cyclodextrin in stereoselective skin permeation study. J Chromatography B，2006，843：289-294.

[5] Song YR，Wang DF，Hu YP，et al. Direct separation and quantitative determination of clenbuterol enantiomers by high performance liquid chromatography using an amide type chrial stationary phase. Journal of Pharmaceutical and Biomedical Analysis，2003，31：311-319.

[6] Liu K，Zhong DF，Chen XY，Enatioselective determination of doxazosin in human plasma by liquid chromatography-tandem mass spectrometry using ovomucoid chrial stationary phase. Journal of Chromatography B，2010，878：2415-2420.

[7] Liu YM，Cordon P，Green S，et al. Determination of salsolinol enantiomers by gas chromatography-mass spectrometry with cyclodextrin chrial columns. Analytica Chimica Acta，2000,420：81-88.

[8] Fan GR，Hong ZY，Lin M，et al. Study of stereoselective pharmacokinetics of anisodamine enantiomers in rabbits by capillary electrophoresis，Journal of Chromatography B，2004,809：265-271.

[9] Jabor VA，Bonto PS，Enantiomeric determination of praziquantel and its main metabolite trans-4-hydroxyparaziquantel in human plasma by cyclodexrtrin-modified micellar electrokinetic chromatography，Electrophoresis，2001,22：1399-1405.

第 8 章

免疫分析法

  免疫分析法是以抗原-抗体反应为基础的分析方法。20 世纪 50 年代末 Yalow 等人将高灵敏度的放射性核素示踪技术与高特异性的抗原抗体反应相结合,创建了放射免疫分析法(radioimmunoassay,RIA),应用于糖尿病人血浆内胰岛素浓度的测定。20 世纪 60 年代末 Oliver 和 Smith 等人将放射免疫分析法应用于血中地高辛浓度的测定,此后,该技术取得了重大进展。Yalow 于 1977 年因放射免疫分析法的成就和贡献获得诺贝尔生理医学奖。RIA 法具有灵敏、专属、取样量少等优点,但也存在一定缺点,如需要有专门的同位素实验室和仪器设备,且同位素对人体健康存在一定潜在危害,试验废物处理困难,标记物半衰期短等。20 世纪 70 年代,研究者们用酶、荧光物质、化学发光物质等作为标记物,来代替放射性同位素,相继发展了酶免疫分析法(enzyme immunoassay)、荧光免疫分析法(fluorescence immunoassay)和化学发光免疫分析法(chemiluminescence immunoassay)。经过数十年的发展,免疫分析技术已在医药领域得到了广泛应用。在体内药物分析中广泛用于临床治疗药物监测、体内内源性物质的测定、滥用药物检测和药物代谢动力学研究等。

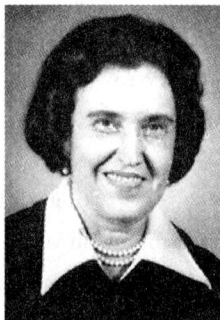

耶洛(Rosalyn Sussman Yalow),美国著名医学物理学家(1921 年—　　)

8.1　基本原理

  抗原遇到相应的特异抗体时将产生一系列的抗原-抗体反应,形成抗原-抗体结合物,用放射性同位素、酶或荧光物质等标记的抗原也能与相应的抗体产生同样的抗原-抗体反应。当标记抗原与未标记抗原同置含有一定量抗体的反应体系中时,标记抗原(Ag^*)和未标记抗原(Ag)将与抗体(Ab)发生如下竞争结合反应:

$$Ag + Ab \underset{K_2}{\overset{K_1}{\rightleftharpoons}} Ag{-}Ab$$
$$+$$
$$Ag^*$$
$$K'_1 \Updownarrow K'_2$$
$$Ag^*{-}Ab$$

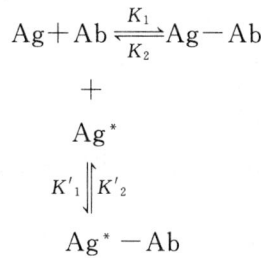

根据质量作用定律,当反应达到平衡时:

$$K = \frac{K_1}{K_2} = \frac{K'_1}{K'_2} = \frac{[Ag\text{-}Ab]}{[Ag][Ab]} = \frac{[Ag^*\text{-}Ab]}{[Ag^*][Ab]}$$

在上述体系中,所加 Ag^* 和 Ab 的量是固定的,当 Ag^* 与 Ag 对有限量 Ab 进行竞争性结合时,Ag^* 与 Ab 结合形成 Ag^*-Ab 复合物的量取决于变量 Ag。当 $[Ag]=[Ag^*]$ 时,两者对 Ab 竞争几率相同,生成的复合物量相等 $[Ag^*-Ab]=[Ag-Ab]$;当 $[Ag]>[Ag^*]$ 时,生成的 $[Ag-Ab]>[Ag^*-Ab]$;当 $[Ag]<[Ag^*]$ 时,生成的 $[Ag-Ab]<[Ag^*-Ab]$,两者呈负相关。这种现象叫竞争抑制作用,或稀释作用(Ag^* 被 Ag 稀释后结合率降低),或饱和现象(Ab 的结合点被 Ag 结合后饱和了,使 Ag^* 结合率降低),这种特异的竞争性抑制的数量关系就成为免疫分析的定量基础。上述竞争结合反应原理如表 8-1 所示。

表 8-1　抗原-抗体竞争结合原理

抗原 (Ag)	标记抗原 (Ag^*)	抗体	结合型 (B)	游离型 (F)	B/F	$B/T=\frac{B}{B+F}\times100\%$
	●●●●●●	((((	◖●◖●◖●◖●	●●	2.0	67
○○	●●●●●●	((((	◖●◖●◖●	●●●	1.0	50
○○○○○○	●●●●●●	(((	◖●◖●	●●●●	0.5	33
○○○○○○ ○○○○○○ ○○○○○○	●●●●●●	((((	◖●	●●●●●	0.2	17

当一定量 Ab、一定量 Ag^* 与不同量待测 Ag 作用一定时间,反应达到平衡时,总的标记抗原(T)按比例分布于游离形式(F)和结合形式(B)之间,测定 F 或 B 的量,即可求出待测抗原不同含量时的标记抗原的结合率:

$$B\% = \frac{B}{B+F}\times100\% = \frac{B}{T}\times100\%$$

含量测定时通常先以一系列已知浓度的抗原(高度纯化的待测物的标准品)和一定量标记抗原与适量抗体进行反应,待反应平衡后,测定不同浓度标准抗原时的 Ag^*-Ab 强度,求出结合率(如表 8-2),绘制标准竞争抑制曲线(或称剂量反应曲线),即标准曲线。然后取一定量样品,按同法测定,根据样品中标记抗原与抗体的结合率,就可从曲线上查出相应的被测抗原的含量。

图 8-1 是以表 8-2 中数值绘制的竞争抑制曲线,图 8-1A、B、C 是以标准抗原浓度对结合率

（B/T 或 B/F 或 B/B₀）绘制的竞争抑制曲线，呈双曲函数。图 8-1D、E 是以标准抗原浓度的对数值为横坐标，结合率（B/T 或 B/B₀）为纵坐标，绘制的竞争抑制曲线，可见曲线发生了很大变化，得到近似于一条直线的图形，但仍符合曲线方程。只有将纵坐标也取对数值，并且用 $\dfrac{B/B_0}{1-B/B_0}$ 为因变量，才能使标准曲线直线化。即以 $\lg[Ag]$ 为横坐标，$\mathrm{logit}\dfrac{B}{1-B}=\ln\dfrac{B/B_0}{1-B/B_0}$ $=2.303\lg\dfrac{B/B_0}{1-B/B_0}$ 为纵坐标，绘制竞争抑制曲线，如图 8-1F 所示得到一条直线。

表 8-2　标准曲线举例

标准 Ag	标记 Ag*	Ab	B/T	B/F＝B/(1−B)	B/B₀	$\ln\left[\dfrac{B/B_0}{1-B/B_0}\right]$
0	6	4	0.67	2.0	1（B₀）	
1	6	4	0.57	1.33	0.857	1.7921
2	6	4	0.50	1.0	0.750	1.0988
4	6	4	0.40	0.67	0.600	0.4055
6	6	4	0.33	0.50	0.500	0.0000
8	6	4	0.29	0.40	0.429	−0.2877
10	6	4	0.25	0.33	0.375	−0.5109
12	6	4	0.22	0.29	0.333	−0.6933
14	6	4	0.20	0.25	0.300	−0.8475
16	6	4	0.18	0.22	0.273	−0.9810
18	6	4	0.17	0.20	0.250	−1.0988

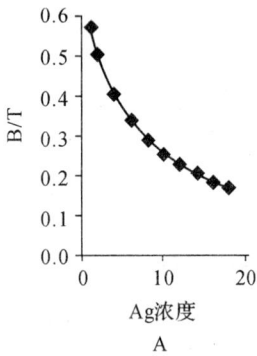

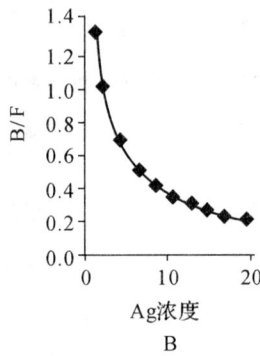

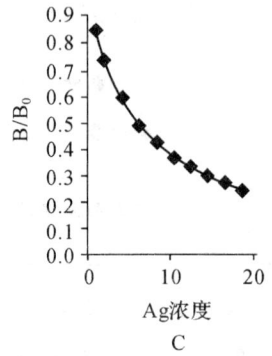

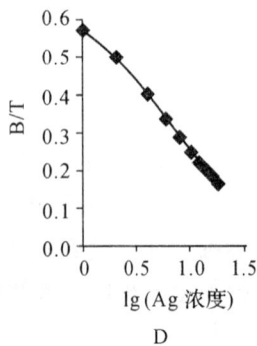

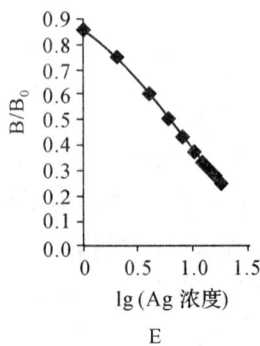

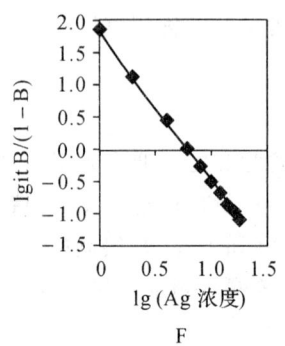

图 8-1　竞争抑制曲线

竞争抑制反应中的结合率(B%)有两种计算方法,一种方法是将与抗体结合的标记抗原放射性强度(B)与加入的标记抗原总放射性强度(T)比较,即结合率(B%)=(B/T)×100%;另一种方法是用零标准的放射性强度(B_0)代替 T 进行计算,即结合率(B%)=(B/B_0)×100%。绘制标准曲线时,纵坐标有多种表示方法,除用结合率(B/T,B/B_0)表示外,也可采用 B/F、F/B、lgit $\dfrac{B}{1-B}$ 值表示。

8.2　免疫反应的基本条件

在免疫测定中,特异性抗体、标记抗原、未标记抗原(药物标准品)是三种基本试剂,它们连同分离游离抗原和抗原-抗体结合物的试剂均有成套试剂盒(kit)供应。

8.2.1　抗　　原

抗原(antigen,Ag)系指能在机体中引起特异性免疫应答反应的物质,物质的抗原性通常有两种含义:一是免疫原性,指该物质被注射入合适的动物体内,能促使动物产生循环抗体或改变免疫细胞的反应性;二是抗原特异性,指能与特异抗体作用的性质。同时具有免疫原性和抗原特异性的物质被称为完全抗原,大分子物质如蛋白质、多肽、激素等,为完全抗原,可直接免疫动物产生抗体。只有抗原特异性而不能引起机体免疫应答的物质称为半抗原(hapten),分子量<1000 的小分子物质,不具有免疫原性,为半抗原。根据免疫分析中非标记抗原的用途不同,可分为标准抗原及免疫原两种。标准抗原就是在免疫测定中用来制作标准曲线用的待测物质的标准品以及制备标记抗原用的纯抗原(或半抗原)。作为免疫原的非标记抗原根据其是否具有免疫活性又分为完全抗原和半抗原,大多数药物为小分子物质,通常认为是半抗原,需与蛋白质或多肽等载体物质共价结合后才具有免疫原性。非标记抗原要求纯度高,不应含有结构相近的杂质,以免影响免疫分析的特异性。

1. 人工抗原的制备与鉴定

药物等小分子半抗原与具有免疫原性的蛋白质等载体的结合物称为人工完全抗原,简称人工抗原(artificial antigen)。将人工抗原注入动物体,使动物产生相应的抗体。人工抗原的制备主要涉及以下几个问题。

(1)载体蛋白的选择:几乎所有的蛋白质均可作为半抗原结合的载体,如牛血清白蛋白(BSA)、兔血清白蛋白(RSA)、人血清白蛋白(HSA)、卵蛋白、甲状腺球蛋白等。但人工抗原免疫动物,不仅产生抗半抗原的抗体,也会产生大量的抗载体蛋白的抗体。因此,实验设计时应考虑载体对检测系统的影响。常用的载体蛋白有 RSA 和 BSA,这些动物的血清白蛋白价廉、免疫活性高、化学性质稳定、溶解度好、连接基团多。

(2)半抗原分子结构:药物(半抗原)与载体蛋白的结合通常是通过共价键或配价键联接。药物分子结构中具有活性官能团(—COOH,—NH_2,—OH,=C=O),可采用适当的偶联试剂(或缩合剂)与蛋白质结合;若药物本身分子结构中无适当的活性官能团,则可经化学处理使其产生活性基团,然后与蛋白质结合。此外,要求药物分子含有芳香结构,这样形成的抗原将具有较强的免疫原性,可使机体产生较强的应答反应,从而增加诱导产生高效价抗体的概率。

(3)半抗原分子设计与蛋白质引入位置:抗体的特异性依赖于半抗原决定簇,理想的人工抗原是使蛋白质联接在半抗原分子上对免疫识别最不重要的区域,也就是最好勿将半抗原的免疫决定簇掩盖起来。药物分子中可以与蛋白质联接的位置往往不止一个,随联接位置不同,所产生的抗体的特异性、敏感性也往往不同。例如,吗啡(morphine)分子结构上有多个供联接蛋白质或引进一些新功能团的部位:3 位酚羟基,6 位醇羟基,N—甲基和 2 位氢,可有多条路线合成蛋白结合物。因此,如果一个半抗原分子有多个不同的修饰位点时,应尽可能利用不同的修饰位点合成出几种半抗原修饰物,选择半抗原分子结构保持最完整的修饰物与载体相连制备人工抗原,以得到亲和力高、特异性强的抗体。

另外,若修饰位点与半抗原分子的特征结构(如—COOH,—NH,—OH,苯环或杂环等)距离较近,则不利于半抗原分子特征结构的暴露,使得动物的免疫系统对半抗原分子特征结构的识别难度加大,抗体的亲和性和特异性降低。

因此,半抗原设计的关键是确定半抗原分子结构中适当的修饰位点以及在修饰位点用化学方法连接上具有一定碳链长度的且端基为活性基团的连接臂。半抗原特征分子结构与载体之间的连接部分为连接臂。引入连接臂的目的主要是为了在人工抗原表面突显出半抗原的特征结构(抗原决定簇),以利于产生具有高特异性的抗体。连接臂的选择应遵循以下原则:①应避免在目标半抗原的官能团处或靠近官能团处连接,最好位于重要的特征性官能团的远端;②连接臂长度要适宜。连接臂太短,则载体的空间位阻影响动物的免疫系统对半抗原特征结构的识别,且半抗原的立体结构容易受到载体局部化学环境的影响而发生变化;连接臂太长,有可能因氢键、疏水作用或其他作用力使半抗原发生"折叠";③避免连接臂中含较强的决定簇(如芳环、共轭双键或杂环等),通常以含末端活性基团的链环烃为宜,以减少所产生的抗体对连接臂的过度识别而降低对目标分子的识别能力。

(4)蛋白质载体与半抗原的联接:蛋白质可通过氨基、羧基、酚羟基等分子结构中的功能基团与药物或其衍生物联接。一般要求选择反应条件温和、不会导致药物活性改变和引起蛋白质载体变性的方法。如反应温度一般在 37℃以下,pH 值在中性附近,避免高温、强酸、强碱下反应。

根据半抗原或其修饰物所含活性基团的不同,选择不同的方式与载体蛋白进行偶联。如半抗原含羧基,则可通过碳二亚胺法、混合酸酐法与载体蛋白进行偶联;半抗原含氨基,则可通过戊二醛法、二异氰酸酯法、重氮化法等与载体蛋白进行偶联;半抗原含羟基,则可通过琥珀酸酐法、重氮化的对氨基苯甲酸法等,在分子结构中引入一个羧基后,再按适当方法与载体蛋白进行偶联。

①碳二亚胺法:本法是以碳二亚胺为缩合剂,将半抗原上羧基与蛋白质上氨基相连接。

$$药物—COOH + R—N=C=N—R' \longrightarrow 药物—\overset{\overset{O}{\|}}{C}—O—\overset{\overset{NHR}{|}}{C}=NR'$$

　　　　　　　　　　(碳二亚胺)　　　　　　　　　　(中间产物)

$$\text{药物—}\overset{\displaystyle O}{\overset{\|}{C}}\text{—O—}\overset{\displaystyle NHR}{\overset{|}{C}}\text{=NR}' \xrightarrow{\ \text{NH}_2\text{—蛋白}\ } \text{药物—CONH—蛋白} + \overset{\displaystyle NH—R}{\underset{\displaystyle NH—R'}{C=O}}$$

$$（中间产物）\qquad\qquad\qquad（人工抗原）$$

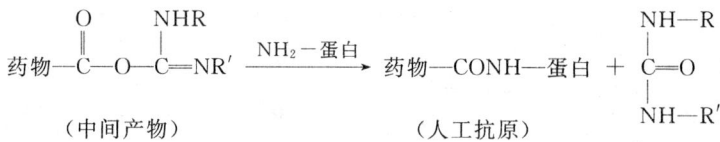

②混合酸酐法：用氯甲酸异丁酯在碱性(三正丁胺)条件下同含羧基的药物生成混合酸酐,再与载体蛋白上的氨基相联接。

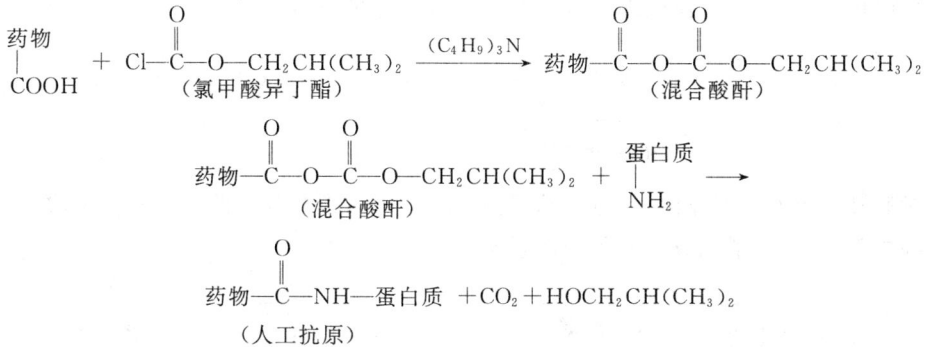

$$\underset{\displaystyle COOH}{\overset{\displaystyle 药物}{|}} + \text{Cl—}\overset{\displaystyle O}{\overset{\|}{C}}\text{—O—CH}_2\text{CH(CH}_3)_2 \xrightarrow{(C_4H_9)_3N} \text{药物—}\overset{\displaystyle O}{\overset{\|}{C}}\text{—O—}\overset{\displaystyle O}{\overset{\|}{C}}\text{—O—CH}_2\text{CH(CH}_3)_2$$

$$（氯甲酸异丁酯）\qquad\qquad\qquad\qquad（混合酸酐）$$

$$\text{药物—}\overset{\displaystyle O}{\overset{\|}{C}}\text{—O—}\overset{\displaystyle O}{\overset{\|}{C}}\text{—O—CH}_2\text{CH(CH}_3)_2 + \underset{\displaystyle NH_2}{\overset{\displaystyle 蛋白质}{|}} \longrightarrow$$

$$（混合酸酐）$$

$$\text{药物—}\overset{\displaystyle O}{\overset{\|}{C}}\text{—NH—蛋白质} + CO_2 + HOCH_2CH(CH_3)_2$$

$$（人工抗原）$$

③戊二醛法：戊二醛是带有两个活性基团的五碳化合物,可使带有氨基的半抗原和载体蛋白质的氨基以共价键形式相连接。

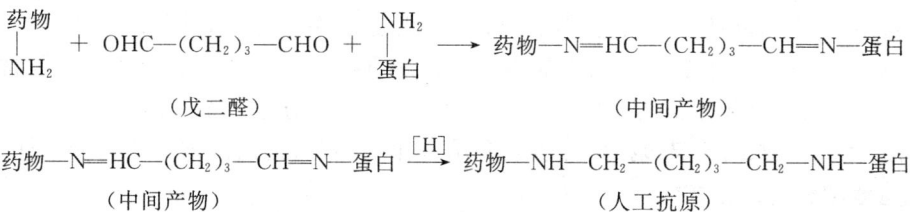

$$\underset{\displaystyle NH_2}{\overset{\displaystyle 药物}{|}} + \text{OHC—(CH}_2)_3\text{—CHO} + \underset{\displaystyle 蛋白}{\overset{\displaystyle NH_2}{|}} \longrightarrow \text{药物—N=HC—(CH}_2)_3\text{—CH=N—蛋白}$$

$$（戊二醛）\qquad\qquad\qquad（中间产物）$$

$$\text{药物—N=HC—(CH}_2)_3\text{—CH=N—蛋白} \xrightarrow{[H]} \text{药物—NH—CH}_2\text{—(CH}_2)_3\text{—CH}_2\text{—NH—蛋白}$$

$$（中间产物）\qquad\qquad\qquad（人工抗原）$$

④二异氰酸酯法：以二异氰酸酯为联接剂,与含氨基药物形成中间产物,再与载体蛋白连接。

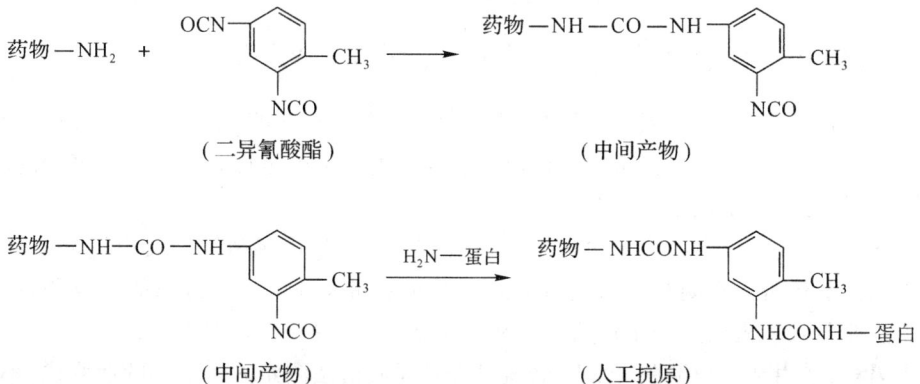

$$（二异氰酸酯）\qquad\qquad\qquad（中间产物）$$

$$（中间产物）\qquad\qquad\qquad（人工抗原）$$

⑤重氮化法：含芳伯氨基结构的药物可与亚硝酸钠进行重氮化反应,生成重氮盐后再与蛋白质偶联。

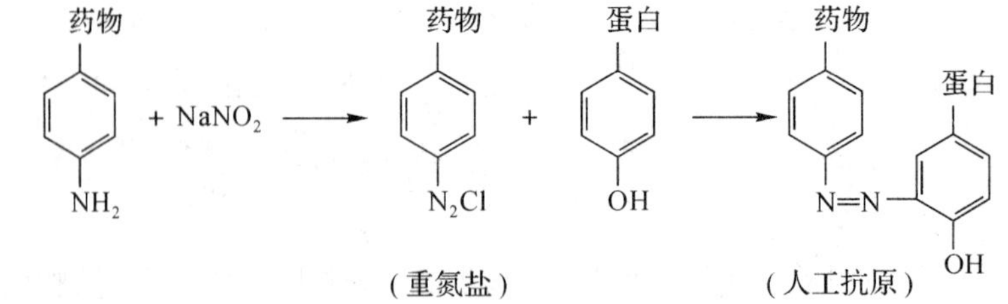

（重氮盐） （人工抗原）

⑥琥珀酸酐法：含羟基的半抗原和琥珀酸酐在无水吡啶中反应，可得到带有羧基的半抗原琥珀酸衍生物，然后按碳二亚胺缩合法或混合酸酐法与蛋白质连接。

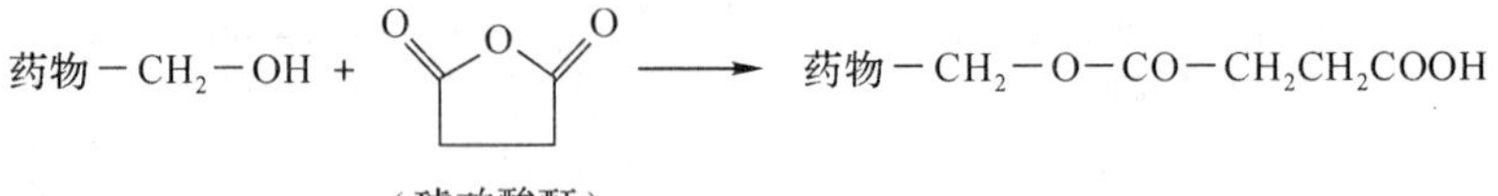

（琥珀酸酐）

⑦对氨基苯甲酸重氮盐法：对氨基苯甲酸重氮盐可与带酚羟基的半抗原作用，在半抗原分子中引入羧基后，再用适当方法与蛋白质连接。

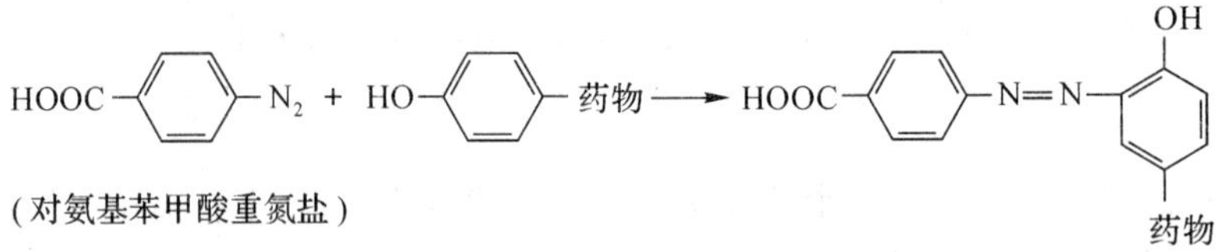

（对氨基苯甲酸重氮盐）

（5）人工抗原的鉴定：合成反应完成后，置透析袋中透析或用凝胶柱层析进行纯化，除去反应中过剩的试剂及未联接上的药物，然后对人工抗原进行分析鉴定，计算结合比，即每个蛋白质分子上接上的药物分子数。因载体蛋白上结合的半抗原数目常常影响诱发动物抗体的产生，过多或过少均可使诱发能力降低。一般认为每个蛋白质分子上结合的半抗原分子以10～20个为宜。人工抗原的鉴定包括定性鉴别和结合比的测定，常用测定方法有光谱法、同位素标记法、电泳法和质谱法等。

①光谱法：利用半抗原与蛋白质的吸收光谱差异，通过比较游离的半抗原、蛋白质和人工抗原的紫外吸收光谱或者红外吸收光谱来确认人工抗原是否合成成功，并可依据紫外摩尔吸收系数（ε）估算半抗原与载体蛋白质的结合比：

$$结合比 = \frac{\varepsilon_{偶联物} - \varepsilon_{载体蛋白}}{\varepsilon_{半抗原}} \quad (\varepsilon = 分子量 \times 吸光度/质量)$$

②同位素标记法：当合成人工抗原时，用放射性同位素标记半抗原，反应完成后，用透析法除去未反应的半抗原，测定未被透析部分（合成产物）的放射性强度，再与总的放射性强度相比较，计算出载体蛋白与半抗原的结合比。

③电泳法：在人工抗原的鉴定中，主要应用的是 SDS-聚丙烯酰胺凝胶电泳法。通过比较人工抗原和其载体蛋白在凝胶上出现的条带位置的不同来判定人工抗原的合成是否成功，即根据人工抗原与载体蛋白的分子量的差异来判定。

④质谱法：采用基质辅助激光解吸电离飞行时间质谱法测定人工抗原的偶联比，不需要复杂的前处理过程。通过比较人工抗原与其载体蛋白的分子量的差别可直接计算得出结合比。

2. 应用举例——多西环素人工抗原的合成与鉴定

乐涛等采用对氨基苯甲酸（PABA）重氮化后与多西环素（doxycycline，DOX）偶联，在多西环素分子结构中引入一个活性基团——羧基,然后用混合酸酐法与载体牛血清白蛋白(BSA)偶联合成人工抗原(DOX-PABA-BSA),并用紫外吸收法(UV)、凝胶电泳法(SDS-PAGE)对人工抗原进行了鉴定。合成反应式如下:

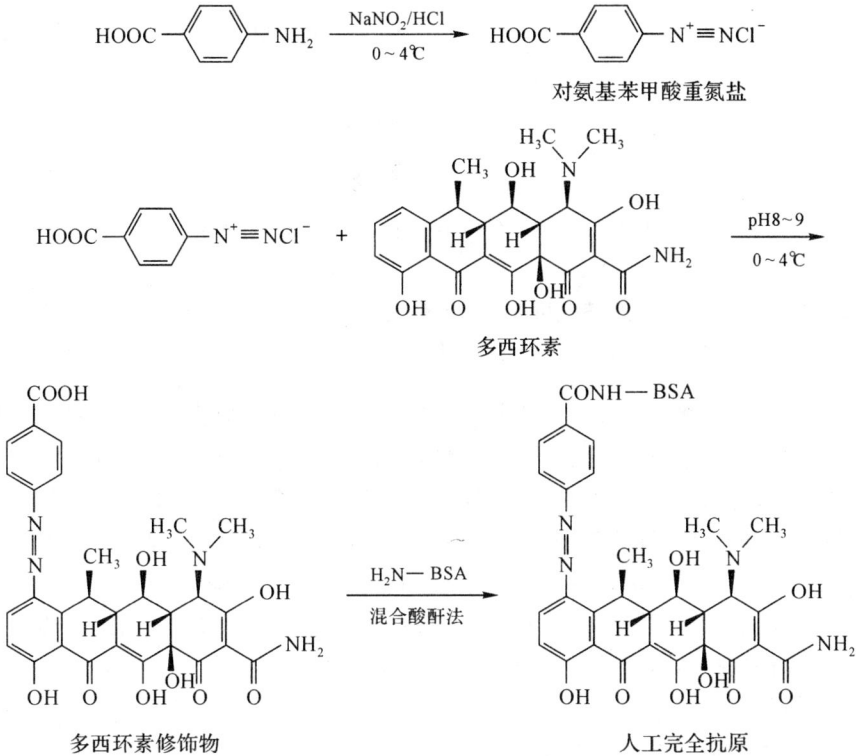

紫外扫描结果如图 8-2 所示,BSA 在 280nm 处有吸收峰;DOX 在 271nm 和 346nm 处有 2 个吸收峰;PABA 在 266nm 处有吸收峰;DOX-PABA-BSA 在 278nm 和 435nm 处有 2 个吸收峰。因多西环素与对氨基苯甲酸之间氮氮双键的存在,延长了共轭体系,使吸收峰红移。

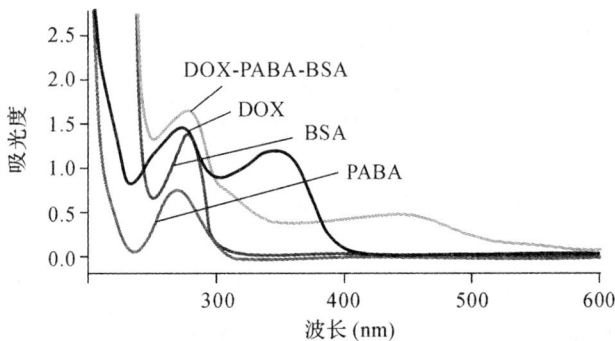

图 8-2　DOX、PABA、BSA 和 DOX-PABA-BSA 的紫外扫描光谱图

SDS-PAGE 凝胶电泳鉴定结果如图 8-3,泳道 1 为 BSA,泳道 2 为 DOX-PABA-BSA,泳道 3 为蛋白质 marker,可见第 2 道条带出现明显的拖后,说明其分子量比第 1 道 BSA 大,证明偶联成功。

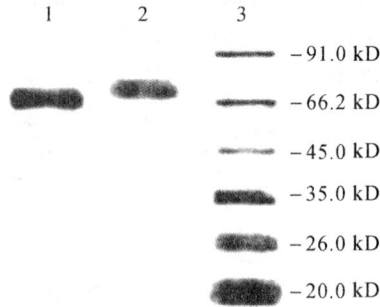

图 8-3 BSA 和 DOX-PABA-BSA 的 SDS-PAGE 凝胶电泳鉴定

8.2.2 特异抗体(抗血清)的制备与鉴定

1. 抗体的制备

抗体有单克隆抗体和多克隆抗体之分,后者为抗血清,由抗原直接免疫动物得到。用于制备抗血清的动物通常为家兔和羊。尤其是家兔,其对抗原的免疫反应性较好,产生的抗体也较均一,是首选的动物。为使动物对免疫原敏感,常把福氏佐剂(由石蜡油、羊毛脂以及灭活的卡介苗组成)与抗原(免疫原)混合在一起,形成稳定的油包水乳剂,使抗原滞留在注射部位,让其慢慢释放。动物免疫的注射部位多采用脚掌、腹股沟淋巴结、大腿肌肉、皮下及静脉等。间隔一定时间给动物注射一次,数月后可得到较满意的抗血清。当动物血液内抗体达一定量后,应及时采血,分取血清(抗体),经纯化分离后对抗体进行鉴定。

2. 抗体的鉴定

制得的抗体质量是否达到免疫分析要求,需要作出鉴定,可从特异性、活度、滴度三方面评价抗体质量。

(1)滴度(titer):即效价,以免疫反应液中抗体(抗血清)的稀释度表示。稀释倍数越大,表示滴度越高,效价也越高,免疫分析测定中所需抗血清量可减少,这样不仅节省了抗血清,还降低了血清中其他蛋白质对测定的干扰。好的抗血清滴度应高于 1:1 万,甚至高达 1:100 万。滴度的测定可采用标记抗原测定法,将抗血清配成一系列不同的稀释度,然后与一定量标记抗原混合、保温,使充分反应,依法测定,求得不同稀释度时抗血清的结合能力。以结合率($B/T \times 100$)为纵坐标,抗血清的稀释度为横坐标作图(图 8-4)。抗血清稀释倍数越大,则结合标记抗原的量越少。在实际工作中,一般采用结合标记抗原 50% 时的抗血清稀释度,过高或过低都影响方法的灵敏度。

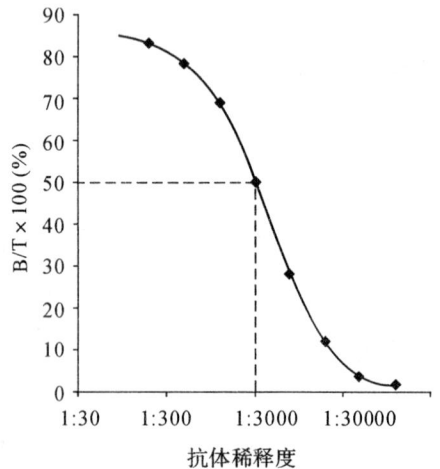

图 8-4 抗血清的滴度曲线

(2)特异性(specificity):是指抗体对相应抗原或近似抗原物质的识别能力(交叉反应),反映免疫反应的专属性。抗体的特异性通常用交叉反应率来表示,交叉反应率可用竞争抑制试验法进行测定,以不同浓度抗原与近似抗原分别做竞争

抑制曲线,计算结合率,求出各自 IC$_{50}$时的浓度,按下列公式计算交叉反应率:

$$交叉反应率 = \frac{IC_{50}时抗原浓度}{IC_{50}时近似抗原物质浓度} \times 100\%$$

如抗体与抗原结合能力很强,而对近似物质的结合能力很弱,甚至无结合力(近似抗原物质的 IC$_{50}$浓度几乎是无穷大),则表示抗体的特异性强。抗体的特异性与免疫动物的抗原分子上的决定簇多少有关,药物为小分子半抗原,与大分子药物(如胰岛素等)相比,药物分子上的抗原决定簇相对较少,因此,得到的抗体特异性较低。此外,抗体的特异性还与药物同载体蛋白相连接的位置有关,为避免药物分子上抗原决定簇被掩盖,在制备人工抗原时,应尽量使药物分子上活性基团远离与载体蛋白相连接的位置,以提高抗体的特异性,降低交叉反应的干扰。免疫分析的特异性一般较色谱法低。

(3)活度(activity):是指抗体与相应抗原的亲和力,反映抗体与抗原结合的牢固度。抗体的活度高低决定免疫分析的灵敏度,表现在剂量反应曲线的斜率上,斜率越大,活度越高,测试效果越好,表明形成抗原-抗体结合物的速度快而解离度小。

8.3　免疫分析法的分类

按标记物的不同,免疫分析可分为放射免疫分析法(RIA)、酶免疫分析法(EIA)、荧光免疫分析法(FIA)、化学发光免疫分析法(CLIA)等。按抗原-抗体反应平衡后是否需将结合物(B)与游离标记物(F)分离,免疫分析可分为均相免疫分析和非均相免疫分析两大类。各类免疫分析的基本原理相同,即竞争抑制原理,人工抗原的制备和特异抗体的制备也相同。各类免疫分析之间的区别主要是标记抗原(标记药物)的标记物不同,以及由此产生的测定方法不同。表 8-3 列出了一些重要的免疫分析方法的标记物及检测方法。

表 8-3　一些免疫分析方法的标记物与检测方法

方　法	标　记　物	主要检测方法与仪器	分　类
RIA	放射性同位素	用记数仪检测放射线强度	非均相
EIA	酶(需底物、辅酶参与)	用酶标仪或分光光度计测定吸光度	均相,非均相
FIA	荧光物质或潜在荧光物质	用酶标仪或荧光分光光度计测定荧光强度	均相,非均相
CLIA	化学发光物质	用发光计检测发光强度	均相,非均相

8.4　放射免疫分析法

放射免疫分析(radioimmunoassay,RIA)是最早建立的经典的免疫分析方法,它是利用放射性同位素的测量方法与免疫反应基本原理相结合的一种同位素体外检测法。用放射性同位素标记药物,提供的检测信号是放射线,采用 γ 计数器或液体闪烁计数仪检测,具有很高的灵敏度。由于标记药物与抗体结合后仍具有放射性强度,反应完成后需将结合物(B)与游离标记物(F)分离,故 RIA 属于非均相免疫分析。目前许多 RIA 药盒已商品化,使检测变得方便。RIA 不仅适用于大分子量生物活性物质如蛋白质、酶等的分析,也适用于甾体激素、药物、代谢物等小分子物质的分析。

8.4.1 标记药物的制备

标记药物是 RIA 中的关键成分,用放射性同位素标记药物涉及如下一些问题,如:选用何种放射性同位素、标记方法、标记物纯度,以及标记药物的放射性比度,即单位重量抗原所含的放射强度,用微居里(μ curie/μg)表示。标记药物的纯度决定 RIA 的特异性,标记药物的放射性比度则决定 RIA 的灵敏度。对于标记药物的要求是:有高的放射性比度,标记后不应引起药物的抗原性改变,标记物稳定性好,不致引起化合物的辐射分解。

1. 供标记用的常用放射性同位素

在放射免疫分析中供标记用的放射性同位素有^{3}H,^{14}C,^{125}I,^{131}I 等。

用^{3}H 或^{14}C 标记药物,只是取代药物分子结构中的^{1}H 或^{12}C,发生核素的更替,不涉及化学元素的改变,标记后药物的物理化学性质和生物学性质均不受大的影响,不会引起标记药物的抗原性改变,即标记后的药物与原药物两者同抗体的结合性能相同,并可获得较高放射性比度的标记物。^{3}H 和^{14}C 具有很长的半衰期,在衰变过程中放射的是能量较弱的 β 射线,需采用较复杂的液体闪烁计数仪测定 β 射线强度。^{3}H 和^{14}C 标记物稳定,使用过程中不必考虑标记物放射性强度的衰减,但标记难度大,化学反应较复杂,一般需在专门实验室内进行。

用^{125}I 或^{131}I 标记药物时,由于在药物分子结构中引入了一个半径较大的碘原子,有时会改变或掩盖药物分子的特异功能基团,或影响药物分子的理化性质,导致标记后的药物发生抗原性改变。因此,当用放射性碘标记时,有时需采取适当措施以保护药物分子上抗原决定簇。放射性碘的标记可采用简单的取代反应,在一般有放射性防护的实验室内均可进行。放射性碘的半衰期较短,其中^{131}I 仅 8 天,实际应用受到限制;^{125}I 的半衰期稍长,60d,因此实际应用中主要为^{125}I,但须注意放射性强度衰减的影响。^{125}I 在衰变过程中放出能量较高的 γ 射线,可用一般 γ 计数器检测。

表 8-4 归纳了供标记用的常用放射性同位素的性质。

表 8-4　标记抗原常用的放射性同位素及其性质

参　数	^{3}H	^{125}I	^{14}C
标记难易度	难	易	难
对抗原特异性影响	无	有	无
半衰期	12.3 年	2 个月	5700 年
发射射线	β	γ	β
测定方法	液体闪烁计数仪	γ 计数器	液体闪烁计数仪

2. 标记方法

^{3}H 和^{14}C 的标记需在专门实验室进行,以含^{3}H 或^{14}C 的试剂为原料,采用合成方法制备。^{125}I 的标记通常采用氧化法,用氯氨 T、过氧化氢(H_2O_2)或一氯化碘(ICl)等氧化剂将放射性碘离子^{125}I$^-$(一般为 Na^{125}I)氧化成游离的碘分子(^{125}I$_2$)或^{125}ICl,然后再与药物或药物的衍

生物进行取代反应。与 ^3H 或 ^{14}C 标记药物不同,用放射性碘直接标记药物时,往往会导致标记药物对抗体的免疫反应发生变化,或难获得高比度放射性的标记物。故一般将药物与酪氨酸、组氨酸等反应形成衍生物,而将放射性碘标记在酪氨酸、组氨酸等衍生部分上,使其尽量远离母体药物部分。

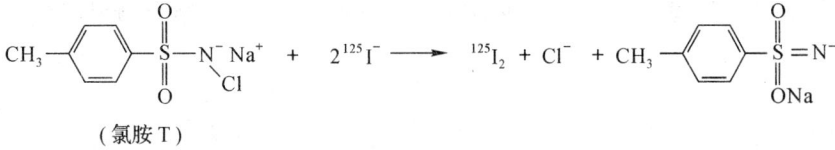

(氯胺 T)

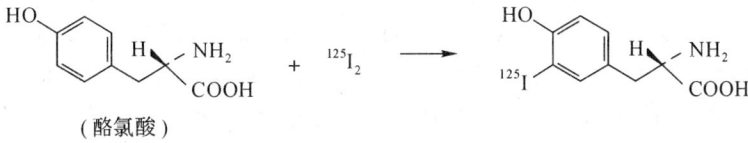

(酪氯酸)

8.4.2　游离和结合部分的分离与测定

RIA 属非均相免疫分析,反应完成后,必须将游离型标记药物与结合型标记药物分离后才能测定各自的放射性强度。现有的分离技术主要是利用游离标记药物和与抗体结合的标记药物在分子大小、溶解度或吸附力等物理性质上的差异和免疫反应性质方面的差异而进行分离的(表 8-5)。

表 8-5　RIA 中游离标记药物与结合标记药物的常用分离方法

方　法	分　离　原　理
层析法	利用差速迁移原理
沉淀法	加蛋白沉淀剂,使蛋白质沉淀
吸附法	利用固体颗粒的吸附能力和右旋糖酐的分子筛作用
微孔滤膜法	用滤膜过滤法将大分子的结合物留在膜上
双抗体法	药物-抗体结合物与第二抗体形成免疫结合物而沉淀
固相法	将抗体键合或涂布在固相载体上,使与之结合的标记药物固定在载体上

1. 层析法

利用游离标记药物与结合物的分子大小差异,可采用凝胶色谱法、电泳法(包括毛细管电泳)进行分离。该法分离效果好,但操作较复杂费时,不大适合大量样品的检测。

2. 沉淀法

在反应液中加入适量中性盐或能与水混溶的有机溶剂,可使药物-抗体结合物快速沉淀而与游离标记药物分离。常用的沉淀剂有饱和硫酸铵溶液、聚乙二醇(PEG)等。硫酸铵沉淀法非特异性沉淀偏高,空白值较大;PEG 效果较好,一般采用 PEG 6000,终浓度为 20%。

3. 吸附法

固体颗粒如活性炭、硅酸盐等对蛋白质、多肽、药物具有非特异吸附能力,若在其表面包裹一层白蛋白、右旋糖酐等物质时,由于这些物质的分子筛作用,将限制固体颗粒对大分子物质的吸附,而只允许小分子物质吸附在颗粒上。常用的吸附剂为右旋糖酐包裹的活性炭,游离药物通过右旋糖酐分子筛网孔被活性炭吸附,而抗原-抗体结合物由于体积大,不能通过网孔而被排斥在外。经离心,测定沉淀部分(游离型)或上清液部分(结合物)的放射性强度。

4. 微孔滤膜法

用微孔滤膜减压抽滤,小分子游离物质可通过滤膜,而大分子结合物则留在膜上,从而达到分离。

5. 双抗体法

双抗体法又称抗抗体法、第二抗体法,是指在免疫反应完成后,加入第二抗体,使与抗原-抗体结合物形成抗原-抗体$_1$-抗体$_2$结合物而沉淀下来,与游离标记抗原分离。第二抗体的制备通常是由抗原免疫动物(如家兔、豚鼠)后获得的抗血清为第一抗体,将获得的第一抗体作为新的抗原,再免疫较大动物(如羊、马、牛等),则可获得第二抗体(如羊抗兔血清)。第二抗体能够识别第一抗体或第一抗体-抗原结合物(B),并与之形成相应的抗原-抗体$_1$-抗体$_2$结合物(B′)(图8-5),使分子体积足够大而产生沉淀,与上清液中游离标记抗原分离。本法优点是特异、稳定,分离效果好;但抗体用量大,费用高,易受血清蛋白浓度的干扰。

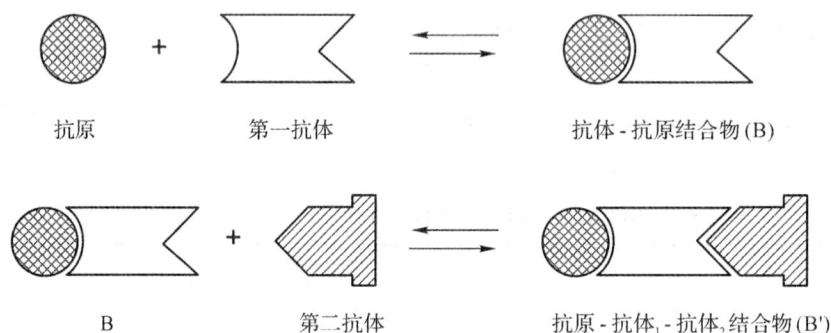

图8-5　双抗体法示意图

为克服各种方法单一使用的不足,可将两种方法结合起来使用,如第二抗体法与PEG沉淀法结合使用,可加速沉淀,缩短反应时间,减少第二抗体用量。

6. 固相法

固相法是目前研究较多的一项分离技术。通过物理涂敷法或化学结合法将特异性抗体或第二抗体结合到不溶性固相载体上,如聚苯乙烯试管、葡聚糖凝胶、纤维素、磁性微球等,使与抗体结合的标记药物固定在载体上。常用的方法是将抗体附着于反应试管壁上,当抗原和抗体反应后,结合物就附着在管壁上,游离抗原留在反应液中,经离心、洗涤,去除游离标记物质。此法稳定性好,使用方便。

8.4.3　放射免疫测定方法与应用示例

放射免疫法(RIA)测定步骤一般分为培育、结合物与游离物分离、放射强度测定、标准曲线绘制和结果计算等。反应方式有平衡法和顺序法,前者是将标记抗原与待测抗原、特异性抗体同时加入反应体系进行培育;后者是先加入待测抗原与特异性抗体,培育一定时间,使非标记抗原与抗体先达到结合平衡,然后加入标记抗原进行再次培育,这样可提高反应灵敏度。

现以尿中甲基苯丙胺(methamphetamine,MA)的测定为例,说明RIA测定方法。刘锐克等采用碳二亚胺法制备甲基苯丙胺人工完全抗原,免疫兔产生相应的抗体,用 $Na^{125}I$ 为标记物制备甲基苯丙胺标记抗原,建立了尿中甲基苯丙胺的 RIA 检测方法,成功应用于健康志愿者和中枢兴奋剂滥用者的尿样检测。

^{125}I-甲基苯丙胺试剂盒的制备:称取等摩尔浓度的甲基苯丙胺和 N-(4-溴丁基)邻苯二甲酰亚胺,在无水乙醇中回流。薄层检测确认反应完全之后继续在反应物内加入水合肼,回流 2h,脱除邻苯二甲酰亚胺基。经分离得产物 N-(4-氨丁基)甲基苯丙胺,取产物 0.5g,溶于 pH 6 的蒸馏水中,加入 0.34g 牛血清白蛋白(BSA)和 1.91g 1-乙基-3-二甲氨丙基碳二亚胺(EDC),室温搅拌 3h,经透析,紫外检测后冷冻干燥。将适量的(4-氨丁基)-甲基苯丙胺-BSA(人工抗原)加入到等量的生理盐水和福氏完全佐剂的溶液中,混匀制成乳化剂,多点注射于兔颈背部行免疫刺激,每 4 周 1 次,共 6 次,末次注射后 2 周取血清。另制备(4-氨丁基)-甲基苯丙胺的酪氨酰胺衍生物,用 $Na^{125}I$ 记的标记抗原。

^{125}I-甲基苯丙胺试剂盒的质量鉴定:测定抗体的滴度;用 Adrion 法计算亲和力;对 19 种结构相似或药理作用相关的化合物或药物进行交叉反应试验,以确定抗血清的特异性。并对试剂盒的灵敏度、回收率、精密度,以及标准曲线等进行考察。

尿样收集与检测方法:正常人尿样取自近一周内未用过与甲基苯丙胺相关药物的健康志愿者。兴奋剂滥用者的尿样包括:已被确认为甲基苯丙胺滥用者,吸食后 24h 内取样;已被确认吸食了摇头丸或冰毒等滥用者,在吸食后不同时间点采集。用 pH 试纸测试尿样的 pH 值,以排除尿液的酸碱度对测定的影响。按表 8-6 方法测定健康志愿者的尿样和甲基苯丙胺滥用者的尿样。

表 8-6　RIA 测定方法　　　　　　　　　　　　　　　　　　　　　　　　　　(μL)

试 药	标准管(ng/mL)							样品	质控样品	非特异性结合(n)	总计数(S_0)
	0	50	200	1000	2000	5000	15000				
系列标准	50	50	50	50	50	50	50				
待测尿样								50			
质控样品									50		
空白尿样										50	
抗血清	100	100	100	100	100	100	100	100	100		
^{125}I-MA	100	100	100	100	100	100	100	100	100	100	100
缓冲液										100	150

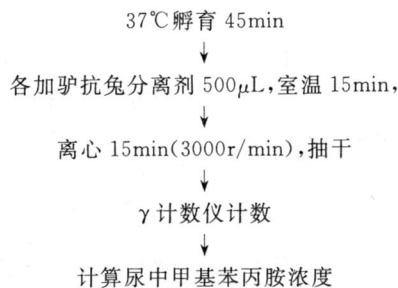

37℃孵育 45min

↓

各加驴抗兔分离剂 500μL,室温 15min,

↓

离心 15min(3000r/min),抽干

↓

γ 计数仪计数

↓

计算尿中甲基苯丙胺浓度

结果与讨论：对 735 例健康志愿者的尿样和 34 份经其他检测方法确认为甲基苯丙胺滥用者的尿样检测结果见表 8-7。pH 值对甲基苯丙胺的排泄影响很大，尿酸性时 24h 原型排出量增加至 70%。本实验尿样的 pH 值在 5.5～6.5，略偏酸性，苯丙胺类药物在略偏酸性的尿中是稳定的，且所含有的甲基苯丙胺浓度足以定量。

表 8-7 健康志愿者与兴奋剂滥用者尿样中甲基苯丙胺测定结果

健康志愿者			兴奋剂滥用者		
尿中 MA 浓度（ng/mL）	例数（n）	%	尿中 MA 浓度（ng/mL）	例数（n）	%
0	161	21.90	0～100	0	0
1～50	508	69.12	101～500	0	0
51～100	45	6.12	501～1000	9	26.47
101～500	19	2.59	1000～7907	25	73.53
501～1000	2	0.27			

RIA 测定法灵敏度高、特异性强、取样量少、测定速度快，可用于大批量样品测定等优点，是临床药物分析十分有效的工具。其主要局限性是需要有专门的同位素实验室、标记物半衰期短、放射性同位素对操作人员的健康存在一定的潜在危害、试验废物处理困难。

RIA 和其他放射示踪技术仍处在不断更新换代发展阶段。如近年研发使用的以磁性微粒子与 RIA 相结合的测定方法，用磁性微粒子代替原来的分离剂，使免疫反应和分离时间都有不同程度的缩短。磁性微粒子直径小、表面连有活性基团等特性，使其在包被均一性，反应活性等方面均优于经典的分析方法。尤其是纳米磁性固相的应用，为 RIA 自动化的研制提供了很大帮助。

8.5 酶免疫分析法

1971 年 Engvall 等在放射免疫分析法的基础上建立了一种新的免疫分析法——酶免疫分析（enzyme immunoassay，EIA）。EIA 是将抗原抗体特异反应与酶的高效专一催化特性相结合，用酶代替放射性同位素来标记药物，标记酶的作用也是提供可测信号，但酶本身并不能直接发出信号，必须要有其他物质如酶底物、辅酶等的参与才能完成酶反应，引起吸收光谱等方面的变化以供检测。

按照测定过程中，抗原-抗体反应是在单一液相中进行还是在液-固相中进行，可将 EIA 分为均相酶免疫分析法和非均相酶免疫分析法。根据分离方法的不同，非均相酶免疫分析法又分为固相酶免疫分析和液相酶免疫分析。

8.5.1 标记酶

在 EIA 中标记酶的选择十分重要，其直接影响方法的灵敏度和特异性，也关系到建立的方法是否具有实用价值。一般标记酶应具备：①高纯度、高比活、转化速率高、特异性强，且廉价易得;②酶蛋白分子上应有足够的偶联基团,易与抗原(药物)联接,并且联接后不影响酶和抗原的活性;③性质稳定,可溶性好;④测定酶活力的方法应简单、灵敏、精确;⑤体液中不存在与标记酶相同的内源性酶或酶的底物或抑制剂。

常用的标记酶有辣根过氧化物酶、碱性磷酸酶、葡萄糖氧化酶、β-D 半乳糖苷酶、苹果酸脱氢酶、溶菌酶、葡萄糖-6-磷酸脱氢酶等。由于酶也是一种蛋白质,其标记到药物分子上的方法同人工抗原制备时的联接方法类似。

8.5.2　酶免疫测定方法

1. 非均相酶免疫分析

非均相酶免疫分析(heterogeneous enzyme immunoassay)是目前应用最为广泛的一类免疫分析技术。在非均相酶免疫分析中,标记抗原与抗体形成结合物后,酶的活性不受影响,故待反应完成后,须将结合型和游离型标记抗原分离后再通过酶催化底物显色进行测定。分离方法有液相法和固相法之分,非均相液相酶免疫分析是指在液相中进行的抗原抗体反应达平衡后,需加分离剂,将游离的酶标记物分离,然后再加底物显色测定。主要用于体内微量激素和某些药物等小分子半抗原物质的测定,灵敏度与放射免疫法近似。非均相固相酶免疫分析主要指酶联免疫吸附试验(enzyme-linked immunosorbent assay,ELISA),其是将抗原或抗体吸附在固相载体上,使免疫反应在固相载体上进行。根据检测目的和操作步骤不同,分为竞争法、双抗体夹心法和间接法三种类型。

(1)竞争法:可用于抗原和半抗原的定量测定,也可用于抗体测定。是体内药物分析中最常用的方法。其是将特异性抗体吸附于固相载体(如聚苯乙烯酶标板微孔壁)上,然后加入含有待测药物(半抗原)的体液样品和一定量的酶标记药物,于适宜温度下培育一定时间,使两者竞争与固相抗体结合,待反应平衡后,经洗涤分离,除去游离药物,而与抗体结合的药物保留在固相载体上。加入底物,在酶催化下,底物发生水解、氧化或还原等化学反应而显色,测定样品管与对照管(不加待测药物)的吸光度,计算待测药物含量。测定原理如图 8-6 所示。

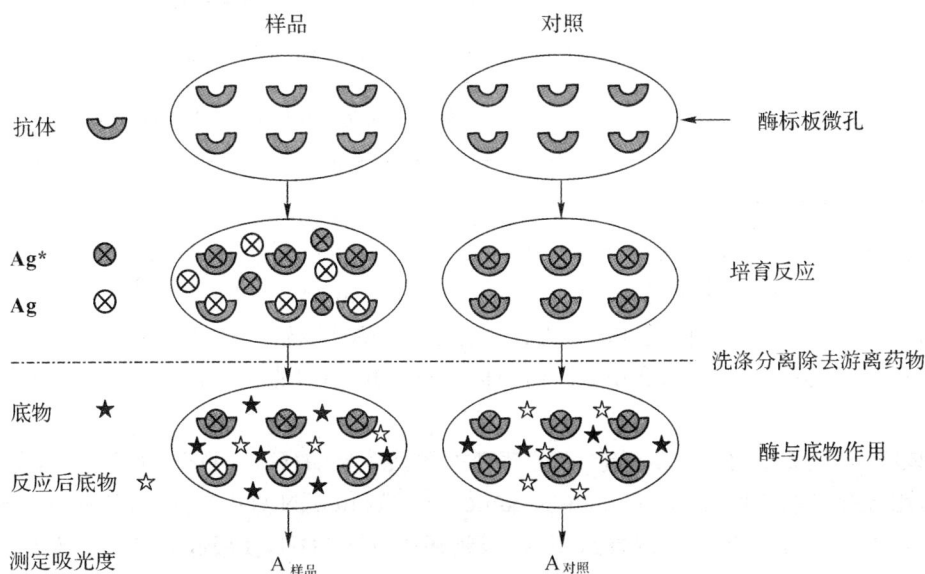

图 8-6　竞争法 ELISA 测定原理示意图

在上述竞争反应中,被测药物(Ag)浓度越低,结合在固相上的酶标记物(Ag*－Ab)就越多,酶浓度越大,使底物发生的显色反应越强,从而吸光度 A 值越高。因此,A 值与被测物浓度呈反比。

(2)双抗体夹心法:仅适用于多价大分子抗原的测定,不能用于半抗原等小分子物质的测定。其是将已知抗体吸附于固相载体,加入待检标本(含相应抗原)与之结合。培育后洗涤,除去无关物质,加入酶标抗体,与已结合在固相抗体上的抗原反应,洗涤,除去未结合的酶标抗体,加入底物显色,终止反应后用酶标仪测量光密度值进行定量测定。

(3)间接法:主要用于抗体的测定。将已知抗原吸附于固相载体,加入待测样品(含相应抗体)与之结合,洗涤分离后,加入酶标抗抗体,与固相载体上抗原抗体复合物结合,洗涤,除去未结合的酶标抗抗体,加底物显色,测定光密度。

(4)ELISA 方法的技术要点:①ELISA 方法中最常用的固相载体是聚苯乙烯 96 孔或 40 孔酶标板,其对蛋白质有较强的物理吸附性能,不影响抗原和抗体的免疫活性。与固相载体结合的抗原或抗体称为免疫吸附剂。将抗原或抗体固相化的过程称为包被(coating),载体不同,包被方法也不同,使用聚苯乙烯制品为载体,一般采用物理吸附法。②用于制备酶标记物和包被固相载体的抗原要求纯度高,抗原性完整;抗体则需特异、效价高、亲和力强,并具有较高的比活性。③非均相酶免疫测定中常用的标记酶及其底物见表 8-8。

表 8-8   非均相酶免疫测定中常用标记酶及其底物

酶	最适 pH	比活性 (U/mg,37℃)	色 原 底 物 与 测 定 方 法
辣根过氧化物酶	5～7	4500	H_2O_2/2,2'-连氮-双(3-乙基苯并噻唑啉磺酸铵盐(ABTS),$\lambda=415nm$; H_2O_2/3,3',5,5'-四甲基联苯胺(TMB),$\lambda=450nm$; H_2O_2/邻苯二胺(OPD),$\lambda=492nm$
β-D 半乳糖苷酶	6～8	600	邻硝基苯-β-D-半乳糖吡喃糖苷(O-NPG),$\lambda=420nm$; 氯酚-红色-β-D-半乳糖吡喃糖苷(CPRG),$\lambda=574nm$
碱性磷酸酶	9～10	1000	对硝基苯磷酸盐(PNP),$\lambda=405nm$
葡萄糖氧化酶/过氧化物酶	4～7	200	葡萄糖＋辣根过氧化物酶(HRP)色原底物

2. 均相酶免疫分析

(1)基本原理:在均相酶免疫分析(homogeneous enzyme immunoassay)中,标记抗原与抗体形成结合物后,酶的活性受到抑制或激活,因而使酶与底物的作用发生了改变,或者只有游离的酶标记物能作用底物而产生信号,或者只有结合的酶标记物能作用底物而产生信号。因此,免疫反应完成后,无需将结合型和游离型标记药物分离,可直接进行测定。其原理如图 8-7 所示。

如地高辛(digoxin)的 EIA 测定:以葡萄糖-6-磷酸脱氢酶(G-6-PDH)为标记酶,在辅酶Ⅰ(烟酰胺腺嘌呤二核苷酸,nicotinamide adenine dinucleotide,NAD)存在下,使底物葡萄糖-6-磷酸(G-6-P)氧化为 6-磷酸葡萄糖酸,而 NAD 被还原成 NADH,使吸收光谱发生改变,后者在 340nm 有最大吸收(图 8-8),可用分光光度法测定。

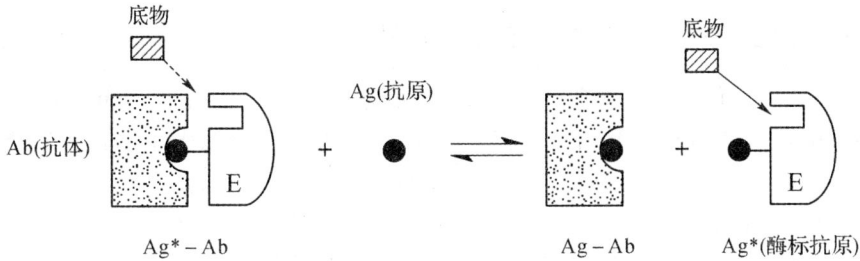

图 8-7　均相酶免疫测定原理示意图

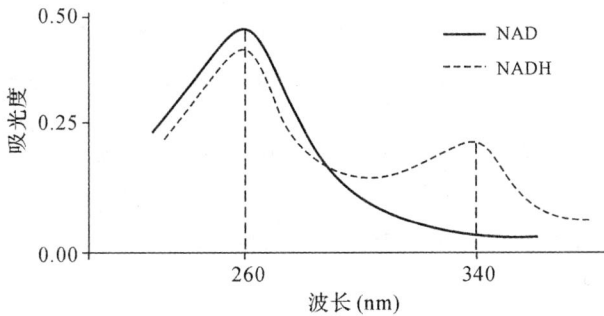

图 8-8　NAD 和 NADH 的吸收光谱

反应操作如下：

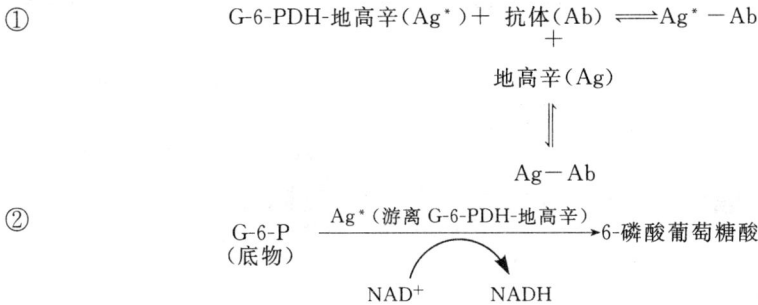

① $\qquad$ G-6-PDH-地高辛（Ag*）＋ 抗体（Ab）$\Longleftrightarrow$ Ag*－Ab
＋
地高辛（Ag）
$\Downarrow$
Ag－Ab

② $\qquad$ G-6-P $\xrightarrow[\text{Ag*（游离 G-6-PDH-地高辛）}]{}$ 6-磷酸葡萄糖酸
（底物）
NAD⁺ $\longrightarrow$ NADH

③用紫外分光光度法，于 340nm 处测定吸光度（A）值；或利用 NADH 具有荧光特性，采用荧光法测定，于 λ_{ex}340nm（激发波长），λ_{em}450nm（发射波长）测定荧光强度。

由反应式①可知，当地高辛浓度［Ag］增加时，平衡向形成 Ag-Ab 方向进行，使游离的［Ag*］浓度增加。由反应式②可知，游离的［Ag*］浓度增加，形成的 NADH 量也就增加，导致吸光度（A）值增大。因此，吸光（或荧光）强度与待测物地高辛浓度呈正比。

（2）常用标记酶及其底物：均相酶免疫分析中常用标记酶及其底物见表 8-9。

表 8-9　均相酶免疫测定中常用标记酶及其底物

酶	最适 pH	比活性（U/mg,37℃）	色原底物与测定方法
6-磷酸葡萄糖脱氢酶	3.8	400	NAD/6-磷酸葡萄糖,λ＝340nm
溶菌酶	4.5～5.5	/	菌体细胞壁被裂解（藤黄微球菌）,λ＝450nm
苹果酸脱氢酶	8.5～9.5	1000	NAD/苹果酸盐,λ＝340nm

8.5.3　酶免疫分析法的改进与应用示例

EIA 法具有无放射性同位素危害、标记物半衰期长、仪器设备简单、均相 EIA 易于自动化操作等优点,但灵敏度不及放射免疫分析。因此,人们在检测方法上不断进行改进。如生物素-亲和素系统(BAS)-ELISA:固相抗体＋待测抗原＋生物素化抗体＋酶标亲和素＋底物显色。酶联免疫荧光测量法:用碱性磷酸酶(AP)标记的抗体作用于具有潜在荧光的底物 4-甲基伞形酮磷酸盐,生成高强度的荧光物质 4-甲基伞形酮,用荧光仪进行测定。酶循环法:在反应系统中,碱性磷酸酶使底物 $NADP^+$(辅酶Ⅱ)脱磷酸,生成 NAD^+(辅酶Ⅰ),NAD^+ 活化第二酶系统——醇脱氢酶和黄递酶(diaphoras)催化的氧化还原循环,NAD^+ 还原为 NADH,乙醇被氧化成乙醛。NADH 还原四氮唑生成深蓝色的可溶性甲腙,后者在 492nm 有最大吸收。以及化学发光酶免疫分析、用电化学检测的毛细管电泳酶免疫分析等,这些技术大大提高了酶免疫分析法的检测灵敏度。

如赵利霞等以 3-($2'$-螺旋金刚烷)-4-甲氧基-4-($3''$-磷酰氧基)苯-1,2-二氧杂环丁烷(AMPPD)作为发光底物,使用超灵敏的化学发光体系对磁性酶联免疫光度测定法进行改进,建立了血清、唾液中人绒毛膜促性腺激素(human chorionic gonadotropin,HCG)的测定方法,使灵敏度提高了 13 倍。

反应原理:如图 8-9 所示, 待测物(HCG)与牛肠碱性磷酸酶(ALP)标记的抗体和异硫氰

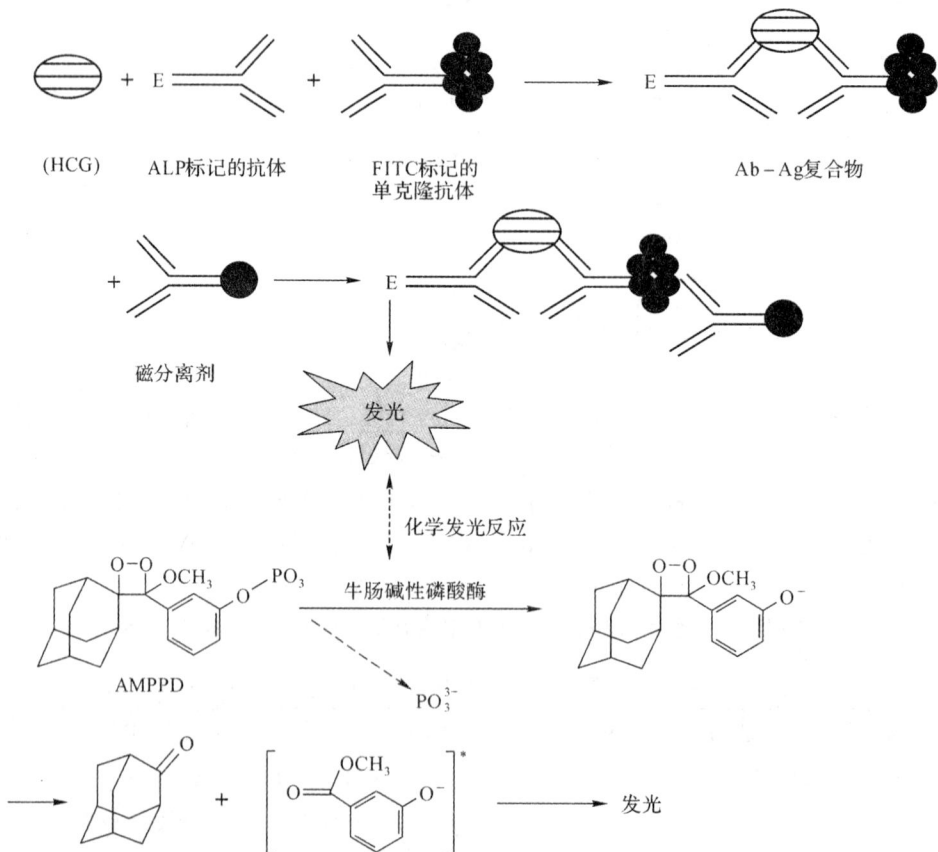

图 8-9　化学发光磁酶免疫分析原理示意图

酸荧光素(fluorescein isothiocyanate,FITC)标记的单克隆抗体反应,形成酶标抗体-抗原-FITC 标记抗体的双抗体夹心复合物,加入磁分离剂(含有与 FITC 结合的磁微粒),使复合物与磁性分离剂结合,在永久磁铁下使其沉淀到管底,分离除去游离酶标抗体。加入化学发光底物——AMPPD,ALP 催化裂解 AMPPD 产生强的化学发光,此化学发光强度与 ALP 的浓度呈正比,且发光信号可以持续 7d。

　　测定方法:将管式分析改进为板式分析,设计磁感应强度为 2500Hz 的磁性分离器(如图 8-10)。将 $10\mu L$ 抗原、$20\mu L$ 抗体溶液加入到酶标板孔中,用微量振荡器混匀,温育 15min 后,再加入 $20\mu L$ 磁珠分离液,再混匀、温育 5min,然后将微孔板放入磁性分离器中,1min 后,将上清液倒掉,如此重复 3 次,即可将游离与复合物分离。然后向板孔内加入 $10\mu L$ 底物溶液,放置 30min 后,用 LP-5000 板式免疫发光测量分析仪测量化学发光信号,并将数据贮存入相应的程序。

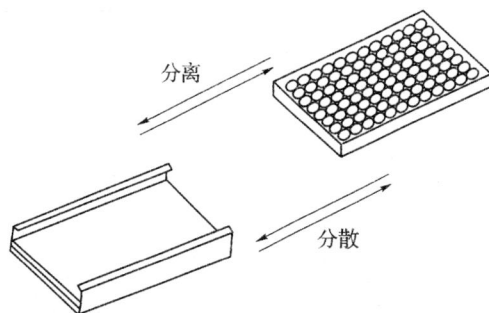

图 8-10　微板式磁性分离操作示意图

　　Zhihui He 等以肿瘤标志物(CA15-3)为模型,建立了毛细管电泳酶免疫分析电化学检测法(capillary electrophoretic enzyme immunoassay with electrochemical detection,CE-EIA-ED)。在该方法中,被测物(抗原 Ag)与过量辣根过氧化酶(horseradish peroxidase,HRP)标记的抗体(Ab^*)反应,待反应平衡后,取孵育液,用运行缓冲液适当稀释,以流体力学进样方式进样,进行毛细管区带电泳分离,运行缓冲液为 $2.0mmol/L\ H_2O_2$ 的硼酸盐缓冲液(pH7.4),分离电压 20kV,分离柱为($25cm\times50\mu m$)毛细管柱。获得分离的游离 Ab^* 和复合物 $Ag\text{-}Ab^*$ 进入反应毛细管($5cm\times50\mu m$),催化来自底物储液器的底物和运行缓冲液中的 H_2O_2 进行氧化还原反应,底物溶液为 $0.20\ mmol/L\ 3,3',5,5'$-四甲基联苯胺(TMB,还原型)的磷酸盐-柠檬酸缓冲液(pH5.0),反应产物 TMB(氧化型)用安培检测器检测。由于酶的扩增作用,产物 TMB(氧化型)的浓度较 Ab^* 和 $Ag\text{-}Ab^*$ 高得多,使该方法灵敏度大大提高。CE-EIA-ED 系统如图 8-11 所示。

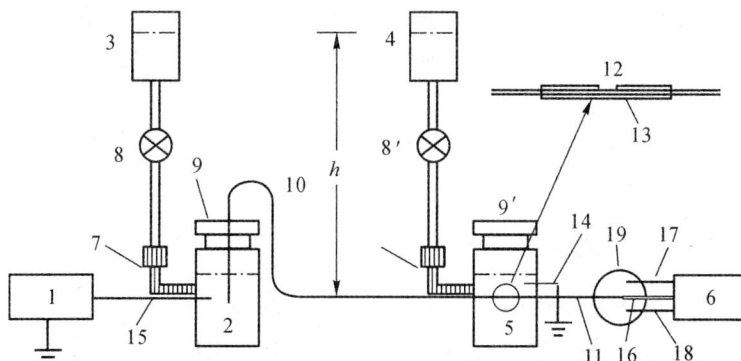

图 8-11　CE-EIA-ED 系统工作原理示意图

　　1.高压电源;2.运行缓冲液;3.液压缓冲液池;4.液压底物池;5.催化反应器;6.电化学检测器;7.金属管;8 和 8′.开关;9 和 9′.橡胶盖;10.分离毛细管;11.反应毛细管;12.孔;13.注射针;14.铂电极(阴极);15.铂电极(阳极);16.工作电极;17.参比电极;18.辅助电极;19.电化学池

在选定的毛细管电泳条件下,测得不同浓度 CA15-3 时 Ab* 和 Ag-Ab* 的电泳图见图
8-12。随着 CA15-3 浓度的增加,峰 1 降低,峰 2 增高,根据非竞争性测定原理,峰 1 为 Ab*,峰
2 为 Ag-Ab*。

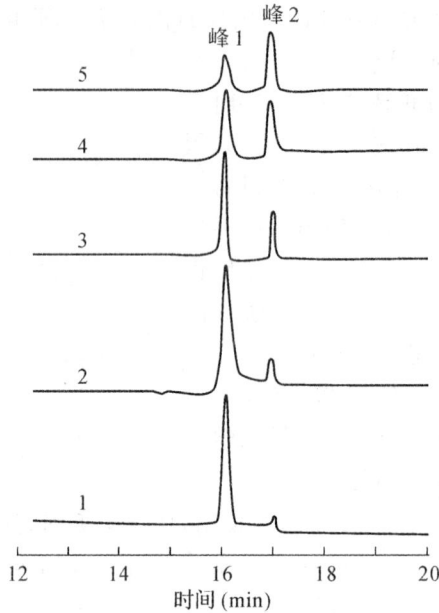

图 8-12 Ab* 和 Ag-Ab* 的电泳图
A15-3 浓度(U/mL):1. 0;2. 2.50;3. 8.33;4. 20.8;5. 41.7

8.6 荧光免疫分析法

荧光免疫分析(fluorescence immunoassay,FIA)是以荧光物质或潜在荧光物质为标记物,
用荧光法检测。当荧光标记药物与特异抗体结合时,将会发生荧光强度的改变;或用酶底物
(潜在荧光物质)标记药物,当与特异抗体结合后,再与相应的酶作用,使底物发生荧光。FIA
有均相和非均相之分,均相荧光免疫分析能自动化操作,是目前应用比较广泛的免疫分析方法
之一。

按标记物产生荧光方式不同,可将荧光免疫分析分为底物标记荧光免疫分析、荧光偏振免
疫分析、时间分辨荧光免疫分析等。

8.6.1 底物标记荧光免疫分析

底物标记荧光免疫分析(substrate labeled fluorescence immunoassay,SLFIA)是用酶底
物来标记药物,酶底物本身不发生荧光,但受到相应的酶作用后能产生荧光。在 SLFIA 中用
于标记药物的是 β-半乳糖伞形酮(β-galactosyl umbelliferone,β-G-U),其是 β-半乳糖苷酶的作
用底物,β-G-U 本身无荧光,但被 β-半乳糖苷酶水解后产生伞形酮,后者具有强荧光性质(λ_{ex}
409nm,λ_{em}445nm)。当标记药物与特异性抗体结合后,由于空间位阻关系,使酶不能接近底物
与之作用。故只有游离的标记药物(Ag*)能被酶催化产生荧光,而结合物(Ag*-Ab)不能与

酶作用,所以无荧光发生。因此,反应平衡后,无须分离即可直接测定反应混合物的荧光强度。被测物(Ag)越多,生成的(Ag*-Ab)就越少,游离的标记物(Ag*)就越多,荧光强度就越强,故荧光强度与待测药物浓度呈正比。

SLFIA 的反应原理可用下式表示:

① $\qquad\qquad\qquad$ F—D(Ag*) + Ab $\Longleftrightarrow$ F—D—Ab
$\qquad\qquad\qquad\qquad\qquad\qquad\qquad$ +
$\qquad\qquad\qquad\qquad\qquad\qquad\qquad$ D(Ag)
$\qquad\qquad\qquad\qquad\qquad\qquad\qquad$ $\Updownarrow$
$\qquad\qquad\qquad\qquad\qquad\qquad\qquad$ D—Ab

② $\qquad\qquad\qquad\qquad$ F—D—Ab $\qquad\qquad$ 无反应
$\qquad\qquad\qquad\qquad$ F—D $\qquad$ +酶$\longrightarrow$ 荧光产物

式中 D 代表药物,F 代表酶底物(潜在荧光标记物)。

8.6.2　荧光偏振免疫分析

荧光偏振免疫分析(fluorescence polarization immunoassay,FPIA)的测定原理如图 8-13 所示:

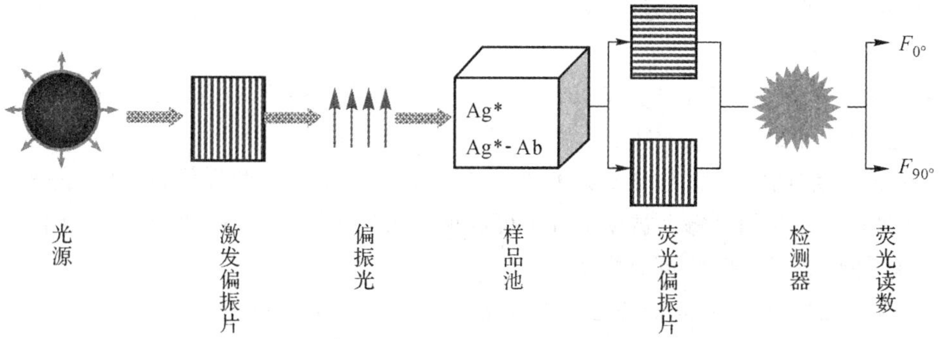

图 8-13　FPIA 测定原理示意图

在光源和样品之间设置一偏振片(激发偏振片),将产生在某一平面振动的偏振光作为激发光激发荧光标记药物,使之发生荧光。由于游离荧光标记药物分子小,布朗转动速度快,产生的荧光不能形成在一个平面振动的偏振光,而是向各个方向分散;而与抗体相结合的荧光标记药物,因分子增大,布朗转动速度慢,故能形成在某一平面振动的偏振光(荧光偏振光),其振动方向可与激发偏振光方向相同或相垂直,这取决于荧光标记物分子的荧光跃迁矩同激发跃迁矩是平行(0°)还是垂直(90°),若两者是相垂直的,则改变荧光偏振片方向,使与第一偏振片成 90°,在检测器上可测得该荧光标记结合物发射的荧光偏振光强度,而当两偏振片成 0°时,测不到荧光标记结合药物发射的荧光偏振光。对于游离标记药物,第二偏振片无论处在上述哪种状态下(0°或 90°),测得的偏振光强度总是相等的。因此,在两种情况下测得的反应液的荧光强度差值(ΔF)仅与标记结合物的量(Ag*-Ab)有关。被测物(Ag)越多,Ag*-Ab 越少,ΔF 越小。图中 $F_{0°}$、$F_{90°}$ 分别指荧光偏振片与激发偏振片成 0°或 90°时测得的荧光强度。

$$F_0 = F_0(B) + F_0(F)$$

$$F_{90} = F_{90}(B) + F_{90}(F)$$

由于 $F_0(F) = F_{90}(F)$

故 $\Delta F = |F_0 - F_{90}| = |F_0(B) - F_{90}(B)|$

FPIA属均相免疫分析,无需将B和F分离即可测定B的偏振荧光,易于自动化,目前已有专门的自动化仪器及与之相配套的药盒出售。常用的标记物为具有强荧光的荧光素、罗丹明染料、异硫氰酸荧光素等。

8.6.3　时间分辨荧光免疫分析

时间分辨荧光免疫分析(time-resolved fluorescence immunoassay,TRFIA)法是20世纪80年代兴起的一种新型检测方法,其以镧系元素标记抗原或抗体,用时间分辨技术测量荧光,有效地排除了样品中的非特异荧光干扰,大大提高了分析的灵敏度,一举成为标记免疫分析技术中的新秀。

1. 时间分辨荧光免疫分析原理与特点

TRFIA利用了具有独特荧光特性的镧系元素(lanthanide,Ln)及其螯合物为示踪物,代替荧光物质、酶、同位素等,标记抗体或抗原,待免疫反应完成后,加入增强液,使镧系元素从复合物上解离,并与增强液中另一种螯合剂螯合,形成强的荧光络合物,用时间分辨荧光检测仪测定反应液中的荧光强度。

镧系元素属于稀土元素,用于TRFIA的主要有铕(Eu)、钐(Sm)、铽(Tb)、镝(Dy)。与普通荧光相比,镧系元素具有如下特点:

(1) 荧光光谱独特,激发光谱带宽,300~500nm,有利于增强激发能,提高标记物的比活性(比活性是指单位时间里每个被标记分子可以被探测到的信号量);发射光谱带很窄,甚至不到10nm,有利于降低本底,提高分辨率。

(2) Stoke位移(指荧光波长总是大于激发波长的现象)大,可以达到250~350nm,最大限度地排除了非特异性荧光背景的干扰。如 Eu^{3+} 激发光波长为337nm,发射光波长为615nm,Stokes位移达278nm(图8-14),而普通荧光物质如异硫氰酸荧光素的Stokes位移仅为28nm,激发光谱与发射光谱部分重叠(图8-15)。一些稀土离子的荧光波长和Stoke位移见表8-10。

表 8-10　一些稀土离子的荧光波长和 Stoke 位移

稀土离子螯合物	λ_{ex}(nm)	λ_{em}(nm)	Stokes 位移(nm)
Eu-(β-NTA)₃	340	613	273
Sm-(β-NTA)₃	340	600	260
Tb-(PTA)₃	295	490/543	195/248
Dy-(PTA)₃	295	573	278

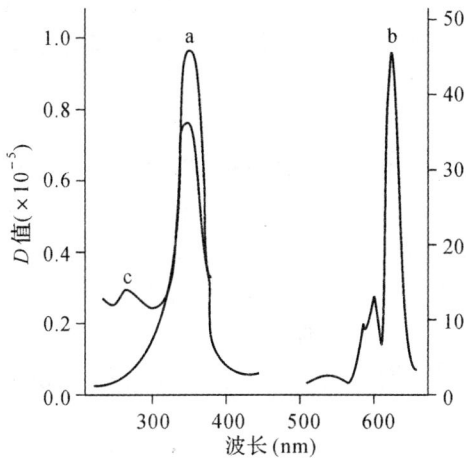

图 8-14　镧系元素 Eu^{3+} 的荧光光谱
a. 激发光谱；b. 发射光谱；c. 吸收光谱

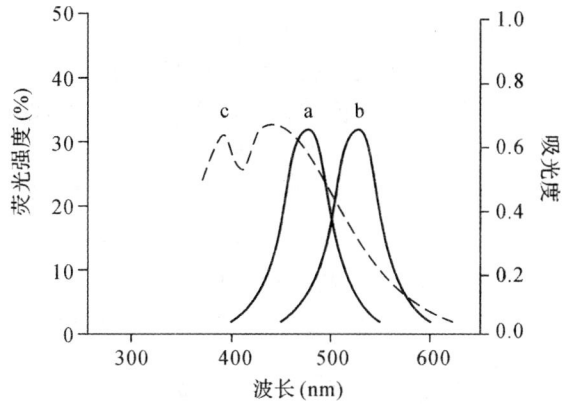

图 8-15　异硫氰酸荧光素的荧光光谱
a. 激发光谱；b. 发射光谱；c. 血清样品荧光光谱

　　(3)荧光寿命长，一般镧系元素螯合物的荧光衰变时间在 $60\sim900\mu s$，为传统荧光的 $10^3\sim10^6$ 倍。如常用的 Eu^{3+} 荧光衰变时间为 $714\mu s$，而普通荧光免疫分析中的荧光团的荧光衰变时间只有 $1\sim100ns$，样品中的一些蛋白质的荧光衰变时间也很短，仅为 $1\sim10ns$(表 8-11)。因此，延迟测量时间，待背景荧光完全衰减后测定，所测得的便是标记物的特异性荧光，从而消除了蛋白质背景荧光的干扰(图 8-16)。

表 8-11　常用荧光团的荧光寿命

荧光团	荧光寿命(ns)	荧光团	荧光寿命(ns)
非特异荧光背景	$1\sim10$	人血清白蛋白	4.1
异硫氰酸荧光素	4.5	人球蛋白、血红蛋白	3.0
丹磺酰氯	14	细胞色素 C	3.5
苯胺萘磺酸	16	稀土螯合物	$10^3\sim10^6$

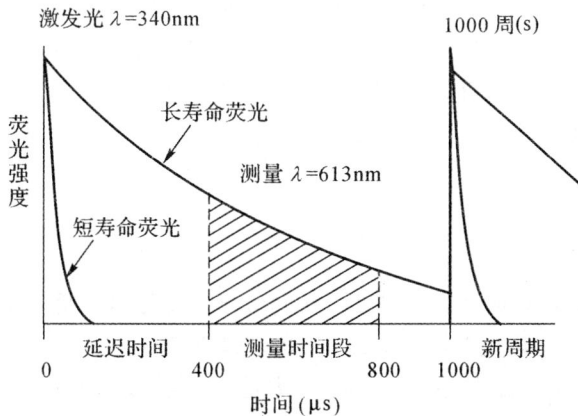

图 8-16　消除背景荧光干扰示意图

(4)稀土元素标记物体积小(为原子标记),标记后不会影响被标记物的空间立体结构,既保证了被检测物质的稳定性,又可实现多位点标记。标记物稳定,可以保存1～2年,克服了同位素以及酶标等不稳定的缺点。

2. 时间分辨荧光免疫分析测定方法

根据荧光测定前是否需要分离结合与游离标记物而分为均相和非均相 TRFIA,检测方法有夹心法、竞争法、间接法、捕获法等。反应体系中主要有三种试剂:固相抗原或抗体、稀土元素标记的抗原或抗体、增强液。增强液是提高检测灵敏度的关键因素,免疫反应后所形成的复合物,在弱碱性缓冲液中经紫外光激发所产生的荧光信号很弱,这是因为水对荧光的淬灭作用,所以要加入一种增强液。在荧光增强液的作用下,Eu^{3+} 可从免疫复合物上完全解离,游离的 Eu^{3+} 同增强液中的另一种螯合剂形成一种胶态分子团,后者经一定波长光源激发,发出强烈荧光(图 8-17)。

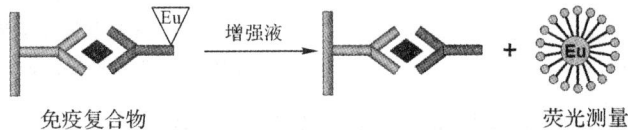

免疫复合物   荧光测量

图 8-17 增强液作用原理示意图

增强液:一般由 β-二酮体类螯合剂(如 β-萘甲酰三氟丙酮,β-NTA)、荧光增强协同剂三辛基氧化磷(TOPO)、非离子型表面活性剂(Triton X-100)、醋酸和邻苯二甲酸氢钾(pH 2.0～3.2)组成。酸性增强液使镧系元素(Eu^{3+})从免疫复合物中解离出来,游离的 Eu^{3+} 在 TOPO 协同下与 β-NTA 螯合,形成一种新的螯合物 $Eu(β-NTA)_3(TOPO)_2$,并形成隔离膜,可以有效地消除水对荧光的淬灭作用,此螯合物在激发光激发下,β-NTA 吸收并转移能量给 Eu^{3+},发出特征性荧光。Triton X-100 的作用是使螯合物形成大分子微囊,微囊内侧为疏水性基团,能有效地溶解脂溶性的 β-NTA,外层为亲水性基团,可以和水分子结合。这种微囊能够最大限度地将能量传递给 Eu^{3+},从而阻止了水对荧光的淬灭效应。

稀土元素双功能螯合剂:稀土元素作为金属离子,很难直接与抗原抗体结合,因此在标记时需要有一种双功能螯合剂,它们分子内或带氨基和羧基或带有异硫氰酸基和羧酸基,一端与稀土离子连接,一端与抗原或抗体的自由氨基(组氨酸、酪氨酸)连接。常用的双功能螯合剂有异硫氰酸-苯基-二乙胺四乙酸(ICB-EDTA)、二乙基三胺五乙酸环酐(DTPAA)、对-异硫氰酸-苄基-二乙三胺四乙酸(P-ICB-DTTA)等。在中性或近中性 pH 条件下,双功能螯合剂与镧系离子具有足够的螯合稳定性,而在酸性条件下,镧系离子可以从螯合物中迅速、彻底地释放出来。

8.6.4 应用示例

1. 蒋艺勤等采用竞争抑制一步法建立了时间分辨荧光免疫分析法检测游离雌三醇的方法

(1)雌三醇(estriol,E_3)-BSA 抗原的制备、标记和纯化

E_3-BSA 抗原的制备:合成雌三醇-3-羧甲基醚(E_3-3-CME),利用 N-羟基琥珀酰胺和碳二亚胺(EDC)将 E_3-3-CME 活化为活泼酯,然后与 BSA 偶联获得完全抗原 E_3-BSA。

Eu^{3+} 标记抗原的制备、纯化:在 0.5mgE_3-BSA 中加入 0.5mL 标记缓冲液(50mmol/L

Na_2CO_3，pH9.0），混匀后，用带有滤膜的 G-50 离心管 10000r/min 离心 5min，再重复洗涤 6 次。将 $200\mu L$ 标记抗原和 $0.2mgEu^{3+}$ 标记试剂充分混匀，20℃振荡过夜。标记完成后用 Sephadex G-50 层析柱分离纯化、洗脱、同时收集流出液（1mL/管），在 280nm 处逐管测量吸光度（A），合并峰管，测蛋白含量，根据 Eu^{3+} 标记试剂盒说明书所提供的公式测定标记率。

（2）参考标准品的制备：用含 0.2%BSA，0.1%NaN_3，50nmol/L pH8.0 Tris-HCl 缓冲液将 E_3 抗原配制成 2、5、15、50、120nmol/L 系列标准溶液，每瓶 1mL 分装冻干，4℃保存备用。

（3）固相包被二抗的制备：用 50mmol/L（pH 9.6）的碳酸盐缓冲液将羊抗鼠二抗稀释至 $3\mu g/mL$，然后按每孔 $200\mu L$ 加入 96 孔微孔板中，4℃过夜，倾去包被液，加入封闭液（去金属离子 2%BSA），每孔 $250\mu L$，封闭过夜或 37℃ 2h，倾去封闭液，洗涤后真空抽干，-20℃保存。

（4）免疫反应测定方法：微孔板上每孔依次加入 $100\mu L$ 单抗，$50\mu L$ 参考标准品或样品，铕标记抗原 $100\mu L$（1：50 稀释），25℃振动孵育 1.5h，用洗涤液冲洗 6 次，每孔加入 $200\mu L$ 增强液，振动孵育 5min，在荧光检测仪上检测荧光值。

（5）结果

Eu^{3+} 标记抗原鉴定：经 Sephadex G-50 层析，收集第一洗脱峰，以 Eu^{3+} 标准为参考，Eu^{3+} 标记抗原第一洗脱峰的 Eu^{3+} 含量为 $77.8\mu mol/L$，蛋白质含量为 $20.5\mu mol/L$，即平均每个免疫球蛋白分子上标记了 3.8 个 Eu^{3+}，纯化后蛋白回收率为 80.7%。

剂量-反应曲线：各参考标准品浓度值与测定荧光值用 lg-lgit 进行数学模型拟合，剂量-反应曲线线性相关系数绝对值｜r｜=0.9980（图 8-18），表明本试剂具有良好的剂量反应线性关系。

血样测定：用建立的方法对 149 份血清样本进行测定，测得结果与 PerKin Elmer 公司 uE$_3$-DELFIA 诊断试剂盒测定结果进行比较，两种方法所得结果有显著相关性（$r=0.925$，$P<0.001$）。

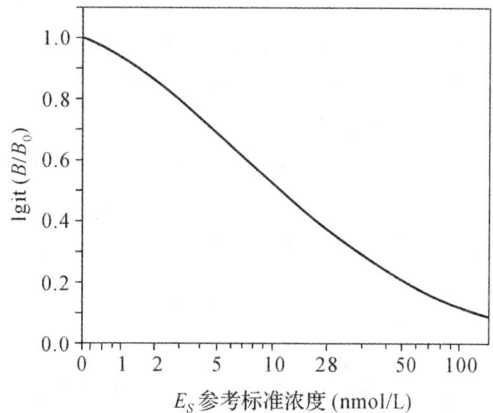

图 8-18　Eu^{3+} 标记雌三醇-时间分辨荧光免疫分析剂量-反应曲线

2. 牛发良等应用荧光偏振免疫分析法对环孢霉素（Cyclosporine）进行治疗药物监测

环孢霉素是一种真菌源性的高脂溶性肽类分子药物，是一种强有力的免疫抑制剂，主要用于肝、肾以及心脏移植的抗排异反应。环孢霉素的治疗作用、毒性反应与血药浓度关系密切，安全范围窄，且大多供长期预防性用药，而肾、肝毒性在肾、肝移植时，难以和排斥反应区别，故需要进行 TDM。

方法：肾移植病人给药 12h 后用肝素抗凝静脉采血，取抗凝全血 $150\mu L$ 于离心管中，加入溶解剂 $50\mu L$ 和沉淀剂 $300\mu L$，混匀，以≥9500r/min 离心 5min，吸取上清液（至少 $184\mu L$）加入样品杯中，在 AXSYM 全自动免疫分析仪（美国雅培公司）上严格按照试剂盒操作说明进行检测。

结果：对肾移植患者进行全血环孢霉素药物浓度测定结果显示，平均值为 $152.5\mu g/L$（最低为 $118.5\mu g/L$，最高为 $172.5\mu g/L$），在参考范围（100～$400\mu g/L$）内，患者没出现任何的药物中毒反应和排斥反应。

8.7　发光免疫分析法

发光免疫分析(luminescence immunoassay,LIA)是将化学发光或生物发光体系与免疫反应相结合,用于检测微量抗原或抗体的一种免疫分析技术。自 20 世纪 70 年代末 Schrpeder 在 RIA 和 EIA 基本理论的基础上,以化学发光信号示踪,建立了化学发光免疫分析方法(chemiluminescence immunoassay,CLIA)以来,各种发光标记物的合成、新固相材料的研制及新标记技术的应用、超弱光检测技术的发展,大大推动了发光免疫分析技术的进展。

8.7.1　发光原理

1. 化学发光

化学发光是指伴随化学反应过程产生的光的发射现象。某些物质在进行化学反应时吸收了反应过程中所产生的化学能,使产物分子激发到电子激发态,当电子从激发态的最低振动能级回到基态的各个振动能级时产生辐射,多余的能量以光子形式释放出来,这一现象称为化学发光。化学发光反应必须满足两个条件:首先反应必须提供足够的激发能,只有那些反应速度相当快的放能反应,其焓变 ΔH 介于 $170 \sim 300 \text{kJ/moL}$ 之间,才能在可见光范围内观察到化学发光现象,氧化还原反应提供的能量介于其中,因此大多数化学发光反应为氧化还原反应。其次是吸收了化学能而处于激发态的分子或原子必须能释放出光子,或者能将能量转移到另一个物质的分子上并使其发光。反应过程可表示如下:

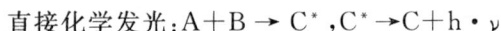

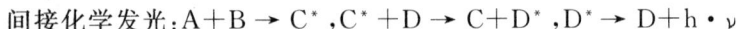

直接化学发光:$A + B \rightarrow C^*$,$C^* \rightarrow C + h \cdot \nu$

间接化学发光:$A + B \rightarrow C^*$,$C^* + D \rightarrow C + D^*$,$D^* \rightarrow D + h \cdot \nu$

常用的化学发光物质有:酰肼类,如鲁米诺(luminol)、异鲁米诺;咪唑类,如洛酚碱(iophine);吖啶盐,如光泽精(lucigenin);草酸盐类,如双-(2,4,6-三氯苯基)草酸盐[Bis(2,4,6-trichlorphenyl)Oxalate,TCPO]。

2. 生物发光

生物发光是指发生在生物体内的发光现象,即发生在生物体内的一种化学发光。如荧光素(LH_2)-荧光素酶(E)发光体系,在腺苷三磷酸(ATP)、Mg^{2+} 和 O_2 存在下,荧光素和荧光素酶发生发光反应如下:

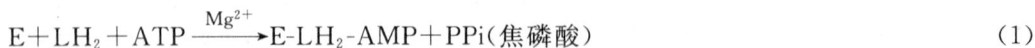

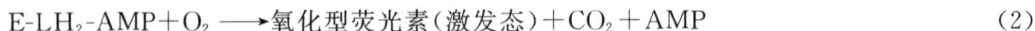

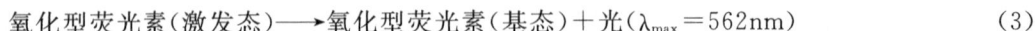

$$E + LH_2 + ATP \xrightarrow{\ Mg^{2+}\ } E\text{-}LH_2\text{-}AMP + PPi(焦磷酸) \tag{1}$$

$$E\text{-}LH_2\text{-}AMP + O_2 \longrightarrow 氧化型荧光素(激发态) + CO_2 + AMP \tag{2}$$

$$氧化型荧光素(激发态) \longrightarrow 氧化型荧光素(基态) + 光(\lambda_{max} = 562nm) \tag{3}$$

8.7.2　发光标记物

在发光免疫分析中使用的标记物,根据发光体系不同可分为:直接参与发光反应的标记物和发光反应中起催化作用的标记物。直接参与发光反应的标记物在化学结构上有产生发光的特有基团,如异鲁米诺及其衍生物(4-氨基邻苯二甲酰肼、氨基丁基乙基异鲁米诺、氨己基乙基异鲁米诺等)、吖啶酯类等,其特点是在发光过程中标记物被消耗,发光信号持续时间较短。不直接参与发光反应的标记物主要为发光反应的催化剂,在该类发光体系中,光的输出强度不受标记物影响,而是与加入起反应的发光物质量相关,起反应的发光物质量越多,体系产生的光越强。如辣根过氧化物酶(HRP)在碱性条件下,对鲁米诺和过氧化氢的反应起催化作用,以 HRP 标记的结合物(Ag^*-Ab)的量可采用加入过量的 H_2O_2 和鲁米诺进行测量。或通过标记酶催化生成的产物,再作用于发光物质,以产生生物发光或化学发光。如葡萄糖氧化酶(glucose oxidase,GOD)能催化葡萄糖氧化为葡萄糖酸,并形成过氧化氢,后者可通过加入鲁米诺和适当的催化剂而加以检测。这类发光反应属于酶促化学发光反应,除上述酶系统外尚有碱性磷酸酶(alkaline phosphatase,ALP)系统、黄嘌呤氧化酶系统等。酶促发光的共同特点为发光过程中作为标记物的酶基本不被消耗,而反应体系中发光剂充分过量,因此发光信号强而稳定,且发光时间较长。以酶为标记物的发光免疫分析通常归类于酶免疫分析。

为提高直接发光分析的检测灵敏度,一些新的标记技术被相继建立,如将纳米技术与生物分析相结合而建立起来的纳米粒辅助化学发光(nanoparticle-assisted chemiluminescence)技术,根据金属钠米粒能够催化各种氧化还原反应的特性,以金属纳米粒为标记物,利用这些金属阳离子对化学发光具有催化放大作用,来提高检测灵敏度。常用的有金(Au)、银(Ag)等金属纳米粒,它们与生物材料具有很好的相容性,其催化活性强烈取决于纳米粒径大小、形状,且电荷转移可控。金属纳米粒的这些性质增加了化学反应的选择性,大大提高了检测信号。

电化学发光免疫分析法(electrochemiluminescence immunoassay,ECLI)是电化学发光(ECL)和免疫测定相结合的产物,以三氯联吡啶钌$[Ru(bpy)_3]^{2+}$为标记物,其发光反应需要三丙胺(tripropylamine,TPA)参与,后者为一个电子供体。电化学反应在电极表面进行,在阳极加一定电压的能量,两种物质同时失去电子,发生氧化反应:2 价的三氯联吡啶钌释放电子发生氧化反应而成为三价的三氯联吡啶钌$[Ru(bpy)_3]^{3+}$,同时 TPA 也释放电子发生氧化反应而成为阳离子自由基 TPA^+,并迅速自发脱去一个质子而形成三丙胺自由基 TPA·,后者将一个电子递给三价三氯联吡啶钌,形成激发态的二价三氯联吡啶钌,激发态的二价三氯联吡啶钌在衰减的同时发射一个波长为 620nm 的光子,重新回到基态二价三氯联吡啶钌。这一过程在电极表面循环进行,使测定信号不断放大,产生高效、稳定的连续发光。

8.7.3　测定方法与应用示例

发光免疫分析的测定方法有均相和非均相之分。均相法是指在免疫反应后不需要离心分离即可直接进行发光检测。有两种情况:一是利用某些化学发光标记物与抗体或蛋白结合后能增强发光反应的光强度的性质,在反应体系中标记抗原越多,生成的抗原抗体复合物也就越多,光强度增加越大。二是利用化学发光能量转移原理,在该反应体系中,需要有发光物质标记的抗原和荧光物质标记的抗体,经免疫反应后形成抗原-抗体复合物,使抗原上发光物质的能量转移到抗体荧光物质上并发射较长波长的光,而游离标记抗原的发射光波长未变,借此可在双波长光度计上测定不同波长的光强度,根据两波长处光强度的比值进行定量测定。非均相法又可分为液相法和固相法。液相法是在液相中进行免疫反应,反应后需经过离心分离后再进行发光检测。常用分离方法有葡聚糖包被的活性炭末、Sephadex G-25 层析柱、第二抗体法等。固相法是将抗原抗体复合物结合在固相载体或分离介质上(如聚苯乙烯管、磁微粒、纤维素、聚丙烯酰胺微球等),再进行发光测定。

发光免疫分析具有灵敏度高、特异性强、线性范围宽、取样量少、操作简便快速、应用范围广、标记物稳定、易于自动化等优点,在多个领域有广泛应用。近年来发展迅速,人们对各种新的发光标记物、固相载体进行了广泛研究,并相继建立了 LIA 与其他技术相结合的各种新型分析方法,常见的有 LIA 与毛细管电泳的联用(见本章 EIA 法的改进与应用示例)、LIA 与顺序注射分析、高效液相色谱等技术的结合。

如 Nobuaki Soh 等建立了磁微粒化学发光顺序注射(sequential injection analysis,SIA)免疫分析法测定卵黄蛋白原(vitellogenin,Vg)的方法。该顺序注射分析系统包括化学发光检测器和钐-钴磁铁(samarium-cobalt magnet),免疫固化在磁微粒上的抗 Vg 单克隆抗体用作免疫分析的固相载体,流通池中磁微粒的引入、捕获和释放由钐-钴磁铁和载流液控制。免疫分析采用双抗体夹心法,将抗 Vg 单克隆抗体(第一抗体)固化在磁微粒表面,辣根过氧化物酶(horseradish peroxidase,HRP)标记的抗 Vg 抗体为第二抗体,免疫反应后 HRP 与过氧化氢、对-碘酚在鲁米诺溶液中进行化学发光反应。根据 SIA 操作程序,固化第一抗体的磁微粒在装有钐-钴磁铁的流通池中被引入、捕获;Vg 样品溶液、HRP 标记的第二抗体溶液和鲁米诺溶液被相继引入流通池,化学发光射线强度由位于流通池上方的光电倍增管监控。以上测定原理如图 8-19 所示,操作程序见表 8-12。实验结果表明第一和第二免疫反应的最佳孵育时间均为20min,在最佳实验条件下,该免疫分析的检测下限约为 2ng/mL。

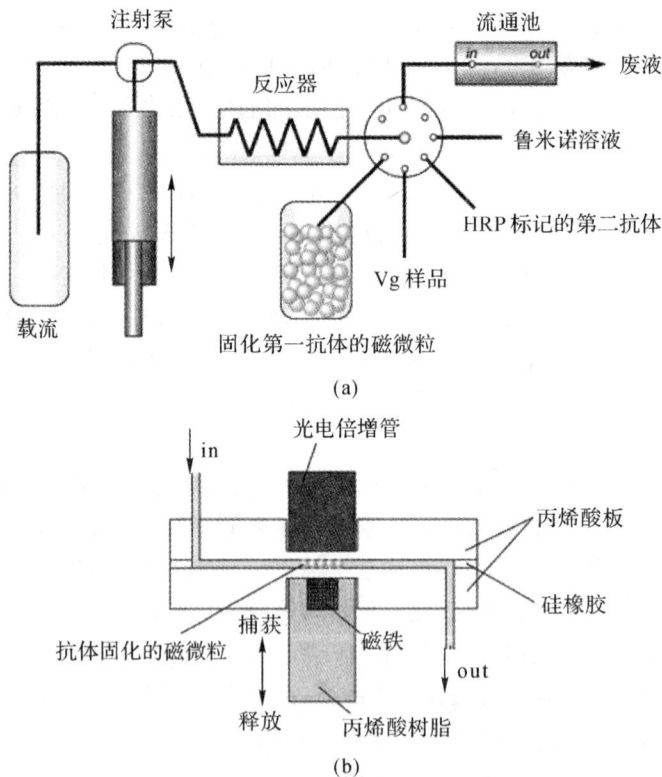

图 8-19 顺序注射分析系统(a)和流通池(b)

表 8-12　顺序注射分析法测定卵黄蛋白原的操作步骤

步骤	内　容	试　样	体积(μL)	流速($\mu L/s$)
1	引入磁微粒	由第一抗体固化的磁粒(250μg/mL)	150	5
2	封闭磁粒上未反应的环氧基团	Tris 缓冲液	1000	5
3	洗涤除去未结合的第一抗体	PBS(100mmoL)	1000	5
4	引入 Vg 样品	Vg(不同浓度)	300	5
5	孵育(室温 20min)	/	/	2*
6	洗涤除去游离的 Vg	PBS-T** 和 PBS	各 1000	5
7	引入第二抗体	标记 HRP 的抗 Vg 抗体(500ng/mL)	300	5
8	孵育(室温 20min)	/	/	2*
9	洗涤除去未结合的第二抗体	PBS-T** 和 PBS	1000	5
10	引入鲁米诺溶液	鲁米诺溶液(0.44mmoL),含 H_2O_2(1mmoL)和 p-碘酚(0.8mmoL)	300	5
11	测定化学发光强度	光电倍增管(950mV)		
12	移去磁铁(以弃去用过的磁粒)	PBS	冲洗	

* 流通池中样品液每间隔 10s 被前后往复移动以增加反应速度;＊＊含 1‰吐温 20 的 PBS。

【思考题】

1. 简述免疫分析的基本原理。

2. 免疫分析如何进行分类? 常用方法有哪些?

3. 免疫分析的基本条件有哪些?

4. 各种免疫分析方法的原理与特点是什么?

5. 什么是抗血清? 鉴定抗血清的主要指标有哪些?

【参考文献】

[1] 沈关心,周汝麟. 现代免疫学实验技术. 武汉:湖北科学技术出版社,1998.

[2] 曾经泽. 生物药物分析(第二版).北京:北京医科大学、中国协和医科大学联合出版社,1998.

[3] 姚彤炜. 体内药物分析. 杭州:浙江大学出版社,2001.

[4] SONG Juan, WANG Rong-Mei, WANG Yue-Qiu, et al. Hapten Design, Modification and Preparation of Artificial Antigens. Chin J Anal Chem, 2010,38(8), 1211.

[5] 乐涛,严佩峰 ,王喜亮等. 多西环素人工抗原的合成与鉴定.中国兽药杂志,2010,44(1):30.

[6] 刘锐克,孙桂宽,宋安会,等.放射免疫法测定尿中甲基苯丙胺.中国药物依赖性杂志,2003;12(2):122.

[7] 赵利霞,林金明,屈锋. 微板式磁化学发光酶免疫分析法对人绒毛膜促性腺激素

(HCG)的灵敏快速测定. 化学学报,2004;62(1):71.

[8] Zhihui He, Ning Gao, Wenrui Jin. Capillary electrophoretic enzyme immunoassay with electrochemical detection using a noncompetitive format. Journal of Chromatography B, 2003,784:343.

[9] 吴英松,李明. 时间分辨荧光免疫技术. 北京:军事医学科学出版社,2009.

[10] 蒋艺勤,汤永平,丁岚,等. 游离雌三醇时间分辨免疫荧光分析法的建立. 热带医学杂志,2007,7(3):212.

[11] 牛发良,张志华,张秀珑. 荧光偏振免疫分析法检测环孢霉素血药浓度. 张家口医学院学报.2003;20(5):23.

[12] Dimosthenis L G, Athanasios G V, George ZT, et al. Nanoparticle-assisted chemiluminescence and its applications in analytical chemistry. Trends in Analytical Chemistry, 2010, 29(10):1113.

[13] Nobuaki Soh, Hideshi Nishiyama, Toshihiko Imato, et al. Chemiluminescence sequential injection immunoassay for Vitellogenin using magnetic microbeads Talanta, 2004, 64:1160.

第9章

其他分析方法

9.1 光谱法及其应用

光谱分析法(spectroscopic analysis),简称光谱法,是利用物质的光谱进行定性、定量和结构分析的方法。光谱法包括吸收光谱法、发射光谱法和散射光谱法。

在体内药物分析中常用的光谱法包括:紫外-可见分光光度法、荧光分析法和原子吸收分光光度法。

9.1.1 紫外-可见分光光度法及其应用

紫外-可见分光光度法(ultraviolet and visible spectrophotometry, UV-VIS)是基于物质分子对紫外区(200~400nm)和可见区(400~760nm)的单色光辐射的吸收特性建立的光谱分析法。以分子吸收光谱为基础的紫外-可见分光光度法具有灵敏度较高(10^{-4}~10^{-7}g/mL)、设备简单,操作简便,测定准确(0.2%~0.5%),应用范围广等优点。但由于光谱法不具有分离能力,对复杂的体内样品分析的专属性不佳,使其应用受到一定限制。通常需要对体内样品进行液-液或液-固提取,或经过一些特殊的分离手段,以消除干扰,提高方法的专属性,或采用计算光谱法消除干扰,或选择专属的比色方法进行测定。

紫外-可见分光光度法的定量依据为 Beer-Lambert 定律。单色光辐射穿过被测物质溶液时,在一定的浓度范围内被该物质吸收的量与该物质的浓度与液层的厚度成正比:

$$A = \lg \frac{1}{T} = E_{1cm}^{1\%} CL$$

式中,A 为吸光度;T 为透光率;$E_{1cm}^{1\%}$ 为吸收系数[物理意义:当溶液浓度为 1%(g/mL),液层厚度为 1cm 时的吸光度数值];C 为 100mL 溶液中含被测物质的重量(g);L 为液层厚度(cm)。在体内药物分析中,定量方法主要为标准曲线法和标准对照法。

1.直接紫外分光光度法与应用示例

紫外分光光度法适用于具有共轭体系结构的有机药物及其代谢产物的测定。由于药物和其代谢产物的结构中只有某些取代基的差异,基本母核一般不会发生变化,因此他们的紫外吸收光谱很相似,直接紫外分光光度法测定会产生干扰。一般需通过液-液萃取法或液-固萃取法除去干扰后再测定待测组分含量;当样品溶液浓度足够高,干扰小可以忽略不计时,也可直接采用紫外分光光度法测定。

示例1　直接紫外分光光度法测定尿液中乌头碱的含量

乌头碱(aconitine,AC)是临床常用中药川乌、草乌及雪上一支蒿的有效成分,属于乌头生物碱类,具有祛风除湿止痛的功效,临床上多用于治疗风湿性关节炎。但乌头碱有剧毒,经传统的酒炮制后作为药用时,治疗剂量与中毒剂量较接近,用量不当可造成乌头碱中毒甚至死亡。柴宜民等利用乌头碱结构中有共轭体系,在234nm波长处有最大吸收的特点,采用双光束紫外可见分光光度法测定尿液中乌头碱含量。

(1)实验方法

标准曲线:精密称取0.0321g乌头碱,用0.10mol/L盐酸溶解并定容于50mL量瓶中(pH1.00)。取一定量(0.25～2.5mL)该溶液置25mL量瓶中,加二次水定容至刻度,摇匀,再分别稀释十倍,制成系列标准溶液。置1cm比色皿中,以试剂空白为参比,在234nm波长处测定吸光度。

尿样测定:取一定量的乌头碱标准溶液加入尿液中,精密移取该尿样2.4mL于10mL具塞比色管中,用二次水定容至刻度,摇匀,以空白尿液为参比,按标准曲线项下方法测定吸光度,标准曲线法计算尿中药物浓度和方法回收率。

(2)结果与讨论:在实验条件下,测得乌头碱的线性范围为 $1.00 \times 10^{-6} \sim 1.00 \times 10^{-4}$ mol/L ($0.645 \sim 64.5 \mu g/mL$)($r=0.9996$);加样回收率大于91.0%,尿液中药物浓度为 13.2×10^{-6} mol/L。干扰试验表明尿中50倍马尿酸、肌酐;1000倍葡萄糖、Mg^{2+}、Ca^{2+}、Cl^-;100倍麦芽糖、Na^+、SO_4^{2-},对 1×10^{-5} mol/L的乌头碱溶液不产生干扰;250倍 K^+ 有干扰。

示例2　萃取后紫外分光光度法测定血液中盐酸罂粟碱及药时曲线研究

白江博等利用盐酸罂粟碱(papaverine hydrochloride)结构中有共轭体系,在250.4 nm波长处有最大吸收,且其在血液中易与蛋白质结合,不易被萃取出来,但罂粟碱在碱性条件下能从结合状态下游离出来的特点,采用液-液萃取后紫外分光光度法测定血液中盐酸罂粟碱的含量,并对兔子静脉注射盐酸罂粟碱注射液后的药-时曲线进行了研究。

(1)样品处理方法:精密量取经肝素抗凝的新西兰兔静脉血1.0mL置于试管中,加入0.1mol/L的KOH溶液1.0mL碱化,振荡20min,加入三氯甲烷-己烷(2:3)混合液5.0mL,继续振荡20min,离心15min(4000r/min),取有机相4.0mL在60℃水浴下蒸干,残渣用1.0mol/L的HCl溶液1.0mL溶解,并经0.45μm滤膜过滤后用微量比色皿在紫外分光光度计上测定。盐酸罂粟碱标准溶液、空白血样及含盐酸罂粟碱的血样经萃取后的吸收光谱见图9-1,图中曲线b,c分别为含盐酸罂粟碱的血样和盐酸罂粟碱标准溶液,显示在250.4nm有最大吸收,曲线a为空白血样,在200～600nm波长范围内无任何干扰峰,说明血样中内源性成分不干扰盐酸罂粟碱的测定。

(2)方法学验证:血液中盐酸罂粟碱浓度在0.1～15.0mg/L的范围内与吸光度有良好的线性关系($r=0.9989$);测得回收率85.7%～91.3%;日内、日间精密度 RSD 分别在3.2%～5.0%和6.5%～8.6%之间。

(3)盐酸罂粟碱的药-时曲线:家兔耳缘静脉注射盐酸罂粟碱注射液(5mg/kg),分别在给药后5,15,30,45,60,90,120min取血,提取,测定,血中盐酸罂粟碱的吸光度与时间的关系见

图 9-2。图 9-2 显示药-时曲线符合一室模型动力学,按一级反应方程模拟后,得其表观反应速率常数 k_e = 7.83 /min。

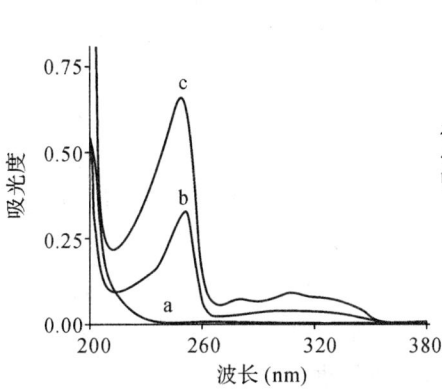

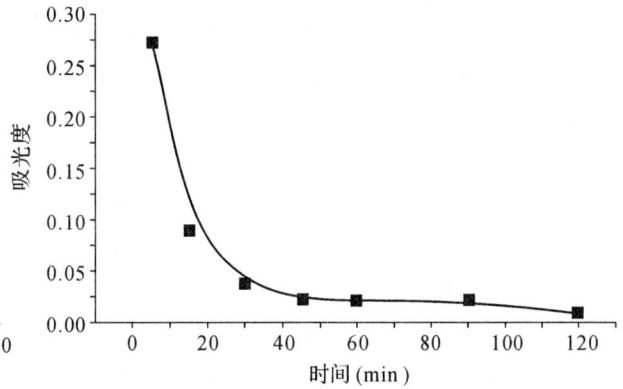

图 9-1　盐酸罂粟碱溶液吸收光谱图　　　图 9-2　静脉注射盐酸罂粟碱注射液药-时曲线图
a. 空白血样;b. 含盐酸罂粟碱的血样;
c. 盐酸罂粟碱标准溶液

2. 计算分光光度法与应用示例

利用被测物与干扰物质的光谱性能差异,采用适宜的计算分光光度法,既可保留分光光度法简便快速的特点,又无需事先分离,并能消除共存物的干扰。在体内药物分析中应用的计算分光光度法主要有差示分光光度法、双波长分光光度法、导数分光光度法等。

(1)差示分光光度法

差示分光光度法又称 ΔA 法,其消除干扰的原理如下:利用被测物在两种不同的条件下(不同 pH 值或加入不同的化学试剂处理等)以不同的形式(氧化型与还原型或分子型与离子型)存在,具有显著不同的吸收光谱,而共存物质在同样的两种条件下,光谱行为不发生变化。测定时,取两份等量的供试品溶液,在两种不同的条件下(调节不同的 pH 值或加入不同的化学试剂)分别处理,一份置样品池,一份置参比池中,于一定波长处测定吸光度差值(ΔA):

$$\Delta A = A_1 - A_2 = (A_{待测1} + A_{杂质1}) - (A_{待测2} + A_{杂质2})$$
$$因为\ A_{杂质1} = A_{杂质2}$$
$$所以\ \Delta A = A_{待测1} - A_{待测2} = (E_1 - E_2) \cdot C_{待测} \cdot l$$

从而消除共存物的干扰。在一定的波长范围内,ΔA 与被测物浓度 $C_{待测}$ 之间呈线性关系,可以定量。在差示分光光度法中,主要有两种 ΔA 测定法:一种是利用差示吸收光谱中的最大吸收波长进行测定;另一种是利用差示吸收光谱中的最大吸收与最小吸收之差(振幅)进行测定。

示例 3　差示紫外分光光度法测定尿中诺氟沙星的排泄率

诺氟沙星(norfloxacin)又名氟哌酸,临床上主要用于尿路感染、呼吸道感染、胃肠道感染等。诺氟沙星口服后吸收迅速,口服剂量的 1/3 以原型药物随尿排泄。李好枝等利用差示紫外分光光度法进行测定,可直接消除尿样中其他物质的干扰,准确度高,重现性好,为临床检验提供了一个可行的分析方法。

1)测定波长的确定:精密称取诺氟沙星标准品约 30mg,置 250mL 量瓶中,以 0.01mol/ L HCl 溶液溶解并稀释至刻度,摇匀。精密量取 2 等份,每份 5.0mL,置 100mL 量瓶中,分别以

0.01mol/L HCl 溶液和 0.01mol/L NaOH 溶液稀释至刻度,摇匀。以水为空白,分别在波长 200～400nm 扫描。结果:诺氟沙星的吸收光谱因 pH 值不同有明显的差异,并在波长 276～ 300nm 有最大的吸收度差值($\triangle A$),且酸液的吸收度大于碱液的吸收度。再以酸液为样品,以碱液为参比,在波长 276～300nm,测定吸收度差值($\triangle A$),结果显示波长 285nm 下测得的 $\triangle A$ 最大,故选择 285nm 为测定波长。

2)溶液酸碱度的选择:以 0.01mol/L 氢氧化钠配制的样品液为参比溶液,各种不同浓度 (0.005,0.01,0.02,0.05,0.1mol/L)的盐酸溶液配制的样品液为测定液,于 285nm 测定 $\triangle A$ 值,结果表明采用 0.02mol/L 盐酸溶液为溶剂时 $\triangle A$ 值最大,故选择盐酸浓度为 0.02mol/ L。然后以 0.02mol/L 盐酸溶液配制测定液,以各种不同浓度(0.01,0.02,0.05,0.10,0.20, 0.50mol/L)的氢氧化钠溶液为溶剂配制参比溶液,于 285nm 测定 $\triangle A$ 值。结果表明采用 0.02mol/L 氢氧化钠溶液为溶剂时 $\triangle A$ 值最大,故选择氢氧化钠浓度为 0.02mol/L。

3)方法验证:取空白尿液,加诺氟沙星对照液,制成尿液标准,用 0.02mol/L 的盐酸溶液 和 0.02mol/L 的氢氧化钠溶液分别稀释配制系列标准液,以酸溶液为测定液,相同浓度的碱溶液为参比液,测定 $\triangle A$ 值,以诺氟沙星浓度对 $\triangle A$ 值进行回归,得回归方程:$\triangle A = 0.0447C + 0.0808(r=0.9971)$,诺氟沙星尿药浓度在 $2～12\mu g/mL$ 范围内呈线性。测得平均回收率为 97.6%$(RSD=4.7\%,n=6)$,日内、日间精密度 RSD 分别$<1.9\%$和$<4.2\%(n=6)$,样品测定液在 6h 内稳定。

4)受试者尿中诺氟沙星排泄率测定及结果:4 名男性健康受试者,实验前 1 周禁药,服药前禁食 10h。早晨排尿后,用 200mL 温水送服诺氟沙星胶囊 1 粒(200mg),收集 1,2,4,6,8, 12,24h 的尿液,准确记录尿量,过滤。精密量取滤液 1mL 各 2 份,置于 50mL 量瓶中,分别加 0.02mol/L HCl 溶液和 0.02mol/L NaOH 溶液稀释至刻度,以前者为测定液,后者为参比液,在波长 285nm 测定 $\triangle A$ 值。标准曲线法求出尿液中诺氟沙星浓度,计算累积排泄量和排泄率。测得 4 例受试者的尿药排泄率为 30.49%～31.96%。

(2)双波长分光光度法

利用物质对光的吸收具有加和性,当测定吸收光谱重叠的 a、b 两组分混合物时,在干扰物的光谱上选择吸光度相等的两个波长 λ_1 和 λ_2,即在 λ_1 和 λ_2 处测得的干扰物吸光度差值($\triangle A$) 为零,而被测物在该两个波长处的吸光度有较大差异,测定混合物在两个波长处吸光度的差值。

$$A_{\lambda 1} = A_{\lambda 1}^a + A_{\lambda 1}^b$$
$$A_{\lambda 2} = A_{\lambda 2}^a + A_{\lambda 2}^b$$

设干扰物为 b,则:

$$A_{\lambda 1}^b = A_{\lambda 2}^b$$

因此,

$$\triangle A = A_{\lambda 2} - A_{\lambda 1} = A_{\lambda 2}^a - A_{\lambda 1}^a = (E_{\lambda 2}^a - E_{\lambda 1}^a) \cdot C_a \cdot l$$

$\triangle A$ 只与 C_a 有关,消除了干扰。通常,λ_1 为参比波长;λ_2 为测定波长。两波长的选择是本方法的关键,必须符合以下条件:①干扰组分 b 在 λ_1 和 λ_2 两个波长处具有相同的吸光度,即 $A_{\lambda 1}^b - A_{\lambda 2}^b = 0$;②待测组分在 λ_1 和 λ_2 两个波长处的吸光度差值 $\triangle A^a$ 应足够大。

示例 4 双波长紫外分光光度法测定氨茶碱血药浓度

氨茶碱(aminophylline)是茶碱和乙二胺的复盐,作为常用的治疗支气管哮喘药,治疗血药浓度为 $7\sim20\mu g/mL$。由于其血浆蛋白结合率高,个体差异大,因此要加强茶碱临床血药浓度的监测工作。茶碱是一弱酸性物质,结构中有共轭体系,在 $274\sim276nm$ 处有最大吸收,但空白血清在此处亦有一定的吸收,对测定结果造成干扰。罗兰等应用双波长紫外分光光度法测定氨茶碱的血药浓度,可在测定同时消除血清干扰,方法简便、快速、准确。

1)样品处理:分离血清,吸取 0.5mL 置离心管中,加 0.1mol/L 盐酸溶液 0.2mL,精密加入三氯甲烷-异丙醇(95:5)溶液 5mL,振摇混合,离心 10min(2500r/min),吸取三氯甲烷液 4.0mL 置另一离心管中,加入 0.1mol/L 氢氧化钠溶液 4.0mL,振摇均匀,离心 10min(2500r/min),吸取碱液 3~3.5mL 供测定用。

2)测定条件选择:取空白血清及含茶碱 $15\mu g/\mu L$ 的血清各 0.5mL,按样品处理方法处理,提取液在分光光度计上扫描得各自的图谱(见图 9-3),从图 9-3 可见,茶碱在 274nm 处有最大吸收,空白血清提取液在此波长处也有吸收,对测定结果有干扰。经测定空白血清在 274nm 与 298nm 处的吸收基本相等,同时 $\Delta A=A_{274}-A_{298}$ 与血清中茶碱有良好的线性关系,因此用双波长紫外分光光度法测定血中茶碱浓度,可消除空白血清的干扰。

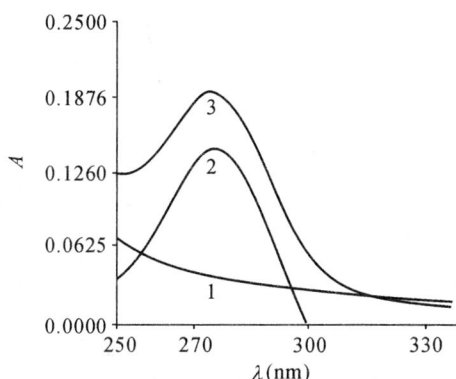

图 9-3 茶碱血样的紫外吸收光谱图
1. 空白血清;2. 茶碱;3. 含茶碱血清

3)测定结果:样品浓度在 $0.5\sim2.5\mu g/mL$ 范围内,与 $\Delta A(A_{274}-A_{298})$ 呈良好的线性关系($r=0.9989$),测得提取回收率为 100.4%,日内、日间 RSD 小于 6.0%。考察了常用配伍药物地塞米松、氢化可的松、病毒唑、安定、青霉素、白霉素、红霉素、先锋 V、磺胺嘧啶对本法测定茶碱的干扰试验,结果显示除磺胺嘧啶浓度为 $50\mu g/mL$ 时有干扰,其他均影响不大。

(3)导数分光光度法

根据 $A=E\cdot C\cdot l$,可以把吸收光谱写成波长的函数,即:

$$A=C\cdot E=C\cdot\int(\lambda)$$

其导函数的图像即导数光谱。导数光谱法可以消除共存组分的干扰吸收。若把干扰吸收表达为一个幂函数:

$$A_{\mp}=a_0+a_1\lambda+a_2\lambda^2+a_3\lambda^3+\cdots+a_n\lambda^n \tag{1}$$

当待测组分与干扰物共存时,其吸收可表示为:

$$A_\lambda=E\cdot C\cdot L+a_0+a_1\lambda+a_2\lambda^2+a_3\lambda^3+\cdots+a_n\lambda^n \tag{2}$$

对(2)式求一阶导数后:

$$\frac{\mathrm{d}A_\lambda}{\mathrm{d}\lambda}=\frac{\mathrm{d}E}{\mathrm{d}\lambda}\cdot C\cdot L+a_1+2a_2\lambda+3a_3\lambda^2+\cdots+na_n\lambda^{n-1} \tag{3}$$

由(3)式可知,原(2)式中常数项 a_0 变成了零,线性项 $a_1\lambda$ 变成常数 a_1 。因此,线性干扰可用一阶导数消除;非线性干扰可随求导阶数的增加而逐步降幂,求 n 阶导数后, $\dfrac{\mathrm{d}^n A}{\mathrm{d}\lambda^n}=n!\ a_n$,

即干扰组分的 n 阶导数值为一常数,干扰吸收被消除。

例如:当待测溶液中存在干扰物,且干扰吸收随波长(λ)呈线性时,则:

$$A_混 = E_测 \cdot C_测 \cdot l + a + b\lambda \tag{4}$$

对式(4)求导后:$\dfrac{dA_混}{d\lambda} = \dfrac{dE_测}{d\lambda} \cdot C_测 \cdot l + b$,式中 b 为一常数值,即干扰物(I)对混合物吸光度的贡献由随波长显示线性($a+\lambda b$)变成了常数(b),因此消除了对待测物(X)的干扰(见图 9-4)。图中 D 为待测物一阶导数的峰谷距离,其与待测物浓度成正比,与干扰物无关。

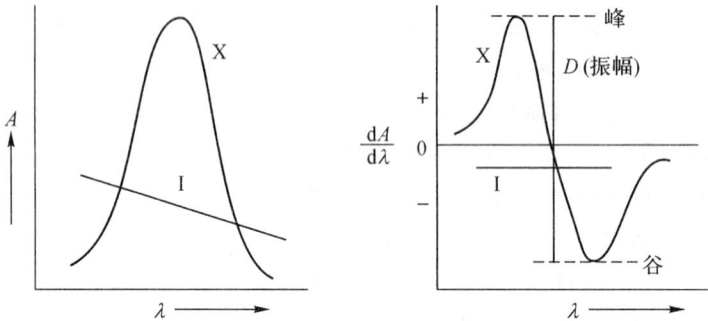

图 9-4　一阶导数光谱法消除线性干扰示意图

示例 5　二阶导数分光光度法测定家兔血浆中头孢唑肟浓度及药动学参数

吴苏澄等通过自制氧化铝小柱预处理样品,建立家兔血浆中头孢唑肟(ceftizoxime,CZX)的二阶导数分光光度测定法,有效消除了内源性杂质干扰,并应用于 CZX 的药动学研究。

1)血样预处理:取层析用中性氧化铝 2.5g,湿法装柱(10×1cm,柱底有玻孔并垫小滤纸片),用约 10mL 蒸馏水清洗备用。取兔血浆适量,加甲醇 3mL 沉淀血浆蛋白,混旋 2min,离心 20min(3000r/min),上清液过柱,用约 6mL 蒸馏水洗脱,收集馏出液和洗脱液,定容于 10mL 量瓶。

2)测定方法与结果:称适量 CZX 对照品,精密称定,用 30%甲醇溶液配成 10mg/mL 的贮备液,置冰箱备用。取空白血浆 0.5mL 各两份,两管中各加 50μL CZX 贮备液,分别加甲醇 3mL,按血样预处理方法处理,以 30%甲醇作参比,分别于 200～500nm 波长范围扫描,测定二阶导数光谱,结果见图 9-5。图 9-5 显示 CZX 在 281.0nm 处有一尖峰,血浆中杂质几乎为一条水平线,不干扰 CZX 峰的测定。以 CZX 浓度对 281.0nm 处吸光度作图,计算回归方程,CZX 在 1～100μg/mL 浓度范围内线性关系良好($r=0.9999$);以自制中性氧化铝柱预处理血浆样品,净化回收率 $86.95\pm0.66\%$($n=9$),测得日内、日间 $RSD<0.93\%$,方法回收率为 $96.05\pm3.93\%$($n=9$)。

3)药动学参数测定:取体重约 2.5kg 日本大耳兔,雌雄皆有,按 10mg/kg 耳静脉给药(生理盐水溶解样品),于给药前,给药后 2,5,10,15,30,60,120,180,240min 耳缘静脉取血约 1.50mL,肝素抗凝,立即分离血浆,按血样预处理方法处理,测定血药浓度(同时做随行标准),CZX 药-时曲线图见图 9-6。所得数据按 MCPKP 药动学程序模拟计算,符合静脉注射二室模型。

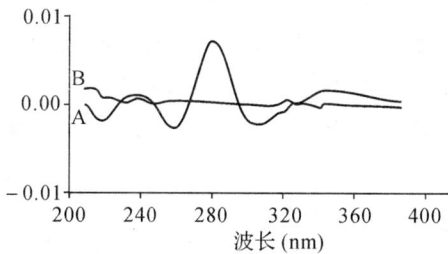

图 9-5　CZX 二阶导数光谱图
A. 含 CZX 血浆；B. 空白血浆

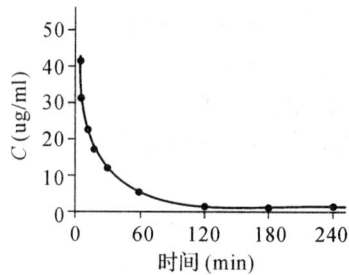

图 9-6　CZX 药-时曲线图

3. 比色法及其应用示例

比色法是利用被测物与某一试剂定量反应而显色，采用分光光度法测定的一种方法。选择专属的显色反应，可以消除共存物质的干扰，使样品处理较为简单，如酸性染料比色法可用于一些有机碱的比色测定，乙酰异烟肼与氰化钾-氯胺 T 的专属显色反应，可用于乙酰基转移酶代谢分型测定。但比色法影响因素多，检测灵敏度低，在体内药物分析中应用受到限制。目前仅应用于少数药物浓度高、干扰因素少的体内样品的测定，主要用于药浓监测和人群代谢分型测定。

示例 6　比色法测定儿童尿液中 D-木糖排泄率

D-木糖（D-wood sugar）是一种戊糖，在小肠吸收后不被肝脏利用，大部分从尿中排出，故口服木糖后尿中的排出量可以反映小肠的相对吸收量。在肝肾功能正常的情况下，通过测定尿中 D-木糖的排泄率，可反映机体对碳水化合物的吸收能力。张琦等利用 D-木糖在酸性溶液中加热形成糠醛，糠醛与对溴苯胺反应生成粉红色复合物的原理，采用比色法测定尿中 D-木糖排泄率。

（1）试液配制：D-木糖标准溶液：精密称取 25mg D-木糖置于量瓶中，用饱和苯甲酸溶液（称取苯甲酸 0.5g 溶于 100mL 蒸馏水中）的上清液溶解并稀释制成浓度 1mg/mL 的溶液。对溴苯胺试剂：称取对溴苯胺 2g 溶于 100mL 硫脲饱和的冰乙酸（称取 10g 硫脲溶于 100mL 冰乙酸中）的上清液中（使用当天配制），即得。

（2）尿样测定方法：受试者于试验前一天 22:00 时至次日晨试验结束前禁食（可饮水），试验前排空尿，将 1g D-木糖溶于 200～300mL 温开水中，空腹口服。收集 2h 内全部尿样，测总量，取尿样 30～50mL，将 2h 尿样用蒸馏水按比例稀释。取 2 个试管，分别为对照管和尿样测定管。各管加入已稀释的尿样 1mL，加对溴苯胺试剂 5mL，将测定管置 70℃恒温水浴中保温 10min，取出，室温放置 70min，以对照管为空白，在 520nm 处测定吸光度。通过下式计算 D-木糖排泄量和 D-木糖排泄率：

$$D\text{-木糖排泄量（mg）}=测试样浓度值×稀释倍数×2h\ 尿样体积$$
$$D\text{-木糖排泄率}=D\text{-木糖排泄量}/服用量（mg）×100\%$$

（3）实验结果：在 4.2～66.7μg/mL 范围内 D-木糖标准溶液浓度与吸光度线性关系良好（$r=0.9998$），含 D-木糖的尿液浓度通常较高，样品经过稀释后可直接测定。小儿厌食脾失健运证患者的 D-木糖排泄率为（14.11±4.07）%，明显低于正常值。

示例 7　酸性染料比色法测定血清中盐酸麻黄碱的含量

何桂霞等利用麻黄碱(ephedrin)为生物碱类药物,能与酸性染料作用形成离子对而显色,采用碱性条件下用乙醚萃取血清中麻黄碱,挥干乙醚后,用 pH 7.4 的磷酸盐缓冲液溶解残渣,使麻黄碱形成阳离子,选择溴麝香草酚蓝(酸性染料)为显色剂,其在此 pH 条件下可解离成阴离子,阴阳离子定量结合成有色的离子对,用三氯甲烷萃取该离子对,在 411nm 波长处直接测定萃取液的吸光度即可计算麻黄碱的含量。

(1)溶液的配制:精密称取盐酸麻黄碱对照品适量,加蒸馏水溶解并稀释至 0.1mg/mL 的溶液,作为盐酸麻黄碱标准溶液。另精密称取溴麝香草酚蓝 0.1g 置于 100mL 量瓶中,加 pH 7.4 的磷酸缓冲液溶解至刻度,摇匀,即得 0.1% 的溴麝香草酚蓝溶液。

(2)血清中盐酸麻黄碱的测定方法:取血液 3.0mL,置离心管中离心 10min(3500r/min),精密吸取上层血清 1.0mL 置于具塞尖管中,加入 NaOH 溶液使呈碱性,用乙醚 5.0mL 旋涡振荡混合 30s,离心 10min(3500r/min),分取有机层。水相用乙醚 5.0mL 再提一次,合并两次提取液,氮气吹干乙醚,残渣用 pH 7.4 的磷酸盐缓冲液 10mL 分两次溶解并转入 60mL 分液漏斗中,加入 0.1% 的溴麝香草酚蓝溶液 2.0mL,混匀,用 10.0mL 氯仿分两次萃取(每次 5.0mL),静置 20min,合并氯仿于具塞刻度试管中,加 0.5g 无水 Na_2SO_4。另取空白血清同法处理,作为空白对照,在波长 411nm 处测吸光度,用标准曲线法测定麻黄碱的含量。

(3)实验结果:血清中盐酸麻黄碱线性范围为 $0.5 \sim 15.0 \mu g/mL(r=0.9961)$,平均回收率为 $96.9\%(RSD\ 1.5\%)$,日内、日间精密度分别为 $3.0\% \sim 6.8\%$ 和 $4.6\% \sim 9.3\%$。空白血清对盐酸麻黄碱测定无干扰。

9.1.2　荧光分析法及其应用

荧光分析法(fluorescence method)是利用物质在紫外可见光照射下,发射出荧光的特性,测定物质的荧光强度而进行定性定量分析的一种方法,其具有较紫外-可见分光光度法灵敏度高(检出限 $10^{-10} \sim 10^{-12} g/mL$)、选择性好的优点。虽然自身具有发射荧光特性的物质相对较少,但可以通过与荧光衍生化试剂反应,使无荧光物质生成荧光衍生物,而扩大荧光分析法的应用范围。

1.基本原理

物质分子在受到紫外-可见光的照射后,吸收一定波长的光能,使基态分子中的电子跃迁到激发态,经与同类分子或与它种分子相互碰撞,消耗能量而下降到第一电子激发态中的最低振动能级,然后返回至基态的任一振动能级,同时发射出比吸收光频率低、波长长的光能,称之为荧光。

(1)分子结构和荧光的关系:能够发射荧光的物质应同时具备两个条件:首先物质分子必须具有较强的紫外-可见吸收,其次具有一定的荧光效率(fluorescence efficiency,常用 φ_f 表示)。

$$\phi_f = \frac{发射荧光的光子数}{吸收激发光的光子数}$$

一般具有荧光特性的物质分子结构具有以下特点:①长共轭结构;②分子的刚性和共平面性;③含有—OH,—OR,—NH_2,—CN,—NR_2 取代基。

(2)激发光谱和荧光光谱:激发光谱(excitation spectrum)是指激发光的波长与发射荧光

强度的关系曲线,将发射单色器固定在某一波长,扫描激发单色器,记录不同激发波长与荧光强度的关系曲线,即为激发光谱,其形状与吸收光谱极为相似,激发光谱中最高峰的波长,能使荧光物质发出最强烈的荧光。荧光光谱(fluorescence spectrum)也称发射光谱(emission spectrum),是指荧光波长与发射荧光强度的关系曲线,固定激发光波长,记录荧光强度随荧光波长改变的关系曲线,即得发射光谱。激发光谱和荧光光谱既可以用于鉴别荧光物质,又是选择测定波长的依据。

(3)荧光强度与物质浓度的关系:在一定条件下,物质的荧光强度(F)与其浓度(C)成正比。

$$F = 2.3k\phi_f I_0 ECL \tag{5}$$

式中,k 为比例常数;φ_f 为荧光效率;I_0 为激发光强度;E 为吸收系数;L 为液层厚度。其中 k、φ_f、I_0、E、L 为固定值,故式(5)可简化为:

$$F = KC \tag{6}$$

即荧光强度与荧光物质浓度成正比,这是荧光定量的依据。等式(6)成立的前提条件是 $ECL \leqslant 0.05$,这是因为当 $ECL > 0.05$ 时,荧光强度与物质浓度之间不呈线性关系,故荧光法仅适合于低浓度溶液的分析。

(4)荧光法测定条件的选择与影响荧光强度的因素

1)激发波长与荧光波长的选择:一般激发波长(excitation wavelength,λ_{ex})与发射波长(emission wavelength,λ_{em})两者的距离应大于 20~30nm,理想差距为 50nm。波长选择时应注意避开散射光的影响。当一束平行单色光照射在样品溶液上,其中一部分光被吸收,一部分光透过溶液,还有一小部分光由于光子与物质分子的相互碰撞,使光子的运动方向发生改变而向不同方向散射,这种光称为散射光(scattering light),包括瑞利(Rayleigh)散射光和拉曼(Raman)散射光。前者波长与入射光波长相同,后者波长较入射光长,与荧光波长接近,对荧光测定有较大干扰,必须采取措施消除。根据不同波长激发光下溶液产生的散射光不同,可通过测定空白溶剂在不同激发波长下的散射光谱,选择合适的激发波长来消除散射光的干扰。

2)荧光试剂:为提高测定灵敏度或选择性,常使弱荧光物质或某些无荧光物质与一些荧光试剂作用,以得到强荧光性产物而达到检测目的。常用的荧光试剂有荧胺、邻苯二醛、丹酰氯等。

荧胺(fluorescamine)能与脂肪族和芳香族伯胺形成荧光衍生物:

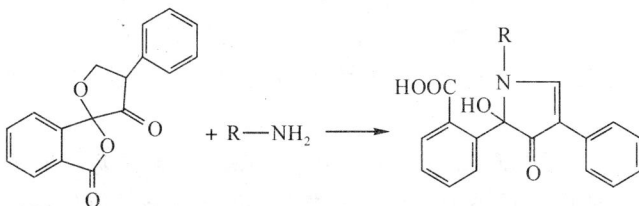

邻苯二醛(o-phthaldehyde,OPA)在 2-巯基乙醇存在下,能与伯胺类、氨基酸类生成荧光产物:

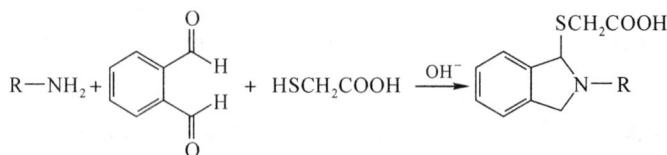

丹酰氯(dansyl-Cl)可与含伯胺、仲胺或酚羟基的物质反应生成荧光产物:

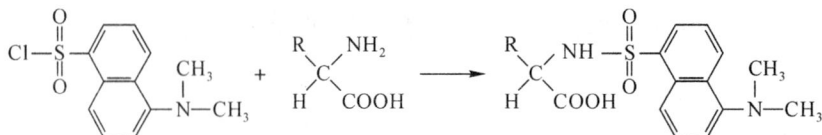

3)影响荧光强度的因素:物质的荧光强度受多种因素影响,如溶剂不同,同一物质的荧光光谱形状与强度均有差别;溶液的酸碱度对弱酸弱碱物质的荧光强度有较大影响,每一种荧光物质均有其最适宜的 pH 范围;温度对溶液的荧光强度有很大影响,一般温度升高,分子运动速度加快,分子间碰撞几率增加,使无辐射跃迁增加,导致荧光强度降低。因此,荧光分析时需注意测定条件的选择和控制。此外,荧光分析法应在低浓度溶液中进行,若被测物浓度过高,将产生"自熄灭"作用,同时由于液面附近溶液会吸收激发光,使发射光强度下降,导致荧光强度与浓度不成正比。

2. 荧光法的定量方法

(1)标准曲线法:取被测物对照品,按供试品同法处理,制备一系列浓度的对照品溶液,分别测定荧光强度。以对照品溶液浓度为横坐标,相应的荧光强度为纵坐标,绘制标准曲线,并计算线性回归方程。同法测定供试品溶液的荧光强度,根据标准曲线求出供试品溶液的浓度。

(2)比例法:如果标准曲线的线性关系良好,可在标准曲线线性范围内用比例法进行测定。在相同的测定条件下,分别测定一定浓度的对照品溶液的荧光强度(F_S)、供试品溶液的荧光强度(F_X),以及试剂空白的荧光强度(F_0),然后根据标准溶液浓度(C_S),计算供试品溶液中待测物质的浓度(C_X)。

$$\frac{F_X - F_0}{F_S - F_0} = \frac{C_X}{C_S}$$

$$C_X = \frac{F_X - F_0}{F_S - F_0} \times C_S$$

注意:每次测定均应采用同一对照品溶液对仪器进行校正,如果对照品溶液因激发光多次照射不稳定,影响荧光强度,为使仪器灵敏度定标准确,可选择一种激发光与发射光波长与供试品近似,且对光稳定的物质,配成适当浓度的溶液作为基准溶液,如硫酸奎宁的稀硫酸溶液、荧光素钠水溶液、罗丹明 B 水溶液等,代替对照品溶液对仪器进行校正。

3. 应用示例——喂饲补阳还五汤大鼠血清中黄芪甲苷的固相萃取-化学衍生化-荧光分光光度法测定

补阳还五汤为益气活血名方,主治中风及中风后遗症。该方由黄芪、当归、赤勺、川芎、桃仁、红花和地龙组成。黄芪甲苷(astragaloside)是黄芪的主要活性成分,其在紫外区无吸收,游文玮等通过固相萃取净化和富集血样,再利用茴香酸在硫酸介质中与黄芪甲苷反应产生强烈荧光物质的特性来测定血清中黄芪甲苷,方法灵敏、准确、专属,可用于鼠血清中黄芪甲苷的测定。

（1）大鼠血清样品的制备与固相萃取：连续 3d 用补阳还五汤水煎剂浓缩液（3g/mL 生药）喂饲大鼠，3d 后取血，分离大鼠血清，冷冻备用。准确移取血清样品 3mL，以 0.5mL/min 速率加压使样品溶液经过预先活化过的 C_{18} 固相萃取小柱（规格 200mg），抽干柱，黄芪甲苷被萃取到柱上。然后依次用 5mL 水、5mL 30％甲醇淋洗，以除去杂质，最后将柱抽干。用甲醇 3mL 洗脱黄芪甲苷，收集洗脱液。洗脱液于 60℃ 水浴上用氮气挥干，残渣用 1mL 甲醇溶解定容，作为供试品溶液。

（2）化学衍生荧光分析方法：准确量取 0.3mg/mL 的黄芪甲苷对照品溶液 0.05mL，置于 5mL 干燥量瓶中，加入 2％茴香酸乙醇溶液 0.6mL 和 72％硫酸溶液 0.8mL，摇匀，置于 60℃ 水浴中反应 30min，取出，冷却至室温，加无水乙醇至刻度，摇匀，用 RF5000-荧光分光光度计扫描，黄芪甲苷衍生物的激发光谱和发射光谱见图 9-7。根据图 9-7 确定黄芪甲苷衍生物的最大激发波长（λ_{ex}）为 310nm，最大发射波长（λ_{em}）为 376nm。

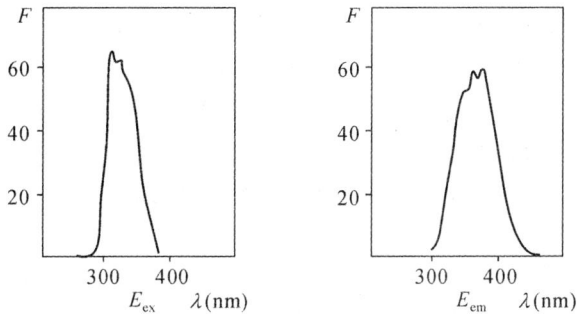

图 9-7　黄芪甲苷与茴香酸反应产物的激发光谱与荧光光谱

（3）样品测定：分别取高低剂量组大鼠血清各 3mL，按上述方法进行固相萃取、衍生化处理，在选定的波长条件下测定黄芪甲苷衍生产物的荧光值，同时作空白校正。

（4）实验结果：黄芪甲苷在 1～10μg/mL 浓度范围内与荧光强度呈线性关系（$r=0.9999$）；平均回收率为 97.1％（RSD 为 2.59％）；衍生化后 4h 内荧光强度稳定；在测定波长处空白血清和含补阳还五汤（缺黄芪）阴性液的血清均无干扰。根据外标两点法计算血清样品中黄芪甲苷的含量，测得含补阳还五汤高剂量组和低剂量组大鼠血清中黄芪甲苷的浓度分别为 86.7μg/mL 和 76.7μg/mL。

9.1.3　原子吸收分光光度法及其应用

1. 基本原理

原子吸收分光光度法（atomic absorption spectrophotometry，AAS）是基于蒸气中被测元素的基态原子对特征电磁辐射的吸收来测定样品中该元素含量的一种方法。

原子吸收光谱是由基态原子吸收特征波长辐射线从基态光谱能级跃迁到各激发态光谱能级产生的光谱。在正常情况下，原子以它的最低能态即基态形式存在，即使在实验温度下（2500～3000k），也只有极少数原子是以较高能态存在，这样就减少了可以用于原子吸收的吸收线数目，因此在紫外光区，每种原子仅有 3～4 个光谱线，这正是原子吸收分光光度法灵敏度高，选择性强的重要因素。

电子从基态跃迁到第一激发态时吸收一定频率的光而产生的吸收线，简称共振线。由于各元素原子的结构和外层电子排布不同,不同元素的原子从基态跃迁到第一激发态时吸收的能量不同,各元素的共振线具有各自的特征性,又称元素的特征谱线。对大多数元素来说,从基态跃迁到第一激发态容易发生,共振线又是所有谱线中最灵敏的谱线,因此常被原子吸收分光光度法所利用。

原子的吸光特性与分子的吸光特性相似,也服从 Lambert 定律,即当一束具有特征频率和强度的辐射光通过原子蒸气时被吸收,原子的吸光度与原子浓度的关系符合:

$$A = KC$$

式中,K 为比例常数;A 为原子的吸光度;C 为元素浓度。该公式为原子吸收定量分析的基本关系式。

2. 定量分析方法

(1)标准曲线法:在使用仪器推荐的浓度范围内,配制一系列的被测元素对照品溶液(至少三份,分别加入制备供试品溶液的相应试剂),并同时制备试剂空白,由试剂空白、低浓度到高浓度依次用原子吸收分光光度仪测定吸光度 A,以 A 为纵坐标,被测元素标准溶液浓度(或含量)C 为横坐标,绘制 A-C 标准曲线。在相同条件下测定供试品溶液吸光度,由标准曲线求得样品中被测元素实际浓度或含量。注意:首先,每次测定样品之前应用标准溶液对标准曲线进行检查和校验;其次,校正曲线的浓度范围应使产生的吸光度在 0.2~0.8 之间。

(2)标准加入法:当供试品中基体影响较严重,且无法获得基体空白,或待测定元素含量很低时,可采用标准加入法。取 4 等分被测供试品溶液,其中一份不加被测元素的对照品,其余各份分别精密加入不同量的被测元素对照品溶液,稀释至同一体积,制成从零开始浓度逐渐增加的系列溶液,然后在相同的条件下分别测定其吸光度,以吸光度对加入被测元素量作图,延长该直线至与横坐标的延长线相交,该交点与原点间的距离即是供试品溶液取样量中待测元素的含量(图 9-8)。本法只能消除基体效应的干扰,而不能消除其他(如分子吸收、背景吸收)干扰,对于斜率太小的曲线(灵敏度差),易引起较大误差。

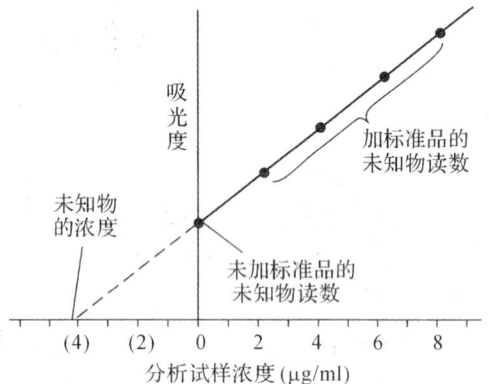

图 9-8　标准加入法图解

3. 应用示例

示例一　石墨炉原子吸收分光光度法测定大鼠血浆和尿液中的赛特铂

赛特铂(satraplatin,JM216),化学名为顺-二氯-反-二乙酸-顺-氨-环己胺合铂(IV),是一种新型的口服铂类抗肿瘤化疗药物。颜冬梅等采用石墨炉原子吸收分光光度法建立了大鼠血浆和尿液中塞特铂的准确、灵敏的测定方法。

(1)仪器与分析条件:岛津 AA-670 型原子吸收分光光度计及 GFA-4A 型石墨炉,ASC-60G 型自动进样器及岛津热解涂层石墨管;KY-1 铂空心阴极灯(操作电流 18 mA,光谱通带 0.7nm,波长 265.9nm);保护气体为氩气;原子化气流 30mL/min;氘灯扣除背景。采用斜坡升温以消除生物样品的基质干扰。干燥温度:干燥Ⅰ 100℃,斜坡升温 10s,保持时间 20s;干燥Ⅱ 140℃,斜坡升温 5s,保持时间 60s。炭化温度Ⅰ:600℃,斜坡升温 20s,保持时间 10s;炭化温度Ⅱ:1300℃,斜坡升温 15s,保持时间 10s。原子化温度:2700℃,斜坡升温 1s,保持时间 6s。清洗温度:2700℃,斜坡升温 1s,保持时间 4s。

(2)标准溶液配制:分别用空白大鼠混合尿及血浆制备,塞特铂浓度范围 0.25～10.0mg/L,质控样品同法制备。所有样品于 EP 管中−20℃保存备用。每 4h 做 1 次校正曲线及质控试验。

(3)样品处理:血液样品用肝素钠抗凝,4℃离心 10min(3500r/min),分取血浆。尿液收集 7d。于 EP 管中在−20℃下保存血浆及尿液备用。样品测定前血浆及尿液均加入 10% Triton-100 以消除基质干扰,减少干燥变异及炭化和原子化时的铂丢失。仪器每 4h 用 1.0 mg/L 血浆校正液自动校正 1 次。

(4)分析方法验证:测得血浆标准曲线 $A=0.2118C-0.0548(r=0.9952)$,加样回收率 89%～112%,方法精密度 $RSD<8.94\%$。尿液标准曲线 $A=0.1556C-0.0042$ ($r=0.9878$),加样回收率 82%～100%,方法精密度 $RSD<7.53\%$。

(5)大鼠药动学测定:SD 大鼠 20 只(体重 220～270g,雌雄兼用),口服塞特铂后,在不同时间点取血并测定血铂浓度。第一天的取血时间为 0,0.5,1,2,3,4,6,8,12 和 24h,然后为 2,3,5 和 7d。口服剂量为 25mg/kg、50mg/kg 和 100mg/kg,血药浓度-时间曲线均符合二室开放模型。给药后于不同时间取尿,共收集 7d。记录尿液体积后,取部分尿液冷冻保存待测。排泄结果见图 9-9,尿铂排泄基本于 24h 内完成,7d 内排出约 6%。

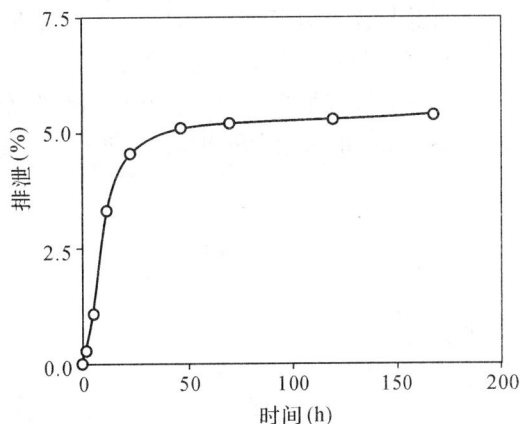

图 9-9　大鼠口服 50mg/kg 赛特铂后的尿道排泄

示例二　火焰原子吸收分光光度法测定动物血及组织中的痕量银

利用银的杀菌作用,人类很早就开始使用银器。纳米银使银的杀菌能力产生了质的飞跃,在烧伤整形领域出现越来越多的纳米银敷料等新材料。但银作为一种重金属,过量使用会对肝脏有毒副作用,因此,快速测定生物样品中的银具有重要的现实意义。张逸等用湿法消化处理生物样品,结合火焰原子吸收法测定实验组及正常对照组 SD 大鼠的肝、脑、肾和血中的痕量银,并与干法消化处理样品的实验结果相比较,结果显示:该方法准确、可靠、省时。

(1)仪器及工作条件:银元素空心阴极灯;360MC 型原子吸收分光光度计。工作条件:乙炔流量 1L/min;空气流量 6L/min;灯电流 8mA;狭缝宽度 0.3nm;燃烧器高度 7mm;波长 328.1nm。

(2)银标准储备液(1000μg/mL)的制备:称取 157.287mg 硝酸银,加入少量亚沸水和 3mL 浓硝酸,全部溶解后,移入 100mL 棕色量瓶中,加亚沸水稀释至刻度,摇匀。使用时按要求将其逐级稀释至所需浓度。

(3)动物模型:选取 0.2 kg 左右的健康成年 SD 大鼠,随机分为三组,每组 8 只:正常对照组、治疗Ⅰ组(采用自制纳米银敷料外敷创面)和治疗Ⅱ组(采用磺胺嘧啶银粉剂外敷创面)。治疗Ⅰ组和治疗Ⅱ组 SD 大鼠用取皮刀在其背部造成占总体表面积 10%～13%深Ⅱ度烧伤创面。待大鼠创面愈合后,解剖存活大鼠,对其肝脏、肾脏及大脑等组织中银的含量进行测定。

(4)样品制备

湿法消化：充分剪碎大鼠的各种组织，称 0.5g 左右的组织匀浆于烧杯中，加入 4mL 硝酸和 1mL 高氯酸，盖上表面皿。放置 2h，置于电热板上加热至溶液变为无色透明，蒸干。取下烧杯，加少量亚沸水和 1mL 硝酸及 2mL 盐酸在电热板上加热成湿盐状态，再加 1mL 硝酸并加热 1min 后转移至 25mL 量瓶中，定容，摇匀，待测。样品空白同法处理。

干法消化：充分剪碎大鼠的各种组织，称取 0.5g 左右的组织匀浆于石英坩埚中，置于电热板上加热炭化后，移入马弗炉中由低温到 550℃保持 5~6h。取出石英坩埚，向其中加入少量水、1mL 硝酸和 2mL 盐酸，再置电热板上加热成湿盐状态后加 1mL 硝酸，加热 1min，转移至 25mL 量瓶中，定容，摇匀，待测。

(5)标准曲线法和标准加入法测定银：用亚沸水逐级稀释银标准溶液，制成 0,0.1,0.2,0.4,0.6,0.8,1.0μg/mL 的银标准溶液，在选定的条件下进行测定，并绘制工作曲线，得回归方程：$A=0.177C-5.58$，相关系数 $r=0.9994$。通过测定正常肝脏银含量绘制标准加入法曲线并将其与标准曲线相比较，以研究样品的组成是否对测定结果有影响，结果见图 9-10。两种方法绘制的曲线基本平行，将标准加入法作反向延长线与横坐标相交，交点值为 -0.0073g/mL，即肝中银含量为 0.0073g/mL。将样品的吸光度值 0.007 代入到标准曲线中，银含量为 0.0083g/mL，均在总体范围内，说明样品的组成对测定基本无干扰。

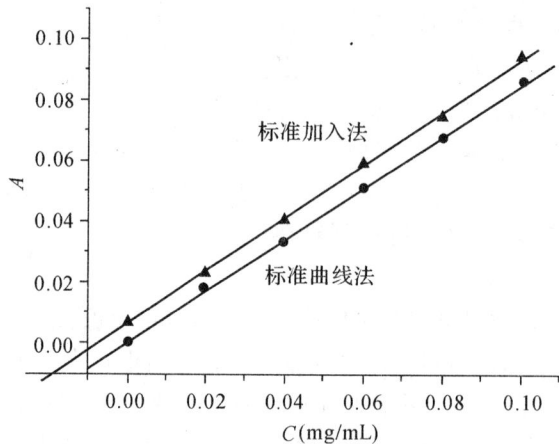

图 9-10   标准曲线法和标准加入法工作曲线

(6)实验结果：正常 SD 大鼠肝、脑、肾和血中银含量无统计学差异。对Ⅱ度创伤的 SD 大鼠使用纳米银敷料和磺胺嘧啶银后，各组织中的银含量均有不同程度的升高，其中肝脏中的银升高最明显，其次为肾，说明肝脏对银的吸收最多，因此如过量使用银会造成对肝脏的损害。但磺胺嘧啶银组中各组织的银含量大大高于纳米银组，其中磺胺嘧啶银组肝脏中银含量是正常的近 100 倍（$P<0.05$），具有统计学意义。说明纳米银材料治疗Ⅱ度创伤时在保持其抗菌作用的同时，还减少了银的吸收。采用湿法消化的回收率为 92.7%~104.4%，比干法消化稳定、准确。用湿法消化肝脏，平行 8 次测定痕量银，相对标准偏差（RSD）为 1.4%。

9.2　薄层色谱法及其应用

9.2.1　概　　述

薄层色谱法(thin layer chromatography,TLC)属于平面色谱法,具有应用范围广;分离效率高,可以同时分离多个样品,分析结果直观;样品预处理简单,对被分离组分性质无限制;设备简单等优点,通过薄层色谱扫描可对被分离组分定量。

薄层色谱扫描法(thin layer chromatography scanning method,TLCS)又称薄层扫描法,是指用一定波长的光照射在薄层板上,对薄层色谱中可吸收紫外光或可见光的斑点,或经激发后能发出荧光的斑点进行扫描,将扫描得到的图谱积分数据进行定量分析的一种方法。

1.测定方法

根据不同扫描仪的结构特点,按照规定方式(透射法或反射法)进行扫描,一般选择反射方式,采用吸收法或荧光法。扫描方法可采用单波长扫描或双波长扫描。如选择双波长扫描,参比波长应选用待测斑点无吸收或最小吸收波长。薄层扫描定量时,应保证供试品斑点的量在线性范围内,必要时可对供试品溶液的点样量进行调整,供试品与对照品应同板点样、展开、扫描、测定和计算。

2.定量方法

薄层扫描定量方法包括外标法、内标法和标准曲线法。常用的方法有外标一点法和外标两点法。

(1)外标一点法:取样品溶液一定量与已知浓度的对照品溶液一定量在同一薄层板上点样、展开、扫描、测定,按下式计算:

$$\frac{m_{样}}{m_{对}}=\frac{A_{样}}{A_{对}},\qquad m_{样}=\frac{m_{对}}{A_{对}}\times A_{样}$$

式中 $A_{样}$ 和 $A_{对}$ 分别为点样量 $m_{样}$ 和 $m_{对}$ 时薄层斑点的峰面积,在吸收扫描中为吸光度积分值,在荧光扫描中为荧光强度的积分值。

(2)外标两点法:取样品溶液一定量与已知高低浓度的对照品溶液点在同一薄层板上,供试品溶液和对照品溶液应交叉点于同一薄层板上,供试品点样不得少于 2 个,对照品每一浓度不得少于 2 个。在点样量与峰面积处于直线范围内时,未知浓度样品溶液的含量可以按下式求得:

$$m_{样}=b\times A_{样}+a$$

式中 $m_{样}$ 和 $A_{样}$ 分别为样品中被测组分薄层斑点的含量及峰面积,b 为斜率,a 为截距。a 与 b 需要由对照品溶液的点样量及峰面积求得。

$$b=\frac{m_{对2}-m_{对1}}{A_{对2}-A_{对1}}$$

$$a=\frac{1}{2}(m_{对1}+m_{对2})-\frac{1}{2}b(A_{对1}+A_{对2})$$

式中 $m_{对1}$、$m_{对2}$ 及 $A_{对1}$、$A_{对2}$ 分别为对照品溶液的点样量及其薄层斑点的峰面积。在实际工作中，每种浓度的对照品溶液点样至少 2 个或多个，取峰面积平均值进行计算。

9.2.2　应用示例

示例一　双波长薄层扫描法测定尿中吗啡含量

吗啡(morphine)属于生物碱类药物，在临床上作为强力镇痛药使用，但具有成瘾性。吗啡在尿中含量很低，在人体中主要以吗啡-3-葡萄糖醛酸苷形式排泄，且溶于尿中不易分离，游离态吗啡在排出物中含量极低，不易被检出。张宜凡根据吗啡结构及其两性特点，将尿样在酸性条件下水解，使吗啡从葡萄糖醛酸苷结合中释放出来，然后用碱液调至一定 pH，使吗啡呈游离状态，用有机溶剂提取后，再用双波长薄层扫描法测定尿中吗啡。

(1)尿样制备：取正常人尿样 2mL，精密加入吗啡标准贮备液(1.0mg/mL)2mL，加稀盐酸 10 滴，置水浴上加热 15min 水解，放冷，加乙酸乙酯 4mL，旋涡混合 1min，转移至 10mL 离心管中，离心 5min(3000r/min)，取下层溶液，加稀氢氧化钠 12 滴，调节至 pH 11，再加乙酸乙酯 4mL，旋涡混合 1min，转移至 10mL 离心管中，离心 5min(3000r/min)，取下层溶液，用固体碳酸钠调节至 pH 9.0～9.3，加入三氯甲烷，分取三氯甲烷液置水浴上浓缩至干，残渣用 0.2mL 三氯甲烷-乙醇(9∶1)溶解，得标准尿样。另取患者尿样 4mL，加稀盐酸 10 滴，按标准尿样制备方法同法处理。

(2)薄层色谱方法：吗啡标准溶液、标准尿样及患者尿样分别点样 1μL 于同一块薄层板上，以乙酸乙酯-甲醇-氨水(10∶2∶1)为展开剂展开，取出，晾干，置 254nm 紫外灯下观察，在薄层色谱中与吗啡标准品斑点的相应位置，患者尿样中有暗斑。

(3)薄层扫描条件：双波长反射法锯齿型扫描，测定波长 $\lambda_S = 280$nm，参比波长 $\lambda_R = 320$nm；线性化器 SX=7；光束面积：0.2mm×3mm；背景校正：on；漂移线：0.03；灵敏度 MED。

(4)结果与讨论：吗啡在 0.1～5.0μg/mL 范围内线性关系良好($r=0.9998$)；在 2h 内吗啡斑点积分值稳定。点样量 1～5μg，回收率 89.14 ％～83.64%($RSD \leqslant 3.52\%$)。测得患者尿药浓度为 0.232～0.459μg/mL($RSD \leqslant 4.05\%$)。

由于人体代谢物复杂，尿中所含杂质较多，为排除其他干扰成分，作者利用吗啡较难溶于多种有机溶剂，但在 pH9.0～9.3 时易溶于混合溶剂三氯甲烷-乙醇(9∶1)中的特殊性质，分别采用在酸性条件下(pH=2)和碱性条件下(pH=11)用有机溶剂提取分离。并在实验中发现，标准尿样需加固体碳酸钠调节 pH，而患者尿样则不需加碳酸钠调节。

示例二　盐酸阿米替林在大鼠体内的分布研究

刘培贤等采用薄层色谱扫描法研究盐酸阿米替林(amitriptylinum hydrochloride)在中毒大鼠体内各脏器的分布情况。结果显示中毒死亡大鼠的肺、肝、肾、脾和肌肉中盐酸阿米替林含量较高，可用作疑似阿米替林中毒案件毒物分析的检材。

(1)仪器与分析条件：CS-930 双波长薄层扫描仪；GF_{254} 薄层板(20cm×20cm)；展开剂为正庚烷-三氯甲烷-乙酸乙酯-无水乙醇-甲醇(9∶2∶1.5∶2.5∶2.5)；饱和上行展开 5～7cm。光谱扫描采用 Difference 扫描方式；色谱扫描采用双波长锯齿扫描。测定波长 243nm，参比波长 340nm。扫描宽度 10mm，扫描步长 0.2mm，记录峰面积。R_f 值结合光谱扫描图定性，标准曲线法定量。

(2)实验方法：

样品采集：雄性 SD 大鼠 6 只(体重 180～265g)，称重后按大鼠口服量的 2 倍 LD_{50} 剂量计算每只大鼠的给药量(39.2mg/kg)，用等量的盐酸阿米替林片溶入 1.5mL 蒸馏水中，经灌胃针缓慢灌入，观察 2h。待大鼠呼吸和心跳全部消失时，迅速解剖，取大脑、心、肺、肝、脾、肾、肌肉(左腿)、心血、周围血等组织、脏器和体液，检测其中盐酸阿米替林含量。

组织、脏器、体液中阿米替林的检测：分别取待测组织、脏器样品 1g(不足 1g 记录实际重量)，加水 2mL，匀浆 5min 后，加入 2mol/L 氢氧化钠 1mL，调 pH 到 12，振荡 15min，离心 5min(1800r/min)，吸取上清液置于另一干燥试管中，加入 5mL 乙醚萃取，振荡 15min，离心 5min(1800r/min)，取上清液 4mL 置于干燥离心管中，乙醚重新萃取 1 次，合并两次乙醚萃取液，置于 40℃恒温水浴中挥干，残渣用 20μL 无水乙醇定容，取 10μL 点样，展开，扫描，测定。待测体液样品 1mL(不足 1mL 记录实际体积)，加水 2mL 后调 pH 值，其余方法同上。

(3)实验结果：大鼠在灌药后 3～5min 内即出现抽搐症状，间隔 3min 抽搐 1 次，每次抽搐持续 2～4s，2h 内全部死亡。盐酸阿米替林在中毒大鼠体内浓度分布由高向低分别为：肺＞肝＞肌肉＞肾＞脾＞心＞脑＞心血＞外周血(表 9-1)。

表 9-1 2 倍 LD_{50} 灌胃后各脏器盐酸阿米替林的分布(μg/g 或 μg/mL)

样品	$\bar{x} \pm s$	最大值	最小值
心	4.61±1.07	8.69	1.28
肝	15.47±3.97	24.38	2.16
脾	11.09±2.14	17.99	3.69
肺	28.43±6.39	45.73	11.17
肾	11.74±2.01	18.38	4.48
肌肉	14.03±7.59	50.62	1.20
脑	4.17±0.93	7.20	1.72
心血	3.51±0.55	4.66	1.62
外周血	2.79±0.24	3.34	1.78

9.3 高效液相色谱-核磁共振波谱联用及其应用

9.3.1 概 述

高效液相色谱-核磁共振波谱(high performance liquid chromatography-nuclear magnetic resonance spectroscopy，HPLC-NMR，LC-NMR)联用技术的研究始于 1978 年。由于技术上的原因，包括灵敏度低、NMR 使用的氘代溶剂非常昂贵和溶剂信号对样品的干扰等，使联用技术发展缓慢。近年来，NMR 技术发展迅速，磁场强度和灵敏度不断提高，氘锁通道的灵敏度也有很大提高，当氘含量水平为 1‰时，已经能够满足大部分的应用要求，同时还备有独立的外锁装置可供选择,因此可以不用或少用氘代试剂,达到锁场目的,降低了运转费用。同时可以通过不同频率通道进行多重溶剂峰预饱和,或通过脉冲梯度场的相位离散而消除溶剂峰,或用二项式的激发脉冲序列等方法抑制溶剂信号以排除溶剂的干扰。此外,尚有专为 HPLC-NMR 联用的流动液槽探头。这些发展说明 HPLC-NMR 联用技术的障碍已经逐步得到了克服。

HPLC-NMR 联用属于色谱-光谱联用,是将分离能力很强的色谱仪与定性、结构鉴定能力很强的核磁共振仪通过适当的接口相结合,并借助计算机技术进行物质定性定量的分析方法。HPLC-NMR 联用仪结构见图 9-11。

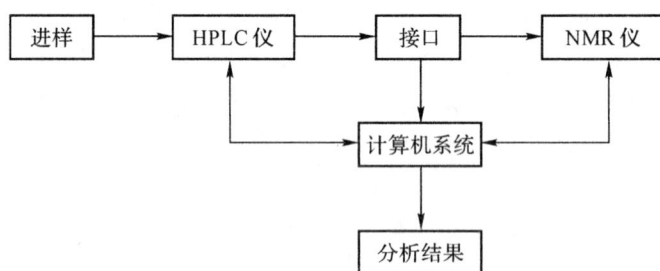

图 9-11　HPLC-NMR 联用仪结构方框图

1. HPLC-NMR 的操作方式

HPLC-NMR 的操作方式有连续流动方式和驻流方式之分。

(1)连续流动方式:在连续流动方式(continuous flow)操作中,HPLC 的流动是连续的,不受 NMR 取样的影响。样品经由 HPLC 的检测器出口,用毛细管直接连接到 NMR 液槽,样品连续不断地进入 NMR 流动液槽,按溶液峰的频率进行抑制,同时获得 NMR 谱图。该法可在很短的时间内完成样品分析,并得到各组分分子结构方面的信息,因此适用于要求较快得出分析结果的情况。但该法应用受到诸多限制:①只能检出 ^1H 和 ^{19}F 的 NMR 谱;②若 HPLC 采取梯度流出的方式,则 NMR 溶剂峰位置将随溶剂组成变化而变化;③不能对待测组分作 NMR 二维谱,使结构分析信息的获得受到了很大限制。

(2)驻流方式:若待测组分的保留时间已知或可以用 UV、MS 等检测器检测到色谱峰的存在,则可以使用驻流方式(stop-flow)。在驻流方式中,NMR 不再随色谱的连续流动对各个峰进行即时扫描,而是通过不同的方式对样品中各组分(或目标组分)进行逐一的、较长时间的扫描。目前,使用最多的驻流操作方式有三种:时间分割(time sliced)驻流方式、脱机(off-line)驻流方式和 UV 检测器控制 NMR 取样方式。

与连续流动方式相比,驻流方式具有如下优点:①可以长时间对样品进行扫描,所得谱图精度高,获得的结构信息较多;②低含量成分也可以通过 NMR 累加扫描而获得结构信息,得到较高的灵敏度;③可以作 COSY、TOCSY 等二维谱,获得更多的结构信息。因此,驻流操作方式是目前 HPLC-NMR 操作方式中应用最广泛的方式。

2. HPLC-NMR 的接口

(1)停止流动接口:该接口为标准接口,其控制 HPLC 峰转入 NMR 流动液槽,软件驱动接口自动检测 HPLC 的较大峰,待检测到色谱峰后流动相停止流动,HPLC 的泵和检测器均暂停工作,直到流动液槽中组分获得满意的 NMR 谱图为止,再启动泵进行下一个峰的停留

NMR 测定,停留期间不会影响下一个 NMR 测定。

　　(2)峰存储接口:峰存储接口为扩展选件,装有存储回路,将 HPLC 峰存储在中间毛细管环中,离线进行 NMR 测试。毛细管环中样品可以在 HPLC 分离过程中或分离之后用 NMR 仪的自动软件包转移到 NMR 检测液槽中进行测试。

9.3.2　HPLC-NMR 在体内药物分析中的应用

　　HPLC 法是体内药物分析中使用最为广泛的方法,但其常用检测器(紫外和荧光检测器)所能提供药物及其代谢物的结构信息很有限,因此,需要将 HPLC 和具有较强结构解析能力的检测技术(如质谱、核磁共振)联用,以达到待测物结构鉴定和定量分析之目的。目前,HPLC-NMR 联用,结合质谱、同位素标记技术,是体内药物及其代谢物结构研究中最有价值的分析工具。

　　应用示例　NMR 和 HPLC-NMR 法用于大鼠和人体内对乙酰氨基酚代谢产物的无效去乙酰基作用研究

　　对乙酰氨基酚又称 4-乙酰氨基酚(4-acetamino phenol)或扑热息痛(paracetamol),是目前应用最广泛的解热镇痛药之一。治疗剂量对乙酰氨基酚在体内的主要代谢产物为对乙酰氨基酚硫酸酯、对乙酰氨基酚葡萄糖醛酸苷、对乙酰氨基酚与 *L*-半胱氨酰基或 *N*-乙酰基-*L*-半胱氨酰基的结合物等(图 9-12)。对乙酰氨基酚服用过量易引起肝损伤,偶有肾损害。研究认为引起肾损伤的原因之一是体内 4-氨基酚的形成,这涉及对乙酰氨基酚在体内代谢脱乙酰基过程,但尿中 4-氨基酚排泄量很少,进一步研究发现 4-氨基酚在排泄前可以重新乙酰化而回到对乙

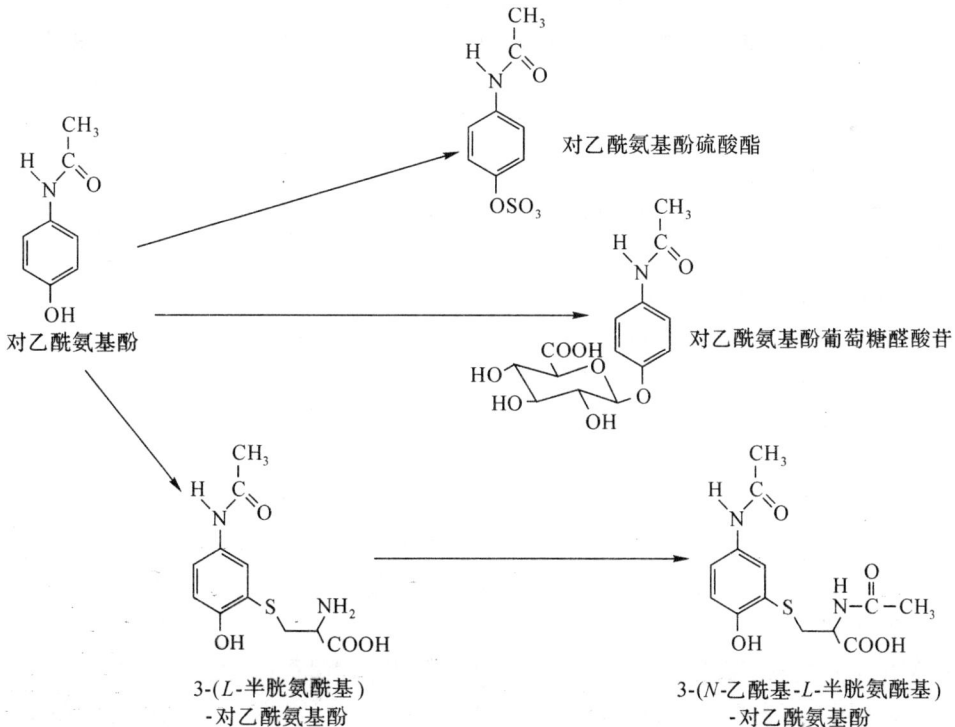

图 9-12　对乙酰氨基酚及其主要代谢产物

酰氨基酚。为量化这种乙酰基转移作用(transacetylation)或称为"无效去乙酰基作用(futile deacetylation)",Nicholls 等应用 HPLC-NMR 法和同位素标记技术,通过对代谢物对乙酰氨基酚硫酸酯和对乙酰氨基酚葡萄糖醛酸苷的分析研究,量化了人体和大鼠体内对乙酰氨基酚无效去乙酰基作用程度。

(1)尿样采集:按一定剂量给大鼠服用对乙酰氨基酚-C^2H_3(40mg/kg)、对乙酰氨基酚-$^{13}CH_3$、对乙酰氨基酚-^{13}CO-$^{13}CH_3$(100mg/kg)。给男性志愿者口服对乙酰氨基酚-C^2H_3 300mg(相当于 4.3mg/kg),收集服药前和服药后 0~2h 和 2~4h 尿样;同一志愿者另再服用相同剂量的非同位素标记的对乙酰氨基酚,同法收集尿样,以便比较。尿样于-19℃保存。取各尿样 1.0mL,冰冻干燥,浓缩 4 倍后用于 NMR 分析。

(2)固相萃取后的尿样分析

尿样的固相萃取:C_{18} Bond-Elut ™柱(规格 1mL),用甲醇和酸化水(pH 2)预处理。将酸化的样品上柱,在真空条件下依次用 1mL 酸化水和 1mL 甲醇洗脱。

HPLC 条件:色谱柱为 Spherisorb ODS-2 柱(120mm×4.6mm,5μm),柱温 25℃;采用梯度洗脱方式,首先用 D_2O-0.05mol/L 磷酸二氢钠(pH 2)(99:1,v/v)洗脱 5min,然后线性梯度洗脱至 30min 后达到 D_2O-甲醇-0.05mol/L 磷酸二氢钠(pH 2)(49:50:1,v/v/v),流速 1mL/min;检测波长 250nm;检测器出口通过一根内径为 0.25mm 的惰性聚醚毛细管连接到 HPLC-NMR 流动探头(flow probe)上;HPLC 数据采集用 Bruker Chromstar HPLC 数据系统。

NMR 条件:Bruker AMX-600 NMR 仪,配有 ^1H 流动探头(体积为 100μL 的内径 3mm池),采用驻留方式在 600.14MHz 获得 ^1H NMR 光谱图,用 NOESYPRESAT 连续脉冲序列对水和甲醇进行双倍溶剂峰预饱和。64K 数据点(data-points)收集自由感应衰减信号(Free induction decay signal,FID),采集时间 2.69s,再循环延迟 4.79s,谱宽 12195.2Hz,扫描 64 次。

(3)大鼠全尿分析

HPLC 条件:色谱柱为 Spherisorb ODS-2 柱(150mm×3.9mm,3μm),采用梯度洗脱方式,D_2O-TFA(pH 2)/乙腈-d_3 从(100:0)开始,30min 后递增至(50:50),流速 1mL/min;紫外检测波长 210nm。其他条件同上。

NMR 条件:Bruker AMX-500 NMR 仪,配有 ^1H 流动探头(体积为 120μL 的内径 3mm池)。采用驻留方式在 500.13MHz 获得 ^1H NMR 光谱图,用选择性脉冲 6 次循环(每次100ms)对水峰进行预饱和。32K 数据点收集 FID,采集时间 3.28s,再循环延迟 0.6s,谱宽 5000Hz,扫描 4096 次。

(4)对乙酰氨基酚代谢产物的 NMR 光谱分析:对符合对乙酰氨基酚代谢产物的芳香基和乙酰基信号的 ^1H NMR 谱进行积分,无效去乙酰基作用的程度可根据对乙酰氨基酚代谢产物中 CH_3 乙酰基峰积分值与相应的芳香族 H3 和 H5 质子峰积分值进行计算。

(5)实验结果

1)NMR 法直接测定大鼠尿样中对乙酰氨基酚-C^2H_3 代谢物:比较大鼠服药后 0~8h 尿样的 ^1H NMR 谱图与服药前尿样谱图,在 $\delta7.33$ 和 $\delta7.47$ 清楚地显示了对乙酰氨基酚-C^2H_3 硫酸酯的芳香基峰($AA'XX'$ 自旋系统);$\delta1.75~2.30$ 区域的扩展谱图显示了来自于乙酰基表观峰的许多峰,而在服药前的尿样中则没有这种情况。这些新的共振峰包括 $\delta1.87$ 的 N-乙酰半胱氨酰代谢物的半胱氨酸乙酰基(cysteine acetyl group)峰,以及 $\delta2.18$ 的对乙酰氨基酚硫酸酯的乙酰基峰。硫酸乙酰基峰的存在指出了 $CO.C^2H_3$ 基团在体内发生了较大程度的去乙酰化作用,以及与 $CO.CH_3$ 基的再乙酰化作用。无效去乙基化作用的平均发生率依赖于剂量(表 9-2),低剂量约为 13%,高剂量约为 10%。但 ^1H NMR 谱图没有显示尿中 4-氨基酚和对乙酰氨基酚-C^2H_3 母体的存在。

表 9-2　对乙酰氨基酚硫酸酯和葡萄糖醛酸苷的无效去乙酰基化(FD)百分率和尿中代谢物总回收率

化合物	剂量(mg/kg)/物种	FD 硫酸酯(%)	FD 葡萄糖醛酸苷(%)	尿中总回收率(%)
对乙酰氨基酚-C^2H_3	25/大鼠	13.2 ± 0.2	未检出	55.6 ± 12.3
对乙酰氨基酚-C^2H_3	40/大鼠	9.98 ± 0.86	未检出	60.6 ± 8.8
对乙酰氨基酚-$^{13}CH_3$	40/大鼠	8.87 ± 0.51	未检出	97.8 ± 3.5
对乙酰氨基酚-^{13}CO-$^{13}CH_3$	40/大鼠	9.80 ± 0.35	未检出	75.0 ± 3.7
对乙酰氨基酚-^{13}CO-$^{13}CH_3$	100/大鼠	7.9 ± 1.8	6.61 ± 0.1	47.4 ± 11.3
对乙酰氨基酚-^{13}CO-$^{13}CH_3$	100/大鼠	9.1	5.0	47.4 ± 11.3
对乙酰氨基酚-^{13}CO-$^{13}CH_3$	100/大鼠	9.2	9.1	47.4 ± 11.3
对乙酰氨基酚-C^2H_3	4.3/人	1.0	2.0	45.6a
对乙酰氨基酚	4.3/人	—	—	22.6a

2)NMR 法研究大鼠尿样中对乙酰氨基酚-^{13}CO-$^{13}CH_3$ 的代谢:在服药后 0~8h 尿样的 ^1H NMR 谱图中同样观察到 $\delta7.45$ 和 $\delta7.31$ 的对乙酰氨基酚硫酸酯的芳香基共振峰,同时观察到在 $\delta7.36$ 和 $\delta7.14$ 的对乙酰氨基酚葡醛酸苷的芳香基共振峰,$\delta6.90$ 为母体共振峰,$\delta1.87$ 为 N-乙酰-L-半胱氨酰代谢物的乙酰基峰。无效去乙酰化作用产生的对乙酰氨基酚硫酸酯乙酰基峰在 $\delta2.18$,对该峰积分求得对乙酰氨基酚硫酸酯的无效去乙酰化平均百分率为 $7.9\%\pm1.8\%$;对乙酰氨基酚葡醛酸苷的无效去乙酰化平均百分率为 $6.6\%\pm0.1\%$。

3)HPLC-NMR 法研究大鼠尿样中对乙酰氨基酚-^{13}CO-$^{13}CH_3$ 的代谢:为进一步证明两个主要代谢物的无效去乙酰化作用,给大鼠服用高剂量对乙酰氨基酚-^{13}CO-$^{13}CH_3$(100mg/kg)后采集 0~8h 尿样,按上述固相萃取方法进行纯化后,照设定的 HPLC-NMR 分析方法进行分析,采用驻流方式获取 600MHz ^1H NMR 光谱图(图 9-13)。

图 9-13(a) 是保留时间为 13.05min 的 UV 吸收峰所对应的 ^1H NMR 光谱图,比较大鼠全尿的 NMR 谱图,确定该代谢物为对乙酰氨基酚硫酸酯。在 $\delta2.17$ 处可观察到由对乙酰氨基酚硫酸酯无效去乙酰化产生的乙酰基单峰,$\delta7.45$ 和 $\delta7.31$ 处峰为芳香环产生的信号。经积分计算,无效去乙酰基作用为 9.1%。

图 9-13(b) 是保留时间为 14.5min 的 UV 吸收峰所对应的 ^1H NMR 光谱图,比较大鼠全尿的 NMR 谱图,确定该代谢物为对乙酰氨基酚葡萄糖醛酸苷。$\delta7.35$ 和 $\delta7.13$ 是芳香环产生的信号,$\delta2.15$ 是由对乙酰氨基酚葡萄糖醛酸苷无效去乙酰化产生的乙酰基单峰,经计算无效去乙酰基作用为 5.0%。

图 9-13(c) 是保留时间为 18.42min 的 UV 吸收峰所对应的对乙酰氨基酚母体的

^{1}H NMR光谱图。δ7.26 和δ6.90 是芳香环产生的共振峰,没有观察到对乙酰氨基酚的无效去乙酰基作用产生的乙酰基峰。

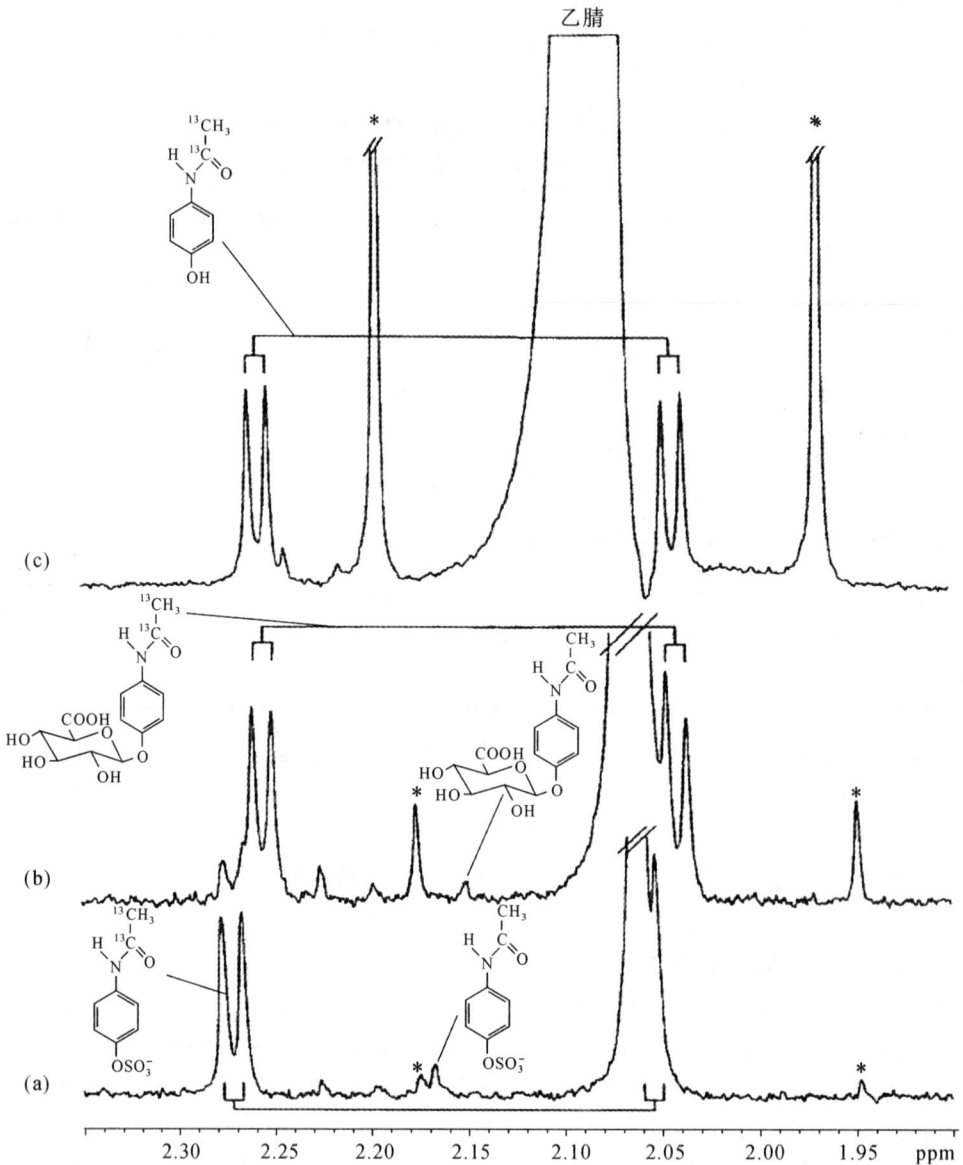

图 9-13　大鼠服用对乙酰氨基酚-^{13}CO-^{13}CH$_3$后 0～8h 尿样的^{1}H NMR 光谱图（δ1.90～2.35）

(a). tr=13.05min 峰(对乙酰氨基酚硫酸盐);(b). tr=14.5min 峰(对乙酰氨基酚葡萄糖醛酸苷);(c). tr=18.42min 峰(对乙酰氨基酚)。 ＊表示来自天然丰度的^{13}CH$_3$CN

4)HPLC-NMR 法分析人尿样中对乙酰氨基酚-C^{2}H$_3$ 代谢物:收集志愿者服药 2～4h 后尿样,按上述方法进行固相纯化、HPLC-NMR 分析。结果在保留时间 9.33min 和 19.06min 有两个峰,分别为对乙酰氨基酚的葡萄糖醛酸苷和硫酸酯代谢物。图 9-14(a) 是第 1 个峰的^{1}H NMR光谱图。δ7.32 和 δ7.11 是芳香环产生的共振峰,δ2.14 为来自于葡萄糖醛酸苷的乙酰基单峰,表明存在代谢物的无效去乙酰基作用,其发生率为 1.0％。图 9-14(b) 是第 2 个峰的^{1}H NMR 光谱图。$\delta 7.42$ 和 $\delta 7.27$ 是芳香环产生的信号，$\delta 2.13$ 是来自于硫酸酯的乙酰基单峰，无效去乙酰基发生率为 2.0%。

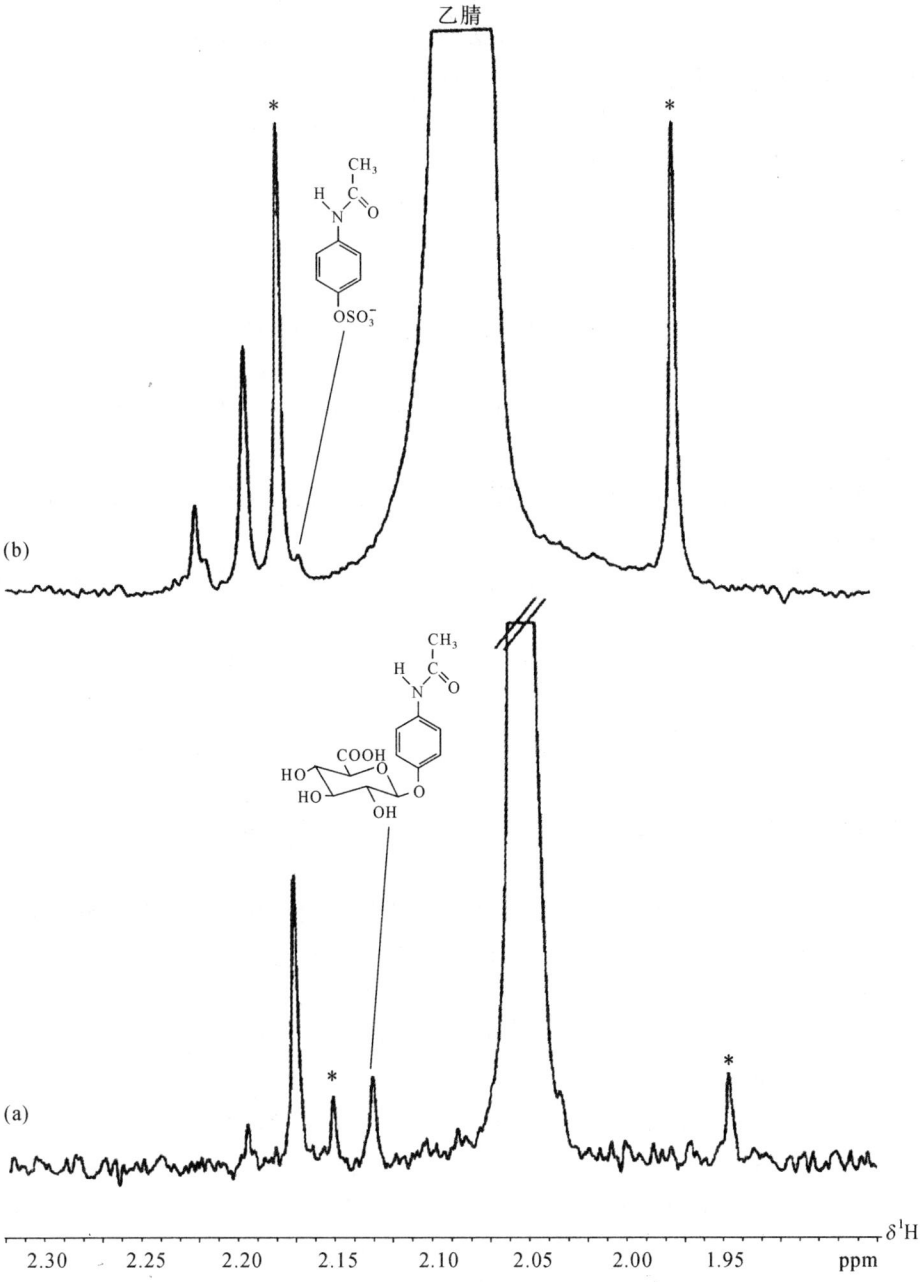

图 9-14　口服 300mg 对乙酰氨基酚-C^{2}H$_3$2～4h 后人尿样的^{1}H NMR 光谱（δ 1.85～2.35）

(a). $tr=9.33$min 峰（对乙酰氨基酚葡萄糖醛酸苷）；(b). $tr=19.06$min 峰（对乙酰氨基酚硫酸酯）；＊表示来自天然丰度的^{13}CH$_3$CN

【思考题】

1.体内药物分析中常用的光谱分析法有哪些？各自有什么特点？

2.在体内药物分析中应用计算分光光度法的目的是什么？有哪些常用方法和应用条件？

3.薄层扫描法在体内药物分析中的应用特点有哪些？

4.与可见-紫外分光光度法相比原子吸收分光光度法有何特点？

5.荧光分析法中常用的荧光试剂有哪些？荧光试剂的应用目的是什么？

6. HPLC-NMR 联用在体内药物分析中应用的优势有哪些？

【参考文献】

[1] 柴宜民,刘俊芳,刘二保,等. 光度法测定尿液中乌头碱的含量. 山西师范大学学报(自然科学版),2005,19(2):57.

[2] 白江博,田德虎,赵心,等. 血液中盐酸罂粟碱的测定及药时曲线研究. 中国卫生检验杂志,2008,18(12):2591.

[3] 吴苏澄,刘明蓉. 二阶导数分光光度法测定家兔血浆中头孢哇污浓度及药动学参数. 华西药学杂志,1993,8(1):9.

[4] 罗兰,廖英姿,买尔旦,等. 双波长紫外分光光度法测定氨茶碱血药浓度. 新疆医科大学学报,2000 , 23 (4):351.

[5] 李好枝,仇峰,董英,等. 差示紫外分光光度法测定尿中诺氟沙星的排泄率. 沈阳药科大学学报,2001,18(5):332.

[6] 张琦,张海英,邱永辉,等. 比色法测定儿童尿液中 D-木糖排泄率. 新疆中医药,2008,26 (6):10.

[7] 何桂霞,何群,裴刚. 酸性染料比色法测定血清中盐酸麻黄碱含量.基层中药杂志,2000,14(1):6.

[8] 游文玮,吴昭晖,佟丽,等. 喂饲补阳还五汤大鼠血清中黄芪甲苷的固相萃取-化学衍生化-荧光分光光度法测定. 第一军医大学学报,2003,23(4):335.

[9] 李发美主编.分析化学(第 6 版).北京:人民卫生出版社,2007

[10] 颜冬梅,马张英,屠凌岚,等. 石墨炉原子吸收分光光度法测定大鼠血浆和尿液中的赛特铂. 中国现代应用药学杂志,2006,23(8):731.

[11] 张逸,鲁双云,高文娟,等. 火焰原子吸收分光光度法测定动物血及组织中的痕量银. 中国美容医学,2006,15(8):896.

[12] 张宜凡. 双波长薄层扫描法测定尿中吗啡含量. 实用临床医药杂志,2009,13(7):70.

[13] 刘培贤,赵瑛,尉志文,等. 盐酸阿米替林在大鼠体内死后的分布研究. 世界中西医结合杂志,2008,3 (12):705.

[14] 丁黎 主编.药物色谱分析.北京:人民卫生出版社,2008

[15] Nicholls AW, Farrant RD, Lindon JC,et al. NMR and HPLC-NMR spectroscopic studies of futile deacetylation in paracetamol metabolites in rat and man. Journal of Pharmaceutical and Biomedical Analysis,1997,15：901.

第 10 章

体内药物分析方法在
药代动力学研究中的应用

药代动力学（pharmacokinetics）是研究药物在生物体内的吸收（absorption）、分布（distribution）、代谢（metabolism）和排泄（excretion）（即 ADME）过程及规律的一门学科。即应用动力学原理与数学处理方法，定量描述体内药物及代谢物浓度随时间变化的动态过程，探索药物在体内的代谢途径。

ADME 研究是创新药物研发中不可缺少的重要内容，贯穿于药物研发的各个环节，尤其在先导/候选化合物筛选过程中，早期 ADME 成药性评价，对获得具有优良 ADME 特性的候选化合物，提高新药研发的成功率具有重要意义。新药的药代动力学研究包括非临床药代动力学和临床药代动力学研究，以及以药代动力学参数作为指标来反映药物制剂质量的生物利用度和生物等效性试验。对此，各国药品管理部门均制订了相应的指导原则。

非临床药代动力学研究是通过动物体内、外和人体外的研究方法，揭示药物在体内的动态变化规律，获得药物的基本药代动力学参数，阐明药物的吸收、分布、代谢和排泄的过程和特点。其在新药研究开发的评价过程中起着重要作用，是阐明药效或毒性大小的基础，是评价药物制剂特性和质量的重要依据，研究结果可为设计和优化临床研究给药方案提供有关参考信息，研究的最终目的是获得具有适宜临床 ADME 特性的候选药物。

临床药代动力学研究旨在阐明药物在人体内的吸收、分布、代谢和排泄的动态变化规律。这是全面认识人体与药物间相互作用的重要环节，也是临床制定合理用药方案的依据。新药的临床药代动力学研究主要涉及如下内容：健康志愿者的药代动力学研究、目标适应证患者的药代动力学研究和特殊人群的药代动力学研究。

生物利用度和生物等效性均是评价制剂质量的重要指标，前者反映药物活性成分吸收进入体内的程度和速度，是新药研究过程中选择合适给药途径和确定用药方案（如给药剂量和给药间隔）的重要依据之一。后者重点在于以预先确定的等效标准和限度进行的比较，是保证含同一药物活性成分的不同制剂体内行为一致性的依据，是判断研发产品是否可替换已上市药品使用的依据。两者在药品研发的不同阶段有不同作用。

药代动力学研究依赖于生物样品的测定，设计合理的试验方案，建立可靠的分析方法，是进行各种药代动力学研究的前提。生物样品的分析方法包括色谱法、放射性核素标记法、免疫学和微生物学方法。应根据受试物的性质,选择特异性好、灵敏度高的测定方法。如:HPLC、GC、LC-MS、GC-MS 法等。对于前体药物或有活性(药效学或毒理学活性)代谢产物的药物,建立方法时应考虑能同时测定原型药和代谢物,以考察物质平衡(mass balance),阐明药物在体内的转归。在这方面,放射性核素标记法和色谱-质谱联用法具有明显优点。

10.1　体内药物分析方法在非临床药代动力学研究中的应用

10.1.1　非临床药代动力学研究基本要求与内容

1.试验设计总体要求

(1)受试物:使用的受试物及剂型应尽量与药效学或毒理学研究的一致,并附研制单位的质检报告,使研究结果对药效学和毒理学研究有直接的参考意义。

(2)试验动物:一般采用成年、健康的动物。常用动物有小鼠、大鼠、兔、豚鼠、犬、小型猪和猴等。动物选择的一般原则为:①首选动物应尽可能与药效学和毒理学研究一致。②尽量在清醒状态下试验,动力学研究最好从同一动物多次采样。③创新性药物应选用两种或两种以上的动物,其中一种为啮齿类动物;另一种为非啮齿类动物(如犬、小型猪或猴等)。其他药物,可选用一种动物,建议首选非啮齿类动物。④经口给药时,不宜采用家兔等食草类动物。

(3)剂量选择:至少应设置三个剂量组,高剂量最好接近最大耐受剂量,中、小剂量根据动物有效剂量的上下限范围选取。在所试剂量范围内,考察药物的体内动力学过程是属于线性还是非线性,以利于解释药效学和毒理学研究中的发现,为新药的进一步开发和研究提供信息。

(4)给药途径与次数:给药途径和方式,应尽可能与临床用药一致。首先应进行单次给药的药代动力学研究,对于临床需长期给药且有蓄积倾向的药物,应考虑进行多次给药的药代动力学研究。

2.研究内容

(1)血药浓度-时间曲线

1)受试动物数:以血药浓度-时间曲线的每个采样点不少于 5 个数据为限计算所需动物数。宜从同一动物个体多次取样,如由多个动物的数据共同构成一条血药浓度-时间曲线,应增加动物数,以反映个体差异对试验结果的影响。受试动物最好雌雄各半,如发现动力学存在明显的性别差异,应增加动物数,以确认受试物药代动力学的性别差异。但对于单一性别用药,可选择与临床用药一致的性别。

2)采样点及注意事项:给药前需采样作为空白样品。采样时间点的设计应兼顾药物的吸收相、平衡相(峰浓度附近)和消除相。一般在吸收相至少需要 2～3 个采样点,对于吸收快的血管外给药的药物,应尽量避免第一个点是峰浓度(C_{max});在 C_{max} 附近至少需要 3 个采样点;消除相需要 4～6 个采样点。整个采样时间至少应持续到 3～5 个半衰期,或持续到血药浓度为 C_{max} 的 1/10～1/20。采样点的确定对药代动力学研究结果有很大影响,为确定最佳采样点,建议选择 2～3 只动物进行预试验,根据预试验的结果,选定采样点。

对于口服给药,一般在给药前应禁食 12h 以上,以排除食物对药物吸收的影响。另外应根据具体情况统一给药后禁食时间,以避免由此带来的数据波动及食物的影响。

　　3)药代动力学参数:根据测得的各受试动物的血药浓度-时间数据,求得受试物的主要药代动力学参数。静脉注射给药,应提供 $t_{1/2}$(消除半衰期)、Vd(表观分布容积)、AUC(血药浓度-时间曲线下面积)、CL(清除率)等参数值;血管外给药,除提供上述参数外,尚应提供 C_{max}、T_{max}(达峰时间)、MRT(平均滞留时间)等参数,以反映药物的吸收规律。

　　(2)吸收与分布:对于经口给药的新药,尽可能同时进行血管内给药的药代动力学研究,以提供绝对生物利用度。如有必要,还可进行在体或离体肠道吸收试验以阐述药物吸收特性。对于其他血管外给药的药物及某些改变剂型的药物,应根据立题目的,尽可能提供绝对生物利用度。

　　药物的组织分布试验通常选用大鼠或小鼠进行研究。选择一个剂量(往往选有效剂量)给药后,至少测定药物在心、肝、脾、肺、肾、胃肠道、生殖腺、脑、体脂、骨骼肌等组织的浓度,以了解药物在体内的分布情况。应特别注意药物浓度高、蓄积时间长的组织和器官,以及药物在药效或毒性靶器官的分布。参考血药浓度-时间曲线的变化趋势,选择至少3个时间点,以分别代表吸收相、平衡相和消除相的药物分布。每个时间点,至少应有5个动物的数据。若某组织的药物浓度较高,应增加观测点。

　　(3)排泄:尿和粪的药物排泄研究一般采用小鼠或大鼠,将动物放入代谢笼内,选定一个有效剂量给药后,按一定的时间间隔分段收集尿或粪的全部样品,测定药物浓度。计算药物经此途径排泄的速率及排泄量,直至收集到的样品测定不到药物为止。每个时间点至少有5只动物的试验数据。应采集给药前尿及粪样,并参考预试验的结果,设计给药后收集样品的时间点,包括药物从尿或粪中开始排泄、排泄高峰及排泄基本结束的全过程。胆汁排泄一般用大鼠在乙醚麻醉下作胆管插管引流,待动物清醒后给药,并以合适的时间间隔分段收集胆汁,进行药物测定。

　　(4)与血浆蛋白的结合:药物与血浆蛋白结合试验可采用多种方法,如平衡透析法、超滤法、分配平衡法、凝胶过滤法、光谱法等。根据药物的理化性质,可选择使用一种方法进行至少3个浓度(包括有效浓度)的血浆蛋白结合试验,每个浓度至少重复试验三次,以了解药物的血浆蛋白结合率是否有浓度依赖性。

　　建议根据药理毒理研究所采用的动物种属,进行动物与人血浆蛋白结合率比较试验,以预测和解释动物与人在药效和毒性反应方面的相关性。对蛋白结合率高于90%以上的药物,建议选择临床上有可能合并使用的高蛋白结合率药物,开展体外药物竞争结合试验,考察对所研究药物蛋白结合率的影响。

　　(5)生物转化及对药物代谢酶活性的影响:对于创新药物,尚需了解药物在体内的生物转化(即药物代谢)情况,如转化类型、主要转化途径、可能涉及的代谢酶,以及对药物代谢酶,特别是对细胞色素 P_{450} 同工酶的诱导或抑制作用。对于新的前体药物,除对其代谢途径和主要活性代谢物结构进行研究外,还应对原型药和活性代谢物进行系统的药代动力学研究。而对主要在体内以代谢消除为主的药物(原型药排泄<50%),临床前可先采用色谱方法或放射性核素标记方法分离和分析可能存在的代谢产物,并用色谱-质谱联用等方法初步推测其结构。如果Ⅱ期临床研究提示其在有效性和安全性方面有开发前景,在申报生产前需进一步研究并阐明主要代谢产物的可能代谢途径、结构及代谢酶。但当多种迹象提示可能存在有较强活性的代谢产物时,应尽早开展活性代谢产物的研究,以确定开展代谢产物动力学试验的必要性。

10.1.2　药物吸收研究

　　药物吸收是指药物由给药部位进入体循环的过程。对于血管外给药而言,药物的吸收是发挥药效的重要前提。药物的吸收可以在胃、小肠、大肠、直肠、注射部位、皮肤、口腔、肺、角膜及鼻黏膜等处进行。由于口服给药方便、病人依从性强,因此是许多药物的首选给药途径。但是,并不是所有药物都适合制成口服制剂,因此,在药物研发前期,对其在肠道中的透过性作出科学评价,将为其制剂研究提供依据。预测药物在肠道的吸收情况有多种模型,常用的有细胞模型、离体模型、单向灌流模型及原位灌流模型。

1. 细胞模型上的透过性研究

细胞模型是用来研究药物吸收及吸收机制简单、快速的方法。常用于评价肠内屏障的细胞模型是 Caco-2 细胞(人结肠癌细胞)及马丁达比犬肾上皮(Madin-Darby canine kidney,MDCK)细胞。Caco-2 细胞模型不仅可以考察药物的吸收也可以考察药物从肠腔的排泄,用于新药开发的早期阶段以初筛药物的吸收性能。MDCK 细胞可作为早期药物发现评估膜渗透性的工具,预测肠上皮细胞的被动转运,但其不能用于透过机制或肠上皮细胞的主动吸收或外排研究。

2. 体外试验法

体外实验法是将动物消化道的一部分分离,在脱离机体其他组织的状态下进行实验的一种方法。该方法简单,无须特殊复杂的装置,广泛应用于研究主动转运的药物跨膜吸收、被动吸收和主动转运过程的分析,并可单独研究影响吸收的因素。常用的体外实验法包括外翻肠囊法、改良的外翻肠囊法、Ussing 转运室。外翻肠囊法是取一段离体小肠,将黏膜侧翻向外端,两端结扎,内装满液体,置于 37℃ 含药液体介质中,于一定时间测定药物从外侧黏膜透入内侧的量。改良的外翻肠囊法是在外翻肠道的一端插入一套管,通过套管可随时吸取内侧的溶液进行分析。Ussing 转运室是将离体肠片作为隔膜固定于两室间,黏膜侧溶液与浆膜侧溶液通过肠片渗透而流动。Ussing 转运室技术是研究肠组织不同位置药物吸收的理想模型,它也可以进行人的肠组织研究,从而提供物种间透过性比较。

3. 在体试验法

啮齿类(大鼠或兔子)肠段原位灌流常用于药物渗透性和吸收动力学研究,在体法与体外技术相比的最大优点是不切断实验动物的血管及神经。这类方法在预测被动转运药物渗透性有较高的准确度。在体实验中,通过肠腔消失的药物评估吸收,以进口和出口的浓度差异计算渗透性。单向灌流法是一种常用的在体灌流方法,将实验动物用戊巴比妥钠麻醉,打开腹腔找出待实验的一段消化道,两端切后一端与导管相连,用恒流泵或蠕动泵以一定速度注入实验溶液,另一端收集流出液,测定药物浓度的变化,求出药物吸收量。同时可通过肠系膜静脉插管取血样,测定实际进入血中的药物量。

采用离体或在体进行药物肠吸收实验时,肠道对水分的吸收往往会导致灌流液体积随时间变化,因此需要选用不被肠道吸收的物质作为灌流液体积的"标示物"进行校正,常用的标示物有:菊糖、甘露醇、酚红、荧光黄、^{14}C 标记的聚乙二醇,等。

10.1.3 药物分布研究

药物分布是指药物吸收进入体循环后,向各个脏器和组织转运的过程。药物首先分布于血流速度快的组织,如肺、肝、肾,然后分布到肌肉组织。药物进入血液后,与血浆蛋白发生不同程度的结合。一般认为,只有游离型药物才能向各个组织转运。大多组织的毛细血管内皮细胞间均有许多膜孔,相对分子质量为 100～300 的游离型药物很易通过。药物穿过毛细血管壁后,进入组织外液中,进一步通过组织细胞膜,进入组织细胞内,与靶点结合而发挥药理/毒理作用。受药物脂溶性、组织血流速率、药物与血浆蛋白及组织蛋白的结合、以及药物的细胞膜透过性等影响,药物在各个组织间的分布是不均匀的,而且不同药物有不同的分布。因此,在药物临床前研究阶段,就需要了解药物的血浆蛋白结合、药物的组织分布,为阐明药物的药理/毒理作用提供依据。

10.1.4　药物排泄研究

药物排泄是指体内药物以原型或代谢物的形式排出体外的过程。药物的主要排泄途径是肾脏排泄,其次是胆汁排泄,此外还可以通过唾液、乳汁、汗腺、呼吸道排泄,但排泄量少。排泄研究可以确定化合物的最终去向,对于药物的安全性评价至关重要。同时排出体外的代谢产物通常为最终最稳定的结构,因此对于阐明药物在体内的代谢转化具有重要的参考价值。

10.1.5　应用示例

药代动力学研究的关键之一是建立专属、灵敏、准确的药物浓度分析方法,体内药物分析贯穿于药物的吸收、分布、代谢、排泄的整个研究过程。本节通过具体实例介绍 HPLC、LC-MS/MS、GC-MS,以及放射性标记等方法在临床前药物吸收、分布、排泄中的应用,其在药物代谢中的应用将在本书第十二章介绍。

1. HPLC 法在非临床药代动力学研究中的应用

示例一　花旗松素和落新妇苷在 Caco-2 细胞单层中的转运

花旗松素(taxifolin)和落新妇苷(astilbin)为二氢黄酮类化合物(图 10-1),后者为前者的鼠李糖苷。Wang 等采用 Caco-2 细胞模型,考察了花旗松素和落新妇苷在细胞中的转运情况及可能机制。

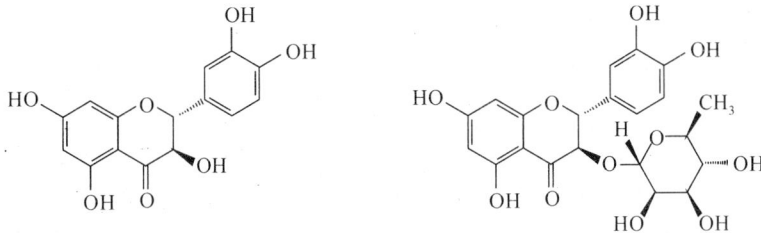

图 10-1　花旗松素(左)和落新妇苷(右)的化学结构

(1)细胞培养:Caco-2 细胞生长于含 10%胎牛血清、1%非必需氨基酸、100U/mL 青霉素和 100μg/mL 链霉素的 DMEM(高糖)培养基中,在 37℃、5%CO_2、饱和湿度的条件下培养,细胞贴壁生长。选取处于对数生长期的细胞,消化、收集细胞后,用新鲜培养基重新悬浮细胞,调整细胞密度为 2.0×10^5 细胞/mL。在透性支持物顶侧添加 0.5mL 的细胞悬液,底侧添加 1.5mL 新鲜培养基。每隔 1d 换液 1 次,培养 14d 后,每天换液,连续培养至 21d,得到分化完全的细胞单层,进行细胞致密性评价。

(2)转运试验:取在 Transwell 板上培养 21d 的 Caco-2 细胞,选择跨膜电阻(transepithelial electrical resistance,TEER)$>$ 400Ωcm^2,荧光黄(lucifer yellow,LY)的表观渗透系数(apparent permeability coefficient,P_{app})$\leqslant 0.5 \times 10^{-6}$ cm/s 的细胞单层进行药物转运

试验。试验前细胞用预热至 37℃ 的 Hank's 平衡盐溶液（Hank's balanced salt solution, HBSS）漂洗 2 次,37℃ 预孵育 30min,使细胞有充分时间适应转运介质,同时在不破坏其单层膜的基础上除去细胞表面的杂质。转运试验时,在 Transwell 板的顶侧（AP）加入 0.5mL 含不同浓度花旗松素或落新妇苷的 HBSS,作为给药室,同时在底侧（BL）加入 1.5mL 空白 HBSS,作为接收室,进行由顶侧至底侧方向的转运。考察由底侧向顶侧方向的转运时,需在 BL 侧加入 1.5mL 含不同浓度花旗松素或落新妇苷的 HBSS,作为给药室,同时在 AP 侧加入 0.5mL 空白 HBSS,作为接收室。将 Transwell 板置 37℃ 恒温摇床中孵育,转速 50r/min,并分别于试验开始后 30、60、90、120 及 180min,从接收室中吸取 100μL 接收液,立即补充相同体积的空白 HBSS。接收液中花旗松素与落新妇苷浓度以 HPLC-UV 法测定。为考察 P-糖蛋白（P-glycoprotein,P-gp）抑制剂维拉帕米、MRP2 抑制剂 MK-571 对花旗松素和落新妇苷在 Caco-2 细胞中转运的影响,以含 100μmol/L 维拉帕米、50μmol/L MK-571 的 HBSS 替代上述实验中的空白 HBSS 进行实验。此外,将上述转运过程置于 4℃ 下进行,其余操作同上,即可考察温度对花旗松素和落新妇苷在 Caco-2 细胞中转运的影响。

（3）花旗松素和落新妇苷的 HPLC 测定:采用 Waters Symmetry C_{18} 柱（150mm×4.6mm, 5μm）和 C_{18} 保护柱,柱温 30℃;检测波长 291nm;流动相为甲醇-0.3% 醋酸溶液（35:65）,流速 1.0mL/min;进样量 20μL。取转运实验后样品溶液,经 13000r/min 离心 10min,取上清液进样测定。

（4）吸收转运参数计算:花旗松素和落新妇苷在 Caco-2 细胞中的转运率（V）、表观通透率或称表观渗透系数（P_{app}）及外排率（Efflux ratio,R_E）分别按以下公式计算:

$$V = \frac{V_r \mathrm{d}C/\mathrm{d}t}{S} ; P_{app} = \left(\frac{V_r}{C_0}\right)\left(\frac{1}{S}\right)\left(\frac{\mathrm{d}C}{\mathrm{d}t}\right) ; R_E = P_{app,B\rightarrow A}/P_{app,A\rightarrow B}$$

式中 V_r 为接收室接收液的总体积;C_0 为给药池中受试药的初始浓度;$S(\mathrm{cm}^2)$ 为膜的表面积;$\mathrm{d}C/\mathrm{d}t$ 为经稀释法校正后接收室中药物浓度随时间变化曲线的斜率。准确测定 P_{app} 的条件是药物的外排与时间成线性（即 $\mathrm{d}C/\mathrm{d}t$ 为常数）。

（5）方法学验证:在上述色谱条件下,花旗松素、落新妇苷的保留时间分别为 6.5 和 9.8min,空白 HBSS 对两者均不产生干扰（图 10-2）,研究中采用的各种转运蛋白抑制剂均不影响花旗松素和落新妇苷的分析测定。花旗松素、落新妇苷的线性范围为 0.18～18μmol/L（$r>0.999$）,定量下限（LLOQ）为 0.18 μmol/L（$RSD<9.0\%$,$n=5$）;日内、日间精密度（以 RSD 表示）均小于 8.8%;方法回收率为 94.4%～105.6%（$RSD<5.5\%$）。

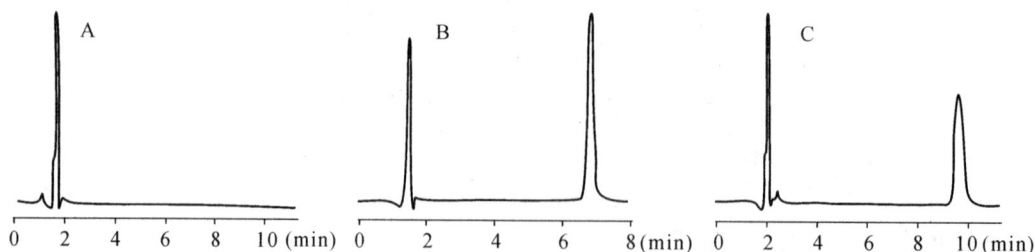

图 10-2 花旗松素和落新妇苷代表性 HPLC 色谱图

A. 为 HBSS;B. 为添加花旗松素（3.6μmol/L）的 HBSS;C. 为添加落新妇苷（1.08 μmol/L）的 HBSS

（6）结果与讨论：花旗松素和落新妇苷在 Caco-2 细胞中的转运速率具有明显的方向性，从 BL 侧到 AP 侧（B→A）的转运速率显著高于相反方向的转运速率（图 10-3），显示 Caco-2 细胞对两者有明显的外排作用。在 10～1000μmol/L 浓度范围内，双向转运均未达到饱和。花旗松素和落新妇苷从 AP 侧到 BL 侧转运的 P_{app} 均小于 $1×10^{-6}$ cm/s，表明两者透过细胞能力较差，提示它们口服后生物利用度较差。

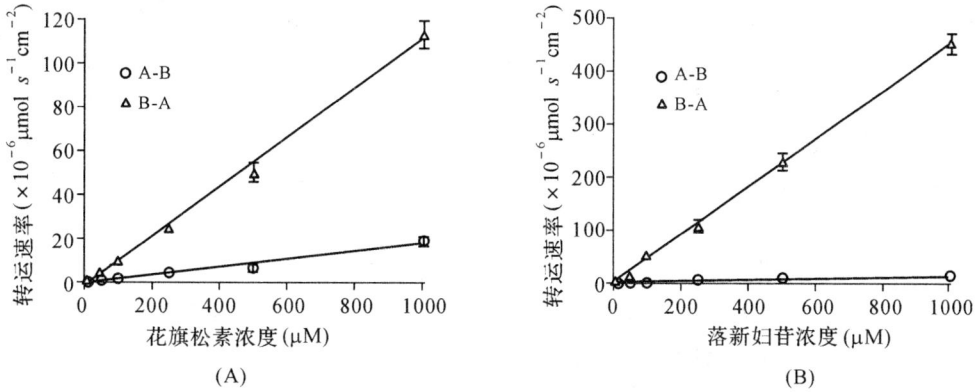

图 10-3　花旗松素（A）和落新妇苷（B）在 Caco-2 细胞上的透过率（$n=6$）

当试验温度由 37℃降至 4℃时，花旗松素和落新妇苷从 AP 侧到 BL 侧的 P_{app} 显著升高，BL 侧到 AP 侧的 P_{app} 则显著降低，R_E 接近 1.0，外排现象消失。维拉帕米（P-gp 经典抑制剂）能显著降低落新妇苷在 Caco-2 细胞中的外排，而对花旗松素的外排无影响；MK-571（MRP2 抑制剂）能显著降低花旗松素在 Caco-2 细胞中的外排，而对落新妇苷的外排无影响（表 10-1）。当 MK-571 存在时，花旗松素的 R_E 值与对照相比虽然显著降低，但仍大于 2.0，提示 MK-571 不能完全抑制 Caco-2 细胞对花旗松素的外排作用。根据上述结果推测 MRP2 和 P-gp 可能分别参与落新妇苷和花旗松素在 Caco-2 细胞中的外排，提示转运蛋白介导的外排可能是制约其口服生物利用的原因之一。

表 10-1　抑制剂（100μmol/L）对花旗松素、落新妇苷在 Caco-2 细胞转运的影响

浓度（μmol/L）	外排率		
	对照	维拉帕米	MK-571
花旗松素			
10	6.98	0.53*	6.38
50	6.25	0.72*	6.29
100	6.74	0.60*	6.44
250	6.03	0.78*	6.78
500	7.41	0.89*	6.58
落新妇苷			
10	16.9	15.4	3.75*
50	15.4	15.9	3.84*
100	36.3	37.3	3.22*
250	25.4	24.4	3.20*
500	28.8	26.5	3.16*

* 与对照组比较，$P<0.05$

示例二   大鼠在体单向灌流法考察木犀草素的肠道吸收

Zhou 等应用 HPLC 法测定在体肠灌流液中木犀草素（luteolin）的浓度，考察了木犀草素的肠道吸收情况及可能机制。

（1）动物处理：大鼠禁食 12 小时（自由饮水），20％乌拉坦腹腔注射麻醉（1.0g/kg），固定。沿腹中线打开腹腔，小心分离出待考察肠段，取约 10cm 于两端切口，用预热至 37℃的生理盐水将肠内容物冲洗干净，于切口处插管，结扎，将肠段放回腹腔，缝合。伤口用浸有生理盐水的脱脂棉覆盖保湿，实验过程中需保持大鼠体温恒定。实验时取预热至 37℃不同浓度的供试液100mL，先以 1.0mL/min 的流速灌流 10min，再将流速调为 0.2mL/min，以流出第一滴溶液时开始计时，平衡 30min 后，收集 30～45，45～60，60～75，75～90，90～105，105～120min 时间段灌流液，分别以紫外分光光度法及 HPLC 法测定流出液中酚红（校正灌流液体积）及木犀草素浓度。灌流结束后处死大鼠，剪下被灌流肠段，测量其长度和内径。

（2）HPLC 色谱条件：Agilent Zorbax SB C$_{18}$色谱柱（250mm ×4.6mm,5μm）；流动相为甲醇-0.2％磷酸（58：42,v/v），流速 1.0mL/min；检测波长 350nm；柱温 30℃；进样量 50μL。

（3）流出液测定与方法学研究：精密移取样品溶液 0.5mL，加入 0.50mL 甲醇，涡旋 1min，于 13000r/min 离心 10min，取上清液进行 HPLC 分析，以标准曲线法计算样品中木犀草素浓度。在上述色谱条件下测得样品液色谱图见图 10-4，灌流液中其他成分不干扰测定；测得木犀草素的线性范围为 0.1002～12.02μg/mL；绝对回收率为 90.3％～97.1％（$RSD<5.5\%$）；方法回收率为 99.0％～103.1％（$RSD<2.4\%$）；日内及日间精密度 $RSD<2.6\%$。

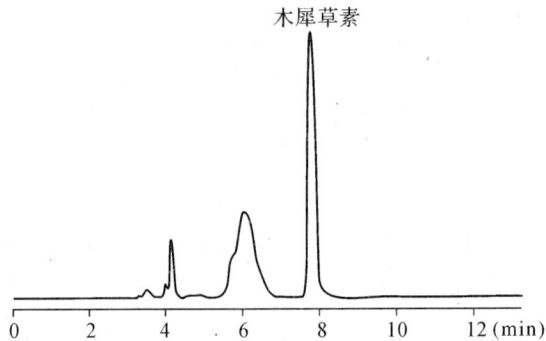

木犀草素

图 10-4   木犀草素 5.1μg/mL 灌流大鼠肠道后流出液的 HPLC 图谱

（4）吸收参数计算：根据灌流液中木犀草素的浓度变化计算有效透过系数（P_{eff}）和吸收常数 k_a。

$$P_{eff}=\frac{Q\ln(C_{in}/C_{out})'}{2\pi rL} ; K_a=\left[1-(C_{out}/C_{in})'\right]\frac{Q}{V} ;$$

式中，Q 为灌流液流速（0.20mL/min）；C_{in} 和 C_{out} 分别为入口及出口灌流液中木犀草素浓度，$(C_{in}/C_{out})'$为入口、出口校正后（$C_{in}\times PR_{out}$）/（$C_{out}\times PR_{in}$）浓度，PR_{in} 和 PR_{out} 分别为肠道进出口灌流液中酚红的浓度（μg/mL）；r 为被灌流肠段横截面半径（cm），L 为被灌流肠段的长度（cm）；V 为被灌流肠段体积（$V=r^2\pi L$）。

（5）结果与讨论：图 10-5 为木犀草素在大鼠十二指肠、回肠、结肠及空肠中的有效透过系数（P_{eff}）和吸收常数（k_a）。结果显示，透过系数均大于 5.0×10^{-3}cm/min，表明木犀草素在肠道内无特定吸收部位,全肠段均有较好吸收。其中十二指肠、空肠中木犀草素的 P_{eff} 和 k_a 值均显著高于回肠及结肠($P<0.05$),显示木犀草素在十二指肠及空肠中的吸收好于回肠及结肠,由于空肠的长度远大于十二指肠,因此推测空肠是木犀草素的主要吸收部位。当灌流液中木犀草素初始浓度为 $2.5\sim10\mu g/mL$ 时,大鼠空肠对木犀草素的吸收系数 P_{eff} 和吸收常数 k_a 无统计差异($P>0.05$),表明大鼠空肠对木犀草素的吸收为浓度非依赖性。能量抑制剂 2,4-二硝基苯酚的加入对 P_{eff} 和 k_a 值也未显示明显影响,提示木犀草素的吸收以被动扩散机制为主。

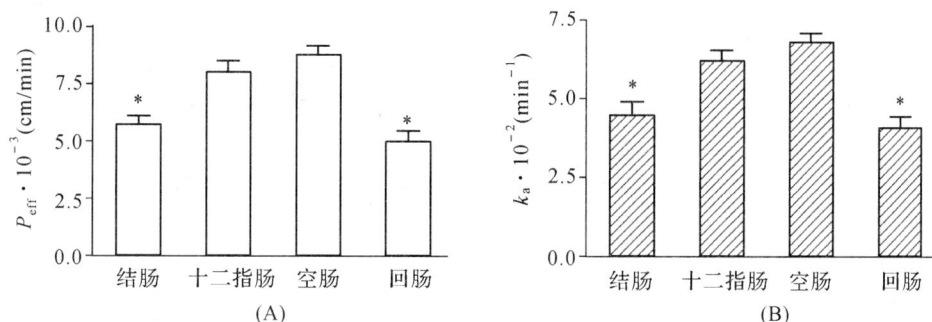

图 10-5　木犀草素($5.0\mu g/mL$)在大鼠不同肠段的 P_{eff}(A)和 K_a(B)($n=5$)

* 与十二指肠和空肠比较($P<0.05$)

示例三　酮洛芬对映体与人血浆蛋白的立体选择性结合研究

酮洛芬(ketoprofen)为手性药物,其分子中含 1 个手性中心。而手性药物与血浆蛋白结合可能具有立体选择性。Jin 等应用柱前衍生化 HPLC 拆分方法,研究酮洛芬两个对映体与人血浆蛋白结合的立体选择性。

(1)色谱条件:Agilent Zorbax C_{18} 柱($250mm\times4.6mm,5\mu m$);流动相为乙腈-0.01mol/L磷酸二氢钾缓冲液(用磷酸调 pH 至 4.5)(60：40),流速 0.8mL/min;检测波长 250nm;进样量 $20\mu L$。

(2)酮洛芬对映体与人血浆蛋白的结合反应:取 $700\mu L$ 人血浆($37℃$ 预孵育 10min),分别加入 S-酮洛芬、R-酮洛芬,混匀后,放入 37 ℃恒温振荡仪中,孵育 30min。待药物与血浆蛋白结合完全后,取 $500\mu L$ 血浆置于离心超滤装置中(滤膜的截流分子量为 30000),于 $37℃$,10000 r/min 离心 5min。取 $150\mu L$ 超滤液或血浆样品,进行提取与衍生化实验。

(3)提取与手性衍生化:取血浆样品或超滤液 $150\mu L$,置 10mL 离心管中,依次加入内标溶液($100\mu g/mL$ S-氟比洛芬)$20\mu L$ 和 1mol/L 硫酸溶液 $100\mu L$,混匀,加入有机提取溶剂二氯甲烷 2mL,涡旋混合 3min,3000r/min 离心 10min。取下层有机层转移至另一离心管中,氮气流下蒸发至干,加入 1％三乙胺二氯甲烷溶液 $100\mu L$ 和 2％二氯亚砜二氯甲烷溶液 $100\mu L$(均为新鲜配制),混匀,密闭,于 30℃反应 30min。反应液于氮气流下蒸发至干,加入 S-萘乙胺(S-NEA)的二氯甲烷溶液($2.5mg/mL$,新鲜配制)$100\mu L$,继续 30℃反应 30min。然后于氮气流下吹干,残渣用 $100\mu L$ 流动相溶解,取 $20\mu L$ 进行 HPLC 分析。

(4)方法学验证结果:酮洛芬的衍生化反应原理与衍生物的色谱图见图 10-6。由色谱图可见,酮洛芬对映体与内标氟比洛芬基线分离,血浆中内源性杂质不干扰测定。S-酮洛芬和 R-酮洛芬的线性范围为 $0.5\sim50\mu g/mL$;绝对回收率为 87.7％～90.4％($RSD<6.0\%$);日内、日间精密度(RSD)均小于 5.0％。

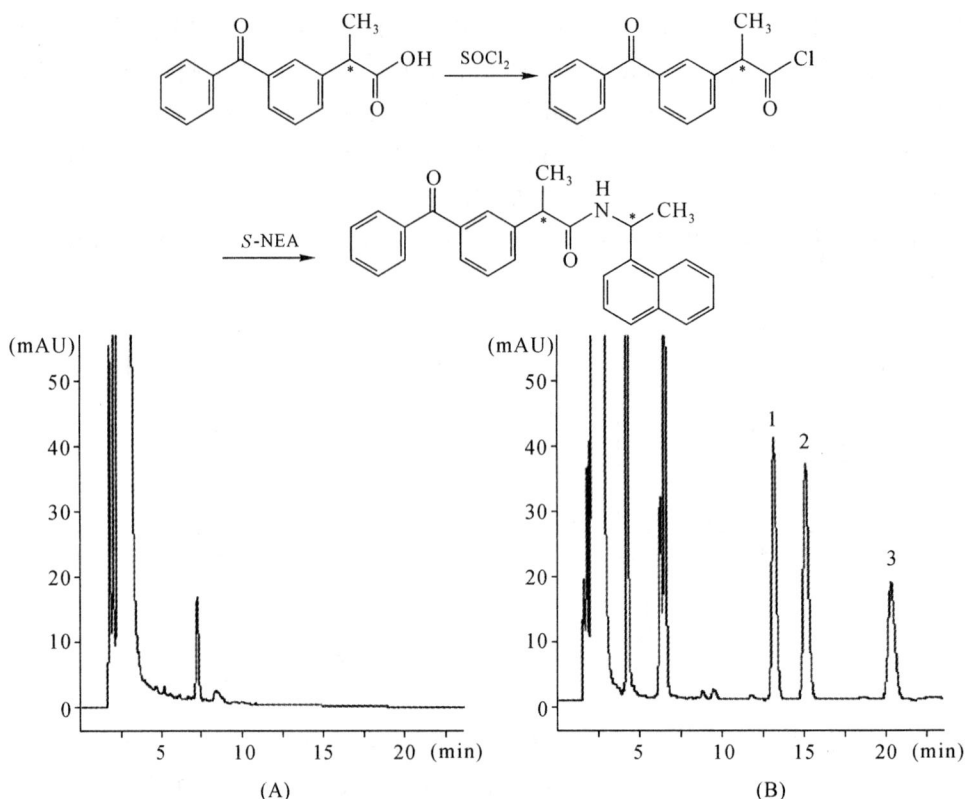

图 10-6   酮洛芬对映体的衍生化反应原理与衍生物的 HPLC 图

(A).空白血浆;(B).空白血浆中加酮洛酚消旋体及内标 S-氟比洛酚

1.S-酮洛芬;2.R-酮洛芬;3.内标 S-氟比洛芬

(5)与蛋白结合率计算:按所建立的方法测定血浆样品中酮洛芬总浓度(C_t)及超滤液中游离酮洛芬浓度(C_f),按下式计算酮洛芬与蛋白结合率(B):

$$B = 1 - (C_f/C_t)(1 + P\%)$$

式中,$P\%$ 为超滤装置对酮洛芬的非特异结合。结果显示,S-酮洛芬与 R-酮洛芬与人血浆蛋白的结合无立体选择性(图 10-7)。

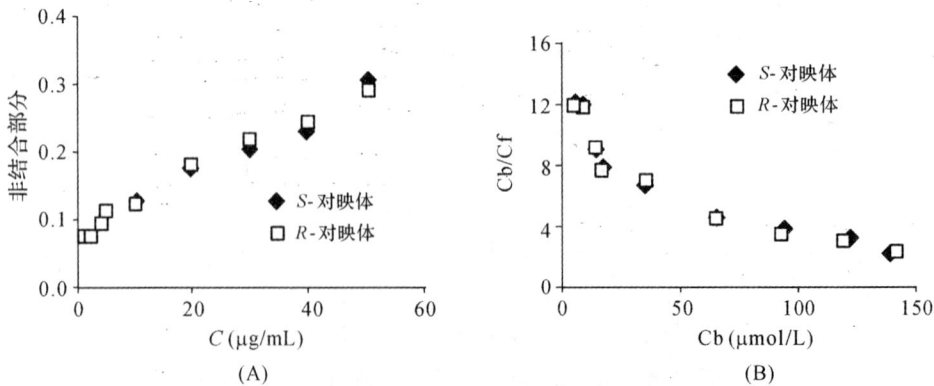

图 10-7   酮洛芬对映体与人血浆蛋白结合

(A).不同浓度酮洛芬在人血浆蛋白中游离药物的比例;(B).酮洛芬对映体与血浆蛋白结合的 Scatchard 图($n=3$)。

Cb 为与蛋白结合的药物浓度;Cf 为游离药物浓度

示例四　对氨基水杨酸及其主要代谢物在大鼠血浆、脑脊液、脑组织中的分布研究

对氨基水杨酸(para-aminosalicylic acid,PAS)为临床治疗结核病的二线药物。最近研究显示,PAS 能有效缓解锰诱导的慢性神经中毒症状。Hong 等采用 HPLC-荧光检测法,建立了大鼠血浆、脑脊液及脑组织中 PAS 及其体内主要代谢物 N-乙酰对氨基水杨酸(N-acetyl-para-aminosalicylic acid,AcPAS)的定量方法,研究了 PAS 和 AcPAS 在大鼠血浆、脑脊液、脑组织中的分布,为 PAS 缓解锰神经毒性的作用机制研究和 PAS 的临床监测提供可靠、灵敏的分析方法。

(1)HPLC 色谱条件:Econosphere C_{18} 柱(250mm×4.6mm,5μm),Spherisorb 预柱(10mm×4.6mm,5μm);梯度洗脱方案见表 10-2,流动相为 17.5mmol/L 磷酸盐缓冲液(等摩尔浓度的磷酸氢二钾和磷酸二氢钾,用磷酸调节 pH 至 3.5)和甲醇,流速 1.0mL/min;激发波长 337nm,发射波长 432nm;内标为 5-氨基水杨酸(5-ASA)。

表 10-2　PAS 及 Ac-PAS 的梯度洗脱条件

时间(min)	磷酸盐缓冲液(%)	甲醇(%)
0	90	10
2	90	10
5	85	15
15	80	20
18	20	80
19.5	90	10
25	90	10

(2)样品制备

1)血浆及脑脊液样品制备:精密移取血浆(脑脊液)样品 200μL,加入等体积含内标的甲醇,使内标终浓度为 10.0μg/mL,再加入 300μL 甲醇沉淀蛋白,然后加入 6.0mol/L 盐酸适量调节 pH 至 1.0,漩涡 1min,12000r/min 离心 20min,取上清液转移至洁净离心管中,氮气流下吹干,残渣以 150μL 初始流动相复溶,漩涡 1min,经 12000r/min 离心 20min,取上清液置自动进样瓶内,4℃保存,1d 内完成 HPLC 分析。血浆及脑脊液样品的进样体积分别为 10μL、50μL。

2)脑组织样品制备:精密移取脑组织匀浆液 200μL,加入等体积含内标的甲醇,使内标终浓度为 10.0μg/mL,继续加入 300μL 甲醇沉淀蛋白,然后加一定体积的 6.0mol/L 盐酸调节 pH 至 1.0。室温放置 15min 后,经超声,漩涡 1min,12000r/min 离心 20min 后,将上清液转移至 0.45μm 离心过滤器,于 5000r/min 离心过滤 10min,上清液转移至另一洁净离心管,于氮气流下吹干。残渣以 150μL 初始流动相复溶,漩涡 1min 后,经 12000r/min 离心 20min,取上清液 50μL 进行 HPLC 分析。

(3)PAS 给药与样品采集:Sprague-Dawley 雄性大鼠(220～250g)腹腔注射氯胺酮/甲苯噻嗪麻醉。手术暴露分离大鼠股动脉,用眼科剪在分离的动脉上开一微小口,插入聚乙烯导管,立刻用棉线固定。PAS 给药组大鼠,通过导管注入 PAS(200mg/kg);对照组大鼠给予相同体积的生理盐水。在采样时间点,用 26 号蝴蝶针插入脊椎突起与寰椎脊柱之间,抽取脑脊液(确保样品中不含血液)。随后立即用肝素化注射器从下腔静脉抽取血液 2mL,3400r/min 离心 10min,收集 200μL 血浆,待测。

　　将生理盐水以 0.8mL/min 流速从大鼠左颈总动脉灌流脑部 15min 后,整个脑部从脑壳分离,用冰冷的生理盐水润洗,从侧脑室和第三脑室分离脉络丛,按序分离取出另五个脑区:纹状体、海马、运动皮层、小脑和丘脑,分别称重,加入 3 倍量匀浆缓冲液[匀浆缓冲液含 20mmol/L Tris(pH7.5),5mmol/L 乙二醇二乙醚二胺四乙酸(ethylene glycol tetraacetic acid,EGTA),1% TritonX-100,0.1%十二烷基磺酸钠,10μL/mL 苯甲基磺酰氟,15mmol/L 2-巯基乙醇和蛋白酶混合抑制剂]制成匀浆。

　　将采集的大鼠脑脊液,血浆和脑组织匀浆立即置-80℃保存,在规定时间内分析。

　　(4)方法学验证:在上述色谱条件下,PAS、AcPAS 和内标 5-ASA 的保留时间分别为 10.6min、14.5min 和 3.8min,内源性物质不干扰测定(图 10-8)。PAS 和 AcPAS 在血浆中线

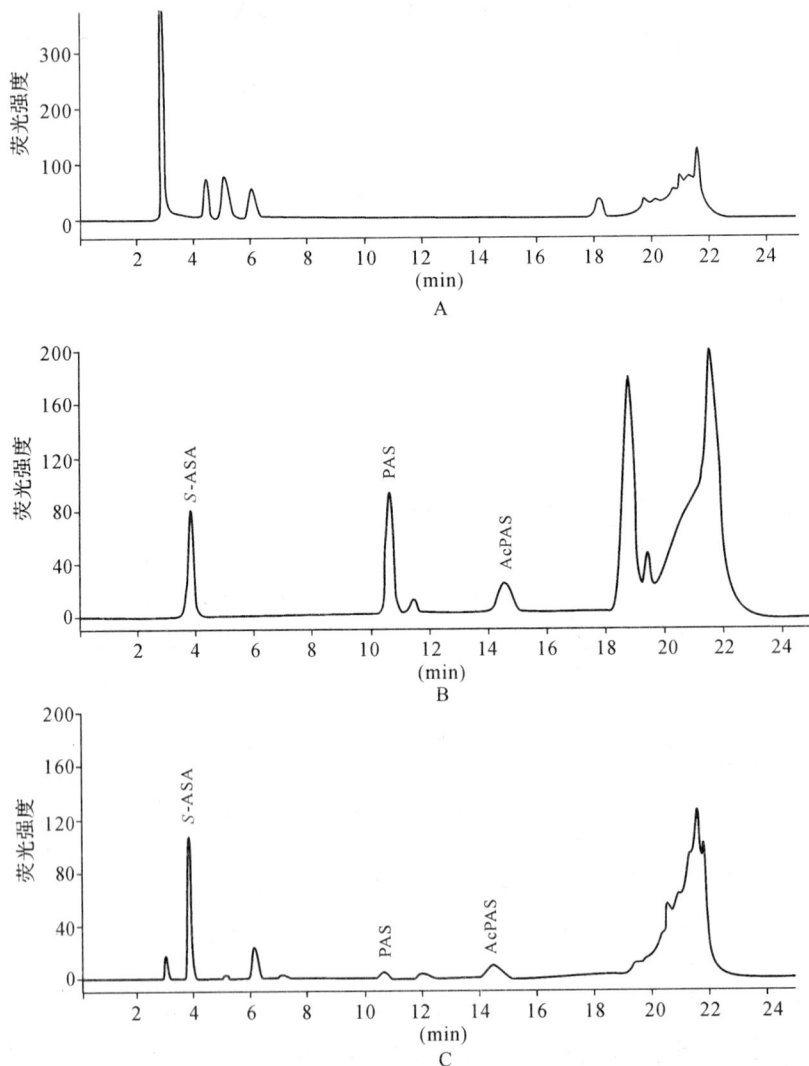

图 10-8　代表性 HPLC 图

A. 大鼠空白脑组织;B. 空白脑组织加 PAS,AcPAS 及 5-ASA;C. 大鼠注射 PAS 后脑组织样品

性范围为 0.05~500μg/mL,在脑脊液及脑组织中线性范围为 0.017~166.7μg/g;两者在血浆中的定量下限(LLOQ)为 50ng/mL($RSD<12\%$,$n=5$),在脑组织匀浆或脑脊液中 LLOQ 为 17ng/g($RSD<14\%$,$n=5$)。日内、日间精密度的 RSD 均小于 8%;方法回收率为 93%~109%。PAS 在血浆和脑匀浆液中的绝对回收率分别为 64%~67%和 67%~69%,在脑脊液中绝对回收率为 94%~97%;AcPAS 在血浆、脑组织和人工脑脊液的绝对回收率分别为 65%~66%,77%~85%和 94%~97%。

(5)实验结果:大鼠股动脉给予 200mg/kg PAS 45min 后,除脉络丛和脑脊液外,AcPAS 在大部分测定脑区的浓度高于 PAS,脑毛细血管壁中只能检测到 AcPAS。PAS 的浓度在脉络丛最高,其次为脑脊液,在丘脑中最低;AcPAS 的浓度在脉络丛最高,其次为海马,在脑脊液中最低(图 10-9)。给药后 45min,大鼠血浆中 PAS 和 AcPAS 浓度分别为 225.4±15μg/mL 和 37.38±4.0μg/mL。

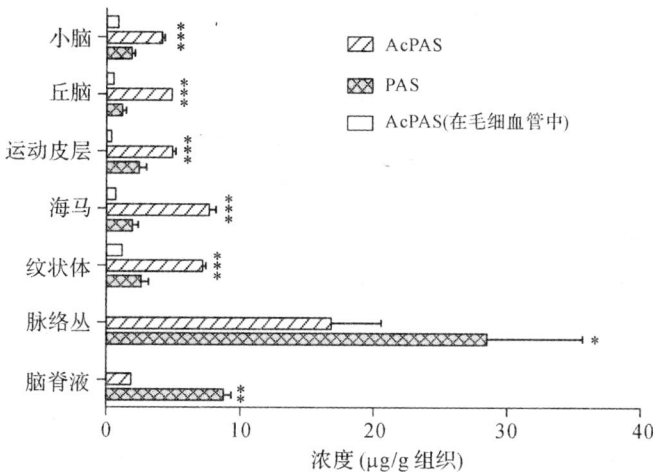

图 10-9　大鼠静脉注射 PAS (200mg/kg)后 45min,脑组织及脑脊液中 PAS 及 AcPAS 浓度
$*P<0.05$,$***P<0.0001$,$n=6$

2. 色-质联用技术在非临床药代动力学研究中的应用

示例五　antrodin B 和 antrodin C 在大鼠体内的药动学研究

antrodin B 和 antrodin C 是从樟芝 *Antrodia camphorata* 脂溶性提取物中分离出来的两个成分,它们对路易斯肺癌细胞显示明显的细胞毒作用。为研究两者的药代动力学,Liu 等建立了大鼠血浆中 antrodin B 和 antrodin C 的 LC-MS-APCI 法,并用于大鼠口服樟芝提取物后的药代动力学研究。

(1)LC-MS-APCI 条件:岛津液相系统,Thermo Finnigan TSQ Quantum Ultra 三重四极杆质谱仪,大气压化学离子化(APCI)接口。Agilent XDB-C_8 柱(150mm×4.6mm,5μm),C_{18} 保护柱(8mm×4mm,5μm),柱温 20℃;流动相为乙腈-水(70∶30),流速 0.5mL/min。APCI 源,正离子模式;电晕针电流 4μA;毛细管温度 270℃;喷雾器温度 450℃;氮气用作雾化和去溶剂化的鞘气(35Arb)和辅助气(5Arb);氩气为碰撞气(1.0mTorr);选择反应检测(SRM),选择的离子对为 m/z 314→246(antrodin B),m/z 330→262(antrodin C),m/z 285→193(内标地西泮);碰撞能量分别为 15 eV(antrodin B 和 antrodin C),37eV (I.S.)。

(2)样品处理：精密移取 100μL 大鼠血浆，置 10mL 玻璃离心管中，加入 50μL 内标溶液 (25.0 ng/mL 甲醇溶液)，漩涡混合 1min，加入 2mL 乙酸乙酯，振荡提取 10min，4000r/min 离心 10min，将上层有机相转移至另一洁净离心管，于 45℃氮气流下吹干，残渣以 50μL 流动相复溶，漩涡混合 30s，离心，取 20μL 上清液进行 LC-MS/MS 分析。

(3)方法学验证：antrodin B 和 antrodin C 在 C$_{18}$柱上有很强的保留，为减小两者的保留时间，采用 Agilent XDB-C$_8$ 柱；比较了不同流动相组成，以乙腈-水为流动相时质谱信号强，背景噪音低。比较空白血浆、添加 antrodin B (47.6ng/mL)，antrodin C (56.6ng/mL) 及内标地西泮(25.0ng/mL)的空白血浆、给药后 4h 的血浆样品的色谱图，血浆中内源性物质对待测物及内标物色谱峰无干扰。图 10-10 为 antrodin B 和 antrodin C 的质谱图。

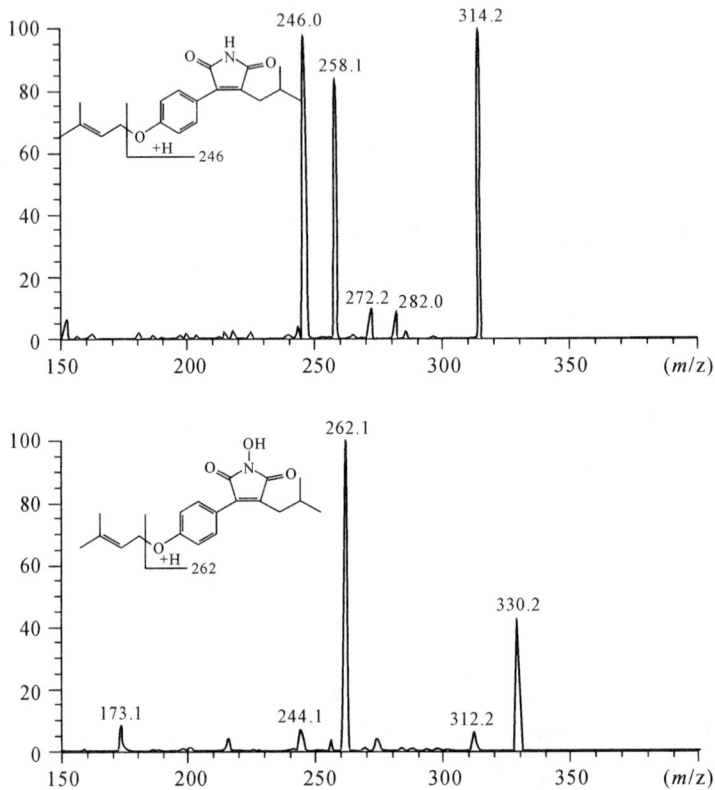

图 10-10　antrodin B(上)和 antrodin C(下)的质谱图

Antrodin B 和 antrodin C 分别在 47.6~4760 ng/mL 及 56.6~5660 ng/mL 范围内呈良好线性关系，定量下限分别为 47.6ng/mL($RSD<2.5\%$)及 56.6ng/mL($RSD<2.7\%$)。测得高、中、低三个浓度 antrodin B 及 antrodin C 质控样本的日内、日间精密度(RSD)均小于 5.3%，方法回收率均大于 97.3%。antrodin B 的提取回收率为 69.4%~78.8%($RSD<12\%$)，antrodin C 的提取回收率为 73.9%~78.3%($RSD<12\%$)，内标提取回收率为 75.8±3.0%。共流出的基质化合物对分析物和内标的离子化几乎没有影响。稳定性研究表明，血浆中 antrodin B 和 antrodin C 在室温(25℃)放置 2h，-70℃保存 15d，冻存/解冻 3 个循环条件下均稳定；复溶后的样品测定液于 25℃放置 24h 稳定。

(4)药代动力学研究:Sprague-Dawley 大鼠(220-250g)灌胃 9.1g/kg 樟芝 *A. camphorata* 乙酸乙酯提取物(相当于 22.8 mg/kg antrodin B,50.2 mg/kg antrodin C),于给药前(0min)和给药后 5,15,30,60,120,180,240,360,480,600,1440min 各采血 300μL,依法操作。测得血浆中 antrodin B 及 antrodin C 的浓度-时间曲线见图 10-11,两者曲线形状基本一致,均符合二室模型。antrodin B 的 C_{max},T_{max},$AUC_{0\sim t}$,$t_{1/2}$ 分别为 1277 ± 944 ng/mL,35.0±12min,326981±166403 ng·min/mL,263.7±123min;antrodin C 的 C_{max},T_{max},$AUC_{0\sim t}$,$t_{1/2}$ 分别为 2425±1688 ng/mL,27.5±6.1min,327432±136971 ng·min/mL,251.4±168min。

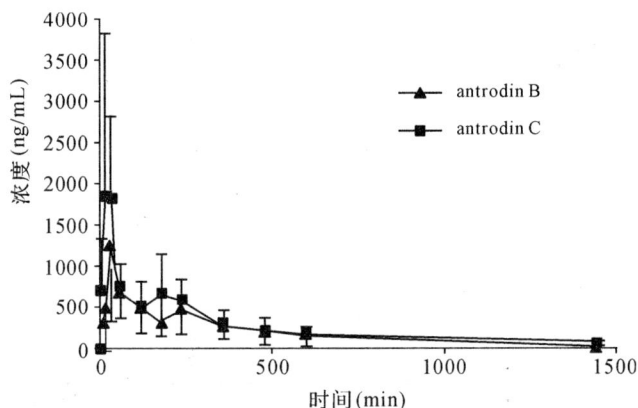

图 10-11 大鼠单次灌胃 *A. camphorata* 乙酸乙酯提取物后 antrodin B 和 antrodin C 的平均药-时曲线

示例六 驱蛔素在大鼠体内的药代动力学研究

驱蛔素(ascaridole)为土荆芥油杀肠虫的主要成分,结构见图 10-12。Chu 等建立了 GC-MS 法测定大鼠血浆中驱蛔素浓度的方法,并应用建立的方法对大鼠口服高、中、低剂量驱蛔素后的药动学进行了研究。

(1)GC-MS 条件:HP-5MS 毛细管柱(30m × 0.25mm,0.25μm);柱温 120℃;进样室温度 150℃;载气为氦气,流速 1.0mL/min;分流比 1:10;进样量 1μL。GC/MS 接口温度 280℃;离子源温度 230℃;四级杆温度 150℃;EI 源电子轰击能量 70eV;倍增器电压 2047 V;检测模式为 SIM:驱蛔素 m/z 121,萘(内标)m/z 128。

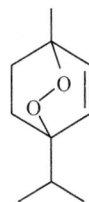

图 10-12 驱蛔素的化学结构

(2)样品处理:精密移取大鼠血浆 100μL,加入 50μL 内标溶液(250ng/mL 萘-乙酸乙酯溶液)和 50μL 乙酸乙酯,旋涡提取 30s,6500r/min 离心 3min,上清液(约 80μL)转移至进样瓶,取 1μL 进行 GC-MS 分析。

(3)方法学验证:图 10-13 为空白血浆、添加驱蛔素(10ng/mL)的空白血浆以及待测大鼠血浆样品的色谱图,在驱蛔素(5.26min)及内标(4.35min)色谱峰处,无内源性物质干扰。驱蛔素浓度在 10~1000ng/mL 范围内线性关系良好($r=0.9995$),定量下限为 10ng/mL(SN=10);日间、日内精密度 RSD 分别小于 14.5%、8.9%;方法回收率为 85.3%~114.0%;提取回收率为 90.4%~97.4%;血浆样品于室温放置 2h,解冻/冻存 3 个循环,均稳定。

驱蛔素对热敏感,温度≥150℃时会发生重排生成异驱蛔素(isoascaridole)而影响定量的准确性,经多次实验比较,选择进样室温度为 150℃,柱温为 120℃,在该条件下可减少异驱蛔

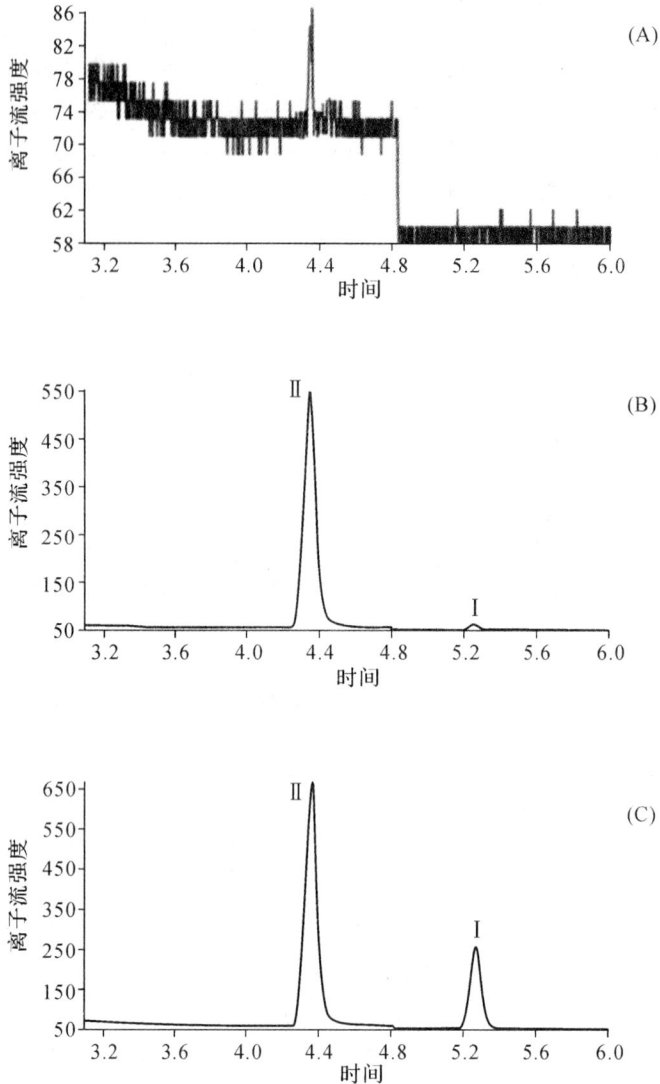

图 10-13 大鼠血浆中驱蛔素的 GC-MS 色谱图

(A).空白血浆;(B).添加驱蛔素及萘的空白血浆;(C).大鼠灌胃 30 mg/kg 驱蛔素后 0.5h 血样

Ⅰ.驱蛔素;Ⅱ.萘

素的形成,并使驱蛔素有合适的保留时间和较好的峰形状。

(4)大鼠药代动力学研究:Wistar 大鼠 18 只,随机分成 3 组,每组 6 只,雌雄各半,分别灌胃 30、60、120mg/kg 驱蛔素,采集给药前和给药后各时间点血样 200μL,依法处理、测定。其平均血药浓度时间曲线如图 10-14 所示。将每一大鼠的血药浓度-时间关系以非房室模型处理,得到的主要药代动力学参数见表 10-3。应用 ANOVA 方法统计处理,在剂量为 30～120mg/kg 内,C_{max},AUC_{0-t} 及 $AUC_{0-\infty}$ 值与剂量呈良好线性关系($r>0.9985$,$P<0.05$),而其他药代动力学参数各剂量组间无明显差异。

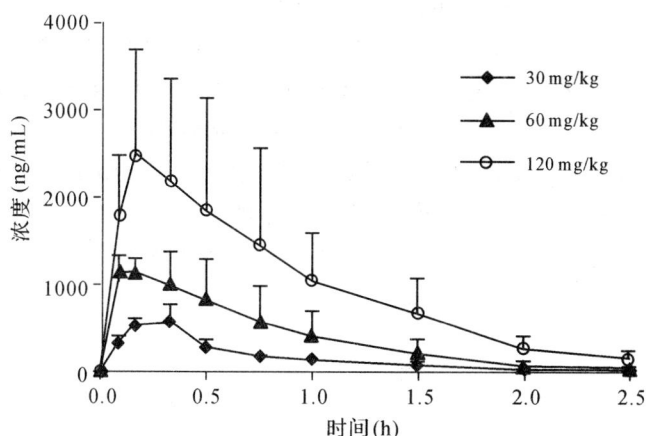

图 10-14　大鼠单次灌胃 30,60 及 120mg/kg 驱蛔素后的血药浓度-时间曲线

表 10-3　大鼠灌胃不同剂量驱蛔素后的药代动力学参数

参　数	剂量(mg/kg)		
	30	60	120
ke(1/h)	1.42±0.14	1.43±0.33	1.38±0.20
$T_{1/2}$(h)	0.49±0.05	0.51±0.11	0.51±0.08
C_{max}(ng/mL)	648.2±130.1	1244.4±269.1	2701.4±1282.6
T_{max}(h)	0.25±0.09	0.26±0.26	0.25±0.09
$AUC_{0\sim t}$(ng·h/mL)	422.2±39.6	1011.7±498.5	2450.8±1338.3
$AUC_{0\sim\infty}$(ng·h/mL)	436.2±38.7	1040.0±506.8	2563.2±1394.5
MRT(h)	0.68±0.08	0.64±0.09	0.77±0.09
CL(L/min·kg)	1.15±0.10	1.14±0.45	0.98±0.48
Vd(L/kg)	49.0±7.3	52.9±28.3	43.4±22.6

3. 色谱、质谱多种技术联用在代谢物结构鉴定中的应用

示例七　大鼠尿中双-4-氟苄基三硫醚的代谢物结构鉴定

Fluorapacin,即双 4-氟苄基三硫醚[bis(4-fluorobenzyl)trisulfide,BFBTS]具有显著的抗肿瘤活性,在前期研究中发现,大鼠静脉注射 BFBTS 后,其原型药物在尿液、粪便中的排泄不到 1%,推测其在大鼠体内转化为代谢产物而排泄。为寻找 BFBTS 在体内的主要代谢物,Pan 等采用 HPLC-DAD、HPLC-MS/MS 及 GC-MS 方法,研究了大鼠尿液中 BFBTS 的代谢产物,并鉴定了两个主要代谢物。

(1)HPLC-DAD 及 LC-MS 法鉴定

1)尿样处理:精密移取大鼠尿液 0.1mL,置离心管中,精密加入 5mol/L 新配制的盐酸溶液 100μL,乙腈 200μL,旋涡振荡 1min,14000r/min 离心 10min。精密移取上层清液 200μL 置另一离心管中,加纯水 100μL,旋涡混匀,13000r/min 离心 5min 后,取上清液 20μL 进行 HPLC 分析。

2) HPLC-DAD 条件：Dikma Diamonsil C$_{18}$柱(4.6mm×250mm,5μm)，柱温 26℃；流动相为乙腈-KH$_2$PO$_4$(5mmol/L,pH2.5)，梯度洗脱：0～30min(12∶88)，30～60min(12∶88→40∶60)，61～65min(12∶88)，流速 1.0mL/min；DAD 检测：开启全波长扫描；进样量 50μL。

3) HPLC-ESI-MS/MS 条件：色谱条件：Dikma Diamonsil C$_{18}$柱(4.6mm×250mm,5μm)，柱温为常温；流动相为乙腈－0.2%醋酸溶液(45∶55)，流速 0.3mL/min。质谱条件：毛细管电压 3.30 kV；锥孔电压 31 V；离子源温度 150℃；脱溶剂温度 350℃；采用 ESI$^-$模式。

4) 鉴定结果：比较大鼠空白尿样及静脉注射 BFBTS 后尿样的 HPLC 图谱（图 10-15），发

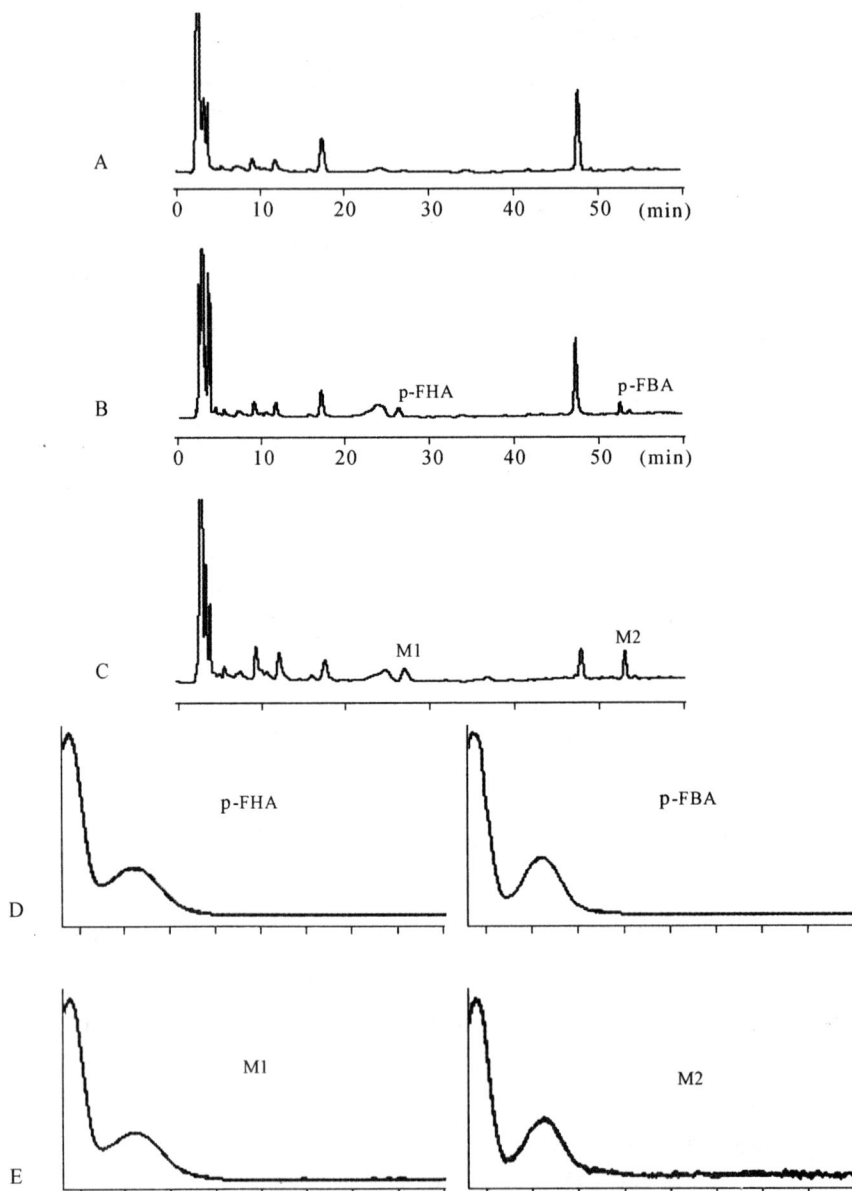

图 10-15　尿中 BFBTS 代谢物与对照物的色谱图及光谱图

A. 空白尿液；B. 添加 p-FHA（17.96μg/mL）和 p-FBA（9.65μg/mL）的空白尿液；C. 大鼠静脉注射 12.5mg/kg BFBTS 后 2h 尿样；D. p-FHA 和 p-FBA 对照品光谱图；E. 代谢物 M1 及 M2 的光谱图

现有两个代谢物峰,M1(保留时间 26.86min)和 M2(保留时间 52.80min)。根据 BFBTS 结构 (图 10-16)及代谢规律,选择对氟马尿酸(para-fluorohippuric acid,p-FHA)和对氟苯甲酸 (para-fluorobenzoic acid,p-FBA)为对照物,同法测定,结果两对照物的色谱保留时间分别与 两个代谢物一致。用 DAD 光谱扫描发现,M1 与对氟马尿酸、M2 与对氟苯甲酸的光谱图一 致。在 HPLC-MS 上,对代谢物峰进行子离子扫描,发现 M1 与对氟马尿酸、M2 与对氟苯甲 酸的 MS/MS 质谱图一致(图 10-17)。根据上述实验结果以及 BFBTS 结构,推测 M1 可能为 对氟马尿酸,M2 可能为对氟苯甲酸。

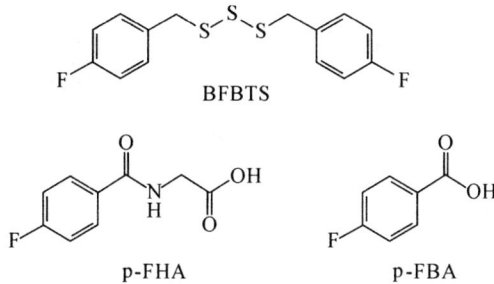

图 10-16　BFBTS、p-FHA 和 p-FBA 的化学结构

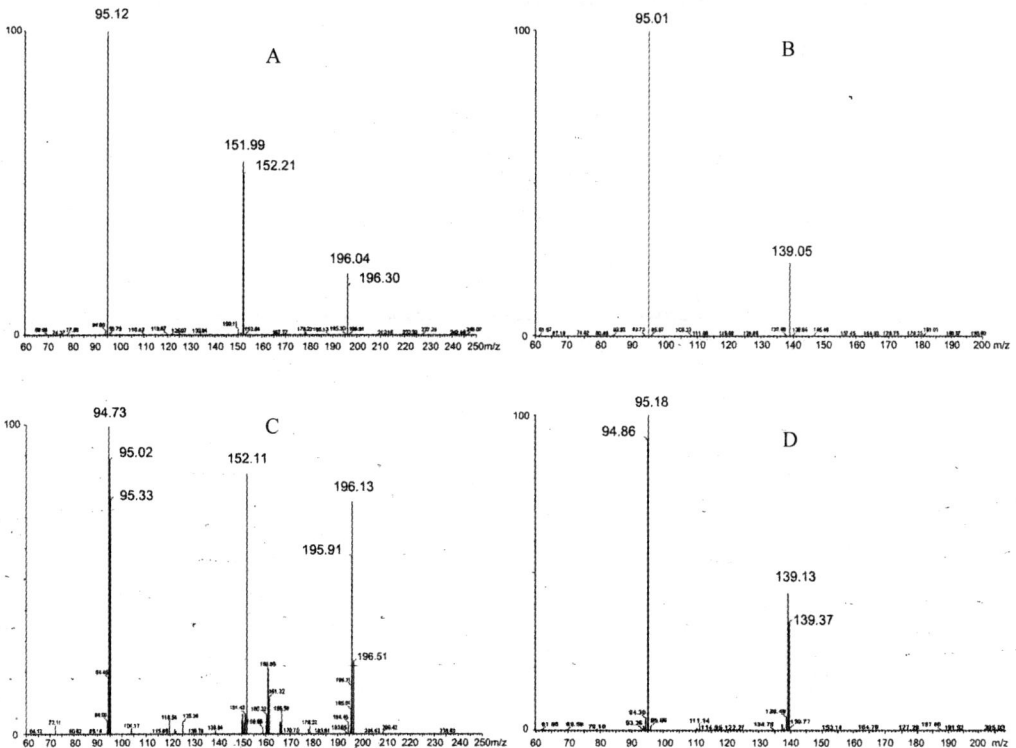

图 10-17　p-FHA(A),p-FBA(B)及大鼠尿液中代谢物 M1(C),M2(D)的 MS/MS 图

(2)衍生化后 GC-MS 鉴定

　　为进一步确认代谢产物的信息,根据对氟马尿酸,对氟苯甲酸的结构特征,将大鼠给药后 收集的尿液甲酯化,进行 GC-MS 分析,并与甲酯化后的空白尿液、对氟马尿酸、对氟苯甲酸进 行比对。

1)样品制备:取大鼠空白尿液和静脉注射 BFBTS 12.5mg/kg 后 0～2h 时间段尿样各 100μL,加入 10mol/L HCl 溶液 10μL,以 2.0mL 乙酸乙酯提取,4500r/min 离心 10min,取上层有机层以氮气吹干,加入 10mol/LHCl 溶液 10μL 和甲醇 100μL,于 70℃水浴反应 30min,加入乙酸乙酯 100μL 以溶解反应产物,13000r/min 离心 10min,取上清液进样分析。

2)GC-MS 条件:HP-5MS 毛细管柱(30m×0.25mm×0.25μm);载气(He)流速 1.0mL/min;进样室温度 280℃;柱温采取程序升温:起始温度 80℃,以 10℃/min 升温速度升至 130℃,保持 2min,再以同样速度升温至 280℃,保持 5min;接口温度 280℃,EI 源电子轰击能量 70eV,源温度 200℃,进样量 1μL,分流比 5:1;总离子流扫描,扫描范围:m/z 50～500。

3)GC-MS 检定结果:在给药大鼠尿液样品的总离子流图中,存在与对氟马尿酸甲酯和对氟苯甲酸甲酯保留时间一致的代谢物甲酯化峰(图 10-18),且该代谢物峰的 EI 质谱碎片图与两对照物的质谱图一致(图 10-19),因此,确定代谢物 M1 和 M2 分别为 p-FBA 和 p-FHA。

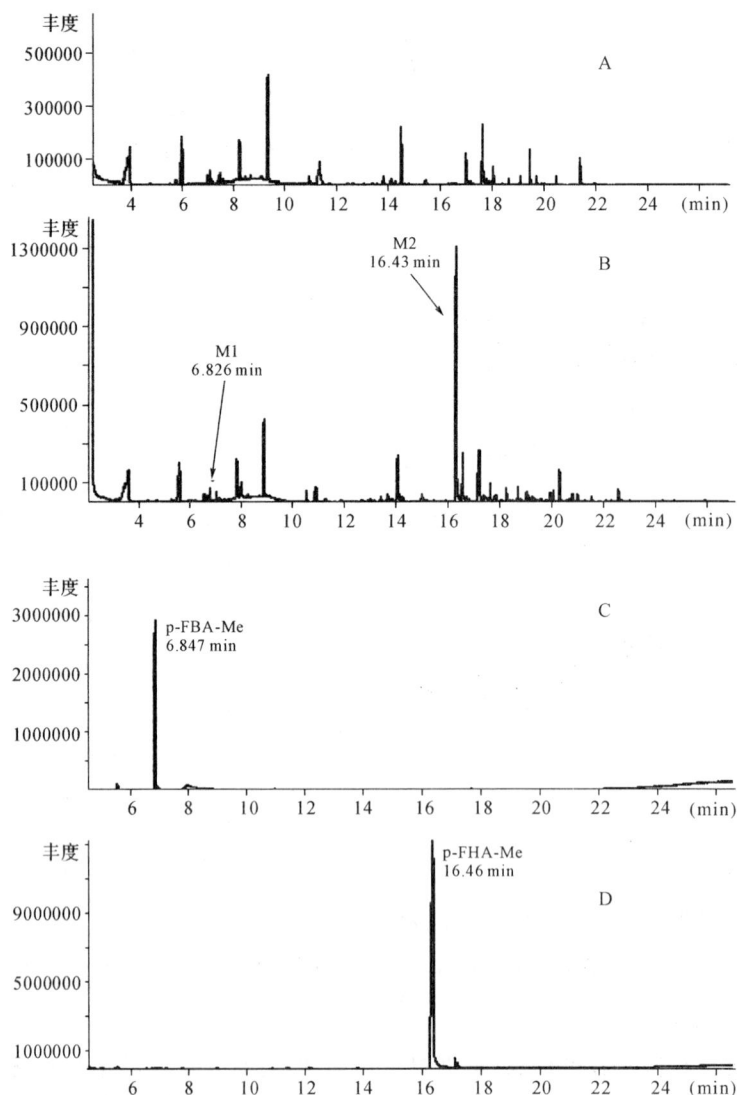

图 10-18　大鼠尿液经衍生化后的 GC-MS 总离子流扫描图

A. 空白尿液;B. 大鼠静脉注射 BFBTS 后尿液;C. p-FHA 对照;D. p-FBA 对照

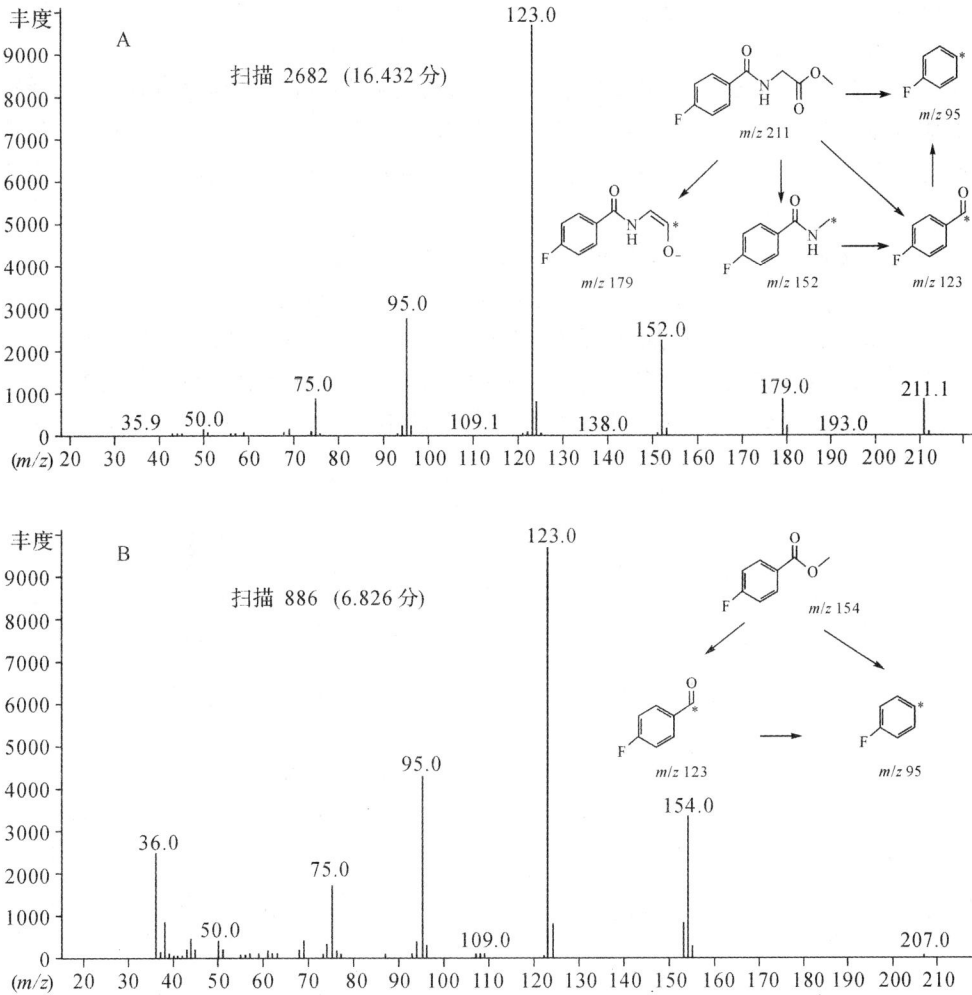

图 10-19　大鼠尿液中代谢物 M1,M2 经甲酯化后的质谱碎片图

（3）讨论：在收集大鼠尿液时发现，大鼠尿液中的对氟马尿酸久置后会降解成对氟苯甲酸，且很可能是由尿中细菌引起，在收集容器中预先加入一定量氯仿可起到防腐作用，使对氟马尿酸保持稳定。

在上述主要代谢物确定的基础上，对大鼠静脉注射 12.5mg/kg BFBTS 48h 内尿液中代谢物的定量分析结果，对氟马尿酸和对氟苯甲酸在尿中的排泄量分别为给药量的 61% 和 6%，两者的总排泄量已达到 SFDA 对临床药物申报时"物质平衡"的要求（50%）。

4. 放射性核素标记法在代谢物排泄及物质平衡研究中的应用

如果药物主要以代谢物排泄，而代谢物的结构尚未确定，或者由于代谢物种类多，尚不能阐明大多数代谢物结构，或者代谢物对照品不易获得，这时若通过常用的色谱、色质联用的方法来进行代谢物的排泄及物质平衡研究，有一定的困难。利用低能量放射性同位素标记技术，将放射性同位素标记后的药物给予实验动物，收集给药后一定时间内的排泄物（尿液、粪便、胆汁),用放射性核素检测仪测定放射性,即可容易地获得药物在实验动物中的排泄情况。小分子化合物通常以^{3}H,^{14}C标记,用液体闪烁测量仪进行测定。蛋白、肽类药物通常以^{125}I标记,以 γ 计数仪进行测定。

与其他分析方法相比,用放射性核素标记法进行药物的排泄研究,具有样品处理简单、检测灵敏度高等优点,是进行物质平衡研究的很好方法,不足之处是不能确定排泄的是母体药物还是代谢产物。如果同时进行 HPLC-放射检测,则可确定排泄物中母体化合物和各代谢产物的比例。

示例八　放射标记法研究 GV150526A 在大鼠及犬中的排泄

GV150526A 为 GV150526(3-[2-(phenylaminocarbonyl) thenyl]-4,6-dichloroindole-2-carboxylic acid)的钠盐,是选择性 N-甲基-D-天门冬氨酸(NMDA)受体甘氨酸位点的强拮抗剂。Kajbaf 等用^{14}C标记法考察其在大鼠及犬中的排泄情况,并结合其他多种分析技术,分析鉴定了给药后大鼠和犬的尿、粪便、胆汁中代谢物。图 10-20 为 GV150526 与其主要代谢物的化学结构。

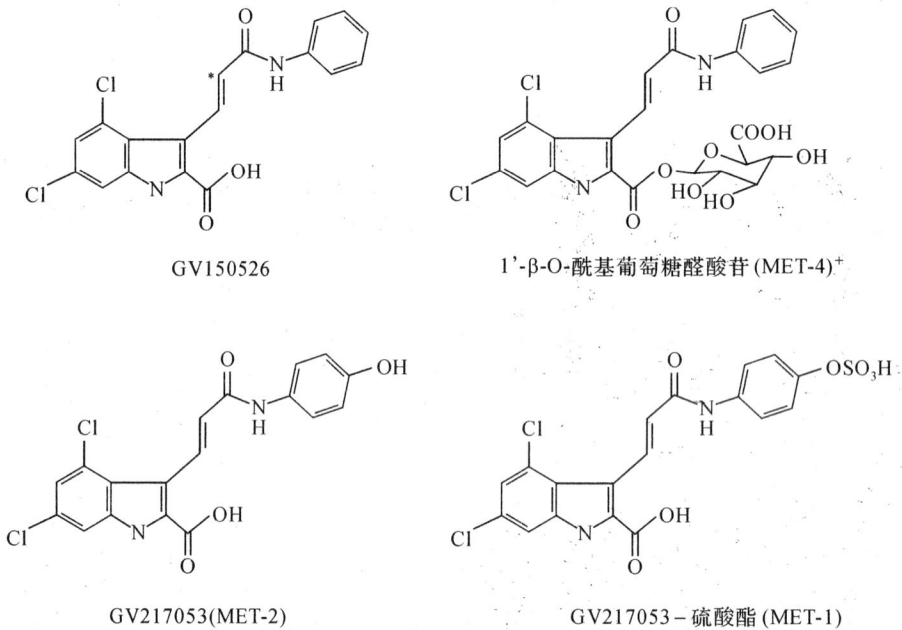

图 10-20　GV150526 与其主要代谢物的化学结构(* 为标记部位)

(1)样品采集

1)大鼠样品采集:大鼠 8 只(雌雄各半),静脉注射 10mg/kg GV150526A(以游离酸计,含标记物 50μCi/kg)的 5% 葡萄糖溶液,注射体积为 5mL/kg。单独放入代谢笼,收集给药前(作为空白)及给药后 0～6,6～24,24～48,48～72,72～96,96～120,120～168,168～192h 内的尿液和粪便。样品收集后立即置−80℃保存。

2)犬样品采集:犬 8 只(雌雄各半),静脉快速推注 10mg/kg GV150526A(以游离酸计,含标记物 20μCi/kg)的 5% 葡萄糖溶液,给药体积为 4mL/kg,每 24h 收集尿液及粪便 1 次,直至 240h。此外,收集各犬于给药后 0～6h 尿液 1 次,所有样品收集后立即置−80℃保存。

(2)放射性测量:采用液体闪烁计数仪测定。尿液样品以闪烁液适当稀释后测定;粪便样品以适量蒸馏水制成匀浆,经增溶和脱色后测定。

(3)实验结果与讨论:大鼠和犬静脉给予一定剂量的 GV150526A 后,尿液和粪便中的排泄情况见表 10-4。由表可知,雄性及雌性大鼠静脉注射 GV150526A 后 196h,在尿液及粪便中的总排泄量分别达到给药剂量的 82.4％及 89.3％,其中在粪便中的总排泄量分别为给药量的79％及 88％,说明 GV150526A 在大鼠体内主要经粪便排泄,提示存在明显的胆汁排泄。GV150526A 在犬中排泄与大鼠中相似,粪便中平均放射性核素的回收率达 91％,尿液中仅为3.9％,给药后 10d,其总放射性核素的回收量高达 95％。

HPLC-UV 或放射检测法测定服药后大鼠和犬的血、胆汁样品,典型色谱图见图 10-21,由

表 10-4　大鼠及犬静脉注射 10mg/kg ^{14}C-GV150526 后 196h 的平均排泄率(％)($n=4$)

排泄途径	大鼠		犬	
	雄性	雌性	雄性	雌性
尿	3.9±0.7	1.6±0.2	3.2±1.6	4.5±1.6
粪便	78.5±2.5	87.7±6.7	90.7±1.8	91.4±1.2
总量	82.4±2.8	89.3±6.6	93.9±0.7	95.9±1.3

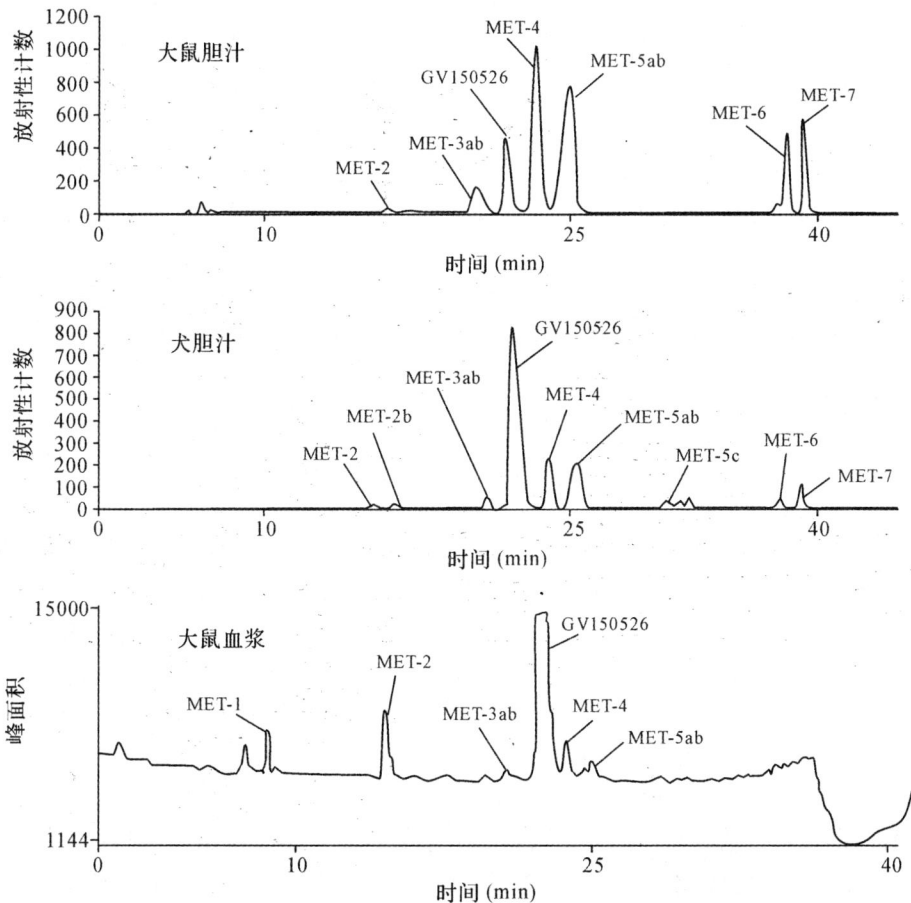

图 10-21　大鼠和犬的血、胆汁中 GV150526 与其代谢物的 HPLC 色谱图

HPLC 条件:Hypersil ODS 柱(25×0.46cm,5mm);流动相为醋酸铵(25mmol/L,pH8.0)-甲醇,梯度洗脱

图可见至少有 7 个以上代谢物。β-葡萄糖醛酸酶和硫酸酯酶处理前后的色谱图表明 MET-3ab、MET-4、MET-5ab 可能是 GV150526 的葡醛酸苷，MET-1 可能是 MET-2 的硫酸酯。结合 LC-MS/MS、NMR、FAB-MS/MS 等技术，确定了上述主要代谢物，阐明了 GV150526 在大鼠和犬体内的代谢途径主要以母体化合物的葡醛酸苷形式通过胆汁排泄，其次是 GV150526 的对位被羟基化，继而进一步形成硫酸酯。

10.2　体内药物分析方法在临床药代动力学研究中的应用

　　临床药代动力学研究的对象是人，包括健康志愿者、目标适应证患者以及特殊人群。通过临床药代动力学研究，揭示疾病对药物体内过程的影响规律，探讨联合用药时药物间相互作用等，从而为新药临床治疗方案的制订提供依据。

10.2.1　健康志愿者的药代动力学研究

　　健康志愿者的药代动力学研究在Ⅰ期临床试验中进行，目的是探讨药物在体内吸收、分布和消除（代谢和排泄）的动态变化特点。其包括单次与多次给药的药代动力学研究、进食对口服药物制剂药代动力学影响的研究、药物代谢产物的药代动力学研究以及药物-药物药代动力学相互作用的研究。

1. 单次给药药代动力学研究

　　（1）对受试者的要求：选择无心血管、肝脏、肾脏、消化道、精神神经等疾病病史，无药物过敏史的健康受试者，并作全面的体格检查及实验室检查。受试者应男女兼有，一般男、女各半，即可了解药物在人体的药代动力学特点，同时也能观察到药物的药代动力学是否存在性别差异。年龄以 18～45 岁为宜，体重一般不应低于 50kg。受试者例数一般要求每个剂量组 8～12 例。

　　（2）对受试物质量和剂量的要求：试验药品应当在符合《药品生产质量管理规范》条件的车间制备，并经检验符合质量标准。药物剂量一般选用低、中、高三种剂量。剂量的确定主要根据Ⅰ期临床耐受性试验结果，并参考动物药效学、药代动力学及毒理学试验的结果，以及经讨论后确定的拟在Ⅱ期临床试验时采用的治疗剂量推算。高剂量组剂量必须接近或等于人最大耐受剂量。

　　（3）采样点的确定：受试者服药后的采样点确定，对药代动力学研究结果具有重大的影响。用药前采集空白血样，一个完整的血药浓度-时间曲线应包括给药后的吸收相、峰浓度附近和消除相。吸收相至少需要 2～3 个采样点，峰浓度附近至少需要 3 个采样点，消除相至少需要 3～5 个采样点。一条完整的药-时曲线不少于 11～12 个采样点，应有 3～5 个消除半衰期的时间，或采样持续到血药浓度为 C_{max} 的 1/10～1/20。为保证最佳的采样点，宜在正式试验前进行预试工作，根据预试验结果，审核并修正原设计的采样点。

　　（4）药代动力学参数的估算和评价：对于药时曲线数据处理，一般选用房室模型法或非房室模型法进行处理，以估算新药的主要药物动力学参数。通过单次给药测得的各受试者血药浓度-时间数据，求得主要的药物动力学参数，包括：达峰时间（t_{max}）、达峰浓度（C_{max}）、血药浓度-时间曲线下面积（AUC）、表观分布容积（V）、消除速率常数（k）、消除半衰期（$t_{1/2}$）、平均滞留时间（MRT）、清除率（CL）等。

2. 多次给药药代动力学研究

根据研究目的,考察药物多次给药后的稳态浓度,药物谷、峰浓度的波动系数,是否存在药物蓄积和/或药酶的诱导作用。受试者的选择标准、受试者例数、试验药物的要求均同单次给药药代动力学研究。试验药物剂量应根据 Ⅱ 期临床试验拟订的给药剂量范围,选用一个或数个剂量进行试验。根据单次给药药代动力学参数中的消除半衰期确定服药间隔以及给药日数。采样点的确定应根据单剂量药代动力学求得的消除半衰期,估算药物可能达到稳态浓度的时间,并连续测定三次(一般为连续三天的)谷浓度(给药前)以确定已达稳态浓度。在最后一次给药后,采集一系列血样,包括各时相(同单次给药),以测定稳态血药浓度-时间曲线。通过多次给药的稳态血药浓度-时间曲线数据,获得主要药物动力学参数,包括:达峰时间(t_{max}),稳态峰、谷浓度(C_{max}^{ss}、C_{min}^{ss})、平均稳态血药浓度($\bar{C}_{ss}$)、消除半衰期($t_{1/2}$)、清除率(CL)、稳态血药浓度-时间曲线下面积(AUC_{ss})及波动系数(DF)等。对试验结果进行分析,同时与单剂量给药的药代动力学参数进行比较,观察它们之间的差异,说明多次给药的药代动力学特征,并对药物的蓄积作用进行评价。

3. 进食对口服药物制剂药代动力学影响的研究

通常采用随机双周期交叉设计,受试者例数为每组 10~12 例,选用 Ⅱ 期临床试验的拟订给药剂量。通过观察口服药物在饮食前、后服药时对药物药代动力学,特别是对药物的吸收过程的影响,旨在为后续临床研究制订科学、合理的用药方案提供依据。

4. 药物代谢产物的药代动力学和药-药相互作用研究

根据非临床药代动力学研究结果,如果药物主要以代谢方式消除,其代谢物可能具有明显的药理活性或毒性作用,则代谢物的药代动力学特征可能影响药物的疗效和毒性。对于具有上述特性的药物,在进行原型药物单次给药、多次给药的药代动力学研究的同时,应考虑进行代谢物的药代动力学研究。

当被研究药物在临床上可能与其他药物同时或先后应用,由于药物间的相互作用可能导致药物血浆浓度明显变化,使药物疗效和/或毒性发生改变需调整用药剂量时,应进行药-药药代动力学相互作用研究,并尽可能明确引起药物相互作用的因素或机制。

10.2.2 目标适应证患者的药代动力学研究

患者的疾病状态可能会改变药物的药代动力学特性,如心力衰竭患者由于循环淤血影响药物的吸收、分布及消除,内分泌疾病如糖尿病、甲亢或甲低会明显影响药物的分布和消除,其他如消化系统疾病、呼吸系统疾病均可影响药物的药代动力学特征。若目标适应证患者的疾病状态可能对药物的药代动力学产生重要影响,应进行目标适应证患者的药代动力学研究,内容包括单次给药和/或多次给药的药代动力学研究,也可采用群体药代动力学研究方法,以明确其药代动力学特点,指导临床合理用药。这类研究一般在 Ⅱ 期和 Ⅲ 期临床试验期间进行。

10.2.3 特殊人群的药代动力学研究

特殊人群指肝、肾功能损害患者、老年和儿童患者。因为肝、肾是药物代谢、消除的重要器官,如果肝、肾损害,可能会对药物的代谢和排泄产生影响。为保证这些患者用药的安全有效,需考虑对肝、肾功能损害患者进行药代动力学研究,以指导合理用药。该类研究可在 Ⅲ、Ⅳ 期临床试验期间进行。

　　而老年人各种机能减退、儿童处在生长发育期,他们对药物的吸收、分布、代谢、排泄过程,与正常成年人相比可能存在较大差异。一般老年人的药代动力学研究可选择老年健康志愿者或患者,酌情在四个阶段的临床试验期间进行;儿科受试者多为目标适应证的患儿,可在Ⅰ～Ⅳ期临床试验期间进行。由于在儿科人群多次取血比较困难,可考虑使用群体药代动力学研究方法。

10.2.4　群体药代动力学研究

　　群体药代动力学(population pharmacokinetics,PPK),即药代动力学的群体分析法,通过定量考察患者群体中血药浓度和效应的决定因素(包括群体典型值、固定效应参数和随机性效应等),研究给予标准剂量药物时个体之间血药浓度、药物效应的变异性。PPK 是治疗药物监测、合并用药、个体给药优化、新药临床药理评价及上市药物再评价的一种重要方法和手段。

　　估计群体药代动力学参数的方法常用非线性混合效应模型(nonlinear mixed effect model,NONMEM)。NONMEM 法是把病人的原始血药浓度时间数据集合在一起,同时考虑到年龄、体重、身高、肾功能、肝功能损害等病理情况以及合并用药、吸烟及饮食等因素对药物处置的影响,把经典药物动力学模型与各固定效应模型、个体间、个体自身变异的统计模型结合起来,一步求算出群体药物动力学参数。

10.2.5　应用示例

1.高效液相色谱法和液-质联用技术在临床药代动力学研究中的应用

示例一　RP-HPLC 测定人血浆中卡托普利浓度及其药动学

　　卡托普利(captopril, Cap)是用于治疗高血压和充血性心力衰竭的血管紧张素转化酶抑制剂。Cap 不稳定,易转化成二硫化物的二聚物并与内源性的硫醇形成共轭二硫化物,只有游离的 Cap 具有药理活性。为解决 Cap 的血药浓度测定,王茂义等以对溴苯乙酰基溴(bromphenacyl bromide,P-BPB)为衍生试剂,建立了血浆中游离卡托普利的测定方法。并应用此方法,研究了健康志愿者口服卡托普利的药动学规律及特点。卡托普利的结构见图 10-22。

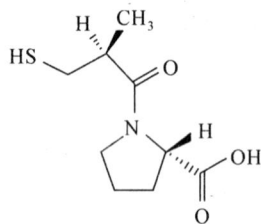

图 10-22　卡托普利化学结构

　　(1)色谱条件:Hypersil 色谱柱(4.6mm×250mm, 5μm);流动相为乙腈-1%醋酸(45∶55);流速 1.0mL/min;紫外检测波长 257nm;柱温 38℃。

　　(2)Cap 衍生物(Cap-P-BPB)制备:取 Cap 1.1g, P-BPB 1.6g,三乙胺 1.1g,用 100mL 甲醇溶解,70℃水浴回流 1h,蒸发至 10mL,用 100mL 磷酸盐缓冲溶液(pH 7.0)溶解,60mL 乙醚分 2 次洗涤,水层用 1mol/L HCl 调节 pH 至 2.0,加入乙醚 40mL 萃取 2 次。合并萃取液,加入少许无水硫酸镁干燥后,真空蒸发至干,得透明油状物质。以流动相为空白,经紫外检测其最大吸收波长为 257nm。

　　(3)血样处理与测定:采血 4.5mL,加至含有 0.1mol/L 抗坏血酸和 0.1mol/L EDTA 各 75μL 混合溶液的试管内,立即离心(3000r/min, 8min)分离血浆。精密吸取血浆 1.0mL,加 P-BPB 溶液(1.008g/L)60μL,加 0.1mol/L NaOH 溶液 100μL,旋涡混合 30s,室温避光放置 30min 后,加 1mol/L HCl 溶液 200μL,再加 pH4.0 缓冲液 300μL,混合 15s,加 5mL 萃取液

（乙酸乙酯-苯＝1∶1），旋涡提取 2min，2000r/min 离心，10min，取有机相，40℃氮气吹干，残渣用 100μL 流动相充分溶解后，取 50μL 进样测定。

（4）方法学验证：图 10-23 为标准溶液、空白血浆、空白血浆加对照品、受试者服药后血浆的色谱图，Cap 的保留时间为 8.5min，血浆中内源性杂质不干扰 Cap 的测定。Cap 血药浓度在 $6.25\sim800\mu g/L$ 范围内线性关系良好（$r=0.9988$），最低检出浓度为 $6.25\mu g/L$；高、中、低浓度质控样品（12.5，100，600μg/L）的方法回收率为 101.0%～108.9%，日内精密度 RSD 为 4.4%～7.88%（$n=5$），日间 RSD 为 2.87%～9.34%（$n=5$）；稳定性试验结果表明，Cap 血浆样品冷冻（$-20℃$）保存 4 周内稳定。

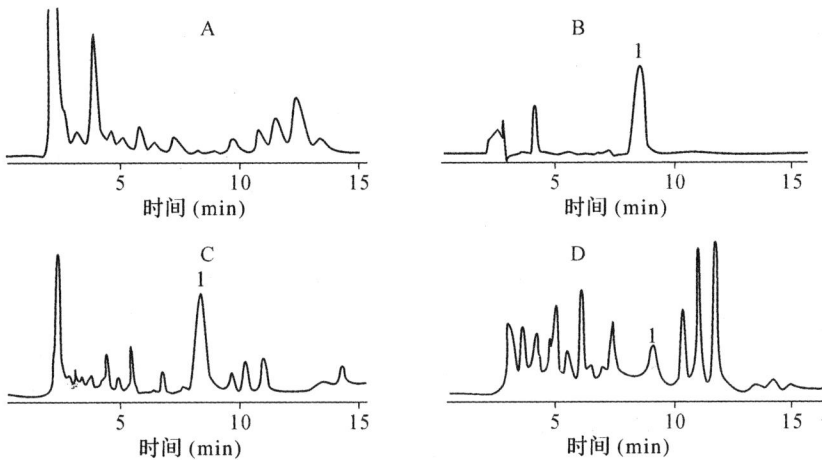

图 10-23　血浆中卡托普利的 HPLC 色谱图

A. 空白血浆＋p-BPB；B. 卡托普利＋p-BPB；C. 空白血浆＋卡托普利＋P-BPB；D. 受试者服药后血浆样品；峰 1 为卡托普利衍生物

（5）Cap 在人体内的药动学：20 名健康受试者于服药后 0.25，0.5，0.75，1，1.5，2，2.5，3，4，5，6，8 h 经留置针取静脉血 4.5mL，加至含有 0.1mol/L 抗坏血酸和 0.1mol/L-EDTA 各 75μL 混合溶液的试管内，立即离心、分离血浆，按样品处理与测定方法操作，－20℃冻存待测。每例受试者血药浓度-时间数据用 3P97 程序自动拟合，根据 F 检验、AUC 值和拟合优度值等指标，选择最优房室模型和权重系数为 $1/c^2$。结果表明，口服 Cap 的药-时数据符合二室药动学模型（图 10-24）。有关药动学参数见表 10-5。

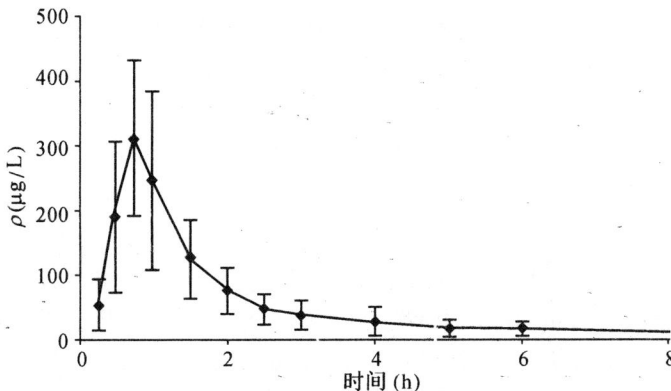

图 10-24　20 名志愿者口服卡托普利 50mg 后的平均血药浓度-时间曲线（$n=20$）

表 10-5　卡托普利在人体内的药动学参数($n=20$)

参　　数	测　得　值
$A(\mu g/L)$	1264.45±867.95
$\alpha(h^{-1})$	1.6276±0.5948
$B(\mu g/L)$	101.53±93.25
$\beta(h^{-1})$	0.3977±0.2786
Lag time(h)	0.21±0.02
$t_{1/2\alpha}(h)$	0.45±0.2
$t_{1/2\beta}(h)$	1.77±1.12
$k_{21}(h^{-1})$	0.798±0.58
$k_{10}(h^{-1})$	0.823±0.357
$k_{12}(h^{-1})$	0.579±0.304
$V_d(L)$	0.141±0.09
$\rho_{max}(\mu g/L)$	212.33±81.53
$t_{max}(h)$	0.59±0.22
$AUC_{0\sim\infty}(\mu g \cdot h/L)$	532.88±81.53
$Cls(L/h)$	0.095±0.056

(6)讨论:卡托普利化学结构缺乏有效吸收紫外光的基团,同时其结构中存在的巯基极易被氧化,光照会加速 Cap 氧化,故采血时应加入 EDTA-2Na 和维生素 C 作为抗氧化剂,并采用对溴苯乙酰基溴衍生化法,使 Cap 与对溴苯乙酰基溴反应,生成较稳定的 Cap-P-BPB 衍生物,防止 Cap 进一步氧化,同时样品处理过程中应注意避光操作。生成的衍生物在 257nm 处有强紫外吸收,可用紫外检测器进行检测。在衍生化反应中,加碱可提高 Cap 衍生物产率,pH4 的缓冲液条件下有利于提高萃取率。

示例二　HPLC-MS 法检测利培酮与 9-羟利培酮的血浆浓度及其应用

利培酮(risperidone,RIP)是一种抗精神病药物,属于苯并异噁唑类衍生物,其代谢产物 9-羟利培酮(9-hydroxy-risperidone,9-OH-RIP)具有与母药同样的药理活性。苏芬丽等建立了测定利培酮及其代谢产物血药浓度的 HPLC-MS 方法,并用于两者的药物动力学研究。利培酮和 9-羟利培酮的结构见图 10-25。

(1)色谱-质谱条件

色谱条件:MACHEREY-NAGEL C$_{18}$反相色谱柱(250mm×4.6mm,5μm);流动相为乙腈含 30mmol/L 醋酸铵和 1.7mmol/L 甲酸的混合溶液(85:15),用前经 0.45μm 纤维素微孔滤膜过滤并超声脱气;流速 1mL/min;柱温 40℃;进样量 20μL。

质谱条件:采用电喷雾电离源正离子模式(ESI$^+$),选择性离子监测(selected ion

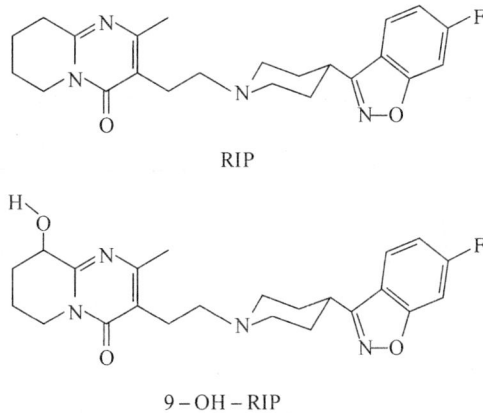

图 10-25　利培酮和 9-羟利培酮的化学结构

recording，SIR）准分子离子峰，利培酮和 9-羟利培酮的质荷比（m/z）分别为 411[RIP＋H]$^+$ 和 427[9-OH-RIP＋H]$^+$。锥孔气流 100L/h，脱溶剂气流 300L/h，离子源温度 100℃，脱溶剂气温度 220℃，ESI 毛细管喷口电离电压 3.9kV，萃取锥孔电压 4V，提取上述离子的取样锥孔电压为 32V。

（2）血浆样品的处理与测定：血浆样品经 9000r/min 高速离心 3min 后，取上清液 0.5mL，加 60μg/L 内标溶液（喹硫平）100μL，涡旋混匀，加 0.1mol/L 氢氧化钠溶液 0.1mL，涡旋振荡 20s，混匀后加乙醚 5.0mL，漩涡振荡提取 5min，3000r/min 离心 5min，吸取乙醚层 4.0mL，于 40℃水浴中氮气吹干，残渣加 50μL 流动相溶解，取 20μL 进样分析。

（3）临床药动学研究：按中国精神疾病分类及诊断标准（CCMD-Ⅲ）诊断为精神分裂症或分裂样精神病，平均年龄为（28.3±9.1）岁，平均体重为（54.5±6.7）kg。经检查血、尿常规，肝、肾功能，心电图等均正常。无躯体及神经系统疾病。不嗜烟嗜酒，1～2 周内未接受抗精神病药物治疗并未服用过细胞色素 P450 2D6（CYP2D6）抑制剂或诱导剂，6 周内未服用抗精神病缓释制剂。

受试者按要求服药，于服药前和服药达目标治疗剂量后第 5,6d 晨服药前 0.5h 抽静脉血 2mL 监测是否达到稳态，并于第 6d 晨服药前 0.5h 和服药后 0.5,1,1.5,2,3,4,6,8,12,24,48h 抽静脉血 4mL。血样置肝素处理的离心管中，立即离心（3000r/min）5min，分离出血浆，置－80℃冰箱中保存至测定。

（4）结果与讨论：利培酮、9-羟利培酮和内标的保留时间分别为 6.1,4.4,4.5min。对照色谱图、空白色谱图、对照品加空白血浆色谱图、病人血样色谱图见图 10-26；利培酮、9-羟利培酮和内标的质谱扫描图见图 10-27。

血浆中利培酮和 9-羟利培酮分别在 0.5～200.0μg/L 和 5.0～250.0μg/L 浓度范围内有良好的线性关系（$r>0.99$），最低检测浓度均为 0.5μgL（$S/N=9$）。测得低、中、高浓度的利培酮、9-羟利培酮的方法回收率分别为 90.8％～101.1％,91.0％～95.3％；日内 RSD 分别为 2.4％～8.1％,5.2％～10.1％；日间 RSD 分别为 5.3％～12.8％,6.8％～14.2％；萃取回收率分别为 80.3％～90.6％,78.4％～82.7％。精神分裂症患者口服多剂量利培酮片后利培酮和 9-羟利培酮的药物动力学参数见表 10-6。

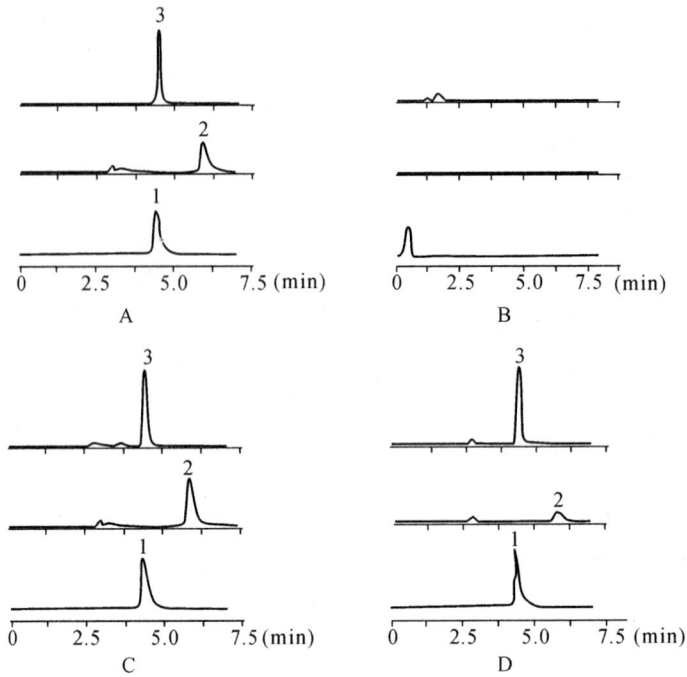

图 10-26　利培酮和 9-羟利培酮的色谱图

A. 对照溶液(40.0μg/L 利培酮＋100.0μg/L 9-羟利培酮＋喹硫平)；B. 空白血浆；C. 添加利培酮(40.0μg/L)、9-羟利培酮(100.0μg/L)和喹硫平的空白血浆；D. 病人口服 4mg 利培酮片 4h 的血浆样品。

1.9-OH-RIP；2. RIP；3. 内标

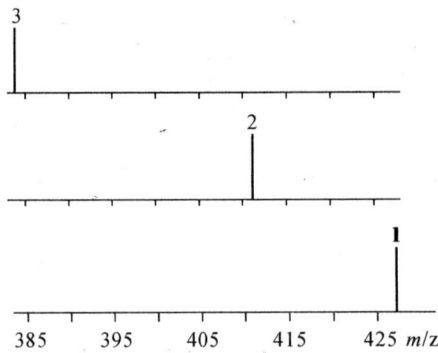

图 10-27　利培酮、9-羟利培酮和内标喹硫平的质谱图

1.9-OH-RIP；2. RIP；3. 内标

表 10-6　患者口服利培酮片后利培酮、9-羟利培酮的药动学参数($n=24$)

参　数	利培酮	9-羟利培酮
$K_a(h^{-1})$	1.6 ± 0.9	2.6 ± 0.8
$t_{1/2}(h)$	3.1 ± 1.4	25.3 ± 8.1
$t_{max}(h)$	1.7 ± 0.99	2.3 ± 0.74

续表

参　数	利培酮	9-羟利培酮
$C_{max}^{ss}(\mu g \cdot h/L)$	84.8 ± 54.5	145.7 ± 41.1
$C_{min}^{ss}(\mu g \cdot h/L)$	13.6 ± 17.5	79.5 ± 23.7
$C_{ss}^{ss}(\mu g \cdot h/L)$	30.5 ± 26.5	136.8 ± 37.2
$AUC_{0\rightarrow12}^{ss}(\mu g \cdot h/L)$	451.8 ± 404.3	1744.3 ± 562.2
$AUC_{0\rightarrow48}^{ss}(\mu g \cdot h/L)$	—	3986.2 ± 1175.8
$AUC_{0\rightarrow\infty}^{ss}(\mu g \cdot h/L)$	482.1 ± 418.8	5511.6 ± 1975.5
$(CL/F)(L/h)$	88.9 ± 62.1	
$(V/F)(L)$	361.4 ± 282.3	

示例三　HPLC-MS/MS 法研究米格列奈片在健康人体内的药代动力学

米格列奈(mitiglinide)是促胰岛素分泌药,临床上主要用于治疗 2 型糖尿病。刘婷立等采用 HPLC-MS/MS 方法,对米格列奈片进行药代动力学研究。

(1)色-质条件:Hypersil C_{18} 柱(4.6mm×150mm,5μm),柱温 40℃;流动相为 5mmol/L 醋酸铵水溶液-甲醇(35:65),流速 0.25mL/min;进样量 10μL。质谱采用 ESI 源,源温度 110℃,正离子检测;扫描方式为多反应监测(MRM);定量分析时的离子反应分别为 m/z 316.2→m/z 298.2 (米格列奈)和 m/z 318.2→m/z 166.0 (那格列奈,内标物);扫描时间为 0.10s;毛细管电压 2.50kV;锥孔电压 20V;去溶剂气为 N_2,去溶剂气温度 350℃,去溶剂气流速 400L/h;碰撞诱导解离(CID)电压分别为 10eV 和 11eV。

(2)样品处理:精密吸取受试者血浆 200μL,依次加入甲醇 50μL,1080ng/mL 那格列奈水溶液(内标物)50μL,涡流 30s,加入 1mol/L 盐酸溶液 200μL,涡流 30s,再加入乙醚 3mL,涡流 30s,振荡 10min,离心 10min (3500r/min),吸取有机层,40℃氮气流下吹干,残渣用水-甲醇(35:65)混合溶液 100μL 溶解,涡流 30s,取上清液 10μL 进样测定。

(3)结果与讨论:米格列奈的人体血药浓度仅为 ng 级,一般的高效液相色谱法难以准确测定,本研究在 LC-MS 法基础上建立了 HPLC-MS/MS 法,最低定量浓度为 1.08ng/mL,能满足实际生物样品分析的要求。血样前处理采用乙醚为提取剂,操作简便,提取率高,适合大批量血浆样品的分析。在选定的色谱条件下,米格列奈与内标那格列奈峰形良好,分离完全,其保留时间分别为 1.00,1.57min 左右。两者的结构与色谱图见图 10-28,质谱扫描图见图 10-29。

米格列奈血浆样品浓度在 1.08~5.4×10^{3}ng/mL 范围内线性关系良好($r=0.9972$),定量下限为 1.08ng/mL;高、中、低浓度的提取回收率为 75.8%~83.7%,日内、日间 RSD 分别为 4.0%~5.2%,11.4%~14.1%;血浆样品在冷冻储存条件下 21d 内稳定。

20 名受试者分别单剂量口服 5mg 和 10mg 受试制剂后的平均药物浓度-时间曲线如图 10-30,主要药动学参数及不同性别受试者药代动力学参数比较见表 10-7。

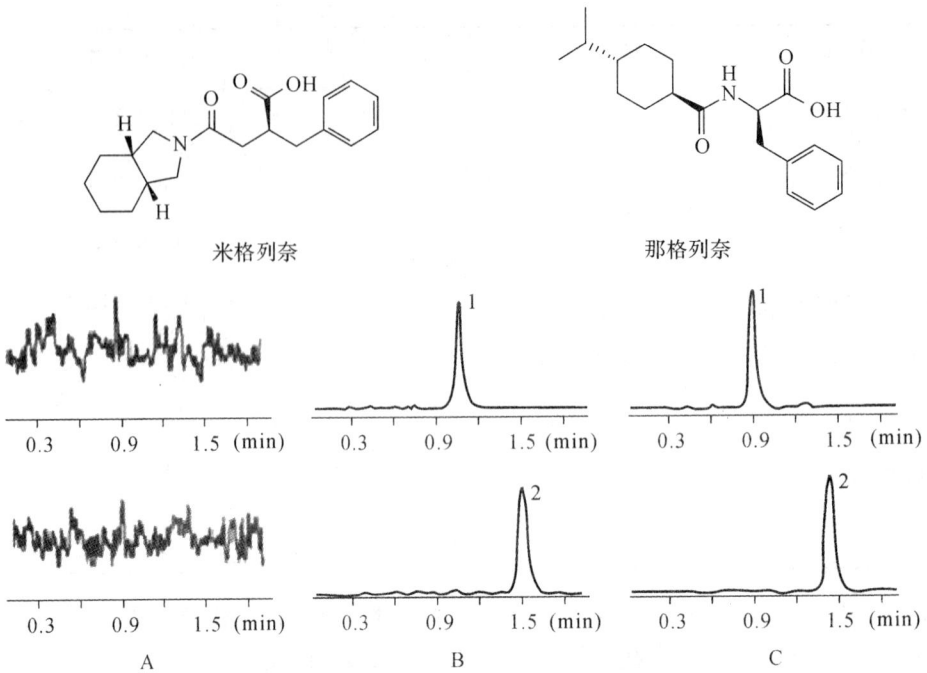

图 10-28　米格列奈和内标的结构与色谱图

A.空白血浆；B.空白血浆＋米格列奈＋那格列奈；C.受试者口服 5mg 米格列奈片 0.167h 的血浆样品

1.米格列奈；2.内标

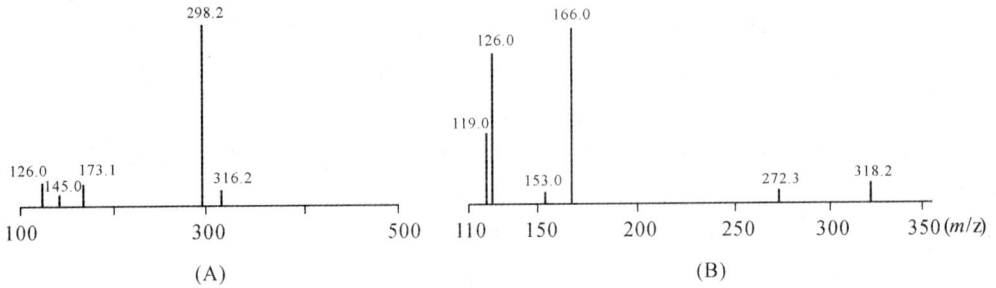

图 10-29　米格列奈（A）和内标（B）的质谱图

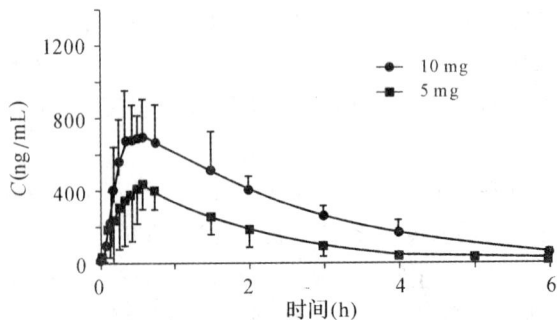

图 10-30　20 名受试者单剂量口服 5mg 和 10mg 受试制剂后的平均药-时曲线

表 10-7　20 名受试者单剂量口服米格列奈片后的主要药代动力学参数

参　数	剂量(mg)	男　性	女　性	总　体
t_{max} (h)	5	0.57±0.12	0.45±0.13	0.51±0.13
	10	0.53±0.21	0.48±0.18	0.51±0.19
C_{max} (μg/mL)	5	531.93±18.15	608.47±84.53	570.20±76.37
	10	829.97±123.23	969.53±113.34	899.75±133.67
$AUC_{0\sim6}$ (μg·h/mL)	5	753.82±355.17	924.69±270.09	839.25±310.80
	10	1675.34±107.98	2022.03±144.82	1848.68±141.93
$AUC_{0\sim\infty}$ (μg·h/mL)	5	787.74±383.46	956.23±281.83	871.98±329.46
	10	1748.63±155.54	2166.66±511.58	1957.65±507.04
$t_{1/2}$ (h)	5	1.21±0.17	1.18±0.08	1.19±0.13
	10	1.23±0.11	1.48±0.32	1.35±0.26
$MRT_{0\sim1}$ (h)	5	1.63±0.23	1.55±0.09	1.59±1.93
	10	1.77±0.11	2.04±0.29	1.90±0.20
$MRT_{0\sim\infty}$ (h)	5	1.86±0.36	1.75±0.14	1.80±0.26
	10	2.01±0.19	2.44±19.03	2.22±0.32
CL(mL/min^{-1})	5	125.98±2.28	98.32±17.40	112.15±19.25
	10	100.04±23.40	80.44±0.18	90.24±22.60
V_d (L)	5	12.86±5.20	10.00±4.75	11.43±0.17
	10	10.51±2.00	10.08±2.08	10.30±1.94

示例四　龙胆苦苷在健康受试者尿中的药代动力学

龙胆苦苷（gentiopicroside）是龙胆科植物秦艽（*gentiana macrophylla pall*）的主要活性成分之一，具有保肝、利胆、抗炎等作用。冯怡等应用 LC-MS/MS 法建立了龙胆苦苷尿药浓度测定方法，研究了健康受试者静脉滴注龙胆苦苷注射剂后的尿药代动力学，获得了药物在体内的消除、排泄特征。龙胆苦苷的结构见图 10-31。

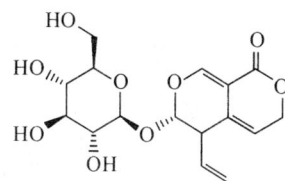

图 10-31　龙胆苦苷
的化学结构

（1）液-质条件：Pinnacle Ⅱ C$_8$ 色谱柱（150mm×2.1mm，5μm）；流动相为甲醇-10mmol/L 醋酸铵缓冲液-乙腈（50∶40∶10），流速 0.2mL/min；样品进样量 20μL。质谱分析采用 ESI 源离子化、正离子多离子反应监测（MRM），定量离子对：龙胆苦苷 m/z 374.10→195.10，咖啡因（内标物）m/z 195.10→138.10；喷雾电压 5100V；雾化温度 380℃；加热辅助气（GAS2）、雾化气（GAS 1）、帘气、碰撞气分别为 7、10、10、3 L/min。

（2）尿样预处理：取尿样 250μL，加入内标咖啡因溶液（1000 ng/mL）100μL 及 10mmol/L 醋酸铵缓冲液 250μL，混匀后通过已活化的 SPE 小柱，用蒸馏水 1mL 洗涤，继而用甲醇 1mL 洗脱；取洗脱液 250μL，加入 10mmol/L 醋酸铵缓冲液 250μL，混匀后离心，得待测液。

（3）方法学确证试验：按照本试验建立的条件，进行方法学确证试验。龙胆苦苷及内标咖啡因的保留时间分别为 2.2、2.3min，尿液中内源性物质不干扰两者的测定。龙胆苦苷在 30～9000ng/mL 浓度范围内线性关系良好（权重 $1/X^2$，$r=0.9980$），定量下限为 30ng/mL。浓度为 100、4000 和 8000ng/mL 的 3 个质控样品,其批内、批间 *RSD* 均小于 5.5%;绝对回收率为 91.1%~96.2%,方法回收率为 100.5%~103.8%。尿样中龙胆苦苷在室温放置 16h,经 3 次反复冻融和－20℃保存 4 个月,均能保持稳定;样品制备后待测溶液在室温放置 8h 和在 4℃ 放置 24h,均能保持稳定。浓度高于线性范围的尿样,可用空白尿液稀释 250 倍后测定,准确度为(95.6±7.9)%。

(4)尿样采集与测定:受试者给药前需排尽尿液并留取空白尿样,然后按如下时间段排尿:滴注期间 0~1.5h,滴注结束后 1.5~3.5h、3.5~5.5h、5.5~7.5h、7.5~9.5h、9.5~13.5h、13.5~25.5 h,测量体积后留样,－20℃冷冻保存至待测。

受试者尿样中的龙胆苦苷浓度,以随行标准曲线同法测定定量。用 WinNonlin 软件的"非房室模型-静脉滴注-尿药分析模式"计算药代动力学参数;用 SPSS 11.0 软件进行统计分析,经剂量归一化处理,并取自然对数进行组别(给药次序)、周期、剂量、受试者、性别 5 因素的方差分析,对不同剂量间比值进行 90%置信区间分析,评价药代动力学参数与给药剂量间是否符合线性药代动力学特征。

(5)结果与讨论:以受试者尿药浓度为纵坐标、各段中点时间为横坐标,绘制尿药浓度-时间曲线,见图 10-32。将浓度测定值与尿液体积相乘得各时段原药排泄量,以累积尿排量作纵坐标、时间段为横坐标,绘制累积尿排量-时间曲线,见图 10-33。

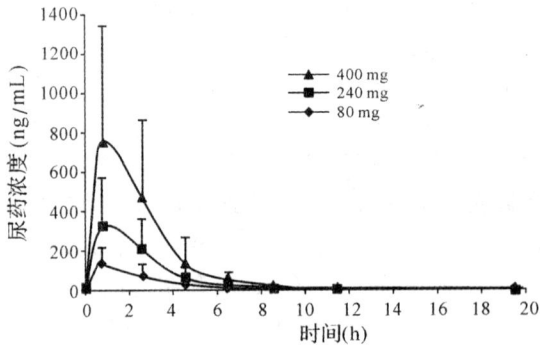

图 10-32　受试者静脉滴注 3 个剂量龙胆苦苷后的平均尿药浓度-时间曲线($n=12$)

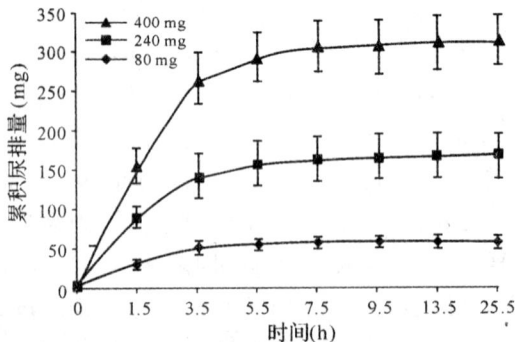

图 10-33　受试者静脉滴注 3 个剂量龙胆苦苷后的平均累积尿排量-时间曲线($n=12$)

由图 10-32 和图 10-33 可见,在滴注给药时,药物就开始排泄,0~7.5h 为主要排泄期,占总累积尿排量的 96.2 %。3 个剂量的 25.5h 平均累积尿排率为 76.1%,累积尿排量的个体间

的 RSD 为 10.6%～20.4%；尿药浓度随剂量的增加而基本呈比例增加，在滴注给药期间达峰值，随后快速降低，个体差异较大，RSD 为 35.4%～107.5%，尿药浓度受排尿体积影响较大。应用 WinNonlin 软件计算尿药代动力学参数，结果见表 10-8，尿排速率-时间曲线见图 10-34。

表 10-8　受试者静脉滴注 3 个剂量龙胆苷后的尿药动力学参数

参　数	80mg	240mg	400mg
R_{max} (mg/h)	20.46±0.39	60.83±9.31	105.51±15.32
R_{last} (mg·h)	0.05±0.03	0.14±0.08	0.23±0.10
t_{max} (h)	0.75	0.75	0.75
ERUC$_{0～t}$ (mg)	51.13±0.71	144.78±24.46	269.75±27.42
Ae(mg)	61.27±8.01	172.68±29.08	319.05±34.15
Ce(%)	76.59±10.02	71.95±12.12	79.76±8.54
$t_{1/2}$ (h)	2.96±0.58	2.90±0.72	2.90±0.53
k (h^{-1})	0.25±0.07	0.26±0.08	0.25±0.06

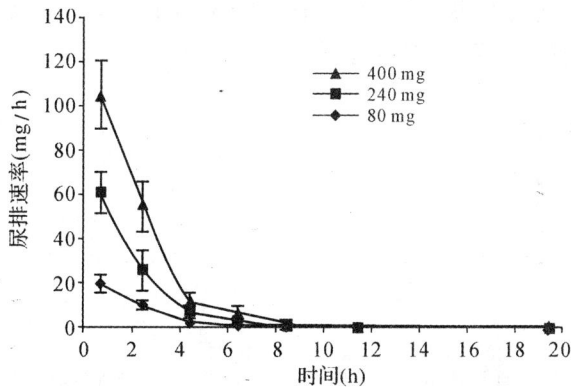

图 10-34　受试者静脉滴注 3 个剂量龙胆苦苷后的平均尿排速率-时间曲线

　　统计分析显示在组别（给药次序）、周期、剂量、性别间差异无统计学意义（$P>0.05$）。不同剂量间参数比值的 90% 置信区间均在 0.89～1.17 范围内。试验结果表明：R_{max}、R_{last}、ERUC 和 Ae 等参数随给药剂量的增加而呈比例增加，而 $t_{1/2}$ 和 k 等药代动力学参数相近，不随剂量的增加而延长。

　　人体静脉滴注龙胆苦苷注射剂后，尿液中即可检出龙胆苦苷，表明该药主要以原型自肾脏经尿液快速排泄，2.5 个 $t_{1/2}$ 内已排泄大部分药物；在 80～400mg 范围内符合非剂量依赖的线性动力学特征。

　　龙胆苦苷极性较强，难以使用液-液萃取法提取尿液中的药物，而使用固相萃取法，经甲醇洗脱后即可测定，无需挥发浓缩和复溶等复杂操作。

2. 其他分析方法在临床药代动力学研究中的应用

示例五　GC-MS 法测定吗啡在人体内的药代动力学

　　王凯等建立了气相色谱-质谱联用法测定人血浆中吗啡（morphine）的浓度，并将该法应用于正常健康志愿者一次口服硫酸吗啡片剂的血药浓度。

（1）GC-MS 条件：HP-1 交联毛细管柱（12m×0.22mm）；载气为氮气，柱头压为 9psi，进样口温度为 260℃，柱温 200～250℃程序升温（20℃/min），界面温度为 280℃，数据采集方式为选择离子法（SIM），选择吗啡 m/z 327，369，内标纳洛酚 m/z 353，395。

（2）血浆中药物的提取和衍生化：取血浆 1mL 于 10mL 离心试管中，加入 500μg/L 纳洛酚溶液 0.1mL 和氯化钠固体 0.5g，混匀后加入 1mL 磷酸盐缓冲液调 pH 至 9.6，振荡混匀。加入甲苯-正庚烷-异戊醇（70∶20∶10）混合溶液 1mL，振荡提取 30s，4000r/min 离心 10min，分取有机相，移入另一 10mL 离心试管内，加入 0.1mol/L 硫酸溶液 1mL，振荡 1min，3500r/min 离心 5min，弃去有机相，用 0.2mol/L 的氢氧化钠溶液和磷酸盐缓冲液调 pH 至 9.6，加入有机混合溶液 1.5mL，振荡提取 1min，离心，取有机相，于 65℃水浴中氮气流吹干。残渣中加入 0.2mL 吡啶（用氢氧化钾干燥 48h）和 0.2mL 新蒸乙酸酐，封严试管口，于 65℃水浴中反应 20min，而后氮气流下吹干。残渣用 10μL 三氯甲烷溶解，取 3μL 进样测定。

（3）方法学验证：在上述色-质条件下，吗啡的保留时间为 4.8min，内标纳洛酚的保留时间为 6.2min，各色谱峰分离良好（图 10-35）。血浆中吗啡浓度 0～80μg 范围内有良好的线性关系（$r=0.9998$），最低检测浓度为 2μg/L；日间、日内精密度 RSD 分别在 1.44%～2.26%和 0.59%～1.94%范围内，提取回收率为 79.9±2.9%～83.0±5.7%。吗啡血浆样品在 -20℃冰箱中保存 2～4 周，测定结果均未见明显差异，但当样品在衍生化完成后，样品溶于三氯甲烷后应立即进样，一般在室温下可稳定 24h。

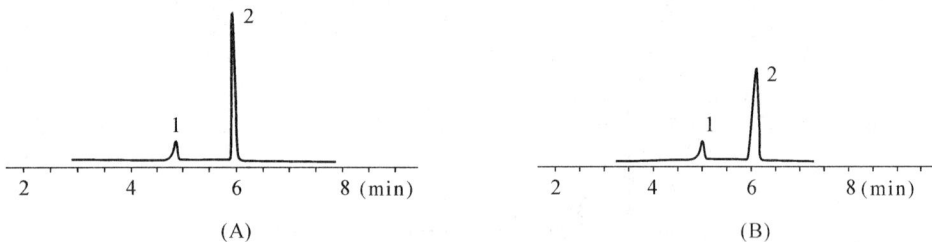

图 10-35 标准溶液（A）和血浆样品（B）中吗啡、纳洛酚的标准图谱
1.吗啡；2.纳洛酚

（4）吗啡血药浓度测定与药动学研究：正常健康受试者禁食 12h 后，空腹单次口服硫酸吗啡片剂（20mg），于服药后 0.25，0.5，1，1.5，2，3，4，6，8，10h 取血，测定吗啡的血药浓度。经 3P87 药代动力计算程序处理后，吗啡的药代动力学符合二室开放模型，其主要药代动力学参数见表 10-9。

表 10-9 单次口服 20mg 吗啡后的主要药动学参数

参 数	$\bar{x}\pm SD$
$Ka(h^{-1})$	23.51±3.43
Tlag(h)	0.18±0.02
$T_{1/2}\beta$	3.57±1.24
T_{max}(h)	0.35±0.01
C_{max}(h)	30.84±6.59
AUC(mg·h/L)	120.85±4.27

（5）讨论：在建立血浆中吗啡浓度测定方法的过程中，发现使用三氯甲烷-异丙醇提取剂时，提取过程中乳化现象十分严重，且有机相位于水层之下，吸取时易带入很多杂质。本实验用甲苯替换三氯甲烷作为萃取试剂，同时为了解决乳化的问题，采用在提取液中加入氯化钠固体以增加水层比重的方法，取得了良好的萃取效果。由于气-质联用中质谱检测器对样品的清洁度要求较高，故采用二次提取的方法，使样品的干净

程度明显提高,使离子源在较长的周期内不用清洗,提高了工作效率,节省了时间。

对于样品的衍生化,国外多采用 6 氟乙酸酐和硅烷试剂进行衍生。本研究出于经费考虑选用了乙酸酐,但在进行吗啡代谢物研究时,乙酰化不适用,宜采用硅烷化试剂。

示例六　ELISA 法研究重组人胰高血糖素样多肽-1(7－36)在健康人体的药代动力学

人胰高血糖素类多肽-1(human glucagon-like peptide-1, hGLP-1)是天然前原胰高血糖素(preproglucagon)蛋白的组成部分。国外临床试验表明,在 2 型糖尿病用磺酰类降糖药无效时,外源性给予 GLP-1 能有效地降低血糖浓度,短暂升高胰岛素和 C-肽浓度。方翼等采用荧光酶联免疫分析法研究重组人胰高血糖素样多肽-1（7-36）［ rhGLP-1(7-36)］单次与多次给药的临床药代动力学。

(1)分组与给药:用拉丁方设计三周期给药自身对照试验。志愿者于给药前 1 日晚餐后,禁食不禁水,12h 过夜。次日晨 8 时,空腹给药,给药后 5min,统一进早餐,停药后 2h,可饮水,4h 后,统一午餐。单次给药:12 名受试者分别依次单次皮下注射低、中、高(0.1,0.15,0.2mg)的 rhGLP-1(7-36),每次试验间隔 7 日为药物清洗期。多次给药:受试者每日 3 餐前 5min,皮下注射 rhGLP-1(7-36)0.2 mg,连续给药 5 日。

(2)样本采集:①于单次给药前及给药开始后 5,10,15,20,25,30,35,40,45,50,55,60,65,70,90min,在肘静脉取血 4mL,测定血药浓度与血糖。②多次给药,首、末次给药均采集各时间点血样;第 2,3 日、早餐给药前及给药后 20min 和第 4 日 3 餐给药前及给药后 20min 时,取静脉血 4mL,测定血药谷峰浓度。

(3)样本处理:血液样品均用冰浴抗凝/酶抑管收集,每 mL 全血中加 20μL EDTA(0.3 mmol/mL)和 4μL 酶抑混合液[含 0.1μmol/mL Diprotin A 与 500 灭活单位(KIU)/mL 抑肽酶],在 10min 内于 4℃下,3000r/min 离心 10min,分取血浆,置冰浴酶抑管中,于 4℃(3h 内检测)或 -70℃ (长期保存)保存,待测。

(4)检测方法与方法学验证:采用荧光酶联免疫分析法(ELISA 法)测定血药浓度。rhGLP-1 (7-36)amide 由 Linco Research Inc. 公司证明,GLP-1(9-36amide)、GLP-2、Glucagon 与药盒无交叉反应,不会干扰测定。受试品的浓度(5～640pmol/L)对数与相对荧光强度比值(relative fluorescence unit,RFU)的批内 $RSD < 16\%$;批间 $RSD < 6.1\%$($n = 7$)。将正常人血浆用受试品校正曲线计算,结果存在较高水平的内源性免疫反应物质,其浓度为(3±5) pmol/L。将不同浓度的受试品,加入到稀释人血浆中,进行回收率实验。结果显示,回收率偏差 < 20%,人血浆校正稀释倍数后,实际测定的 rhGLP-1(7-36)检测限(LOQ)为 2pmol/L。

药物浓度对数值与相对荧光强度值的曲线可用四参数 Logistic 函数拟合。用待测未知样品同一 96 孔板设置的标准曲线,计算样品中 rhGLP-1(7-36)浓度,经稀释倍数校正后,求得血浆浓度。典型的标准曲线(浓度范围 324～8540pmol/L)见图 10-36。

(5)结果与讨论

1)单次给药的药代动力学:12 名健康受试者单次皮下注射 rhGLP-1 (7-36) 0.1,

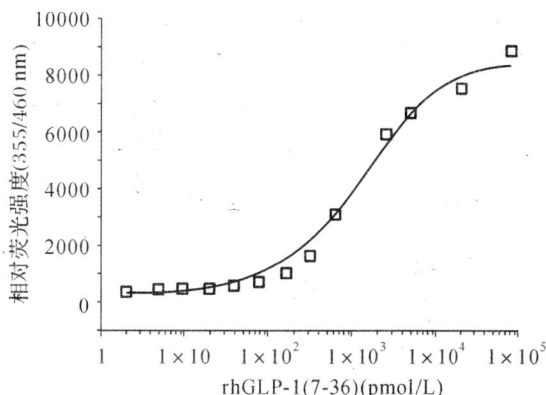

图 10-36　rhGLP-1(7-36)的标准曲线

0.15,0.2 mg,主要药代动力学参数见表 10-10,血药浓度-时间曲线见图 10-37。药-时曲线符合一房室模型,权重用 $1/C^2$,各量组间 $AUC_{0\sim\infty}$、$AUC_{0\sim t}$ 和 C_{max} 均随剂量增加而增加,差异有统计学意义。

表 10-10   12 名健康受试者单次皮下注射 rhGLP 后的主要药代动力学参数

参数	剂量(mg)		
	0.1	0.15	0.2
k_e(min^{-1})	0.05±0.01	0.05±0.01	0.07±0.01
$t_{1/2}$(min)	14.43±4.01	12.85±2.52	10.68±2.23
$AUC_{0\sim t}$(ng·min/L)	9.65±1.42	14.96±2.08	20.92±2.18
C_{max}(ng/L)	306.21±27.92	450.68±75.40	642.61±30.19
t_{max}(min)	21.25±2.26	19.58±4.98	19.17±3.59
CL/F(L/min)	11.59±2.29	11.17±1.16	11.82±2.55

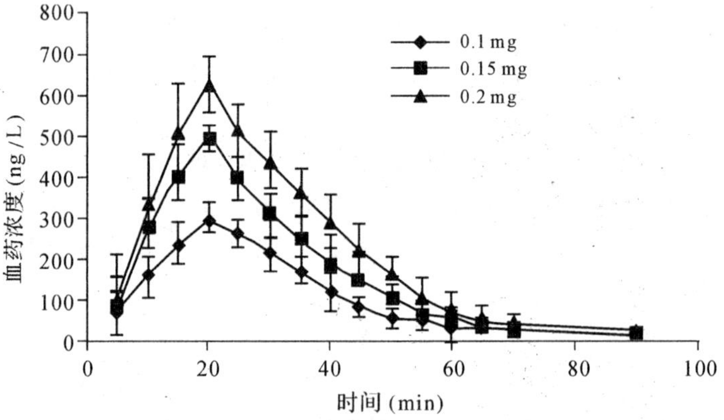

图 10-37   单次给药后血药浓度-时间曲线

2)多次给药的药代动力学:9 名健康受试者每次 0.2mg,每日 3 次,连续 5 日皮下注射 rhGLP-1(7-36),其血药浓度-时间曲线见图 10-38,首次(第 1 日早餐前 5min)与末次(第 5 日早餐前 5min)给药后主要药代动力学参数见表 10-11。首次与末次给药比较,药代动力学参数差异无统计学意义($P>0.05$)。

表 10-11 多次给药后的主要药动学参数

参数	首次	末次
$t_{1/2}$(min)	17.22±3.70	15.18±1.95
$t_{1/2ka}$(min)	1.89±1.16	3.73±2.48
Vd/F(L)	0.15±0.17	0.06±0.14
CL/F(L/min)	15.11±5.19	13.09±3.22
lag time(min)	4.51±0.38	3.72±1.50

续表

参　数	首　次	末　次
$AUC_{0\sim t}(\mu g \cdot min/L)$	18.22 ± 2.52	19.26 ± 2.74
$AUC_{0\sim\infty}(\mu g \cdot min/L)$	23.46 ± 8.28	21.48 ± 3.59
$MRT_{0\sim90}(min)$	28.08 ± 2.30	28.12 ± 3.54
$t_{max}(min)$	18.33 ± 2.50	18.33 ± 2.50
$C_{max}(ng/L)$	726.76 ± 94.07	737.15 ± 72.12
$Ke(min^{-1})$	0.04 ± 0.01	0.05 ± 0.02

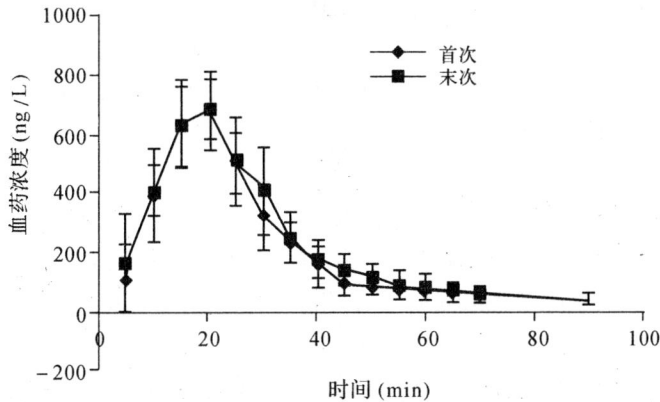

图 10-38　多次给药后血药浓度-时间曲线

10.3　体内药物分析方法在药物生物利用度与生物等效性研究中的应用

10.3.1　生物利用度与生物等效性的基本概念

生物利用度(bioavailability,BA)是指药物活性成分从制剂释放吸收进入全身循环的程度和速度。分为绝对生物利用度和相对生物利用度。绝对生物利用度是以静脉制剂(通常认为静脉制剂生物利用度为 100%)为参比制剂获得的药物活性成分吸收进入体内循环的相对量;相对生物利用度是以其他非静脉途径给药的制剂(如片剂和口服溶液)为参比制剂获得的药物活性成分吸收进入体循环的相对量。

生物等效性(bioequivalence,BE)是指一种药物的不同制剂在相同的试验条件下,给以相同的剂量,其活性成分吸收速率和程度的差异无统计学意义。BE 研究通常是指采用 BA 的研究方法,以药代动力学参数为终点指标,根据预先确定的等效标准和限度进行的比较研究。

10.3.2　生物利用度与生物等效性的研究方法

BA 和 BE 的研究方法与步骤基本一致，均是采用比较性研究，只是研究目的不同。在新药研究阶段，为了确定新药处方、工艺合理性，通常需要比较改变上述因素后制剂是否能达到预期的生物利用度；开发新剂型时，要对拟上市剂型进行生物利用度研究，以确定新剂型的合理性，通过与原剂型比较的 BA 研究来确定新剂型的给药剂量，也可通过 BE 研究来证实新剂型与原剂型是否等效。在临床试验过程中，可通过 BE 研究来验证同一药物的不同时期产品的前后一致性。在仿制生产已有国家标准药品时，可通过 BE 研究来证明仿制产品与原创药是否具有生物等效性，是否可与原创药替换使用。

1. 交叉设计

交叉设计是目前最常用的方法，把受试对象随机分为几组，按一定顺序处理，一组受试者先服用受试制剂，后服用参比制剂；另一组受试者先服用参比制剂，后服用受试制剂。两顺序间应有足够长的清洗期（wash-out period），以消除两制剂的相互干扰，避免上个周期内的处理影响到随后一周期的处理中。清洗期应不少于药物的 10 个半衰期，通常为 1 周或 2 周。根据试验制剂数量不同，一般采用 2×2 交叉（1 个受试制剂，1 个参比制剂）、3×3 交叉（2 个受试制剂，1 个参比制剂）等设计。

2. 受试者选择

一般情况应选择男性健康受试者。年龄在 $18 \sim 40$ 周岁，体重一般不应低于 50kg，同一批受试者年龄不宜相差 10 岁以上，体重不宜差距过大。受试者例数应符合统计学要求，通常为 $18 \sim 24$ 例，采用随机方法分组，各组间应具有可比性。

3. 给药与取样

给药剂量一般应与临床单次用药剂量一致，不得超过临床推荐的单次最大剂量或安全剂量，受试制剂和参比制剂一般应服用相等剂量。

取样点的设计对保证试验结果可靠性及药代动力学参数计算的合理性具有十分重要的意义，通常应做预试验或参考国内外有关文献，为合理设计采样点提供依据。取样点应兼顾吸收相、平衡相（峰浓度）和消除相。服药前应先取空白血样，总取样点（不包括空白）不少于 12 个点，采样点一般持续到受试药原型或其活性代谢物 $3 \sim 5$ 个半衰期或血药浓度为 C_{max} 的 $1/10$ $\sim 1/20$。$AUC_{0 \to t}/AUC_{0 \to \infty}$ 通常应当大于 80%。

4. 药代动力学参数计算

一般用非房室数学模型分析方法来估算药代动力学参数。提供受试者服用受试制剂和参比制剂的 $AUC_{0 \to t}$、$AUC_{0 \to \infty}$、C_{max}、T_{max}、$t_{1/2}$ 等参数及其平均值和标准差。C_{max} 和 T_{max} 均以实测值表示；$AUC_{0 \to t}$ 以梯形法或对数梯形法计算，$AUC_{0 \to \infty} = AUC_{0 \to t} + C_t/\lambda_z$（$C_t$ 为最后一点的血药浓度，λ_z 为末端消除速率常数，用对数血药浓度-时间曲线末端直线部分的斜率求得）；$t_{1/2}$ 由公式 $t_{1/2} = 0.693/\lambda_z$ 求得。

5. 生物利用度计算与生物等效性评价

以各受试者受试制剂（T）和参比制剂（R）的 AUC 分别计算其相对生物利用度（F）值：

受试制剂和参比制剂剂量相同时：$F = AUC_T/AUC_R \times 100\%$

受试制剂和参比制剂剂量不同时：$F = [AUC_T \times D_R/AUC_R \times D_T] \times 100\%$

式中 AUC_T、AUC_R 分别为 T 和 R 的 AUC；D_R、D_T 分别为 T 和 R 的剂量。BA 计算以 $AUC_{0\to t}$ 为主,参考 $AUC_{0\to\infty}$。

BE 的评价,先要将 AUC、C_{max} 数据进行对数转换,然后进行方差分析与双单侧 t 检验处理,若受试制剂和参比制剂 AUC 几何均值比的 90% 置信区间在 80%～125% 范围内,且 C_{max} 几何均值比的 90% 置信区间在 75%～133% 范围内,则判定受试制剂与参比制剂生物等效。如有必要时,应对 T_{max} 经非参数法检验。

10.3.3　应用示例

1. 高效液相色谱法和液-质联用技术在生物利用度与生物等效性试验中的应用

示例一　头孢布烯片在健康人体的生物等效性试验

头孢布烯(ceftibuten)属 β 内酰胺类抗生素(结构见图 10-39),在临床上用于呼吸道、皮肤软组织、泌尿生殖系感染。魏敏吉等应用高效液相色谱法建立了头孢布烯血药浓度测定方法,用于国产片和进口片的生物等效性研究,为国产制剂的注册和临床应用提供依据。

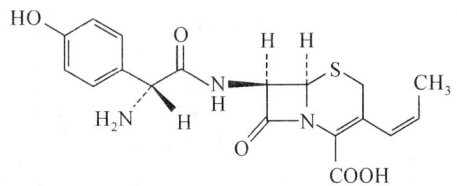

图 10-39　头孢布烯结构

(1) 色谱条件:Kromasil 100-5 C_{18} (150mm × 4.6mm,5μm)色谱柱;流动相为乙腈-0.04mol/L 四丁基氢氧化铵(pH 7.0)(30∶70),流速 1.0mL/min;紫外检测器波长 263nm;进样量 20μL。

(2) 给药与样本采集:22 名健康受试者,年龄(22.95±2.10)岁,身高(1.737±0.054)米,体质量(65.32±6.11)kg,体质量指数(body mass index,BMI)为(21.62±1.39)kg/m²。按 BMI 分层随机分为 2 组,分别交叉空腹口服试验制剂或参比制剂头孢布烯 400mg,2 次试验间隔为 10d。受试者于给药前一天晚饭后禁食至给药后 4h。试验于晨 8 时左右开始,按规定剂量口服头孢布烯;试验当天午餐给予标准餐,受试期间饮水适量。服药前、服药后 0.11,0.33,0.66,1.0,1.5,2.0,3.0,4.0,6.0,8.0,12.0,24.0h 于上肢肘窝静脉取血 4.0mL,放入含 1.25×10⁴ U 肝素 5μL 的离心管中,轻缓混匀,立即离心分离血浆,置 −60℃ 低温冰柜待测。

(3) 血样处理:取血浆样品 200μL,置 1.5mL 塑料离心管中,加入内标[18μg/mL 头孢克肟,用二甲基亚砜助溶后,加入 0.2mol/L 磷酸盐缓冲液(pH 7.0)配制而成]溶液 200μL,乙腈 0.8mL,振荡混匀,12000r/min 离心 3min,取上清液 0.8mL,置另一塑料离心管中,加入二氯甲烷 5mL,250r/min 摇床振摇 15min;于 4℃,4000r/min 离心 10min,取水层进样。

(4) 方法学验证:比较同法处理的空白血浆和血样色谱图,在头孢布烯峰(t_R 6.38min)和头孢克肟内标峰(t_R 9.8min)处无内源性物质峰干扰(图 10-40)。

头孢布烯血浆浓度在 29.79～0.23μg/mL 内呈现良好的线性($r=0.9986$),定量下限为 0.23μg/mL。高、中、低(21.28,4.26,0.85μg/mL)浓度质控样品的相对回收率(准确度)、日内日间精密度、绝对回收率测定结果见表 10-12。内标绝对回收率为(94.49±4.24)%,与头孢布烯的绝对回收率接近(差异<±10%),符合试验要求。稳定性考察结果显示,血样在室温 4h、−20℃ 保存(在测定周期内)、反复冻融 2 次均稳定;沉淀和萃取处理后的测定液在室温放置 12h 内稳定。

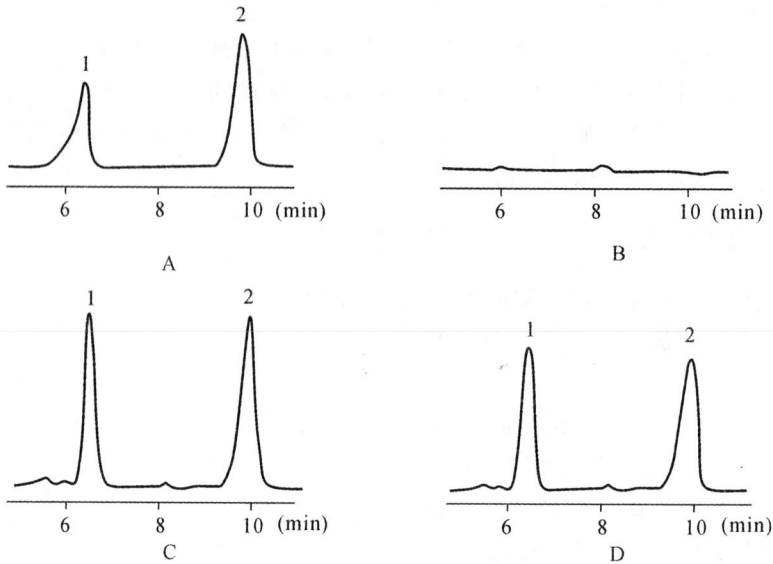

图 10-40 头孢布烯血浆样品的色谱图

A. 头孢布烯和内标对照品；B. 空白血浆；C. 添加头孢布烯和内标的空白血浆；D. 口服头孢布烯 400mg 后的血浆样品

1. 头孢布烯；2. 内标

表 10-12   头孢布烯的精密度和回收率($n=6$)

浓度($\mu g/mL$)	日内	$RSD(\%)$	日间	RSD(%)	相对回收率(%)	绝对回收率(%)
21.28	23.18±1.05	4.53	22.49±0.84	3.75	108.9±4.93	99.59±8.96
4.26	4.33±0.05	1.08	4.20±0.12	2.88	101.6±1.10	98.24±1.40
0.85	0.78±0.09	11.15	0.82±0.08	9.65	91.9±11.15	86.30±8.93

(5)生物等效性评价：22 名健康受试者交叉给予试验制剂及参比制剂各 400mg 后的平均血药浓度-时间曲线见图 10-41，可见试验制剂与参比制剂的曲线变化趋势基本一致，主要药代动力学参数见表 10-13。头孢布烯试验制剂与参比制剂中 C_{max}、$AUC_{0\sim t}$ 及 $AUC_{0\sim\infty}$ 用对数转换后作多因素方差分析、双单侧 t 检验和计算 90% 可信区间，t_{max} 经非参数秩和检验。双单侧 t 检验表明，两制剂经对数转换的 C_{max}、$AUC_{0\sim t}$ 及 $AUC_{0\sim\infty}$ 的检验统计量 t_1、t_2 均大于 $t_{0.05(21)}=1.725$，故接受两种制剂的生物等效的假设。90% 置信区间的计算结果，C_{max} 为 91.20%～108.20%；$AUC_{0\sim t}$ 为 94.30%～106.90%；$AUC_{0\sim\infty}$ 为 94.49%～107.27%。t_{max} 经非参数秩和检验无显著性差异。按照生物等效性判定标准，判定两种制剂为生物等效。经计算，试验制剂对于参比制剂的平均相对生物利用度 $F(AUC_{0\sim t})$ 为 (101.77±17.72)%；$F(AUC_{0\sim\infty})$ 为 (102.08±17.86)%。

表 10-13 22 名健康受试者单剂量口服头孢布烯试验制剂和参比制剂的药代动力学参数

参 数	试验制剂	参比制剂
$t_{1/2ke}$(h)	1.01 ± 0.54	1.19 ± 0.45
$t_{1/2ke}$(h)	2.41 ± 0.86	2.36 ± 0.70
CL/F(L/h)	4.52 ± 1.07	4.80 ± 1.18
V/F(L)	15.97 ± 7.66	16.45 ± 6.82
C_{max}(μg/mL)	18.58 ± 2.70	18.95 ± 4.37
t_{max}(h)	2.18 ± 0.97	2.43 ± 0.81
$AUC_{0\sim t}$(μg·h/mL)	95.76 ± 14.54	96.14 ± 18.87
$AUC_{0\sim\infty}$(μg·h/mL)	99.17 ± 14.28	99.29 ± 18.74
$MRT_{0\sim t}$(h)	4.13 ± 0.69	4.38 ± 0.66
$MRT_{0\sim\infty}$(h)	4.49 ± 0.74	4.79 ± 0.83

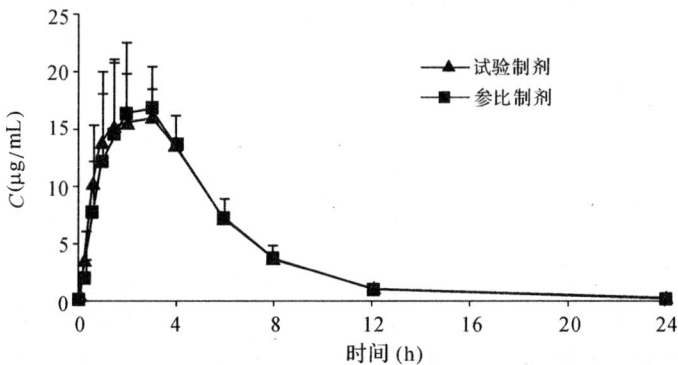

图 10-41 22 名健康受试者单剂量口服头孢布烯试验制剂和参比制剂 400mg 的平均药物浓度-时间曲线

示例二 多潘立酮片在健康人体的相对生物利用度与生物等效性

多潘立酮(domperidone)为苯并咪唑类衍生物(图 10-42)。临床上主要用于增强胃动力。李忠亮等按两制剂双周期自身对照交叉试验设计,对 20 名男性健康志愿者分别单剂量口服受试制剂和参比制剂多潘立酮片(吗丁啉),进行人体相对生物利用度研究,采用 HPLC 法测定多潘立酮的血药浓度,评价两种制剂的生物等效性。

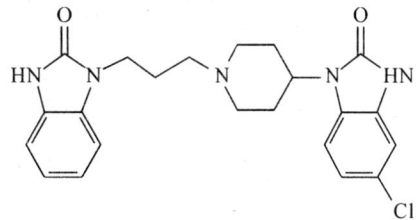

图 10-42 多潘立酮化学结构

(1)色谱条件:Diamosil ODS C_{18}(250mm×4.6mm,5μm)分析柱,C_{18} 保护柱;流动相为乙腈-0.02mol/L 磷酸氢二钾(用磷酸调 pH 至 3.5)(28∶72);流速 1.0mL/min;荧光检测:激发波长 282nm,发射波长 326nm。

(2)样品处理:精密量取血浆样品 500μL,加甲醇 100μL,内标溶液(50.45ng/mL 盐酸普萘洛尔)40μL 和 1.0mol/L 氢氧化钠 50μL,加入二氯甲烷 3mL,涡旋 30s,摇床振荡 5min,

14000r/min 离心 5min,移取下层有机相,备用。残液中再加入二氯甲烷 3mL,同法提取 1 次,合并有机相,在 40℃水浴中氮气流吹干。以 0.1mol/L 盐酸 200μL 复溶,涡旋 15s,14000r/min 离心5min,取 50μL 上清液进行高效液相色谱分析。

(3)方法学考察:取受试者空白血浆、添加多潘立酮标准溶液和内标溶液的空白血浆(含多潘立酮 20ng/mL)、受试者给药后 1h 的血浆样品,按样品处理项下操作,得色谱图见图 10-43,可见血浆中内源性物质峰不干扰多潘立酮和内标色谱峰的测定。以加权最小二乘法(权重系数 $1/\chi^2$)进行线性回归,多潘立酮的线性范围为 $0.7\sim40$ng/mL($r=0.9995$);低、中、高浓度(2、10、30ng/mL)质控样品的日内、日间 RSD 分别为 2.89%$\sim$9.03% 和 3.08%$\sim$8.29%;相对回收率为 95.4%$\sim$98.4%;绝对回收率为 70.5%$\sim$80.7%($RSD<10\%$),内标盐酸普萘洛尔的绝对回收率为 60.8%$\sim$76.4%。不同浓度的血浆样品分别在室温放置 24h、-70℃冰箱冷冻保存 30d、反复冻融 3 次条件下测定,结果 RSD 均< 15%,表明多潘立酮血浆样品在以上条件下均较稳定性。

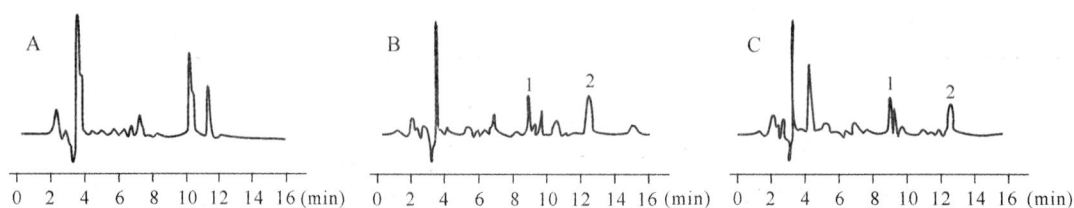

图 10-43　人血浆中多潘立酮的 HPLC 色谱图

A.空白血浆;B.空白血浆+多潘立酮+内标;C.受试者给药后 1h 的血浆样品

1.多潘立酮;2.内标

(4)结果与讨论:参比制剂与受试制剂的主要药代动力学参数见表 10-14,平均血药浓度-时间曲线见图 10-44。两种多潘立酮制剂单剂量随机交叉给药 20mg 后,以各受试者的 AUC计算,受试制剂对参比制剂的相对生物利用度 $F_{(0\sim30)}$ 为(103.0±5.4)%。将多潘立酮片受试制剂和参比制剂的血药浓度-时间曲线下面积 ln（$AUC_{0\sim t}$）、ln（$AUC_{0\sim\infty}$）经方差分析无显著性差异;($1-2\alpha$)置信区间分别为 100.9%$\sim$104.9% 和 101.7%$\sim$106.5%,经双向单侧 t 检验,受试制剂 AUC 的 90% 可信限在参比制剂的 80%$\sim$125% 范围内,表明两种制剂在吸收程度上具有生物等效性;两种制剂的 ln(C_{max})经方差分析无显著性差异;($1-2\alpha$)置信区间为95.4%$\sim$101.3%,经双向单侧 t 检验,受试制剂 ln(C_{max})的 90% 可信限在参比制剂的在75%$\sim$133% 范围内,表明两制剂在达峰浓度上具有生物等效性。T_{max} 经非参数检验,两制剂间无显著性差异,表明两制剂在达峰时间上具有生物等效性。

表 10-14　健康志愿者单剂量口服 20mg 多潘立酮受试制剂与

参比制剂后平均药代动力学参数($\bar{x}\pm s,n=20$)

参数	参比制剂	受试制剂
$t_{1/2}$(h)	8.58±1.10	9.14±0.77
C_{max}(ng/mL)	29.62±5.01	28.94±4.06
T_{max}(h)	0.79±0.32	0.75±0.24
$AUC_{(0\sim t)}$(ng·h/mL)	140.51±31.13	144.36±30.94
$AUC_{(0\sim\infty)}$(ng·h/mL)	152.52±34.81	158.15±33.50

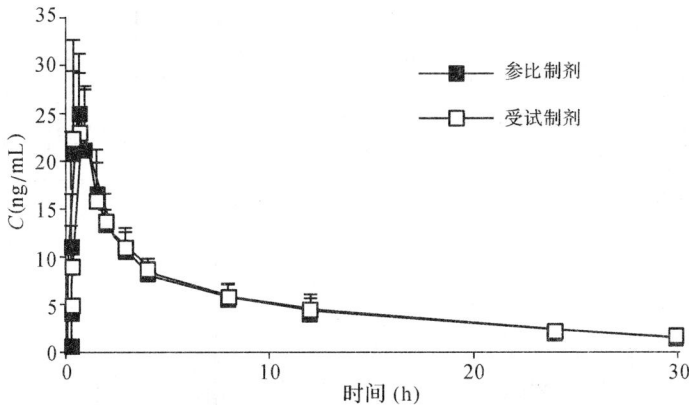

图 10-44　健康志愿者单剂量口服 20mg 多潘立酮受试制剂与参比制剂后平均药时曲线

示例三　盐酸昂丹司琼口服溶液的人体药代动力学和生物等效性研究

盐酸昂丹司琼(ondansetron)为一种选择性的 5-羟色胺 3 (5-HT3)受体拮抗剂,能抑制化疗和放疗引起的恶心呕吐。为评价盐酸昂丹司琼口服溶液(受试品)与盐酸昂丹司琼片(参比品)的生物等效性,吴燕等建立了盐酸昂丹司琼血浆样品的 HPLC-MS 测定方法。

(1)色谱、质谱条件:Shimadzu C_{18}(2.0mm×150mm,5μm)色谱柱,柱温 40℃;流动相为乙腈-0.02mol/L 醋酸铵(25∶75),流速 0.3mL/min。MS 采用电喷雾离子化正离子模式(ESI⁺);选择离子检测(SIM):盐酸昂丹司琼碎片离子 m/z 294.15,内标乙胺嘧啶碎片离子 m/z 249.10;电离源电压 4.5 kV;喷雾气氮气(N_2)的流速为 1.5L/min;脱溶剂温度为 250℃;检测器电压 1.5kV。

(2)血浆样品处理方法:取 1.0mL 血浆,置具塞离心管中,分别加入甲醇-水(50∶50)混合溶液 100μL,内标溶液(2μg/mL 乙胺嘧啶-甲醇溶液)40μL,磷酸盐缓冲液(0.5mol/L Na_2HPO_4-0.2mol/LNaH_2PO_4体积比为 91.5∶8.5,用 6mol/LNaOH 溶液调 pH 至 10)100μL,混匀,加二氯甲烷-乙醚(1∶2)提取溶剂 3mL,涡流混合 1min,往复振荡 20min(200 次/min),5000r/min 离心 5min,取上层有机相 2.5mL 于另一具塞离心管中,40℃ 水浴空气流吹干,精密加入甲醇 100μL,涡旋混合 20s,8000r/min 离心 5min ,取上清液 20μL 进行 HPLC-MS 分析。

(3)方法学验证:盐酸昂丹司琼和内标乙胺嘧啶的结构与全扫描质谱图见图 10-45。盐酸昂丹司琼主要的分子离子峰质荷比(m/z)为 294.15 [M-HCl＋H]⁺,乙胺嘧啶主要的分子离子峰质荷比(m/z)为 249.10 [M＋H]⁺。采用 2 个通道分别进行选择性监测。空白血浆、空白血浆加对照品及内标和受试者血样的色谱图见图 10-46。昂丹司琼的保留时间约为 4.7min,内标的保留时间约为 7.8min,血浆内源性物质及其他杂质不干扰样品的分离测定。

以昂丹司琼与内标物的峰面积比值对昂丹司琼浓度进行线性回归,得线性范围为 0.2036～101.8ng/mL(r=0.9990)。测得低、中、高浓度(0.5055、30.33、80.88ng/mL)昂丹司琼质控样品的萃取回收率分别为 89.3%±2.6%(RSD 2.9%,n=5)、84.9%±0.3%(RSD 0.3%,n=5)、75.3%±2.0%(RSD 2.6%,n=5)。低、中、高浓度(0.314、31.44、101.8ng/mL)的盐酸昂丹司琼质控样品的日内 RSD 为 7.9% ～ 2.3%(n=5),日间 RSD 为 6.2% ～

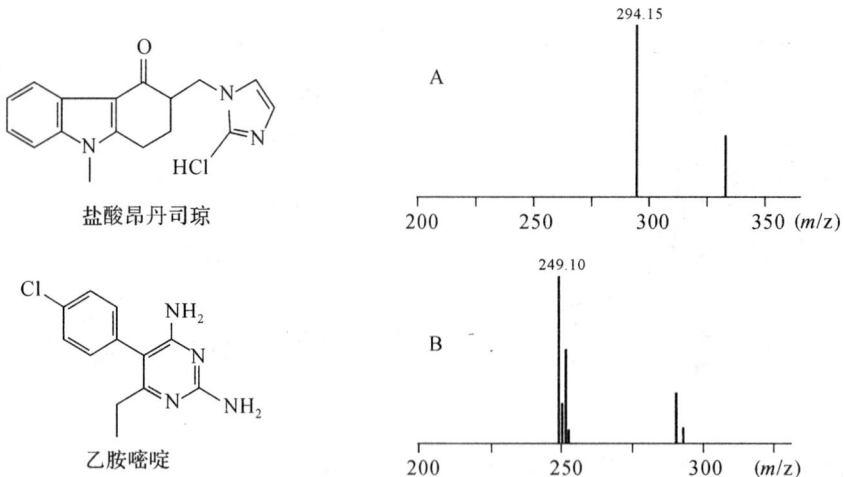

图 10-45　盐酸昂丹司琼(A)和内标(B)的全扫描质谱图及两者的结构

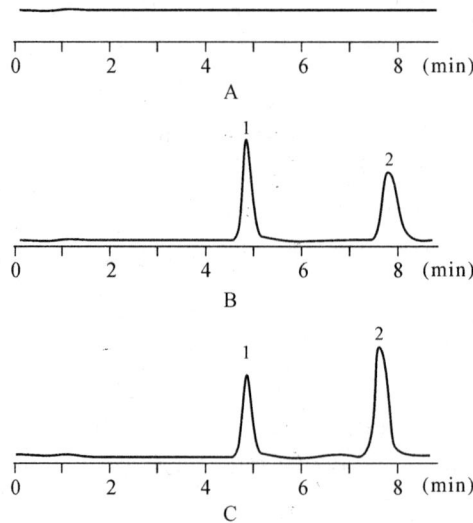

图 10-46　血浆样品的色谱图

A.空白血浆；B.空白血浆＋对照品＋内标；C.受试者服药后 2.5h 血浆样品。

1.昂丹司琼；2.乙胺嘧啶

2.7％(n＝3)。对浓度为 101.8ng/mL 的质控样品,在室温放置 2h,反复冻融 2 次及－20℃条件下保存 36d 的稳定性考察结果,显示以上条件下均稳定。

(4)盐酸昂丹司琼的药代动力学：20 名健康受试者口服试验制剂和参比制剂 8mg 后,测定血药浓度-时间曲线,结果见图 10-47,用 DAS 210 软件计算药代动力学参数,结果见表 10-15。

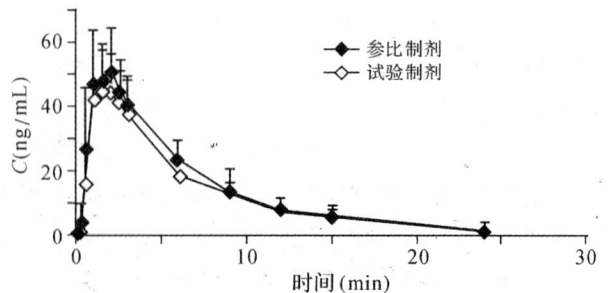

图 10-47　盐酸昂丹司琼试验制剂和参比制剂的平均血药浓度-时间曲线

表 10-15　单剂量口服盐酸昂丹司琼 8mg 后的主要药代动力学参数($n=20$)

参　　数	受试制剂	参比制剂
C_{max}(ng/mL)	57.58 ± 14.11	53.01 ± 16.24
T_{max}(h)	1.65 ± 0.46	1.60 ± 0.62
$AUC_{0\rightarrow24}$(ng·h/mL^{-1})	353.63 ± 75.84	326.02 ± 104.49
$AUC_{0\rightarrow\infty}$(ng·h/mL^{-1})	363.99 ± 78.51	343.11 ± 114.73

(5)讨论：昂丹司琼在血浆中的治疗浓度较低,选择一种灵敏度高、干扰小的提取方法至关重要。文献报道多采用固相萃取法进行血样前处理,此法虽可减少干扰,但操作麻烦、较费时。本实验使用液-液萃取法处理血浆,首先采用甲醇-水(1∶1)沉淀蛋白,磷酸盐缓冲液(pH 10)碱化血浆后,使盐酸昂丹司琼主要以游离态存在,从而提高有机溶剂提取效率,排除血浆中内源性物质的干扰。后取上清液挥干后,用少量甲醇溶解,进样分析,方法简便、快速。以 ESI 源双通道检测(SIM)昂丹司琼和内标乙胺嘧啶准分子离子峰,提高了检测专属性与灵敏度,使昂丹司琼的最低定量浓度达 0.2ng/mL,适用于盐酸昂丹司琼的人体药代动力学及生物等效性研究。

药代动力学研究结果显示两种制剂的药动学参数 $\ln(AUC_{0\rightarrow24h})$、$\ln(AUC_{0\rightarrow\infty})$、$\ln(C_{max})$ 的 90% 可信区间都在规定范围内,T_{max} 非参数检验差异无显著性意义($P>0.05$),表明两种制剂生物等效。受试制剂对参比制剂的相对生物利用度为 110.9%。

2. 其他分析方法在生物利用度与生物等效性试验中的应用

示例四　理舒达人体药动学和相对生物利用度研究

理舒达为辛伐他汀胶囊的商品名,主要成分为辛伐他汀(simvastatin),是一个降血脂药物。欧阳冬生等以辛伐他汀片(商品名:舒降之)为对照药,研究辛伐他汀胶囊的人体药动学和生物等效性。

(1)GC-MS 条件:色谱柱为 HP-50$^+$ 石英毛细管柱(30m×0.25mm,0.25μm);载气为高纯氮气,流速 1.0mL/min;分流方式进样,分流比为 15∶1,进样体积 1μL;进样口和进样管温度分别为 280℃ 和 300℃;柱温为程序升温:起始温度 210℃,保持 1min,然后按 10℃/min 速度升温到 300℃。质谱用化学负离子化方式(CI),离子源温度为 185℃;试剂气为氨气;检测质量数:辛伐他汀 m/z 为 579,内标洛伐他汀(lovastatin)m/z 为 565。

(2)样品处理

1)血样提取:取血浆 1.0mL,置 10mL 刻度试管中,加 20μL 磷酸盐缓冲液(PBS,1mol/L,PH7.0),加内标液 20μL(0.2μg/mL 的洛伐他汀-乙腈溶液),加 2mL 水,上 C$_8$ 固相提取柱,重力作用下滤去溶剂。分别用 4mLPBS、3mL 水和 3mL 甲醇-水(60∶40)洗涤;用 3mL 乙腈洗脱,收集洗脱液,于 40℃ 水浴氮气流下吹干,向残渣中加 2mL 水和 40μL 的 0.5mol/L 氢氧化钾,放置 20min 后,加入 0.5mol/L 磷酸 30μL,蒸馏水 1mL,上 C$_{18}$ 固相提取柱,分别用 3mL 水和 3mL 己烷洗涤,再用 0.8mL 甲醇洗脱,收集洗脱液,于 40℃ 水浴氮气吹干。

2)衍生化反应:向提取后残渣中加 2.5% N,N-二异丙基乙胺(DIEA)100μL 和五氟苄基溴(PFB)160μL,于 40℃ 下放置 15min 后氮气吹干,再加入 N-甲基 N-三甲基硅烷基三氟乙酰胺(MSTFA)100μL,室温下放置 15min 后氮气吹干(所得到的衍生化产物十分稳定,24h 内无明显变化)。向残渣加入 20μL 十四烷,取 1μL 进样。

(3)方法学验证:在上述色谱条件下得到的代表性色谱图和质谱图见图 10-48 和图 10-49。内标和辛伐他汀的保留时间分别为 9.5min 和 10.5min,血浆中内源性物质不干扰测定。辛伐他汀血浆浓度在 0.10~5.00μg/L 范围内有良好的线性关系($r=0.9999$),定量下限为 0.1 μg/L。测得不同浓度(0.20,1.01 和 5.04μg/L)辛伐他汀质控样品的平均相对回收率分别为 (103 ± 10)%,(99 ± 11)% 和(99 ± 2)%;日内变异(RSD)为 5.6%~1.7%,日间变异(RSD)为 15.8%~1.9%。

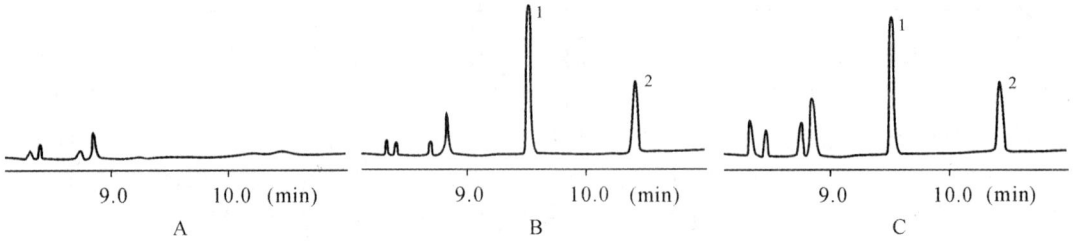

图 10-48　辛伐他丁与内标的 GC 图谱

A.空白血浆;B.添加辛伐他丁和内标的空白血浆;C.单次口服 20mg 辛伐他丁后血浆样品

1.内标;2.辛伐他丁

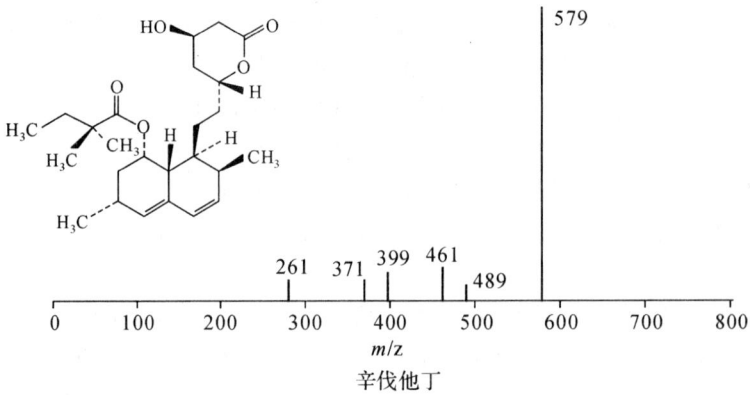

辛伐他丁

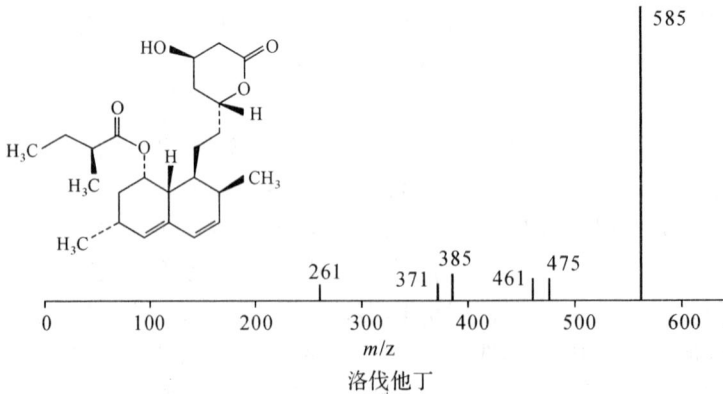

洛伐他丁

图 10-49　辛伐他丁和内标洛伐他丁的结构与质谱图

(4)结果与讨论：10 例受试者口服对照药或试验药后血药浓度分别为 $0.17\sim3.23\mu g/L$ 和 $0.16\sim3.29\mu g/L$，药-时曲线见图 10-50，可见两制剂的体内动力学曲线变化相似。主要药动学参数见表 10-16。试验药的相对生物利用度 $F(AUC_{0\sim24})$ 为 $101.9\%\pm8.6\%$。

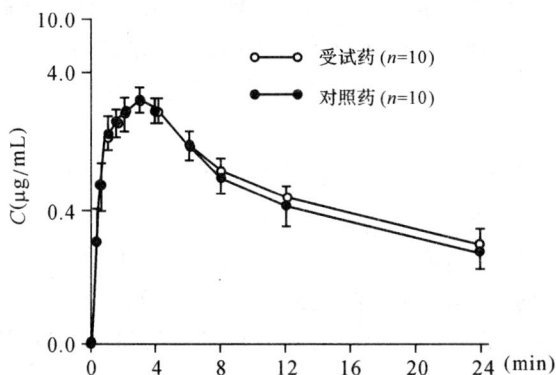

图 10-50　受试者单次口服 20mg 辛伐他丁后平均药-时曲线

表 10-16　10 例受试者单次口服 20mg 辛伐他丁后的药动学参数

参　数	试验药	对照药
T_{max}(h)	3.2 ± 0.4	3.1 ± 0.3
C_{max}($\mu g/L$)	2.49 ± 0.57	2.58 ± 0.50
$t_{1/2}$(h)	6.20 ± 0.64	5.74 ± 0.67
CL/F(L/h)	$(2.08\pm0.59)\times10^3$	$(2.17\pm0.47)\times10^3$
$AUC_{0\sim24}$($\mu g\cdot h/L$)	18.20 ± 4.06	17.84 ± 3.59
$AUC_{0\sim\infty}$($\mu g\cdot h/L$)	19.32 ± 3.59	19.80 ± 4.05

C_{max}，$AUC_{0\sim24}$ 和 $AUC_{0\sim\infty}$ 经对数转换后，方差分析结果表明三者在不同制剂间和不同周期间差异无显著性（$P>0.05$）。C_{max}，$AUC_{0\sim24}$ 和 $AUC_{0\sim\infty}$ 双单侧 t 检验结果及 90％可信区间见表 10-17。t_1 和 t_2 均大于单侧 $t_{0.05(10)}$，试验药 $AUC_{0\sim24}$ 和 $AUC_{0\sim\infty}$ 的 90％可信区间均未超出相应对照药的 $80\%\sim125\%$ 范围；受试制剂的 C_{max} 的 90％可信区间，也未超出对照药 C_{max} 的 $75\%\sim133\%$。T_{max} 经 Mann-Whitney 检验，不同制剂间差异无显著性（$P=0.583$）。以上结果表明，口服试验药与对照药在人体的吸收速度和吸收量差异无显著性，两药具有生物等效性。

表 10-17　生物等效性分析结果

参　数	平均值		t_1	t_2	90％可信区间(％)
	对照组	试验组			
lgC_{max}	0.403	0.384	2.78	2.94	$97\sim107$
$lgAUC_{0\sim24}$	1.242	1.248	5.46	5.20	$98\sim107$
$lgAUC_{0\sim\infty}$	1.278	1.287	6.36	5.94	$91\sim101$

示例五　地高辛口服液在健康人体的药代动力学和相对生物利用度

地高辛(digoxin)为强心苷类药物,主要用于治疗充血性心力衰竭、心房颤动、心房扑动、室上性心动过速等疾病。杨宏等用偏振荧光免疫法测定健康受试者口服地高辛口服液和片剂的血药浓度,比较两种制剂在健康成年男性体内的药代动力学,评价地高辛口服液的相对生物利用度,为地高辛口服液制定合理的临床给药方案提供实验依据。

(1)样品处理与测定:取血清样品 $200\mu L$,置带盖离心试管中,加入沉淀剂 $200\mu L$,旋涡混合 30s,10900r/min 离心 5min,待测。

(2)方法学验证:以地高辛浓度为横坐标,测得的平均偏振(AVGP)的对数值为纵坐标,求得直线回归方程,测得线性范围为 $0.2\sim5.0\mu g/L(r=0.9988)$。在 95％置信区间内,最低检测浓度为 $0.2\mu g/L$。低、中、高(0.75,1.5 和 $3.5\mu g/L$)浓度的地高辛质控样品的方法回收率为 103.2％～105.7％,日内、日间 RSD 分别为 1.63％～4.77％和 1.74％～7.96％。

(3)结果与讨论:20 名健康受试者交叉给予地高辛片剂和口服液后血药浓度-时间曲线见图 10-51,药代动力学参数见表 10-18。以地高辛片剂作参比制剂,用血药浓度-时间曲线下面积($AUC_{0\sim72}$)之比,计算单剂量口服受试制剂(0.75mg)的平均相对生物利用度为 94.8％± 16.4％,其 95％可信限落在参比制剂的 80％～125％内;C_{max} 在 75％～133％内,故认为受试制剂与参比制剂生物等效。

由表 10-8 可知,两种剂型的达峰时间 t_{max} 有显著性差异($P<0.05$),并与心率减慢效应相关,提示口服液在体内不存在药物溶出过程,因而吸收较快。在临床应用时,应注意对片剂自主吸收状态差(心衰、老年、小儿)的患者与服用口服液的区别。

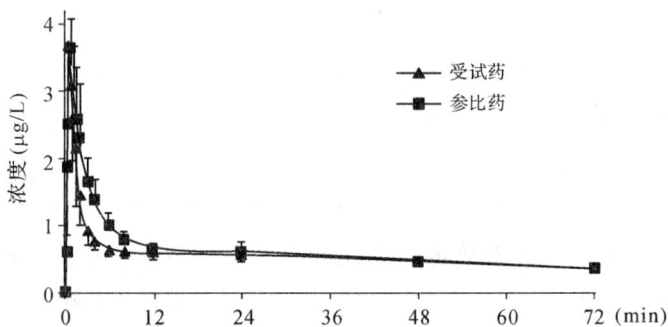

图 10-51　20 名健康受试者给予地高辛片剂和口服液后的平均血药浓度-时间曲线

表 10-18　20 名健康受试者单次口服 0.75mg 地高辛后的药动学参数

参　数	口服液	片　剂
$C_{max}(\mu g/L)$	3.99±1.23	3.53±1.02
$t_{max}(h)$	0.64±0.17	1.36±0.79
$AUC_{0\sim72}(\mu g\cdot h/L)$	42.04±6.25	44.91±6.03
$MRT_{0\sim72}(h)$	29.54±1.23	27.80±1.55
$AUC_{0\sim\infty}(\mu g\cdot g/L)$	65.19±12.09	67.59±9.77
$MRT_{0\sim\infty}(h)$	67.52±11.38	64.15±6.77
$Ke(h^{-1})$	0.02±0.00	0.02±0.00
$t_{1/2}(h)$	44.66±8.12	44.67±5.02

示例六　头孢泊肟酯在健康人体的药代动力学和生物等效性

头孢泊肟酯(cefpodoxime proxetil)为头孢泊肟乙酯衍生物,是可供口服的前体药物。头孢泊肟酯口服吸收后,经肠管吸收,由肠管壁酯酶迅速水解成具有抗菌活性的头孢泊肟。曾桂雄等以进口头孢泊肟酯片为参比制剂,国产头孢泊肟酯片和头孢泊肟酯干混悬剂为受试制剂,用微生物法测定头孢泊肟在健康人体血药浓度,以了解健康人体单次空腹口服头孢泊肟酯不同制剂 200mg 后的药代动力学特征,评价制剂间的生物等效性,为临床合理用药提供依据。

(1)菌种:检定菌为克雷伯肺炎杆菌[CMCC (B) 46117]。

(2)给药与采样:24 例受试者分成 3 组,分别单次空腹口服进口或国产头孢泊肟酯片或头孢泊肟酯干混悬剂 200mg,每次服药间隔为 1 周。早晨 8:00 时每人空腹单次服药 200mg,用温开水 250mL 送服,服药后 4h 统一进食午餐。分别在服药前、后 0.5,1,1.5,2,2.5,3,3.5,4,6,9,12,15h 自上肢静脉取血 3mL,注入肝素化试管中,于 3500r/min 离心分取血浆,放入一30℃冰箱保存至测定。

(3)方法学考察:用微生物杯碟法测定。精密称取头孢泊肟 10mg,用磷酸盐缓冲液配成 100mg/L 贮备液,再用人空白血浆稀释成 10,5,2.5,1.25,0.63,0.32,0.16,0.08,0.04mg/L 浓度的标准液,每钢杯加样 0.1mL。于(37±1)℃恒温箱培养 16h 后,测量抑菌圈直径,以浓度的对数($\lg C$)为纵坐标,抑菌圈的直径(D)为横坐标,作直线回归,得回归方程 $\lg C = 0.1250D - 2.5351(r = 0.9986)$。同法制成高、中、低(5.0,1.25,0.16 mg/L)浓度的质控样品,进行日内、日间精密度和方法回收率试验。另取高、中、低浓度的质控样本,考察室温(27~29℃)6 h,冻融 3 次、一30℃冰箱保存 22d 的稳定性,结果见表 10-19。可见,方法敏感度和重复性的 RSD 均小于 15%。在实验条件下,血浆样品在 22d 内稳定。

表 10-19　血浆头孢泊肟的方法回收率、精密度和稳定性($n=5$)

浓度(mg/L)	方法回收率(%)	日内 RSD(%)	日间 RSD(%)	稳定性 RSD(%)		
				室温	冻融	长期冷冻
5.00	88.0±7.1	6.4	12.0	4.4	13.0	8.9
1.25	101.4±10.3	8.6	10.3	9.0	11.5	10.8
0.16	92.3±13.0	12.5	7.5	8.0	11.4	12.1

(4)结果与讨论:24 例受试者自身交叉口服 3 种头孢泊肟酯制剂(200mg)后,血药浓度-时间曲线见图 10-52,药代动力学参数见表 10-20。国产与进口头孢泊肟酯片的 C_{max}、$AUC_{0\sim t}$ 比较,均无显著性差异($P > 0.05$),90% 可信限 C_{max} 为 94.9%~109.7%,$AUC_{0\sim t}$ 为 96.3%~108.0%,提示这两种制剂生物等效。国产头孢泊肟酯干混悬剂与进口头孢泊肟酯片的 C_{max}、$AUC_{0\sim t}$ 比较,均无显著性差异($P > 0.05$),90% 可信限 C_{max} 为 97.9%~113.1%,$AUC_{0\sim t}$ 为 101.0%~113.2%,提示这两种制剂生物等效。

表 10-20　24 例受试者口服头孢泊肟制剂后的主要药动学参数

制剂	C_{max}(mg/L)	T_{max}(h)	$t_{1/2}$(h)	$AUC_{0\sim t}$(mg·h/L)
进口片	3.5±0.8	2.8±0.4	2.3±0.3	19.12±5.08
国产片	3.6±0.9	2.8±0.5	2.4±0.3	19.42±4.59
国产混悬剂	3.7±0.6	2.5±0.5	2.4±0.3	20.15±3.56

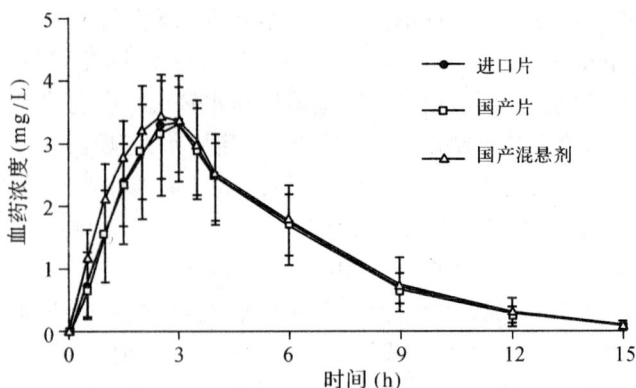

图 10-52　24 例受试者口服头孢泊肟制剂后血药浓度-时间曲线

表 10-20 和图 10-52 显示进口头孢泊肟酯片和国产头孢泊肟酯片、干混悬剂在人体内的过程基本相似,符合一室开放模型。国产头孢泊肟酯片相对进口头孢泊肟酯片的生物利用度为(104.2±21.4)%,头孢泊肟酯干混悬剂相对进口头孢泊肟酯片的生物利用度为(108.3±16.8)%。国产头孢泊肟酯片、干混悬剂与进口头孢泊肟酯片的各主要参数在顺序、个体、周期、制剂均无显著性差异($P>0.05$)。经生物等效性检验表明,国产头孢泊肟酯片、头孢泊肟酯干混悬剂与进口头孢泊肟酯片均具有生物等效性。

【课外阅读】

1. Testa. B 主编,张礼和导读主编. 药物的吸收、分布、代谢、排泄及毒性的研究方法(ADME-Tox Approaches). 北京:科技出版社,2007.

2. 药物分析杂志

3. Journal of Pharmaceutical and Biomedical Analysis

4. 中国临床药理学杂志

【参考文献】

[1] 国家食品药品监督管理局. 化学药物非临床药代动力学研究技术指导原则. 2005 年.

[2] 国家食品药品监督管理局. 化学药物临床药代动力学研究技术指导原则. 2005 年.

[3] 国家食品药品监督管理局. 化学药物制剂人体生物利用度和生物等效性研究技术指导原则. 2005 年.

[4] 国家药典委员会. 中华人民共和国药典(2010 年版二部),北京:中国医药科技出版社,2010.

[5] Wang XD, Men MX, Zeng S. et al. Permeation of astilbin and taxifolin in Caco-2 cell and theireffects on the P-gp. , International Journal of Pharmaceutics, 2009,378: 1.

[6] Zhou P, Li LP, Jiang HD, et al. Intestinal absorption of luteolin from peanut hull extract is more efficient than that from individual pure luteolin. Journal of Agriulture and Food Chemistry, 2008, 56: 296.

[7] Jin YX, Tang YH, Zeng S. Analysis of flurbiprofen, ketoprofen and etodolac

enantiomers by pre-column derivatization RP-HPLC and application to drug-protein binding in human plasma. Journal of Pharmaceutical and Biomedical Analysis，2008，46：953.

［8］Hong L，Zheng W，Zeng S. et al. HPLC analysis of para-aminosalicylic acid and its metabolite in plasma，cerebrospinal fluid and brain tissues. Journal of Pharmaceutical and Biomedical Analysis，2011，54：1101.

［9］Liu YL，Di X，Leung K. et al. Development of a LC-MS/MS method for the determination of antrodin B and antrodin C from Antrodia camphorata extract in rat plasma for pharmacokinetic study. Journal of Pharmaceutical and Biomedical Analysis，2010，53：781.

［10］Chu Y，Li W，Han JP，et al. Determination and pharmacokinetics of ascaridole in rat plasma by gas chromatography-mass spectrometry. Journal of Pharmaceutical and Biomedical Analysis，2008，48：997.

［11］Pan H，Zhou H，Jiang HD. et al. Identification and simultaneous determination of p-FHA and p-FBA，two metabolites of anti-tumor agent—Fluorapacin in rat urine. Journal of Chromatography B，2009，877：1553.

［12］Kajbaf M，Barnaby RJ，Bottacini M，et al. Pharmacokinetics，metabolism and excretion of the glycine antagonist GV150526A in rat and dog. Xenobiotica，2003，33 (4)：415.

［13］王茂义，董亚琳，尤海生，等. RP-HPLC 测定人血浆中卡托普利浓度及其药动学. 中国药学杂志，2007，42(7)：528.

［14］苏芬丽，周志凌，李焕德. HPLC-MS 法检测利培酮与 9-羟利培酮的血浆浓度及在临床药动学的应用. 药物分析杂志，2006，26(2)：207.

［15］刘婷立，冯婉玉，顾玲玲，等. HPLC-MS/MS 法研究米格列奈片在健康人体内的药代动力学. 药物分析杂志，2009，29(2)：225.

［16］冯怡，曾星，陈延，等. 龙胆苦苷在健康受试者尿中的药代动力学. 中国临床药理学杂志，2009，25(1)：22.

［17］王凯，刘静雯，刘立京，等. 测定人血浆中吗啡浓度的 GC-MS 法及其在药代动力学研究中的应用. 中国临床药理学杂志，1995，11(4)：241.

［18］方翼，柴栋，郑专杰，等. 重组人胰高血糖素样多肽-1(7-36)在健康人体的药代动力学. 中国临床药理学杂志，2006，22(4)：250.

［19］魏敏吉，张朴，张莉，等. 国产与进口头孢布烯片在健康人体的生物等效性. 中国临床药理学杂志，2010，25(1)：19.

［20］李忠亮，王晓波，宋晓楠，等. 多潘立酮片在健康人体的相对生物利用度与生物等效性. 解放军药学学报，2009，25(1)：26.

［21］吴燕，李华龙，米亚娴，等. 盐酸昂丹司琼口服溶液的人体药代动力学和生物等效性研究. 药物分析杂志，2009，29(2)：233.

［22］欧阳冬生，黄松林，谭志荣，等. 理舒达人体药动学和相对生物利用度研究. 中国新药杂志，2004，13(4)：361.

［23］杨宏，田蕾，黄一玲，等. 地高辛口服液在健康人体的药代动力学和相对生物利用

度. 中国临床药理学杂志,2006,2(1):44.

[24] 曾桂雄,钟国平,黄丽慧,等. 国产与进口头孢泊肟酯在健康人体的药代动力学和生物等效性. 中国临床药理学杂志,2005,21(1):22.

第 11 章

体内药物分析方法在
治疗药物监测中的应用

治疗药物监测(therapeutic drug monitoring,TDM)是 20 世纪 70 年代国外发展起来的一项临床药学专业技术。它以药动学、药效学理论为基础,应用现代分析技术,测定体液中的药物浓度,研究药物浓度与疗效和毒性之间的关系,为临床给药方案个体化提供科学依据。国内在 20 世纪 80 年代初开展 TDM 工作,经过 20 多年的发展,国内三级医院都已开展血药浓度测定工作。

11.1 概 述

11.1.1 治疗窗的概念

临床上为了药物治疗的需要,对许多药物都给出了治疗浓度范围。把最低有效浓度作为治疗浓度的下限,最小中毒浓度(或最大有效浓度)作为治疗浓度的上限。这个范围又称治疗窗(therapeutic window),以此来调整血药浓度,设计给药方案。治疗窗只是统计的平均值而已。有些病人因存在显著的个体差异,治疗窗的大小不同。有些药物有几个适应证。不同适应证的治疗窗可能不同。例如,甲氨蝶呤(methotrexate,MTX)大剂量强度下可用于骨肉瘤化疗,小剂量常用于风湿病的治疗。有许多新药的治疗窗尚未建立。

11.1.2 TDM 的临床指证

血药浓度监测具有重要的临床价值,但它并不适用于所有的药物,一般来说,临床需要进行血药浓度监测的药物应该符合以下的基本条件:有明确的治疗浓度范围,血药浓度与药理效应之间具有明确的量效关系,临床上缺少及时的、易观察的、可量化的疗效指标。在此基础上,具体的临床指征因药而异,主要有以下几种情形:

1. 药物因素

(1)治疗窗窄的药物,例如锂盐、地高辛、氨基糖苷类抗生素、抗癫痫药等。

（2）个体间血药浓度差异较大的药物,如三环类抗抑郁剂、免疫抑制剂他克莫司。

（3）在治疗浓度范围内存在非线性药动学特征的药物,例如苯妥英钠、双香豆素等。这些药物当血药浓度达到一定水平后,出现饱和限速,剂量的少量增加就可导致血药浓度不成比例的大幅度增加,半衰期显著延长,易使药物在体内蓄积,产生毒副作用。

（4）长期用药后产生肝药酶诱导或抑制现象的药物。

（5）药物过量引起的毒性反应与该药治疗的疾病症状相似时,难以判断是剂量不足或药物毒性者,如苯妥英、地高辛。地高辛可以用于治疗室上性心律失常,但也具有引发室上性心律失常的毒性反应。TDM 有助于对临床具体情况作出正确的判断。

（6）一旦药物浓度不够导致治疗失败、后果严重的某些疾病治疗。例如抗癫痫药、器官移植抗排斥药。

（7）一些需要长期服用的药物,如血药浓度过高,能引起人们不易察觉的毒性作用,例如儿童癫痫患者服用苯妥英钠,可因脑内药物浓度过高而影响发育,测定血药浓度可作为一种预防措施。

2.病人因素

（1）病人存在某种病理状况（如肝、肾功能损伤,蛋白水平降低等）,而在这种情况下可导致药物体内过程发生显著改变。通过 TDM,可调整给药剂量。

（2）当合并用药复杂,有潜在或文献报道具临床意义相互作用存在时,通过血药浓度监测可作出有效的矫正。通过 TDM 研究,可确定合并用药的原则。

（3）病人长期用药且依从性不好时需要监督用药。怀疑病人中毒时也会开展 TDM。

11.1.3　TDM 常规监测品种

目前认为有临床意义的监测药物大约有 100 多种,其中需要进行常规化监测的药物品种见表 11-1。

表 11-1　临床常规监测药物品种

类　别	药　物
强心苷类	地高辛
抗心律失常药	胺碘酮
抗癫痫药	苯巴比妥、苯妥英钠、丙戊酸钠、卡马西平、奥卡西平
三环类抗抑郁药	阿米替林、丙咪嗪
抗躁狂药	锂盐
抗哮喘药	氨茶碱、茶碱
抗菌药	阿米卡星、庆大霉素、妥布霉素、奈替米星、万古霉素、去甲万古霉素、替考拉宁
抗肿瘤药	甲氨蝶呤、氟尿嘧啶
免疫抑制剂	环孢素、他克莫司、西罗莫司、吗替麦考酚酯

11.1.4　TDM 的流程

TDM 的流程见图 11-1。

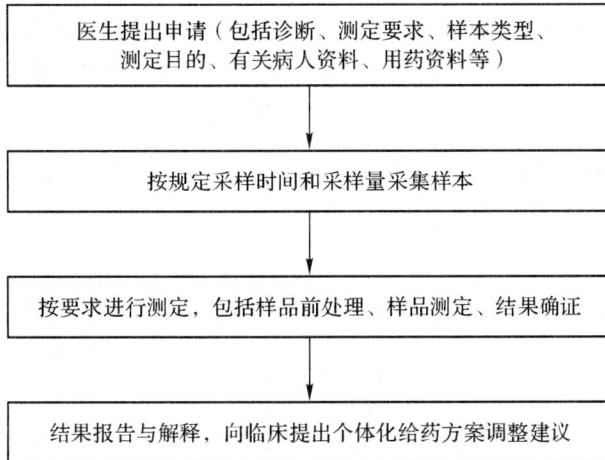

医生提出申请（包括诊断、测定要求、样本类型、
测定目的、有关病人资料、用药资料等）

↓

按规定采样时间和采样量采集样本

↓

按要求进行测定，包括样品前处理、样品测定、结果确证

↓

结果报告与解释，向临床提出个体化给药方案调整建议

图 11-1　TDM 的流程

11.1.5　药物浓度测定的选择

1. 药物总浓度

目前临床上绝大多数的 TDM 是测定药物总浓度（total drug concentrations），即游离药物浓度与蛋白结合的药物浓度总和。药物进入血液循环后，只有游离药物可以通过细胞膜而发挥药理作用。在一般情况下，药物在有效血药浓度范围内的血浆蛋白结合率是比较恒定的，所以总浓度水平基本上可以反映游离药物浓度，不会影响血药浓度和药理效应的相关性。

2. 游离药物浓度

在一些特殊情况下，药物的总浓度无法正确反映游离药物水平，这时就需要测定游离药物浓度（free drug concentrations）：①疾病可改变药物与血浆蛋白的结合率，例如，肝硬化病人奎尼丁的游离药物分数几乎增加 3 倍。急性心肌梗死患者的 α_1-AGP 增加 $50\%\sim100\%$，使得利多卡因的游离分数下降。②有些药物的蛋白结合率具有明显的个体差异，例如，奎尼丁在不同个体间的游离药物浓度差异可达 10 倍之多。③与血浆蛋白具有高度亲和力的药物，其蛋白结合可导致非线性药动学，例如，双异丙吡胺。

目前国内外报道的游离药物监测品种有苯妥英钠、奎尼丁、利多卡因、丙戊酸钠、卡马西平等。游离药物浓度的测定方法有：平衡透析法、超滤法、超速离心法及凝胶过滤法。

3. 活性代谢物浓度

一般情况下，由于活性代谢物的体内浓度很低，不会对药物作用产生较大影响。然而当活性代谢物（active metabolite）浓度较高、活性较强或由于某种原因在体内蓄积时，就有可能改变药理效应的强度或性质，导致血药浓度与药理效应之间的不平行现象。这时应对活性代谢物的存在给予足够的重视，在进行血药浓度监测时，应该同时测定原药和代谢物的浓度。例如，胺碘酮和 N-去乙基胺碘酮，利多卡因和单乙基甘氨酰二甲苯胺，奎尼丁和 3-羟基奎尼丁，普萘洛尔和4-羟基普萘洛尔等。主要考虑:有助于解释血药浓度与药效之间的矛盾,有助于解释与预防治疗过程中出现的某些药品不良反应(例如,10,11-环氧化卡马西平)。

4. 对映体浓度

华法林活性对映体(active enantiomer)为(S)-华法林,华法林血药浓度监测中最好能测定(S)-对映体,特别是合并用药存在情况下。CYP2C9抑制剂能抑制 S-华法林代谢,从而造成抗凝活性增加,出血风险增加。一些合并用药能显著增加消旋体华法林浓度,但抗凝活性并未显著增加,原因是抑制的主要是非活性体(R)-华法林的代谢。

11.1.6 常规血药浓度有效范围和取样时间

常规血药浓度有效范围和取样时间见表11-2。

表 11-2　常规血药浓度有效范围和取样时间

药物名称	有效浓度范围	给药方法和取样时间
庆大霉素	峰浓度:4~10μg/mL 谷浓度:0.5~2μg/mL	静脉滴注:滴注30min,给药结束30min时取血测定峰浓度,再次给药前30min内取血测定谷浓度。肌注给药,给药后1h取血测定峰浓度,再次给药前30min内取血测定谷浓度
阿米卡星	峰浓度:20~30μg/mL 谷浓度:<10μg/mL	同庆大霉素
妥布霉素	峰浓度:4~10μg/mL 谷浓度:0.5~2μg/mL	同庆大霉素
万古霉素	峰浓度:25~40μg/mL 谷浓度:5~15μg/mL	静脉滴注:滴注60min,给药结束20~30min时取血测定峰浓度,有的资料建议给药结束后1h取血测定峰浓度。再次给药前30min内取血测定谷浓度
地高辛	0.8~2.2ng/mL(与年龄和疾病相关)	静脉注射、口服给药,给药后6h至再次给药前取血测定血药浓度
茶碱	10~20μg/mL	静脉滴注:滴注30min,给药结束30min时取血测定峰浓度。持续静脉滴注16~24h后测定稳态血药浓度。口服溶液口服给药后1h,普通片口服给药后2h取血测定峰浓度,缓释片口服给药,给药后4h取血测定峰浓度,再次给药前取血测定谷浓度
苯妥英	10~20μg/mL	再次给药前取血测定谷浓度。静脉滴注结束后1h取血测定峰浓度
苯巴比妥	15~40μg/mL	再次给药前取血测定谷浓度
卡马西平	4~12μg/mL	口服给药,再次给药前取血测定谷浓度
丙戊酸	50~100μg/mL	口服给药,再次给药前取血测定谷浓度
环孢素	骨髓移植:100~200ng/mL 肝移植:200~300ng/mL 肾移植:100~200ng/mL	口服给药,再次给药前取血测定谷浓度 注:有效浓度范围与测定方法有关,此推荐范围适用于HPLC等特异性强的测定方法

11.1.7 测定方法的选择

分析方法和仪器设备的发展促进了TDM工作的开展。20世纪50年代,由于化学分析方法的局限,临床应用仅限于高浓度的毒物分析。在 60 年代,薄层层析法、气相色谱法被应用于体液分析。气相色谱具有优良的分离能力,使 TDM 真正在临床开始应用。70 年代,随着 HPLC 的普及,气-质联用技术的发展,临床已经可以测定体内多种药物,进行定量、定性分析;同时放射免疫分析法(RIA)、酶免疫分析法(EIA)已得到普遍应用。到 80 年代,荧光偏振免疫分析法(FPIA)被应用于临床药物监测,该方法操作简便,样品量小、前处理简单,测定结果快速、灵敏、准确,促进了 TDM 工作的深入发展。进入 90 年代后,高效毛细管电泳、液-质联用技术开始应用于临床,满足了 TDM 工作中某些特殊的测定要求。各种分析方法都有其自身的优缺点,应该根据临床应用的实际情况进行选择。

根据 TDM 工作特点,一个理想的药物浓度测定方法,既应满足灵敏度高、专一性强、准确性和精密度好等基本要求,同时还应具备操作简便、测定快速和价格适中的优点。在方法学研究中,尤其要注重方法的特异性,必须考察并用药物对待测组分是否有干扰。并最好能建立可同时测定多种药物的分析方法,以增加方法使用的适应性,避免测定条件变动频繁的缺点。例如,建立 LC-MS-MS 法,对系列抗抑郁剂和抗精神病药物及其他们的活性代谢物进行浓度监测。一个 TDM 实验室最好能建立备用的生物药物分析方法。例如,以 FPIA 监测环孢素,一旦试剂盒难以购到或仪器故障,可以立即以备用方法进行检测。

另外,在 TDM 中有时需进行交叉确证(cross validation),即同一物质的测定方法发生改变时,如从 HPLC 法到 FPIA 或 LC-MS-MS 的变化或 2 个及 2 个以上实验室对同一物质按同一方案进行分析时,通过相关数据的合并归纳,得出相应的结论,确定监测指标标准。进行交叉确证的不同实验室一般要测定低、中、高浓度的质控样品和患者给药后的生物样品。

11.2 几类药物 TDM 的应用举例

11.2.1 华法林对映体的 TDM

示例一 Miura 等建立了一种固相萃取、手性固定相高效液相色谱法,用于华法林对映体的血药浓度监测

华法林(warfarin)为临床常用的一种抗凝药,它属于外消旋药物,抗凝活性主要来自(S)-对映体。(S)-华法林主要经 CYP2C9 代谢为无活性的(S)-7-羟基华法林。(S)-华法林的 7-羟化代谢是(R)-华法林 7-羟化代谢的 8 倍,因此(S)-华法林比(R)-对映体代谢更快,稳态浓度下(S)-对映体的浓度要低于(R)-华法林。CYP2C9 基因型和药物相互作用是影响华法林血药浓度的重要因素。为避免药物相互作用,减少不良反应,保证疗效,需对华法林实施 TDM 检测。

(1)样品前处理:取 $200\mu L$ 血浆,加内标氯华法林(p-chlorowarfarin)甲醇溶液 $10\mu L$(100 ng),再以 $800\mu L$ 水稀释,漩涡混合 30s。上样到 Oasis HLB 固相小柱(预先以甲醇和水各 1mL 活化)。固相小柱以 1mL20%甲醇溶液冲洗,然后以 1mL80%甲醇洗脱。洗脱液在 40℃下真空挥干。残渣以 $50\mu L$ 甲醇溶解,漩涡混合 30s,加 $50\mu L$ 流动相,混合 30s。取 $50\mu L$ 注入色谱系统。

(2)色谱条件:PU-2080 plus 泵 (JASCO),UV-2075 plus 紫外检测器 (JASCO)。分析柱

为 Chiral CD-Ph (250 mm × 4.6 mm ID,Shiseido);流动相为 0.5% KH$_2$PO4 (pH3.5)-甲醇 (41:59,v/v),流速为 0.5mL/min;紫外检测波长为 305 nm。

(3)结果与讨论:采用 SPE 方法,样品预处理仅需血浆 200μL,且提取回收率达 90% 以上。而 LLE 方法不但血浆取样量大(1mL),且提取回收率相对较低(73.8%)。实验发现,以乙腈作为流动相组成时,华法林和 7-羟基华法林不能实现对映体的基线分离;流动相流速大于 0.5mL/min 时,对映体分离效果极差。通过比较,选择了本实验条件。在该条件下测得血浆中各成分色谱图见图 11-2,保留时间依次为(R)-7-羟基华法林(22.4min),(S)-7-羟基华法林(24.2min),(R)-华法林(35.3min),(S)-华法林(38.6min),(R)-p-氯华法林(56.4min),(S)-p-氯华法林(62.8min)。色谱分析周期为 80min。

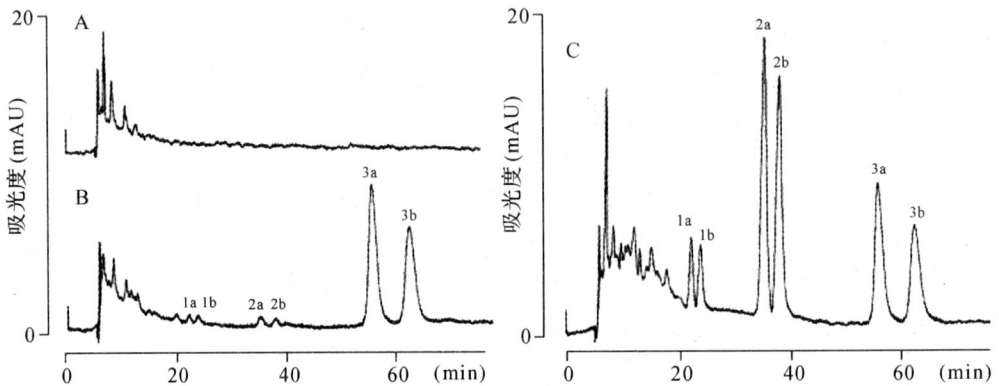

图 11-2   典型色谱图

A. 空白血浆;B. 200 μL 血浆含华法林(1ng),7-羟基华法林(1ng),p-氯华法林(100ng);C. 200 μL 血浆含华法林(100ng),7-羟基华法林(10ng),p-氯华法林(100ng)。色谱峰:1a,1b 分别为(R)、(S)-7-羟基华法林;2a,2b 分别为(R)、(S)-华法林;3a,3b 分别为(R)、(S)-p-氯华法林(IS)。

方法学研究结果:(R)-,(S)-华法林的线性范围为 2.5~1250ng/mL;(R)-,(S)-7-羟基华法林的线性范围为 2.5~125ng/mL。所有待测物的 LLOQ 均为 2.5ng/mL;(R)-,(S)-华法林的平均提取回收率分别为 91.8%~93.4%,92.0%~93.2%;(R)-,(S)-7-羟基华法林的平均提取回收率分别为 93.4%~95.2%,93.1%~94.4%。日内、日间精密度均小于 14.2%。血浆样品室温下 48h 内稳定,-20℃下至少 6 个月内稳定。处理后样品室温稳定 24h。

应用本方法监测了 68 名接受华法林维持治疗的患者,结果表明,(R)-华法林、(S)-华法林、(R)-7-羟基华法林和(S)-7-羟基华法林稳态血浆浓度(服药后 3h)分别为 707ng/mL、332ng/mL、5.7ng/mL 和 62.7ng/mL。其中,67 名为 CYP2C9*1/*1 基因型患者中华法林的 S/R 对映体比值为 0.24~0.75;(S)-华法林/(S)-7-羟基华法林比值为 1.83~19.02。1 名 CYP2C9*3/*3 基因型患者中华法林的 S/R 对映体比值为 1.12,(S)-华法林/(S)-7-羟基华法林比值为 17.02。口服华法林 3h 后血浆的典型色谱图见图 11-3。

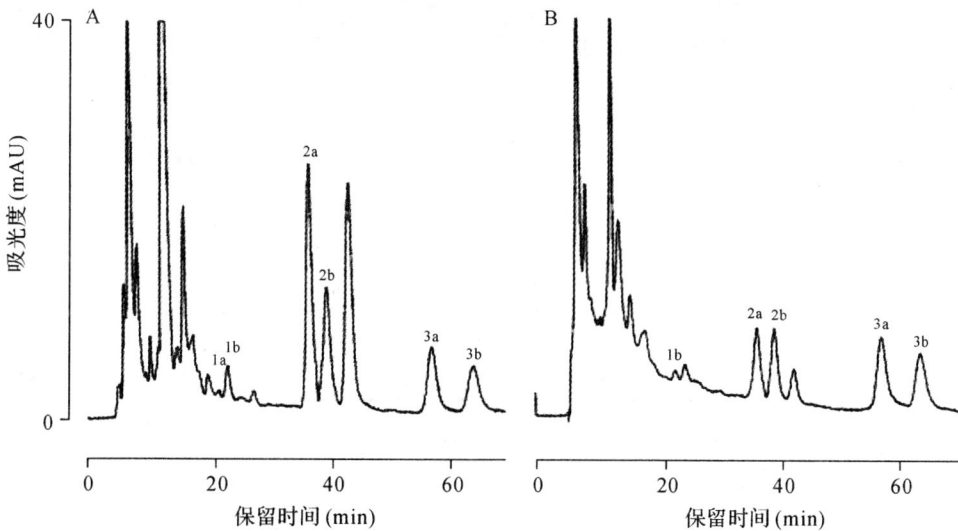

图 11-3　口服华法林 3h 后血浆的典型色谱图

A. CYP2C9*1/*1 基因型患者口服 2.0mg 华法林,测得(R)-7-羟基华法林(1a):6.8ng/mL;(S)-7-羟基华法林(1b):44.1 ng/mL;(R)-华法林(2a):650ng/mL;(S)-华法林(2b):378ng/mL。B. CYP2C9*3/*3 基因型患者口服 0.25mg 华法林,测得(S)-7-羟基华法林(1b):12.4 ng/mL;(R)-华法林(2a):178 ng/mL;(S)-华法林(2b):216ng/mL。

11.2.2　免疫抑制剂的 TDM

示例二　段京莉等建立了 HPLC/MS/MS 法测定人血浆中麦考酚酸浓度,并用于肾移植后患者麦考酚酸酯的治疗药物监测

麦考酚酸酯(mycophenolate mofeti,MMF)是一种较新的免疫抑制剂(immunosuppressive agents),与环孢素及糖皮质激素合用,可用于预防肾移植患者术后急性排斥反应的发生。该药为一种前药,口服吸收后,在体内迅速代谢为活性代谢物麦考酚酸(mycophenolic acid,MPA)。由于 MMF 预防急排反应的效果与不良反应的发生、血药浓度-时间曲线下面积密切相关,因此,通过监测 MPA 血药浓度,调整给药剂量,对达到并维持最佳疗效,具有重要的临床意义。

(1)患者血样采集和血浆样品处理:服用麦考酚酸酯的患者在服药前和服药后 2h 分别采静脉血 2mL,3000r/min 离心 15min,分离血浆。取血浆 100μL,加内标液(2μg/mL 卡马西平甲醇溶液)20μL,旋涡振荡 10s,再加入乙腈 300μL,旋涡振荡 1min。12000r/min 离心 5min,取上清液 10μL 进样。

(2)测定条件:色谱条件:色谱柱 Agilent Zorbax Eclipse XDB C_{18}(4.6mm×150mm,5μm);流动相为 15mmol/L 醋酸铵(pH 4.4)-甲醇,从 6:4～1:9 梯度洗脱;流量 1mL/min,分流比 1:2,进样量 10μL。质谱条件:电喷雾离子源(ESI);喷雾电压(IS)5500V;加热温度为 400℃;雾化气(NEB)10.00;气帘气(CUR)14.00;碰撞气(CAD)7.00。去簇电压(DP)为 45V;碰撞诱导解离(CE)电压为 19V。检测方式:正离子检测;扫描方式:多反应监测(MRM)方式,用于定量分析的离子反应分别为 m/z 321.2→m/z 303.0(MPA),m/z 237.0→m/z 194.0(卡马西平);扫描时间为 0.2s。

（3）结果与讨论：在上述的实验条件下，血浆中内源性物质及其他药物不干扰麦考酚酸的测定。麦考酚酸和卡马西平峰形良好，保留时间分别为 4.38、4.20min。色谱图见图 11-4。

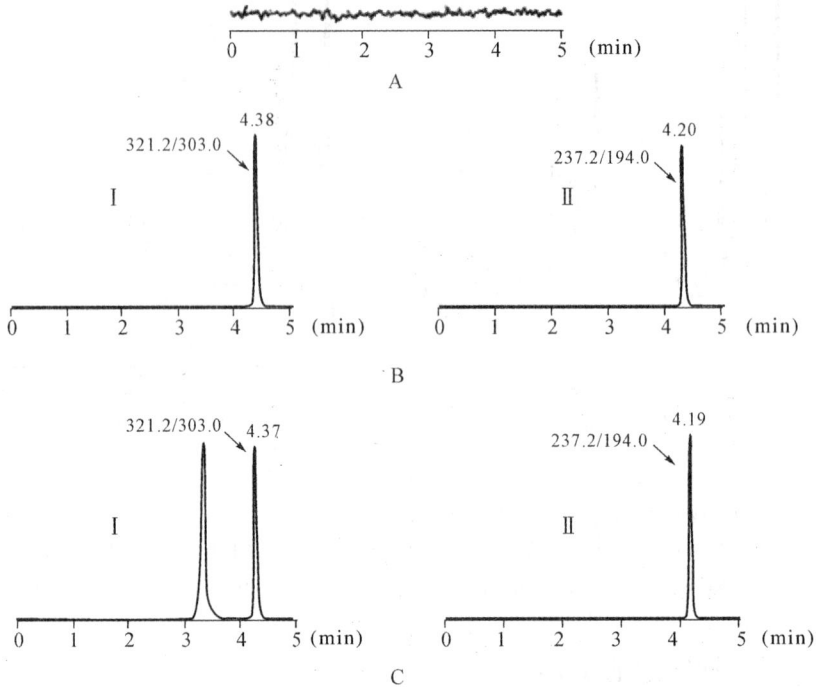

图 11-4　血浆中麦考酚酸和卡马西平的 MRM 色谱图

A：空白血浆；B：MPA 标准血浆；C：患者的血浆样品（Ⅰ：MPA；Ⅱ：内标卡马西平）

血浆中麦考酚酸在 $0.1\sim10.0\mu g/mL$ 有良好的线性关系，回归方程为 $Y=0.40C-5.88\times10^{-3}$，$r=0.9990(n=8)$；LLOQ 为 $0.1\mu g/mL$。血浆样品的方法回收率在 $103\%\sim105\%$，日内、日间精密度 $<7\%$。血浆样品在室温 24h，反复冻融 3 次，均保持稳定。

MPA 血药浓度测定多采用 HPLC 法，但 HPLC 法灵敏度低，且由于 MPA 多用于移植患者，而此类患者用药种类繁多且复杂，易对 MPA 的测定产生干扰。用 HPLC/MS/MS 法对麦考酚酸进行血药浓度检测，国外虽有文献报道；但样品制备均采用固相萃取法，比较复杂，耗时长。本研究用乙腈直接沉淀蛋白，HPLC/MS/MS 分析 MPA 血药浓度，样品制备简单省时，整个样品分析仅用 5min。对 16 例肾移植术后患者的血样测定结果显示，患者服用的其他药物对麦考酚酸的测定无干扰。

示例三　李鹏飞等应用 HPLC-MS-MS 法与 MEIA 法监测器官移植患者服用他克莫司（tacrolimus）后全血中药物浓度

（1）样本采集：采血时间为前一次服药后，第二次服药前的清晨 6 时（稳态谷浓度），抽取静脉血 2mL，置于加有 EDTA 抗凝的试管中，冰冻待测。共采得肝移植患者 798 例次他克莫司全血样品。

（2）HPLC-MS-MS 法

色谱条件：分析柱为 Shimpack GVP-ODS 柱（$5\mu m$，$10mm\times4.6mm$ I. D.）；流动相为甲醇-10mmol/L 乙酸铵，梯度洗脱；流速 1.1mL/min；柱温 40℃；进样量 $20\mu L$。

质谱条件:离子喷雾离子化源,正离子方式检测;离子喷射电压 2700 V;温度 500℃;源内气体 1(GS1,N_2)压力 414kPa,气体 2(GS2,N_2)压力 345 kPa;气帘气体(N_2)压力 103.5 kPa;扫描方式为多重反应监测(MRM);碰撞气(N_2)压力为 High;用于定量分析的离子反应为 $m/z\ 821.3 \rightarrow m/z\ 768.3$(他克莫司),DP 电压 42 V;CE 电压 31 eV。

采用专用的他克莫司检测试剂盒(液相色谱-串联质谱法),精密量取全血样品 $100\mu L$ 置 1.5mL EP 管中,加入样本处理液 $100\mu L$,再加入内标液 $300\mu L$,涡流混匀 2min,静置 30min,12000r/min 离心 5min,取上清液 $20\mu L$ 进行 LC-MS-MS 定量分析。

(3)MEIA 法:即微粒子捕捉酶免疫发光技术(microparticle enzyme immunoassay)。精确吸取全血样本 $150\mu L$,放入离心管中,精确加入 $150\mu L$ 沉淀剂,充分振荡,离心,取上清液 $150\mu L$,置 IMx 仪器内测定,得出结果约需 60min。

(4)结果与讨论:HPLC-MS-MS 法测得他克莫司平均浓度为(4.86 ± 0.46)ng/mL,MEIA 法测得平均浓度为(5.52 ± 0.43) ng/mL,两种方法相关性强,测定结果相关系数 r 平均为 0.8771。

MEIA、ELISA 和 HPLC-MS-MS 是临床常规监测他克莫司全血药物浓度的方法。但 ELISA 法和 MEIA 法对他克莫司的体内代谢物产生交叉免疫反应,实际测得结果为他克莫司及其代谢物之和。他克莫司在人体代谢较为复杂,主要代谢物有 9 种,HPLC-MS-MS 法测定结果为他克莫司原型药物浓度,避免了 MEIA 法中代谢物交叉免疫反应引起的浓度偏差,能更准确地反映药物浓度-疗效-不良反应三者之间的关系。

示例四　Mendonza 等建立了环孢素唾液浓度的 LC-MS-MS 测定方法

环孢素(cyclosporine,CsA)治疗窗窄,个体间和个体内药动学变异大,且 99% 以上的 CsA 与全血细胞和血浆蛋白结合。因此,测定 CsA 游离药物浓度对于合理治疗非常重要。CsA 脂溶性强,可通过被动扩散进入唾液,唾液中的 CsA 浓度与全血或血浆中的浓度显著相关,使得 CsA 成为唾液治疗药物监测的理想药物。

(1)样品前处理:所有的玻璃或塑料器皿均进行硅烷化处理。

唾液样品的处理:自然采样法采集唾液样本,唾液标准样品和病人唾液样品均置－20℃ 保存,37℃ 水浴摇动解冻。在聚丙烯塑料管中预先加 1mL 沉淀剂[甲醇-0.3mol/L $ZnSO_4$ 混合液(70:30),含 $250\mu g/L$ 内标环孢素 C],将 0.5mL 唾液标准样品或病人唾液样品加到上述聚丙烯塑料管中,静止 5min 后,漩涡混合 1min,15000r/min 离心 7min,取上清液进行固相萃取。C_{18} 固相萃取小柱(200mg,Waters)预先以甲醇和水各 5mL 活化处理。上清液上样 5min 后,先后以 5mL 去离子水、2mL 甲醇-水(50:50)混合液、2mL 正庚烷清洗。再以 3mL 异丙醇-正庚烷(50:50)洗脱,洗脱液于 60℃ 挥干,以 $300\mu L$ 甲醇重组,混合 5min,取 $50\mu L$ 注入色谱系统。

全血样品的处理:取全血标准样品、质控样品和病人全血样本(0.1mL),加至 1.5mL 聚丙烯管中,与 0.1mL 沉淀剂混合 30s。15000r/min 离心 5min,待溶液澄清后,再次 15000r/min 离心 1min,取 $150\ \mu L$ 上清液注入色谱系统。

(2)仪器与分析条件:

色谱条件:Perkin Elmer series 200 液相色谱系统。分析柱为 Aqua Perfect C_{18} 柱(150×3.0mm,$5\mu m$),柱温 65℃。唾液样本测定:流动相为甲醇-30mmol/L 醋酸铵(97:3,v/v)混合液,流速 0.5mL/min。全血样本测定:分析柱先以甲醇-30mmol/L 醋酸铵(80:20,v/v)混合

液以 0.6mL/min 流速冲洗 1min,然后再以 0.6mL/min 速度用甲醇-30 mmol/L 醋酸铵(97:3,v/v)混合液洗脱 4min。

质谱条件:API 2000 三重四级杆串联质谱仪,电喷雾离子源(Turbo Ion Spray)。MRM 模式检测:CsA(m/z1219.9→m/z 1202.9);CsC(m/z 1235.9→m/z 1218.9)。

(3)结果与讨论:CsA 和 CsC 的保留时间分别为 2.4 和 2.2min。CsA 的线性范围为 1～300μg/L,LLOQ 为 1.0 μg/L,平均提取回收率为 84.7%,三种不同浓度 QC 样本的方法回收率为 92.0%～104.7%,日内、日间精密度小于 12.2%。14 名肾移植患者的全血和唾液中 CsA 浓度具有显著相关性(图 11-5)。

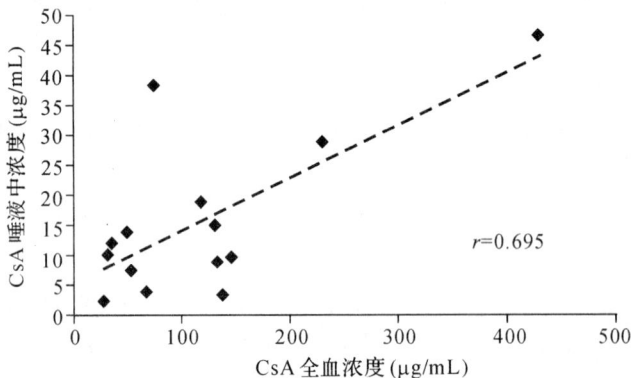

图 11-5　14 名肾移植患者的全血和唾液中环孢素(CsA)浓度的相关性

环孢素 A 的唾液样本以液液萃取方式或单纯的 SPE 前处理,回收率仅 20% 左右。配合蛋白沉淀剂处理以及器皿硅烷化处理后,回收率明显增加。唾液样品沉淀处理操作中,应先加入沉淀剂,再加入唾液样本,不能颠倒秩序,否则回收率显著下降。

11.2.3　抗癫痫药的 TDM

示例五　汤芳萍等建立了气相色谱法同时测定托吡酯和丙戊酸钠血药浓度,并用于临床上常规监测丙戊酸钠和托吡酯的血药浓度

托吡酯(topiramate,TOP)是一种新型的抗癫痫药物(antiepileptic drugs),具有多重抗癫痫机制。丙戊酸钠(sodium valproate,VPA)系一广谱抗癫痫药物,对各种类型癫痫发作均有抑制作用。临床上常将上述 2 种药物联合使用治疗难治性癫痫。托吡酯的治疗浓度范围为 5～20μg/mL。丙戊酸钠常用的治疗浓度范围为 50～100μg/mL。

丙戊酸钠和托吡酯两药的化学结构(图 11-6)均无大的共轭体系,在紫外光区及可见光区无强的吸收,采用气相色谱法同时测定两药的血药浓度,方法简单,适用于临床上常规监测丙戊酸钠和托吡酯的血药浓度。

(1)血样预处理:吸取血清 200μL,置 5mL 的离心管中,加入环己酸储备液(400mg/L 水溶液)10μL、三氯甲烷 1mL、0.5mol/L 硫酸 100μL,涡旋混合 30s,4000r/min 离心 10min,分取三氯甲烷层,取 2μL 进样。

(2)色谱条件:色谱柱为 HP-5 毛细管柱(30m×0.32 mm,0.25μm);气相色谱仪工作参数:柱温 200℃;氢火焰检测器温度 240℃;进样器温度 220℃;氢气流速 35mL/min;氮气流速 4mL/min;空气流速 400mL/min;内标:环己酸。

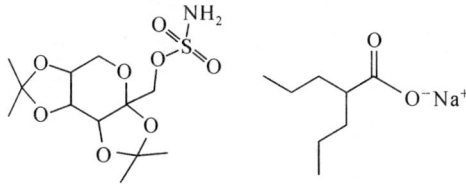

图 11-6　托吡酯(左)和丙戊酸钠(右)的化学结构式

(3)结果与讨论:VPA、内标和 TOP 的保留时间分别约为 1.9min、2.8min 和 3.5min,各成分峰形良好,分离完全。血清中 VPA 在 10~250mg/L,TOP 在 10~1000mg/L 范围内线性关系良好,VPA 和 TOP 的平均回收率($n=15$)分别为 96.91％和 97.71％,日内、日间 $RSD \leqslant$ 5.1％。干扰试验表明,临床上常用的抗癫痫药物卡马西平、苯巴比妥、苯妥英钠对 VPA、内标和 TOP 的测定均无干扰。本法用于数例患者服药达稳态后血清中药物谷浓度的测定,结果见图 11-7。

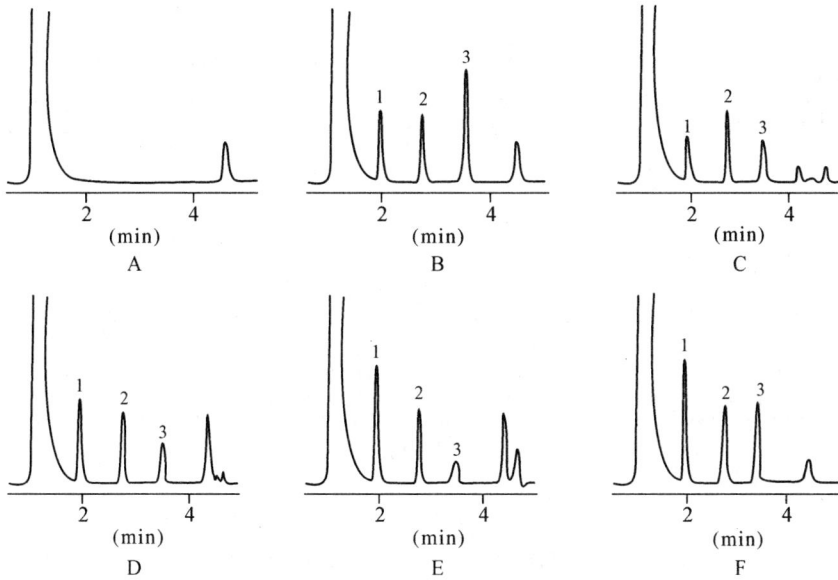

图 11-7 气相色谱图

A.空白;B.标准血清;C~F.患者血清样品;1.丙戊酸;2.环己酸(内标);3.托吡酯

内标环己酸与 VPA 结构相似,具有相似的理化性质,相近的色谱行为。托吡酯虽由吡喃果糖衍化而来,但其多羟基均被烷基醚化生成缩醛(酮),或与磺胺酯化,而磺酰胺亦具一定酸性,与环己酸具有相类似的理化性质。故选择环己酸作为两药共同的内标物。

示例六　程振田等建立了 HPLC 法测定人血清苯巴比妥(phenobarbital)、卡马西平(carbamazepin)、苯妥英钠(phenytion sodium)浓度,并与常规 FPIA 测定结果进行相关性分析

(1)方法:患者连续给药 4 周后,于再次给药前 1h,抽取患者肘静脉血样 10mL,离心分离取上层血清,分成 2 份,一份于当日 FPIA 法测定,另一份于 -20℃保存,用于 HPLC 法测定。采用 Wilcoxon 配对检验比较两组样本均数有无差异,线性回归比较两种测定方法的相关性。

FPIA 法：采用美国雅培公司的标准操作规范，每批次样本测定时，取质控样品进行平行测定，若质控样品超出标示范围，需校正标准曲线，并于当日内重新测定样品。

HPLC 法：采用建立的色谱条件，对另一份样品一周内统一用 HPLC 法测定，同时配制低、中、高 3 个不同浓度的质控样品，将其随机分配到样本测试序列中，其相对偏差均小于 10%。

（2）样本处理：取 0.5mL 血清，加二氯甲烷-乙酸乙酯（1∶4）提取液 6mL，涡旋混匀 2min，5000r/min 离心 5min，移取 5mL 上层有机相，40℃ 水浴 N_2 吹干，残渣用 200μL 甲醇复溶，涡旋 20s，吸取 20μL 进样。

（3）色谱条件：Diamonsil C_{18} 色谱柱（4.6mm×250mm，5μm）；乙腈-水（40∶60）为流动相，流速 1mL/min；检测波长 285nm；进样量 20μL。

（4）结果与讨论：在上述色谱条件下，内源性杂质对待测物的出峰无干扰，色谱图见图 11-8。测得苯巴比妥、卡马西平和苯妥英钠的线性范围分别为 1.0～45.0，0.1～15.0，1.0～25.0μg/mL，提取回收率分别为 81.9%，64.8% 和 88.8%，批内、批间 RSD 均小于 9%。

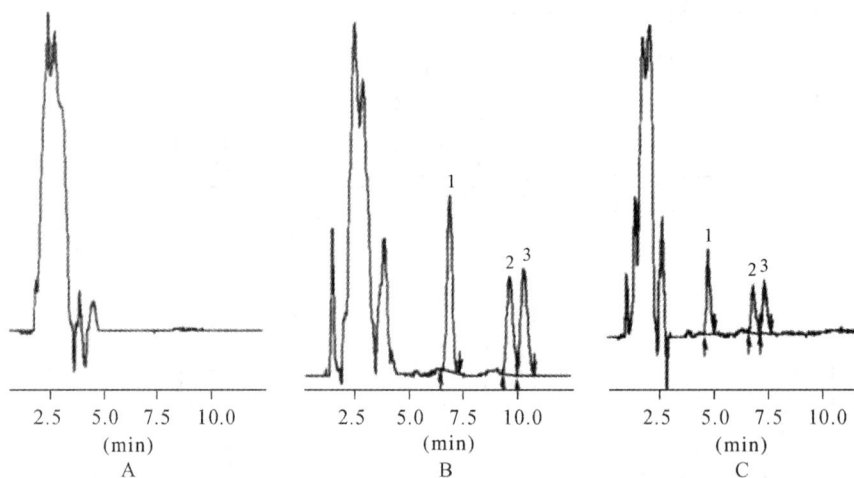

图 11-8　苯巴比妥、卡马西平和苯妥英钠的典型色谱图
A.空白血清；B.含苯巴比妥、卡马西平和苯妥英钠的标准血清；C.患者血清
1.苯巴比妥；2.苯妥英钠；3.卡马西平

两种方法测得结果：苯巴比妥、苯妥英钠无统计学差异（$P>0.05$），但卡马西平的 FPIA 法测定值高于 HPLC 法（$P<0.01$）。FPIA 法是利用抗原抗体相互识别结合产生检测信号，当某些抗原具有与待测物相同的抗原表面标志或抗体有多个抗原结合位点时，可导致抗体与抗原结构相近的母体代谢产物、内源性物质产生交叉反应，使测定结果高于专一性更强的 HPLC 法。卡马西平在人体内代谢为 10,11-环氧卡马西平，其药理作用和毒副作用与卡马西平相似，且应用卡马西平后发生的一些毒副作用与 10,11-环氧卡马西平相关。FPIA 法测定值为 10,11-环氧卡马西平与卡马西平之和，若选择 HPLC，分别测定 10,11-环氧卡马西平与卡马西平，并确定 10,11-环氧卡马西平的相对活性，对临床治疗将更有指导意义。当卡马西平与苯妥英、苯巴比妥或丙戊酸合用时，药物相互作用增加了血浆中 10,11-环氧卡马西平浓度，此时若仅测卡马西平浓度，也会对临床产生误导。实际上，若病人合用苯妥英，则卡马西平浓度范围应在 15～30μmol/L（4～8mg/L），而不是 25～50μmol/L（6～12mg/L）。

示例七 Mercolini 等建立了同时测定人血浆中三种新型抗癫痫药的液相色谱荧光检测法，并用于常规 TDM 工作

加巴喷丁(gabapentin)、氨己烯酸(vigabatrin)、托吡酯(TOP)为三种新颖抗癫痫药物(图 11-9)，血清中有效浓度范围分别为 2～20mg/L，0.8～36mg/L，5～20mg/L。

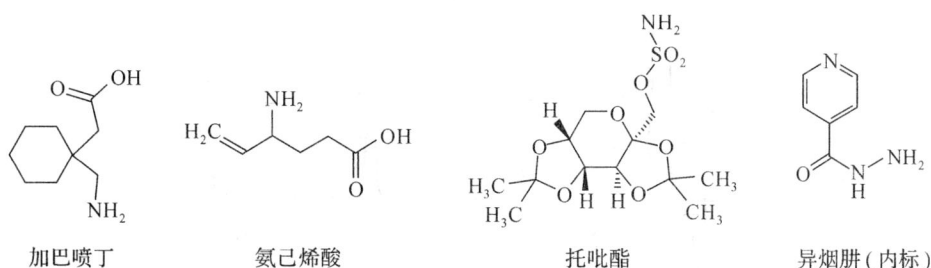

图 11-9 三种新型抗癫痫药物和内标的化学结构

加巴喷丁   氨己烯酸   托吡酯   异烟肼(内标)

(1)样品前处理：全血样品储存于含有 EDTA 抗凝玻璃管中，采血后 2h 内 1400r/min 离心 15min。分离血浆，转移至聚丙烯管中，−20℃ 保存，待处理。

加巴喷丁、氨己烯酸的测定：用 Waters Oasis® MCX 阳离子固相萃取柱(30mg，1mL)萃取。固相柱先经 1mL 甲醇活化两次，再以超纯水 1mL 平衡两次。取 500μL 血浆，加 0.1mol/L HCl 溶液 1mL 和内标溶液(1mg/mL 甲醇溶液)50μL，混合，上样至预活化的固相柱。依次用 0.1mol/L HCl 溶液 1mL，50mmol/L 磷酸盐缓冲液(pH 5.0)各清洗 2 遍，再用甲醇 50μL 清洗 1 遍。待测物用浓氨溶液-水-乙腈(5：13：82)2mL 洗脱。洗脱液挥干，以 100μL 超纯水重组，然后进入衍生化操作步骤。

托吡酯的测定：用 Varian BondElut Plexa 固相小柱 (30mg，1mL)进行萃取。该小柱先经 500μL 甲醇活化两次，再以超纯水 500μL 平衡两次。取 200μL 血浆，加 0.001mol/L HCl 溶液 200μL 和内标溶液 20μL，混合，上样。以 500μL 水-甲醇 (95：5)清洗，待测物以 500μL 甲醇洗脱。洗脱液挥干，以 200μL 超纯水重组，取 100μL 进入衍生化操作步骤。

衍生化方法：取上述处理后样品液 100μL 或标准溶液 100μL，加入 200μL 50mmol/L 碳酸盐缓冲液(pH10.5)，200μL 丹磺酰氯乙腈溶液(2mg/mL)，混合，50℃反应 10min。衍生化后溶液直接进入色谱系统分析。

(2)色谱条件：Varian model 9001 泵，Varian 9075 荧光检测器。激发波长为 300nm，发射波长为 500nm；分析柱为 Phenomenex Synergy Hydro-RP C_{18} 柱 (150mm×4.6mm ID，4μm)；流动相为乙腈-磷酸盐缓冲液 (50mmol/L) (45：55) (pH＝5.3)。梯度洗脱程序：0.0～4.7min，恒速 1.0mL/min；4.8～5.2min，线性梯度 1.0～2.5mL/min；5.3～12.0min，恒速 2.5mL/min；12.1～12.5min，线性梯度 2.5～1.0mL/min。进样量为 50μL。

(3)结果与讨论：在上述色谱条件下，加巴喷丁、氨己烯酸、托吡酯和内标的保留时间分别为 6.0min、4.1min、11.1min 和 7.3min。其他抗癫痫药、抗精神病药、抗抑郁剂以及镇静催眠药均不干扰测定。色谱图见图 11-10 和图 11-11。测得加巴喷丁、氨己烯酸和托吡酯的线性范围分别为 0.2～50.0μg/mL，1.0～100.0μg/mL，1.0～50.0μg/mL；LLOQ 分别为 0.2μg/mL，1.0μg/mL，1.0μg/mL；平均提取回收率为 91%(内标为 94%)。

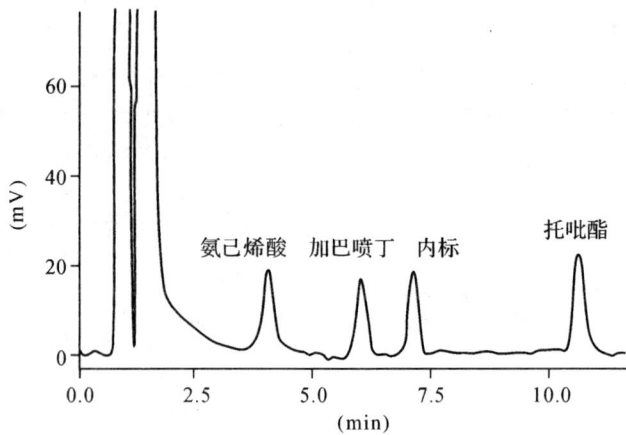

图 11-10　标准血浆色谱图

含 5μg/mL 加巴喷丁、30μg/mL 氨己烯酸、10μg/mL 托吡酯和 20μg/mL 内标

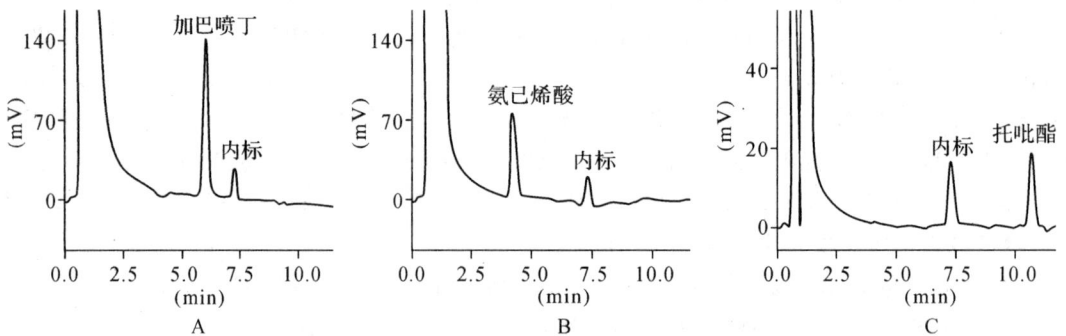

图 11-11　三名患者的血浆样品色谱图

分别处理：A. 1200mg/日加巴喷丁；B. 1000mg/日氨己烯酸；C. 200mg/日托吡酯。实测浓度分别为：5.1μg/mL 加巴喷丁，21.6μg/mL 氨己烯酸和 9.0μg/mL 托吡酯

示例八　Guo 等建立了血浆、血清和唾液中左乙拉西坦（levetiracetam）浓度的 LC-MS-MS 测定法

（1）HPLC 色谱条件：分析柱为 Supelco LC-18-DB（3.3 cm×3.0 mm，3 μm），保护柱为 Supelco Discovery C_{18}（1.0 cm×3.0，3μm）；采用柱切换技术，清洗-洗脱程序：清洗期（0.00～2.50min），以 100％溶剂 A 清洗，流速 1mL/min；洗脱期（2.51～5.00min），以 100％溶剂 B 清洗，流速 1mL/min。溶剂 A 为 15mmol/L 的醋酸铵-甲醇（98∶2）溶液，含 0.1％乙酸；溶剂 B 为 15mmol/L 的醋酸铵-甲醇（3∶97）溶液，含 0.1％乙酸。

（2）质谱条件：API-3000，API-4000 液相色谱串联质谱仪，ESI^+ 电喷雾离子源。MRM 模式监测，左乙拉西坦 m/z 171.0→126.1，内标利托那韦 m/z 721.3→296.1。API-3000 质谱参数：测定左乙拉西坦的去簇电压（DP）、入口电压（EP）、碰撞能量（CE）、出口电压（CXP）分别为 10、6、20 和 6，内标的 DP、EP、CE、CXP 分别为 50、10、28 和 15。API-4000 质谱参数：测定左乙拉西坦的 DP、EP、CE、CXP 分别为 30、10、21 和 6，内标的 DP、EP、CE、CXP 分别为 30、10、28 和 15。

（3）样品前处理：取 $100\mu L$ 左乙拉西坦的标准溶液、质控样品或病人实际样品，置 1.5mL Eppendorf 离心管中，加入 $150\mu L$ 利托那韦乙腈溶液（20ng/mL），加盖，漩涡混合 30s，13000r/min 离心 10min。取 $100\mu L$ 上清液转移至自动进样瓶内，加 $300\mu L$ 水混匀。取 $10\mu L$ 注入 LC-MS-MS 系统。

（4）结果与讨论：左乙拉西坦的保留时间为 2.9min。左乙拉西坦在血浆、血清和唾液样本中的线性范围为 $2\sim25\mu g/mL$，日内、日间精密度均小于 8.2%，高、低浓度回收率分别为 103% 和 108%。作者应用该方法比较了病人血清和唾液中药物浓度，在几乎相同的时间点获取的血清和唾液中药物浓度后者略低些，唾液浓度个体差异较血清大。

11.2.4　甲氨蝶呤的 TDM

大剂量 MTX 对多种恶性肿瘤疗效显著，如非霍奇金淋巴瘤、急性淋巴细胞白血病、骨肉瘤、头颈部恶性肿瘤等。较大剂量的用药可通过增加 MTX 血药浓度，使 MTX 向细胞内的转运增加，克服耐药性，增强疗效。由于使用大剂量 MTX 后，部分患者可发生皮肤黏膜损害、肝肾功能损害、骨髓抑制和继发感染等严重不良反应，甚至可危及生命。故治疗中常选择大剂量 MTX（HDMTX）＋四氢叶酸钙（calcium folinate, CF）方案，即在使用 HDMTX 后应用 CF 进行解救，从而减轻 HDMTX 的不良反应。大剂量 MTX 的冲击治疗浓度范围为 $10^{-4}\sim10^{-3}$ mol/L，在用药后 24、48 和 72 h 的 MTX 浓度分别不超过 10、1 和 $0.1\mu mol/L$。及时、快速地测定患者血中 MTX 浓度（分别在用药后 24，48，72h 测定观察），对如何正确使用大剂量 MTX，何时和多大剂量使用 CF 解救，显得非常必要。有关生物样品中 MTX 的分析方法报道较多，主要有 HPLC、FPIA 和 HPCE 法。

示例九　魏世杰等建立了以茶碱为内标测定 MTX 血药浓度的高效毛细管电泳法

（1）仪器与色谱条件：P/ACE 5000 高效毛细管电泳仪，包括紫外检测器（美国贝克曼公司）。未涂层石英毛细管（58.6cm×75μm）；运行缓冲溶液为硼酸-硼酸钠缓冲溶液（40mmol/L，pH10.0）；分离电压 20kV；分离温度 18℃；检测波长 214nm；压力进样（0.45 psi×10s）。2次进样之间先用 0.1mol/L 氢氧化钠溶液冲洗 2min，再用运行缓冲溶液冲洗 7min。

（2）血样处理：取血浆 0.2mL，加入内标溶液（196.7mg/L 的 NaOH 溶液）20μL，涡旋震荡 1min，加甲醇 400μL，涡旋震荡 3min，3000r/min 离心 10min，吸取上清液，加三氯甲烷 800μL，涡旋震荡 3min，3000r/min 离心 10min 后取上层溶液，氮气 37℃吹干，残渣用 100μL 缓冲液溶解，涡旋震荡后 14000r/min 离心 10min，移取上清液用于电泳分析，记录样品的峰面积。

（3）结果与讨论：在上述色谱条件下，MTX 与内标在 10min 内达到基线分离（图 11-12）。

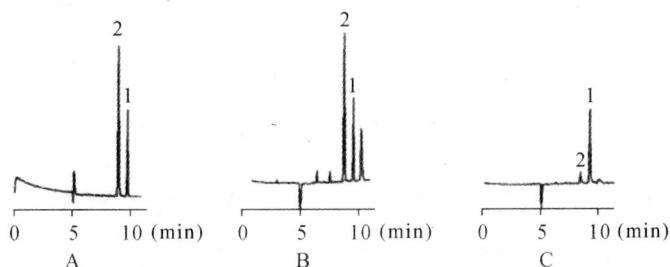

图 11-12　毛细管电泳色谱图

A. MTX 对照品溶液；B. 空白血浆＋MTX 对照品溶液；C. 患者血浆样品　1. MTX；2. 茶碱

MTX 血药浓度在 0.317~63.40mg/L 范围内线性关系良好。方法回收率为 84.05％~94.73％,绝对回收率为 69.70％~89.34％,日内、日间 RSD 均<15％。在-20℃保存 5、8d 和室温放置 5h 及经过 3 个冷冻-融解循环处理,RSD 均<15％,表明血浆样品在保存过程中稳定。用此法对 6 名采用大剂量 MTX 化疗患者在 24、36、42、48、54h 时进行血药浓度监测,结果表明,用药后 24~54h 内,MTX 血药浓度均在治疗安全范围内。

示例十　张永州等建立了大剂量化疗时人血浆中 MTX 浓度的 HPLC 测定方法

(1)色谱条件:Kromasil C$_{18}$色谱柱(4.6mm×150mm,5μm);磷酸盐缓冲液(pH 6.8)-甲醇(80∶20)为流动相,流速 0.8mL/min;柱温 45℃;检测波长 306nm。

(2)样品预处理:取 500μL 待测血浆,加入 200μL 10％三氯醋酸沉淀蛋白,快速旋涡振荡 5min,10000r/min 离心 5min。精确量取上清液 300μL,置于试管中,加入乙醚,旋涡混匀 3min,3000r/min 离心 3min,弃去上层有机相,取下层水相 50μL 进样。

(3)结果与讨论:本实验条件下,峰分离良好,峰形对称,血浆中内源性杂质对 MTX 测定无干扰。MTX 保留时间为10.38min。在0.08~100μmol/L范围内,线性关系良好(r=0.9999)。平均加样回收率99.2％,日内及日间 RSD 均小于 5％。对某骨肉瘤患者大剂量使用 MTX 后进行个体动力学检测,观察患者在静滴后代谢情况,及在 24,48,72h 的浓度情况。该患者用药情况为 MTX 8g,静滴结束后 12h 开始采血(每次 2mL 静脉血)测定。测定结果见表 11-3。

表 11-3　MTX 血浆浓度随时间变化

用药后时间(h)	实测浓度(μmol/L)
12	86.46
24	34.65
36	11.62
48	1.83
60	0.78
72	0.12

MTX 不溶于甲醇和乙腈,故甲醇和乙腈不能作为蛋白沉淀剂。用高氯酸沉淀蛋白杂峰少,但沉淀后上清液的 pH 过低,易引起基线漂移;用三氯醋酸沉淀蛋白虽然血样杂峰偏多,但与甲氨蝶呤峰没有任何干扰,且蛋白质沉淀效果好。实验增加了液-液萃取可以有效地除去脂溶性的杂质,减少对分析柱的损伤。在配制 MTX 储备液时,稀氢氧化钠溶液的 pH 应控制在 8~9 范围内,以保证储备液相对稳定。因实验显示 pH 超过 10 时,MTX 和氢氧化钠溶液发生反应,造成储备液不稳定,在 7min 左右出现杂峰,该杂峰随存放时间或碱性增加而增大。

示例十一　钱文璟等研究了 HPLC 法和 FPIA 法测定 MTX 血药浓度的相关性,对单剂肌注 MTX 50mg 用于异位妊娠保守治疗开展了 TDM 工作

HPLC 色谱条件:Waters Spherisorb ODS2 柱(4.6mm×250mm,5μm),柱温 25℃;流动相为甲醇-0.025mol/L 磷酸盐缓冲液(pH6.7)(25∶75),流速 1.2mL/min;紫外检测波长 303nm。

血样处理方法:血浆样品 0.5mL,加 10％高氯酸 100μL,旋涡混合 30s,4000r/min 离心 15min。吸取上层清液400μL,加入三氯甲烷600μL,旋涡混合 1min,12000r/min,离心 15min,取上层清液 50μL 进样。

在上述色谱条件下,MTX 峰与内源性杂质及代谢产物分离良好。测得线性范围为 0.1~2.0mol/L,LLOQ 为 0.1mol/L,高中低浓度方法回收率为 101.0％~105.8％,日内、日间 RSD 小于 4.5％。

FPIA 法操作方法:取血浆样品,加入样品池,置样品转盘中,将 MTX 试剂盒置机器内,按

TDx 仪操作指南进行,则 TDx 仪自动依次定量加入稀释剂、荧光标记物、特异抗体等试剂,温孵约 3min,计算机通过标准曲线拟合,将荧光偏振值换算得到相应的浓度值,自动打印结果。测得 MTX 的 LLOQ 为 $0.01\mu mol/L$,日内、日间 RSD 均小于 10%。

两方法测定值的回归方程为 $C_{FPIA}=0.8733\ C_{HPLC}+0.1001$,$r^2=0.981(P<0.05)$。研究显示,FPIA 法在检测低浓度方面有优势。在高于 $0.1\mu mol \cdot L^{-1}$ 浓度时两法检测结果相关性好,可以相互替代。

11.2.5　阿米替林及活性代谢物的 TDM

三环类抗抑郁药阿米替林(amitriptyline,AMI)和其主要活性代谢物去甲替林(nortriptyline,NOR)的化学结构见图 11-13。AMI 和 NOR 主要经 CYP2D6 和 CYP2C19 代谢,其中 NOR 主要经 CYP2D6 代谢(>80%)。在 CYP2D6 慢代谢患者中,NOR 的消除半衰期将延长三倍。AMI 的治疗浓度范围较窄,一般为 $120\sim250\mu g/L$,NOR 为 $50\sim150\mu g/L$。AMI 的血浆蛋白结合率高且个体差异大(82%~96%),因此是临床上经常监测的药物之一。

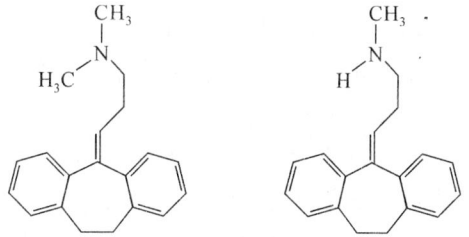

图 11-13　阿米替林(左)和
去甲替林(右)的化学结构

示例十二　李金恒等建立了反相高效液相色谱法测定阿米替林及其代谢物去甲替林的血浆浓度

(1)样品前处理:取血浆 0.5mL 加入 10mL 具塞玻璃离心管中,加入内标艾司唑仑水溶液(633.6μg/L)50μL,混匀,加入 NaOH(5mol/L)50μL,涡旋振荡 10s,加入正丁醇 50μL 及正己烷 2.5mL,涡旋振荡 1min 后,3000r/min 离心 10min。将上层有机相转移入另一试管中,40℃水浴下用氮气吹干,残渣用 100μL 流动相溶解,取 20μL 进样。

(2)色谱条件:色谱柱为 Symmetry C_{18} 柱(319mm×150mm,5μm),流动相为乙腈-水(30:70,内含三乙胺 0.5%,磷酸 0.3%,pH 3.1),流速 0.7mL/min;检测波长为 240nm;进样 20μL。

(3)结果与讨论:实验比较了各种有机溶剂对血浆中药物的提取率,发现正己烷的提取率比乙醚高,三氯甲烷虽有较高的提取率,但经其提取后的样本测定干扰太大。本法在用正己烷提取中加入少量正丁醇以增加极性,提高待测药物的溶解度。

在上述选定的实验条件下,待测药物和内标达到基线分离,去甲替林、阿米替林和艾司唑仑的保留时间分别为 11.0、12.1 和 13.3min,空白血浆中内源性物质无干扰(图 11-14)。阿米替林和去甲阿米替林的线性范围均为 $4\sim400\mu g/L$,阿米替林和去甲替林的回收率分别为 102.0%±3.77% 和

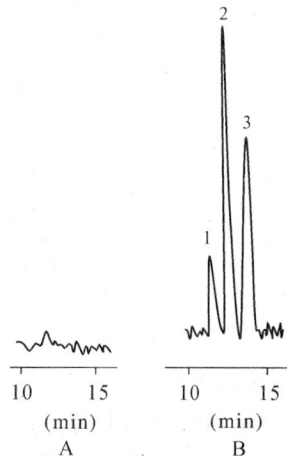

图 11-14　阿米替林、去甲阿米替林和内标色谱图
A. 空白血浆;B. 标准血浆(1. 去甲阿米替林;2. 阿米替林;3. 内标)

99.3%±7.13%,日内、日间 *RSD* 分别小于 6.15% 和 7.48%。健康志愿者口服盐酸阿米替林片 50mg 后 6h,血浆阿米替林的总浓度为 (21.3±3.5)μg/L,游离浓度为 (1.7±0.4)μg/L;阿米替林的代谢物去甲替林的血浆总浓度为 (2.0±0.4)μg/L。

11.3　游离药物的 TDM

　　当药物蛋白结合率低于 80% 时,无需进行游离药物监测,此时药物与血浆蛋白结合的改变,对游离药物浓度的影响无临床意义。对于蛋白结合率高的药物,可能存在药物相互作用。在以下几种情况需监测游离浓度:尿毒症患者、慢性肝脏疾病、营养不良患者、烧伤、老龄患者、孕妇及 AIDS 患者。

　　Chan K 等报道,一名 66 岁的白人癫痫患者,出现呕吐、共济失调和眼球震颤等典型的抗癫痫药不良反应。治疗药物包括丙戊酸钠、苯妥英钠、卡马西平、左乙拉西坦。TDM 显示,卡马西平血清浓度为 27mmol/L(治疗浓度范围 25~50mmol/L),苯妥英钠为 37mmol/L(治疗浓度范围 40~80mmol/L),丙戊酸钠为 499mmol/L(治疗浓度范围 300~750mmol/L)。进一步进行游离药物浓度监测后发现,卡马西平游离血清浓度为 8.2mmol/L(治疗浓度范围 6~13mmol/L),苯妥英钠游离血清浓度为 5mmol/L(治疗浓度范围 4~8mmol/L),均在治疗浓度范围,而丙戊酸钠游离血清浓度为 93mmol/L(治疗浓度范围 30~75mmol/L),超过了治疗浓度范围。停用丙戊酸钠 1d 后,恢复丙戊酸钠给药,但剂量下调,毒性反应症状消失。上述示例说明在临床 TDM 中对游离药物的监测十分重要。

　　游离药物的测定方法主要有平衡透析法(equilibrium dialysis)和超滤法(ultrafiltration)。对于生物样品分析方法有以下注意事项。采用平衡透析法时,一般要经过一段时间才能达到滤膜内、外的平衡,故在分析方法考察中,应增加平衡条件下平衡时间内药物在血浆及透析液中的稳定性考察。同时,也要考虑到半透膜对药物的吸附作用(一般利用空白透析液加入透析袋中,在平衡条件下及平衡时间点,测定透析袋内、外药物浓度,计算透析膜对药物的吸附率)。透析膜对药物的吸附率(X)的计算方法如下:

$$X = \frac{C_A \times V_2 - C_E \times (V_1 + V_2)}{C_A \times V_2}$$

　　式中 C_A 为透析前透析袋外透析液(设体积为 V_2)中已知药物的浓度,C_E 为当药物达到平衡后透析袋外药物浓度,V_1 为透析袋内加入的空白透析液的体积。

　　采用超滤法时,超滤膜的截留分子量的选择至关重要。通常选用截留分子量为 10000~30000 的滤膜,同时也要对超滤时的离心速度、离心时间等进行考察。此外,如果样品刚从冰箱中取出就立即开始测定,游离药物浓度可能偏低。因此,可将样品室温放置一定时间(如 15min),以达到平衡。

　　在监测游离药物浓度时,为了保证测定结果的准确、可靠,应考虑到药物与蛋白结合的稳定性问题。有文献报道,在血浆样品冷藏一段时间后,罗哌卡因游离药物浓度有增加趋势。因此,在游离药物监测的过程中需要对药物蛋白结合的稳定性进行考察,一般采用患者血浆,在不同时间段测定游离药物浓度,以判断药物蛋白结合的稳定性。

示例十三　Zeng 等建立了 HPLC 法测定麦考酚酸(MPA)的总血浆浓度和游离血浆浓度

研究显示,MPA 游离血浆浓度与发生感染风险和血液学毒性密切相关,且游离血浆分数跨度大(1.6% ~18.3%)。因此,测定 MPA 游离浓度具有重要的临床意义。

(1)溶液制备:①总 MPA 测定:MPA 系列标准血浆浓度为 0.07,5,10,25 和 50mg/L 的甲醇溶液;QC 样品浓度为 2,7 和 20mg/L;萘普生为内标,工作液浓度为 0.01g/L 甲醇溶液。所有溶液均贮存于-40℃。②游离 MPA 测定:以 0.9%氯化钠溶液制备血浆超滤分析的标准溶液 (4,100,500,1000 和 1500μg/L)。

(2)样品前处理:①总 MPA 测定:100μL 标准血浆、质控血浆或病人实际样品置 1.0mL 离心管中,加入 40μL 内标溶液 (0.01g/L 甲醇溶液),10μL 0.2mol/L 磷酸钠溶液(Na₃PO₄,pH 8)和 200μL 乙腈。混合液漩涡混合 10s,12000r/min 离心 5min。取 20μL 上清液直接进样。②游离 MPA 测定:血浆的超滤操作在超滤装置(centrifree micropartition devices,Millipore, USA)上进行。取血浆样品 500μL,置密封的样品池中,1500r/min 室温离心 20min。取 100μL 超滤液,注入色谱系统。

(3)色谱条件:分析柱为 Gemini Phenomenex C_{18} 110A 柱 (250mm×4.6mm,5μm),保护柱为 Gemini C_{18}(4mm×3.0mm);用于测定总 MPA 的流动相为 0.05mol/L 磷酸钠缓冲液(pH 2.31):乙腈(55:45);用于测定游离 MPA 的流动相为 0.05mol/L 磷酸钠缓冲液(pH 2.31):乙腈(50:50);检测波长为 254nm。总 MPA 采用内标法定量,游离 MPA 采用外标法定量。

(4)结果与讨论:在实验条件下,MPA 的保留时间为 13.6min,与内标(15.1min)良好分离。游离 MPA 色谱图中,MPA 的保留时间为 8.8min。依托泊苷、卡铂、两性霉素 B、马法兰、氟康唑、阿昔洛韦、环孢素、氟达拉滨均对 MPA 色谱峰无干扰。总 MPA 和游离 MPA 的色谱图见图 11-15 和图 11-16。

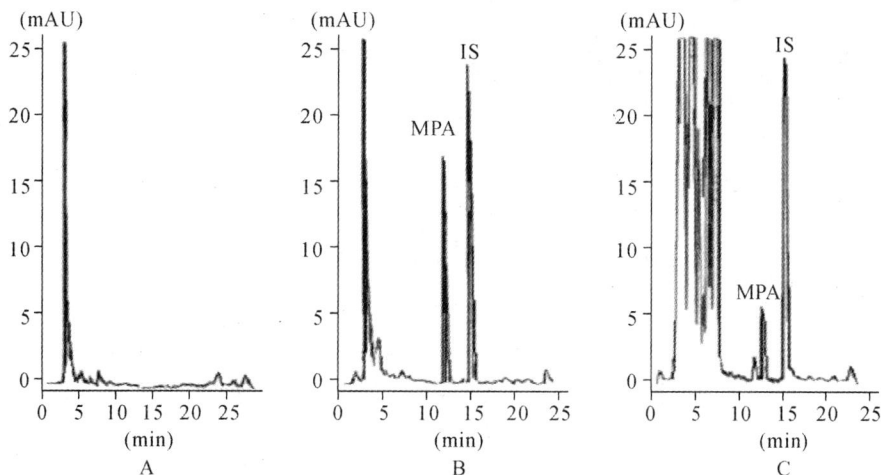

图 11-15　总 MPA 的血浆色谱图

A.空白血浆;B.MPA(25mg/L)+内标(IS);C.病人实际样品(MPA 浓度为 4.73mg/L)

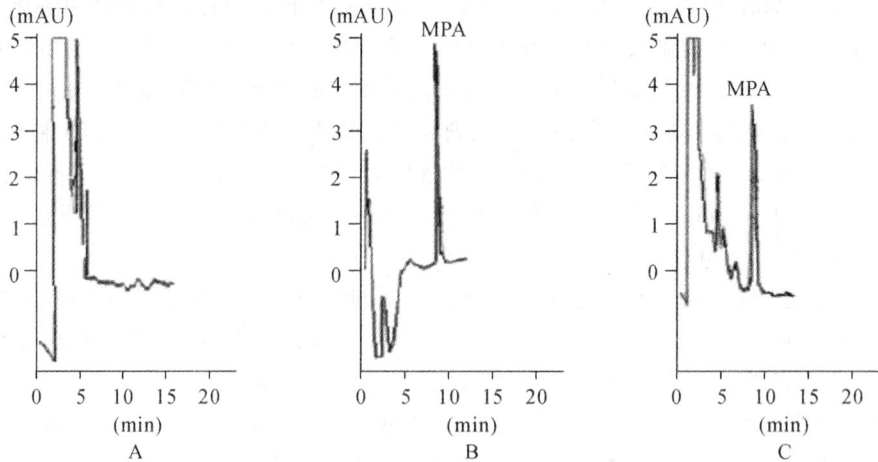

图 11-16　游离 MPA 的血浆色谱图

A. 空白血浆；B. MPA（100μg/L）；C. 病人实际样品（游离 MPA 浓度为 73.8μg/L）

　　测得总 MPA 的线性范围为 0.07～50mg/L，不同浓度下的绝对回收率为 110%～93%；日内、日间精密度均<8.0%。游离 MPA 在不同浓度下的绝对回收率为 92%～99%；线性范围为 4～1500μg/L；日内、日间精密度均<10%。MPA 血浆样品在室温下 24h 稳定，−40℃下 6 个月内稳定。

　　5 名骨髓移植的儿科患者接受 MMF（15mg/kg）静脉给药后的药时曲线见图 11-17。总 MPA 的血浆浓度范围在 0.07～7.83mg/L，游离血浆浓度在 2.1～107.5μg/L，游离 MPA 的 $AUC_{0\sim6h}$ 在 107～227μg·h/L。由于肠肝循环存在，部分患者在给药后 8h 左右出现双峰。

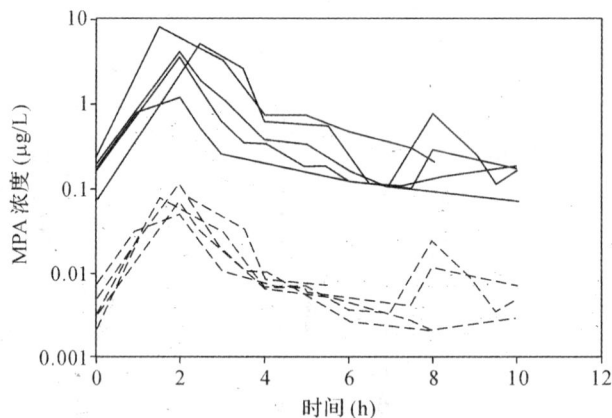

图 11-17　5 名骨髓移植的儿科患者接受 MMF（15mg/kg）静脉给药后的 MPA 药时曲线

——总 MPA 浓度；·······游离 MPA 浓度

11.4　TDM 的质量控制

　　TDM 是在比较复杂的体系和条件下进行的，其测定结果的准确性与可靠性受到多种因素的影响。正确的测定结果为判断分析及制定个体化给药方案提供可靠依据,而错误的结果必然导致错误的给药方案,其后果不堪设想。因此,加强分析质量控制(analytical quality control,AQC,简称质控)在开展 TDM 工作中尤为重要。AQC 分为室内质控和室间质控。

1. 室内质控

室内质控(internal quality assessment)是指在实验室内部针对某一监测药物,采用同一质控样品反复进行测定,对其误差作长期连续的评价和监督,以达到使分析结果在实验室内部保持最小偏差。它包括研究和控制所有可能影响测定结果准确性、精密性的各方面因素的全过程。室内质控步骤如下:

(1)质控样品的制备:在空白血清(血浆或唾液)中加入一定量的需进行质控的药物,按照高、中、低三种浓度配制成若干个质控样本。浓度的选择可以在常规测定标准曲线的线性范围内分段确定,也可以将中浓度选择在有效治疗浓度范围内。

(2)质控图(quality control chart)的制作:以测定浓度为纵坐标,测定日期为横坐标。在纵轴上找出质控样本的标定浓度值,过该点作平行于横轴的直线,称为靶值线;再过质控浓度的 10%、15％四个点作平行于横轴的直线,分别称为上、下警戒线和上、下失控线。在图下方应标注测定品种、测定方法、测定人等相关项目。将质控样品和常规监测样品同时测定,将质控样品测定浓度值和测定日期标在图上,将每次测定的结果用直线相互联结后就得到质控图。

(3)质控图的分析:根据单次测定的结果,可以判断本次结果是否在允许的误差范围内。如果质控测定值在警戒线之内为满意;在警戒线和失控线之间应引起警惕;质控值超出失控线,则当天血药浓度测定结果无效,应查找原因并纠正,重新测定。

多次测定后,即可从质控图中发现测定误差的规律。如果每次测定的偏差都很小,表明测定的精密度较高。如果偏差大而且呈现出正态分布的特征,说明测定中存在较大的随机误差,应加以监测和控制,使其尽量减小。凡在质控图中出现不符合正态分布情况,应考虑是否存在非随机误差因素。如果偏差出现漂移、趋势性变化等定向改变,提示可能试剂变质或标准液有变化,说明测定中存在较大的系统误差,应分析成因,及时采取措施予以纠正。若有 5 或 6 个点都落在靶值线的上侧或下侧,虽仍在允许误差范围内,但说明有"定向改变",提示有相同误差存在,必须立即纠正。

应用质控图较之单纯的每批样本跟随质控更能合理有效地进行质量控制。日常操作人员和监督人员应严格按照标准操作规程操作。例如,进行 TDM 时,质控样品和临床样品应随机编号,质控样品不可放在固定位置,以尽量减少系统误差。注意影响质控图的因素。更换不同批号的试剂盒,必须重新制备标准曲线。质控样品超过有效期,不得继续使用。低浓度质控样品较不稳定,应尽早使用。

示例十四　蔡和平等报道了质控图分析法在环孢素 TDM 中的应用,认为质控图可较直观地对监测质量进行控制,尽快发现问题并及时纠正

以测定结果为纵坐标,测定次数为横坐标,将每次质控样品测定结果在质控图上标定。在高(800μg/L)、中(400μg/L)、低(150μg/L)三个浓度的质控图中,画出失控线、警戒线和靶值线。以高浓度环孢素质控图(图 11-18)为例,进行质控图分析。图 11-18 显示,连续 10 个测定点的结果处于靶值线上方,第 5 个点超过质控线。一般认为,质控样品的测定结果连续 6 点以上出现在靶值线同一侧,应迅速查找原因,争取尽快使之恢复围绕靶值随机分布的状态。因为根据统计学原理,由随机误差造成这种情况的可能性很小(<1.5%)。研究者分析原因发现,

试剂盒未盖紧,而应用的试剂又具有挥发性,经更换试剂后该现象消失。

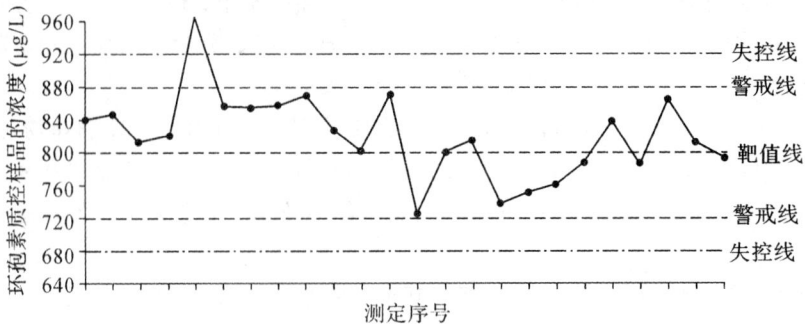

图 11-18　环孢素(质控浓度为 $800\mu g/L$)质控图

2.室间质控

室间质控（又称室间质量评价，external quality assessment），是由多个实验室共同参与进行的。由质控中心将质控样品分发给参加质控的实验室，要求在统一时间内分别测定，然后将测定结果在规定的日期前通报给质控中心，中心综合各实验室数据作出统计处理和分析评价后，再把结果反馈给各实验室，从而评价本实验室所用方法和测定质量，作出相应的改进。室间质控是检验室内质控实施效果的手段，两者相互结合应用才可保证治疗药物监测的准确性。

【课外阅读】

1. 邵志高. 治疗药物监测与给药方案设计,东南大学出版社,2010.
2. 李金恒. 临床治疗药物监测的方法和应用,人民卫生出版社,2003.
3. Therapeutic Drug Monitoring, Lippincott Williams & Wilkins. http://journals. lww. com/drug-monitoring/pages/default. aspx

【参考文献】

[1] Miura M, Okuyama S, Kato S, et al. Simultaneous determination of warfarin and 7-hydroxywarfarin enantiomers by high-performance liquid chromatography with ultraviolet detection. Ther Drug Monit, 2011,33(1):108.

[2] 段京莉，王筱楠，张现化等. HPLC/MS/MS法测定人血浆中麦考酚酸浓度. 中国临床药理学杂志,2009,25(5):445.

[3] 李鹏飞，刘丽宏，马萍等. HPLC-MS-MS法与MEIA法在监测器官移植患者他克莫司全血药浓度度中的比较. 中国临床药理学与治疗学，2009,14(1):80.

[4] Mendonza A，Gohh R，Akhlaghi F. Determination of cyclosporine in saliva using liquid chromatography-tandem mass spectrometry. Ther Drug Monit,2004,26(5):569.

[5] 汤芳萍，王伟娇，李艳飞. 气相色谱法同时测定丙戊酸钠和托吡酯血药浓度. 中国医院药学杂志，2010,30(8)：674.

[6] 程振田,郭瑞臣,王本杰等. HPLC测定人血清苯巴比妥、卡马西平、苯妥英钠浓度及其与FPIA法测定结果的比较. 中国药学杂志，2008,43(12):950.

［7］Mercolini L，Mandrioli R，Amore M，et al. Simultaneous HPLC-F analysis of three recent antiepileptic drugs in human plasma. J Pharm Biomed Anal,2010,53(1):62.

［8］Guo T，Oswald LM，Mendu DR，et al. Determination of levetiracetam in human plasma/serum/saliva by liquid chromatography-electrospray tandem mass spectrometry. Clin Chim Acta,2007,375(1-2):115.

［9］魏世杰,李峰,党宏万. 高效毛细管电泳法测定甲氨蝶呤血药浓度. 中国药房,2009, 20(20):1549.

［10］张永州,宋晓勇,王云香. 高效液相色谱法测定大剂量甲氨蝶呤肿瘤化疗患者的血药浓度. 中国医院药学杂志,2010,(19):1709.

［11］钱文璟,薛国菊,周凤珍,等. 高效液相色谱法和荧光偏振免疫法测定甲氨蝶呤血药浓度的相关性.深圳中西医结合杂志,2003,13(4):262.

［12］李金恒,许劲秋,曹晓梅等. 反相高效液相色谱法测定血浆中阿米替林及其代谢物去甲替林的总浓度和游离浓度. 中国药理学通报,2001,17 (1) :104.

［13］Chan K，Beran RG. Value of therapeutic drug level monitoring and unbound (free) levels. Seizure. 2008,17(6):572.

［14］Zeng L，Nath CE，Shaw PJ，et al. HPLC-UV assay for monitoring total and unbound mycophenolic acid concentrations in children. Biomed Chromatogr, 2009 , 23 (1):92.

［15］储小曼,凌树森. 开展治疗药物监测不可忽视室内质量控制. 中国药学杂志,2000, 35 (2):132.

［16］蔡和平,王卓,徐慧欣,等. 质控图分析及其在环孢素治疗药物监测中的应用. 世界临床药学,2009,30(10):612.

第 12 章

体内药物分析方法在药物代谢与药物-药物相互作用研究中的应用

12.1 概 述

药物进入体内后,生物体的防御系统即会对其进行处置,发生一系列反应。有些药物以原型药物排出体外,但大多数药物需经结构修饰后才能排出体外。药物在生物体内发生分子结构改变的过程成为药物代谢(drug metabolism)或生物转化(biotransformation)。

药物的代谢通常分为两大类,即Ⅰ相代谢和Ⅱ相代谢。Ⅰ相代谢是在药物的分子中引入新的基团或除去原有的小基团的反应,主要包括氧化、还原、水解反应,其中主要为氧化反应。在Ⅰ相代谢过程中,药物往往会失去药理或毒理活性(去活作用),但有些药物经代谢后活性反而增加(激活作用),也有一些药物经代谢后具有与原药不同的活性(活性改变)。Ⅱ相代谢是指药物或Ⅰ相代谢产物,与一些内源性小分子的结合反应,包括葡醛酸化、硫酸化、甲基化、乙酰化、氨基酸结合、谷胱甘肽结合、脂肪酸结合等。一般Ⅱ相代谢产物的水溶性增大,易于从体内排泄,但甲基化及乙酰化反应反而使药物的水溶性降低。药物通过Ⅰ相代谢将极性基团,如羟基、氨基、羧酸等引入分子中,进而发生Ⅱ相代谢。许多情况下,Ⅰ相代谢是Ⅱ相代谢的前提。

药物在生物体内的代谢一般是在酶催化下进行的。参与药物代谢的酶广泛分布于肝、肠、肾、肺、脑、脾、皮肤、血液等组织和器官。这些酶大多连接在内质网上,也有少部分存在于线粒体和胞浆中。药物代谢酶种类很多,其中细胞色素 P_{450} 依赖的微粒体单加氧酶系在药物的Ⅰ相代谢反应中具有特殊的地位,葡醛酸转移酶、硫酸转移酶、谷胱甘肽-S-转移酶、乙酰基转移酶等在Ⅱ相代谢反应中发挥重要的作用。

12.1.1 Ⅰ相代谢酶及代谢反应类型

1. 氧化反应

氧化是药物Ⅰ相代谢的主要反应,催化药物氧化反应的酶主要有微粒体细胞色素 P_{450} (cytochrome P_{450},CYP)混合功能氧化酶系,其催化的代谢反应类型包括 C-、N-、S-氧化,N-、

O-脱烷基化,以及环氧化反应等。此外,非微粒体酶系,如醇脱氢酶、醛脱氢酶、黄嘌呤氧化酶、黄素单加氧酶等也参与了药物的氧化代谢反应。

(1)脂肪族侧链和芳香环上的羟化反应:

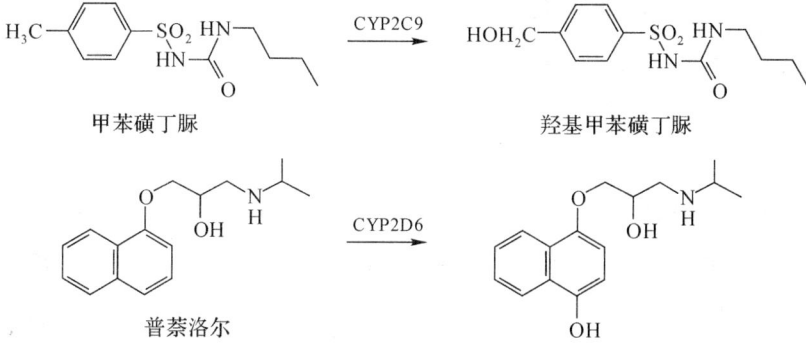

甲苯磺丁脲　　　　　　　　　　　　羟基甲苯磺丁脲

普萘洛尔

(2)N-、S-氧化反应:

氯丙嗪

3-甲基吡啶

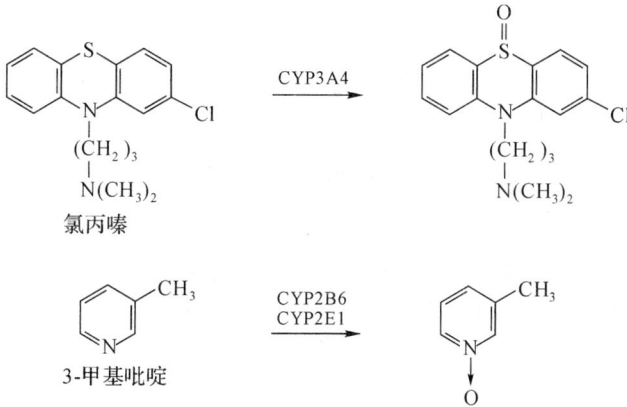

(3)N-、O-脱烷基反应:

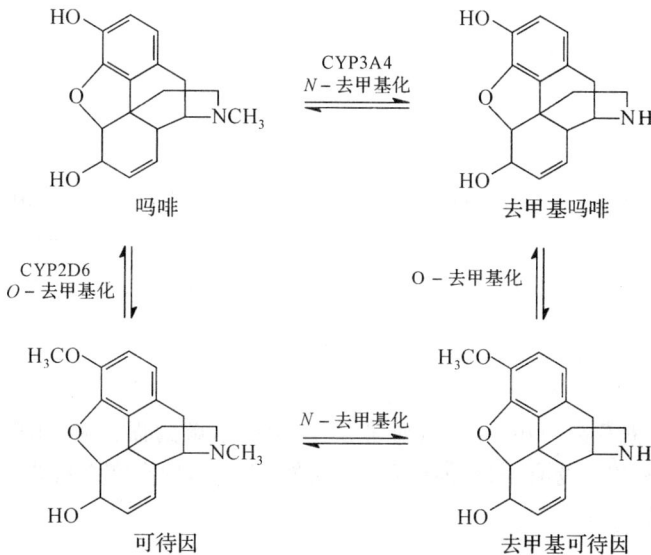

吗啡　　　　　　　　　　　　　　去甲基吗啡

可待因　　　　　　　　　　　　　去甲基可待因

（4）环氧化反应：

对烯丙基茴香醚

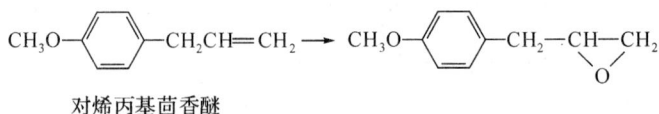

（5）醇脱氢反应和醛的氧化反应：

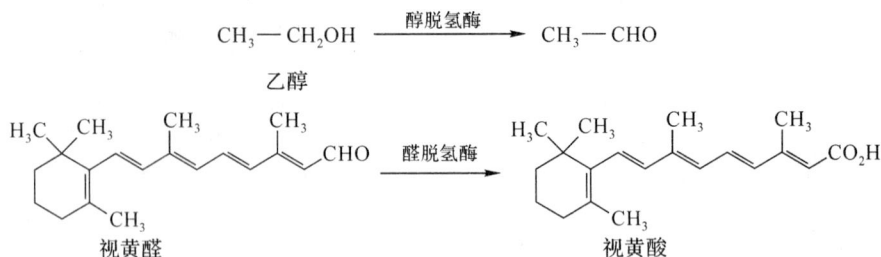

乙醇

视黄醛　　　　　　　　　　　　　　　　视黄酸

（6）黄嘌呤氧化反应：

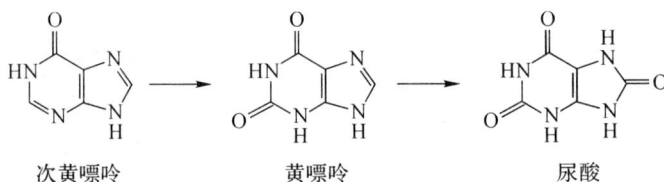

次黄嘌呤　　　　　　黄嘌呤　　　　　　尿酸

2. 还原反应

药物代谢的还原反应主要包括微粒体 CYP 参与的硝基还原、偶氮化合物还原、脱卤还原，以及部分非微粒体酶参与的还原，如醛酮还原酶催化的醛酮还原等。

（1）硝基还原反应：

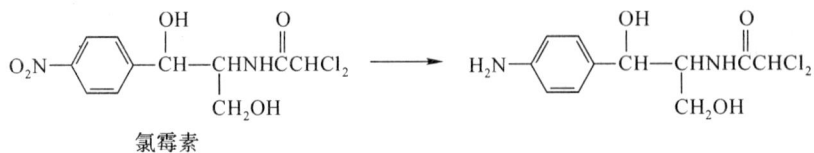

氯霉素

（2）羰基还原反应：

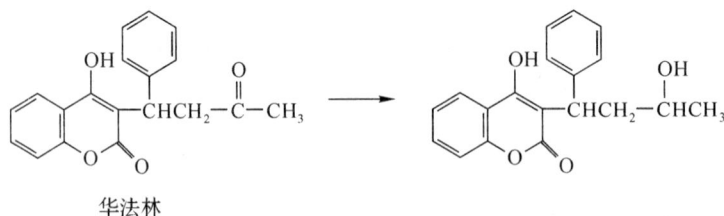

华法林

3. 水解反应

酯类、酰胺类及糖苷类药物，可通过血浆、组织中的水解酶而水解，水解酶种类很多，不同的水解酶对不同结构的药物有不同的选择性。此外，生物体内存在多种蛋白酶及氨肽酶，参与蛋白质及肽类药物的水解。

12.1.2　Ⅱ相代谢酶及代谢反应类型

1. 葡萄糖醛酸结合反应

葡醛酸结合反应是最为常见的Ⅱ相代谢反应。在尿苷-5′-二磷酸葡糖醛酸转移酶(uridine 5′-diphosphate glucuronosyltransferases，UGTs)的催化下，尿苷-5'-二磷酸-α-D-葡醛酸 (uridine-5'-diphospho-α-D-glucuronic acid，UDPGA)与醇、酚、羟胺、羧酸、胺、磺酰胺和硫醇等反应，分别生成 O-，N-、S-，或 C-葡醛酸苷，如：

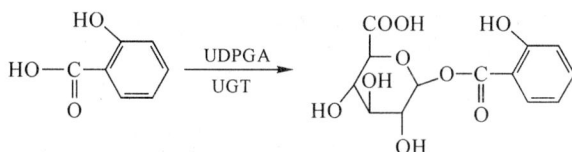

2. 硫酸化反应

硫酸化反应(sulfation)是药物与 3'-磷腺苷-5'-磷酸硫酸盐(3'-phosphoadenosine-5'-phosphosulfate，PAPS)在硫酸转移酶(sulfotransferases，SULT)催化下发生的代谢反应。醇、酚、芳香胺等药物均可作为硫酸转移酶的底物。硫酸化结合反应产物一般导致其生物活性的下降及其肾排出能力的提高。但在某些情况下，硫酸化也导致活性代谢物生成。

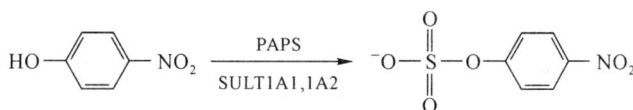

3. 甲基化反应

甲基化反应主要包括 N、O、S 的甲基化。主要是一些内源性化合物，如儿茶酚类、含有巯基和氮原子的化合物，如组胺和儿茶酚神经递质去甲肾上腺素等，以及一些结构与内源性物质相似的外源性化合物，如木犀草素、槲皮素等，在甲基转移酶[如儿茶酚 O-甲基转移酶 (COMT)、N-甲基转移酶等]的催化下，以 S-腺苷甲硫氨酸(S-adenosylmethionine，SAM)为甲基供体，发生的代谢反应。与其他Ⅱ相代谢不同，甲基化产物的水溶性小于母体化合物。

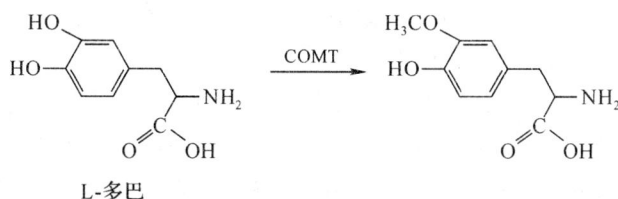

L-多巴

4. 乙酰化反应

乙酰化反应系指芳伯胺类、羟胺类和肼类化合物在乙酰基转移酶(acetylase)的催化下，以乙酰辅酶 A(AcCoA)提供能量，生成酰胺类化合物的代谢反应。催化乙酰化反应的是 N-乙酰转移酶(N-acetyltransferase，NAT)，其也催化 O-乙酰化反应。

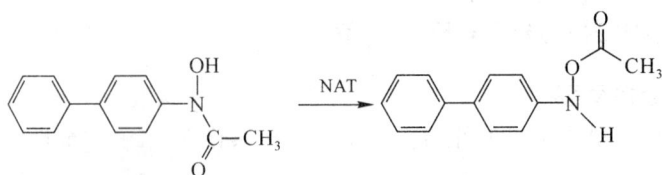

N-羟基-4-乙酰氨基联苯

5. 与甘氨酸及谷氨酰胺的结合反应

苯甲酸及一些芳香族羧酸,如苯乙酸、苯氧乙酸、肉桂酸等,在体内与辅酶 A 结合,生成酰基辅酶 A,然后在酰基转移酶的催化下与甘氨酸或谷氨酰胺结合。

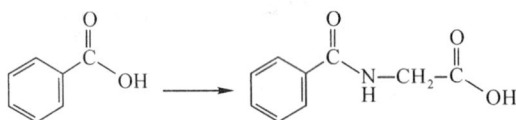

苯甲酸   马尿酸

6. 与谷胱甘肽的结合反应

在谷胱甘肽-*S*-转移酶(glutathione *S*-transferase,GST)催化下,还原型谷胱甘肽与环氧化物、卤烷、硝基烷、烯烃以及卤代或硝基芳烃结合,形成水溶性结合物。谷胱甘肽(GSH)被认为是体内清除具潜在毒性的亲电性化合物的保护性化合物。GST 位于肝、肾、肠以及其他组织的细胞液中。

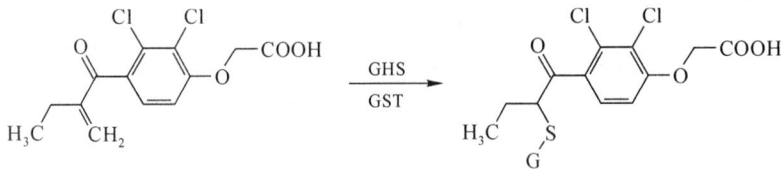

依他尼酸

12.1.3 药物转运体

药物转运体参与许多药物及其代谢物的摄取和外排,大多数摄取型转运体为溶质型转运体(solute carrier,SLC),而大多数外排转运体为 ATP 依赖型转运体(ATP binding cassette,ABC)。药物转运体分布于生物体的许多器官,如肠道、肝脏、肾脏等(见图 12-1),参与药物的吸收、分布、排泄过程。由于细胞膜上许多转运体参与了药物的上述过程,因此,有研究者将转运体介导的药物转运称为第三相代谢。

小肠是药物的主要吸收部位,小肠上皮细胞表达多种药物转运体(图 12-1a),如有机阴离子转运多肽(OATP)、寡肽转运体 1(PEPT1)、顶端钠依赖性胆盐转运体(ASBT)、单羧酸转运体 1(MCT1)、多药耐药相关蛋白 2(MRP2)、乳腺癌耐药蛋白(BCRP)、P-糖蛋白(P-gp)、有机阳离子转运体 1(OCT1)、异源性有机溶质转运(OST)、多药耐药蛋白 3(MRP3)。其中 OATP、PEPT1、ASBT、MCT1 为摄取型转运体,可以介导底物药物从肠腔摄取进入肠道上皮细胞;而 MRP2,BCRP,P-gp 为外排型转运体,可将药物从肠上皮细胞转运到肠腔。

肝脏是药物的主要代谢器官,药物从血液进入肝细胞是其代谢的前提。肝细胞上主要表达有 OCT1、有机阴离子转运体 2、7(OAT2,OAT7)、有机阴离子转运多肽 1B1、1B3、2B1

（OATP1B1，OATP1B3，OATP2B1）、牛磺胆盐共转运体（NTCP）、OST、多药耐药蛋白 3，4，6（MRP3，MRP4，MRP6），见图 12-1b。

　　肾脏对许多药物及内源性代谢物的消除起着十分重要的作用。肾近曲小管上皮细胞表达多种转运体（图 12-1c），如 OAT4、尿酸盐重吸收转运体 1（URAT1）、寡肽转运体 1，2（PEPT1，PEPT2）、有机阳离子/麦角硫因转运体（OCTN1）、有机阳离子/肉毒碱转运体（OCTN2）、MRP2、MRP4、多药及毒素排出蛋白（MATE1，MATE2-K）、OATP4C1、OCT2、OAT1、OAT2、OAT3、P-gp。

　　血脑屏障位于血液和脑组织之间，主要由脑微毛细管内皮细胞构成，通过紧密连接形成亲脂性的生理屏障，阻止药物分子以被动扩散的形式进入脑组织。血脑屏障上主要表达的外排型转运体有 P-gp、BCRP、MRP4、MRP5，这些转运体可将脑脊液中的药物外排入血液侧，在对抗药物进入脑组织中起着重要的作用。此外，血脑屏障上还表达一些摄取型转运体，如OATP1A2、OATP2B1 等。

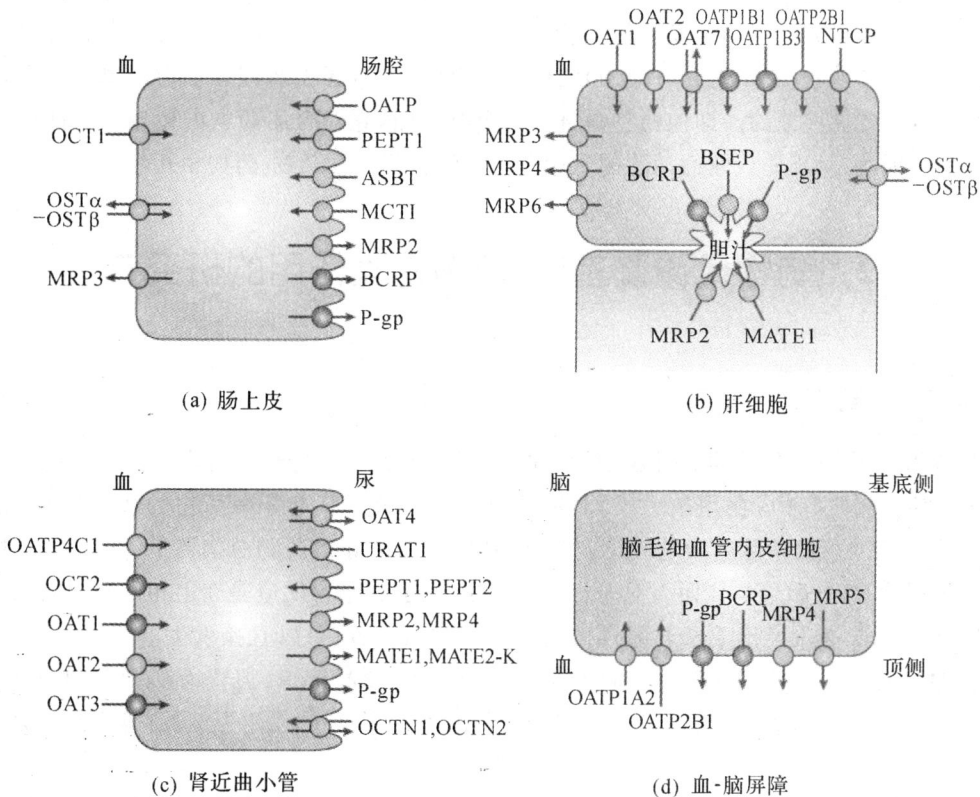

(a) 肠上皮

(b) 肝细胞

(c) 肾近曲小管

(d) 血-脑屏障

图 12-1　人体中与吸收分布排泄有关的转运体

12.1.4　代谢性药物-药物相互作用

　　药物的疗效及副作用取决于药物在作用部位的浓度，通常这与血药浓度有关，而后者受药物吸收、分布、代谢和/或排泄的影响。当两种或两种以上药物同时或前后序贯用药时，某一药物可能通过影响药物代谢酶或药物转运体，从而引起与其合用药物药代动力学性质的改变，进而影响其药理/毒理效应，这种作用称代谢性药物相互作用(metabolic drug interaction)。代谢性药物相互作用具有双重性，通过相互作用增强疗效是其有利的一面；通过相互作用降低疗效或产生严重的不良反应，则是不利的一面，在临床药物合用时必须严加防范。

代谢性药物-药物相互作用可分为两大类，即"药物代谢酶介导的药物-药物相互作用"和"转运体介导的药物-药物相互作用"。前者根据药物对酶的作用(诱导、抑制)结果，又可分为酶抑制作用(enzyme inhibition)和酶诱导作用(enzyme induction)。一般来说，酶抑制作用的临床意义大于酶诱导作用，约占全部相互作用的 70%。转运体 P-gp，OAT，OATP，OCT，MRP，BCRP 等均可介导药物相互作用，其中 P-gp 引起的药物相互作用研究较多。

代谢性药物-药物相互作用的研究目的是判定药物相互作用是否严重到需要对药物本身或合用药物的剂量进行调整，或是否需要进行治疗药物监测。在现代新药研发中，必须进行体内代谢性药物相互作用预测。如体外研究结果表明，候选药物有产生严重药物相互作用的可能，则需要进行结构修饰，甚至放弃进一步开发，或者在临床研究中需要进一步进行体内代谢性药物相互作用研究。新药研发阶段的代谢性药物-药物相互作用研究应考察试验药是否会显著影响已上市药物(有可能合并使用)的代谢性消除；同时还需研究已上市药物是否会显著影响试验药的代谢性消除。即使药物本身基本没有代谢，它对合用药物的代谢也可能产生显著的影响。因此，对于非代谢性消除的试验药也应进行代谢性药物-药物相互作用研究。

12.2　药物代谢及药物-药物相互作用的研究方法

12.2.1　药物代谢研究方法

明确药物代谢途径、确定介导药物代谢的酶和鉴定药物代谢产物是药物代谢研究的主要内容。Ⅰ相代谢研究中，在用单一 CYP 酶进行试验之前，需先考察药物的代谢特征，估计 CYP 酶的代谢对药物消除的影响大小。若 CYP 酶代谢消除占药物总消除的 25% 以上时，则需要鉴定哪种 CYP 酶参与代谢。对于很多药物来说，Ⅱ相结合反应是在Ⅰ相代谢的氧化和水解反应后进行的，但是对于含极性基团的药物，Ⅱ相结合反应可以直接发生，而且可能是其主要的代谢途径。虽然非 CYP 酶引起药物相互作用的报道较少，但仍有必要对这些酶(如 UGT，SULT)中哪种酶参与代谢进行鉴定。本节以 CYP 介导的代谢为例，简述药物代谢研究方法。

1. 药物代谢途径的确定

在大多数药物代谢研究中，首先需要确定代谢是否由 CYP 酶参与，抑或还有其他酶参与？根据美国药品研究和生产商协会(Pharmaceutical Research and Manufacturers of America, PhRMA)关于药物-药物相互作用的建议，表 12-1 中所列方法可用于确定药物代谢是否由 CYP 酶及非 CYP 酶介导的氧化代谢途径。

表 12-1　鉴定由 CYP 或非 CYP 介导的氧化代谢途径

体外代谢系统	条　件	试　验
微粒体	+/−NADPH	CYP、FMO 或其他氧化酶
微粒体、肝细胞	+/−1-氨基苯并三唑	广泛专一的 CYP 灭活剂
微粒体	45℃预处理	使 FMO 灭活
S-9	+/−帕吉林	广泛的 MAO 灭活剂
S-9、细胞液	+/−甲萘醌、别嘌醇	Mo-CO(氧化酶)抑制剂

FMO:黄素单氧化酶;MAO:单胺氧化酶;Mo-CO:以钼为辅基的黄嘌呤氧化酶

　　按表 12-1 孵育条件,将药物和肝微粒体(或 S-9)共孵育,经不同时间孵育后测定孵育液中的药物浓度,根据孵育液中药物浓度降低情况作出判断。进行该研究前,需要先确定不致引起受试药物不稳定的缓冲体系。由于 NADPH 为 CYP 及 FMO 代谢需要的辅助因子,因此比较 NADPH 存在/不存在条件下,孵育液中受试药物浓度的变化,可确定代谢反应是否由 CYP 和/或 FMO 介导;进一步比较加/不加 CYP 灭活剂 1-氨基苯并三唑,受试药物浓度的降低情况,即可初步确定 CYP 是否参与了该药物的代谢。此外,由于 FMO 对热不稳定,将肝微粒体 45℃预处理 30min,可使 FMO 的活性大大降低,因此比较微粒体热处理前后对受试药物的代谢情况,即可进一步确定 FMO 是否参与了受试药物的代谢。帕吉林为 MAO 抑制剂,甲萘醌、别嘌醇为 Mo-CO 的抑制剂(别嘌醇的抑制活性较弱),因此比较这些抑制剂存在/不存在下,肝 S-9 对受试药物的代谢程度,即可判断 MAO、Mo-CO 是否参与受试药物的代谢。

2. 介导药物代谢的 CYP 酶的鉴定

　　鉴定 CYP 代谢酶的方法主要有三种,即用特异性化合物或抗体作为酶抑制剂;采用单一的人重组酶以及 CYP 酶活性已表征的单一人肝微粒体(来源于某个体的肝)进行研究。美国 FDA 建议至少采用上述两种方法进行研究。

　　在酶鉴定试验中,所采用的药物浓度应适于动力学实验。通常在初始反应速率条件下进行(代谢物生成速率与反应时间、酶浓度成线性)。但是受检测灵敏度的限制,有时也会在非线性情况下进行。因此,需要建立可靠的分析方法对代谢产物进行定量分析。对于外消旋药物,应对其异构体分别测定。

　　(1)特异性化学抑制剂法:利用特异性化学抑制剂确定参与代谢的 CYP 酶是比较简单而常用的方法,但需注意大多数能商品化得到的化学抑制剂并不绝对专属于单一 CYP 酶。关于抑制剂的选择,可参考美国 FDA 药物-药物相互作用研究指南。

　　通过比较在有或无各种 CYP 酶抑制剂存在下,受试药物在肝微粒体中的代谢情况,可以初步确定介导受试药物代谢的 CYP 酶种类,需要注意的是所用抑制剂的交叉性。由于 CYP 酶抑制剂的专一性限制,因此,选用化学抑制剂方法获得的结果有时会有出入,因此最好用重组 CYP 酶进行验证。

　　(2)采用人重组酶进行试验:当药物仅由一种人重组酶代谢时,试验结果比较容易说明该代谢途径的重要性。但是,当几种重组酶共同参与代谢时,单独测定每一种酶的活力并不能反映该代谢途径的实际情况。因为 CYP 重组酶存在于非自然条件下,经过表达,辅蛋白(NADPH-CYP 还原酶和细胞色素 b5)与膜脂结构都可能与自然条件下的微粒体不同。已有报道对重组酶及人肝微粒体测得的代谢活性进行定量比较。重组酶试验对确定某一酶在代谢产物形成中的重要性非常有用,但不能反映体外人肝微粒体中代谢物的绝对生成率。

(3)采用特异性抗体进行试验:在测定抗体抑制剂的抑制效应时,需要尽可能覆盖高低浓度,以建立滴度曲线。如果只有一种酶参与药物代谢,则在单一个体或混合微粒体中应该能测得>80%的抑制作用。如果抑制率较低,则很难判断是因为其他CYPs的参与还是因为抗体的效价太低。

(4)用相关分析进行试验:用统计分析法对某一代谢物的产率与单一个体肝微粒中代谢酶活性建立相关性。采用该方法时,至少用来源于10个单一个体的肝微粒体进行试验。不同个体间CYP酶活性的差异可用统计学来分析。相关分析中肝微粒体的酶活性测定应采用合适的探针底物以及试验条件。如果有一个点偏离较远,则得到的相关系数是不可靠的。如果回归线不经过原点,则可能有多种CYP酶参与代谢或肝微粒体敏感性不够。

3.代谢物的发现与结构确证

代谢物的发现可以从体外、体内两方面进行。体外研究简便快捷,不需要消耗大量实验动物,而且可以排除体内诸多因素的干扰、直接观察到代谢酶对药物的代谢作用,对于体内代谢转化率低,缺乏灵敏检测方法的药物特别适合。但是,体外研究是在单一的代谢体系内进行,不可能模拟完整的体内过程,因此体外研究结果有时与体内实际情况不符。

对于在肝脏代谢的药物,体外研究中常采用肝微粒体孵育法、重组药物代谢酶孵育法、肝细胞孵育法、肝组织切片孵育法、离体肝灌流法。此外,肝组织匀浆、肝脏S-9也是常用的体外研究方法。这些方法各有优缺点,可根据不同的研究目的选择。对于可能在肠道代谢的药物,也常采用Caco-2细胞培养法、肠道菌群体外培养法进行研究。有些代谢(如药物的水解反应)在血液中也可能进行,有些药物甚至直接可能和血液中的一些物质,如谷胱甘肽、半胱氨酸结合,因此在药物研发的早期,需考察其在血液中的稳定性。

体内研究通常是在给药后的动物血液、尿液、粪便、胆汁及组织中寻找代谢物。

实验中得到的体外及体内样本经一定方法处理,使蛋白沉淀、代谢物富集,进行色谱及质谱分析,以获得代谢物分子量及结构信息,根据母体化合物的结构特征,可推测代谢物结构。

12.2.2 代谢性药物-药物相互作用研究方法

新药研发早期的体外研究,可为是否需要进一步进行体内研究提供依据。如体外研究显示候选药物对几种主要的药物代谢酶(CYP1A2、CYP2C8、CYP2C9、CYP2C19、CYP2D6、CYP3A)无抑制作用,那么就无需进行相应的体内研究。因此设计试验时应从体外研究开始,再到体内研究。早期研究应考察受试药物主要通过排泄还是代谢来清除,然后再确定其主要代谢途径。在体外试验中选用合适的探针,及在体内研究中仔细筛选相互作用的药物,可在研发早期预先发现潜在代谢性药物相互作用。这些早期研究可为一般人群、特殊人群和个体的用药剂量、血药浓度-药效关系提供信息,有助于解释药物-药物相互作用的结果。一旦发现潜在的药物-药物相互作用,应根据前期体内外研究结果进行更大规模的临床研究,以确证前期工作中预测到的药物相互作用,或者证实是否可以通过剂量调整或采取处方改进以降低由药物-药物相互作用引起的不良后果。

1.CYP抑制剂的体外评价

若受试药物能抑制某一代谢酶,则可能降低通过相同途径代谢的合用药物的清除率,从而直接导致合用药物血药浓度的升高,使其疗效增加或引起不良反应。如果联用药物是通过代谢物发挥疗效,那么受试药物对代谢途径的抑制可能导致联用药物活性代谢物的减少,从而降低疗效。因此,获得受试药物对药物代谢酶抑制作用的确切信息,对于预测潜在的代谢性药物相互作用十分必要。

CYP 酶种类多,在新药发现阶段,要对化合物对每个重要的 CYP 酶影响分别作出评价的工作量大,因此迫切需要建立高通量筛选方法。鸡尾酒法(cocktail)是将各种 CYP 酶的探针底物同时加入到 I 相代谢反应体系中,与受试化合物一起孵育后,以 HPLC 或 LC-MS 方法分析反应体系中探针底物的减少或代谢物生成的变化,从而计算受试化合物对特定 CYP 酶活性的抑制作用,也称为"N in One"方法。在该方法中的各种探针底物相互之间应没有影响。Cocktail 法可以初步评价受试化合物对 CYP 酶的影响,根据初步评价结果,可确定是否需要进一步进行半数抑制浓度(IC_{50})或抑制常数(K_i)的测定。由于动物肝微粒体与人肝微粒体代谢有一定的差异,为使体外预测更有意义,最好利用人肝微粒体进行研究。此外,由于实验所用的探针底物的特异性限制,对于在人肝微粒体上预测有较大抑制的受试化合物,最好用重组 CYP 酶进一步验证。

(1)探针底物:在确定药物是否会抑制某一特定的 CYP 酶的体外试验中,可将肝微粒体、受试药物与 CYP 酶的探针底物共孵育,测定孵育液中探针底物或其代谢物的浓度变化,计算受试物对探针底物代谢的影响。由于受试药物对 CYP 酶的抑制,是通过探针底物的代谢是否被抑制来确定,因此,探针底物的选择十分重要。在选择探针底物时,首选应考虑选择性(底物由单一酶催化代谢)和代谢情况简单(其代谢产物不再进一步代谢)。此外,还应考虑是否能商品化供应,代谢物的检测方法是否灵敏、快捷。美国 FDA 关于药物相互作用研究指南中推荐的"首选底物"(符合以上大部分标准)和"可选底物"(符合部分条件)均可参考。已经发现CYP3A4/5 含有多个活性中心,因此 FDA 建议采用两种结构不同的探针底物来体外评价受试药物对 CYP3A4/5 的抑制作用,通常采用睾酮及咪达唑仑,也有实验室在上述两种底物的基础上,再增加硝苯地平。若药物在体外至少能抑制一种 CYP3A4/5 底物的代谢,则应进行体内评价。

(2)体外 CYP 酶抑制试验需考虑的因素:①测定 IC_{50} 时底物浓度应低于米氏常数(K_m值);测定 Ki 值时,底物和抑制剂的浓度需要覆盖一定范围(分别高于药物的 Km 值,及低于抑制剂的 Ki 值)。②微粒体蛋白浓度一般<1mg/mL。③试验条件应标准化,因为缓冲液的类型、离子强度及 pH 值都能影响酶动力学参数(V_{max} 和 K_m)的测定值。④底物和抑制剂的消耗量最好控制在 $10\%\sim30\%$ 范围内。⑤反应时间和产物生成量、酶浓度与产物生成量均应成线性关系。⑥任何有机溶剂的浓度应≤1%(v/v),最好低于 0.1%,因为某些溶剂会对酶产生抑制作用。可同时进行一个对照试验加以考察。⑦最好选择已知的抑制剂作为阳性对照。

(3)预测受试药物是否具有潜在的药物相互作用:理论上,当抑制剂在酶活性位点的浓度接近或超过其抑制常数 Ki 时,就会产生明显的抑制作用。体内相互作用是否存在取决于$[I]/Ki$比值{$[I]$代表给予最高剂量后药物(包括结合和游离药物)的平均稳态峰浓度 C_{max}^{ss}}。$[I]/Ki$ 比值越大,相互作用的可能性越大。根据 FDA 指南,若$[I]/Ki$值大于 0.1,则认为有可能存在相互作用,有必要作进一步的体内研究;当$[I]/Ki$值大于 1,很有可能引起药物相互作用,但当$[I]/Ki$值小于 0.1 时,则认为引起药物相互作用的可能性较小。

根据体外试验结果欲对体内药物-药物相互作用进行定量预测尚不可能,但是阐明受试药物对不同 CYP 酶抑制作用强弱可估计体内药物相互作用的先后次序,可为体内试验设计提供参考。当主要 CYP 酶(CYP1A2,CYP2C8,CYP2C9,CYP2C19,CYP2D6,CYP3A)的

$[I]/Ki$值都已知时,可选择$[I]/Ki$最大的CYP酶进行体内研究,如果结果显示不存在相互作用,则没有必要研究其他$[I]/Ki$值较小的CYP酶。

2. CYP诱导剂的体外评价

药物若能诱导代谢酶,则可使经相同途径代谢的合用药物代谢清除率增加,这种相互作用有可能导致合用药物血药浓度低于治疗浓度。但如果合用药物是一个前药,在体内发挥治疗作用的是其代谢产物,则可使活性代谢产物浓度增加,从而引起不良反应。

(1)体外诱导试验设计:研究体外诱导作用最好采用新鲜分离的人肝细胞或者冷冻保存的肝细胞,也可采用永生化的人肝细胞系,但必须证明所用细胞系的CYP3A4及CYP1A2可被阳性诱导剂诱导。为确保研究结果可靠,试验时需同时进行①受试化合物处理;②阳性对照药物处理;③溶剂处理(阴性对照)。测定经上述三种方法处理后的原代培养肝细胞中CYP酶的活性,以阐明受试药物对CYP可能的诱导作用。

体外诱导试验时至少选择包含有效浓度在内的三个浓度进行试验,且至少一个浓度应比平均血药浓度高一个数量级。如果该浓度下还未获得诱导作用结果,可在高于两个数量级浓度下再考察。阳性对照应为有效的诱导剂(即诱导剂浓度$<500\mu mol/L$时,能使催化活性增加2倍以上,可参考美国FDA关于药物相互作用的研究指南进行选择)。以CYP特异性探针底物法,测定经$2\sim 3d$诱导后的肝细胞中代谢酶的活性,可以测定完整的肝细胞或制备得到的微粒体中CYP酶,但前者更为简便和直接。由于存在个体差异性,应至少选用三个供体的肝细胞进行试验,如用永生化人肝细胞系进行试验时也应平行三份。

(2)诱导作用评价:根据以下条件判断受试药物是否为酶诱导剂。

1)受试药物引起酶活性的增加大于等于阳性对照组的40%时,可认为该受试药物可能为酶诱导剂,提示应进行体内研究。

$$\% \text{阳性对照} = \frac{\text{试验药处理后的酶活性} - \text{阴性对照的酶活性}}{\text{阳性对照的酶活性} - \text{阴性对照的酶活性}} \times 100\%$$

2)选用EC_{50}值(EC_{50}为产生50%最大诱导作用时的有效药物浓度)作为指标,比较不同药物的诱导能力。

已有研究显示,CYP2C8、CYP2C9、CYP2C19与CYP3A可以被共同诱导,因此如果诱导试验结果显示受试药不是CYP3A4的诱导剂,则可以判定它也不是CYP2C8、CYP2C9、CYP2C19的诱导剂。

除通过探针底物测定CYP酶活性外,还可采用分子生物学方法,如Western-blotting法测定CYP酶蛋白、RT-PCR法测定mRNA水平等,但这些试验只能提供支持性的资料,并不一定能体现酶活性。

3. 药物转运体介导的相互作用

评价转运体介导的药物相互作用,往往先在体外确定受试化合物是否为转运体的底物或抑制剂,进而确定是否需要进行体内药物相互作用研究。目前认为,介导药物相互作用的重要转运体有P-gp、BCRP、OATP1B1、OATP1B3、OCT2和OAT3(见图12-1),它们在药物的吸收、分布及排泄各个环节均可以介导药物相互作用。这里以P-gp为例来说明评价转运体介导的药物相互作用的研究方法。

(1)P-gp底物和抑制剂的体外评价方法:用于P-gp转运体底物及抑制剂筛选的模型主要有Caco-2细胞模型、高表达P-gp的MDCK/MDR1或LLC-PK1/MDR1细胞模型、高表达Pgp 的肿瘤耐药细胞模型(如 K562-ADR、MCF-ADR 等)、注入 MDR1 cDNA 后的卵母细胞、ATP 酶测定法等。采用的方法有双向转运试验、摄取试验、外排试验等。其中双向转运试验是鉴定 P-gp 底物和抑制剂的首选方法。在进行该试验时,需要有已知的 P-gp 体外探针底物和抑制剂。

1)P-gp 体外探针底物的选择:应对 P-gp 转运体具有选择性,具有低至中等的膜通透性(P_{app}=(2~30)×10^{-6} cm/s),在试验条件下不发生明显代谢,能商品化供应,最好亦能作为体内试验的探针底物。通常使用的 P-gp 底物有地高辛、奎尼丁、洛哌丁胺、长春碱、他林洛尔。

2)P-gp 体外抑制剂的选择:应对 P-gp 转运体具有选择性;具有较低的 Ki 或 IC_{50} 值(如 IC_{50}<10μmol/L),不发生明显代谢,能商品化供应;最好能作为体内试验的抑制剂。实际上,很难获得专一的 P-gp 抑制剂。文献通常采用的 P-gp 抑制剂有环孢菌素、酮康唑、奎尼丁、维拉帕米、GF120918。但环孢素 A 不仅是 P-gp 的强抑制剂,同时也是 MRP2 和 OATP 的强抑制剂;奎尼丁和维拉帕米同时是其他有机阳离子转运蛋白的抑制剂。由于缺乏专一的抑制剂,因此推荐使用多种抑制剂,以确定外排是否与 P-gp 有关。

(2)P-gp 诱导剂的鉴定:P-gp 的表达能被药物诱导,已知的 P-gp 诱导剂包括利福平和圣约翰草。由于种属差异,动物模型不适合 P-gp 诱导剂的评价。目前用于研究 P-gp 诱导作用的主要有人结肠癌细胞系 LS180/WT 及其阿霉素耐药细胞系(LS 180/AD50)或其长春碱耐药细胞系(LS 180/V)。由于 P-gp 具有与 CYP3A 相似的诱导机理,因此关于 CYP3A 的诱导信息可作为 P-gp 的参考。如果体外研究表明受试药不能诱导 CYP3A,则没有必要进行体内 CYP3A 及 P-gp 诱导试验。如果体外试验结果为阳性,但体内研究显示受试药对 CYP3A 无诱导作用,也没有必要进行体内 P-gp 诱导试验。但如果体内 CYP3A 诱导试验为阳性,建议体内考察受试药对 P-gp 探针底物的作用。

12.3　应用举例

12.3.1　狼毒乙素在人肝微粒体中的代谢

狼毒(euphorbiae ebracteolatae radix)为大戟科植物月腺大戟 *Euphorbia ebracteolata Hayata* 或 狼毒大戟 *Euphorbia fischeriana* Steud. 的干燥根。狼毒乙素(ebracteolata compound b,ECB)是狼毒中的主要有效成分之一,其化学名为 2,4-二羟基-6-甲氧基-3-甲基-苯乙酮(图 12-2)。Zhang 等对 ECB 在人肝微粒体、重组人 CYP 酶及 UGT 中的代谢进行了系统研究。

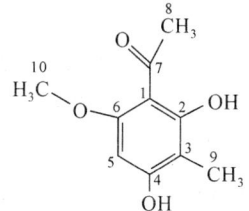

图 12-2　狼毒乙素(ECB)结构

1. 狼毒乙素在人肝微粒体中的 I 相代谢研究

(1)狼毒乙素在人肝微粒体中的 I 相代谢物分析

1)实验方法

孵育反应:精密移取一定体积的人肝微粒体,以一定量肝微粒体 I 相代谢再生系统(pH7.4 0.1mol/L 的 Tris-HCl 缓冲液,内含 12mmol/L $MgCl_2$,12mmol/L 异柠檬酸钠,0.08单位异柠檬酸脱氢酶)稀释,加入狼毒乙素的 DMSO 溶液适量(DMSO 终浓度控制在 1% 以内),使反应体系总体积为 $100\mu L$,微粒体蛋白浓度为 $1.0mg/mL$。于 37℃预孵育 3min 后,加入 $2\mu L$ NADP/NADPH 溶液(26mmol/L NADP,12mmol/L NADPH,以 1‰ NaHCO₃ 溶液新鲜配制),混合体系在 37℃孵育一定时间后,加入 $300\mu L$ 冰甲醇,旋涡混匀 1min,13000r/min 离心 10min,取上清液进行 HPLC 分析,寻找可能的代谢物峰,进而利用 HPLC-MS 推测代谢物可能的结构。

HPLC 条件:Diamonsil C_{18}柱($250mm\times4.6mm$,$5\mu m$),C_{18}保护柱($15mm\times4.6mm$,$5\mu m$),柱温为室温;流动相为甲醇-0.1‰甲酸溶液,梯度洗脱,0min 时甲醇比例为 30‰,至 17min 时甲醇上升至 90‰,维持此比例至 20min,然后降低甲醇比例,至 25min 时回到起始比例 30‰,维持此比例至 28min;流速 1mL/min;进样量 $50\mu L$;检测波长 280nm。

UPLC-MS 条件:色谱条件:Waters BEH C_{18}($50mm\times2.1mm$,$1.7\mu m$)柱;流动相为乙腈-0.1‰甲酸溶液,梯度洗脱:0~1min,乙腈比例为 15‰,至 6min 时乙腈上升至 80‰,然后降低乙腈比例,至 6.1min 时回到 15‰,维持此比例至 7.1min;流速 0.25mL/min;进样量 $5\mu L$。质谱条件:ESI 源,负离子全扫描模式;毛细管电压 1.60kV;锥孔电压－33V;萃取电压－3V;离子源温度 120℃;脱溶剂气温度 250℃;脱溶剂气流速 500L/h;碰撞气为 Ar(99.999‰),流速 0.10~0.12 L/h;碰撞电压 40~45eV。

2)实验结果

在上述 HPLC 条件下,狼毒乙素保留时间为 18min。狼毒乙素与人肝微粒体孵育后的 HPLC 色谱图上可观察到一个代谢物峰,保留时间为 9min。在孵育 5~40min 内,该代谢物峰随孵育时间延长而增大。固定孵育时间,该代谢物生成量随体系中微粒体蛋白浓度(0.2~1.2mg/mL)增大而增加,上述结果提示该峰可能由 CYP 酶代谢产生。

用 UPLC-MS 及 MS/MS 分析孵育液,结果见图 12-3。底物狼毒乙素的保留时间为 4.3min,代谢物保留时间为 2.7min;在 ESI-MS 负离子模式下,底物和代谢物的准分子离子峰分别为 m/z 195 和 211。代谢物分子量比母体化合物大 16,保留时间比母体化合物短,提示其可能为羟基化代谢产物。在二级质谱图上,ESI-MS 负离子模式下,代谢物(211)的特征碎片离子为 m/z 153、137,推测代谢物的羟基化位点在第 8 号碳原子上。

上述研究显示,狼毒乙素在人肝微粒体Ⅰ相代谢体系中能被 CYP 酶代谢为 8-羟基狼毒乙素。

(2)狼毒乙素在人肝微粒体中的Ⅰ相代谢动力学

1)实验方法:取一定体积人肝微粒体,以肝微粒体Ⅰ相代谢再生系统稀释成微粒体蛋白浓度为 1.0mg/mL 的混悬液,加入不同浓度的狼毒乙素,使初始反应浓度分别为 25,50,100,200,400,600,800,1200,1500$\mu mol/L$,于 37℃水浴振荡预孵育 3min,然后加入 $2\mu L$ NADP/NADPH 的 1‰NaHCO₃ 溶液(浓度分别为 26mmol/L 和 12mmol/L),启动反应,37℃下孵育 20min 后,加 0.3mL 预冷的甲醇(含内标苯乙酮),旋涡混匀 1min,13000r/min 离心 10min,取上清液用 HPLC 法测定反应体系中代谢物浓度(色谱条件同前),每个浓度平行 3 份。根据孵育体系中代谢物的变化,计算其生成速率,应用 Prism5.0 软件,计算最大反应速率 V_{max}和米氏常数 K_m。

2)结果与结论:狼毒乙素在人肝微粒体中的代谢动力学符合米氏方程动力学特征,米氏常数 K_m 为 $378.2\pm95.6\mu mol/L$,V_{max} 为 $12.1\pm1.7nmol/min\cdot mg$ 蛋白。在人肝微粒体Ⅰ相代谢体系中,狼毒乙素虽然可以被 CYP 代谢,但其亲和力不大(K_m 值较大),V_{max}值也较小。

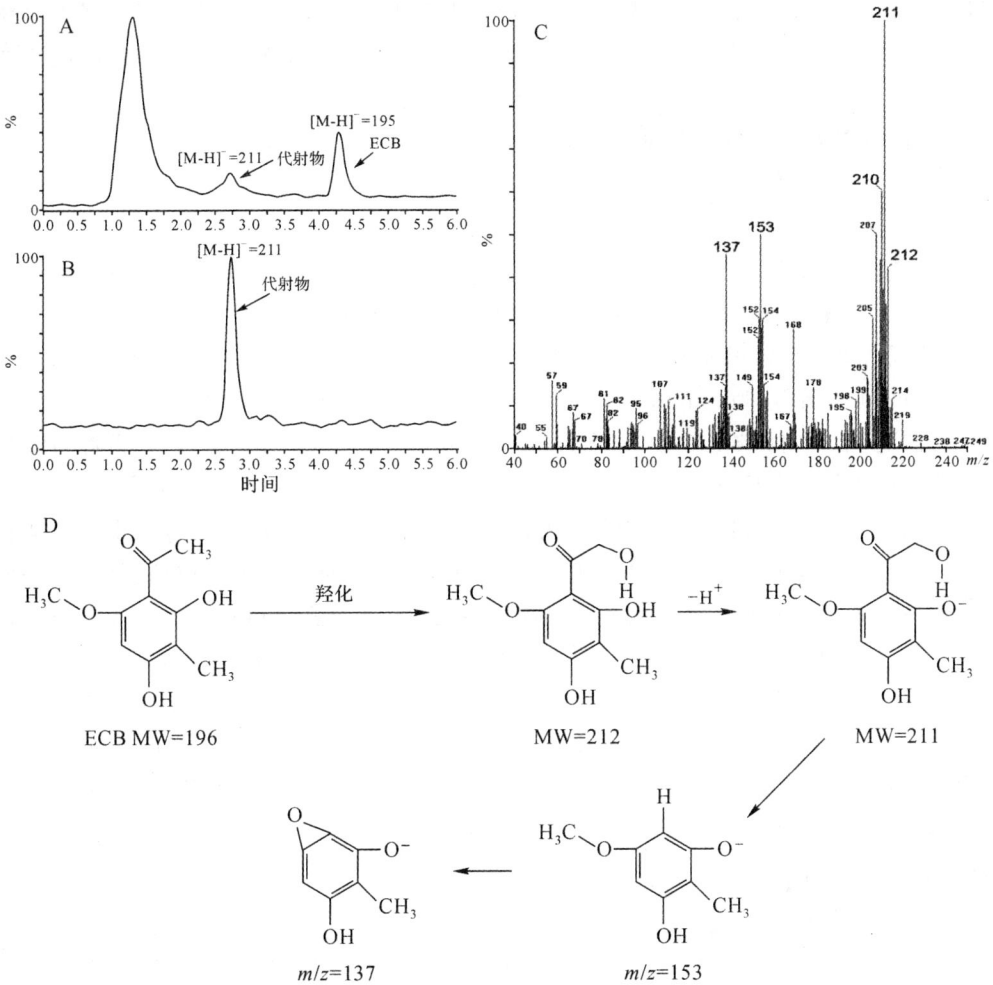

图 12-3　狼毒乙素(ECB)与人肝微粒体孵育后的质谱图和碎片分析

A. 总离子流图；B. SIR-ESI (m/z 211) 图；C. 代谢物(m/z 211)的 ESI($-$)-MS/MS 质谱图；D. 代谢物(m/z 211)形成碎片离子 m/z 153,137 的可能机理

(3)催化狼毒乙素Ⅰ相代谢的 CYP 酶的确定

1)CYP 酶抑制剂对狼毒乙素代谢的影响：将狼毒乙素、主要 CYP 亚型的抑制剂在人肝微粒体Ⅰ相代谢体系中共孵育 20min，以甲醇沉淀蛋白后，HPLC 法测定孵育液中代谢物浓度，按代谢物生成量计算反应活性，以未加抑制剂组为对照，其代谢活性计为 100%，不同浓度的抑制剂对狼毒乙素的抑制作用如下：酮康唑(CYP3A4 抑制剂)对狼毒乙素代谢有较强抑制作用，其 IC_{50} 为 24.9 ±3.1μmol/L；氟伏沙明(CYP1A2 及 CYP2C9 抑制剂)有弱抑制作用，IC_{50} 为 97.2±4.9μmol/L；磺胺甲噁唑(CYP2C9)亦有一定的抑制作用，当其浓度为 100μmol/L 时，抑制率达 33%。α-萘黄酮(CYP1A2)、硫酸奎尼丁(CYP2D6)、4-甲基吡唑 (CYP2E1)、西咪替丁(CYP2C19)无明显抑制作用。上述结果提示，人肝微粒体中的 CYP3A4、CYP2C9，特别是 CYP3A4 是催化狼毒乙素氧化代谢的主要 CYP 亚型。

2)重组酶验证：人 CYP3A4 重组酶与狼毒乙素在 NADPH 存在下孵育 20min，在 HPLC 色谱图上同样可观察到一个代谢物峰，其保留时间及质谱特征碎片与人肝微粒体孵育系统中代谢物相同，证明为同一代谢物。故此可以确定 CYP3A4 是催化狼毒乙素氧化代谢的主要酶。

2. 狼毒乙素在人肝微粒体中的 Ⅱ 相代谢研究

(1) Ⅱ 相代谢及代谢物鉴定

1)实验方法

孵育反应：取一定体积人肝微粒体，加 pH 7.4 50mmol/L Tris-HCl 缓冲液（含 Triton-X100 3μL/mL）适量，加适量 $MgCl_2$ 溶液、UDPGA 溶液、狼毒乙素-DMSO 溶液，以 Tris-HCl 缓冲液稀释至孵育液终体积为 100μL。使孵育体系中微粒体蛋白浓度为 1.0mg/mL，UDPGA 浓度为 5mmol/L，$MgCl_2$ 为 5mmol/L。孵育液于 37℃ 下孵育一定时间后，加 0.3mL 预冷的甲醇（定量测定时，加内标苯乙酮），旋涡 1min，13000r/min 离心 10min，取上清液用 HPLC 分析（色谱条件同 Ⅰ 相代谢项下方法）。

为明确狼毒乙素在人肝微粒体中的 Ⅱ 相代谢是否由 UGT 催化，将狼毒乙素在 Ⅱ 相代谢体系中先孵育 20min，然后在 95℃ 下加热 30min，使代谢酶失活，再等分成两份，其中一份加入 1000 单位 β-葡萄糖醛酸苷酶进行水解反应，另一份加同体积 10mmol/L 的 KH_2PO_4 作平行对照，两者经 37℃ 孵育 2h 后，加入 3 倍体积的冰甲醇终止反应，13000r/min 离心 10min，取上清液用 HPLC 分析，比较色谱图。

UPLC-MS 条件：色谱条件：Waters BEH C_{18}（50 mm×2.1mm，1.7μm）柱；流动相为乙腈-0.1%甲酸溶液，梯度洗脱：0~1min，乙腈比例为 15%，至 8min 时乙腈上升至 80%，然后降低乙腈比例，至 8.5min 时为 15%，维持此比例至 10min；流速 0.25mL/min；进样量 5μL。质谱条件：同 Ⅰ 相代谢项下方法。

2) Ⅱ 相代谢物鉴定

HPLC 图谱分析：狼毒乙素在人肝微粒体 Ⅱ 相代谢体系中孵育一定时间后，在 HPLC 色谱图上观察到一个保留时间约 13min 的代谢物峰，若体系中不加 UDPGA，则无代谢峰生成。在 5~30min 孵育时间内，代谢峰随孵育时间的增加而增大。固定孵育时间，该代谢物峰随微粒体蛋白浓度（0.2~1.2mg/mL）增加而增大。孵育前加热使微粒体失活后，无代谢物生成。将 Ⅱ 相代谢产物经 β-葡萄糖醛酸苷酶水解后，代谢物峰消失，底物峰明显增加。以上结果提示狼毒乙素的 Ⅱ 相代谢产物可能为葡醛酸结合物。

UPLC-MS 图谱分析：孵育液经 UPLC-MS 分析（图 12-4），底物狼毒乙素的保留时间为 6.4min，代谢物的保留时间为 4.6min；在 ESI-MS 负离子模式下，底物同代谢物的准分子离子分别为 m/z195 和 371，代谢物较母体出峰早，分子量比母体化合物大 176，提示该代谢物为狼毒乙素的葡萄糖醛酸结合物。在二级质谱图上，ESI-MS 负离子模式下，发现代谢物（m/z371）的特征碎片离子 m/z 195、175，进一步证明该代谢物为葡萄糖醛酸苷。

代谢物的 ^{1}HNMR 分析：将体外孵育得到的代谢物经 ^{1}HNMR 分析（图 12-5），与底物比较，4-OH 信号消失，特征 H 信号[δ5.27，1H，d，J=7.5 Hz，H_1]表示存在葡萄糖醛酸苷，且苷化位置应在 4-OH 上。全部信号归属见表 12-2，该代谢物结构被鉴定为 2-羟基-6-甲氧基-3-甲基-苯乙酮-4-O-β-葡萄糖醛酸苷，分子式为 $C_{16}H_{20}O_{10}$。

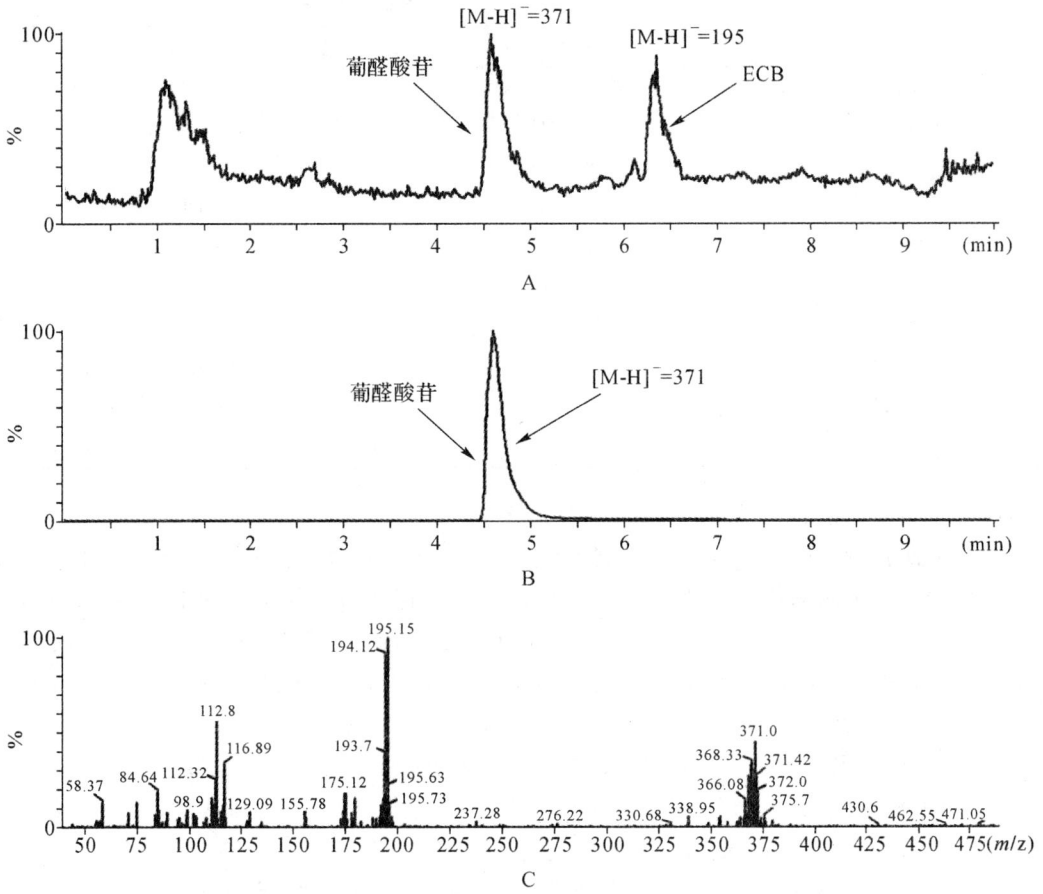

图 12-4　狼毒乙素与人肝微粒体Ⅱ相代谢体系孵育后的质谱图

A. 总离子流图；B. SIR-ESI（*m/z* 371）图；C. 代谢物（*m/z* 371）的 ESI(－)-MS/MS 质谱图

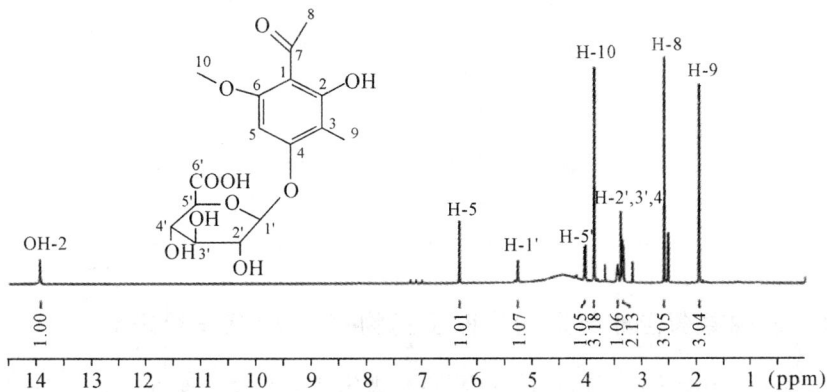

图 12-5　狼毒乙素单葡萄糖醛酸苷的 NMR 氢谱图

表 12-2 狼毒乙素及其葡醛酸苷的[1]HNMR 数据

质子	化学位移(δH)	
	ECB	ECB 葡醛酸苷
H-5	6.06 (1H,s)	6.32 (1H,s)
H-8	2.53(3H,s)	2.58 (3H,s)
H-9	1.88(3H,s)	1.95(3H,s)
H-10	3.80(3H,s)	3.86(3H,s)
OH-2	14.28 (1H,s)	13.94 (1H,s)
OH-4	10.58 (1H,s)	
葡醛酸基		
H-1'		5.27(1H, d, $j=7.5$ Hz)
H-2'-3'-4'		3.34－3.46 (O)
H-5'		4.03 (1H, d, $j=10.0$ Hz)

(2)催化狼毒乙素Ⅱ相代谢的 UGT 酶的确定

1)UGT 酶抑制试验:将 UGT 酶抑制剂、狼毒乙素在人肝微粒体Ⅱ相代谢体系中共孵育(以空白溶剂代替抑制剂作为对照),用 HPLC 法测定孵育体系中代谢物的生成量,考察抑制剂对狼毒乙素Ⅱ相代谢的抑制作用。结果 UGT 酶抑制剂保泰松(UGT1A6)、丙泊酚(UGT1A9)对狼毒乙素的葡萄糖醛酸化有显著的抑制作用;槲皮素(UGT1A3)、三氟拉嗪(UGT1A4)、双氯酚酸钾(UGT2B7)无明显抑制作用。提示人肝微粒体中的 UGT1A6、UGT1A9,特别是 UGT1A6 是催化狼毒乙素葡萄糖醛酸化的主要 UGT 亚型。

2)重组酶验证:为进一步验证参与狼毒乙素Ⅱ相代谢的 UGT 酶亚型,将 UGT 重组酶(1A3,1A4,1A6,1A9,2B7)分别与狼毒乙素在 UDPGA 存在下于 37℃共孵育 20min,用 HPLC 法测定孵育液中代谢产物的生成量,计算代谢活性。结果表明,仅 UGT1A6 和 UGT1A9 显示较高的代谢活性;UGT1A3、UGT2B7 代谢活性很低,UGT1A4 检测不到代谢物(图 12-6)。

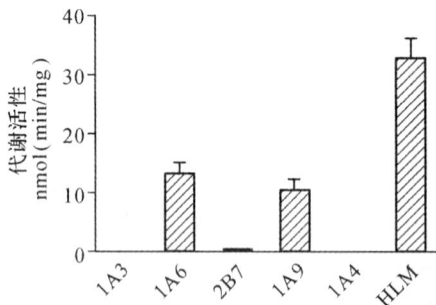

图 12-6 狼毒乙素在人肝微粒体(HLM)及重组人 UGT 中的代谢

12.3.2 抗肿瘤药吉非替尼的代谢及药物-药物相互作用研究

吉非替尼(Gefitinib)为已上市的抗肿瘤药物,为阐明参与其代谢的主要 CYP 亚型,Helen 等通过考察 CYP 各亚型抑制剂在人肝微粒体孵育体系中对吉非替尼代谢的影响,推测参与吉非替尼代谢的主要 CYP 酶;同时采用体外鸡尾酒法考察吉非替尼对 CYP 酶经典底物的影响,以了解吉非替尼对 CYP 酶的抑制作用；并在体外研究基础上，进一步通过体内试验，研究吉非替尼对美托洛尔临床药动学的影响。吉非替尼的结构见图 12-7。

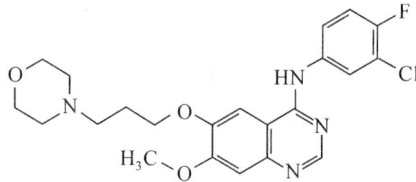

图 12-7　吉非替尼的结构

1. 吉非替尼代谢产物及主要代谢酶的确定

（1）实验方法：人肝微粒体（或重组 CYP 酶）以 0.1mol/L pH7.4 磷酸盐缓冲液稀释成蛋白浓度为 2.0mg/mL，加入 ^{14}C-吉非替尼（10mmol/L），以及三种不同浓度的 CYP 酶抑制剂，加 NADPH 使终浓度为 2.0mmol/L，孵育 30min 后，加 3 倍体积的甲醇终止反应并沉淀蛋白，以 HPLC-液闪检测法测定底物吉非替尼的代谢程度，并计算不同浓度抑制剂存在下对吉非替尼代谢的影响，以 LC-MS 及 NMR 确定代谢产物。重组酶代谢实验中以不同亚型 CYP 酶替代肝微粒体（终蛋白浓度 1.0mg/mL），反应时间为 60min。

（2）实验结果：吉非替尼与人肝微粒体及 CYP3A4 孵育后，生成数个氧化代谢产物（图 12-8）。在人肝微粒体 I 相代谢体系中，与不同 CYP 酶亚型抑制剂共孵育时，仅 CYP3A4 抑制剂酮康唑对吉非替尼代谢有显著抑制作用。同样，不同 CYP 亚型重组酶与 ^{14}C-吉非替尼孵育时，也仅有 CYP3A4 显示出明显的代谢作用。且人肝微粒体代谢体系及 CYP3A4 酶代谢体系中，加入 CYP3A4 的抑制剂，代谢物峰明显降低甚至消失（图 12-9）。由此推测，CYP3A4 为参与吉非替尼代谢的主要 CYP 酶。

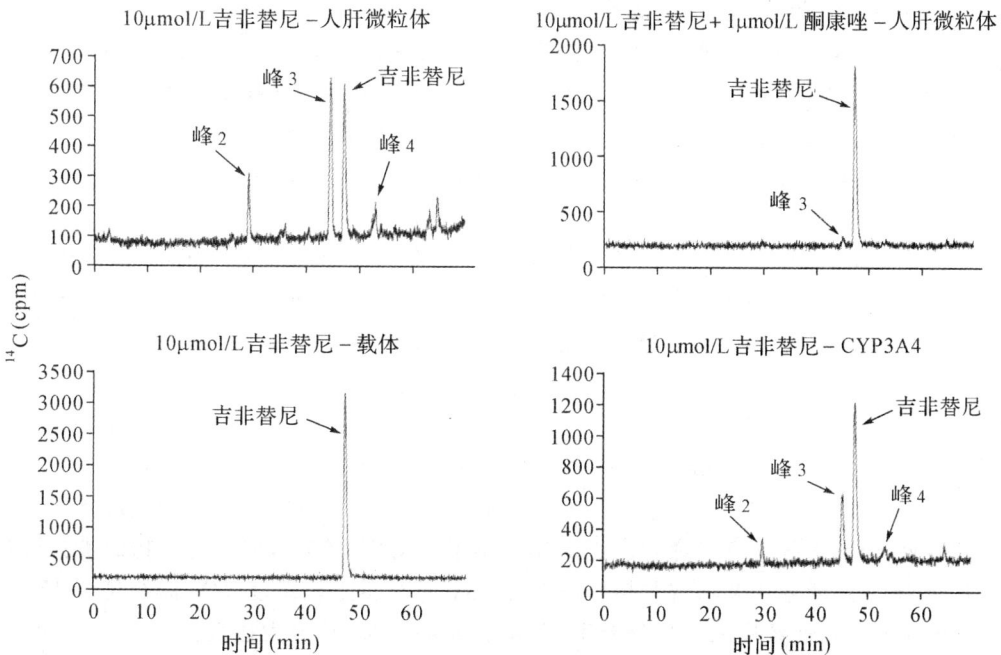

图 12-8　^{14}C-吉非替尼与人肝微粒体及重组 CYP3A4 孵育后的代表性 HPLC 图谱

2. 鸡尾酒探针底物法体外筛选吉非替尼对主要 CYP 酶的抑制作用

孵育液中吉非替尼的浓度范围为 $0.04 \sim 11.2\mu mol/L$，按鸡尾酒法进行试验（详见本章 12.3.4 节）。结果显示，在人肝微粒体中不同浓度吉非替尼对 CYP1A2、CYP2C9、CYP3A4 探针底物代谢的抑制作用$<10\%$，对 CYP2C19 活性的抑制作用$\leq24\%$，对 CYP2D6 活性的抑制作用$\leq43\%$（表 12-3）。临床应用中，吉非替尼在人体的血药浓度小于 $11.2\mu mol/L$，且为患者以 250mg/d 进行治疗时稳态浓度的 10 倍。因此，推测吉非替尼引起代谢性药物相互作用的可能性不大。

表 12-3　吉非替尼对人肝微粒体主要 CYP 酶活性的影响

吉非替尼 ($\mu mol/L$)	非那西丁 O-脱乙基化 (CYP1A2)	甲苯磺丁脲 $4'$-羟基化 (CYP2C9)	S-美芬妥因 4-羟基化 (CYP2C19)	右美沙芬 O-脱甲基化 (CYP2D6)	睾酮 6β-羟基化 (CYP3A4)
0.004	106	100	89	99	108
0.02	105	99	78	109	108
0.11	112	100	83	81	104
0.56	98	101	83	89	104
2.24	108	101	80	87	105
11.2	105	91	76	57	93

注：表中数据为未加吉非替尼时的酶活性的百分比

3. 吉非替尼对 CYP2D6 底物美托洛尔药代动力学的影响

虽然体外抑制试验显示，吉非替尼与其合用药物产生代谢性相互作用的可能性不大，但在主要的 CYP 亚型中，其对 CYP2D6 的抑制相对较强，因此临床验证其对 CYP2D6 底物药物美托洛尔（metoprolol）药代动力学的影响。

(1)实验设计：18 位实体瘤患者先服用 50mg/kg 美托洛尔，2 天后，口服吉非替尼 500mg/(d·kg)，至第 15 天（吉非替尼已达稳态浓度），再服用 50mg/kg 美托洛尔。患者分别于给美托洛尔前及口服美托洛尔后 0.5,1,1.5,2,3,4,6,8,12,24h,采集血样，分离血浆，以 HPLC-荧光检测法测定美托洛尔浓度，获得美托洛尔单独服用及与吉非替尼合用时的血药浓度-时间曲线，进行药代动力学参数估算。

(2)美托洛尔的 HPLC 法测定：精密移取 1mL 血浆样品，加入内标溶液（50ng/mL 普萘洛尔甲醇液）$50\mu L$,加二氯甲烷振荡提取 3min,3500r/min 离心 10min,取有机相置玻璃管中，氮气流下 37℃吹干，残渣以 $50\mu L$ 流动相溶解，进行 HPLC 分析。以 Zorbax C_8（$4.6mm\times250mm,5\mu m$）为分析柱，柱温 29.5℃；甲醇-水-醋酸-三乙胺（70∶30∶0.12∶0.03）为流动相，流速 1.0mL/min;荧光检测：$\lambda_{ex}230nm,\lambda_{em}310nm$。在该色谱条件下，美托洛尔和内标的保留时间分别为 6.98 和 5.41min。该法 LLOQ 为 5ng/mL,在 10,100,350ng/mL 时，方法回收率分别为 101%,99%,103%,上述 3 个浓度下的日内精密度以 RSD 表示，均$\leq10\%$。

(3)结果：研究过程中三名患者由于中途服用了对 CYP3A4 有抑制的药物而被排除出实验组，其余 15 名患者单用及与吉非替尼合用时，美托洛尔的血药浓度-时间曲线见图 12-9。由图可见，各时间点血药浓度未见显著差别，单用美托洛尔时，其最大血药浓度 C_{max} 为 58.7ng/mL(14.3~130ng/mL),$t_{1/2\beta}$ 为 3.5h,AUC 为 209.2ng·h/mL(67.9~827ng·h/mL),与吉非替尼合用时,C_{max} 为 65.9ng/mL(19.2～123ng · h/mL),与单用美托洛尔比较,增加约 10%,$t_{1/2\beta}$为 3.8h,AUC 为 281.5ng · h/mL (88.5～911ng · h/mL),其 AUC、C_{max} 变化无统计差异,提示,吉非替尼与 CYP2D6 底物药物合用时,对合用药物未产生显著的药代动力学影响。

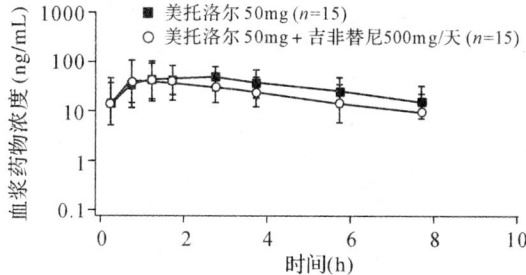

图 12-9　肿瘤患者单独及与吉非替尼合用美托洛尔时,美托洛尔的血药浓度-时间曲线

4. CYP3A4 抑制剂和诱导剂对吉非替尼药代动力学的影响

由于吉非替尼主要由 CYP3A4 代谢,因此如果与 CYP3A4 的底物药物合用,很可能引起吉非替尼药代动力学性质改变。研究者考察了 CYP3A4 经典诱导剂利福平、CYP3A4 抑制剂伊曲康唑(itroconazole)对吉非替尼在肿瘤患者体内药代动力学性质的影响。

(1)CYP3A4 诱导剂对吉非替尼药动学的影响

1)实验设计:18 名受试者随机分成 2 组,第一组先口服利福平 600mg/d,连续 15 天,至第 10 天,同时口服吉非替尼 500mg,经 3 周清洗期后,单独口服 500mg 吉非替尼;第二组先口服吉非替尼 500mg,经 3 周清洗后,口服利福平 600mg/d,连续 15 天,至第 10 天,同时口服吉非替尼 500mg。各组在口服吉非替尼前,及口服吉非替尼后 1,3,5,7,12,24,48,72,96,120,144,168,240h 采集血样,分离血浆,以 HPLC-MS 方法测定吉非替尼浓度。为证明利福平的体内浓度,于第 1,5,10,15 天给予利福平后 2h,采集受试者血样,以 HPLC-UV 法测定血浆中利福平浓度,得其平均血药浓度分别为 7.97,8.61,7.09,6.97μg/mL。

2)实验结果:吉非替尼的血药浓度-时间曲线见图 12-10,药代动力学参数见表 12-4。单独给予吉非替尼后,C_{max} 为 167.5ng/mL(37～299ng/mL),T_{max} 约为 3h,血药浓度呈双曲线下降,其 $t_{1/2\beta}$ 为 34h(10～53h),$AUC_{0\sim\infty}$ 为 5044ng · h/mL(680～13600ng · h/mL)。当与利福平合用时,其 C_{max} 降低到单独给药时的 65%,58.8ng/mL(10.3～117ng/mL),T_{max} 无显著变化,$t_{1/2\beta}$ 为 21h(7～35h),缩短 39%;$AUC_{0\sim\infty}$ 降低至 840ng · h/mL,减少了 83%。单用及与利福平合用比较,吉非替尼的 C_{max} 与 AUC 显示统计差异,提示 CYP3A4 诱导剂利福平可以显著降低吉非替尼的生物利用度。

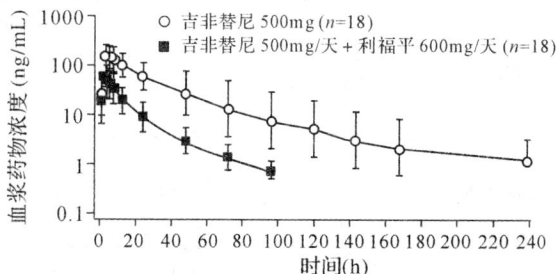

图 12-10　单用及与利福平合用时,健康志愿者口服 500mg 吉非替尼后的平均血药浓度-时间曲线

表 12-4 单用及与利福平合用时,健康志愿者口服 500mg 吉非替尼后的药代动力学参数

参　数	统计方法	吉非替尼(口服 500mg)	
		单用	与利福平合用
$AUC_{0\sim\infty}$ (ng·h/mL)	Gmean (RSD%)	5044 (88)	840 (71)
C_{max} (ng/mL)	Gmean (RSD%)	167.5 (53)	58.8 (68)
T_{max} (h)	中位数(范围)	3.0 (3.0~7.0)	3.0 (1.0~5.0)
$t_{1/2\beta}$ (h)	平均值 (SD)	31(14)	21(8)

Gmean:几何均数

(2)CYP3A4 抑制剂对吉非替尼药代动力学的影响

1)实验设计:48 名健康志愿者随机分成 2 组,一组口服 200mg/d 伊曲康唑,连续 12 天,至第 4 天同时口服 250 或 500mg 吉非替尼,经 3 周清洗后,单独服用 250 或 500mg 吉非替尼;另一组先单独口服 250 或 500mg 吉非替尼,3 周后,口服 200mg/d 伊曲康唑,连续 12 天,至第 4 天,同时口服 250 或 500mg 吉非替尼。各组与口服吉非替尼前,及口服吉非替尼后 1,3,5,7,12,24,48,72,96,120,144,168,192,216,240h 采集血样,分离血浆,−20℃保存,在确保样品稳定性期限内,以 HPLC-MS 方法测定吉非替尼浓度。

2)试验结果:单用及与伊曲康唑合用时,吉非替尼的平均血药浓度-时间曲线及药动学参数见图 12-11 及表 12-5。当单用吉非替尼时,其吸收速率中等,C_{max} 在 5h 左右;与伊曲康唑合用时,口服 250mg 或 500mg 吉非替尼,C_{max} 分别增加 51% 和 32%,$t_{1/2\beta}$ 也分别增加 25% 及 22%;$AUC_{0\sim\infty}$ 分别增加 78% 和 61%。

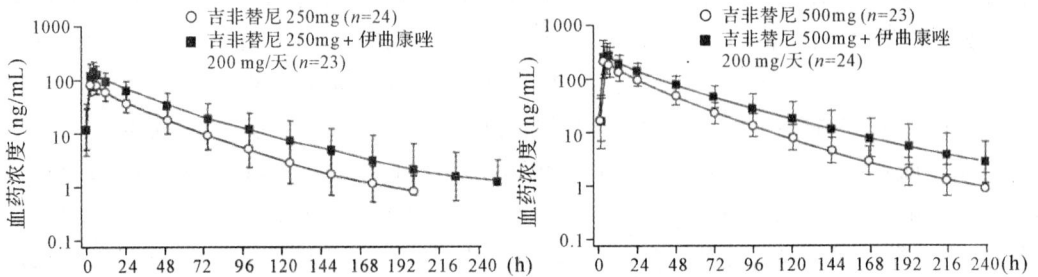

图 12-11 吉非替尼单用及与伊曲康唑合用时的平均血药浓度-时间曲线

表 12-5 吉非替尼单用及与伊曲康唑合用时的药代动力学参数

参　数	统计方法	吉非替尼(口服 250mg)		吉非替尼(口服 500mg)	
		单用(n=24)	合用(n=24)	单用(n=23)	合用(n=24)
$AUC_{0\sim\infty}$ (ng·h/mL)	几何均数(CV%)	2968(45)	5348(54)	6921(30)	10919(44)
C_{max} (ng/mL)	几何均数(CV%)	103.3(39)	155.8(43)	227.8(61)	301.8(56)
T_{max} (h)	中位数(范围)	5.0(3.0~7.0)	5.0(3.0~7.0)	5.0(3.0~24.2)	5.0(3.0~7.0)
$t_{1/2\beta}$ (h)	平均值(SD)	31(10)	38(11)	35(8)	43(12)

12.3.3　HM30181 对 P-gp 体外抑制研究

P-糖蛋白(P-glycoprotein,P-gp)是多药耐药 1(multi-drug resistance 1,MDR1)基因表达的产物,属于 ATP 依赖型(ATP-binding cassette,ABC)转运蛋白超家属。MDR1 基因在许多肿瘤细胞中均呈高表达,是导致肿瘤细胞对药物产生耐受的重要因素之一。为考察 HM30181 (HM)对 MDR1 的抑制作用,Kwak 等选择抗肿瘤药物紫杉醇(paclitaxel)为 MDR1 底物,通过体内外试验研究了 HM30181 对 MDR1 的抑制作用。

1. 实验方法

(1)ATP 酶测定:HM30181 的抑制活性以其对 ATP 酶活性的抑制表示。采用 ATP 酶试剂盒,按厂商提供的方法进行测定。取纯化的膜囊泡,以混合溶液稀释成 $0.1\mu g/\mu L$(该混合液含 pH7.0 的 50mmol/L Mops-Tris,50mmol/L KCl,5mmol/L NaN_3,2mmol/L DTT,pH7.0 的 0.1 mmol/L EGTA-Tris,1 mmol/L 哇巴因)。在 96 孔微孔板中每孔加 $40\mu L$ 稀释后的膜囊泡混悬液,加 $1\mu L$ 受试药物(以含或不含 600mmol/L 正钒酸钠的 DMSO 溶解),对照孔加相同体积的 DMSO 溶剂,混合液于 37℃预孵育 10min,加 $10\mu L$ Mg-ATP(200mmol/L)启动反应。经 37℃孵育 10min 后,用比色法测定反应体系中释放的无机磷(Pi),于 600nm 波长处读取吸光度,校正曲线法计算释放的无机磷浓度。在抑制实验中,以 $0.05\mu mol/L$ 紫杉醇(激活剂)存在下进行 ATP 酶测定。

(2)对罗丹明(rhodamine)123 细胞内积聚的影响:选择高表达 P-gp 的 293FRT-MDR1 细胞和 293FRT 细胞,在 MDR1 抑制剂和受试药物存在与否的情况下进行罗丹明积聚试验。293FRT-MDR1 和 293FRT 细胞用磷酸盐缓冲液(phosphate-buffered saline,PBS)洗涤 1 次,以 0.05%胰蛋白酶-EDTA 消化。然后按每孔 5×10^5 个细胞,重新悬浮于 PBS 溶液中,加罗丹明 123 适量,使其终浓度为 $5\mu mol/L$,37℃孵育 80min。于 400g 离心 5min 以除去细胞外罗丹明 123,然后加含不同浓度($10^{-11}\sim10^{-6}$mol/L)受试药物或 MDR1 抑制剂,37℃孵育 5min,使细胞内罗丹明 123 外排,以荧光法测定细胞内残留的罗丹明 123。

(3)对紫杉醇在 MDCK/MDR1 细胞上转运的影响:选择马丁达比犬肾上皮(Madin-Darby canine kidney,MDCK)细胞和高表达 P-gp 的 MDCK-FRT-MDR1 细胞进行紫杉醇转运试验。将 MDCK-FRT-MDR1 细胞以每孔 5×10^4 个细胞密度接种于 Transwell 3414 板(孔径 $3\mu m$,直径 1.33mm),培养 $5\sim6$ 天,每天更换培养液。当跨膜电阻(transepithelial electrical resistance,TEER)超过 $200\Omega\times cm^2$ 时,以含 10 mmol/L 丁酸钠的培养液培养 24h。在转运实验中,细胞以 KHB(Krebs-Henseleit buffer)溶液洗涤 3 次,以 $200\mu L$ 或 $800\mu L$ 含 ^{3}H-紫杉醇(1$\mu mol/L$)以及不同浓度($10^{-11}\sim10^{-6}$mol/L)HM30181A 的 KHB 溶液置换顶侧或基底侧缓冲液而启动转运反应,分别于转运开始前(0min),开始后 30,60,90,120,150,180min,从接收室取样 $100\mu L$,并立即用 $100\mu L$ 预热的缓冲液补充,以液体闪烁计数仪测定接收室所取样品中 ^{3}H-紫杉醇浓度。

(4)大鼠血浆中紫杉醇浓度测定:收集单独给予紫杉醇(静脉注射或口服)或与 HM30181A 合用给药的雄性 SD 大鼠的血浆,用 LC-MS/MS 方法测定血浆紫杉醇浓度。取 $100\mu L$ 血浆样品,加 $50\mu L$ 内标(HM30059)溶液混合,用含 0.01%高氯酸的甲基叔丁醚 1mL 提取,分取有机层,挥干,残渣用 $50\mu L$ 流动相复溶,取 $10\mu L$ 进行 LC-MS/MS 分析。色-质分离条件:X-terra RP18 柱;流动相为 0.1%三氟乙酸(pH3.6)-甲醇(20:80),流速 0.2mL/min;流出液直接进入 ESI 源;锥孔电压 26 V,碰撞能量 18 V,紫杉醇检测离子选择 m/z 854.16→286.12。

2. 结果与讨论

(1)HM30181 抑制 MDR1 介导的转运

在高表达 MDR1 的膜囊泡模型上,ATP 酶活性测定结果见图 12-12。MDR1-ATP 酶被 0.05 μmol/L 紫杉醇激活,图 12-12A,B 显示,HM30181 对 MDR1 的抑制呈现浓度依赖关系,其 IC_{50} 为 0.63nmol/L,分别比已知 MDR1 抑制剂环孢素 A(cyclosporine A)、XR9576、GF120918 低 220,50,7.7 倍。上述数据表明,HM30181 对 MDR1 显示很强的抑制作用。

在 293FRT-MDR1 细胞模型上,通过考察 HM30181 对罗丹明 123 外排的影响,结果显示,HM30181 对其外排有明显的抑制作用。但在该模型上得到的 IC_{50} 的相对大小与膜囊泡模型上得到的结果有所差异(图 12-12C,D)。在该模型上,HM30181 的 IC_{50} 为 11.5nmol/L,分别比环孢素 A 及 XR9576 小 23.8 倍,4.6 倍,但比 GF120918 大 3.1 倍。

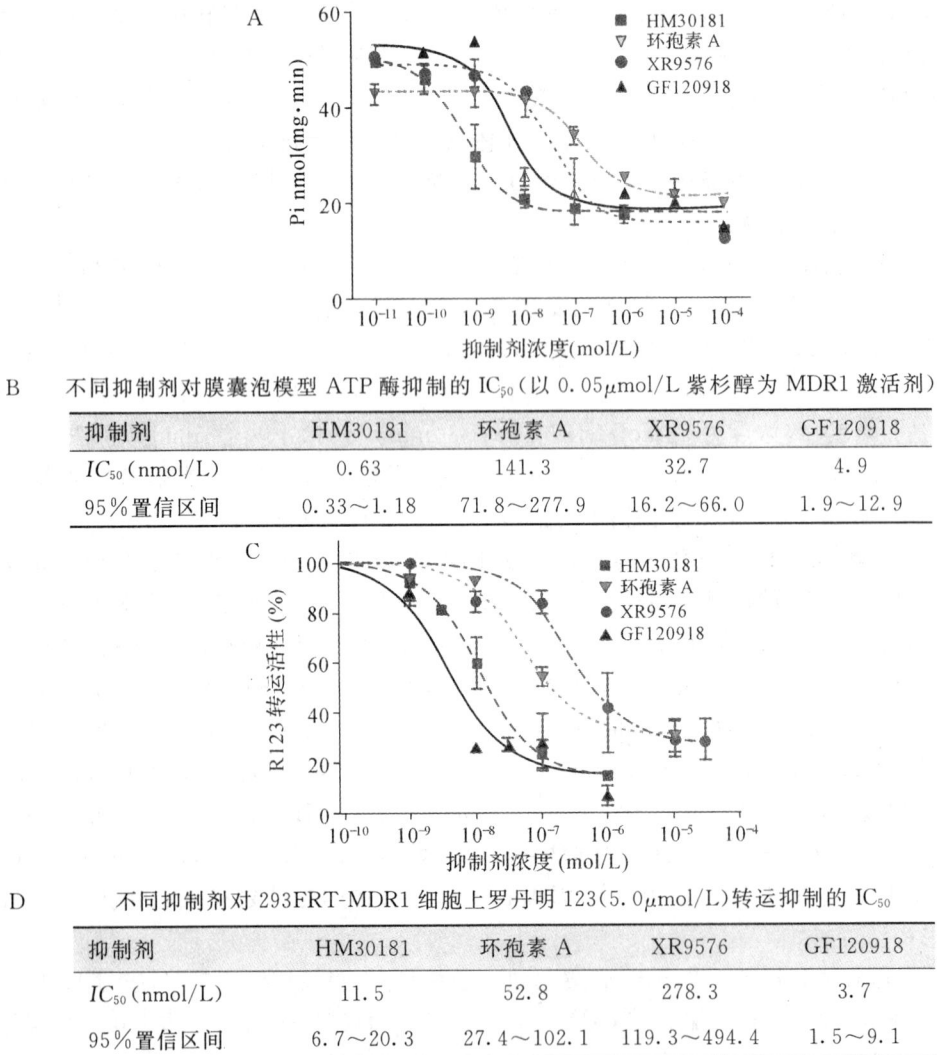

A

B 不同抑制剂对膜囊泡模型 ATP 酶抑制的 IC_{50}(以 0.05 μmol/L 紫杉醇为 MDR1 激活剂)

抑制剂	HM30181	环孢素 A	XR9576	GF120918
IC_{50}(nmol/L)	0.63	141.3	32.7	4.9
95% 置信区间	0.33~1.18	71.8~277.9	16.2~66.0	1.9~12.9

C

D 不同抑制剂对 293FRT-MDR1 细胞上罗丹明 123(5.0 μmol/L)转运抑制的 IC_{50}

抑制剂	HM30181	环孢素 A	XR9576	GF120918
IC_{50}(nmol/L)	11.5	52.8	278.3	3.7
95% 置信区间	6.7~20.3	27.4~102.1	119.3~494.4	1.5~9.1

图 12-12 HM 30181 及其他抑制剂对 MDR1 的抑制作用

A,B. 在高表达 MDR1 的膜囊泡上,通过测定 ATP 酶的活性获得。C,D. 在高表达 MDR1 的 293FRT-MDR1 模型上,通过测定罗丹明 123 外排得到的结果($n=4$)

在 MDR1 高表达的 MDCK 细胞模型上,HM30181 对紫杉醇双向转运的影响见图 12-13。由于 MDR1 处在 MDCK 单层细胞的顶侧,当不加 HM30181 时,紫杉醇由底侧至顶侧(B→A)的转运为 5996 ± 324pmol/mg 蛋白,是顶侧至底侧(A→B)的转运(353 ± 14pmol/mg 蛋白)的 17 倍。与以上直接作用 MDR1 结果一致,HM30181 强烈地抑制 MDR1 介导的紫杉醇由底侧至顶侧(B→A)的转运,测得 IC_{50} 为 35.4nmol/L。

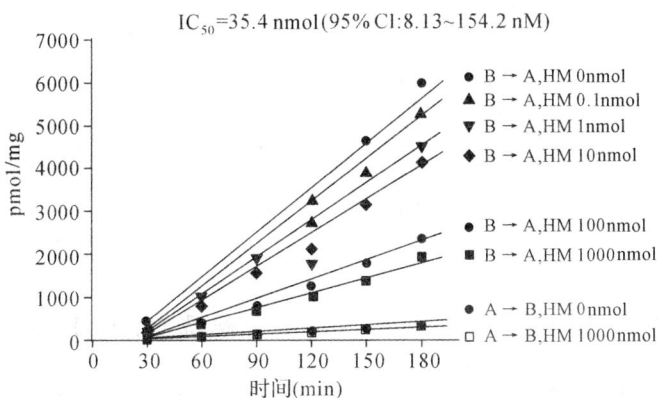

图 12-13　HM30181 对 MDR1 介导的紫杉醇在 MDCK/MDR1 细胞上转运的抑制作用($n=3$)

(2)HM30181 对大鼠口服紫杉醇的生物利用度影响

根据雄性 SD 大鼠静脉注射紫杉醇的 LD_{50} 为 8.3mg/kg(95％置信区间 7.11～9.58 mg/kg),选择紫杉醇静脉注射剂量为 6mg/kg,进行单次给药的药代动力学评价。根据预实验结果,选择紫杉醇单用时口服剂量为 20mg/kg,与 HM30181 合用时两者口服剂量为:20mg/kg 紫杉醇＋10mg/kg HM30181。紫杉醇静脉注射和口服(单用或与 HM30181 合用)给药的血药浓度-时间曲线见图 12-14,可见 HM30181 显著增加了紫杉醇的口服生物利用度。测得紫杉醇静脉注射(6mg/kg)的 AUC 为 2728.1 ± 281.7ng·h/mL;单用口服(20mg/kg)的 AUC 为 308.5 ± 160.6ng·h/mL,其绝对生物利用度仅为 3.4％;与 HM30181 共服后的 AUC 增至 3756.5 ± 865.9ng·h/mL,绝对生物利用度增加至 41.3％。此外,与 HM30181 共服后,紫杉醇的 C_{max} 值也从 127.2 ± 72.9ng/mL 增至 1253.7 ± 269.8ng/mL;而 T_{max} 和 $t_{1/2}$ 没有明显变化。

(3)小结:根据以上结果并结合 HM30181 对紫杉醇抗肿瘤活性的影响,确证 HM30181 是 MDR1 的强抑制剂,结合 HM30181 对其他 ABC 转运体(MRP1,MRP2,MRP3,BCRP)的影响试验,证明 HM30181 对 MDR1 的抑制作用是高度选择性的。HM30181 与紫杉醇合用可显著提高后者的口服生物利用度。

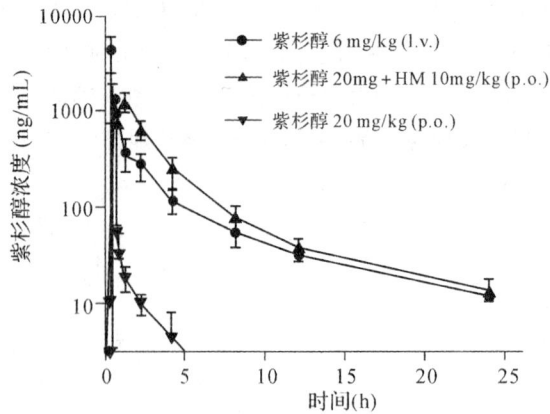

图 12-14　不同给药处理后大鼠体内紫杉醇的血药浓度-时间曲线

i. v. (*n*=4)；p. o. 单用(*n*=4)；与 HM30181 合用(*n*=9)

12.3.4　鸡尾酒探针底物法(N-in-One)体外筛选 CYP 抑制剂

Tolonen 等采用 LC-MS/MS 法,建立了同时测定人肝微粒体中由 9 种主要的 CYP 酶介导的 10 个底物的 13 个代谢产物(结构见图 12-15)的方法,对色谱条件进行筛选优化,并对建立的方法进行了评价,获得了满意结果。该方法具有很好的耐用性和可靠性,适用于人肝微粒体孵育液、Caco-2 细胞样品和各种肝细胞孵育液的分析。Sevior 等应用该方法对澳大利亚 10 种常用草药是否为 CYP 酶抑制剂进行了快速筛选。

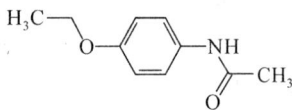

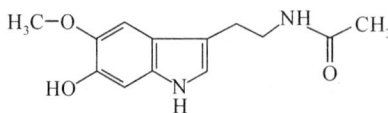

非那西丁(IS)　　　　6-OH-褪黑素(CYP1A2)　　　　7-OH-香豆素(CYP2A6)

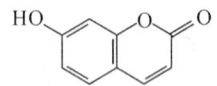

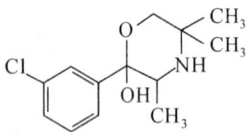

羟基-丁氨苯丙酮(CYP2B6)　　去乙基阿莫地喹(CYP2C8)　　4-羟基甲苯磺丁脲(CYP2C9)

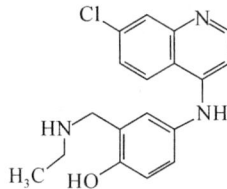

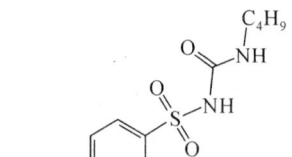

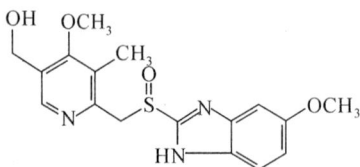

5-羟奥美拉唑(CYP2C19)　　　　　去甲奥美拉唑(CYP2C19)

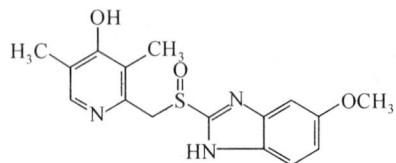

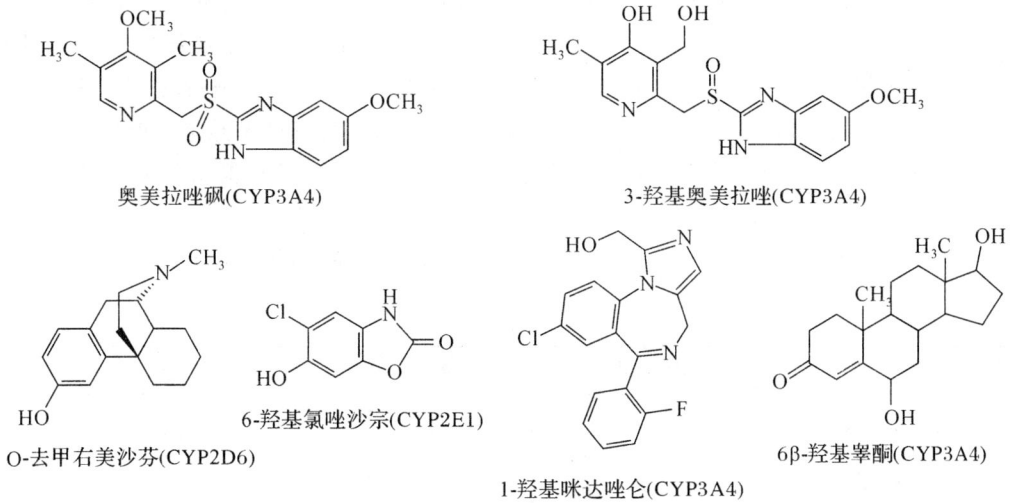

图 12-15　内标及 CYP 酶探针底物在人肝微粒体中的代谢产物的结构

1. 实验方法

(1)N-in-one 孵育反应：孵育液总体积 200μL，含 0.1mol/L 磷酸盐缓冲液(pH 7.4)，0.5mg/mL 人肝微粒体蛋白，1mmol/L NADPH 和 CYP 酶的 10 种探针底物，各种探针底物及其在反应液中浓度见表 12-6。反应体系于 37℃振荡预孵育 2min，然后加 NADPH 启动反应，孵育 20min 后，加含内标非那西汀(0.5μmol/L)的冰乙腈 100μL 终止反应，随即将样品置冰浴沉淀蛋白，然后经 10000r/min 离心 10min，取上清液进行 HPLC-MS/MS 分析。

表 12-6　CYP 酶的探针底物及其在反应液中的浓度和相应的代谢产物

探针底物	CYP 酶	反应液中浓度 (μmol/L)	代谢产物
褪黑素(melatonin)	CYP1A2	4	6-羟基褪黑素
香豆素(coumarin)	CYP2A6	2	7-羟基香豆素
丁氨苯丙酮(bupropion)	CYP2B6	1	羟基丁氨苯丙酮
阿莫地喹(amodiaquine)	CYP2C8	2	去乙基阿莫地喹
甲苯磺丁脲(tolbutamide)	CYP2C9	4	4-羟基甲苯磺丁脲
奥美拉唑(omeprazole)	CYP2C19 和 CYP3A4	2	去甲基奥美拉唑 5-羟基奥美拉唑 3-羟基奥美拉唑 奥美拉唑砜
右美沙芬(dextromethorphan)	CYP2D6	0.2	O-去甲基右美沙芬
氯唑沙宗(chlorzoxazone)	CYP2E1	6	6-羟基氯唑沙宗
咪达唑仑(midazolam)	CYP3A4	0.4	1-羟基咪达唑仑
睾酮(testosterone)	CYP3A4	1	6-羟基睾酮

（2）HPLC-MS/MS 分析：Waters 2695 HPLC，Warters Sunfire C$_{18}$ 柱（2.1mm×100mm，5μm），LunaC$_{18}$ 保护柱（2.0mm×4.0mm），柱温 30℃；进样量 20μL；流动相 A 为 1％甲酸＋10mmol/L 醋酸铵（pH 2.4），流动相 B 为甲醇，梯度洗脱：0～1.0～4.0min，流动相 B 为 5％～50％～80％，再以 80％B 等度洗脱 0.5min，然后平衡色谱柱，使进样至结束总时间为 8min；流速 0.5mL/min。质谱条件：ESI 源，正离子或负离子模式；毛细管电压 4.20kV；提取锥电压 2V；去溶剂温度 280℃；离子源温度 150℃；氮气为干燥气（700L/h）和雾化气（全流量）；碰撞气（氩气）压力为 3.8×10^{-3}mbar；MRM 检测，各代谢产物的 MRM 检测条件见表 12-7。

表 12-7　LC-MS/MS 法测定 CYP 酶探针产物的 MRM 检测条件

代谢产物	MRM 离子	锥孔电压（V）	碰撞能量（eV）	极性
去乙基阿莫地奎	m/z 328＞283	28	16	ESI＋
去甲基奥美拉唑	m/z 332＞198	20	12	ESI＋
6-羟基褪黑素	m/z 249＞190	22	14	ESI＋
O-去甲基右美沙芬	m/z 258＞199	42	26	ESI＋
7-羟基香豆素	m/z 163＞107	32	20	ESI＋
羟基丁氨苯丙酮	m/z 256＞238	20	12	ESI＋
6-羟基氯唑沙宗*	m/z 184＞120	28	18	ESI－
5-羟基奥美拉唑	m/z 362＞214	20	12	ESI＋
3-羟基奥美拉唑	m/z 362＞214	20	12	ESI＋
4-羟基甲苯磺丁脲	m/z 287＞171	22	17	ESI＋
1-羟基咪达唑仑	m/z 342＞324	35	20	ESI＋
非那西丁	m/z 180＞110	32	17	ESI＋
6-羟基睾酮	m/z 305＞269	28	14	ESI＋
奥美拉唑砜	m/z 362＞150	32	25	ESI＋

＊因在正离子模式下响应很小，故采用负离子模式。

2. 结果与讨论

（1）LC-MS/MS 方法验证：流动相 pH、流动相中酸和盐的种类及其浓度是色谱分离的关键，经多次试验比较，在 1％甲酸＋10mmol/L 醋酸铵（pH 2.4）条件下，多数化合物有较好的色谱行为；与乙腈相比，用甲醇作为流动相中有机成分能获得更好的离子化效率。对分析方法的专属性考察结果显示，在本实验条件下，孵育体系中的其他成分不影响测定（见图 12-16）。各代谢产物测定的方法学考察结果见表 12-8。

表 12-8　各代谢产物 LC-MS/MS 测定的方法学考察结果

代谢产物	LOD (nmol/L)	线性范围 (nmol/L)	准确性（%）	精密度 （RSD %）
去乙基阿莫地唑	10	10～2000 ($R^2=0.992$)	90～106	4～11
6-羟基褪黑素	2	2～4000 ($R^2=0.992$)	93～107	3～15
O-去甲基右美沙芬	1	1～1000 ($R^2=0.985$)	85～110	1～16
7-羟基香豆素	2	2～4000 ($R^2=0.998$)	89～108	1～9
羟基丁氨苯丙酮	0.4	1～2000 ($R^2=0.993$)	87～115	2～15
6-羟基氯唑沙宗	15	30～6000 ($R^2=0.994$)	88～105	2～15
5-羟基奥美拉唑	2	2～2000 ($R^2=0.992$)	94～109	2～10
4-羟基甲苯磺丁脲	0.6	1.5～3000 ($R^2=0.999$)	93～113	1～13
1-羟基咪达唑仑	0.2	1～1000 ($R^2=0.999$)	93～108	1～14
6-羟基睾酮	6	15～1500 ($R^2=0.985$)	98～116	4～14
奥美拉唑砜	0.4	2～1000 ($R^2=0.990$)	88～107	4～11

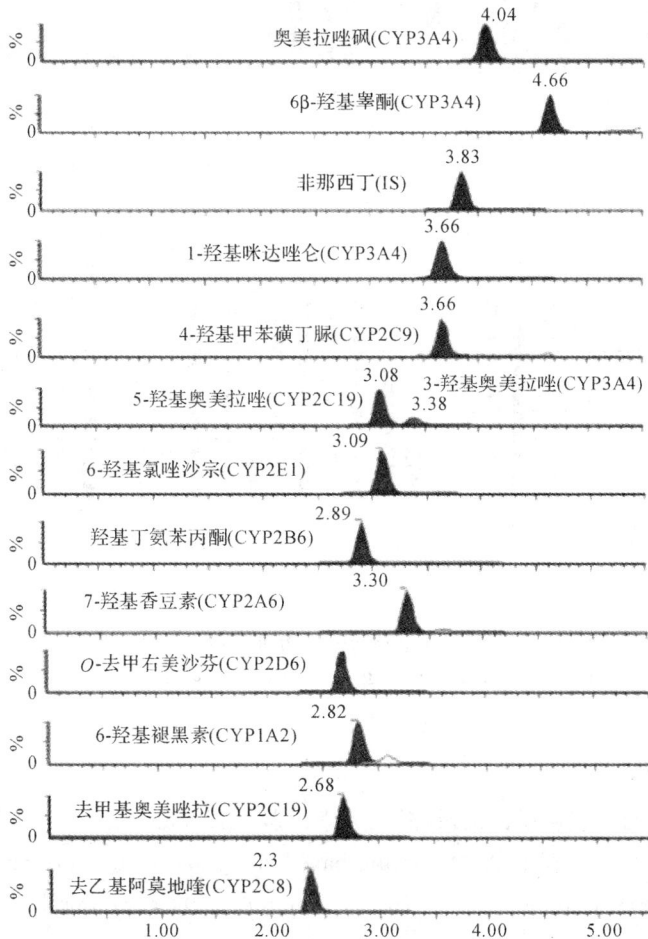

图 12-16　代谢产物及内标非那西丁 LC-MS/MS 测定的 MRM 图

3. 体外 CYP 抑制剂筛选应用

利用本方法,考察了 10 种草药水提物及醇提物对 CYP 的抑制作用。按"N-in-one 孵育反应"方法,将草药提取物与 CYP 探针底物共孵育,各 CYP 探针产物的量以未加草药的孵育结果为对照,计算各草药提取物对 CYP 酶代谢活性的抑制率。结果显示,不同草药的醇提物对 CYP 有不同程度的抑制作用,而大部分草药的水提物没有抑制作用。图 12-17 为代表性草药 Dong quai(*Angelica polymorpha*)和 Gotu kola(*Centella asiatica*)醇提物对不同 CYP 酶的抑制作用。测得 Dong quai 醇提物对 CYP2A6,P2B6,CYP2C19 抑制的 IC_{50} 分别为 94.7,11.4,13.7-14.3μg/mL;Gotu kola 醇提物对 CYP2B6,CYP2C19,CYP3A4,CYP2E1 抑制的 IC_{50} 分别为 14.0,7.8-8.3,58.4,9.5μg/mL。

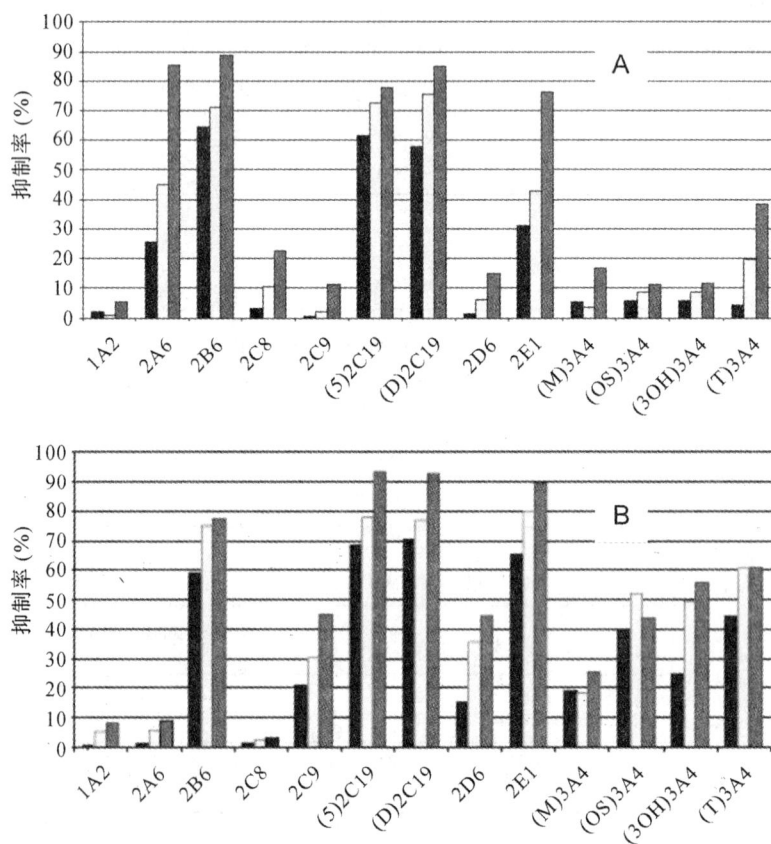

图 12-17   代表性草药的醇提物对 CYP 酶的抑制作用

A. Dong quai,B. Gotu kola;■20μg/mL;□100μg/mL;▨500μg/mL

【课外阅读】

1. 曾苏主编. 药物代谢学. 杭州:浙江大学出版社,2008.

2. Boulenc X, Barberan O. Metabolic-based drug-drug interactions prediction, recent approaches for risk assessment along drug development. Drug Metabol Drug Interact. 2011, 26(4):147-68.

3. Perdaems N, Blasco H, Vinson C, et al. Predictions of metabolic drug-drug interactions using physiologically based modelling: Two cytochrome P450 3A4 substrates coadministered with ketoconazole or verapamil. Clin Pharmacokinet. 2010,49(4):239-58.

4. Han HK. Role of transporters in drug interactions. Arch Pharm Res, 2011,34(11): 1865-77.

【参考文献】

[1] Food and Drug Administration, USA. Guidance for Industry: Drug Interaction Studies,Study Design Data Analysis and Implications for Dosing and Labeling. 2006

[2] European Medicines Agency. Guideline on the investigation of drug interactions. 2010.

[3] Zhang X, Jiang HD, Zeng S. et al. Metabolism of ebracteolata compound B studied in vitro with human liver microsomes, HepG2 cells, and recombinant human enzymes. Drug Metabolism and Disposition, 2010, 38(12):2157.

[4] Helen CS, Malcolm Ranson,Martin JW, et al. Pharmacokinetic drug interactions of gefitinib with rifampicin, itraconazole and metoprolol. Clin Pharmacokinet, 2005, 44 (10): 1067.

[5] Kwak JO, Lee SH, Lee MG. et al. Selective inhibition of MDR1 (ABCB1) by HM30181 increases oral bioavailability and therapeutic efficacy of paclitaxel. European Journal of Pharmacology, 2010,627: 92.

[6] Tolonen A, Petsalo A, Turpeinen M, et al. In vitro interaction cocktail for nine major cytochrome P450 enzymes with 13 probe reactions and a single LC/MS-MS run: analytical validation and testing with monoclonal anti-CYP antibodies. J Mass Spectrom, 2007,42: 960.

[7] Sevior DK, Hokkanen J, Ahokas JT, et al. Rapid screening of commercially available herbal products for the inhibition of major human hepatic cytochrome P450 enzymes using the N-in-one cocktail. Xenobiotica, 2010,40(4): 245.

第 13 章

体内药物分析方法在药物代谢酶的遗传多态性研究中的应用

药物代谢酶的基因可分为正常型或称野生型(wild type,wt)等位基因(allele)和突变型基因(mutant gene)。个体表型(phenotype)取决于体内代谢酶的活性,而代谢酶活性又是由其相应的一对等位基因决定的。快代谢者(extensive metabolizers,EMs)携带一对正常型等位基因即纯合子(homozygote)或一个正常型等位基因即杂合子(heterozygote),其药物代谢酶活性正常;慢代谢者(poor metabolizers,PMs)携带两个活性降低或无功能的酶等位基因。利用分子生物学技术可以测定代谢酶的基因型(genotype),进行基因型分型(genotyping)。

表型分型(phenotyping)需要给予有药理活性的探药(probe drug),这需要一些伦理上的考虑。若其他细胞色素 P_{450} (cytochrome P_{450},CYP)也参与探药的代谢,还可能使分型结果复杂化,而且表型分型试验的影响因素也较多。因此需要仔细地确认探药表型分型方法。但蛋白翻译后的酶活性改变只能通过表型分型来反映,只有表型分型才能 100% 地检出所有的慢代谢者。基因分型不需要服用探药,其结果也不受并用药物的影响。但如果存在尚未被发现的突变基因,则有可能得出错误结论。基因分型与表型分型试验应有机结合,这样才能指导疾病预防和合理用药。

由于一种酶参与多种药物的代谢,当不同个体服用主要由该酶催化代谢的药物时,由于酶活性的差异,以致对药物代谢能力不同,产生的药物毒副作用及治疗效果也不同。因此,《化学药物临床药代动力学研究技术指导原则》要求,在新药 I 期临床试验中,如已知受试药物代谢的主要药物代谢酶具有遗传多态性,应查明受试者该酶的基因型或表型,使试验设计更加合理和结果分析更加准确。在临床药物治疗实践中,测定代谢酶的基因型或表型,还可以预测药物的血药浓度,"量体裁衣"选择药物和剂量,实现个体化给药。另外,基因型和表型分型可以筛选一些疾病的易感人群并采取有效的干预措施,因此具有重要的临床意义。

目前研究明确的具有遗传多态性的药物代谢酶主要有 CYP2C19、CYP2D6、CYP2C9、CYP1A2,以及 *N*-乙酰基转移酶 2 等。本章主要阐述体内药物分析方法在药物代谢酶的遗传多态性研究中的应用。

13.1　CYP2C19 表型分型

13.1.1　概　　述

CYP2C19 具有遗传多态性。慢代谢者的发生率存在明显的种族差异,PMs 发生率在西方白种人中为 2%~5%,而东方人中为 12%~25%。正常的 CYP2C19 基因型为野生型基因(wt),CYP2C19 至少有 10 种以上突变可导致代谢酶缺失或者氨基酸序列改变而影响酶活性。最主要的突变型等位基因型是 CYP2C19*2(m1) 和 CYP2C19*3(m2),它们编码的酶活性降低,分别由单一碱基对突变 681G>A 和 636G>A 引起。在中国汉族慢代谢者中 CYP2C19*2 和 CYP2C19*3 的频率分别为 83% 和 17%。EMs 包括强代谢型纯合子 wt/wt 以及强代谢型杂合子 wt/m1 和 wt/m2;PMs 包括 m1/m1,m2/m2 和 m1/m2。

临床约 2% 药物经 CYP2C19 代谢,如美芬妥英、托吡酯、丙米嗪、阿米替林、氯米帕明、西酞普兰、地西泮、奥美拉唑、兰索拉唑、泮托拉唑、普萘洛尔、氯胍、伏立康唑等。

在对 CYP2C19 代谢分型研究中,通常以外消旋体美芬妥英(mephenytoin,MP)为探药,采用口服美芬妥英,收集服药后一定时间内的尿样,进行表型分型测定。判断快慢代谢的方法有两种:一是利用美芬妥英两个对映体在代谢中的差异(图 13-1),R-MP 主要通过脱甲基生成 5-苯基-5-乙基乙内酰脲(PEH),S-MP 主要经 CYP2C19 介导,发生芳香基对位羟化,快速代谢为 $4'$-羟化美芬妥英($4'$-OH-MP),小部分 S-MP 经去甲基生成 S-PEH,测定服药后尿中两对映体的浓度比值,以 S/R 比值 0.95 为分界值(antimode),$S/R>0.95$ 为 PMs,$S/R<0.95$ 为 EMs。二是测定尿中 S-美芬妥英羟化指数(hydroxylation index,HI),即 S-美芬妥英与 $4'$-OH-MP 的浓度比值(S-MP/$4'$-OH-MP),以 lgHI 1.5 为快代谢与慢代谢的分界线,lg HI $\geqslant$ 1.5 者为 PMs。

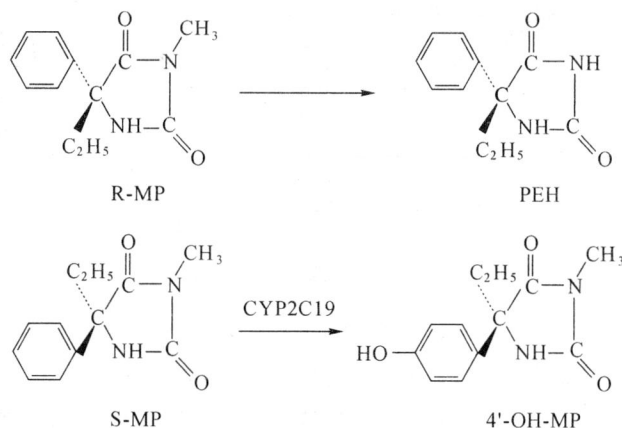

图 13-1　美芬妥英的立体选择性代谢途径

由于美芬妥英因服用后产生镇静和嗜睡等不良反应而逐渐被淘汰,近年来发展了其他几种探药试验法。其中以奥美拉唑(omeprazole)探药法最为常见。

奥美拉唑的代谢途径见图 13-2。可利用代谢比(metabolic ratio,MR)即奥美拉唑与 $5'$-羟基奥美拉唑的血药浓度比值(也称为羟化指数),来进行 CYP2C19 表型分型。分界值在不同的种族和民族中可能不同,在白人中约为 5,中国汉族人中为 15。

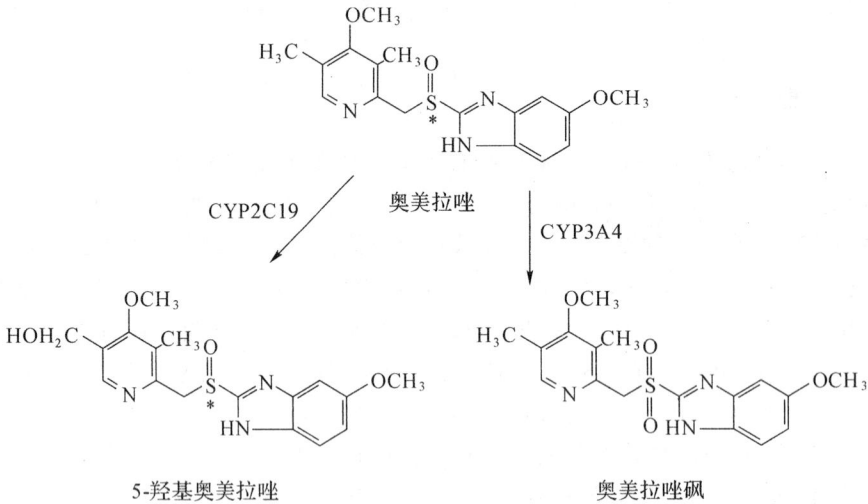

图 13-2   奥美拉唑的代谢途径

$R(+)$-奥美拉唑经 CYP2C19 羟化代谢的比例高达 94%,而 $S(-)$-奥美拉唑经 CYP2C19 羟化代谢的比例仅为 27%(图 13-3),与以奥美拉唑的羟化指数为指标相比,以 $R(+)$-奥美拉唑的羟化指数作为分型指标似乎更为适宜。口服 20mg 奥美拉唑后 3h 时血浆中 $R(+)$-奥美拉唑与 $R(+)$-5-羟基奥美拉唑的比值即为 $R(+)$-奥美拉唑的羟化指数。

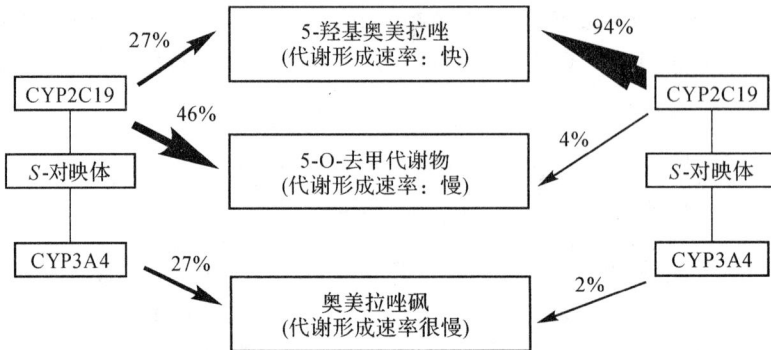

图 13-3   奥美拉唑的立体选择性代谢

Tybring G 等对 10 名瑞典白人的研究显示,5 名 EMs 中奥美拉唑的羟化指数为 0.19~1.4,5 名 PMs 中奥美拉唑的羟化指数为 12~21。5 名 EMs 中 $R(+)$-奥美拉唑的羟化指数为 0.10~0.68,5 名 PMs 中 $R(+)$-奥美拉唑的羟化指数为 12~22。由于手性拆分技术要求高,相对成本也高,而且分界值尚未统一,因此,目前仍没有足够证据推荐利用奥美拉唑的立体选择性代谢进行 CYP2C19 表型分型测定。

13.1.2   应用示例

示例一   付良青等建立了反相高效液相色谱法测定奥美拉唑及其 5-羟基奥美拉唑和奥美

拉唑砜的血药浓度,并用于中国汉族人群 CYP2C19 表型多态性研究

(1)试验方法:受试者禁食过夜后,用 100mL 水口服 20mg 奥美拉唑胶囊。于给药后 3h 从肘部静脉采血 2.5mL,离心,取血清−20 ℃保存,待测。

(2)样品预处理:在 1mL 血清中加入 0.5mL 磷酸盐缓冲液(pH＝7.2),40μL 非那西丁(内标)液及 3mL 二氯甲烷,充分振荡 15min,离心 25min 后,取二氯甲烷层,用氮气吹干,残渣以 120μL 甲醇溶解后,取 100μL 进样分析。由于奥美拉唑以及 5′-羟基奥美拉唑在光照下易变性,所以全部操作均在暗室进行。

(3)色谱条件:分析柱为 Intersil ODS-3 柱(250mm×4.6mm,5μm),流动相为 0.02mol/L 磷酸盐缓冲液(pH7.2)-乙腈(70∶30);流速为 1.2mL/min,紫外检测波长为 320nm。

(4)方法学研究结果:奥美拉唑保留时间为 13.1min,内标保留时间为 9.9min,羟基奥美拉唑和奥美拉唑砜的保留时间分别为 4.5min 和 14.8min,四者基线分离,且血清中的杂质不干扰样品的测定(图 13-4)。

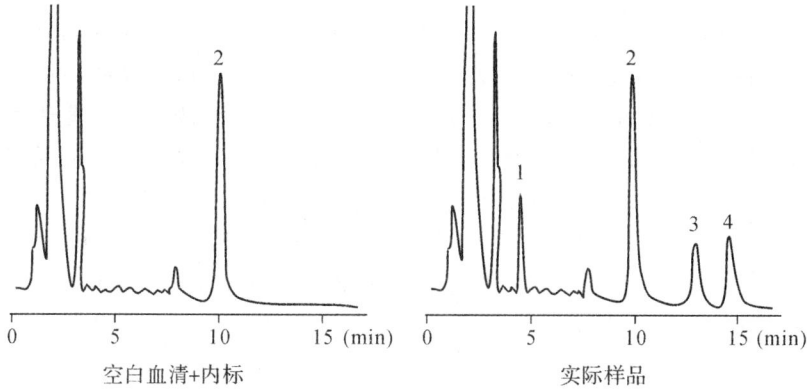

图 13-4　奥美拉唑、内标及其代谢物的色谱图
1.羟基奥美拉唑;2.内标;3.奥美拉唑;4.奥美拉唑砜

血清中奥美拉唑的浓度在 25～2000ng/mL 范围内,血药浓度(X)与峰面积比(Y)有良好的线性关系($r=0.9990$);羟基奥美拉唑和奥美拉唑砜的线性范围均为 10～1000ng/mL。不同浓度奥美拉唑质控血浆(50,500,2000ng/mL)的回收率分别为 90.4％、109.6％、108.9％;精密度分别为 9.9％、7.9％、15.5％。羟基奥美拉唑质控血浆(20,200,1000 ng/mL)的回收率分别为 79.42％、96.5％、95.0％;精密度分别为 9.0％、4.5％、9.7％。奥美拉唑砜质控血浆(20,200,1000ng/mL)的回收率分别为 94.4％、105.6％、104.3％;精密度分别为 8.7％、8.6％、9.6％。

(5)分型测定结果:65 名志愿者口服 20mg

表 13-1　65 例汉族健康志愿者口服 20mg 奥美拉唑后 3h 羟化指数的频数分布

羟化指数(MR)	EMs	PMs
0～2	27	
2～4	23	
4～6	3	
6～8	1	
8～10	2	
10～12	1	
12～14	/	
14～16	/	
16～18	/	
18～20		2
20～22		1
22～24		2
24～26		1
26～28		1
＞40		1
合计	57	8

奥美拉唑胶囊后 3h 的奥美拉唑血清浓度范围 25～1000 ng/mL,羟基奥美拉唑和奥美拉唑砜的血清浓度范围均为 10～500ng/mL。在受试中国汉族人群中 MR 呈二态分布,MR 分界值为 15,>15 为 PMs。经 t 检验,PMs 和 EMs 的 MR 有显著性差别(表 13-1)。PMs 发生率为 12.31%(8/65),EMs 发生率为 87.69%(57/65)。并将表型结果与基因型进行了比较,其中 64 例(98.46%)的表型与其基因型吻合;有 1 例受试者例外,其基因型为 wt/m2,而其 MR 为 19.76,大于分界值,暗示此受试者可能携带一个未经测定的 m3～m7 突变基因或者一个未知突变等位基因。

13.2 CYP2D6 表型分型

13.2.1 概 述

CYP2D6 是遗传药理学领域研究最早的药物代谢酶。CYP2D6 等位基因有 70 种之多,其中 15 种以上不编码代谢酶或编码生成无功能的酶,其余则编码活性降低、正常和升高的酶。野生型 CYP2D6 等位基因被定义为 CYP2D6* 1A,酶活性表现正常,表现为快代谢者。CYP2D6 L2 和 CYP2D6 L12 为超快代谢基因型,这种基因型的发生率很低;CYP2D6* 9、CYP2D6* 10A、CYP2D6* 10B 属于中间代谢基因型;CYP2D6* 4A、CYP2D6* 3A、CYP2D6* 5(CYP2D6 基因完全缺失)、CYP2D6* 6、CYP2D6* 7 和 CYP2D6* 6A 等为慢代谢等位基因。根据 CYP2D6 基因型分型,可将人群分为超强代谢者(ultrarapid metabolizers,UMs)、EMs、中间代谢者(intermediate metabolizers,IMs)和 PMs。CYP2D6 等位基因存在明显的种族和人群差异。在白种人中,慢代谢表型的发生频率为 5%～10%,而在亚洲人中,慢代谢表型发生频率约为 1%。不同民族之间 PM 发生频率也可能存在差异,例如,汉族人 PM 发生频率为 0.76%,维吾尔族人 PM 发生频率为 8.09%,PMs 频发率有显著性差异。

CYP2D6 可催化抗心律失常药、β-受体阻断剂、三环类抗抑郁药、卡托普利、异喹胍、地昔帕明、利培酮、奋乃静、右美沙芬、托烷司琼、可待因等多种药物的代谢。金雀碱、异喹胍、右美沙芬、美托洛尔和普罗帕酮均被报道可作为 CYP2D6 代谢表型测定的探药。镇咳药右美沙芬临床使用广泛,不良反应较小,因此,CYP2D6 代谢分型通常以右美沙芬为探药。右美沙芬(dextromethorphan,DEX)在人体内主要经 CYP2D6 代谢,生成活性代谢物右啡烷(dextrorphan,DOR),并进一步与葡萄糖醛酸结合(图 13-5)。右美沙芬代谢分型试验方法:受试者于服药前日晚餐后禁食。受试日早晨排空小便后,每人空腹温开水吞服氢溴酸右美沙芬片 30mg。服药后禁食 1.5h。并在受试期间统一饮食,禁烟、酒、茶,收集 8h 内全部尿样,量取总体积后,取 30mL 于 −20℃ 冰箱保存,用于 DEX 和 DOR 的检测。依据受试者尿中 DEX 与 DOR 的浓度比值来进行表型分析。MR 计算方法:MR = DEX(mg/L)/DOR(mg/L)× 0.948。CYP2D6 表型根据 MR 值大小区分。受试者中 MR>0.3(lgMR>−0.52)的人为 PMs,MR≤0.3(lgMR≤−0.52)为 EMs。

Pedersen RS 等研究认为,镇痛药曲马多(tramadol)也可作为 CYP2D6 代谢分型的探药。曲马多的 O-去甲基化反应经 CYP2D6 代谢(图 13-6),而且代谢具有立体选择性。在 EMs 中,(+)-M1 尿液浓度要高于 (−)-M1 的浓度,而在 PMs 中 (+)-M1 的尿液浓度非常低。

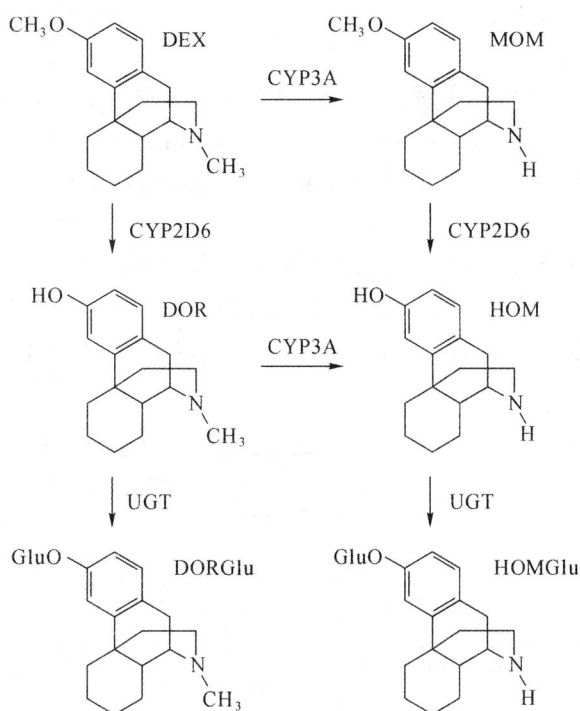

图 13-5　右美沙芬的代谢途径

DEX:右美沙芬;DOR:右啡烷;MOM:3-甲氧吗啡烷;HOM:3-羟吗啡烷

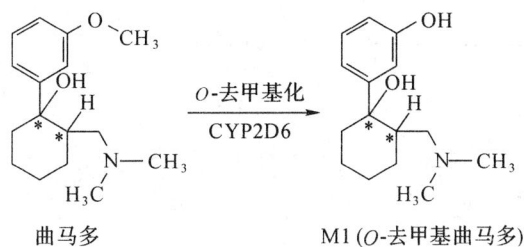

图 13-6　曲马多的 O-去甲基化代谢

13.2.2　应用示例

示例一　张虹等报道了梯度洗脱高效液相色谱法,以内标法和紫外检测器测定人尿液中的右美沙芬和右啡烷的浓度

(1)样品预处理:取尿样 1mL 置具塞试管中,加入 0.1mol/L 醋酸盐缓冲液 1.0mL(pH=5,含 β-葡萄糖醛酸酶 2500U),混匀,37℃水解 16h。水解后加内标(20μg/mL 非那西丁流动相溶液)50μL,加 3mol/L 的氢氧化钠溶液 0.1mL 碱化后,用正己烷-正丁醇(9∶1)2.5mL 漩涡提取 90s,超声 30s,离心(16000r/min)5min,吸取上层有机相转移至另一离心管内。下层水相再加正己烷-正丁醇(9∶1)2.5mL 提取一次,合并两次提取液,40℃水浴中氮气流下吹干,残渣用 50μL 流动相溶解,离心(1200r/min)5min,取 20μL 上清液进样。

(2)色谱条件:分析柱为 Diamonsil C₁₈柱(250mm×4.6mm,5μm);流动相为乙腈-1%三

乙胺(磷酸调 pH 至 2.2),梯度洗脱:0～15min,20%～35%乙腈,流速为 1.0mL/min;检测波长为 280nm;柱温 40℃。

(3)测定结果:DEX、DOR 和内标分离良好(图 13-7)。DEX 和 DOR 的线性范围分别为 $0.05～2.0\mu g/mL$ ($r=0.999\,9$, $n=5$)和 $0.5～20.0\mu g/mL$($r=0.999\,9$, $n=5$)。DEX 三种浓度($0.08、0.40、1.50\mu g/mL$)下的平均方法回收率分别为 94.6%、98.5%和 96.1%,日内精密度为 3.2%～8.1%,日间精密度为 4.8%～5.9%。DOR 三种浓度($0.8、4.0、15.0\mu g/mL$)下的平均方法回收率分别为 107.3%、106.3%和 104.1%,日内精密度为 2.2%～3.6%,日间精密度为 3.7%～5.3%。稳定性考察结果,DEX 和 DOR 质控样品在室温下放置 4h、样本测定后室温放置 24h 后复测、−70℃冻融 2 次及−70℃下放置 1 个月的条件下稳定。

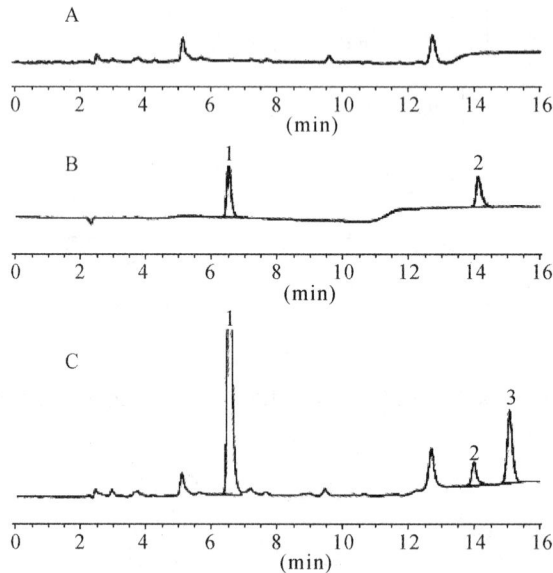

图 13-7　人尿中 DEX 和 DOR 的色谱图

A. 空白尿样;B. 标准尿样(DEX 和 DOR 各为 $0.4\mu g/mL$);C. 受试者尿样(DEX 和 DOR 的实测浓度分别为 $1\mu g/mL$ 和 $10\mu g/mL$)。1. DOR;2. DEX;3. 内标

5 名健康受试者于服药前日晚餐后禁食,早晨排空小便,每人口服氢溴酸右美沙芬 30mg,受试期间统一饮食,收集 0～8h 内全部尿样,分别量取总体积后取 10～15mL 于试管中,封口置−70℃低温冰箱保存。取尿样,按样品预处理方法测定,受试者中 DEX 和 DOR 的尿药浓度、MR 见表 13-2。

表 13-2　健康受试者尿样测定结果

受试者编号	DEX 浓度($\mu g/mL$)	DOR 浓度($\mu g/mL$)	MR	表型分型结果
1	0.182	3.906	0.044	EM
2	0.398	5.933	0.064	EM
3	0.276	1.587	0.16	EM
4	0.359	0.764	0.45	PM
5	0.447	1.342	0.32	PM

注:MR>0.3 的受试者为 PMs,MR≤0.3 的受试者为 EMs。

示例二　Lutz 等建立了 LC-MS/MS 法测定人体尿液和唾液中右美沙芬及其代谢物,并用于 CYP2D6 的表型分型研究

(1)试验方法:受试者口服 30mg 氢溴酸右美沙芬胶囊,以 100mL 水吞服。唾液样本:服药后 2h 后采集 1mL 唾液,立即置−20℃冷冻。尿液样本:采集服药前、服药后 6h 内尿样,记录尿液体积后,留适量置−20℃冷冻保存,待测。

(2)样本前处理

唾液样本:取唾液于 4℃下 10000r/min 离心 15min。取上清液 250μL,加 10μL 内标(酒石酸左洛啡烷)水溶液(0.23nmol/mL),挥干。残渣加 100μL 甲醇-水(60∶40)混合液,4℃过夜使溶解。然后 8000r/min 离心 10min,取上清液进样分析。

尿液样本:取尿液 250μL,加 5μL 内标水溶液 (2.3nmol/mL)和 250μL 甲醇。冰浴 30min,8000r/min 离心 10min,取上清液分析。用于葡醛苷测定时,取 50μL 尿液,加 445μL 水,再加入内标物吗啡-3-β-d-葡醛苷水溶液 5μL(10nmol/mL)。8000r/min 离心 10min,取上清液分析。

(3)色谱/质谱条件:Hypersil C_8-BD 柱(100mm×2mm,3μm);流动相为 0.1% 甲酸溶液(A)-含 0.1%甲酸的乙腈溶液(B),流速 240μL/min;进样量 10μL。分析 DEX,DOR,MOM 和 HOM 时,采用线性梯度洗脱:在 5min 内流动相 B 从 20%升至 50%,然后保持 B 为 50%等度洗脱 8min;分析葡醛苷时,梯度洗脱程序为 3% B 维持 4min,然后 2min 内 B 从 3%升至 50%,并维持 8min。采用三重四级杆质谱检测,MDS Sciex API 3000,电喷雾离子源;正离子模式;电喷雾电压(IS):4000V;离子源温度(TEM):400℃;气帘气压力(CUR)=15;雾化气压力(NEB)为 12;碰撞气(CAD)为 4;多反应监测。相关质谱参数见表 13-3。

表 13-3　MS/MS 条件

样本	化合物	母离子→子离子(m/z)	去簇电压(V)	碰撞能量(V)
尿液	DEX	272→215	61	35
	DOR	258→157	41	55
	MOM	258→215	46	31
	HOM	244→157	56	49
	内标	284→157	46	59
	DORGlu	434→258	31	45
	HOMGlu	420→244	31	45
	M3Glu	462→286	31	45
唾液	DEX	272→171	61	61
	DOR	258→157	41	55
	内标	284→157	46	59

(4)结果:右美沙芬及其代谢物的 LC-MS/MS 分析数据见表 13-4。

表 13-4 右美沙芬及其代谢物的 LC-MS/MS 分析数据

样本	化合物	LLOQ(pmol/mL)	线性范围(pmol/mL)	准确度(%)(n=10)	精密度(%)(n=10)
尿液	DEX	5	5~2000	99~115	4.9
	DOR	5	5~2000	92~110	6.5
	MOM	5	5~2000	90~109	5.7
	HOM	5	5~2000	91~105	4.3
	DORGlu	160	800~80000	91~103	3.8
	HOMGlu	190	190~19000	98~114	4.9
唾液	DEX	1	1~400	90~111	5.2
	DOR	1	1~400	90~108	5.2

图 13-8 为 DEX 和 DOR 在 1 名 EM 和 1 名 PM 受试者唾液中的 LC-MS-MS 图。EM 中的 MR(DEX/DOR)为 1.24,而在 PM 中的 MR 为 280。在 PM 中的 LC-MS/MS 图上 DEX 信号强度很强。唾液中 MR 跨度为 0.03~780。图 13-9 为唾液样本中右美沙芬 MR 的发生频率分布。EMs:lgMR=-0.067±0.424;PMs:lgMR=2.324±0.301。相当于 EMs 中的 MR 均值为 0.86,PMs 中的 MR 均值为 211,EMs 和 PMs 的 MR 分界值为 27。

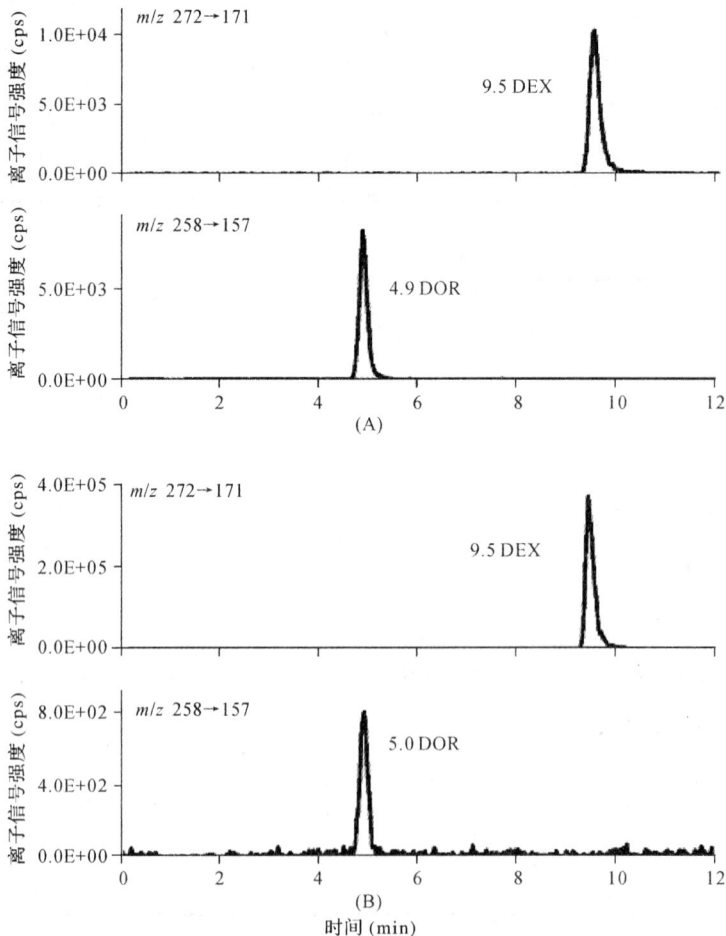

图 13-8 右美沙芬(DEX)和右啡烷(DOR)在 1 名快代谢受试者(A)和 1 名慢代谢受试者(B)唾液中的 LC-MS-MS 图

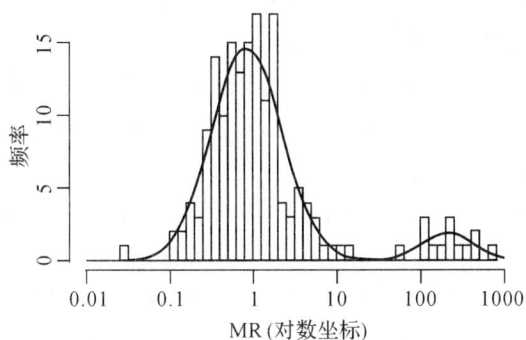

图 13-9　唾液样本中右美沙芬代谢比的发生频率分布

图 13-10 为尿液样本中右美沙芬代谢比、DORGlu、HOMGlu 的发生频率分布。由图 13-10-(A)很清晰可见 21 个 EM 受试者,3 个 PM 受试者。3 名 PM 受试者中尿液中排泄的右美沙芬母药量较高（>7μmol）,但葡醛苷量较低（DORGlu:0.4～1.0μmol;HOMGlu:0.2～0.7μmol）。21 名 EM 受试者中,两种葡醛苷代谢物的量较高,而且个体变异相对较小（DORGlu:10～44μmol;HOMGlu:5～17μmol）。葡醛苷的尿液排泄量也可作为 CYP2D6 的分型指标。

(A)

(B)

(C)

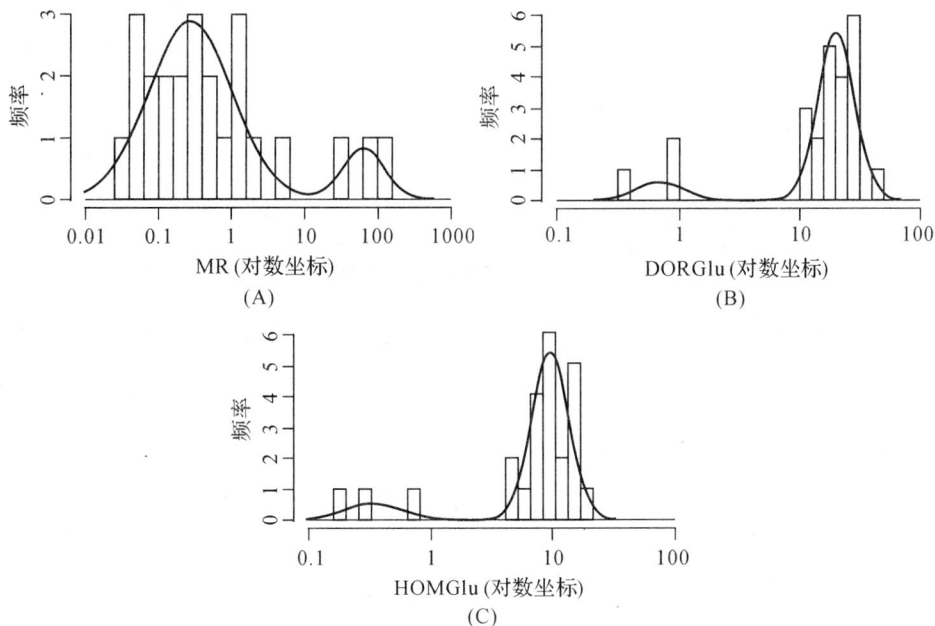

图 13-10　尿液样本中右美沙芬代谢比、DORGlu 和 HOMGlu 的发生频率分布

示例三　Pedersen 等建立了测定人体尿液中曲马多及其代谢物 *O*-去甲基曲马多(M1)的对映体浓度,并用于 CYP2D6 的表型分型研究

(1)试验方法:受试者口服 50mg 盐酸曲马多片后,收集服药后 8h 内的尿样,记录尿液总体积,量取 10mL,置聚丙烯管,－20℃ 冷冻待测。测定尿液中（－)-曲马多、（＋)-曲马多、（－)-M1 和（＋)-M1 的浓度,计算[（－)-M1/（＋)-M1]比值。抽取受试者 10mL 全血,EDTA

抗凝,置-20℃冷冻,用于 CYP2D6 基因型测定。

(2)色谱条件:分析柱为 Chiralpak AD 柱(250mm×4.6mm i. d. ,10μm),柱温 30℃;流动相为异己烷:乙醇:二乙胺(97∶2.8∶0.1,v/v),流动相配置后超声脱气 5min;流速为 0.8mL/min(0~20min),3.0mL/min(20~28min),分析周期为 28min;荧光检测器检测:λ_{ex} 275nm,λ_{em} 309nm;进样量 35μL;奎尼丁为内标。

(3)样品预处理:取尿样 10mL,用水稀释 2~100 倍,取稀释后尿液 1mL,加入内标溶液(10mmol/L)50μL 和 NaOH 溶液(0.5mol/L)50μL ,充分混合,上样至预先活化的 1mL 固相萃取小柱。以 1mL 水冲洗 3 遍后,在真空下干燥数秒。待测物以 250μL 的甲醇洗脱 4 遍,洗脱液氮气流下挥干(45℃,10min),残渣用 100μL 异己烷-乙醇(90∶10,v/v)重组,然后进样分析。

(4)结果:内源性物质不干扰待测物和内标的色谱峰(图 13-11)。(+)-曲马多、(-)-曲马多、奎尼丁获得基线分离,M1 两对映体峰部分分离。尿中各待测物浓度在 0.1~3.0μmol/L范围内与色谱响应值有良好的线性关系,(+)-曲马多、(-)-曲马多、(+)-M1、(-)-M1 的回

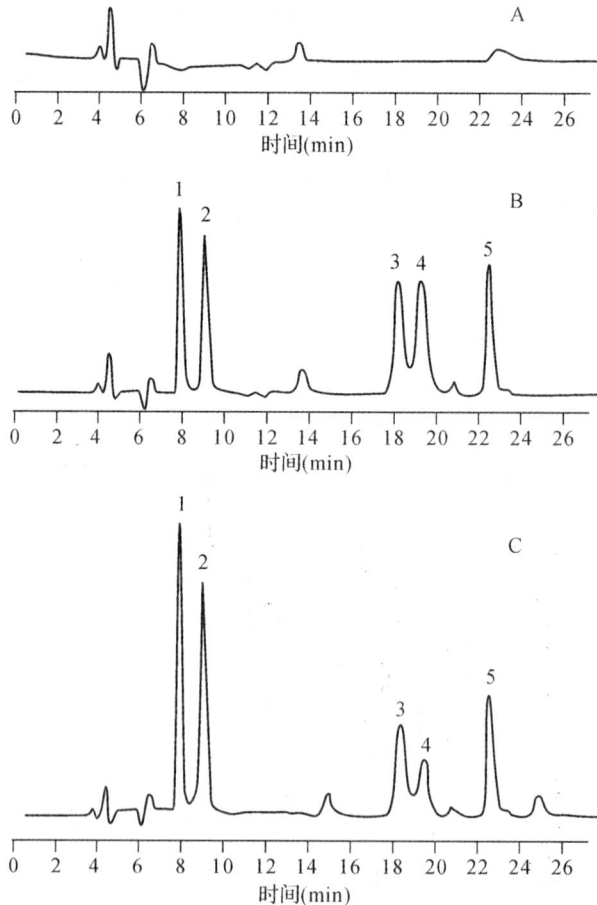

图 13-11　曲马多和代谢物 M1 各对映体的色谱图

色谱图 A 为空白尿液,色谱图 B 为标准尿样[(+)-曲马多、(-)-曲马多、(+)-M1、(-)-M1 浓度均为 0.5μmol/L,内标 0.5mmol/L],色谱图 C 为实际尿样。色谱峰 1~5 分别代表(+)-曲马多、(-)-曲马多、(+)-M1、(-)-M1 和内标。

归方程分别为 $Y=1.8094X+0.0222(r^2=0.9991)$、$Y=1.7811X+0.0127(r^2=0.9993)$、$Y=2.7734X-0.1764(r^2=0.9987)$、$Y=2.3975X-0.1413(r^2=0.9986)$。系列浓度各待测物质控尿样的回收率分别为 85%～96%,85%～94%,84%～100%,94%～105%。不同浓度的各待测物质控尿样的日内和日间精密度均小于 6%。

EMs 和 PMs 的分界值为 2.0。(-)-M1/(+)-M1 ≥ 2.0 的受试者为 PMs,(-)-M1/(+)-M1 < 2.0 的受试者为 EMs。对 278 名健康白人受试者分型结果检出 28 名 PMs,有 1 名受试者的基因型和表型不一致。表 13-5 为 276 名受试者的表型与基因型的相关性。

表 13-5　曲马多表型分型指标与基因型的关系

基因型	n	(-)-M1/(+)-M1
CYP2D6*1/*1	139	0.6(0.4～1.4)
CYP2D6*1/*4	81	0.9(0.5～9.5)
CYP2D6*1/*9	12	0.8(0.5～1.9)
CYP2D6*1/*3	6	0.7(0.6～0.8)
CYP2D6*1/*6	6	0.9(0.5～1.9)
CYP2D6*9/*9	4	0.7(0.5～1.0)
CYP2D6*6/*9	1	2.3
CYP2D6*4/*4	19	4.7(3.1～7.4)
CYP2D6*4/*6	4	4.7(3.6～6.5)
CYP2D6*3/*3	2	4.4(4.3～4.5)
CYP2D6*3/*4	2	3.7(2.9～4.5)

注:CYP2D6*6/*9、CYP2D6*3/*3、CYP2D6*3/*4、CYP2D6*4/*4 和 CYP2D6*4/*6 均为慢代谢基因型。(-)-M1/(+)-M1 以平均值(范围)表示。

13.3　CYP2C9 表型分型

13.3.1　概　述

CYP2C9 在 CYP 中的相对含量约为 20%,CYP2C9 参与临床上大约 10% 的常用药物的代谢,以及多种内源性物质的体内转化。CYP2C9 的重要底物包括氯沙坦、厄贝沙坦、苯妥英、(S)-华法林、氟伐他汀、非甾体类解热镇痛药(双氯芬酸、布洛芬、氟比洛芬、塞来昔布、氯诺昔康)、托拉塞米、磺酰脲类降糖药(甲苯磺丁脲、格列吡嗪、格列本脲、格列美脲)、扎鲁司特、环磷酰胺和异环磷酰胺等。

CYP2C9 主要有三种等位基因,其中 CYP2C9*1 为野生型(Arg144/Ile359)、CYP2C9*2(Cys144/Ile359)、CYP2C9*3(Arg144/Leu359)为突变型,后两者均是碱基点突变引起代谢酶单一氨基酸被替代。CYP2C9*2 纯合子编码的酶活性约为 CYP2C9*1 纯合子的 12%;而

CYP2C9* 3 纯合子编码的酶活性不到 CYP2C9* 1 纯合子的 5%。研究表明 CYP2C9* 1、CYP2C9* 2 和 CYP2C9* 3 在白人中的发生频率分别为 79%~86%、8%~12.5%、6%~9%，CYP2C9* 2 在东方人中极为罕见，CYP2C9* 3 在中国人和日本人中发生频率分别为 3.3% 和 2%。携带纯合子 CYP2C9* 1/* 1 的个体为 EMs，携带杂合子 CYP2C9* 1/* 2 或 CYP2C9* 1/* 3 的个体为 IMs，携带杂合子 CYP2C9* 2/* 3、纯合子 CYP2C9* 2/* 2 或纯合子 CYP2C9* 3/* 3 的个体为 PMs。

常用探药有甲苯磺丁脲(tolbutamide)和氯沙坦(losartan)等。

13.3.2 应用示例

1.甲苯磺丁脲探药法

甲苯磺丁脲是公认的 CYP2C9 探针药，其羟化代谢完全由 CYP2C9 催化(图 13-12)。

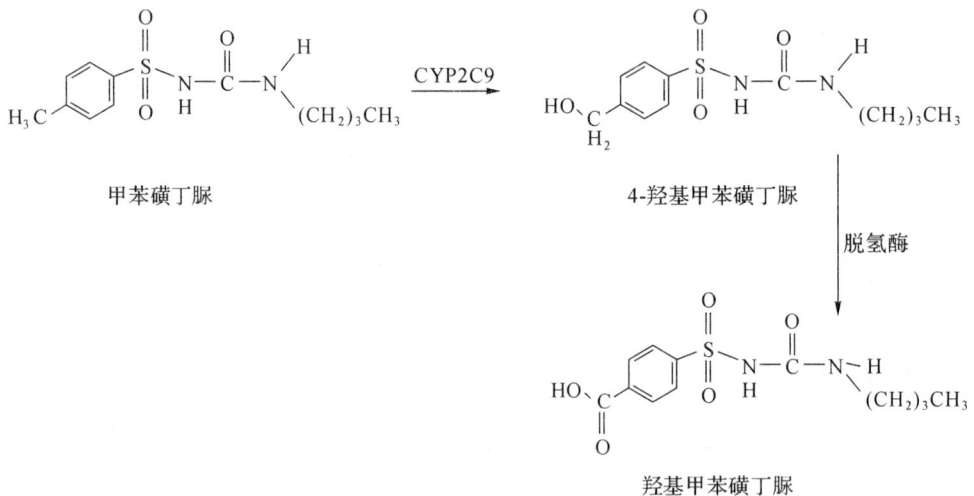

图 13-12 甲苯磺丁脲的代谢

CYP2C9 的变异将直接影响甲苯磺丁脲代谢。一般采用清晨空腹服用 500mg 甲苯磺丁脲后，收集 0~6h 或 0~12h 时间段尿液，记录体积后，-20 ℃保存。以尿液中(4-羟基甲苯磺丁脲＋羧基甲苯磺丁脲)/甲苯磺丁脲浓度比值(MR)反映 CYP2C9 活性。李健等研究发现，利用甲苯磺丁脲的 MR 可以区分 CYP2C9 野生型(CYP2C9* 1/* 1)EMs 和杂合子(CYP2C9* 1/* 3)IMs(表 13-6)。EMs 中 CYP2C9 活性高，因此 EMs 中的 MR 值也显著高于 IMs 中的 MR 值。

表 13-6 不同 CYP2C9 基因型受试者尿样中甲苯磺丁脲的代谢比

参数	CYP2C9* 1/* 1 ($n=10$)	CYP2C9* 1/* 3 ($n=9$)
$MR_{0\sim6h}$	339.8 ± 111.7	179.4 ± 62.9 [*]
$MR_{0\sim12h}$	322.4 ± 137.3	183.9 ± 59.4 [*]

[*] $P<0.05$，CYP2C9* 1/* 3 vs CYP2C9* 1/* 1

另外，以口服甲苯磺丁脲 500mg 或 125mg 后 24h 时的甲苯磺丁脲的血浆浓度为指标，可以良好反映 CYP2C9 活性,也能有效区分不同的基因型。与甲苯磺丁脲 500mg 剂量的表型分型方法相比,甲苯磺丁脲 125mg 剂量的表型分型试验方法较为简单,试验对受试者的血糖影响小,但需要灵敏的 LC-MS/MS 法来测定甲苯磺丁脲及其代谢物浓度。

示例一　张虹等建立了液相色谱法测定人尿中甲苯磺丁脲及其代谢物的浓度

(1)样品前处理:尿样离心后取上清液 200μL,精密加入内标溶液(20.0μg/mL 的氯磺丁脲乙腈溶液)20μL,混匀,加 1mol/L 盐酸溶液 100μL,混匀 30s,加异丙醚 1.2mL,涡旋提取 2min,4000r/min 离心 10min,吸取上清液置 40℃ 水浴中氮气流下吹干,残渣用 95% 乙腈 200μL 溶解,溶解液再 4000r/min 离心 5min 后取上清液进样,以样品与内标峰面积比进行定量分析。

(2)色谱条件:Diamonsil C$_{18}$(250mm×4.6mm,5μm),柱温 40℃;流动相为乙腈-0.05mol/L 磷酸二氢钠溶液(pH＝4.0),梯度洗脱(0～10min,乙腈 25%;10～20min,乙腈 25%→45%),流速 1mL/min;紫外检测波长 230nm;进样量为 20μL。

(3)结果:甲苯磺丁脲、羧基甲苯磺丁脲(carboxytolbutamide)、羟基甲苯磺丁脲(hydroxytolbutamide)及内标氯磺丁脲均分离良好,空白尿样对甲苯磺丁脲、羧基甲苯磺丁脲、羟基甲苯磺丁脲和内标氯磺丁脲均无干扰。混合对照品、空白尿样、空白尿样＋内标及尿样色谱图见图 13-13。

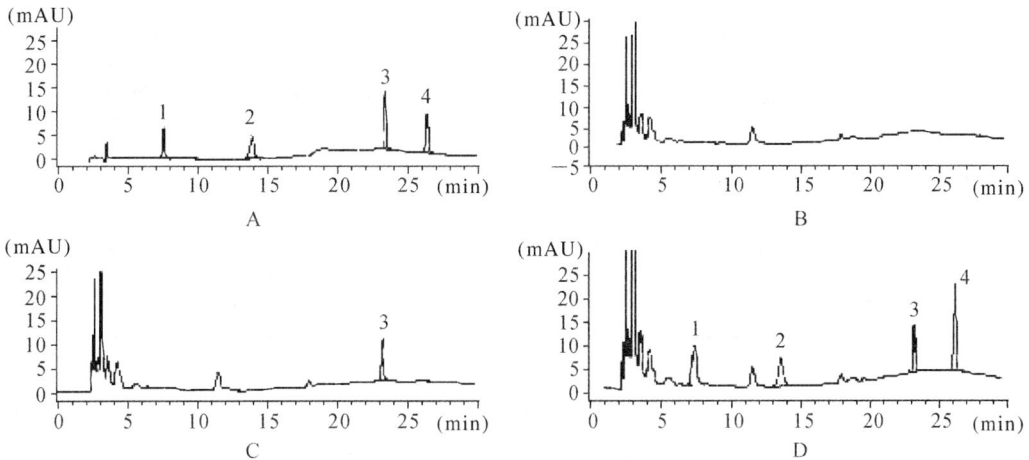

图 13-13　甲苯磺丁脲尿样色谱图

A.混合对照品;B.空白尿样;C.空白尿样＋2μg/mL 内标;D.实际尿样

1.羧基甲苯磺丁脲;2.羟基甲苯磺丁脲;3.氯磺丁脲(内标);4.甲苯磺丁脲

甲苯磺丁脲、羧基甲苯磺丁脲、羟基甲苯磺丁脲尿药浓度均在 0.3～10μg/mL 范围内线性良好(r≥0.9999);低、中、高浓度的方法回收率在 95.0%～105.9% 之间,日内、日间 *RSD* 均 <6%。三种待测物的质控尿样分别在室温下放置 4h、24h,冷冻(−70℃)1 周、2 周、1 个月、3 个月、6 个月和 1 年的条件下均稳定。

(4)讨论:各待测物和内标的贮备液均应置棕色量瓶,冷藏避光保存。由于羧基甲苯磺丁脲、羟基甲苯磺丁脲与甲苯磺丁脲、氯磺丁脲的洗脱时间相差悬殊,故采用梯度洗脱法,且缓冲液 pH＝4.0 时出峰时间既适中又无杂质峰干扰。比较了正己烷、环己烷、二氯甲烷、乙酸乙酯和乙醚等有机试剂的提取效果,发现正己烷、环己烷等不能有效提取羧基甲苯磺丁脲和羟基甲苯苯磺丁脲;乙酸乙酯的提取回收率偏低;乙醚、三丁基甲醚回收率高,但杂质也较其他提取试剂明显增多;而用异丙醚提取,图谱中杂质干扰明显减少,色谱峰分离度较好。

示例二　Jetter 等应用 LC-MS/MS 法,测定血浆中甲苯磺丁脲的浓度,并用于表型分型研究

(1)样品前处理:血浆样品以加有内标的乙腈溶液沉淀后,以甲酸(1∶4)稀释。

(2)测定条件:反相色谱柱(50mm×4.6mm),流动相为醋酸铵缓冲液-乙腈(134∶66,v/v);串联质谱检测:负离子模式,多反应监测(甲苯磺丁脲:m/z 269.2→m/z 169.7;羧基甲苯磺丁脲:m/z 299.2→m/z 92.0;4′-羟基甲苯磺丁脲:m/z 285.2→m/z 104.0;内标 m/z 275.0→m/z 190.0)。

(3)结果:甲苯磺丁脲和 4′-羟基甲苯磺丁脲血浆浓度的线性范围均为 0.0150~15.0μg/mL,羧基甲苯磺丁脲血浆浓度的线性范围为 0.0750~15.0μg/mL;不同浓度甲苯磺丁脲、4′-羟基甲苯磺丁脲和羧基甲苯磺丁脲质控样品的日间精密度为 3.4%~8.4%;方法准确度分别为甲苯磺丁脲 103.1%~103.3%,4′-羟基甲苯磺丁脲 100.1%~104.1%,羧基甲苯磺丁脲 99.8%~102.0%。长期稳定性试验结果表明,在 63d 内各待测物稳定。

该方法用于监测 26 名男性受试者服用 125mg 甲苯磺丁脲后 24h 时的血浆浓度(表 13-7),结果发现,可以将四种不同 CYP2C9 基因型的个体分为两组,这两组的 CYP2C9 活性有显著性差异(P<0.00001)。

表 13-7　26 名男性受试者服用 125mg 甲苯磺丁脲后 24h 时血浆浓度与基因型关系

	CYP2C9 基因型	受试者数量	甲苯磺丁脲 24h 血浆浓度(μg/mL)	甲苯磺丁脲 24h 血浆浓度的自然对数
Ⅰ组	CYP2C9*1/*1	15	1.84(1.64~2.05)	0.58 (0.47~0.69)
	CYP2C9*1/*2	7		
Ⅱ组	CYP2C9*1/*3	3	3.16 (2.90~3.43)	1.15 (1.07~1.24)
	CYP2C9*2/*2	1		

注:括号内为 95%可信限。

Jetter 等还分析了 Kirchheiner 等研究的数据,若受试者服用 500mg 甲苯磺丁脲,依据甲苯磺丁脲 24h 血浆浓度值,可以将受试者区分为三个组。第一组(CYP2C9*1/*1 和 CYP2C9*1/*2 基因型个体):7.04 (4.64~9.43)μg/mL;第二组(CYP2C9*1/*3 和 CYP2C9*2/*2 基因型个体):13.67 (10.65~16.68)μg/mL;第三组(CYP2C9*2/*3 和 CYP2C9*3/*3 基因型个体):29.78 (16.05~43.52)μg/mL。

2.氯沙坦探药法

近年来,氯沙坦被用作 CYP2C9 分型的探药。一般来说,可利用口服 25mg 氯沙坦后 8h 内尿液中氯沙坦与活性代谢物 EXP-3174 的浓度比值作为分型指标。Sekino 等研究提出,用服药后 6h 时 EXP-3174 与氯沙坦的血浆浓度比值作为 CYP2C9 活性的分析指标(表 13-8),这种方法的好处是简便,仅需一个血浆样本即可。

表 13-8　不同 CYP2C9 基因型个体服用 25mg氯沙坦后 6h 时的血浆 MR

CYP2C9 基因型	n	MR_{6h}
CYP2C9*1/*1	4	21.5±5.1
CYP2C9*1/*3	3	8.5±5.1*

* P<0.05 (CYP2C9*1/*3 vs CYP2C9*1/*1)

示例三　Polinko 等应用 LC-MS/MS 法,测定人体尿液和血浆中氯沙坦与 EXP-3174 的浓度

氯沙坦、EXP-3174 和内标的化学结构见图 13-14。

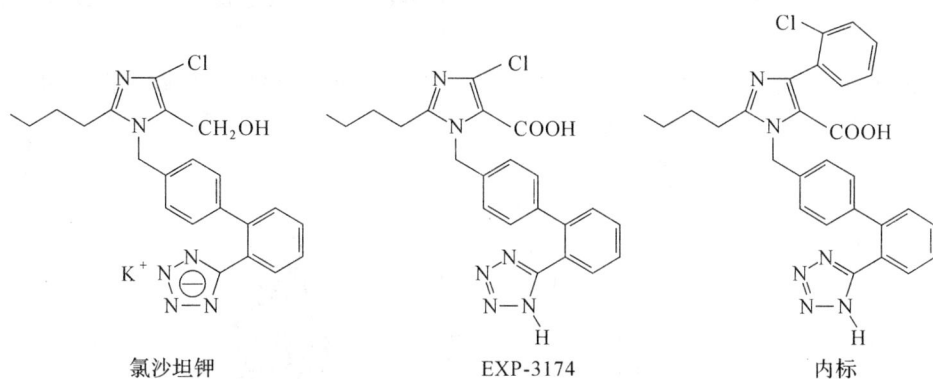

图 13-14　氯沙坦、EXP-3174 和内标的化学结构

(1)样本前处理

尿样前处理:取尿液样品 0.5mL,加 0.5mL 0.5%甲酸溶液、0.1mL 甲醇-水(50∶50, v/v)和 0.1mL 内标溶液(250ng/mL)。混合后,加 5mL 甲基叔丁基醚提取,漩涡混合,3000r/min 离心 5min。水相经冰冻后,将有机层转移到干净的聚丙烯管内。有机相经氮气吹干后,以 0.2mL 异丙醇-0.2%甲酸(25∶75, v/v)混合溶液重组,混合,转移至 200μL 自动进样瓶内,取 5~30μL 进样分析。

血浆样品前处理:取血浆 0.1mL,加 0.25mL 0.5%甲酸溶液、0.1mL 甲醇-水(50∶50, v/v)和 0.05mL 内标溶液(5ng/mL)。混合后,加 2mL 甲基叔丁基醚提取,漩涡混合,3000r/min 离心 5min。水相经冰冻后,将有机层转移到干净的聚丙烯管内。有机相经氮气吹干后,以 0.2mL 异丙醇-0.2%甲酸(25∶75, v/v)重组,混合,转移至 200μL 自动进样瓶内,取 5~20μL 进样分析。

(2)LC-MS/MS 条件:分析柱为 Keystone Valuepak 氰基柱(50mm×2.1mm,3μm),保护柱为 Keystone BetaBasic CN(20mm×2mm),柱温 30 ℃;流动相为乙腈-0.2%甲酸 (55∶45, v/v),流速 0.2mL/min。MS/MS 条件:热喷雾电离,正离子检测模式。$[M+H]^+$:氯沙坦 ($m/z=423$),EXP-3174($m/z=437$),内标($m/z=513$)。多反应监测模式:m/z 423→m/z 207 (氯沙坦),m/z 437→m/z 235 (EXP-3174),m/z 513→m/z 207(内标)。

(3)结果:尿液中氯沙坦和 EXP-3174 的线性范围均为 2~1000ng/mL($r>0.998$),LLOQ 为 2ng/mL($RSD<6.0\%$)。不同浓度的氯沙坦质控尿样的日内精密度≤4.7%,日间精密度 <8.4%,方法回收率为 91.4%~103.9%,提取回收率为 92.3%;EXP-3174 质控尿样的日内精密度≤9.3%,日间精密度<7.1%,方法回收率为 90.0%~96.3%,提取回收率为 91.6%。

血浆中氯沙坦和 EXP-3174 的线性范围均为 1~500ng/mL($r>0.999$),LLOQ 为 1ng/mL($RSD≤7.7\%$)。不同浓度的氯沙坦质控血浆的日内精密度≤3.8%,日间精密度<9.6%,方法回收率为 100.0%~102.2%,提取回收率为 87.3%;EXP-3174 质控血浆的日内精密度≤7.8%,日间精密度<5.8%,方法回收率为 93.2%~96.5%,提取回收率为 104.7%。

样品测定液在自动进样室内室温放置 24h(尿样)~48h(血样)、血样、尿样室温 24h、三次冻融试验以及−20℃长期贮存 12 月(尿样)~24 月(血样)的稳定性考察结果表明,被测物稳定性好。

应用建立的方法测定了一名高血压患者服用氯沙坦钾(日剂量 0.71mg/Rg)7 天后血浆中氯沙坦和 EXP-3174 浓度-时间曲线,测得氯沙坦和 EXP-3174 尿中回收率为 1.3％和 2.72％。

示例四 Babaoglu 等应用 HPLC 荧光检测法测定了土耳其健康受试者中氯沙坦的尿液代谢比

(1)试验方法:受试者睡前禁食 2h,接收 25mg 单剂量氯沙坦钾,然后收集夜间 8h 尿液,取 10mL 尿液,置－20 ℃冷冻保存。抽取 2～3mL 全血用于 CYP2C9 基因型测定。

(2)测定方法:取尿样,加流动相(15mmol/L 磷酸氢二钠-乙腈)和异丙醇(以 2:1:1 比例混合,v/v)。取 20µL 上述混合液直接注入 HPLC 系统。分析柱为 Zorbax SB 苯基柱;流动相为 15mmol/L 磷酸氢二钠(pH2.3)-乙腈(66:34, v/v);荧光检测:激发波长 250nm,发射波长 370nm。

(3)结果:尿液中氯沙坦和 EXP-3174 的线性范围均为 25～2000nmol/L,日内和日间精密度均≤10％。以服用氯沙坦钾后 8h 内尿药 MR 为指标,测定了 85 名土耳其健康受试者中 lgMR 的分布频率(图 13-15)。MR 与基因型的关系见表 13-9。

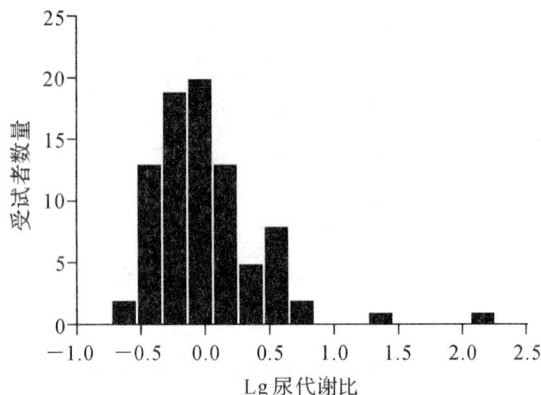

图 13-15　85 名土耳其健康受试者中 lgMR 的分布频率

表 13-9　85 名土耳其健康受试者中 CYP2C9 基因型与氯沙坦代谢比关系

CYP2C9 基因型	n	尿代谢比(MR)	
		中位数	范围
CYP2C9*1/*1	58	0.71	(0.23～28.60)
CYP2C9*1/*2	10	0.85	(0.30～1.63)
CYP2C9*1/*3	12	2.35[#]	(0.75～6.26)
CYP2C9*2/*2	3	1.52	(1.40～3.81)
CYP2C9*2/*3	1	3.89	
CYP2C9*3/*3	1	160.7	

注:尿代谢比(氯沙坦/ EXP-3174)数据以中位数(范围)表示。[#] $P<0.01$(CYP2C9*1/*3 与 CYP2C9*1/*1 相比);$P<0.05$(CYP2C9*1/*3 与 CYP2C9*1/*2 相比)

13.4　CYP1A2 表型分型

13.4.1　概　述

CYP1A2 在人肝 P450 中其含量约 10％,它在药物代谢、内源性激素的羟化反应和前致癌物的体内活化过程中发挥重要作用。CYP1A2 的重要底物包括解热镇痛药(对乙酰氨基酚、非那西丁、萘普生)、心血管药物(利多卡因、美西律、普罗帕酮、维拉帕米、β-受体阻滞剂)、中枢神经系统用药(咖啡因、他克林、褪黑素、氯氮平、氟哌丁醇、阿米替林、氯丙咪嗪、利鲁唑、石杉碱甲、奥氮平)、阿洛司琼、氟他胺、茶碱、齐留通、来氟米特等。CYP1A2 的表达和活性存在较大的个体差异。研究表明,肝脏中 CYP1A2 的酶活性及表达水平的个体间差异通常为 5~15 倍,最高可达 60 倍。在导致 CYP1A2 酶活性个体差异的因素中,基因多态性起决定性作用。已发现了 CYP1A2 至少 14 个单核苷酸多态性,其中最主要的是 CYP1A2* 1C(G2964A)和 CYP1A2* 1F(C734A)。CYP1A2* 1A 为野生型,CYP1A2* 1C 引起 CYP1A2 活性下降,CYP1A2* 1F 表达的酶更易被吸烟诱导。

　　常用咖啡因(caffeine,137X)作为 CYP1A2 多态性的探药。方法有 ^{13}C 咖啡因呼吸试验、尿代谢比、血浆或唾液中 1,7-二甲黄嘌呤(paraxanthine,17X)/ 咖啡因浓度比。咖啡因经 CYP1A2 代谢为 1,7-二甲黄嘌呤的示意图见图 13-16。最新研究表明,利用给药后 5~7h 时在血浆或唾液中 17X/137X 浓度比能很好地反映 CYP1A2 的活性。该法只需单点取样,快速、简便、经济,比前两种估计 CYP1A2 活性的方法更准确。

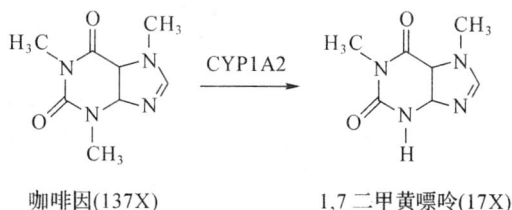

图 13-16　咖啡因经 CYP1A2 代谢
生成 1,7-二甲基黄嘌呤

13.4.2　应用示例

示例一　Ou-Yang 等建立了以单点咖啡因血浆代谢比作为 CYP1A2 分型方法

　　(1)试验方法:口服咖啡因胶囊 300mg 后 5~7h,采血,分离血浆,-20℃保存。

　　(2)样品前处理:取血浆 300μL,加内标 β-羟乙基茶碱(100μmol/L 水溶液)100μL 和硫酸铵 300mg。混合后,加 5mL 三氯甲烷-异丙醇(9∶1,v/v)混合液提取,旋涡 1min,于 1500r/min 离心 15min,分取有机层,在 45~50℃水浴氮气流下挥干,残渣用流动相 100μL 溶解,取 20μL 进样分析。

　　(3)色谱条件:反相色谱柱 Spherisorb ODS-2 (250mm×4mm,5μm);采用梯度洗脱法,流动相为 0.05% 乙酸-乙腈-甲醇[0~5min:81.5∶8.5∶10 (v/v);5min 之后 72∶18∶10(v/v)],流速为 0.7mL/min,紫外检测波长为 282nm。

　　(4)结果:见色谱图 13-17。1,7-二甲黄嘌呤(17X)和咖啡因(137X)分离良好,空白血浆基质不干扰目标色谱峰。17X 和 137X 的线性范围分别为 1.0~100.0μmol/L($r=0.9999$)和 1.0~200.0μmol/L($r=0.9987$)。17X 和 137X 的方法回收率为 96%~108%。

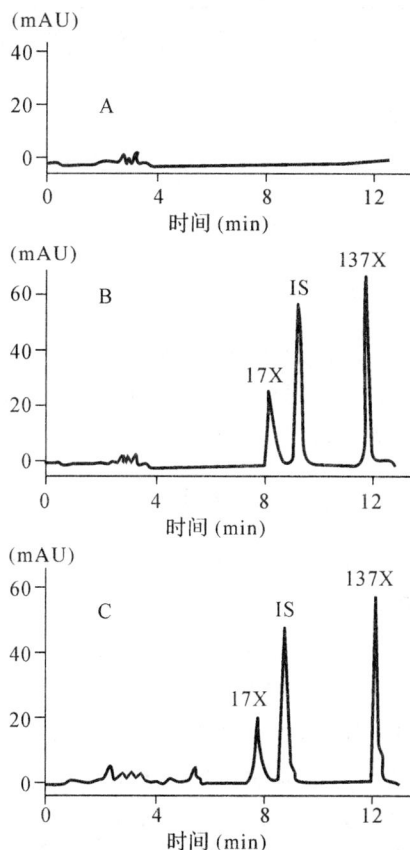

图 13-17　咖啡因与其代谢物的色谱图
A. 空白血浆;B. 标准血浆;
C. 一名志愿者服用 300mg 咖啡因胶囊后的血浆

日内、日间精密度:17X 小于 6％,137X 小于 10％。

(5)讨论:研究者将该方法应用于人群 CYP1A2 活性研究,测得受试者中 17X 浓度为
3.5~21.5 μmol/L,137X 的浓度为 7.1~81.3μmol/L,CYP1A2 的 PMs 发生率为 5％。

该实验室 Han 等应用该方法,研究了受试者中咖啡因血浆代谢比与 CYP1A2 基因多态性
的相关性,结果见表 13-10。可见,CYP1A2 基因型与咖啡因 MR 之间有显著的相关性,携带
CYP1A2-2964 位点 GG 基因型和 CYP1A2-734 位点 AA 基因型(G/G^{-2964}A/A^{734})的个体中咖
啡因 MR 要高于未携带 G/G^{-2964}A/A^{734} 的个体中咖啡因 MR($P<0.05$)。

表 13-10 受试者服用咖啡因后 6h 时的血浆代谢比

吸烟史	受试者	n	MR (17X/137X)
无	携带 CYP1A2-2964 位点 GG 基因型和 CYP1A2-734 位点 AA 基因型(G/G^{-2964}A/A^{734})的个体	22	0.46±0.26
	未携带 G/G^{-2964}A/A^{734} 的个体	117	0.36±0.19 *
有	携带 G/G^{-2964}A/A^{734} 的个体	5	0.80±0.30
	未携带 G/G^{-2964}A/A^{734} 的个体	19	0.50±0.26 *

* 与 G/G^{-2964}A/A^{734} 基因型的 MR 值比较(<0.05)。

13.5 鸡尾酒探药分型法

13.5.1 概 述

鸡尾酒体内探针试验(cocktail approach)法:指同时给予多种低剂量的探针底物,测定生
物样本中每个探药的代谢比,以获取多个代谢酶的表型信息。该法省时经济,但要求探药灵敏
专属、探针间无相互作用、分析方法专属性强。

13.5.2 应用示例

示例一 Ghassabian 等建立了一种高通量的液质联用分析方法,可用于 5 种细胞色素
P450 表型分型的测定

(1)试验方法:受试者试验前 48h 禁用含有咖啡因的产品。试验当天口服鸡尾酒探药
(100mg 咖啡因,20mg 奥美拉唑,25mg 氯沙坦,30mg 右美沙芬,2mg 咪达唑仑)。服用鸡尾酒
探药前,以及服用后 1,2,4,6 h 采静脉血 10mL。全血立即离心(4000r/min,15min),分离血
浆,−80℃保存。样品采集到测定须在 3 个月内完成。代谢物与母药各自的血浆 AUC$_{0~6h}$ 比
值反映 CYP2D6、CYP3A4 和 CYP2C9 活性(CYP2D6:右啡烷/右美沙芬;CYP3A4:1′-羟基咪
达唑仑/咪达唑仑;CYP2C9:EXP-3174/氯沙坦)。服用后 4h 时 1,7-二甲黄嘌呤与咖啡因的浓
度之比反映 CYP1A2 活性,服药后 4h 或 6h 时 5-羟基奥美拉唑与奥美拉唑的浓度之比反映
CYP2C19 活性,服药后 4h 的咪达唑仑血浆浓度值也可作为 CYP3A4 活性分型指标。

(2)样品前处理:右美沙芬、右啡烷、咪达唑仑、1′-羟基咪达唑仑、奥美拉唑、5-羟基奥美拉

唑、氯沙坦和 EXP-3174 的固相提取(SPE);制备标准血浆和分析测定代谢物和母药所需的玻璃器皿均需硅烷化处理。取 1mL 血浆样品,加入 1μg 非那西丁(内标),加 3mL 乙腈,强烈振摇后,4000r/min 离心 15min,上清液于 40℃下氮气吹干,加 2mL 水重组,取 1.5mL 水溶液上样至 Oasis HLB 固相小柱上(3mL,60mg)。固相小柱预先用 1mL 甲醇、1mL 水活化处理。样品以 0.5mL/min 速度上样 1.5mL,然后依次用 2mL 双蒸水、2mL 10%甲醇各洗涤 2 遍(0.5mL/min 速度),再用甲醇洗脱样品 3 遍(0.5mL/min),甲醇洗脱液于 40℃下氮气吹干。

咖啡因与二甲黄嘌呤的液-液提取(LLE):取 200μL 血浆样品,加内标 250ng 和乙腈 600μL,强烈振摇以沉淀蛋白,4000r/min 离心,取乙腈层,40℃下氮气吹干,加 200μL 双蒸水,再加入三氯甲烷-异丙醇(85∶15)3mL。混合液振摇 15min,4000r/min 离心 15min。吸取有机相,40℃下氮气吹干。

取上述 SPE 或 LLE 处理所得样品,以 100μL 乙腈-水(50∶50)混合液重组,取 20μL 进样分析。

(3)仪器条件:色谱条件:分析柱为 Altima C_{18} 窄孔柱 (150mm×2.1mm,5μm);流动相为乙腈-水(1∶1),含 0.1%甲酸溶液,流速 300μL/min。质谱条件:电喷雾(ESI)离子源,正离子模式,碰撞气为氩气:2.2 mTorr;毛细管温度 275℃;选择性反应监测。

(4)结果:各待测物和内标的保留时间和离子碎片参数见表 13-11。线性范围和 LLOQ、日内、日间精密度和准确度见表 13-12,咖啡因、右啡烷、5-羟基奥美拉唑、奥美拉唑、1′-羟基咪达唑仑、咪达唑仑、右美沙芬、氯沙坦的平均提取回收率在 83.5%~105.4%之间。EXP-3174 和二甲黄嘌呤的平均提取回收率分别为 76%和 73%。三次冻融试验结果显示,各待测物实测浓度与加入浓度的偏差均在 15%之内。应用鸡尾酒探针法进行受试者表型分型的结果见表 13-13。

表 13-11　各待测物和内标的保留时间和离子碎片参数

待　测　物	保留时间(min)	母离子(m/z)	子离子(m/z)	碰撞电压(eV)
二甲黄嘌呤	1.28	181	123.9	20
右啡烷	1.29	258	157.0	35
5-羟基奥美拉唑	1.30	362	214.0	15
咖啡因	1.44	195	138.0	27
奥美拉唑	1.46	346	198.2	13
1′-羟基咪达唑仑	1.59	342	324.0	25
咪达唑仑	1.59	326	291.0	30
右美沙芬	1.60	272	171.0	35
非那西丁(内标)	2.39	180	109.9	22
氯沙坦	2.95	423	207.0	17
EXP-3174	4.14	437	207.0	20

表 13-12　各待测物的线性范围、LLOQ、精密度和准确度

待　测　物	线性范围 （ng/mL）	相关系数 （r^2）	LLOQ （ng/mL）	日内精密度 （%）	日间精密度 （%）	准　确　度
咖啡因	190～6000	0.9950	95	9.8～11.9	14.8～16.4	−2.0～−16.7
二甲黄嘌呤	190～6000	0.9958	95	10.7～13.0	14.3～15.5	1.0～−17.0
右美沙芬	3～400	0.9980	3	7.9～17.5	12.0～20.0	−8.7～15.9
右啡烷	1.5～400	0.9959	1.5	12.0～14.2	13.0～20.0	1.4～−15.0
奥美拉唑	7.8～1000	0.9910	7.8	7.7～18.7	15.8～17.6	0.4～14.4
5-羟基奥美拉唑	7.8～1000	0.9873	7.8	14.5～16.5	15.0～16.0	2.0～16.0
咪达唑仑	0.78～100	0.9977	0.39	7.7～9.7	10.8～18.8	−1.2～20.0
1'-羟基咪达唑仑	0.78～100	0.9985	0.39	6.5～12.5	12.8～18.3	−0.6～20.0
氯沙坦	4～500	0.9988	4	10.0～19.3	15.5～20.0	−0.8～8.2
EXP-3174	4～500	0.9983	4	12.0～20.0	14.5～19.9	−3.0～1.5

表 13-13　应用鸡尾酒探针法进行受试者表型分型的结果

病人编号	CYP1A2 [a]	CYP2C19 [b]	CYP3A4 [c]	CYP3A4 [d]	CYP2D6 [e]	CYP2C9 [f]
1	0.15	1.26	12.58	0.30	0.04	1.69
2	0.23	0.56	10.00	0.33	0.79	1.13
3	0.38	0.11	2.15	1.66	1.43	0.59
4	0.38	0.14	13.21	0.17	0.73	0.36
5	0.31	0.51	19.00	0.26	0.16	0.98
6	0.20	2.69	7.26	0.57	0.37	0.56
7	0.08	0.38	3.21	1.13	6.97	0.27
8	0.32	3.66	4.34	0.11	0.01	0.98
9	0.47	2.31	21.31	0.11	0.31	2.53
10	1.11	3.02	12.85	0.13	0.94	2.00
11	0.75	1.04	13.03	0.03	0.10	2.57
中位数	0.32	1.15	10.00	0.30	0.37	0.98
范围	0.08～1.11	0.11～3.66	2.15～21.31	0.11～1.66	0.01～6.97	0.27～2.57

注：a. 服药后 4h 时的二甲基黄嘌呤与咖啡因的血浆浓度（μmol/L）比值；b. 服药后 4 或 6h 时 5-羟基奥美拉唑与奥美拉唑的血浆浓度（nmol/L）比值；c. 服药后 4h 时咪达唑仑的血浆浓度（nmol/L）；d. 1'-羟基咪达唑仑的 $AUC_{0～6h}$/咪达唑仑的 $AUC_{0～6h}$；e. 右啡烷的 $AUC_{0～6h}$/右美沙芬的 $AUC_{0～6h}$；f. EXP-3174 的 $AUC_{0～6h}$/氯沙坦的 $AUC_{0～6h}$。

　　（5）讨论：Oasis HLB 固相小柱的特点是适应性强，可用于酸性化合物（例如氯沙坦和代谢物 EXP-3174）、碱性药物（例如奥美拉唑、咪达唑仑、右美沙芬及其他们的代谢物）、中性药物（咖啡因），但二甲基黄嘌呤经 SPE 处理的提取效率低，为了提高二甲基黄嘌呤的提取回收率，故采用传统的液-液萃取法。本法采用的是血浆样本，克服了某些分型方法需要尿样、血样多种类型样本的缺点。采用液质联用分析方法，充分发挥了分析快、灵敏度高、特异性强的优点，克服了某些分型方法用液相色谱法的缺点（不同待测物的样品前处理不一样，色谱条件不一样）。

13.6　N-乙酰基转移酶表型分型

13.6.1　概　述

N-乙酰基转移酶 2(*N*-acetyltransferase type 2,NAT2)是人体内重要的 Ⅱ 相代谢酶,可催化芳香胺类和杂环胺类物质的乙酰化过程。NAT2 基因具有遗传多态性,NAT2 基因型可分为快速乙酰化型、中间型和慢乙酰化型。快乙酰化型是指野生纯合子型（*4/*4）,中间型是野生型和突变型的杂合子型（例如*4/*5,*4/*6,*4/*7）,许多文献也将前两者合称为快乙酰化型,而慢乙酰化型是指纯合突变型（例如含有*5,*6,*7 任意 2 个等位基因）。NAT2慢乙酰化代谢基因型与膀胱癌的发生相关,与异烟肼所致的药物性肝炎相关。

NAT2 基因多态性导致在体内经乙酰化代谢的多种药物,如异烟肼、氨苯砜、磺胺二甲嘧啶、普鲁卡因胺等呈现代谢多态性。确定 NAT2 代谢表型的方法,常采用探针药物法,早年多以异烟肼为探针药物,测定服药后尿中代谢物乙酰异烟肼与异烟肼浓度比值(MR)来衡量代谢的快慢。异烟肼在体内的主要代谢途径为 *N*-乙酰基化代谢,其次有少量通过水解代谢。MR≥5 为乙酰化代谢快型,MR≤3 为慢代谢,MR 在 3～5 之间为代谢中间型。

由于咖啡因不良反应较小,受试者接受性好,目前应用最普遍的方法是咖啡因法。口服咖啡因后,咖啡因主要经 CYP1A2 代谢生成 1,7-二甲基黄嘌呤(17X),17X 再经 7 位脱甲基生成一不稳定的开环中间产物(图 13-18),此中间产物可由 NAT2 催化生成 5-乙酰氨基-6-甲酰氨

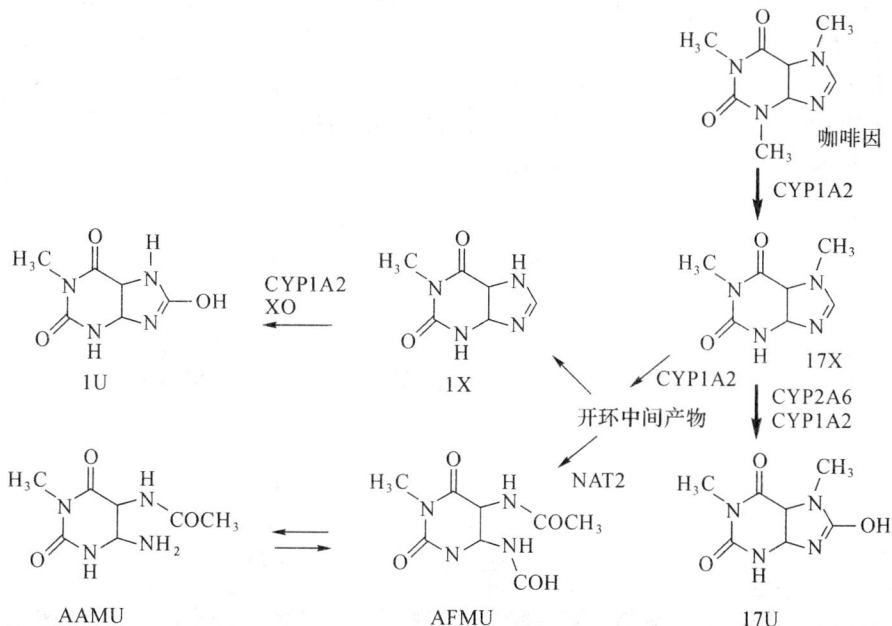

图 13-18　咖啡因的主要代谢途径

17X:1,7-二甲基黄嘌呤;17U:1,7-二甲基尿酸;AFMU:5-乙酰氨基-6-甲酰氨基-3-甲基脲嘧啶;1X:1-甲基黄嘌呤;1U:1-甲基尿酸;AAMU:5-乙酰氨基-6-氨基-3-甲基脲嘧啶

基-3-甲基脲嘧啶(AFMU),或经内部重排生成 1-甲基黄嘌呤(1X)。该不稳定开环中间产物在快乙酰化者体内会迅速乙酰化,而在慢乙酰化者体内则有足够的时间闭环形成 1X。所以通过测定 AFMU 与 1X 的摩尔浓度之比(AFMU/1X),就能正确地反映 N-乙酰化的程度,AFMU/1X 值低者则 N-乙酰化较慢。1X 可继而经 CYP1A2 和黄嘌呤氧化酶(xanthine oxidase,XO)代谢形成 1-甲基尿酸(1U)。AFMU 可进一步降解为 5-乙酰氨基-6-氨基-3-甲基脲嘧啶(AAMU)。因此,也有文献以尿液中 AFMU/(AFMU＋1X＋1U)或(AFMU＋AAMU)/(AFMU＋AAMU＋1X＋1U)为指标反映 NAT2 的活性。

13.6.2　应用示例

示例　李军等建立了 HPLC 直接进样测定咖啡因代谢物评价 NAT2 酶活性的方法

(1)试验方法:90 名健康受试者在取样前 3d 内禁用含咖啡因的食物和饮料。实验当天早上 9∶00 预留空白尿样后,口服 1 标准杯咖啡(每杯加 120mg 咖啡因和 3g 咖啡共含咖啡因约 215mg),下午 14∶00 留取尿样 10mL 至预先加入维生素 C 200 mg 的样品瓶中,于−20℃ 保存直至分析。取尿样 500μL 置 1mL 带塞离心管中,10000 r/min 离心 5min,取上清液,按色谱条件直接进样分析,测定 AFMU、1X、1U、17U 和 17X 浓度,以 AFMU/(AFMU＋1X＋1U)反映 NAT2 的活性。

(2)色谱条件:岛津 Shimpack VP-ODS 柱(4.6mm×150mm,5μm);岛津 Shimpack C_{18} 预柱;流动相为乙腈(A)-0.05%醋酸(B),0～24min 流动相 B 的比例从 2.5% 线性增加至 8%;流速为 1mL/min;柱温 25℃;紫外检测波长为 280nm;进样体积 20μL。

(3)结果:咖啡因 5 种代谢物之间具有良好的分离度,尿液中内源性杂质对待测物无干扰(图 13-19)。AFMU、1U、1X、17U 和 17X 在 0.5～16.0 μg/mL 浓度范围内线性关系良好($r>0.999,n=5$)。AFMU、1U、1X、17U、17X 的平均回收率分别为 97.89 %、99.89 %、100.04 %、102.17 %、95.59 %;日内、日间 RSD 均小于 4.0%。受试者的 AFMU/(AFMU＋1X＋1U)比值跨度从 0.04 到 0.83,绘制概率分布直方图,结果显示呈多态性双峰分布,快、慢乙酰化代谢表型的分界值为 0.26。

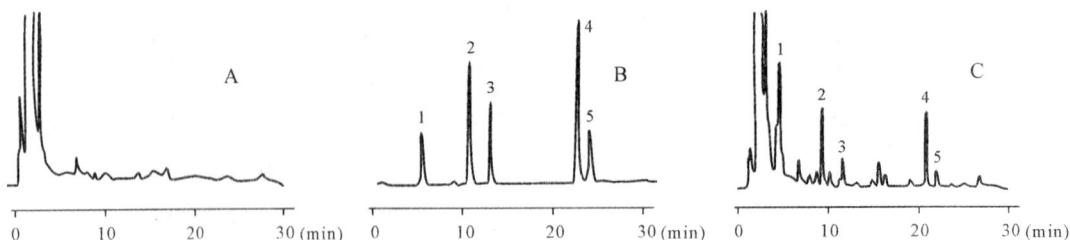

图 13-19　咖啡因 5 种代谢物的 HPLC 谱图
A.空白尿样;B.5 种代谢物的标准溶液;C.受试者尿样。
色谱峰 1、2、3、4 和 5 分别代表 AFMU、1U、1X、17U 和 17X。

(4)讨论:咖啡因 5 种代谢物水溶性较大,常规 HPLC 法多采用提取后测定,提取率不高,本方法采用直接进样与梯度洗脱 HPLC 法测定,集样品的前处理、分离及分析测定于一体,大大简化了操作步骤,缩短了分析时间,避免了传统 HPLC 方法样品前处理过程引入的误差。为保持良好的分析效果,在分析 30 次尿样后,要用乙腈冲洗色谱柱 30min,并在下一次进样前用流动相冲洗 1h。AFMU 的性质不稳定,尤其是在碱性条件下易转变为 AAMU,因此尿样保存时必须用维生素 C 调为酸性,尿样处理时尽量在低温下操作,并尽量缩短处理时间。90名受试者中快乙酰化代谢表型个体频率为 81.11%,慢乙酰化代谢表型个体频率为 18.88%,与国内其他学者所测比例接近。

13.7　表型分型对体内药物分析的要求

表型分型研究中,需要认真进行方法学的确证试验。对样品的稳定性、样品前处理方法、方法专属性、灵敏度、线性范围等有严格的要求,否则会导出错误的结果。

例如,在以美芬妥因 S/R 为分型指标的 CYP2C19 分型试验中,尿样储存时间可能对测定有影响。某些快代谢者尿中存在着酸不稳定代谢物,这些代谢物在尿中可分解再生成 S-美芬妥因,使 S/R 比值升高,导致错判为 PMs。所以若表型分型为慢代谢而基因分型却为快代谢,则应将该受试者的尿样进行酸化处理重新测定。若 S/R 比值不变,则说明是真 PMs,而且提示存在未被检出的突变基因可能性。若 S/R 比值明显升高,则可以确证为 EM。

有研究表明在右美沙芬表型分型试验中,对尿样进行 β-葡醛苷酶水解处理与否,所得结果不同。酶水解处理虽然未改变右美沙芬在不同表型中的尿药浓度,但右啡烷在 PMs 中的尿药浓度增加了 3.7 倍,EMs 中增加 12.8 倍。尿样未水解时右美沙芬/右啡烷的分界值为 2.00,而水解后变为 0.3,水解处理降低了表型分界值。

基因分型研究的进展对代谢分型也提出更高的要求。例如,随着对 CYP2D6 多态性研究的不断深入,发现过去 CYP2D6 多态性分类为快代谢与慢代谢太过于粗犷。细致分类可有慢代谢、中间代谢、快代谢和超快代谢。特别是 CYP2D6 基因分型研究的逐步深入,已有越来越多的等位基因的报道。不同的等位基因可产生不同活性的酶蛋白。利用右美沙芬 MR 进行代谢分型用于区分 CYP2D6 快、慢代谢者已很理想,但对快代谢者之间区分较困难。原因是母体药物右美沙芬在尿样中的测定灵敏度不够高。通过提高样本浓缩度和增加 HPLC 进样量,并提高检测灵敏度或采用 LC-MS-MS 检测方法,可以成功地区分纯合子快代谢者与杂合子快代谢者之间的代谢率差异。

【课外阅读】

周权,姚彤炜,曾苏. 药物代谢分型的研究进展. 中国现代应用杂志,2000,17(6):423-429.

【参考文献】

[1] 周权,曾苏. 药物代谢与转运及其临床意义. 临床药动学(第一版). 蒋学华. 高等教育出版社. 北京:2007.

[2] 周权,姚彤炜,曾苏. 药物代谢分型的研究进展. 中国现代应用杂志,2000,17(6):423.

[3] Tybring G, Böttiger Y, Widén J, et al. Enantioselective hydroxylation of omeprazole catalyzed by CYP2C19 in Swedish white subjects. Clin Pharmcol Ther, 1997,62(2):129.

［4］付良青，黄丰，吴德政. 奥美拉唑为探针分析中国汉族人群细胞色素氧化酶 CYP2C19 表型多态性. 中国新药杂志，2005，14（4）：461.

［5］Pedersen RS，Damkier P，Brosen K. Tramadol as a new probe for cytochrome P450 2D6 phenotyping：A population study. Clin Pharmacol Ther，2005，77（6）：458.

［6］张虹，方昱，李英. 反相高效液相色谱法测定人尿中右美沙芬及去甲右美沙芬的含量. 第二军医大学学报，2010，31（3）：310.

［7］Lutz U，Völkel W，Lutz WK，et al. LC-MS/MS analysis of dextromethorphan metabolism in human saliva and urine to determine CYP2D6 phenotype and individual variability in N-demethylation and glucuronidation. J Chromatogr B，2004，813：217.

［8］Pedersen RS，Brosen K，Nielsen F. Enantioselective HPLC Method for Quantitative Determination of Tramadol and O-Desmethyltramadol in Plasma and Urine：Application to Clinical Studies. Chromatograhia，2003，57（5/6）：279.

［9］李健，文思远，王睿，等. 细胞色素 P450 CYP2C9 基因多态性对甲苯磺丁脲代谢动力学的影响. 药学学报，2005，40（8）：695.

［10］Jetter A，Kinzig-Schippers M，Skott A，et al. Cytochrome P450 2C9 phenotyping using low-dose tolbutamide. Eur J Clin Pharmacol，2004，60（3）：165.

［11］张虹，方昱，李英. RP-HPLC 法测定人尿中甲苯磺丁脲及其代谢产物的浓度. 中国药房，2010，21（46）：4359.

［12］Sekino K，Kubota T，Okada Y，et al. Effect of the single CYP2C9 * 3 allele on pharmacokinetics and pharmacodynamics of losartan in healthy Japanese subjects. Eur J Clin Pharmacol，2003，59(8-9)：589.

［13］Polinko M，Riffel K，Song H，et al. Simultaneous determination of losartan and EXP3174 in human plasma and urine utilizing liquid chromatography/tandem mass spectrometry. J Pharm Biomed Anal，2003，15，33(1)：73.

［14］Babaoglu MO，Yasar U，Sandberg M，et al. CYP2C9 genetic variants and losartan oxidation in a Turkish population. Eur J Clin Pharmacol. 2004，60(5)：337.

［15］Ou-Yang DS，Huang SL，Xie HG，et al. Use of caffeine as a probe for rapid determination of cytochrome P-450 CYP1A2 activity in humans. Zhongguo Yao Li Xue Bao，1998，19(1)：44.

［16］Han XM，Ou-Yang DS，Lu PX，et al. Plasma caffeine metabolite ratio（17X/137X）in vivo associated with G-2964A and C734A polymorphisms of human CYP1A2. Pharmacogenetics，2001，11：429.

［17］周权. 代谢性药物相互作用. 曾苏. 药物代谢学. 杭州：浙江大学出版社，2008

［18］Ghassabian S，Chetty M，Tattam BN，et al. A high-throughput assay using liquid chromatography-tandem mass spectrometry for simultaneous in vivo phenotyping of 5 major cytochrome p450 enzymes in patients. Ther Drug Monit，2009，31(2)：239.

［19］陈尧，周宏灏. 咖啡因体内代谢及其应用的研究进展. 生理科学进展，2010，41（4）：256.

［20］李军，彭向前，张鉴，等. HPLC 直接进样测定咖啡因代谢物评价三种药物代谢酶活性. 中国临床药理学与治疗学，2005，10（7）：768.

第14章

体内药物分析方法在
内源性物质分析中的应用

14.1 概 述

内源性物质(endogenous substances)是指体内代谢中产生的活性物质及最终产物,如氨、胺类、激素、胆色素、神经递质等。

在机体正常生理条件下内源性物质均处在一定的浓度范围内,参与机体重要的生理活动,当这些物质在体内的浓度发生明显变化或出现异常时,指示机体某些疾病的发生与之密切相关。临床上常常通过检测一些内源性物质的浓度变化来评价或诊断某些疾病。如检测尿液中肌酐、尿酸、肌酸浓度可检定肾功能;测定胆色素的浓度、转氨酶的活性等可评估肝功能;分析血浆及尿中儿茶酚胺的浓度水平可用于诊断高血压、嗜铬细胞瘤及成神经细胞瘤等;体液中内源性雌二醇和黄体酮的水平用于妊娠监护、妇科疾病诊断等;因此,测定体内内源性物质的含量,对于疾病的诊断及治疗具有极其重要的意义。

上世纪90年代发展起来的代谢组学(metabonomics)是关于定量描述生物内源性代谢物的整体及其对内因和外因变化应答规律的一门新科学。其研究对象是生物体液(如血液、尿液)、细胞提取物和组织或组织提取液中所有小分子的内源性代谢产物。可分为四个研究层次:代谢物靶标分析(metabolite target analysis)——对某个或某几个特定组分的分析;代谢轮廓分析(metabolic profiling analysis)——对某一代谢途径的所有中间产物或多条代谢途径的标志性组分的定量分析;代谢组学或代谢物组(metabolomics)——对限定条件下特定生物样品中所有代谢组分的定性和定量分析;代谢指纹分析(metabolic fingerpring analysis)——不分离鉴定具体单一组分,不识别所有代谢物,而是对样品进行快速分类。目前,代谢组学在新药研发(如药物作用模型的鉴别与确证、药物作用机制的研究、安全性评价等)、疾病诊断、营养分析等领域已显示了其广阔的应用前景。

内源性物质在体内浓度往往较低($\mu gL \sim ngL$),干扰成分多,因此对分析方法的灵敏度及特异性方面有较高的要求。目前常用的分析方法有高效液相色谱法(HPLC),气相色谱法

(GC)、免疫分析法(IA)、色谱与质谱联用技术(LC-MS，LC-MS/MS)、毛细管电泳技术(CE)等，代谢组学研究中应用的主要分析技术是核磁共振(NMR)和色谱质谱联用技术。

14.2　儿茶酚胺类物质的分析

肾上腺素(epinephrine，E)、去甲肾上腺素(norepinephrine，NE)和多巴胺(dopamine，DA)等统称为儿茶酚胺类物质(catecholamines，CAs)。CAs是人体内的神经递质，在人体的心血管系统、神经系统、内分泌腺、肾脏、平滑肌等组织系统的生理活动中起着广泛的调节作用，同时还影响人体的代谢。因此检测血浆、尿液中的CAs对于嗜铬细胞瘤、神经母细胞瘤、高血压、心肌梗死、肾上腺髓质增生等疾病的临床诊断具有重要意义，并且有助于甲亢、甲低、充血性心衰、糖尿病、肾功能不全、低血糖症等疾病的诊断，对神经电生理等基础医学研究也具有重要意义。

早期检测CAs的分析方法主要是荧光法，其中最常用的是三羟基吲哚法(THI)和乙烯二胺法(EDA)。目前检测CAs方法有高效液相色谱法、液质联用法、免疫分析法、电化学法、毛细管电泳法、化学发光分析法等，其中高效液相色谱-电化学检测法是最为常用的分析儿茶酚胺类物质的方法。

由于血浆、尿液等生物样品中的CAs浓度低(nmol水平)且干扰大，故常需对样品进行预处理。常用的预处理方法有固相萃取法、液液萃取法、微透析法等。固相萃取柱主要有Oasis HLB柱、苯硼酸柱、C_{18}柱等，其中苯硼酸柱对含儿茶酚基团的化合物有一定的特异性；Oasis HLB柱应用广泛，使用较为简便。

下面介绍几种分析方法在儿茶酚胺类物质测定中的应用。

14.2.1　荧光分光光度法

示例一　荧光法检测血浆中儿茶酚胺类神经递质

温全武等采用Al_2O_3吸附法提纯血浆样品，用铁氰化钾氧化儿茶酚胺类，使生成三羟吲哚类荧光化合物，用荧光法进行定量测定，并对实验条件进行了优化，建立了快速、稳定的测定方法。

(1)样品采集与前处理方法：取静脉血3mL注入到预冷的、肝素化的试管内，及时在4^0C下离心(3500r/min)，分出血浆，加入10%偏重亚硫酸钠20μL，－70℃下保存备用。另取500mg Al_2O_3置10mL离心管中，取血浆1mL加入离心管中，再在离心管中加0.05mol/L Tris-EDTA缓冲溶液4mL，充分搅拌，让Al_2O_3颗粒完全混匀，沉淀10min后弃去上清液。上述沉淀用8mL蒸馏水洗涤一遍，沉淀完全后弃去上清液。在离心管中加入0.3mol/L醋酸2mL，充分摇动搅拌15min，于3000r/min离心5min，取上清液1.5mL于10mL比色管中。

(2)衍生化与荧光测定：在1.5mL上清液中依次加入1mol/L NaOH 0.2mL，蒸馏水1mL，0.5%铁氰化钾0.05mL，在室温下反应2min后加入Vc-NaOH溶液(30mg维生素C溶于15mL 10mol/L的NaOH溶液中)0.2mL终止反应。静置5min，立即用荧光分光光度计进行测定。于$\lambda_{ex}=470nm$，$\lambda_{em}=538nm$条件下测定肾上腺素(E)；$\lambda_{ex}=425nm$，$\lambda_{em}=480nm$条件下测定去甲肾上腺素(NE)，标准曲线法定量。

(3)结果与讨论：在$0.1\sim100ng/mL$范围内，E和NE的浓度与荧光强度呈良好的线性关系,($r>0.998$);日内、日间变异系数$\leqslant 5.0\%$;回收率为 $80.6\%\sim 86.2\%$($n=6$)。

样品采集与处理时应尽量在低温下进行,并且要加抗氧剂以抑制儿茶酚胺的氧化分解。吸附操作时能否将溶液快速调节到适当的 pH 值对氧化铝吸附儿茶酚胺影响很大,经对几种缓冲液尝试结果,Tris 缓冲液的效果最好。Al_2O_3 用前必须充分活化,否则会影响其对儿茶酚胺的吸附,经实验比较后确定最优方法为:在酸性氧化铝(Al_2O_3)($100\sim 200$ 目)中加入适量稀盐酸煮沸 1h,将剩余稀盐酸倾去,再加入适量稀盐酸煮沸 1h,用清水清洗 pH 至 4.0,于 250 ℃烘干 2.5h,密闭干燥储存。衍生化反应结束后荧光强度稳定时间只有 30min,30min 后荧光值逐渐减弱。

示例二　同步荧光-双波长法同时测定血浆中儿茶酚胺类神经递质

赵燕燕等建立了一种同步荧光法与双波长法结合起来同时测定血浆中肾上腺素(E)、去甲肾上腺素(NE)和多巴胺(DA)3 种儿茶酚胺类神经递质的方法。

(1)样品提取处理:取 0.5mL 血浆,加 3mL 酸性正丁醇于快速混匀机上振荡 5min,3000r/min 条件下离心 5min,吸取 2.5mL 上清液于另一离心管中,再加入 5mL 正庚烷及 1.0mL 0.1mol/L HCl 溶液,震荡 5min,相同条件下离心 5min,取出下层水相作为待测样品。

(2)衍生化方法:在 3 只具塞比色管中分别加入 1.0mL 待测样品,在各管中分别依次加入醋酸-醋酸钠缓冲溶液 3.5mL、0.01mol/L EDTA 溶液 1.0mL、碘溶液 0.5mL,摇匀,放置 2min,加入碱性亚硫酸钠溶液 1.0mL,摇匀,放置 2min,最后加入 5mol/L 醋酸溶液 1.0mL,3 号管中另加入质量浓度为 450g/L 的磷酸溶液 1.0mL,将试管放在 90 ℃水浴中加热,1 号管加热 1min,2 号管 3min,3 号管 35min。然后迅速取出,放入冷水中冷却至 15 ℃,加水定容至 10mL。分别用于测定 E、NE 和 DA 衍生物的荧光强度 $F^E 500$、$F^{NE} 470$ 和 $F^{DA} 385$。

(3)荧光测定:在发射波长 λ_{em} 370$\sim$550nm 内,发射波长 λ_{em} 和激发波长 λ_{ex} 的波长差为 70nm($\Delta\lambda=70$nm)条件下分别扫描样品,获得同步荧光谱图。在 385.0nm 处直接读出 DA 的荧光强度。对于 E 和 NE 的分离测定,采用双波长法进行分析,分别从图谱中读出 2 组 λ_{em} (500.0,445.6nm 和 470.0,531.8nm)下的荧光强度。

(4)结果与讨论:同步荧光光谱(synchronous fluorescence)通常指固定波长同步荧光光谱,是使发射波长和激发波长之间保持固定的波长间隔 $\Delta\lambda$($\Delta\lambda=\lambda_{em}-\lambda_{ex}$),同时扫描激发和发射 2 个单色器波长,由测得的荧光强度信号(F)与对应的发射波长(λ_{em})或激发波长(λ_{ex})作图得到的光谱图。同步荧光法与普通荧光光谱法比较,具有光谱简化、光谱重叠减少和谱带窄的优点。如 E 和 NE 的普通荧光光谱谱带很宽,峰重叠严重,无法实现分离检测,而两者的同步荧光光谱峰则明显变窄,且两峰有一定的分离,可以通过双波长法实现两者的分离检测(图 14-1)。

1)波长差($\Delta\lambda$)的选择:在同步荧光分析中 $\Delta\lambda$ 的选择是关键,它关系到光谱峰的强度、形状和峰之间的"错位"程度,也即关系到检测的灵敏度和选择性。经比较选择 $\Delta\lambda=70$ nm 作为固定波长差,在此波长差下,荧光强度达到最大,3 种物质的光谱峰之间错位最大,DA 在最大荧光信号处(385.0 nm)不受 E 和 NE 的干扰,E 和 NE 的相互干扰可通过双波长法消除。

2)双波长的选择:同步荧光光谱与双波长法结合起来,可以有效地提高选择性,解决多组分在分析检测中的互相干扰。E、NE、DA 和三者混合物的同步荧光光谱见图 14-2。测定 NE 时,把 E 作为干扰物,选择 NE 的最大荧光信号处的波长(470.0nm)作为测定波长;利用 E 在 531.8nm 处有等吸收点,选择该等吸收波长为参比波长,测定两波长处的荧光强度 F:

$$F_{470}^{总}=F_{470}^{NE}+F_{470}^{E},\tag{1}$$

$$F^{总}_{531.8}=F^{NE}_{531.8}+F^{E}_{531.8} \tag{2}$$

因为，$F^{E}_{470}=F^{E}_{531.8}$，故(1)－(2)，得：

$$\Delta F=F^{总}_{470}-F^{总}_{531.8}=F^{NE}_{470}-F^{NE}_{531.8} \tag{3}$$

同理，测定 E 时，把 NE 看作干扰物，可得到 $\Delta F=F^{总}_{500}-F^{总}_{445.6}=F^{E}_{500}-F^{E}_{445.6}$。

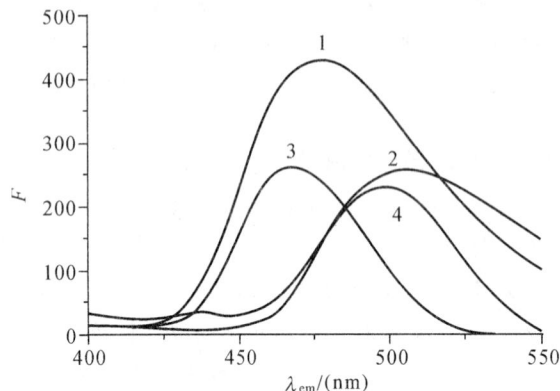

图 14-1　E 和 NE 荧光光谱与同步荧光光谱

1,2：$\lambda_{ex}=380$nm 时，NE 和 E 的荧光光谱图

3,4：$\Delta\lambda=70$nm 时，NE 和 E 的同步荧光光谱

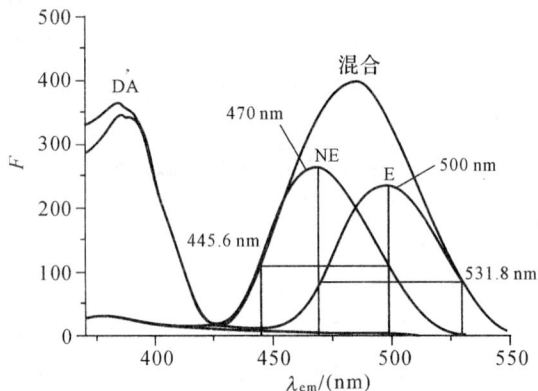

图 14-2　E、NE、DA 和三者混合物的同步荧光光谱图

3)缓冲液体系对荧光强度的影响：考察了 5 种缓冲溶液对体系荧光强度的影响，结果表明使用醋酸-醋酸钠缓冲溶液时体系荧光强度最大，而且背景干扰较小。同时考察了醋酸-醋酸钠缓冲溶液的 pH 值和浓度对体系荧光强度的影响。在浓度为 0.5mol/L，pH 值在 6.0～7.0 内的缓冲溶液体系中，具有最大荧光强度。

4)衍生化反应加热时间对荧光强度的影响：儿茶酚胺类神经递质在 90℃ 水浴中发生衍生化反应。E 和 NE 分别在加热 1min 和 3min 时，荧光强度达到最大，随着时间的延长，荧光强度逐渐减弱. DA 在加热 35min 时荧光强度最强，并在 20min 内保持不变. 为了使 E,NE 和 DA 的衍生率达到最大，产生最大荧光强度，提高检测灵敏度，实验把样品分成 3 份，分别用于测定 E,NE 和 DA。

5)方法学研究与血样测定结果：测得 E、NE、DA 的线性范围分别为 0～320μg/L、0～640μg/L、0～160μg/L；检出限为 0.20μg/L、0.97μg/L、0.73μg/L；回收率分别为 94.49%，97.18%，96.94%；RSD 分别为 2.53%，1.96%he 2.07%。测得血浆样品中 E,NE 和 DA 的质量浓度分别为 1.81,3.80,0.96μg/L。

14.2.2　高效液相色谱法

示例三　离子对萃取和高效液相色谱-电化学检测法测定血浆中儿茶酚胺

陆春苓等利用离子对萃取法提取血浆中的儿茶酚胺，用高效液相色谱-电化学检测法(HPLC-ECD)测定比较了大鼠和小鼠血浆中儿茶酚胺浓度。

(1)试剂配制：提取溶液 A：2mol/L NH$_4$OH-NH$_4$Cl 缓冲液(pH8.7)，含 0.1% 邻苯基硼酸-2-氨基乙酯(DPBEA)和 0.5%EDTA-Na$_2$；提取溶液 B：含 1% 正辛醇和 0.25% 四辛基溴化铵(TOABr)的正庚烷溶液。

(2)样品预处理：取血浆 0.5mL，置离心管中，加入 100μg/L 的 3,4-二羟基苄胺(DHBA)

内标液 $10\mu L$，再加入提取液 A 1mL，提取液 B 3mL，在液体快速混合器上混匀 2min 后离心（$4^\circ C$，$2000r/min \times 5min$），转移有机相 2.5mL 至另一尖底离心管中，加入 1mL 正辛醇和 0.08mol/L 的乙酸溶液 $100\mu L$，再混匀 2min 后离心（$4^\circ C$，$2000r/min \times 3min$），取下层 $50\mu L$ 直接注入进样阀。

(3)色谱条件：Hypersil C_{18} 色谱柱（4.6mm×150mm，$5\mu m$）和 ODS 预置柱（50mm×4.5mm），柱温 $35^\circ C$；流动相：0.1mmol/L NaH_2PO_4 水溶液含 0.85mmol/L 辛烷基磺酸钠（OSA），0.5mmol/L EDTA·Na_2 和 11%甲醇，用浓磷酸调 pH 至 3.25，$0.45\mu m$ 微孔滤膜抽滤脱气，流速 0.8mL/min；工作电压+0.85mV。

(4)结果：按去甲肾上腺素（NE）、肾上腺素（E）、内标（DHBA）、多巴胺（DA）顺序出峰，10min 内完成测定，保留时间分别为 4.23，5.00，6.28 和 8.85min，各组分分离良好，无干扰峰（图 14-3）。E 和 NE 在 0.5～16ng，DA 在 0.25～8ng 范围内呈良好的线性关系。E，NE 和 DA 的加样回收率分别为（103.2±4.9）%，（106.1±6.3）% 和（101.1±9.0）%。日内、日间精密度 $RSD \leqslant 14.4\%$。

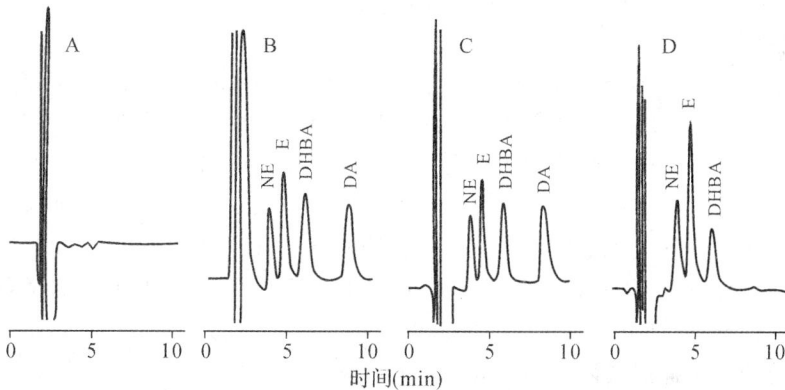

图 14-3　血浆中儿茶酚胺含量测定色谱图
A.空白溶液提取后；B.混合标准溶液；C.混合标准溶液提取后；D.血浆样品

(5)讨论

1)离子对提取原理：DPBEA 的硼酸根离子在碱性条件下能与儿茶酚胺中儿茶酚基团结合，并带有负电荷，此复合物再与带有正电荷的 TOABr 结合，以离子对的形式转入有机相，最后用酸性溶液提取，使儿茶酚胺与酸形成可溶性盐而转入水相中。此法能选择性地提取含有儿茶酚结构的化合物，有效去除血浆中杂质的干扰，同时在提取过程中使血浆中的儿茶酚胺进一步浓缩，提高了测定的灵敏度。

2)流动相选择：流动相的 pH 值、OSA 浓度以及甲醇的含量均可影响儿茶酚胺的保留时间和分离度。酸性条件可使儿茶酚胺类物质质子化，流动相中的 OSA 可与质子化的儿茶酚胺形成离子对，使其在色谱柱上有一定的保留。OSA 浓度增大，儿茶酚胺的容量因子上升，保留时间延长。在一定的 pH 值和离子对浓度条件下，甲醇浓度越低，流动相的极性越强，各组分保留时间越长。实验结果表明流动相 pH 在 3.25，OSA 浓度为 0.85 mmol/L，甲醇含量为 11%时，可得到最佳的分离效果。

3)儿茶酚胺类的还原性：儿茶酚胺类易被空气氧化降解。因此，血样采集前应预先在试管内加入抗氧剂，采集后立即低温离心分离血浆，马上测定或冷冻保存 1 周内测定。

14.2.3 高效毛细管电泳法

示例四 毛细管区带电泳分离测定肾上腺素和去甲肾上腺素

王京芳等利用高效毛细管区带电泳研究了人血清中肾上腺素（E）和去甲肾上腺素（NE）的分离与测定情况，排除了血清中蛋白质的干扰，使肾上腺素和去甲肾上腺素在15min内得到良好分离。

（1）电泳条件：未涂层熔融石英毛细管（80.5cm×75μm，有效长度72cm）；20mmol/L Britton-Robinson（B.R.）缓冲溶液：混合酸（正磷酸＋冰乙酸＋硼酸）用氢氧化钠溶液调节至所需酸度（含0.3％的PEG8000）；分离电压：28kV；电流：10.8μA；实验温度：20℃；检测波长：200nm；进样条件：10kV×20s。分离程序：新毛细管使用前用1.0mol/L的NaOH冲洗20min，平衡20min，再用水、背景缓冲溶液冲洗各20min。每天第一次进样前，分别用0.1mol/L NaOH、水、缓冲溶液冲洗10min，两次进样间用缓冲溶液冲洗2min。

（2）样品处理：取0.1mL含E和NE的血清于离心管中，用10mmol/L的缓冲溶液稀释至1.0mL，离心，除去部分蛋白质，移取上清液测定。

（3）结果与讨论

1）背景缓冲溶液（BGE）的选择：随着BGE的pH增大，E和NE的迁移时间缩短，两峰逐渐靠近。当pH为7.8时，两峰完全重叠。同时在较强的碱性环境下，血清中的蛋白质峰与E和NE峰重叠。因此，为避免血清中蛋白质的干扰，并确保两者最大程度分离，选择BGE的pH值为4.0。以pH 4.0的三种缓冲溶液（B.R.缓冲溶液、Na_2HPO_4-柠檬酸缓冲溶液、HAc-NaAc缓冲溶液）为BGE，考察了E和NE的分离情况。结果发现以B.R.缓冲溶液为BGE时，基线平稳，灵敏度高。并考察了不同浓度的BGE对两者分离情况的影响，随着缓冲溶液浓度的增大，两者的迁移时间均增大，同时电流明显增大，产生较大焦耳热，不利于系统散热与恒温。因此，实验选择缓冲溶液浓度为20mmol/L。

2）添加剂的选择：由于血清中蛋白质在毛细管内壁的强烈吸附，影响了E和NE迁移时间的重现性。添加剂的存在可降低蛋白质的吸附。试验了不同添加剂的影响，结果发现在缓冲溶液中加入聚乙二醇（PEG8000），能大大改善E和NE迁移时间的重现性，两峰变得尖锐，但PEG8000浓度较大时，基线噪音增大，不利于两者分离。因此，选择浓度为0.3％的PEG8000为背景缓冲溶液添加剂。

3）分离电压及进样时间的选择：对不同分离电压实验结果，电压越高分离速率越快，电压28kv时，电泳电流较小（10.8μA），未引起较大的焦耳热，不会影响系统恒温。进样时间对测定的灵敏度及分离度有很大影响。在进样电压10kV时，随着进样时间的增加，E和NE峰高不断增加，峰面积不断增大。但当时间大于20s时，峰高增加不明显，而峰宽却显著增大，降低了分离度。故选择进样条件为时间为10kV×20s。

在以上选定的实验条件下各色谱峰分离良好（图14-4），测得E、NE与DA的相对峰面积和浓度在1～30

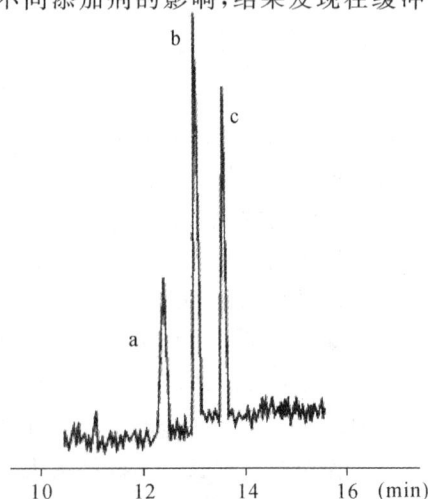

图14-4 血浆中DA、E、NE的电泳图
a.为内标DA，b.为E，c.为NE

mg/L 范围内均呈良好线性关系。

14.2.4 微透析技术-HPLC 联用法

示例五 微渗析活体取样-高效液相色谱电化学检测法测定鼠脑中的单胺类神经递质

林丽等采用微渗析活体取样技术,并与 HPLC-ECD 联用,成功地测定了鼠脑纹状体中多巴胺(DA)、3,4-二羟基苯乙酸(DOPAC)和 5-羟吲哚乙酸(5-HIAA)的含量。

(1)色谱条件:色谱柱为 Zorbax ODS 柱(150mm×4.6mm,5μm);流动相为 pH5.0 的 0.1mol/L H_3PO_4-KH_2PO_4 缓冲液与甲醇的混合液(92∶8),流速 1.0mL/min;电化学检测为三电极系统:工作电极为玻碳电极,参比电极为 Ag/AgCl 电极,不锈钢基体为辅助电极;工作电位 0.6V;进样量 25μL。

(2)活体微渗析取样:将 SD 大鼠(300g 左右)用乌拉坦麻醉(1.25g/kg,i.p),固定在立体定位仪上,开颅去除部分硬脑膜后,将微渗析探针植入鼠脑纹状体处,以 Ringer 试剂为灌流液,1.0μL/min 的微渗析速度收集样品。为避免外科手术带来的损伤,弃去前 60min 收集的样品,取后续微渗析液直接进入液相色谱进行分析。

(3)结果:3 种分析物的色谱分离见图 14-5(A),脑中抗坏血酸(AA)和尿酸(UA)不干扰测定。在 $3.0×10^{-8}$~$1.0×10^{-5}$mol/L 浓度范围内,DA,DOPAC 和 5-HIAA 的浓度分别与氧化峰的峰电流呈良好的线性关系。微渗析的相对回收率(R)是指渗析液中被测物质的浓度与渗析管外部介质中该物质的原始浓度之比。在灌流速度 0.8μL/min,测得 DA、DOPAC 和 5-HIAA 标准溶液 R 的平均值分别为 48.5%、32.6% 和 37.2%($n=5$)。微渗析活体取样时鼠脑纹状体渗析液的 HPLC-ECD 色谱图见图 14-5(B),鼠脑中 3 种单胺类递质的浓度根据离体的相对回收率计算得到。测得 DA,DOPAC,5-HIAA 的基础水平分别为$(6.42±0.24)×10^{-8}$mol/L,$(112.1±10.2)×10^{-8}$mol/L 和$(62.1±4.1)×10^{-8}$mol/L。

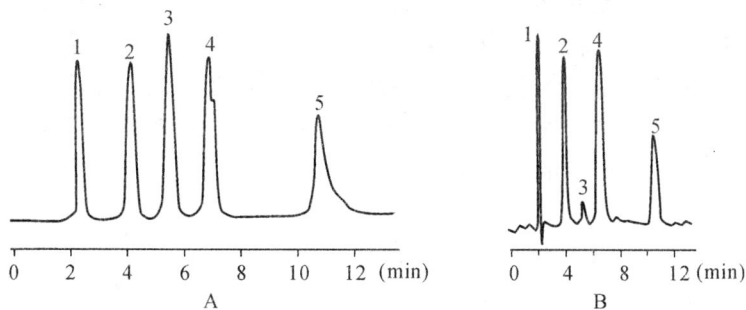

图 14-5 DA,DOPAC,5-HIAA 的 HPLC-ECD 色谱图
A. 为分析物标准色谱图;B. 为鼠脑纹状体渗析液的色谱图
1. AA;2. UA;3. DA;4. DOPAC;5. 5-HIAA

(4)讨论:当工作电极电位高于 0.5V 时,峰电流迅速增高,当电位超过 0.6 V 时,峰电流增长缓慢而基底电流仍在增加,为了得到较高的信噪比,选择工作电位为 0.6 V。流动相中甲醇的含量对组分的保留时间有很大的影响,通过实验确定流动相的甲醇含量为 8%。同时对流动相 pH 进行选择,比较了 pH3.0~7.0 的流动相条件下 DA、DOPAC 和 5-HIAA 的电流响应,结果表明,3 种单胺类递质在 pH=5.0 的流动相条件下响应最大。

14.3　内源性甾体激素的分析

　　内源性甾体激素是一类重要的内分泌激素,在机体发育、生殖等方面有着广泛的作用。内源性甾体激素主要分为性激素和肾上腺皮质激素,其中性激素又包括雄性激素、雌性激素和孕激素。雌激素可促进女性第二性征和性器官的成熟,亦为维持妊娠所必需的内源性物质。体液中内源性雌性激素(如雌二醇和黄体酮)的浓度呈现周期性变化,其变化规律通常由月经周期决定,但受妊娠及性腺的病理变化影响。因此测定体液中内源性雌性激素的水平对于妊娠监护、妇科疾病诊断等方面都具有极其重要的意义。

　　生物样品中的内源性雌性激素的分析方法主要有紫外法、荧光法、免疫分析法和色谱分析法。早期用于雌激素的临床检验方法主要是紫外可见光谱法、荧光分析法,继之放射免疫分析法广泛应用于血清中雌激素的测定,现在广泛采用色谱法及色谱-质谱联用法。下面介绍几种分析方法在内源性激素中的应用。

14.3.1　高效液相色谱法

示例一　柱前荧光衍生-高效液相色谱法测定尿中雌二醇

　　雌二醇(estradiol,E2)有 α 和 β 两种构型,其中 17-β-雌二醇为生物学效应最强的内源性雌激素。毛丽莎等将尿液水解后用固相萃取柱净化处理,然后采用荧光试剂对硝基苯甲酰氯与雌二醇进行柱前衍生化,再用高效液相色谱法进行分离测定。方法简便快速,灵敏准确,成功应用于尿样中雌二醇的测定。

　　(1)样品预处理:吸取尿样 1.00mL 于 10ml 具塞离心管中,依次加入 0.08mL 浓盐酸、1.00mL 甲醇,于 80℃ 水浴中静置 1h 后取出,用 5mol/L 氢氧化钠溶液调 pH 至 3。取 1.00mL 样液过 ENV-18 型 C_{18} SPE 小柱(SPE 小柱预先依次用 15mL 甲醇和 5mL 水活化),然后用二氯甲烷 4mL 分两次洗脱,合并洗脱液,过无水硫酸钠小柱脱水,氮气流挥干,待衍生化。

　　(2)衍生化方法:于上述氮气流挥干的残渣中加入 0.10mL 对硝基苯甲酰氯的乙腈溶液(0.10g/L),摇匀,暗处放置 10min,后,加入 0.40mL 乙腈-水(55∶45),混匀,离心后取上清液 20μL 进样测定。

　　(3)色谱条件:Luna 5u C_{18}色谱柱(250mm×4.6mm,5μm);流动相为乙腈-水(55∶45),流速 1mL/min,荧光检测器激发波长 282nm,发射波长 315nm,进样量 20μL。

　　(4)结果:17-α-雌二醇和 17-β-雌二醇的平均回收率分别为 83.5% 和 88.2%;在 $7.0\sim1.0\times10^4\mu g/L$ 范围内,雌二醇浓度的绝对进样量与色谱峰面积之间有良好的线性关系;干扰试验表明其他雌激素,如双酚 A、17α-乙炔基雌二醇、雌酮、雌三醇、壬基酚、己烯雌酚均不干扰测定。用本法对 12 份正常人尿样进行测定,测得 17-α 雌二醇含量范围为 0.08~1.11mg/L,17-β-雌二醇含量范围为 1.40~8.26mg/L。尿样色谱图见图 14-6。

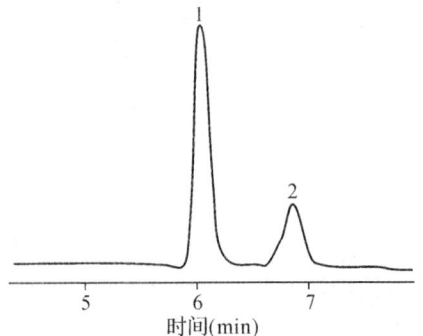

图 14-6　尿样色谱图

1.17-β-雌二醇;2.17-α-雌二醇

(5)讨论

1)衍生化反应条件的选择:17-α-雌二醇和 17-β-雌二醇本身的荧光性很弱,直接用荧光检测器检测,灵敏度低,不能满足痕量分析要求。本法利用对硝基苯甲酰氯为荧光衍生剂,与雌二醇进行衍生反应,生成具有强荧光性的物质。衍生化反应须在无水环境中进行,经对反应时间和反应温度考察结果,反应 10min 后峰面积变化趋于稳定;在 4~25℃反应,峰面积可达最大。故选择反应时间为 10min,反应温度为室温(25℃),在此条件下生成的衍生物在 24h 内保持稳定。

2)尿样水解条件的选择:雌二醇在尿液中主要与硫酸和葡萄糖醛酸形成结合态存在,游离态低于 10%。本法旨在测定游离态和结合态雌二醇总量,故需把结合态水解成游离态雌二醇。对水解酸度、温度和时间考察结果显示:酸度 0.3~0.7mol/L 时峰面积最大;80℃时水解效率最高;水解时间在 1h 时,峰面积达到最大,水解时间过短或过长均会影响水解效率。

14.3.2　色谱-质谱联用法

示例二　液相色谱-串联质谱法测定尿液中的内源性类固醇激素

王萌烨等对尿样先用葡萄糖醛酸苷酶酶解后采用液-液提取法提取,以甲基睾酮为内标,建立了尿液中脱氢表雄酮(dehydroepiandrosterone,DHEA)、睾酮、雄酮、苯胆烷醇酮和表睾酮等 5 种内源性类固醇的 LC-MS/MS 分析方法,并应用该方法测定了健康受试者服用 DHEA 片剂后尿液中 DHEA 等 5 种内源性类固醇激素的含量。

(1)样品收集与处理:健康志愿者受试前留取空白尿液,口服 120mg DHEA 片剂后,再收集 0~24h 的尿液,于 -20℃下保存。取尿液 2.0mL 于试管中,加入 5ng 甲基睾酮(内标)及 2.0mL pH 6.8 的磷酸盐缓冲液、150μL β-葡萄糖醛酸苷酶(3000U),于 80℃恒温水浴中培养 3h,取出后冷却至室温。再加入 3.5mL 乙醚,混旋,离心,取出有机相并于 60℃水浴中挥干,残渣中加入 100μL 流动相溶解,供 LC-MS/MS 分析。

(2)色谱及质谱条件

液相色谱:Cosmosil C_{18} 色谱柱(150mm×2mm,5μm)和 Phenomenex C_{18} 预保护柱;流动相为甲醇-0.1%甲酸缓冲液(含 0.02mol/L 乙酸铵)(68:32),流速为 200μL/min;进样量为 5μL。

串联质谱:采用电喷雾电离源(ESI),在多反应监测(MRM)正离子模式下扫描;碰撞气(CAD)压力为 48263Pa;气帘气(CUR)压力为 68948Pa;雾化气(GSl)压力为 241317Pa;辅助加热气(GS2)压力为 275790Pa。喷雾电压为 5500V;离子化温度(TEM)为 500℃。选取各目标物的两组特征母离子/子离子对,分别优选其最佳碰撞电压(CE)和去簇电压(DP),并采用丰度较强的一组母离子/子离子对进行定量分析。5 种内源性类固醇激素和内标物的质谱优化参数见表 14-1。

表 14-1　内源性类固醇激素的质谱分析优化参数

化合物	母离子(m/z)	子离子(m/z)	DP/V	CE/eV
睾酮(testosterone)	289.2	109.2	80	35
		97.1		35
表睾酮(epitestosterone)	289.2	109.2	80	37
		97.1		34
脱氢表雄酮(dehydroepiandrosterone(DHEA))	289.3	271.3	70	11
		253.1		17

续表

化合物	母离子(m/z)	子离子(m/z)	DP/V	CE/eV
苯胆烷醇酮(etiocholanolone)	291.2	273.3	70	13
		255.0		21
雄酮(androsterone)	291.2	273.3	70	13
		255.0		21
甲基睾酮[methyltestosterone(SB)]	303.2	109.2	75	39
		97.1		38

(3)结果与讨论:由于内源性类固醇激素均为同分异构体,故大部分色谱柱难以使这些目标物完全分离。曾比较了 Agilent C$_{18}$ 和 C$_8$ 色谱柱、Restek IBD 色谱柱和 Cosmosil C$_{18}$ 色谱柱,发现前 3 种色谱柱在所选择的各种流动相条件下均难以将这些同分异构体完全分离,而 Cosmosil C$_{18}$ 柱则能提供良好分离,峰形对称。睾酮与表睾酮、雄酮与苯胆烷醇酮均为同分异构体,具有相同的母离子和子离子,必须依靠色谱方法进行分离。另外,睾酮和表睾酮的确认虽然依赖所选取的其特异性的母离子/子离子对,但它们同时也存在和 DHEA 相同的母离子/子离子对 m/z 289.3/271.3,因此,同样需要有效的分离才能保证 DHEA 定性定量测定的准确性。

采用 ESI(+)电离方式,内源性类固醇激素均可形成稳定和高丰度的[M+H]$^+$准分子离子峰。实验发现,对于雄性类固醇激素的分析,ESI 具有比大气压化学电离(APCI)更高的灵敏度。内源性类固醇激素虽然结构近似,但在碰撞池内具有不同的裂解方式,产生的碎片子离子也不同。睾酮和表睾酮分别形成丰度很强的子离子 m/z 97.1 和 m/z 109.2。DHEA、雄酮和苯胆烷醇酮均存在较强丰度的经脱水的碎片离子,其中 DHEA 经过两次脱水形成子离子 m/z 271.3 和 m/z 253.1;雄酮和苯胆烷醇酮的子离子均为 m/z273.3 和 m/z 255.0。各分析物的 MRM 质谱图见图 14-7。

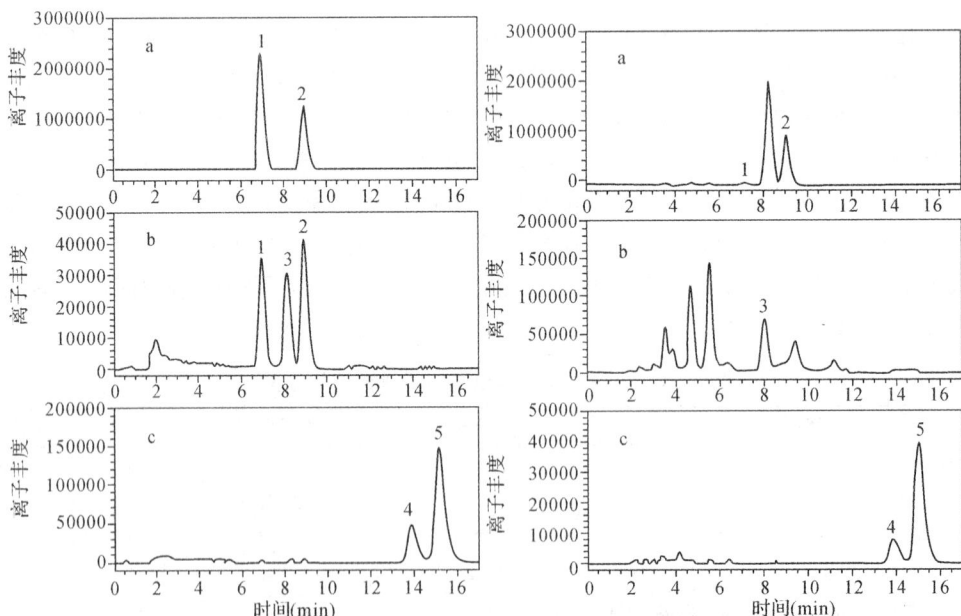

图 14-7　蒸馏水中添加类固醇激素(左)和健康人尿样(右)的 MRM 质谱图

a. m/z 289.2/109.2;b. m/z 289.3/271.3;c. m/z 291.2/273.2

1.睾酮;2.表睾酮;3.DHEA;4.苯胆烷醇酮;5.雄酮

　　以待测化合物和内标的峰面积比值对待测化合物的标示浓度进行线性回归,线性范围分别为 0.025～50ng/mL(睾酮、表睾酮)、10～5000ng/mL(DHEA、雄酮)、25～5000ng/mL(苯胆烷醇酮);不同浓度下测得的平均回收率为 96.7%～106.5%,日内和日间相对标准差分别小于 7% 和 11%。应用建立的方法测定了 6 名健康志愿者口服 DHEA 后尿液中内源性类固醇激素的变化情况,结果见图 14-8。

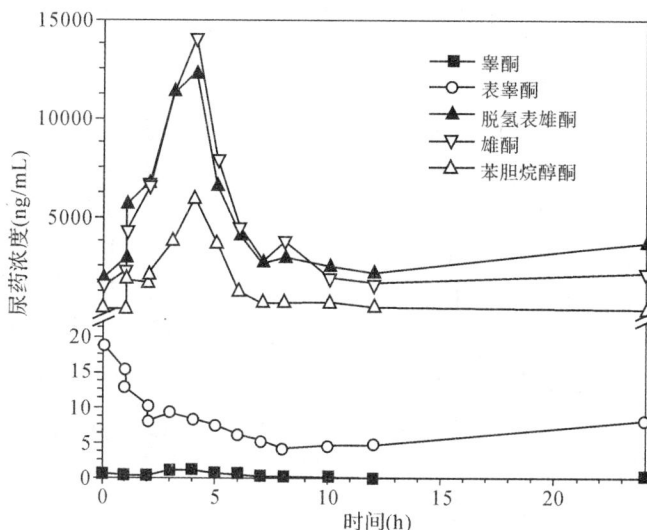

图 14-8　受试者服用 120mg DHEA 后内源性类固醇激素的时间-浓度曲线

示例三　气相色谱与串联质谱联用检测血清中脱氢表雄酮

　　陈君等利用七氟丁酸酐作为衍生化试剂,通过对气相色谱与串联质谱联用多种检测模式的比较,建立了一种高灵敏度和高选择性的血清样品中 DHEA 的 GC-MS/MS 分析方法。

　　(1)血清样品收集:将 50 只正常雄性大鼠分为两组,摘除睾丸手术。其中一组在术后不同时间点通过眼静脉丛采血 2mL,另一组连续 60 天给予抗雄激素药物,在术后 30 天和 60 天通过眼静脉丛取血 2mL。将全血放置室温 1h,待全凝后,在 4℃、以 6000r/min 离心分取血清。于 -80℃ 保存。

　　(2)固相提取与衍生化处理:取 200μL 血清,加入 400μL 甲醇,蜗旋 1～2min,6000r/min 离心 10min,取上清液,加入 0.5mL 超纯水,上 HLB 固相小柱(固相柱事先用 1mL 甲醇、1mL 水、1mL 50% 甲醇水溶液活化处理),流速控制在 1～2 滴/s。然后依次用 50%、70% 和 100% 甲醇 1mL 进行洗脱,收集 100% 甲醇洗脱液。将收集的洗脱液,于 45℃ 下氮气吹干,用 200μL 无水丙酮复溶,加入 20μL 七氟丁酸酐进行衍生,于 45℃ 下反应 30min。反应完毕,用氮气吹干,再用 200μL 正己烷复溶。

　　(3)色谱质谱条件:Varin VF-5 色谱柱(30m×0.25mm×0.25μm),不分流进样,载气为 He,流速 1.0mL/min;进样口恒温 280℃,自动进样,进样量 1μL。柱温采用程序升温,开始温度 95℃(保持 6min),然后以 10℃/min 升温至 280℃(保持 6min)。采用 EI-MS/MS 方法:母离子选择 EI-MS 模式下基峰 270,扫描质量范围 m/z 185～275,扫描时间 0.60s;二级质谱轰击电压 0.53 V,灯丝电流 80μA,电子倍增器 200V;离子阱温度 200℃,传输线温度 270℃,电子倍增器温度 40℃。

(4)结果与讨论

1)样品前处理条件优化:DHEA-S 是 DHEA 在体内存在的另一种形式。后者浓度为前者的 100 倍左右。而且两者在后期衍生化中能够生成同种物质,干扰测定。由于两者极性差异较大,因此在固相萃取分离方法中采用不同浓度甲醇实现对两者的分步洗脱,在 70%甲醇洗脱步骤中 DHEA-S 已基本除尽,收集 100%甲醇洗脱液即为 DHEA。考察了衍生化试剂 HFBA 加入量(10、20、30μL)和反应时间(15、30、45、60min),确定最优衍生化条件为 20μL HFBA、45℃下反应 30min,衍生产物在 72h 内稳定性良好。

2)色谱分离:在选定的色谱条件下,DHEA 保留时间为 23.85min,与另 3 种结构相似、分子量基本相同的内源性甾体激素实现基线分离(图 14-9)。

3)不同质谱检测模式比较:对 CI-MS、EI-SIM 和 EI-MS/MS 模式进行了比较。在 MS 模式下,扫描频率为 0.80s/scan,扫描质量范围为 m/z 40~300;SIM 模式选择的检测离子为 m/z 199、255 和 270;MS/MS 模式主要选择在 MS 条件下基峰离子 m/z 270 作为母离子进行二级打碎,扫描质量范围 m/z

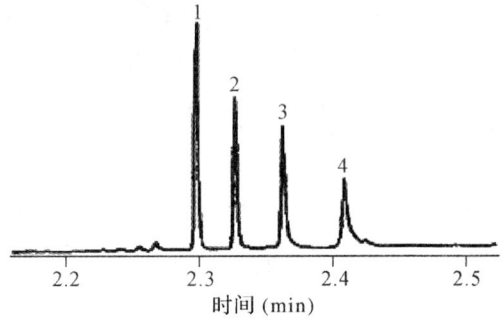

图 14-9　4 种甾体化合物标准品总离子图(2mg/L)
1.睾酮;2. 1,4-雄烯二酮;3.脱氢表雄酮(DHEA);4.双氢睾酮

185~275。实验结果表明,EI-MS/MS 模式的信噪比远高于其他两种模式,灵敏度最好,适用于低浓度 DHEA 的检测。不同检测模式下测得的质谱图见图 14-10。由图可知,DHEA 的 EI

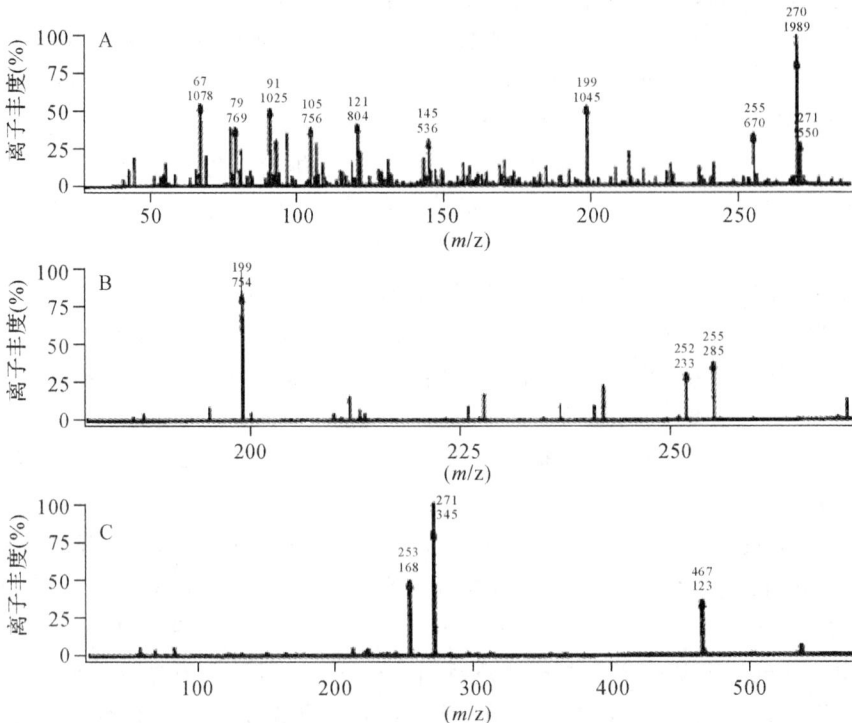

图 14-10　不同电离检测模式下的质谱图
A. EI-MS;B. EI-MS/MS;C. CI-MS

电离一级质谱全扫描碎片以 m/z 270(基峰)、255、199 为主(图 14-10A),几乎看不到 DHEA-HFBA 的分子离子峰(m/z 468);在 CI 模式下(甲醇为 CI 气),质谱碎片以 m/z 271(基峰)、253、467 为主(图 14-10C);在 EI 电离模式下,选用 m/z 270 作为母离子进行二级质谱扫描(图 14-10B),碎片主要是 m/z 255、242、228、213 及 199(基峰)。

4)测定结果:在 $0.1\sim100\mu g/L$ 范围内峰面积(y)与样品浓度(x)呈线性关系,校正曲线 $y=27.25x+247.26(r=0.9996)$;在 $0.03\sim0.1\mu g/L$ 满足对数关系,校正曲线 $y=83.706\ln(x)+404.19(r=0.9976)$。对于检测浓度大于 $0.1\mu g/L$ 的血清样品,采用线性校正曲线进行定量;对于低于 $0.1\mu g/L$ 的血清样品,采用对数校正曲线进行定量。测得正常大鼠血清 DHEA 浓度为 $0.07340\mu g/L$。摘除睾丸后,大鼠血清中 DHEA 经过 1d 内的激烈波动,在第 4d 达到峰值 $4.013\mu g/L$,而后略有下降,在 20d 时回到 $4.608\mu g/L$,30d 后基本恢复到正常水平。

14.3.3　化学发光免疫分析法

示例四　化学发光免疫分析法检测人血清孕酮

杨青等采用竞争抑制法,用高亲和力的多克隆抗体包被,碱性磷酸酶标记孕酮,金刚烷增敏化学发光体系作为酶底物来检测孕酮(progesterone,PROG)。

(1)PROG 多克隆抗体的制备:分别以 progesterone-3-O-carboxymethyloxime(P-3-O-CMO)和 11a-羟孕酮半琥珀酸酯 (progesterone-11-hemisuccinate,P-11-HS)为原料,采用混合酸酐法合成孕酮-3-O-CMO-BSA 与 11a-羟孕酮半琥珀酸酯-BSA 结合物,分别免疫新西兰家兔,制备多克隆抗体,编号为 A 抗体和 B 抗体。经 50%硫酸铵沉淀,离子交换层析柱分离纯化后,于 4℃保存备用。

(2)解离血清的制备:取 200mL 混合人血清,按 1.0%的浓度加入三氯乙酸,室温反应 30min,加入 20g 活性炭,搅拌 6h,12000r/min 离心 30min,除去活性炭,重复此步骤共 3 次,然后装入透析袋,加入 pH8.0 的 PBS 缓冲液,透析 24h,期间换液 3 次,加入 0.1%的 NaN_3 即制备成解离血清。

(3)质控血清的配制:将血清标本按照 PROG 含量分成高、中、低 3 组,合并各组血清,混匀成 3 份质控血清,用 3 批试剂盒分别检测 3 次,每次 10 孔,每份质控血清得到 30 个测定值,计算其平均值(x)和标准差(S),每份质控血清测定范围为 $x\pm2s$。

(4)增敏化学发光底物工作液的配制:取 Tris-HCl(pH9.5)$600\mu L$、$1.0mol/L$ $MgCl_2$ $100\mu L$、$10\%NaN_3$ $100\mu L$,三者混匀,定容至 1.0mL,高压蒸汽灭菌,即得底物缓冲液。取底物缓冲液 $800\mu L$,加入增强剂 $200\mu L$、金刚烷增敏化学发光底物(CSPD)$50\mu L$,于灭菌容器内混匀。

(5)抗体包被板和酶标记抗体的的制备:纯化抗体用包被缓冲液(0.05mol/L pH 9.6 碳酸盐缓冲液)1:2000 稀释后,加入微孔板中,$110\mu L$/孔,37℃包被 2h,封闭后晾干备用。酶标记抗体的制备采用混合酸酐法分别合成孕酮-3-O-CMO-ALP 和 11α-羟孕酮半琥珀酸酯-碱性磷酸酶(ALP)结合物。

(6)PROG 抗体和抗原的交叉选择:将两种抗体与两种 PROG-ALP 标记物作交叉配对检测,以灵敏度和测定范围作为筛选指标。实验采用竞争抑制法,将待测样本加入抗体包被板中,再加入 PROG-ALP 结合物,37℃反应 60min. 洗掉游离成分,加入底物工作液,于第 10 分钟在 463nm 处测定各孔的发光值 RLU。样品的 RLU 与其 PROG 浓度呈负相关。样品中的

PROG 浓度依据由标准品 PROG 浓度和对应的 RLU 建立的数学模型进行定量。

（7）结果与讨论：两种抗体与两种 PROG-ALP 标记物交叉配对测定结果，A 抗体与 11α-羟孕酮半琥珀酸酯-ALP 的搭配灵敏度（0.1ng/mL）和测定范围（0.1～200ng/mL）能满足 PROG 的测定需要。考察该组合的特异度，与雌二醇、雌酮和雌三醇的交叉反应率低于 0.1%；与睾酮和可的松无交叉反应；测得质控血清样品各浓度的回收率在 91.7%～108.4% 之间；批内、批间变异系数分别 ≤ 9.3% 和 9.5%。质控血清在为期 14 个月的稳定性考察中，各个测定值均在质控靶值范围内。与进口试剂（Beckman Access™）测定结果比较，两者具有较好的相关性，相关系数 r 为 0.9499（$n=126$，$P<0.001$）（图 14-11）。

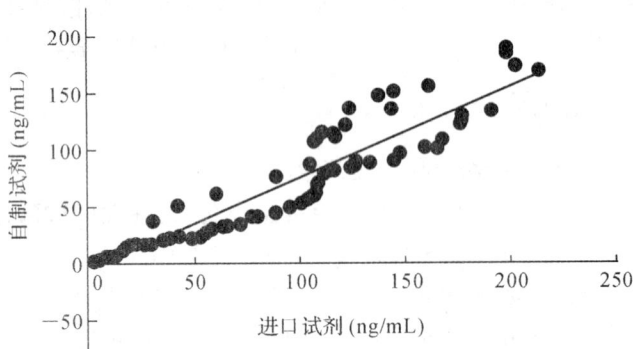

图 14-11　本法建立的化学发光免疫测定试剂与进口试剂测定结果的比较

14.4　体内微量元素的分析

微量元素具有高度生物活性，是维持正常生命活动所必需。微量元素在生物体内须保持一定的浓度范围才能有益于健康，若微量元素缺乏将引起机体生化紊乱、生理异常、导致疾病；而微量元素过量则导致不同程度的毒性反应以致中毒，甚至死亡。所以检测体内微量元素的含量对于疾病的诊治与预防有着极其重要意义。测定微量元素的分析方法主要有比色法、荧光法、原子吸收法等，分析前须先将样品消化分解，释放出被测成分，然后进一步通过分离、浓缩、去除干扰物质和富集被测元素，再行测定。下面介绍几种分析方法在微量元素中的应用举例。

14.4.1　荧光分光光度法

示例一　2,3-二氨基萘荧光法测定血清硒

硒（Se）是人体必需的微量元素，是谷胱甘肽过氧化物酶的主要成分，和维生素 E 一起能阻断自由基的连锁反应，使细胞膜及其功能免遭过氧化物的损伤。血清硒测定对与自由基有关的肿瘤、心血管、肝脏等疾病的诊断治疗具有重要意义。唐琴华等采用 2,3-二氨基萘衍生化后荧光检测法测定了健康人血清和疾病人血清中硒含量，两者具有显著差异。

（1）试剂配制

1）强酸消化剂：浓硝酸-浓过氯酸（2∶1）。

2)掩蔽剂:①EDTA 3.8g 溶于 40mL 水中,再加 5mol/L 氨水约 25mL 至溶解;②盐酸羟胺 12g 溶于 200mL 水中。另取 500mg/L 甲基橙指示剂 20mL,分别加于上述①、②溶液中,再加水至 500mL 混匀。

3)2,3-二氨基萘(DAN)试剂:取提纯的 DAN 0.1g,溶于 100mL 0.1mol/L HC1 溶液中,置 70~80℃水浴中加热助溶,冷却后用 10mL 环己烷萃取分离杂质,弃去有机相,反复萃取直至有机相无色为止,将水相移入棕色试剂瓶中,置 4℃保存备用。

以上所用玻璃器皿均需用 5% HCl 浸泡 24h,再经自来水、蒸馏水依次冲洗、烘干,备用。

(2)测定方法:于硬质刻度带塞消化管中加入新鲜血清 0.5mL,强酸消化剂 2.0ml,小玻璃珠 2 颗,加盖玻璃小漏斗,在电热板上消化至无色透明(控制温度不超过 200℃),冷却后,加 5mol/L HCl 0.2mL,在电热板上继续加热 15min,待冷却,加入掩蔽剂至稳定的粉红色。然后加水至 9mL 左右,加 DAN 试剂 1mL,混匀,此时反应液 pH 约 1.8 左右,置 56℃水浴 30min,取出待冷。加环己烷 5mL,在夜体快速混匀器上萃取抽提。取环己烷萃取液,以激发波长 378nm,发射波长 520nm,测定相对荧光强度(F)。

(3)结果与讨论:控制 pH 值及其相关因素是本法成败的关键。实验表明 pH 在 1.5~2.2 时最合适,pH 为 1.8 时荧光强度最大。选用甲基橙作为掩蔽剂内含的指示剂,使反应体系的 pH 值得到了有效的控制。

硝酸盐(NO_3^-)对硒测定有负干扰,在同一标准硒浓度下,加入不同量的(NO_3^-)进行比较,发现当加入的(NO_3^-)达 16mg 时,可使标准液荧光强度减弱 4%,但用强酸加热湿消化即可予以排除。另外 Fe^{3+} 对 Se-DAN 复合物的荧光有明显增强作用,不过掩蔽剂内含 EDTA 和盐酸羟胺,可以排除正常人血清铁对试验的干扰。

强酸消化样品后需将六价硒还原为四价硒,这样才能与 DAN 生成复合物而被环己烷所萃取。实验采用盐酸还原法,为避免煮沸的高浓度盐酸介质中引起硒的挥发损失,选择 5mol/L HCl 0.2mL,150℃加热还原 15min,结果满意。

在选定的实验条件下,Se 浓度在 0.32~1.456μmol/L 范围内线性良好(r=0.990),回收率 93.9%~101.8%,平均 97.9%。对 50 例健康人血清硒含量测定结果的均值为 0.779±0.116μmol/L;30 例原发性肝癌和 14 例肝硬化患者血清硒含量的均值分别为 0.646±0.208μmol/L 和 0.683±0.139μmol/L,较健康人组明显偏低(P 分别<0.001 和 0.05)。

14.4.2　原子吸收法

示例二　原子吸收光谱法测定血清中不同化学形态的铜、铁、锌(copper、iron、zinc)

锌构成多种酶,参与 DNA、RNA 及蛋白质的合成;铜是人体内 30 多种重要酶的组成和活化的必需成分;铁是血红蛋白、肌红蛋白、细胞色素酶等体系的组成部分,它们代谢紊乱与冠心病、肝硬化、糖尿病、肿瘤等疾病关系密切。因为不同元素的化学形态生物效应差别很大,它们决定了元素在生物体内的化学行为,表现出不同的效应。因此,对元素作用的研究,不但要对元素的总量进行分析,更重要的是对元素的存在形态进行研究。胡军等采用原子吸收光谱法对血清中元素铜、铁和锌的化学形态进行了研究。

(1)测定条件:锌灯电流 8.0mA,测定波长 213.9nm,狭缝 1.3μm,燃油压力 0.20kg/cm²,氧化压力 9.5 kg/cm²;铁灯电流 12.5mA,测定波长 248.3nm,狭缝 0.2μm,燃料压力 0.30kg/cm²,氧化压力 9.5 kg/cm²;铜灯电流 7.5mA,测定波长 324.8nm,狭缝 1.3μm,燃料

压力 0.30kg/cm²，氧化压力 9.5kg/cm²。

（2）人体血清中锌、铁、铜总量的测定：准确量取 1mL 血清用 1‰硝酸稀释至 10mL，用原子吸收光谱法（AAS法）测定 Cu，Fe，Zn 的含量，同时做空白实验。

（3）人体血清中结合、非结合状态锌、铁、铜量的测定：1mL 血清稀释 1 倍后，在 4℃条件下，缓慢加入无水乙醇（－20℃），使溶液中乙醇浓度达到 60％并在冰浴上持续温和地搅拌 10min，低温（4℃）离心（10000g，10min）。分取上清液，用 AAS 法直接测定，得到血清中非结合态锌、铁和铜的量，同时做空白实验。血清中结合态 Cu，Fe 和 Zn 量为人体血清中 Cu，Fe 和 Zn 的总量与血清中非结合态 Cu，Fe 和 Zn 量之差。

（4）结果与讨论：血清中 Cu，Fe 和 Zn 元素的存在形式主要有结合态和非结合态。结合态主要指与血清蛋白结合的微量元素，非结合态主要指自由离子、金属小分子配体、金属多糖及部分和蛋白结合疏松的元素。使用蛋白沉淀剂把血清中的蛋白沉淀，结合态的微量元素随蛋白进入沉淀中，上清液中剩下的元素即为非结合态元素。在结合态与非结合态的分离过程中蛋白沉淀剂的选择非常重要，其不仅要使蛋白沉淀完全，而且沉淀作用要温和，不能使与蛋白结合的元素分离成为游离态。实验比较了不同浓度的高氯酸沉淀法和不同浓度的乙醇低温（4℃）沉淀法，结果显示 60％乙醇低温沉淀法不仅蛋白沉淀完全，而且作用温和，对结合态元素影响小。

为与样品溶液的基体基本相同，测定人体血清中元素总量时使用的标准系列工作溶液基体为 1％ HNO_3，测定非结合态元素含量时使用的标准系列工作溶液基体为 60％乙醇。Cu 和 Fe 在 0～4μg/mL，Zn 在 0～0.8μg/mL，各元素有良好的线性关系（r＝0.9995～1.000）。血清中铜、锌、铁的回收率分别为：95％～101％；95％～102％；95％～103％；上清液中铜、锌、铁的回收率分别为：95％～104％；95％～102％；95％～103％。Cu，Fe 和 Zn 的检出限分别为 $9.84×10^{-3}$μg/mL，$2.76×10$μg/mL，$1.06×10$μg/mL。

应用建立的方法对运动疲劳模型 SD 大鼠（n＝6）血清和正常 SD 大鼠（n＝7）血清不同化学形态的 Cu，Fe 和 Zn 元素进行测量，结果正常大鼠血清中非结合态 Cu，Fe 和 Zn 含量分别为 0.12±0.01μg/mL，0.75±0.06μg/mL，0.19±0.03μg/mL；结合态 Cu，Fe 和 Zn 含量分别为 1.11±0.05μg/mL，5.08±0.41μg/mL，1.35±0.07μg/mL。疲劳大鼠血清中非结合态 Cu，Fe 和 Zn 含量分别为 0.15±0.01μg/mL，0.58±0.03μg/mL，0.15±0.01μg/mL；结合态 Cu，Fe 和 Zn 含量分别为 1.42±0.07μg/mL，5.63±0.42μg/mL，1.08±0.05μg/mL。

14.5 其他内源性物质的分析

示例一 RP-HPLC 法测定尿液中非蛋白氮代谢产物的含量

尿素（urea）、肌酸（creatine）、尿酸（uric acid）、肌酐（creatinine）和马尿酸（hippuric acid）是尿中主要非蛋白氮代谢产物。这 5 种代谢产物的含量与肾功能正常与否关系密切，可作为肾病的标志物。高新星等应用 HPLC 梯度洗脱法同时测定尿液中尿素、肌酸、尿酸、肌酐和马尿酸的浓度，对健康受试者和高血压患者的尿液进行了初步分析研究。

（1）尿样的收集和处理：取新鲜晨尿，8000r/min 离心 5min，用乙酸铵缓冲液稀释 10 倍，过 0.45μm 滤膜。

(2)色谱条件：色谱柱为 Century C_{18} 柱(200mm×4.6mm,5μm)；流动相 A 为乙腈，流动相 B 为乙酸铵缓冲液(20mmol/L,用三乙胺调 pH 值为 6.8),线性梯度洗脱程序：0~5min 时 A 为 0%,5~15min 时 A 由 0% 变化至 70%,15~20min 时 A 由 70% 变化至 0%；流速 1.0mL/min；检测波长 220nm；进样量 20μL。

(3)结果与讨论：按色谱条件进样测定，对照品溶液和尿样色谱图见图 14-12。5 种化合物在 13min 内达到完全分离，尿样中内源性物质不干扰测定。尿素的线性范围为 100~1000,肌酸、肌酐、尿酸和马尿酸的线性范围均为 2~100mg/L；尿素、肌酸、肌酐、尿酸和马尿酸的检测限分别为 2.0、0.5、0.05、0.15、0.05ng；平均回收率分别为 102.1%~105.1%,99.2%~99.8%,98.4%~105.7%,97.6%~103.5%,99.0%~100.7%。尿样处理后，置 4℃冰箱中 8h 内稳定。

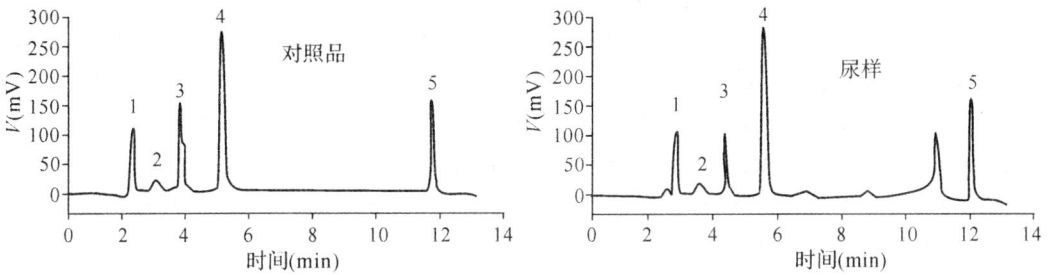

图 14-12　对照品和尿样的高效液相色谱图
1 尿素；2 肌酸；3 尿酸；4 肌酐；5 马尿酸

流动相缓冲液 pH 值对组分的保留时间和分离行为有较大的影响。pH 值小于 6 时，肌酐和尿酸色谱峰重叠，pH 值大于 7 时，肌酐的洗脱时间明显缩短，而尿酸的洗脱时间又太长。因此，调节乙酸铵缓冲液的 pH 值为 6.8,使 5 种化合物均获得较好的分离效果和令人满意的峰形。尿素、尿酸、肌酸、肌酐和马尿酸在紫外光区的最大吸收波长分别为 195、240(290)、220、235 和 235nm。由于尿液中肌酸的含量低，为了提高检测灵敏度，选择了肌酸的最大吸收波长 220nm 作为检测波长。

示例二　HPLC 法测定大鼠海马中谷氨酸、γ-氨基丁酸的含量

谷氨酸(glutamic acid ,GLU)和 γ-氨基丁酸(γ-aminobutyric acid, GABA)是中枢神经递质，对机体正常生理功能起着重要的调节作用。定量测定 GLU、GABA 含量对研究神经精神疾病、遗传性疾病、脑血管病以及发病机制的研究具有重要的价值。朱玲英等利用 GLU、GABA 与邻苯二甲醛(OPA)柱前衍生生较强荧光活性产物，建立了大鼠海马组织中 GLU、GABA 的 HPLC-荧光检测的测定方法。

(1)色谱条件：Alltima C_{18} 色谱柱(4.6 mm×250 mm,5μm)，柱温 30℃；流动相 A、B 均为 50mmol/L 乙酸钠(pH 6.8)-甲醇-四氢呋喃(A 为 82：17：1；B 为 22：77：1),流速 1.0mL/min；梯度洗脱见表 14-2；荧

表 14-2　梯度洗脱程序表

时间(min)	A(%)	B(%)
1	99	1
2	99	1
15	89	11
16	60	40
28	30	70
29	30	70
37	20	80
40	40	60
42	99	1
57	99	1

光检测：λ_{ex} 338nm；λ_{em} 425nm。

（2）样品预处理：取大鼠海马组织，以 1∶10 的比例加入 0.4mol/L 的高氯酸。冰浴下充分匀浆后沉淀 30min，于 4℃、10000r/min 离心 15min，取上清液，每 1mL 上清液加 0.75mL 4% 的碳酸氢钠溶液，混匀后，于 4℃、3000r/min 离心 5min，取上清液，过 0.45μm 滤膜，于 −80℃ 保存待用。

（3）衍生化反应

对照品溶液的衍生化：称取 OPA 27 mg，加 0.5mL 的甲醇溶解后，加入 20μL 的 2-巯基乙醇和四硼酸钠缓冲液（pH 9.18）稀释并定容至 5mL 作为衍生试剂。取 GLU 对照品溶液 32μL，GABA 对照品溶液 20μL，于进样瓶中加入衍生试剂 26μL，四硼酸钠缓冲液（pH9.18）520μL，混匀，控制温度在 20℃ 下静置 3min 后进样。

供试品溶液的衍生化：取样品预处理项下的脑匀浆样品溶液 12μL，于进样瓶中加入衍生试剂 6μL，四硼酸钠缓冲液（pH 9.18）480μL，混匀，控制温度在 20℃ 下静置 3min 后进样。

（4）结果与讨论：在实验条件下，对照品溶液和样品溶液的色谱图见图 14-13，GLU、GABA 分别在 12min、31min 出峰，峰形对称，无杂质峰干扰。GLU 和 GABA 的线性范围分别为 1.03～20.6μg/mL，1.13～22.6μg/mL；方法回收率分别为 90.3%～95.7%，83.1%～91.9%。用本法测定 20 份大鼠海马脑组织中 GLU 和 GABA 含量，分别为（2.53±0.33）μmol/g 和（5.46±0.22）μmol/g。

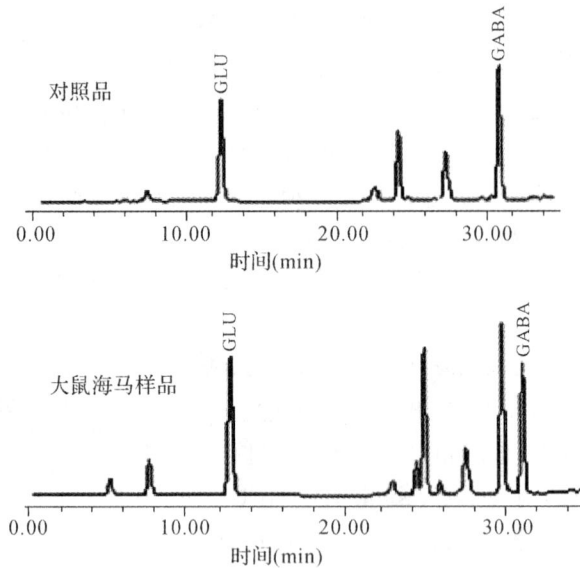

图 14-13　GLU、GABA 衍生物的高效液相色谱图

OPA 能与伯胺类以及大多数 α-氨基酸产生灵敏的荧光产物，反应速度快，剩余试剂不干扰测定。但 OPA 浓度过高，易引起其他氨基酸杂峰高而多。作者在控制衍生化反应温度 20℃ 的条件下，比较了不同比例的样品与衍生剂对结果的影响，发现样品与衍生剂比例为 2∶1 时反应效果最好。衍生时间以 3min 后进样为宜，时间过长易引起其他杂峰出现，且严重影响 GLU 和 GABA 的分离效果。2-巯基乙醇能加强荧光强度，故衍生试剂中加入该试剂，以提高检测灵敏度。

示例三　高效液相色谱法快速测定氨基酸类神经递质

黄晓等建立了丹酰氯柱前衍生 HPLC 法测定谷氨酸（glutamate，Glu）、天冬氨酸（aspartate，Asp）、γ-氨基丁酸（γ-aminobuty ric acid，GABA）、甘氨酸（glycine，Gly）和牛磺酸（taurine，Tau）5 种氨基酸类神经递质。

(1)色谱条件：色谱柱为 Kromasil C_{18}（4.6nm×250mm，5μm）；流动相为甲醇-0.1mol/L 醋酸钠（42∶58），含 1% 四氢呋喃和 14mmol/L 庚烷磺酸钠，用冰醋酸调至 pH 值 4.2，流速为 1.0mL/min；荧光检测，激发波长为 360nm，发射波长为 500nm；进样量为 20μL。以曲唑酮为内标。

(2)样本收集与处理：取正常对照组和帕金森病(PD)模型组大鼠各 8 例，用 0.4%苯巴比妥钠(40mg/L)麻醉大鼠，断头后液氮冷冻 20min，于冰浴下迅速分离出纹状体，用滤纸吸干多余液体并称重后置于玻璃匀浆器中，加入少量高氯酸(0.4mol/L)，上下匀浆 6～8min，精确加入 40μL 曲唑酮内标液(0.73g/L 流动相溶液)，然后将匀浆液转移至 1.5mL 离心管中，用 0.4mol/L 高氯酸荡洗匀浆器，洗液并入离心管，低温(4℃)高速离心(10000r/min)10min，上清液备用。

(3)衍生化反应：取上清液 250μL 于离心管中，加入 100μL(2mol/L) $KHCO_3$，200μL 丹酰氯丙酮溶液(10g/L，临用新配)，混匀，置于 80℃水浴反应 30min，取出后加入 1mol/L 醋酸丙酮溶液 100μL 终止反应，冷却，进样。

(4)结果与讨论：通常测定氨基酸类神经递质采用邻苯二甲醛(OPA)柱前衍生-HPLC 梯度洗脱的方法，但 OPA 衍生产物不稳定，受时间、温度、光线等影响，反应操作时需严格控制条件。本实验选用丹酰氯作为柱前衍生化试剂，其与氨基酸能生成稳定衍生物，避免了 OPA 衍生化的不足。内标曲唑酮是叔胺化合物，在衍生条件下不与丹酰氯反应，克服了用氨基酸做内标时由于反应转化率不一所带来的影响。

从化学结构看，氨基酸的衍生物也有两性，流动相的 pH 值不仅会影响它们的保留时间，而且会因衍生化氨基酸的分子与离子浓度的比例改变而影响检测灵敏度。实验考察了流动相 pH 值对各组分峰高、保留时间、分离度的影响。随 pH 值的增大，保留时间都有增大的趋势，而检测响应值先升高，然后再降低，对于不同组分的影响也不同，在流动相 pH 值 4.2 时，各组分响应值最大(图 14-14)。

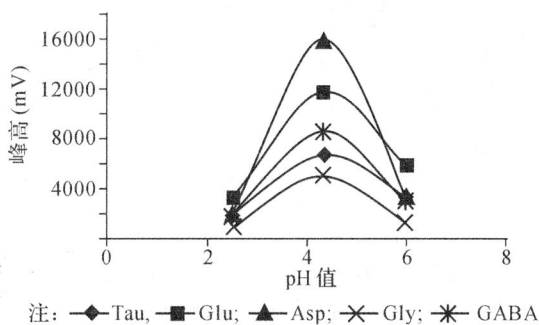

注：◆-Tau，■-Glu；▲-Asp；✕-Gly；✳-GABA

图 14-14　pH 值对氨基酸峰高的影响

Glu、Asp 化学结构和性质相似，通过改变流动相比例很难分离，故加入庚烷磺酸钠与氨基酸衍生物形成离子对，随着庚烷磺酸钠浓度增加各组分及内标的保留时间延长，在反离子浓度为 14 mmol/L 时，各组分完全分离。同时加入庚烷磺酸钠还可以使样本中的干扰组分保留时间大大增加而保留在柱上，不干扰样本组分的分离测定，且在柱冲洗时可被除去。流动相中加入少量四氢呋喃可减小峰拖尾，有效地改善色谱峰分离。

在选定的实验条件下，5 种氨基酸的色谱图见图 14-15。在 1～200mg/L 范围内，各组分线性关系良好(r=0.999)。测得 Tau、Asp、Glu、Gly、GABA 的加标回收率分别为 80.1%、

92.9%、84.6%、88.1%、75.1%;检出限分别为 1000.0、0.2、0.2、0.2、0.5μg/L。对正常大鼠和 PD 模型大鼠纹状体样本测定结果见表 14-3。

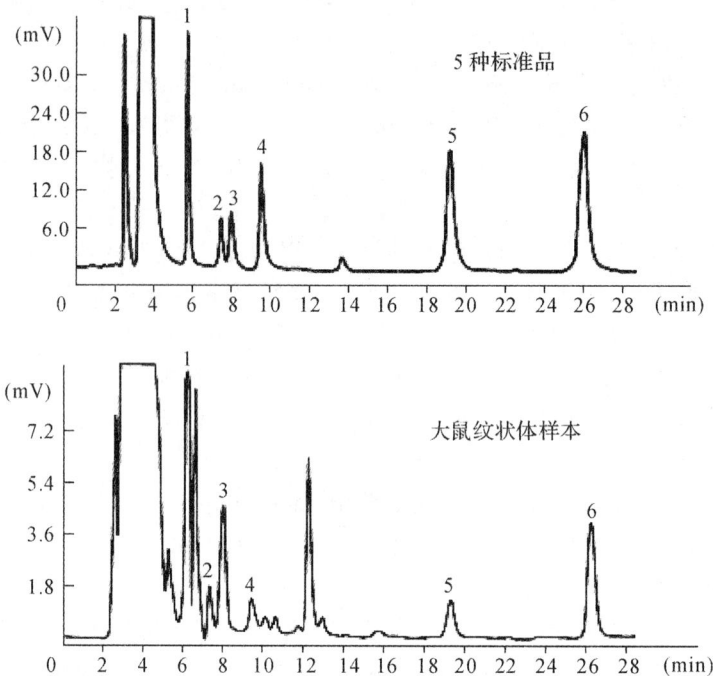

图 14-15 5 种氨基酸的色谱图
1. Tau;2. Asp;3. Glu;4. Gly;5. GABA;6. 内标

表 14-3 正常大鼠和 PD 模型大鼠纹状体中氨基酸递质含量(μg/g 脑组织湿重)

组别	Tan	Glu	Aap	Gly	GABA
正常组	3.18±0.55	4.19±0.68	0.56±0.10	1.05±0.36	1.33±0.28
PD 模型组	3.25±0.23*	3.34±0.23*	0.48±0.09*	1.06±0.52*	1.21±0.26*

注:与正常组比较:* $P<0.01$。

示例四 吴茱萸水提物给药大鼠尿液代谢组学研究

吴茱萸为芸香科植物吴茱萸 *Euodia rutaecarpa*(Juss.)Benth. 及其变种石虎 *Euodia rutaecarpa*(Juss.)Benth. var. *officinalis*(Dode)Huang 和疏毛吴茱萸 *Euodia rutaecarpa*(Juss.)Benth. var. *bodinieri*(Dode)Huang 的干燥近成熟果实,具有镇痛、降血压、抗血栓、安神、抗菌等作用。为探讨热性中药吴茱萸水提物长期给药后,正常大鼠尿液代谢物的变化情况,张启云等采用 LC-MS/MS 分析方法测定大鼠尿样,获得尿样中小分子代谢物的图谱,结合主成分分析(PCA)方法,考察小分子内源性代谢物受吴茱萸水提物灌胃影响而产生的变化,建立了吴茱萸水提物对正常大鼠代谢干预的代谢组学评价方法。

(1)吴茱萸水提液:吴茱萸药材经水热提,制得水提液,相当于生药 1.32g/mL,于-20℃保存备用。

(2)尿液收集和处理:采用代谢笼,从灌胃给药前 1 天开始,每天收集 4h 内尿液,收集 5 个时间点,尿样置—20℃冰箱保存,备用。尿液解冻后,4℃,13000r/min 离心 10min,取 0.5mL 上清液置于分别用 2mL 甲醇、2mL 纯水活化的固相萃取小柱中,先用 2mL 纯水洗涤,再用 1mL 甲醇洗脱,收集洗脱液,经 0.22μm 滤膜过滤,备用。

表 14-4　梯度洗脱程序

时间(min)	A(%)	B(%)
1.75	25	75
6	60	40
8	70	30
12	90	10
14	90	10
14.1	25	75

(3)色谱条件:C_{18}色谱柱(150mm×4.6mm,5μm);柱温 35℃;流动相:A 为乙腈,B 为 0.1%甲酸溶液,流速 0.4mL/min,梯度洗脱程序见表 14-4;进样量 15μL。

(4)质谱条件:ESI 源,正离子检测模式;毛细管电压 4000V;雾化器压力 275.8 kPa;干燥气流速 10L/min,干燥气温度 350℃,全扫描监测获得尿液总离子流图(TIC),提取质谱信息,得到尿液样品所含物质的质荷比。

(5)结果与讨论:尿液总离子流图见图 14-16,从中提取质谱信息,m/z 值及相应的丰度。

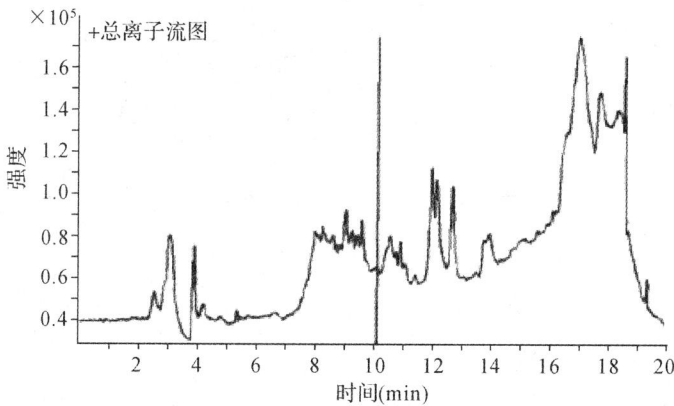

图 14-16　给药大鼠尿液总离子流图

　　试验进行过程中,对照组和给药组的内源性物质都发生了变化,其中给药第 33 天(第 5 时间点),两组大鼠尿液的代谢组差异最大。因此,对给药第 33 天的对照组与给药组数据进行 PCA 分析,从中找出生物标记物(图 14-17),得出反映两组组间离散程度的各样本数据的得分图(图 14-18)。分析图 14-18 可知,两组样本沿 $t[1]$(第一主成分)大致分开,因而 $t[1]$ 轴方向表示组间差异,同组雌雄在 $t[2]$ 第 2 主成分明显分开,因而 $t[2]$ 轴方向表示性别差异。说明给药第 33 天,两组大鼠尿液的内源性物质有明显差异,性别差异是影响大鼠尿液代谢组的因素之一。

　　对给药第 33 天两组尿液样品质谱数据在 SIC-MA-P11.0 软件上得到主成分载荷图(图 14-19),每个点对应的是 m/z 值,以 m/z 值标记出在得分图中把给药组和对照组分开的生物标记物。得到 m/z 123.8,203.9,227.1,213.8,266.9,280.9,284.9,296.9,313.0,314.0,300.0,329 等,经查找,对应的化合物如表 14-5 所示,它们很有可能是核酸、糖类和脂类代谢物,有关它们准确的结构确认需进一步研究。

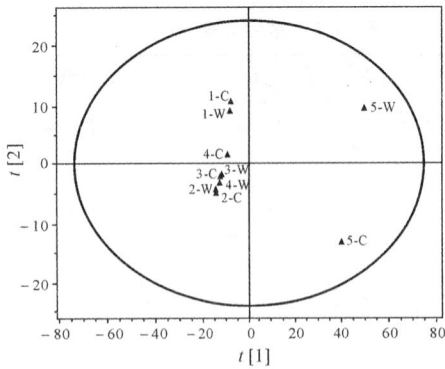

图 14-17   大鼠尿样数据均值随时间变化的
PCA 分析时间轨迹图

5 为 5 个样品收集时间点；C. 对照组；W. 吴茱萸组

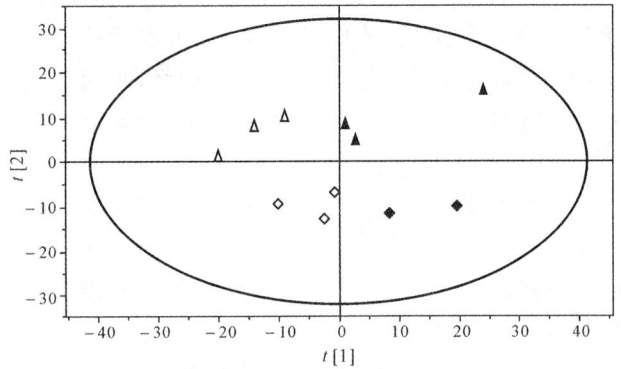

图 14-18   给药第 33 天两组尿液样品质谱数据得分图
△雌性空白组；◇雄性空白组；
▲雌性吴茱萸组；◆雄性吴茱萸组

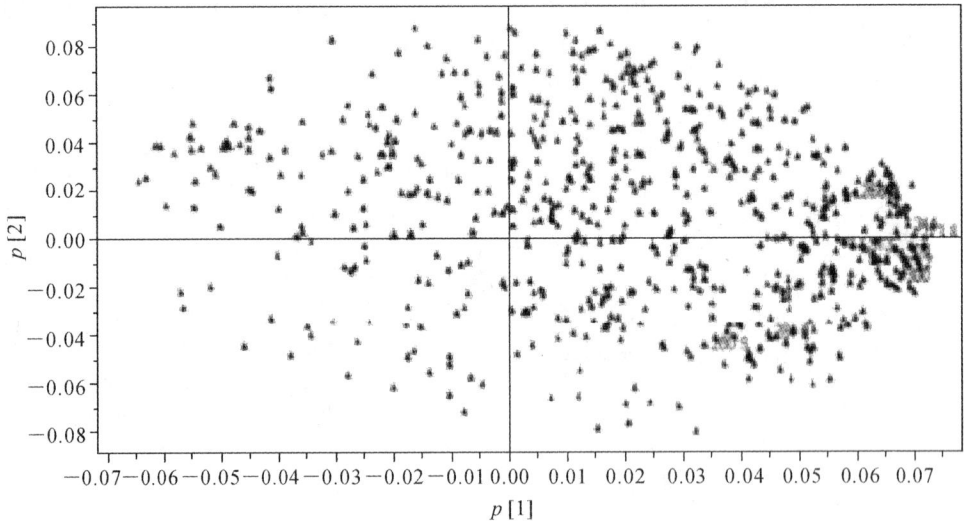

图 14-19   给药第 33 天两组尿液样品质谱数据的主成分载荷图

表 14-5   吴茱萸给药大鼠尿液的可能生物标记物及其对应信息

m/z	可能的化合物	化合物的生物功能	代谢物含量变化
123.8	甲基吡啶酸	色氨酸分解代谢产物	升高
	烟酸、尼克酸	重要的维生素	升高
203.9	乙酰肉（毒）碱	丙氯酸和天冬氨酸代谢成分	升高
	3-吲哚丁酸	吲哚衍生物	升高
227.1	肌肽	β-丙氨酸和组氨酸代谢物	降低
213.8	硫酸吲哚酚	色氯酸代谢产物	升高
266.9	2,3-二磷酸甘油酸	糖分解中间产物	升高
	1,3-二磷酸甘油酸	糖分解中间产物	升高

续表

m/z	可能的化合物	化合物的生物功能	代谢物含量变化
280.9	10E,12E 碳二烯酸	脂肪酸	升高
	9E,11E 碳二烯酸	脂肪酸	升高
284.9	别嘌呤核苷	核苷	升高
	黄嘌呤核苷	核苷	升高
296.9	α-dimonphecolic	白细胞三烯	升高
313.0	8(R)氢过氧亚油酸	脂肪酸	升高
	花生酸	脂肪酸	升高
314.0	5′-磷酸核糖-α-N-甲酰甘氨脒	参与嘌呤代谢	升高
300.0	(神经)鞘氨酚	(神经)鞘脂类的主要成分	升高
	棕榈酰乙醇胺	具有抗炎活性	升高
329.0	二十二碳六烯酸	重要的脂肪酸	升高
	4-氧-视黄酸	视黄酸的生物活性几何异构体	升高

表 14-5 中可能生物标记物与吴茱萸的药理作用(镇痛、降血压、抗血栓、安神、抗菌等)相关。如生物学功能明确的几种小分子化合物:白细胞三烯(m/z 297.1),棕榈酰乙醇胺(m/z 300.5),二十二碳六烯酸(m/z 329.0),8(R)-氢过氧亚油酸/花生酸(m/z 313.0),2,3-二磷酸甘油酸/1,3-二磷酸甘油酸(m/z 266.9)等。白细胞三烯具有抗炎活性,在尿液中的含量升高,表明吴茱萸具有抗炎作用;花生酸预防心血管疾病的发生,在尿液中的含量升高,表明吴茱萸具有降血压、抗血栓的作用。从能量代谢的角度分析,热性中药具有加快机体能量代谢的作用,生物标记物 2,3-二磷酸甘油酸/1,3-二磷酸甘油酸在尿液中的含量升高,表明吴茱萸具有加速机体能量代谢的作用。

【课外阅读】

1. Maura Perry, Qiang Li, Robert T Kennedy. Review of recent advances in analytical techniques for the determination of neurotransmitters. Analytica Chimica Acta, 2009,653: 1-22.

2.《中华检验医学杂志》

3.《临床检验杂志》

【参考文献】

[1] 温全武,陈辉,姜苇,等.荧光法检测血浆中儿茶酚胺类神经递质.化学工程师,2006, 130(7):21-22.

[2] 赵燕燕,苏芳,王翠玲,等.同步荧光-双波长法同时测定血浆中儿茶酚胺类神经递质. 河北大学学报(自然科学版),2008,28(1):63-68.

[3] 陆春苓,周文霞,程军平,等.离子对萃取和高效液相色谱-电化学检测法测定血浆中 儿茶酚胺.军事医学科学院院刊,2004,28(3):275-277.

[4] 王京芳,刘小花,汪振辉. 毛细管区带电泳分离测定肾上腺素和去甲肾上腺素. 南阳师范学院学报,2005,4(3):44-46.

[5] 林丽,杨小凤,李永,等. 微渗析活体取样-高效液相色谱电化学检测法测定鼠脑中的单胺类神经递质. 分析化学,2005,3(5):711-714.

[6] 毛丽莎,孙成均,张宏,等. 柱前荧光衍生-高效液相色谱法测定尿中雌二醇. 分析化学,2003,31(12):1446-1449.

[7] 王萌烨,向平,严慧,等. 液相色谱—串联质谱法测定尿液中的内源性类固醇激素. 色谱,2008,26(1):10-14.

[8] 陈君,梁琼麟,罗国安,等. 气相色谱与串联质谱联用检测血清中脱氢表雄酮. 分析化学,2008,36(2):172-176.

[9] 杨青,买制刚,易俊波. 化学发光免疫分析法检测人血清孕酮. 中国生物制品学杂志,2007,20(11):858-862.

[10] 唐琴华,孙莹,周菊明,等. 2,3-二氨基萘荧光法测定血清硒. 临床检验杂志,1994,12(4):186-187.

[11] 胡军,常耀明,高双斌,等. 原子吸收光谱法测定血清中不同化学形态的铜、铁、锌. 光谱学与光谱分析,2008,28(3):700-703.

[12] 高新星,郭娜,李芳,等. RP-HPLC 法测定尿液中非蛋白氮代谢产物的含量. 沈阳药科大学学报,2008,25(9):724-727.

[13] 朱玲英,孔铭,彭蕴茹,等. HPLC 测定大鼠海马中谷氨酸、γ-氨基丁酸的含量. 中国现代应用药学杂志,2009,26(8):654-656.

[14] 黄晓,康学军,肖静,等. 高效液相色谱法快速测定氨基酸类神经递质. 检验医学,2006,21(3):215-218.

[15] 张启云,徐国良,马晓雪,等. 吴茱萸水提物给药大鼠尿液代谢组学研究. 中国中药杂志,2010,35(1):99-102.

第 15 章

体内药物分析方法在滥用药物、临床毒物、兴奋剂检测中的应用

15.1 在滥用药物分析中的应用

15.1.1 概 述

1. 滥用药物及其危害

滥用药物（drug of abuse）是指连续使用后产生依赖性，并具有滥用倾向的精神活性物质，是国际上通用的概念，它包括合法和非法两大类，非法滥用药物即为中国官方认可所称的"毒品"。根据新修订的《中华人民共和国刑法》第 357 条的规定，毒品是指鸦片、海洛因、甲基苯丙胺（冰毒）、吗啡、大麻、可卡因以及国务院规定管制的其他能够使人形成瘾癖的麻醉药品和精神药品。

滥用药物按药理作用分类，可分为中枢神经抑制剂（主要包括鸦片、巴比妥类等）、中枢神经兴奋剂（主要包括苯丙胺类、可卡因等）、致幻剂（主要包括大麻、麦斯卡林等）、挥发性吸入剂（主要包括丙酮、四氯化碳等）。1973 年，世界卫生组织根据国际公约中规定的麻醉药品和精神药品，并考虑到还有三类未列入国际管制的活性物质——酒、烟草和挥发性溶剂，将引起依赖和滥用的药物具体分为 8 类，见表 15-1。

近年来，药物滥用逐渐成为世界性的社会问题。滥用药物最常见且危害最大的是急性中毒甚至死亡，例如阿片类滥用者的死亡率为正常人的 15 倍，苯丙胺过量可产生类精神分裂症的偏执症等，滥用药物一旦停用，人体生理功能会发生紊乱，出现戒断综合征，而强烈的心理依赖性会导致成瘾者人格改变，滥用药物不仅对人类身心健康造成重创，而且往往伴随一些刑事犯罪案件，对社会的政治稳定和经济增长带来消极影响。

表 15-1   世界卫生组织对滥用药物的分类

类 别	滥 用 药 物
苯丙胺类	苯丙胺、右旋苯丙胺、甲基苯丙胺和哌甲酯等
大麻类	大麻制剂
阿片类	阿片、吗啡、海洛因、美沙酮和哌替啶等
可卡因类	可卡因、可卡糊和古柯叶
致幻剂	麦角酰二乙胺、苯环利定等
挥发性化合物	丙酮、四氯化碳和其他溶剂
乙醇-安眠药类	乙醇、巴比妥类、苯二氮䓬类及其他镇静催眠药
烟碱	烟草、鼻烟

2. 体内滥用药物分析的特点

体内滥用药物分析是通过对各种体液样品、毛发或组织中滥用药物的定性、定量分析,为涉毒案件侦破、死因推断及司法量刑等提供科学依据。它具有以下特点:

(1)体内滥用药物多以代谢物形式存在,原型药物含量很低(有时仅为 ng 水平),甚至检测不到原型药物,因此常需要通过特定代谢物的检出证明滥用药物的摄取。如摄取海洛因后体内仅检出代谢物单乙酰吗啡和吗啡。

(2)主要检材为尿液、血液、毛发和组织等,样品前处理复杂,通常需要进行水解,或衍生化等,并且由于被测药物或代谢物含量低,对操作者的要求更高。

(3)多种滥用药物同时使用或交替使用是药物滥用的一大特点,因此在未知滥用者样品分析中应采用系统筛选方法,其中,免疫试剂盒广泛应用于滥用药物的初检,而 GC/MS 的全扫描模式仍是确证分析的最佳选择。

(4)滥用药物定性分析结果的判断与域值(cut-off value)的确定紧密联系,域值是实验室可以报告阳性结果时检材中药物或其代谢物的最小浓度,换言之,如果检材中浓度低于域值,即使该药物实际存在也不能出具阳性结果。

15.1.2   常见滥用药物

(1)阿片类(opiates):麻醉性镇痛剂未经加工的粗制阿片称鸦片,阿片为 opium 的译音(希腊文)。阿片类药物包括阿片,吗啡(阿片中的生物碱)、海洛因(吗啡的衍生物)以及具有与吗啡作用相似化合物如杜冷丁、美沙酮、埃托啡等。使用阿片类药物的最大危害是易产生身体和心理的依赖性,其戒断综合征十分强烈,一旦上瘾,很难戒掉。

(2)苯丙胺类(amphetamine-type stimulants):苯丙胺类毒品属于中枢神经兴奋剂,主要有甲基苯丙胺(俗称"冰毒")、苯丙胺、N-甲基-3,4-亚甲二氧基苯丙胺、亚甲基二氧基苯丙胺、N-乙基-3,4 亚甲二氧基苯丙胺、二甲氧基苯丙胺等苯丙胺的派系物。滥用苯丙胺的最严重的后果是产生药物的精神依赖性,持续滥用将导致严重的精神病。停用后可出现较强的抑郁状态,并常见有精神病复发。

(3)可卡因(cocaine):又称古柯碱,是国家严控的一类中枢神经兴奋剂。可卡因可以通过吸烟、静脉注射、口服、鼻腔摄取,并在短时间内在尿样中代谢为苯甲酰爱康宁(benzoylecgonine,BE)。由可卡因引起的反应包括兴奋、自信、活力增加、心跳加速、瞳孔扩大、发烧、发抖和出汗。持续摄取可卡因可增加耐药性和药物依赖，从而导致滥用。

（4）大麻（marijuana）：大麻是一种统称，包括大麻植物的各部分、种子以及从植物中提取出来的大麻粉末或膏，它是一种独特的精神活性物质，吸食后可产生不同的药理作用，包括镇静、欣快、幻觉、感觉增强或扭曲。大麻成分多且复杂，最主要的活性成分为 Δ^9-四氢大麻酚（Δ^9-tetrahydrocannabinol，Δ^9-THC），另外还有大麻二酚（cannabidol，CBD）和大麻酚（cannabinol，CBN）等。

15.1.3　分析方法与应用示例

用于测定生物体液样品中滥用药物的分析方法有气相色谱法（GC）、高效液相色谱法（HPLC）、气-质联用法（GC-MS）、液-质联用法（LC-MS，LC-MS/MS）、毛细管电泳法（CE）、毛细管电泳-质谱联用法（CE-MS）和免疫分析法等。其中 LC-MS/MS 发展迅速，在不同生物体液的滥用药物监测中有广泛的应用（表 15-2），尤其在毒品合成路线以及体内毒代谢物研究、生物体内的毒筛查等方面具有优势。

表 15-2　液-质联用技术在不同生物体液滥用药物检测中的应用

分析物	样本	前处理	固定相	流动相	检测模式与仪器类型	参考
25 种阿片类药物	尿样、血液	酶解，液液萃取	Gemini C18（100×2mm，3μm）	梯度，溶液醋酸铵和乙腈中加入 0.1%的甲酸	ESI+，MRM（2）；QQQ/LIT	[4]
42 种滥用药物和代谢物	尿样	96-孔 酶解，稀释	Zorbax Eclipse XDB-C18（50×4.6mm 1.8μm）	梯度，水和乙腈中分别加入 0.1%的甲酸	ESI+，MRM（1）；QQQ	[5]
苯丙胺，甲基苯丙胺丙二醛，摇头丸	尿样	稀释	Luna C18（200×2.0mm，3μm）	梯度，25mmol/L 甲酸和乙腈	ESI+，SRM（2）；QQQ	[6]
吗啡、6-乙酰吗啡、可待因、双氢可待因、羟考酮、氢化可待因、罂粟碱和代谢物等	血液	固相萃取	Synergi Polar-RP（150×2mm，4μm）	梯度，加入 0.1%甲酸的 1mmol/L 甲酸铵和乙腈	ESI+，MRM（2-3）；QQQ	[7]
19 种滥用药物及代谢产物	血液	自动固相萃取（混合模式吸附剂）	Varian Pursuit C18（100×3mm，3μm）	梯度，加入 8%乙腈的 2mmol/L 甲酸铵和甲醇	ESI+，MRM（2）；QQQ	[8]
吗啡，可待因，6-乙酰吗啡，可卡因，苯甲酰芽子碱	头发	甲醇	XBridge phenyl（150×4.6mm，3.5μm）	梯度，10mmol/L 醋酸铵和甲醇	ESI+MRM（1）；QQQ	[9]
美沙酮，可卡因，鸦片和代谢物	胎盘	固相萃取（混合模式吸附剂）	Synergi Polar-RP（75×2mm，4μm）	梯度 0.1%甲酸和乙腈	ESI+SRM（3 MS^2 or $2MS^3$）；Ion trap	[10]

MRM（2）或 SRM（2）：括号内的数字表示所选择的子离子数目。

示例一　气相色谱-离子阱质谱法同时测定大鼠尿液和血浆中的摇头丸及其代谢产物

Daniel 等应用气相色谱-离子阱质谱法（GC-IT/MS）、电子轰击电离的方法来测定大鼠尿液和血浆中的摇头丸（3,4-methylenedioxymethamphetamine，MDMA）以及代谢物 3,4-亚甲二氧基苯丙胺（3,4-methylenedioxyamphetamine，MDA），4-羟基-3-甲氧基苯丙胺（4-hydroxy-3-methoxyamphetamine，HMA）和 3-甲氧基甲基苯丙胺（3-methoxymethamphetamine，HMMA）。

(1)样品前处理

尿液和血浆的酶水解:取 1mL 尿样或 500μL 血浆样品,加入 1mL(血浆样品加 0.5mL) 0.2mol/L 醋酸钠缓冲液(pH 5.2)和 50μL(血浆样品加 25μL)来源于 *H. pomatia* 的 Type HP-2 β-葡萄糖醛酸酶,于 37℃ 温孵 24h。

固相提取:采用 1mL(30mg) OASIS MCX 固相萃取小柱,将酶水解后的样品全部上样,立即依次用 2mL 0.1mol/L HCl、2mL 甲醇洗涤,弃去洗涤液,待测物用 2mL 5% NH$_4$OH-甲醇溶液洗脱,洗脱液于氮气流下吹干。

衍生化方法:在上述残余物中加入 50μL 乙酸乙酯和 50μL 三氟乙酸酐(Trifluoroacetic anhydride,TFAA),70℃加热 30min。放冷至室温,于氮气流吹干,残余物复溶于 100μL 乙酸乙酯,进行 GC-IT/MS 分析。

(2)GC-MS 分析条件:色谱柱为 VF-5 ms(30m×0.25mm i. d. ,0.25μm);载气为氦气,流速 1mL/min;进样量 1μL;分流比 1∶30;进样口温度 220℃;程序升温:起始柱温 100℃,保持 1min,然后以 15℃/min 升至 300℃,保持 10min;总分离时间为 9min。传输线和离子阱温度分别为 280℃ 和 180℃;MS 采用 EI,能量 70eV;质量范围 m/z 50~600;全扫描模式和选择离子检测(Selected Ion Monitoring,SIM)模式,选择离子如下:内标 m/z 232 和 m/z 345;HMA m/z 140 和 m/z 260;HMMA,m/z 154 和 m/z 260;MDMA 和 MDA m/z 135 和 m/z 162。

(3)结果:由于 MDMA 大部分的 O-methylated 代谢产物是以缀合物的形式经尿液排泄,包括葡萄糖醛酸化和硫酸酯化,因此需先进行混合酶水解;此外,该方法使用了 4-羟基-3-甲氧苯胺盐酸盐(4-hydroxi-3-methoxybenzylamine hydrochloride)为内标,方法的耐用性强,灵敏度高。这对于临床或法医领域的应用尤为重要,因为 MDMA 及其代谢产物的浓度因采样时间,服用的剂型和剂量,个体代谢等因素而差异较大,MDMA 给药后 24h 内排泄大部分。因此,尽管判定 MDMA 滥用必须检测原型母体药物,但如果用药时间较长,代谢产物的检测就非常有价值。该方法在较宽浓度范围内实现了线性,使用 SIM 模式时,血浆和尿液中各化合物的检测限分别为 2ng/mL 和 3.5ng/mL,定量限分别为 5ng/mL 和 10ng/mL,尿样提取回收率＞89%(75%~99%),血浆样品提取回收率＞85%(72%~99%)。图 15-1 为腹腔注射 20mg/kg MDMA 后 24h 的大鼠尿样选择离子监测图谱。

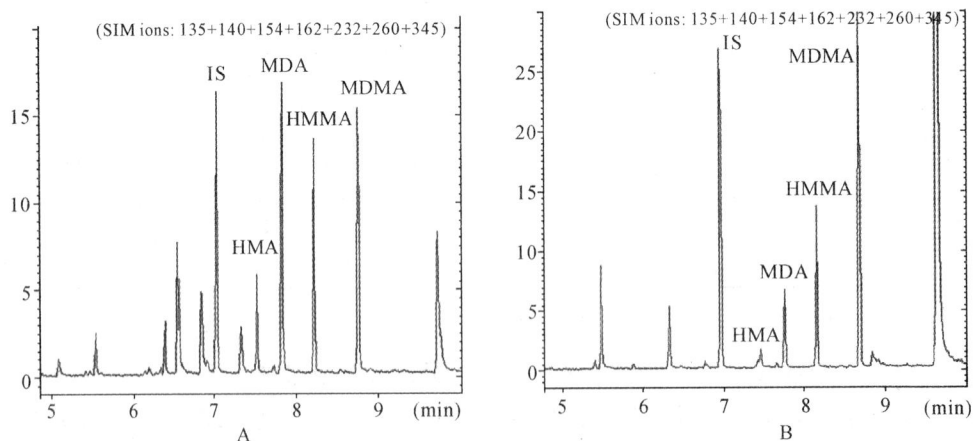

图 15-1   GC-MS 选择离子监测图谱

A. 空白尿样添加 MDMA 及其代谢物;B. 腹腔注射 20 mg/kg MDMA 后 24h 的大鼠尿样

m/z=135,m/z=162(MDA 和 MDMA),m/z=154(HMMA), m/z=260 和 140(HMA)和 m/z=232(IS);HMA (7.5min), MDA(7.8min), HMMA(8.2min)和 MDMA(8.7min),IS(7.0min)

示例二　血液中阿片类化合物及其代谢物的 LC-MS/MS 定性定量分析方法研究

阿片类药物主要包括吗啡(morphine)、可待因(codeine)、海洛因(heroin)及其代谢物 O^6-单乙酰吗啡（6-monoacetylmorphine，6-MAM）、吗啡-3-葡萄糖苷（morphine 3-β-D-glucuronide，M3G)和吗啡-6-葡萄糖苷(morphine 6-β-D-glucuronide，M6G) 等。乙酰可待因是吸食非法生产海洛因的标记物,6-MAM 是吸食海洛因的标记物。张建新等建立了同时测定血液中海洛因、6-MAM、乙酰可待因、吗啡、可待因、M3G 和 M6G 的 LC-MS/MS 方法。区别吸食的是药用海洛因还是非法生产的海洛因,同时区别吸食的是海洛因还是吗啡。

(1)取样和样品前处理:真实血样收集在含有 15mg 草酸钾和 12mg 氟化钠的 7mL 试管中,氟化钠抑制血浆酯酶的活性,使血液中的海洛因和 6-MAM、乙酰可待因稳定。血样低温离心后速冻,于−20℃存放。分析时,将血浆样品置冰水浴中解冻,取 250μL 血浆,加入 50μL 内标溶液,然后加入 0.15mol/L 的盐酸水溶液 900μL,振荡混合,放到冰水浴中。

固相萃取:ASPEC XL 型全自动固相萃取仪,OasisMCX 3mL 混合型的萃取柱。MCX 柱的活化:分别用 2mL 的甲醇,1mL 水,2mL 10mmol/L 柠檬酸水溶液(pH 3.0)。上样:取 600μL 酸性的血浆样品添加到柱子上,流速 1mL/min。冲洗:用 0.5mL 的醋酸水溶液(pH 3.0)冲洗。洗提:用 1mL 氨水和甲醇的混合溶液(1∶20)洗提。收集管中预先加入 20mmol/L 乙酸铵缓冲液 0.5mL(pH3.0),由于海洛因在碱性洗脱液中不稳定,收集在酸性缓冲液中可以提高海洛因的稳定性。

(2)分析条件

液相色谱:Atalantis HILIC Silica 液相柱(2.1mm×150mm,3μm),前接 10mm×2.1mm 的预柱;流动相由乙腈、甲醇、20mmol/L 甲酸铵水溶液(pH 4.0)组成,按表 15-3 梯度方式洗脱,流速:650μL/min;运行时间 8min,分流比 1∶5,柱温 37.0℃。

质谱条件:采用电喷雾电离-正离子模式进行 MRM 检测,通过分析 0.1μg/mL 标准品的乙腈-水混合溶液(1∶1)优化多反应

表 15-3　流动相梯度列表

时间(min)	乙腈(%)	甲酸铵水溶液(%)	甲醇(%)
0	85	15	0
1	85	15	0
4	40	30	30
5	35	30	35
7	85	15	0
8	85	15	0

监测(MRM)的灵敏度;离子喷雾电压保持在 5500V,涡轮气温度 486.0℃,辅助气流速 43L/min,仪器设置喷雾气、气帘气、碰撞气流速分别为 38、30、7L/min。

(3)方法学评价:海洛因、乙酰可待因、6-MAM、可待因、吗啡和 M3G 保留时间分别为 1.98、2.02、2.12、2.96、2.99、5.09min,内标乙基吗啡保留时间为 2.76min。方法学验证结果表明,至少在 50~5000ng/mL 范围呈线性关系,乙酰可待因、6-MAM、可待因、吗啡的定量限各自为 50、50、50、250ng/mL,检测限各自为 4,12.5,17,52ng/mL。乙酰可待因、6-MAM、可待因和吗啡各种浓度的回收率分别达 91%~96%,27%~35%,71%~86%,30%~32%。吗啡和 6-MAM 的回收率低,原因是使用自动固相萃取仪时缺少阻止萃取柱被吹干的方法。

(4)真实血液样品的分析:应用此方法对一例真实的吞服鸦片过量死亡人员的血液进行检测,得到满意的实验结果。因为吞服的是鸦片,血液中没有检测出海洛因和 6-MAM、乙酰可待因,只检测到可待因和吗啡、M3G。死者血液中的药物含量:可待因浓度 0.26μg/mL,吗啡浓度 1.10μg/mL。因为试验用标准品 M3G 量少,没有给血液样品中 M3G 定量。各化合物的

色谱图和保留时间见图 15-2。

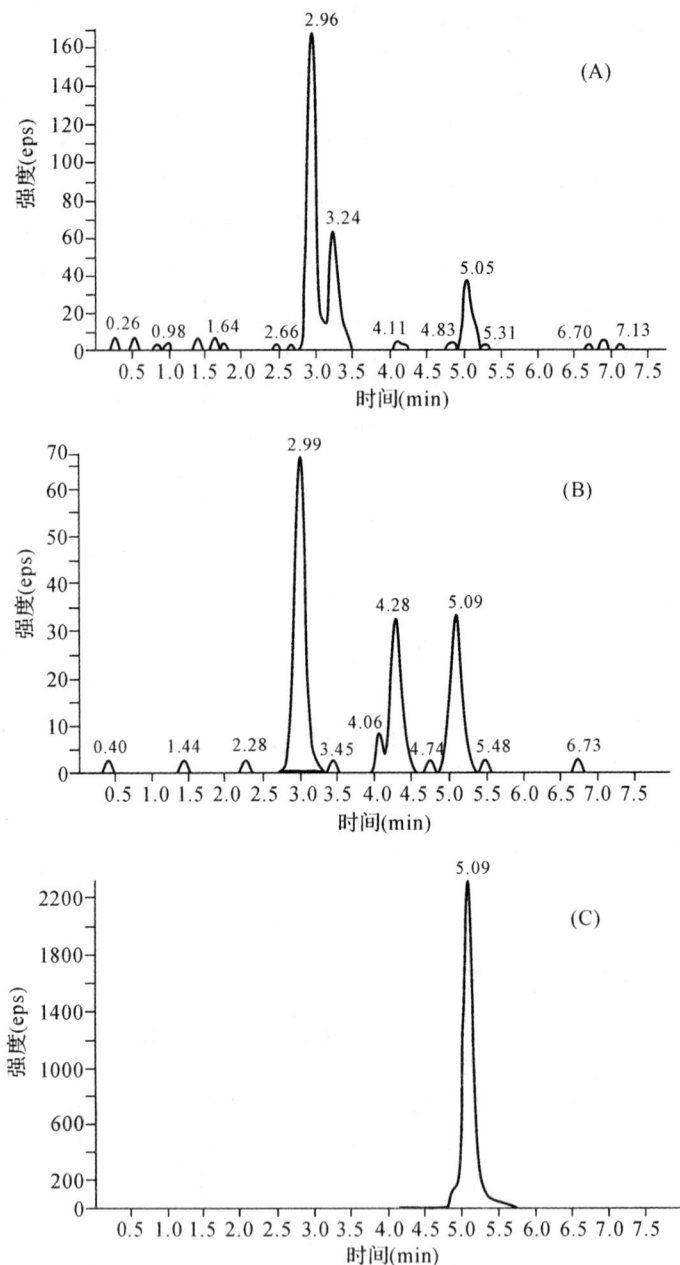

图 15-2　真实血样的选择离子色谱图

(A). 可待因，RT 2.96min；(B). 吗啡，RT 2.99min；(C). M3G，RT 5.09min

示例三　毛细管区带电泳同时检测人尿和头发中 6 种毒品

孟梁等采用毛细管区带电泳法，在磷酸盐缓冲体系中，同时对甲基苯丙胺（methamphetamine，MAMP）、4,5-亚甲二氧基苯丙胺、氯胺酮（ketamine）、6-单乙酰吗啡（6-monoacetylmorphine，6-MAM）、吗啡以及可待因 6 种药物进行分离和检测，并成功应用于人尿和头发样品中毒品的检测。

（1）样品前处理

头发样品处理：空白头发样本均取自学生，确定未有染毒史。采集紧贴头皮长约 4cm 的头发 100～200mg，室温下保存。先用 20mL 0.3％吐温-80 溶液清洗 2 次，每次 5min，以清除存于头发表面的污染物，接着用去离子水多次冲洗除去表面活性剂，并在室温下挥干，然后添加适量毒品（0.025～5ng/mg），模拟吸毒者的头发样本。采用直径 2.5mm 镍镉合金钢珠与毛发一起漩涡研磨，使毛发表面积增大，以提高释放效果。准确称取 150mg 头发碎末到离心管中，加入 1mL 甲醇和 0.5mL 水，在 60 ℃下超声 2h，然后离心 15min，最后取上清液用 0.45μm 微孔膜过滤，滤液待分析。

尿样处理：空白尿样均取自学生，确定未有染毒史。取 1mL 尿样，调 pH 至 9.0，然后加入 1mL 甲醇和 10mg 乙酸锌沉淀杂质，轻摇混匀后，离心 15min，取上清液用 0.45μm 微孔膜过滤，滤液待分析。

（2）测定条件：未涂层熔融石英毛细管（52cm×50μm i. d.，有效柱长 41cm），毛细管使用前分别用 0.1mol/L HCl、水、0.1mol/L NaOH、水和 100mmol/L 磷酸盐缓冲液（pH 5.5）各冲洗 30min，实验中，每两次运行之间用上述缓冲溶液冲洗 3min。运行缓冲液为 100mmol/L 磷酸盐缓冲溶液（pH 5.5），分离电压 13kV，工作电流约为 90μA，5kV 进样 5s，检测波长 200nm，室温下工作。采用峰面积内标法对药物进行定量。

（3）方法与结果：用含内标利多卡因 4.0mg/L 的水溶液配制目标分析物的系列标准溶液，在上述优化的区带电泳条件下进行分离检测，然后用药物峰面积与内标峰面积的比值与药物浓度作校准曲线。各药物在浓度范围 0.05～200mg/L 内呈良好的线性关系，检出限（$S/N=3$）为 16～30μg/L，RSD 为 1.0％～2.3％。实际样品的色谱图见图 15-3，可见经过样品前处理，在分析窗口内并没有其他干扰物质的色谱峰。测定了加标样品的精密度与回收率，尿样添加浓度为 0.5mg/L，头发样品添加浓度为 5μg/g，回收率为 95％～103％，$RSD<4.7$％，样品中毒品的检出限分别为 20～35μg/L，0.2～0.4μg/g。

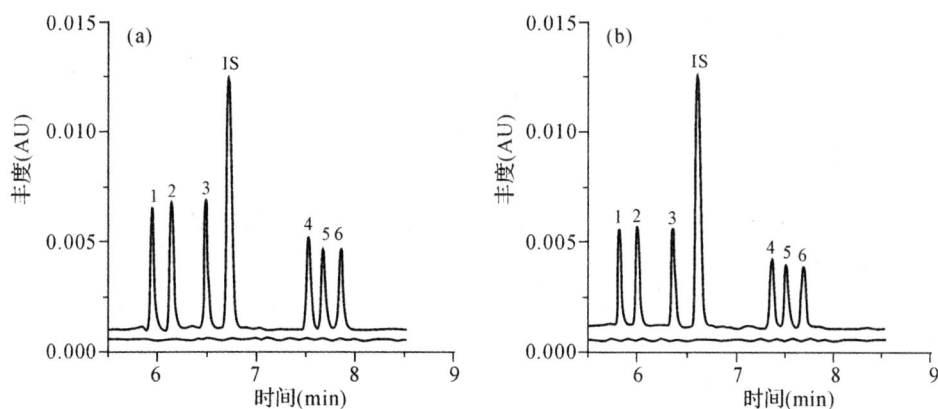

图 15-3　尿样（a）和头发（b）样品中毒品的色谱图

IS：4 mg /L 利多卡因；1.甲基苯丙胺；2. 4,5-亚甲基二氧基苯丙胺；3.氯胺酮；4.可待因；5.吗啡；6.单乙酰吗啡；浓度：1.0 mg /L

（4）讨论

缓冲溶液酸度的影响：缓冲溶液的酸度能直接影响药物的带电性，从而影响其分离度。实验考察了在不同 pH 值(4.0～6.5) 条件下,6 种药物以及内标物的分离结果,如图 15-4 所示。pH 值较低时,7 种药物虽然有良好的分离度,但是迁移时间较长,峰型较宽,柱效不高。随着 pH 值的增大,药物的迁移速度加快,柱效提高。但当 pH>5.5 时,分离度降低。综合考虑,为了实现快速分离,实验选择 pH5.5 的磷酸盐缓冲溶液,此时柱效最高,分离度好。

缓冲溶液浓度的影响:考察了 70～120mmol /L 磷酸盐缓冲溶液浓度对分离度的影响,结果随着缓冲溶液浓度的增加,迁移时间缩短。当缓冲溶液浓度小于 100mmol/L 时,虽然药物的分离度增大,但是峰变宽,峰形变差,而且迁移时间延长。缓冲溶液浓度大于 100mmol/L 时,虽对药物分离度的影响较小,但是高缓冲溶液浓度会使电流变大,焦耳热增大,导致峰变宽。综合考虑,缓冲溶液浓度选择为 100mmol/L。

图 15-4　缓冲溶液 pH 对迁移时间的影响
(图示编号同 15-3)

工作电压的影响:工作电压是控制分离度和分析时间的重要因素。在上述实验条件下,考察了工作电压对分离的影响,结果随着工作电压升高,出峰时间和分离度减小,同时峰面积也变小。当工作电压过高时,焦耳热过大,引起湍度增加,柱效和分离度降低。综合考虑,本实验工作电压选择为 13kV。

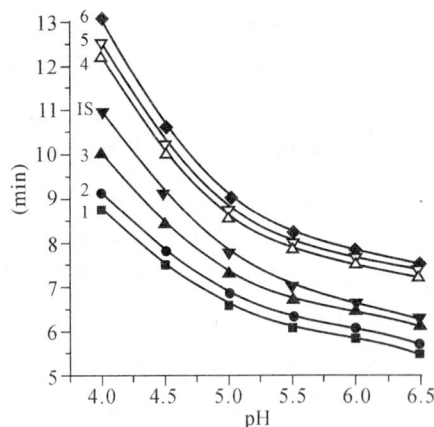

15.2　在临床毒物分析中的应用

15.2.1　临床毒物分析概况

临床毒物分析是应用现代分析技术对临床中毒病人进行体内毒物分析的应用学科,属于微量甚至痕量分析的范畴,通常需要从大量检材中分离、鉴别和测定含量极少的毒物。临床毒物分析与体内药物分析密切相关,所采用的分析方法、样品处理等均有相似之处,但临床毒物分析涉及范围更广,包括治疗药物服用过量、误服农药、有意服用某些化学药品而自杀等;分析对象常是未知的,并且要求在较短的时间内给出分析结果。在医院配合临床抢救开展毒物分析,及时检测出引起中毒的药(毒)物对医生制订抢救措施与治疗方案有着非常重要的指导意义。

毒物分析中检材收集是否合理直接关系到分析结果的正确与否,如一氧化碳中毒只能从血液中检出;磷化锌中毒只有从胃洗液中检出,其他检体无法查证。在毒物分析中最方便与适合的检材是胃洗液或呕吐物,首次洗胃液(不加高锰酸钾)500～1000mL 是最好的分析检材,其次是尿和血液,还有从病人身旁采集到的剩余食物或药品,可为毒物分析提供极有价值的参考。

根据毒物的理化性质,可将临床毒物分为五类:

(1)挥发性毒物:本类毒物通常分子量较小,蒸气压较高,在酸性溶液中能随水蒸气蒸出来而与生物检材分离,如常见的氰化物、醇类、醛类、醚类、酚类及卤化烃等。

(2)非挥发性毒物:主要是指那些不能随水蒸气挥发,化学结构较复杂,分子量较大,需用有机溶剂提取的毒物。常见的有镇静催眠药如巴比妥类、吩噻嗪类和苯二氮䓬类;生物碱类药物如阿托品、吗啡、可待因、士的宁及乌头碱等。

(3)杀虫剂及杀鼠药:本类化合物包括有机磷、氨基甲酸酯类、拟除虫菊酯杀虫剂以及氟乙酰胺、毒鼠强等。部分杀虫剂挥发性强,能随水蒸气蒸出来,大多数则需用有机溶剂提取。

(4)金属毒物:常见的金属毒物有砷、汞、铅、钡、铬、硒等。通常须将检材中的有机物质经氧化分解等方法除掉,使所含金属元素形成无机化合物的形态,才能进行检测。由于涉及毒物的有些金属元素也存在正常人体内,在检验时应注意正常成分与毒物间的区别。

(5)其他类毒物:包括一氧化碳,强酸,强碱,盐卤等,须采用透析法及其他特殊方法进行分离检测。

15.2.2　常见临床毒物

镇静催眠药是我国应用最广泛的药物,也是临床中毒比例较高的一类药物,包括巴比妥类、苯二氮䓬类、吩噻嗪类、三环类抗抑郁药等。由于这些药物使用面广,一般容易获得,因而用以自杀和他杀及服用过量造成中毒等事件时有发生。

(1)巴比妥类:国内较常见的巴比妥类药物有巴比妥(barbital)、苯巴比妥(phenobarbital)、异戊巴比妥(amobarbital)、司可巴比妥(secobarbital)、硫喷妥(thiopental)等。巴比妥类药物口服后从碱性肠液吸收,入血后迅速分布全身组织和体液中。巴比妥类药物在体内主要有两种消除方式,一种经肝脏氧化,另一种以原型由肾排出。巴比妥类催眠药的毒性主要是对中枢神经系统产生抑制,能麻痹呼吸中枢致死,其中毒量和致死量,因药物种类和人体情况不同而有很大差异,一般超过治疗量的 15 倍即可视为致死量。见表 15-4。

(2)苯二氮䓬类:苯二氮䓬类(benzodiazepine,BZDs)是临床常用的具有镇静、催眠、抗焦虑和抗惊厥等效应的药物。主要有地西泮(diazepam)、氟西泮(flurazepam)、夸西泮(quazepam)、艾司唑仑(astazolam)、替马西泮(temazepam)、三唑仑(triazolam)、阿普唑仑(alprazolam)、氯普唑仑(loprazolam)、咪达唑仑(midazolam)、硝西泮(nitrazepam)和氟硝西泮(flunitrazepam)等 10 多种药物。大剂量服可致中毒,其毒性主要表现为对中枢神经系统的抑制及对循环系统和呼吸系统的抑制。

(3)吩噻嗪类:国内常见的吩噻嗪类药物有氯丙嗪(chlorpromaxzine)、异丙嗪(promethazine)、奋乃静(perphenazine)、氟奋乃静(fluphenazine)、三氟拉嗪(trifluoperazine)和泰尔登(chlorprothixene)等,临床上通常用作抗精神病药物。氯氮平(clozapine)作为抗精神病药,常发生与吩噻嗪类药物同时过量服用中毒的案例。吩噻嗪类药物进入人体后,大部分与血浆蛋白结合,主要在肝内代谢而被破坏,然后少量以原型和代谢物的形式从尿和粪便中排出,它们的主要代谢产物为硫氧化物(亚砜和砜)。吩噻嗪类药物的毒性主要表现在对中枢神经系统、循环系统和呼吸系统的抑制,使中毒者窒息死亡。

(4)三环类抗抑郁药:国内常见的三环类抗抑郁药有多虑平(doxepin)、阿米替林(amitriptyline)、丙咪嗪(imipramine)等,口服吸收良好,口服约 1~4h 达血浆峰值浓度,迅速分布到肝、肾、心、肺及脑组织,在肝内代谢成去甲基化物,主要由尿排出,少数由胆汁和粪便排出。过量服用该类药物可出现严重毒性反应,临床表现为超量中毒特征的昏迷、惊厥发作和心律失常三联征等。该类药物的治疗量和中毒血浓见表 15-4。

表 15-4 常见催眠镇静类药物的治疗量和中毒血浓

药　物	中毒量(g)	中毒血浓(μg/mL)	致死量(g)	致死血浓(μg/mL)
巴比妥	3~10	60~80	5~20	110~380
苯巴比妥	2~7	40~60	4~9	80~150
戊巴比妥	>0.5	10~30	1.5~7.5	30~75
速可眠	>0.5	7	1~5	10
硫喷妥	0.5	8	1	10~20
地西泮	/	5~20	/	/
氯硝西泮	/	0.1	/	/
艾司唑仑	/	0.67	/	/
罗拉	/	0.3~0.5	/	/
氟西泮	/	0.2~0.5	/	/
氯丙嗪	/	1~2	15~150	3~12
奋乃静	45~150	1	/	/
氟奋乃静		0.1	15~150	5
三氟拉嗪	15~150	1.2~3	-	3~8
泰尔登	/	0.4~0.8	/	/
氯氮平	/	0.6	2~5	/
阿米替林	0.5	>0.5	1.0	10~20
多虑平	/	0.5~2	/	>10
丙咪嗪	0.5~0.75	0.5~1.5	儿童>20mg/kg	2

15.2.3　分析方法与应用示例

催眠镇静药物一般在血中含量较高,常以原型药物或代谢物的形式存在,因此血样是检测这类药物的常用检材之一;而尿样中多以代谢物尤其以代谢物的葡萄糖醛酸苷结合物形式存在,需先用葡萄糖醛酸苷酶水解结合物使代谢物游离,然后才能测定。临床毒物分析中常用的分析方法主要为色谱与色-质联用技术。

GC、GC/MS 在催眠镇静类药物分析中应用广泛。例如苯二氮䓬类药物结构上均含有较多的氮原子和氟、氯电负性较强的原子,采用电子捕获检测器(ECD)或氮磷检测器(NPD),可获得较高的灵敏度。由于许多药物的代谢物多含有羟基基团,极性大,一般需要进行衍生化处理后才能用 GC 或 GC-MS 法分析。LC-MS、LC-MS/MS 法在毒物检测、体内毒物系统筛选分析中具有更大的优势,表 15-5 列举了一些具体应用实例。

表 15-5　LC-MS/MS 应用于体内毒物系统筛选分析

分析物	样品	前处理	固定相	流动相	检测模式与仪器类型	参考文献
阿普唑仑,氟硝西泮,代谢产物	血液	96 孔固相萃取	XBridge Shield (100×2.1mm, 3.5μm)	梯度,20mmol/L 醋酸盐缓冲液和乙腈	APPI,SIM (1);Q	[14]
43 种苯二氮卓类及它们的代谢物、唑吡坦和佐匹克隆	血浆	固相萃取(聚合物)	UPLC BEH C18 (100×2.1mm, 1.7μm)	梯度,水和乙腈中加 0.05%甲酸	ESI+,SIM(1)和全扫描;Q	[15]
14 种抗抑郁药及其他们的代谢物	血浆	稀释,在线固相萃取(具有疏水性和阳离子交换性能的混合模式吸附剂)	Gemini C18 (150×2mm, 5μm)	梯度,10mmol/L 碳酸氢铵,乙腈	ESI+,MRM(2);QQQ	[16]
7 种低剂量抗精神病药物	血液	液液萃取	Zorbax Stable Bond Cyano (50×2.1mm, 3.5μm)	梯度,甲醇、乙腈、20mmol/L 甲酸铵	ESI+,MRM(2);QQQ	[17]
10 种有机磷农药	血清	蛋白沉淀	XTerra MS C18 (100×2.1mm, 3.5μm)	梯度,10mmol/L 甲酸铵和甲醇	APCI+,APCI-SIM (1);Q	[18]

SIM (1) 或 MRM(2):括号内的数字表示所选择的子离子数目。

示例一　蛋白沉淀-高效液相色谱法筛查血浆中 61 种常见的中枢神经系统药物

系统毒物分析(systematic toxicological analysis,STA) 是指针对未知存在和未知性质的毒药物进行的分析,它是旨在检测并鉴定生物体液中未知化合物的一种系统分析方法。样品预处理是系统分析的关键技术之一,STA 要求所采用的预处理方法必须尽可能多地对毒药物进行定量回收,并且必须是通用方法。张吟等采用乙腈沉淀蛋白的方法,提取血浆中酸性、碱性和中性药物(主要包括成瘾性镇痛药、麻醉药、抗精神病药、苯二氮䓬类等作用于中枢神经系统的药物),建立了血浆中 61 种常见中枢神经系统药物的高效液相色谱-二极管阵列检测(HPLC-DAD)方法,并应用于药物的血药浓度监测。

(1)样品处理:于 1.0mL 含药血浆中加入 1.5mL 乙腈,涡旋 1min 混匀,以 6000r/min 离心 15min,取上清液,经 0.45μm 滤膜过滤,过滤后的液体直接用于 HPLC 测定。

(2)色谱条件:Agilent TC-C18 色谱柱(250mm×4.6mm,5μm),柱温 35℃;流动相为磷酸盐缓冲溶液(A)-乙腈(B),A 配制:准确称取 2.72g 磷酸二氢钾溶于一定量超纯水中,加入 2mL 20%磷酸,再加入超纯水,定容至 1000mL,即得。梯度洗脱程序:B 相从初始 5%经 30min 升至 50%,再从 50%经 5min 升至 80%,流速 1.5mL/min;进样体积 50μL;扫描波长 200~364nm,检测波长 210nm。

以 1-硝基丁烷(1.0g/L 的甲醇溶液)为内标,每个样品溶液取 1mL 于自动进样瓶中,再向每个样品溶液中加入 10μL 内标溶液,以样品和内标的保留时间比值计算相对保留时间(relative retention time,RRT)。

(3)紫外光谱数据库及相对保留时间数据库的建立:将 100mg/L 各药物单标准溶液稀释到适宜浓度(使其光谱吸收度在 200~300mAU),加入适量内标,所得溶液分别进入色谱柱,得到各药物的相对保留时间及紫外光谱图,从而建立药物的相对保留时间数据库及紫外光谱数据库。根据光谱相似指数(similarity indices,SI)进行判别,当紫外光谱 SI≥0.9990,认为光谱一致[SI 为两光谱矢量夹角(θ)的余弦值,由色谱工作站自动计算]。

(4)结果与讨论

色谱条件的优化:采用梯度洗脱的方法,通过不断提高乙腈的比例,使不同极性的化合物能够在一次色谱分离中达到同时分离,化合物的保留时间较均匀地分布在整个分析时间窗内,整个分析过程持续 35min,这个分析时间对于紧急情况下药物的筛查分析较为适合。考虑到 STA 色谱系统的通用性,采用硅烷基键合相作为固定相。

需要指出的是,61 种药物要在 35min 内被洗脱,不完全分离的机会较多,但采用 HPLC-DAD 检测,DAD 产生的紫外光谱可提供化合物相对多的信息,而药物的紫外光谱图的多样性允许有几种药物同时存在。对于实际临床的中毒病人,同时 5 种以上药物中毒的病例是罕见的,因此本方法对于未知药物的中毒鉴定具有较大的可行性。

蛋白沉淀剂的选择:尝试用高氯酸对部分药物进行预处理,结果发现其对高极性药物如乙酰氨基酚、可待因、苯丙胺、咖啡因、山莨菪碱、尼可刹米、司可巴比妥等的回收较好,而对异丙嗪、卡马西平、氯丙嗪、氯普噻吨等低极性药物的回收差,因此不适合用于 STA 的样品前处理。考虑到乙腈溶液对测试的 61 种药物具有较好的溶解性,故采用乙腈作为蛋白沉淀剂进行试验。

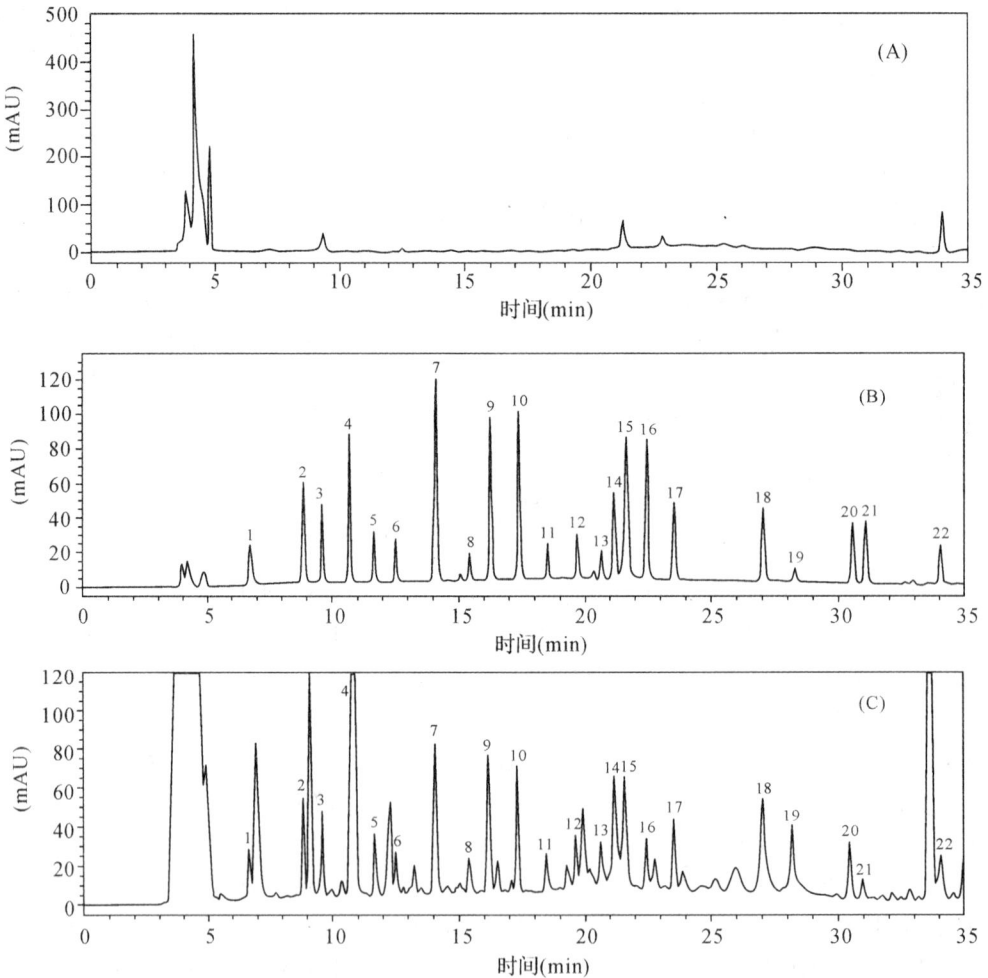

图 15-5　21 种药物及内标的色谱图

A.空白血浆;B.标准溶液;C.添加 21 种药物的血浆样品

1.吗啡;2.对乙酰氨基酚;3.可待因;4.咖啡因;5.尼可刹米;6.氯胺酮;7.曲马多;8.哌替啶;9.水杨酸;10.苯巴比妥;11.咪达唑仑;12.丁丙诺啡;13.帕罗西汀;14.异戊巴比妥;15.内标(1-硝基丁烷);16.劳拉西泮;17.三唑仑;18.地西泮;19.尼美舒利;20.吲哚美辛;21.布洛芬;22.丙泊酚

方法学研究与应用：对 61 种药物的加标血浆进行萃取回收率测定，以 $S/N = 3$ 计算 LOD。结果 61 种药物的回收率均大于 80%，相对标准偏差(RSD)为 0.94%～11.23%。48 种药物的 LOD 低于 0.10mg /L，只有 3 种药物的 LOD≥0.20mg /L。由于大多数药物的中毒浓度大于 0.10mg /L，因此用乙腈沉淀蛋白的方法能满足 STA 的需要，且很多药物(如抗癫痫药、巴比妥类、茶碱类药物等)可直接应用该方法进行治疗药物的监测。图 15-5 为 21 种药物的加标血浆色谱图，可见经蛋白沉淀预处理后，空白血浆的干扰峰较少。在选定的色谱条件下，待测药物的保留时间均匀地分布在整个分析时间窗内，峰形尖锐且分离良好。应用建立的方法对临床上 15 例未知药物中毒的样品进行检测，成功鉴定出 12 种药物。

示例二　EI-GC-MS 法用于测定血液中最常用的苯二氮杂草类药物及其代谢产物

Ioannis 等采用 EI-GC-MS 法建立了血液中地西泮(diazepam)、去甲基地西泮(nordiazepam)、奥沙西泮(oxazepam)、溴西泮(bromazepam)、阿普唑仑(alprazolam)、劳拉西泮(lorazepam)、麦达西泮(medazepam)、氟西泮(flurazepam)、氟地西泮(fludiazepam)、四氢西泮(tetrazepam)、氯氮草(chlordiazepoxide)、氯巴占(clobazam)、咪哒唑仑(midazolam)、氟硝西泮(flunitrazepam)、7-氨基氟硝西泮(7-amino-flunitrazepam)、三唑仑(triazolam)、普拉西泮(prazepam)、硝甲西泮(nimetazepam)、硝西泮(nitrazepam)、替马西泮(temazepam)、氯甲西泮(lormetazepam)、氯硝西泮(clonazepam)和卡马西泮(camazepam)共 23 种苯二氮杂草类药物的测定方法。

(1)样品提取及衍生化：取 1.0mL 血样，依次加入 50.0μL 内标奥沙西泮-d₅溶液(10μg/mL)、1mL Na₂HPO₄ 缓冲液(pH 9.0，0.5mol/L)，用 5.0mL 三氯甲烷提取两次，每次涡旋混合 5min，2500r/min 离心 10min，合并有机层，于 40℃氮气流吹干，残渣复溶于 20μL 乙腈。连续进行两步衍生化：先用氢氧化四甲基铵(TMAH)与丙基碘(propyliodide)进行丙醇盐化(propylation)，即在上述提取物中加入 50μL TMAH(2.5%甲醇溶液)和 50μL 丙基碘，混匀，密闭，于 65℃加热 15min。反应完毕放冷，接着加入 200μL 三乙胺-丙酸酐混合物(1∶1)进行丙酰化(propionylation)，于 65℃加热 15min。衍生化反应结束后，加入 0.1mol/L NaHCO₃ 溶液 500μL，用 5mL 正己烷-二氯甲烷(3∶1)液-液萃取，于 2500r/min 离心 10min，分取有机层于 40℃氮气流吹干，残渣复溶于 25μL 甲苯，取 1μL 进行 GC/MS(无分流模式)分析。

(2)分析条件：GC 方法：色谱柱为 HP-5MS(30m×0.25mm i. d.，0.25μm)；载气为氦气，流速 1mL/min；进样口和传输线温度为 300℃；程序升温：120℃保持 1min，以 10℃/min 升至 295℃，保持 5min。MS 方法：采用电子轰击电离(EI)，能量 70eV，质量范围 50～600amu，SIM 模式，每个化合物(衍生化和未衍生化)选择 3 个离子进行定性鉴别和定量分析。

(3)结果

方法优化：对色谱条件包括进样口、接口、初始和最终柱温，以及升温速率、载气流速等进行了优化；试验了不同的衍生化试剂，发现苯二氮草类药物采用混合衍生化效率最高，即分别对氨基和游离羟基进行丙醇盐化和丙酰化。衍生化条件如反应温度和时间也进行了优化；3 个苯二氮草类药物发生了丙醇盐化，5 个发生了丙酰化，2 个同时发生了丙醇盐化和丙酰化，其余 13 个化合物未能进行衍生化反应。优化了血样处理所用的溶剂和 pH。图 15-6 显示了空白血浆添加低浓度的苯二氮草类药物的色谱图。

方法学验证：根据 FDA 和 ICH 的指导原则，方法学验证结果见表 15-6。所有的苯二氮草类药物的提取回收率均高于 74%，检测限和定量限分别是 0.52～58.47ng/mL 和 1.58～

177.2 ng/mL，该法已成功应用到意外和自杀中毒的临床毒物分析中。

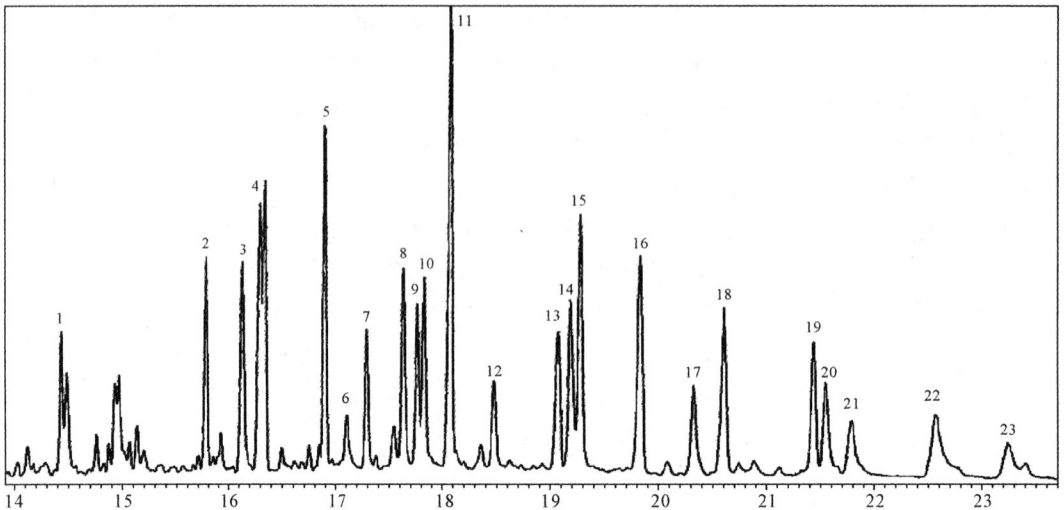

图 15-6 空白血浆添加低浓度苯二氮䓬类药物的色谱图

1.麦达西泮；2.氟地西泮；3.四氢西泮；4.地西泮；5.去甲基地西泮；6.氯氮䓬；7.氯巴占；8.咪哒唑仑；9.溴西泮；10.氟
硝西泮；11.普拉西泮；12.硝甲西泮；13.硝西泮；14.氟西泮；15.替马西泮；16.奥沙西泮；17.氯甲西泮；18.氯硝西泮；
19.劳拉西泮；20.卡马西泮；21.阿普唑仑；22.7-氨基氟硝西泮；23.三唑仑

表 15-6 方法学验证结果

苯二氮䓬类	血中平均治疗浓度(ng/mL)	线性范围（ng/mL）	R^2	LLOD（ng/mL）	LLOQ（ng/mL）	绝对回收率（%）
阿普唑仑	20	5.00～40.0	0.9988	1.36	4.12	93
溴西泮	100	25.0～200	0.9988	6.82	20.66	74
卡马西泮	400	100～800	0.9988	26.29	79.67	111
氯氮䓬	700	175～1400	0.9986	51.61	156.4	119
氯巴占	200	50.0～400	0.9981	16.97	51.43	92
氯硝西泮	50	12.5～100	0.9990	3.09	9.35	80
地西泮	800	200～1600	0.9994	38.59	116.9	82
氟地西泮	200	50.0～400	0.9997	6.63	20.10	89
氟硝西泮	10	2.50～20.0	0.9992	0.52	1.58	75
7-氨基氟硝西泮	100	25.0～200	0.9994	4.71	14.27	97
氟西泮	20	5.00～40.0	0.9997	0.65	1.96	102
劳拉西泮	200	50.0～400	0.9999	3.89	11.80	90
氯甲西泮	20	5.00～40.0	0.9998	0.60	1.83	90
麦达西泮	100	25.0～200	0.9992	5.22	15.80	95
咪哒唑仑	250	62.5～500	0.9992	13.01	39.44	98

续表

苯二氮䓬类	血中平均治疗浓度(ng/mL)	线性范围(ng/mL)	R^2	LLOD(ng/mL)	LLOQ(ng/mL)	绝对回收率(%)
硝甲西泮	400	100～800	0.9994	18.37	55.67	78
硝西泮	50	12.5～100	0.9995	2.14	6.49	83
去甲基地西泮	600	150～1200	0.9998	17.61	53.37	91
奥沙西泮	1000	250～2000	0.9991	58.47	177.2	92
普拉西泮	250	62.5～500	0.9998	7.09	21.48	87
替马西泮	80	20.0～160	0.9991	4.61	13.98	95
四氢西泮	400	100～800	0.9986	28.52	86.44	91
三唑仑	20	5.00～40.0	0.9990	1.20	3.63	94

示例三　毛细管区带电泳同时测定尿液中 9 种巴比妥类药物

岳美娥等建立了同时分离测定尿液中 9 种巴比妥类药物的毛细管电泳方法。9 种巴比妥类药物为：巴比妥酸(barbituric acid)、巴比妥、苯巴比妥、戊巴比妥(pentobarbital)、异戊巴比妥、硫代巴比妥酸、丁巴比妥(butobarbital)、N-甲基-苯乙烯基巴比妥酸、环己烯乙烯基巴比妥酸。

(1)尿样处理与测定条件：将不同浓度的 9 种巴比妥类药物加入到 2mL 新鲜尿液中，用 0.45μm 滤膜过滤后直接进样。毛细管柱在每天运行前用 0.1mol/L NaOH、H_2O 及运行缓冲液分别洗 5min，每两次运行之间用运行缓冲液洗 2min。工作电压 25kV；紫外检测 200nm；进样方式：压力进样 5.25Pa，进样时间 5s；以含 4mg/mL β-环糊精、2mg/mL α-环糊精的 20mmol/L 硼砂(pH 10)为背景电解质，操作温度为 25℃。

(2)结果：系统考察了背景电解质 pH(7.5～10.5)、β-环糊精浓度(0～6 mg/mL)和 α-环糊精浓度(0～4mg/mL)等因素对分离的影响。在考察的浓度范围内 9 种巴比妥类药物线性关系良好($r > 0.998$)，9 种巴比妥类药物峰面积日内、日间相对标准偏差分别小于 6.1% 和 6.6%，各巴比妥类药物的回收率在 86.8%～101.4%。应用该法不需要对样品作任何前处理，尿样过滤后直接进样后可实现与内源性物质的基线分离(图 15-7)。

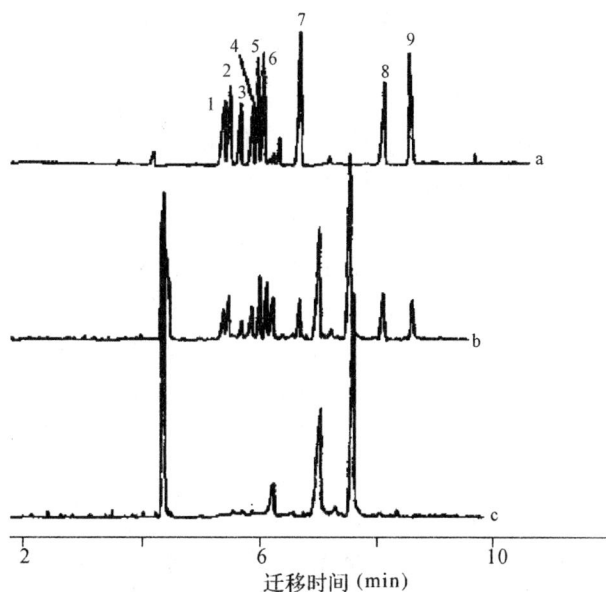

图 15-7　巴比妥类药物的电泳图

a.标准品；b.尿样加标样；c.尿样空白。1.戊巴比妥；2.异戊巴比妥；3.环己烯乙烯基巴比妥酸；4.丁巴比妥；5.N-甲基-苯乙烯基巴比妥酸；6.苯巴比妥；7.巴比妥；8.巴比妥酸；9.硫代巴比妥酸

15.3 在兴奋剂检测中的应用

15.3.1 兴奋剂简介

兴奋剂在英语中称"Dope",原意为"供赛马使用的一种鸦片麻醉混合剂"。"兴奋剂使用"是英文词"Doping"的中文译名。由于体育运动中最早使用的药物为兴奋药物刺激剂,尽管以后宣布禁用的药物并非都是兴奋剂,如利尿剂并不具有兴奋性,但是国际上仍习惯沿用兴奋剂这一称呼。目前所称的兴奋剂实为国际奥委会和其他国际体育组织所确定的禁用药物和禁用手段。关于使用兴奋剂的定义国际奥委会的阐述是:竞赛运动员应用任何形式的药物或以非正常量或通过不正常途径摄入生理物质,企图以人为的和不正当的方式提高他们的竞赛能力即为使用兴奋剂。

兴奋剂检测是从 1968 年冬季奥运会开始的。最初禁用的药物仅有 8 种。以后根据运动员服药情况和药物性质,历届奥运会禁用药物的品种和数量都有增加:1972 年禁用 26 种;1976 年 31 种;1980 年 58 种;1984 年 69 种;1988 年增加 B-阻断剂和利尿剂类药物,总计达 5 大类 100 种;1990 年,国际奥委会医学委员会(IOC-MC)对禁用药物名单作了修改,禁用 103 种药物及 1 种药理方法禁用药(在抑制肾脏排泄方法中,禁用 1 种药物);1995 年禁用药物增加到了 108 种,如果包括结构、性质和药效与这些禁用药物相似的物质,实际上禁用药物的数量已远远超过此数。目前已经达到七大类。根据药物的药理作用分类,兴奋剂主要可分为刺激剂、麻醉镇痛剂、β-阻断剂、合成类固醇类、利尿剂、肽类激素及类似物,还有一类是血液兴奋剂,即采用血液红细胞回输技术达到短期内增加血红细胞数量的效果。

1. 刺激剂(stimulants)

这类药物通过神经系统的作用,增强人的精神与体力。其副作用是导致过度兴奋与焦虑,进一步影响判断力而容易受伤,心率及血压会急速上升,有可能造成脱水、脑出血及心脏病发作。这类药物按药理学特点和化学结构可分为以下几种:

(1)精神刺激药:包括苯丙胺和它的相关衍生物及其盐类。

(2)拟交感神经胺类药物:这是一类仿内源性儿茶酚胺的肾上腺素和去甲肾上腺素作用的物质,以麻黄碱和它们的衍生物及其盐类为代表。

(3)咖啡因类:此类又称为黄嘌呤类,因其带有黄嘌呤基团。

(4)杂类中枢神经刺激物质:如胺苯唑、戊四唑、尼可刹米和士的宁等。

2. 麻醉止痛剂(narcotic analgesics)

这类药物服用后可产生痛快感及心理亢奋,并能降低疼痛感,以致在参赛中造成更严重的伤害。这类药物多有成瘾性,会引起很多生理及心理问题。这类药物主要包括以下两大类:

(1)哌替啶类:杜冷丁、安诺丁、二苯哌己酮和美散痛,以及它们的盐类和衍生物,其主要功能性化学基团是哌替啶。

(2)阿片生物碱类:包括吗啡、可待因、狄奥宁(乙基吗啡)、海洛因、羟甲左吗南和镇痛新,以及他们的盐类和衍生物,化学核心基团是从阿片中提取出来的吗啡生物碱。

3. 合成类固醇类(anabolic steroids)

作为兴奋剂使用的合成类固醇，其衍生物和商品剂型品种特别繁多，多数为雄性激素的衍生物。这是目前使用范围最广，使用频度最高的一类兴奋剂，也是药检中的重要对象。如大力补、康力龙以及睾酮等。这类药物具有增长肌肉的作用，为很多运动员口服或注射使用，但副作用也很严重，会干扰人体的自然激素平衡，甚至会引起严重的肝、肾损伤，并发肝癌及心脏病症等。再进一步发展到使用目前较难检测的内源性激素，其中内源性类固醇激素主要是指雄烯二酮、睾酮、双氢睾酮、脱氢表雄酮、雄烯二醇等。

4. β-阻断剂(β-blockers)

这类药物原为降低血压和降低心率的药物，但同时具有镇静作用。对于射击、射箭等项目的运动员，可稳定神经，提高成绩。该类药物有心得安、心得平、心得宁、心得舒和心得静等，是1988 年国际奥委会决定新增加的禁用兴奋剂。

5. 利尿剂(diuretics)

这类药物会促进排尿，使尿液变稀，使禁用药物在尿中的浓度减小而不易查出。还可使体重下降，因此在一些有体重限制的比赛项目中常有运动员服用。

6. 肽类激素及类似物(peptide hormones and analogues)

大多以激素的形式存在于人体，主要有人体生长激素(hGH)、胰岛素、红细胞生成素(EPO)以及绒毛膜促性腺激素(hCG)。使用后可起到雄性激素的作用，或者可以增加身体耐力。但过量或长期使用会导致严重的副作用，如长期使用 hGH 的男性运动员可产生体脂分布改变，乳房女性化；而注射 EPO 刺激红细胞的额外增加，会导致对凝血机制带来危害，包括高血压、癫痫发作。

15.3.2　兴奋剂检测方法

兴奋剂检测主要是定性检测，一般要求禁用药物或其代谢物均不得在尿样中检出。检测分筛选和确证两步进行。"筛选"是用适当的方法将处理好的尿样提取液进行分离，根据保留时间等数据进行鉴定，未检出即作为阴性，不再考虑；如查出可能含有禁用药物，则需进行第二步"确证"，获得该药物的质谱图及其他数据，与标准品及阳性尿的数据相比较，如果两者完全一致，则可以肯定该违禁药物的存在。而对咖啡因、睾酮与表睾酮则要作定量测定，规定咖啡因在尿样中浓度超过 12μg/mL 时，则属违禁；当睾酮与表睾酮浓度比值超过 6 时，也属违禁。

1. 检测对象与特点

兴奋剂的检测对象主要是尿样、血样和头发等。运动员的尿样一直是兴奋剂检测的主要样品，尿中药物及其代谢产物浓度高于血样，尿样处理也较为简单。血样检测主要是补充尿样分析方法的不足，目前尚处于研究探索阶段，仅用于血液回输、红细胞生成素、生长激素、绒毛膜促性腺激素、睾酮等的测量。有的国家已开始对运动员实行非赛季血检，我国目前也对有些项目的运动员进行血检。血检的优点在于能检测出尿样中无法查出的促红细胞生成素等。英国的研究人员发现，可通过检测运动员的头发确定其是否服用禁药，这种方法的优点是即使运动员在数月前服用了兴奋剂，停药后仍能被查出。

兴奋剂检测是一项难度很高，责任十分重大的工作，具有以下几个特点：

(1)药物及其代谢物的种类多，变化大，禁用的百余种药物以原体或一个或多个代谢产物的形式存在于人体体液中，因此，需要检测和确证的化合物多达几百种。此外，这些化合物的浓度随着用药后时间在不断发生变化,直到排出体外。

(2)药物在人体体液中的浓度很低,常常是毫微克(即十亿分之一克)或更低的水平,因此对检测的灵敏度要求很高。

(3)要求准确的定性和定量,不能有丝毫的疏漏和差错。兴奋剂的检测工作对运动员的运动寿命负有法律责任。检测者要对每一种药的药物代谢动力学及光谱分析有全面娴熟的了解及足够的分析参考资料。所以,要准确地定量及判断是否超出了允许的水平,是一项难度较大的工作。

2. 常规检测步骤与分析方法

在比赛结束后 1h 内,被选中的运动员(通常是获得名次的,未获得名次的则随机选择数名)由专人伴随去取样站报到,取得尿样。一般取尿量至少 75mL,分装 2 瓶,一瓶中约 50mL,称为 A 样,另一瓶中约 25mL,为 B 样。A 样与 B 样均需密封编号,一同装入一个袋中密封,分瓶与密封过程当着运动员的面进行。尿样冷冻保存,并由专人送往实验室,分析 A 样,B 样则锁入冷柜中保存。如 A 样中查出含有禁用药物,则通知比赛组委会,再由组委会通知运动员,所在代表队负责人及队医等,共同当面取出 B 样复核,如仍检出有 A 样中的禁用药物,则报 IOC-MC 讨论决定采取措施。

当尿样送到实验室后,先测量一些诸如 pH 值、密度、颜色、体积等基本数据,然后再分成数份进行检测。按组进行筛选,若为阴性则弃之;若查出可能含有禁用药物,则需进一步确证其存在。目前各国实验室所用方法的原理大同小异,具体试验条件则根据具体情况而有所不同。一般是将禁用药物分成 4 组或 5 组,尿样用酸、碱化有机溶剂提取后,进行化学衍生化(如甲基化,硅烷化、乙酰化等),然后导入 GC-NPD 筛选,再用 GC-MSD 确证。具体过程如表 15-7 所示。

兴奋剂检测主要采用高灵敏度、高选择性的 GC-MS,LC-MS,LC-MS-MS 等色谱方法,部分兴奋剂采用免疫分析方法。表 15-8 列出 LC-MS/MS 在兴奋剂筛查中的一些应用实例。

表 15-7 兴奋剂检测的一般步骤

分组	检测药物	尿样处理	衍生方法	筛选	确证
挥发性含氮化合物组	刺激剂	碱化后有机溶剂提取	/	GC-NPD	GC-MSD
难挥发性含氮化合物组	麻醉镇痛剂和 β-阻断剂	酸、酶水解,碱化后有机溶剂提取	连续衍生化或混合衍生化	GC-NPD	GC-MSD
利尿剂组	利尿剂和咖啡因、苯妥英	不同 pH 下,酸、碱提取	甲基化或硅烷化	HPLC	GC-MSD
合成类固醇及睾酮组	甾体同化激素	固相提取	硅烷化	GC-NPD	GC-MSD

表 15-8 LC-MS-MS 在兴奋剂检测中的应用

分析物	前处理	固定相	流动相	检测模式与仪器类型	参考文献
22 种有关兴奋剂药品	酶解,液液萃取	Acquity BEH 18 (50×2.1mm, 1.7μm)	梯度:水-乙腈(分别加入 0.1%的甲酸)	ESI＋, scan; TOF	[22]

续表

分析物	前处理	固定相	流动相	检测模式 与仪器类型	参考 文献
72 种兴奋剂的外源 性物质	酶解，液 液萃取	Discovery C18 (150×2.1mm，5μm)	梯度：水-加入 0.1%甲酸 的乙腈	ESI+ 和 ESI-， MRM (1 or 2)； QQQ	[23]
64 种与兴奋剂有关 的化合物和代谢物	酶解，液 液萃取	Zorbax EclipsePlus C18 (100×2.1mm，1.8μm)	梯度：0.1% 甲酸（含 5mmol/L 甲 酸 铵）-乙 腈-水	ESI+，scan， Optimized for M+H；TOF	[24]
24 种利尿药	稀释	Chrompak Intersil ODS-3 (100×3mm，3μm)	梯度：0.1%甲酸-乙腈	ESI+ 和 ESI-， SRM；QQQ/LIT	[25]
21 种利尿剂，19 种 β-阻断剂，8 种兴奋 剂，2 种类固醇	固相萃 取（聚合 物）	Atlantis T3 (100×2.1mm， 3 μm)；BEH Shield RP18 (100×2.1mm，3μm)；BEH Shield RP18 (100×2.1mm，1.7μm)	梯度：10mmol/L 甲酸铵- 乙腈 梯度：0.1%甲酸-甲醇	ESI+，ESI-， MRM；QQQ ESI+，ESI-； QQQ	[26]

15.3.3　应用示例

示例一　液相色谱-电喷雾电离质谱法检测尿液中的 3 种合成类固醇药物

四氢孕三烯炔酮(tetrahydrogestrinone，THG) 是近几年黑市上交易频繁的一种新型的甾体激素，和孕三烯酮(gestrinone)、群勃龙(trenbolone)一样均属于极性强、GC-MS 常规检测灵敏度比较低的化合物，秦旸等建立了人尿液中这 3 种合成类固醇药物的液相色谱-电喷雾电离质谱的初筛和确证方法。

(1)样品前处理：取尿样 2mL，加入 50ng/mL 甲睾溶液 50μL、pH 6.9 的磷酸缓冲液1mL、β-葡萄糖醛酸苷酶 5μL，于 55℃水浴中处理 1～3h。然后加入 pH 10 的碳酸缓冲液 0.5mL 和叔丁基甲醚 4mL，振荡提取 10min，离心 5min，将分离出的有机相于 65℃下用氮气吹干，残渣溶解于初始流动相中，供 HPLC-MS 分析。

(2)测定条件：HPLC：分析柱为 Zorbax SB-C18 (150 mm×2.1mm，5μm)；流动相为 pH 3.5 的甲酸铵缓冲液(A)-乙腈(B)，梯度洗脱，洗脱程序为 0.01 至 2min，85%A；2 至 20min，由 85%A 变化至 25%A；运行时间 20min；进样量 20μL。MS：干燥气温度 300℃，干燥气流速 7.0L/min，雾化气压力 241.3kPa(35 psi)，毛细管电压 3kV，碎裂电压 250V，正离子模式下检测。

(3)结果与讨论：在上述测定条件下，群勃龙、四氢孕三烯炔酮和孕三烯酮可在 20min 内得到较好的分离和检测。其中群勃龙除了产生准分子离子([M+H]+)*m/z* 271 外，在碎裂(fragmentation)电压增加时还可产生碎片离子 *m/z* 253,199,227 等(见图 15-8a)；孕三烯炔酮的[M+H]+为 *m/z* 309，碎片离子有 *m/z* 291,241,199 等(见图 15-8b)；四氢孕三烯炔酮的[M+H]+为 *m/z* 313，碎片离子有 *m/z* 295,266,241 等(见图 15-8c)。详细的谱图解析结果见图 15-9。

实验研究了不同碎裂电压(50,100,150,200,250,300,350V)对 3 种化合物质谱行为的影响。发现 3 种化合物的准分子离子均在碎裂电压为 100V 时响应最强，到 250V 时响应明显下降，300V 时除了群勃龙的准分子离子 *m/z* 271 以外，四氢孕三烯炔酮和孕三烯酮的准分子离

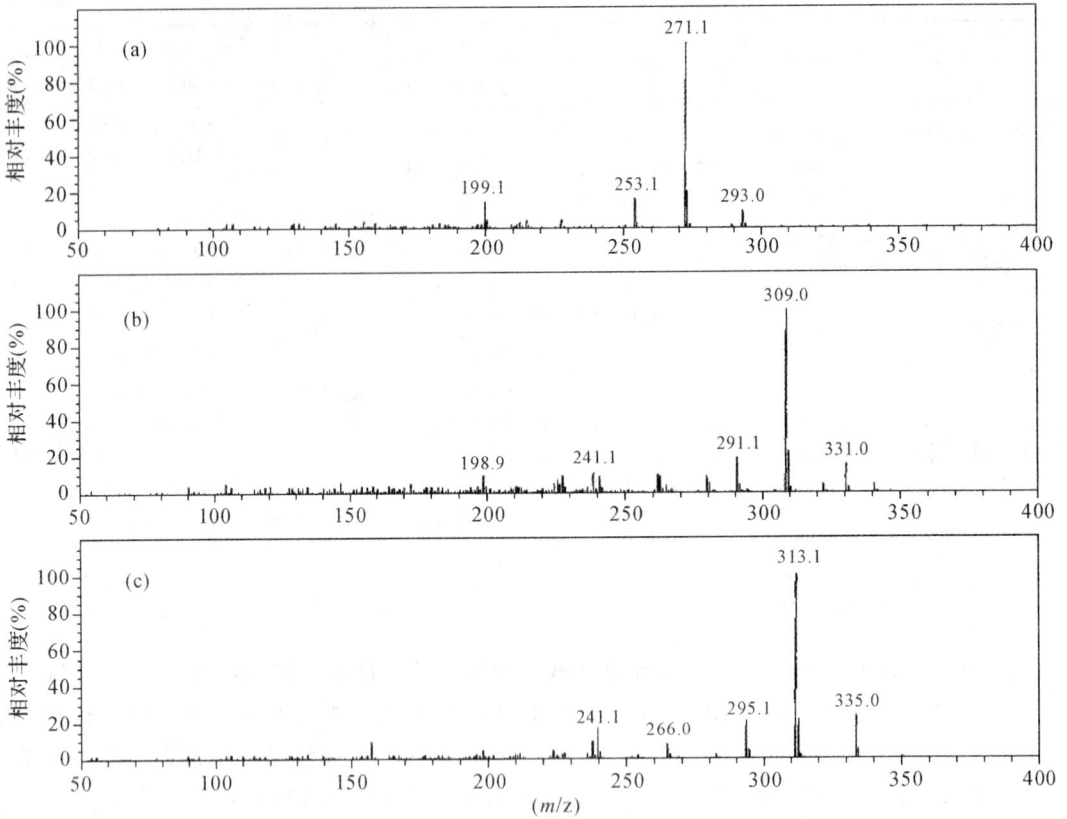

图 15-8　群勃龙(a)、孕三烯酮(b)和四氢孕三烯炔酮(c)的质谱图

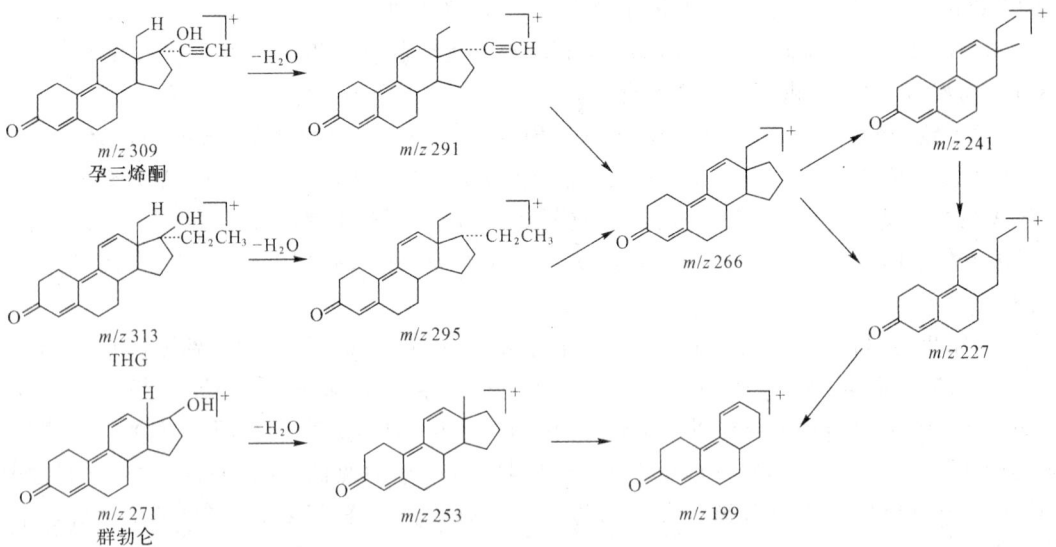

图 15-9　3 种类固醇化合物的结构及图谱解析

子峰已基本检测不出，350V 时 m/z 271 的响应也基本消失。群勃龙、四氢孕三烯炔酮和孕三烯酮比较稳定，一般在碎裂电压高于 150V 时才有明显的碎片出现；碎裂电压为 250V 时碎片

适中,因而可作为确证时的质谱条件。但若电压过高则碎裂过于彻底,灵敏度损失较大,若条件允许,可辅以二级质谱进行确证。

实验中还考察了干燥气流速和压力对上述 3 种化合物准分子离子峰响应的影响,结果发现干燥气流速和压力加大有利于样品的离子化,实验最终选择了干燥气流速 7.0 L/min、雾化气压力 241.3 kPa 的条件进行分析。

在群勃龙的真实尿样(世界反兴奋剂委员会 WADA 教育样品)及本实验室的受试阳性尿中,除了检测到原型群勃龙外,还检测到大量的表群勃龙。表群勃龙与原型群勃龙相比,其保留时间和质谱图均略有区别,该信息对确证运动员是否服用群勃龙很有意义。

示例二　气相色谱-质谱联用技术用于尿样中 β-阻断剂的初筛定量和确证

上官良敏等建立了同时对 5 种 β-阻断剂的 GC-MS 定性、定量方法。这 5 种 β-阻断剂为:卡替洛尔(carteolol, CAR)、艾司洛尔(esmolol, ESM)、普萘洛尔(propranolol, PRO)、索他洛尔(sotalol, SOT)、比索洛尔(bisoprolol, BIS)。

(1)药物提取

结合态药物的提取:结合态药物在提取前需进行水解,实验采用耗时较短的酸水解法。在 10mL 塑料离心试管中移入 5mL 尿样,加入 25μL 20μg/mL 美托洛尔作为内标,加入 100mg 半胱氨酸及 0.5mL 浓盐酸,涡旋混匀,在 100℃下加热 30min,自然冷却至室温,然后加入 3mL 乙醚,涡旋 3min,离心(4000r/min)10min 后弃去有机相,向水相中加入 0.6mL 氢氧化钠溶液,涡旋混匀,加入 2g 固体缓冲剂(碳酸氢钠和碳酸钾按质量比 9∶1 混匀并研磨,pH 约为 9.6),混匀。再加入 3mL 乙醚-异丙醇(体积比为 10∶1),涡旋 3min,离心(4000r/min)10min。

游离态药物的提取:向 10mL 塑料离心试管中移入 5mL 尿样,加入 2g 固体缓冲剂,涡旋混匀。加入 3mL 乙醚-异丙醇(体积比为 10∶1),加入 25μL 20μg/mL 美托洛尔的甲醇溶液,涡旋 3min,离心(4000r/min)10min。

(2)衍生化反应:将含有结合态和游离态药物的有机相合并于另一支 10mL 离心试管中,在 45℃下用氮气吹干。残渣中加入 N-甲基-N-三甲基硅-三氟乙酰胺(MSTFA)100μL,涡旋振荡后移至衍生小瓶中,旋紧瓶盖,在 70℃下反应 20min,自然冷却。再加入 N-甲基-双三氟乙酰胺试剂(MBTFA)30μL,涡旋混匀后,旋紧瓶盖,在 70℃下反应 10min。

(3)GC-MS 条件:色谱柱为 HP-5MS 石英毛细管柱(30mm×0.25mm×0.25μm);载气为高纯氦气,流速为 0.9mL/min;进样方式为分流进样,分流比为 10∶1,进样量为 2μL;进样口温度为 280℃;柱温为升温程序:初始温度为 180℃,以 5℃/min 速率升至 220℃,再以 10℃/min 速率升至 260℃,然后以 5℃/min 速率升至 280℃,保持 10min;溶剂延迟时间为 2.5min;接口温度为 300℃;扫描范围为 50～650U;电离能量为 70eV;离子源温度为 200℃;四极杆温度为 150℃。

(4)结果:在优化的 GC-MS 条件下,选择一定浓度的混合标准溶液,以美托洛尔(metoprolol)为内标,衍生化后进行 GC-MS 的 SCAN 模式总离子流(TIC)图分析,得到各个物质的保留时间及定性定量离子等参数(见表 15-9)。根据各目标物的保留时间和定量离子,采用 SIM 模式在不同的时间段选择不同的特征离子进行扫描,结果见图 15-10。实验采用 SCAN 模式得到全质谱图,以便对可疑被测物进行质谱定性,初步确定可疑样品,进而采用 SIM 模式针对疑似样品的特征离子进行快速的提取和筛选,从而提高分析效率,减小基质干扰,并有利于各物质的确证和高灵敏度的定量。此程序符合国际奥委会兴奋剂检测的先定性、后定量的要求和规定。

表 15-9　5 种 β-阻断剂及内标物的衍生产物的保留时间和特征离子

化合物	tR(min)	定量离子(m/z)	确证离子(m/z)
索他洛尔(sotalol, SOT)	4.21	362	362,440,73
美托洛尔(metoprolol, MET)	6.15	284	284,73,129,435
普萘洛尔(propranolol, PRO)	7.12	284	284,73,129,429
艾司洛尔(esmolol, ESM)	8.16	284	284,73,129,463
卡替洛尔(carteolol, CAR)	8.20	235	235,86,129,421,436
比索洛尔(bisoprolol, BIS)	9.30	284	284,73,129,493

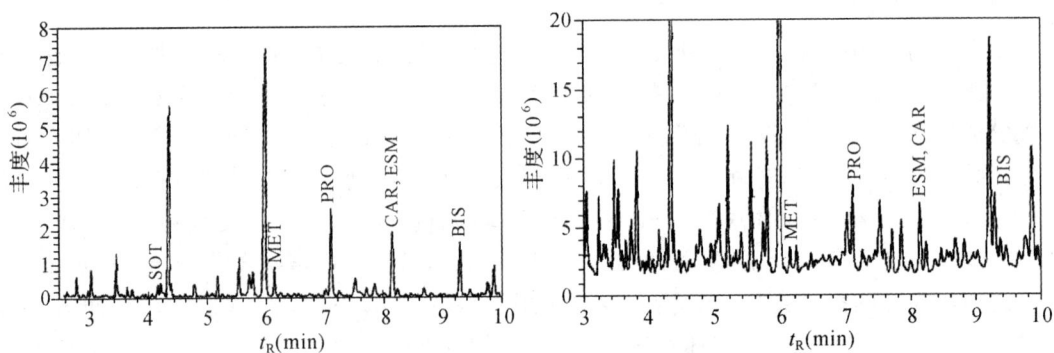

图 15-10　空白尿样添加标准品溶液和内标的 SIM-TIC 图(左)和 SCAN-TIC 图(右)

各阻断剂质量浓度为 200ng/mL、内标美托洛尔质量浓度 100ng/mL。

在 SIM 模式下尿中 5 种 β-阻断剂的线性范围、检出限、不同浓度的加标回收率见表 15-10。建立的方法已成功应用于普萘洛尔阳性尿样的检测,图 15-11 为一成年男性志愿者单剂量口服 1.0mg 普萘洛尔后的尿样 SIM-TIC 图和尿药浓度-时间曲线,可见服药后 7.5h 尿药浓度达到峰值,24h 后 SIM 模式还能检出,但 SCAN 模式已不能确认是否阳性,这一结果对于该类兴奋剂阳性尿样的最佳检出时间给出了指导性的判据。

表 15-10　5 种 β-阻断剂的线性范围、检出限、加标回收率

化合物	线性范围(ng/mL)	r^2	定量离子(m/z)	SIM 的检测限(ng/mL)	回收率(%)	RSD(%)
索他洛尔	3～300	0.9952	362	0.5	85～86	1～3.4
普萘洛尔	1～250	0.9978	284	0.3	76～78	13～15
艾司洛尔	1～200	0.9970	284	0.2	71～87	12～15
卡替洛尔	3～900	0.9963	235	1.0	75～90	11～13
比索洛尔	1～200	0.9976	284	0.3	83～103	1.7～12

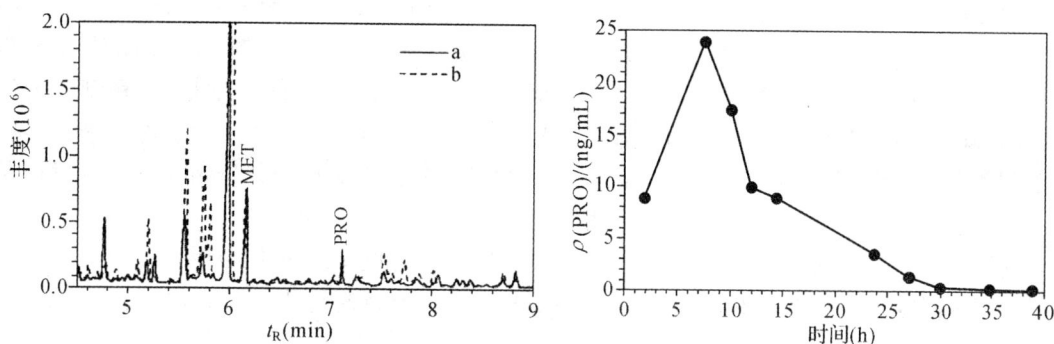

图 15-11　志愿者口服 1.0 mg 普萘洛尔后 7.5h 的尿样 SIM-TIC 图(左)和尿药浓度-时间曲线(右)

a.普萘洛尔阳性尿样,b.空白尿样

示例三　GC-MS 法和 LC-MS/MS 法测定人尿液中 14 种叔胺刺激剂

Jianghai 等建立了尿中 14 种叔胺刺激剂(tertiary amine stimulants)的 GC-MS 和 LC-MS/MS 检测方法,这 14 种叔胺刺激剂分别为:二甲基安非他明(dimethylamphetamine)、司来吉兰(selegiline)、苯甲曲秦(phendimetrazine)、安非拉酮(amfepramone)、尼可刹米(nikethamide)、戊四氮(pentetrazol)、普罗林坦(prolintane)、呋芬雷司(furfenorex)、克罗乙胺(crotethamide)、克罗丙胺(cropropamide)、西布曲明(sibutramine)、苄非他明(benzphetamine)、吡咯戊酮(pyrovalerone)、士的宁(strychnine)。

(1)样品前处理

用于 GC-MS 分析的液-液萃取法(LLE):取 5mL 尿样,加入 10μL 内标溶液(200μg/mL 二苯胺),0.5mL 5mol/L 氢氧化钾试液和 3g 氯化钠固体。然后加入 2mL 叔丁基甲醚提取,分取有机层,室温下氮气流吹干至 100μL,取 2μL 注入 GC/MS 仪。

用于 LC-MS/MS 分析的固相萃取法(SPE):取 3mL 尿样,加入 50μL 内标 17α-甲睾酮(17α-methyltestosterone,10μg/mL)溶液,加 0.3mL 5mol/L 氢氧化钾试液调节 pH=13。将样品液加至 OASIS HLB 固相萃取小柱(300mg,6mL)上(固相小柱事先用 4mL 甲醇和 4mL 水依次进行活化平衡),先用 4mL 5%甲醇水溶液洗去杂质,然后用 6mL 甲醇(含 2%甲酸)洗脱,洗脱液于 50℃氮气流下吹干,残渣加 150uL 初始流动相[10mmol/L 甲酸胺缓冲液(甲酸调 pH 3.5)-含 0.5%甲酸的乙腈(90:10)]复溶,取 20μL 注入 LC-MS/MS 仪。

(2)分析条件

GC-MS:色谱柱为 HP-5 交联毛细管柱(25m×0.2mm,0.33μm);分流比 10:1;进样口温度 230℃;程序升温:初始柱温 100℃,保持 1min,然后以 10℃/min 的速率升至 200℃,再以 20℃/min 升至 300℃,保持 10min;总运行时间为 22min;传输线温度保持在 300℃;载气为高纯度的氦气,流速为 0.60mL/min。质谱采用 EI 模式;电子轰击源温度 150℃;电子能量 70 eV;扫描范围 m/z 40~450。

LC-MS/MS:色谱柱为 Agilent SB-C18 柱(100mm × 2.1mm,3.5μm),柱温 40℃;流动相为 10mmol/L 甲酸胺缓冲液(甲酸调节 pH3.5)(A)-含 0.5%甲酸的乙腈(B)(90:10),流速 0.5mL/min;梯度洗脱:在 14min 内从 10% B 增至 90% B,然后用 100% B 冲柱 4min,最后在 4min 内平衡至 10% B;采用 MRM 正离子检测模式;源内碰撞(CID)气为氮气;喷雾电压为 4.0 kV;离子源温度 330℃;雾化气和干燥气均为氮气,压力为 35 psi。

（3）结果

方法比较：本实验采用 LLE 和 SPE 两种不同前处理方法、GC-MS 和 LC-ESI-MS/MS 两种不同分析方法对 14 种叔胺类刺激剂进行检测。图 15-12 和图 15-13 分别是 14 种刺激剂的 GC-MS 和 LC-MS/MS 的总离子流色谱图。建立的方法对所有分析物的 LOD 均低于世界反兴奋剂委员会（World Anti-Doping Agency，WADA）规定的最低要求（minimum required performance limit，MRPL）。表 15-11 是相应的方法学验证结果，可见对于多数待测物，两种前处理方法的回收率基本一致，但 SPE 对二甲基安非他明和士的宁的回收率更高，而 LLE 则对尼可刹米回收率高。采用 LC-ESI-MS/MS 分析获得所有待测物的 LODs 均显著低于 GC-

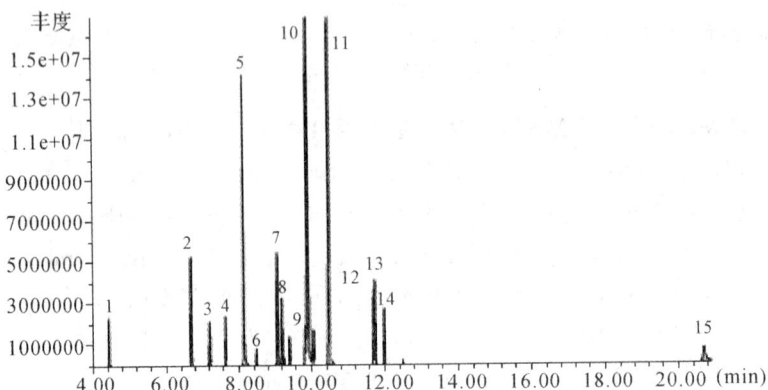

图 15-12　14 种刺激剂的 GC/MS 总离子流色谱图

1.二甲基安非他明；2.司来吉兰；3.苯甲曲秦；4.安非拉酮；5.尼可刹米；6.戊四氮；7.内标；8.普罗林坦；9.呋芬雷司；10.克罗乙胺；11.克罗丙胺；12.西布曲明；13.苄非他明；14.吡咯戊酮；15.士的宁

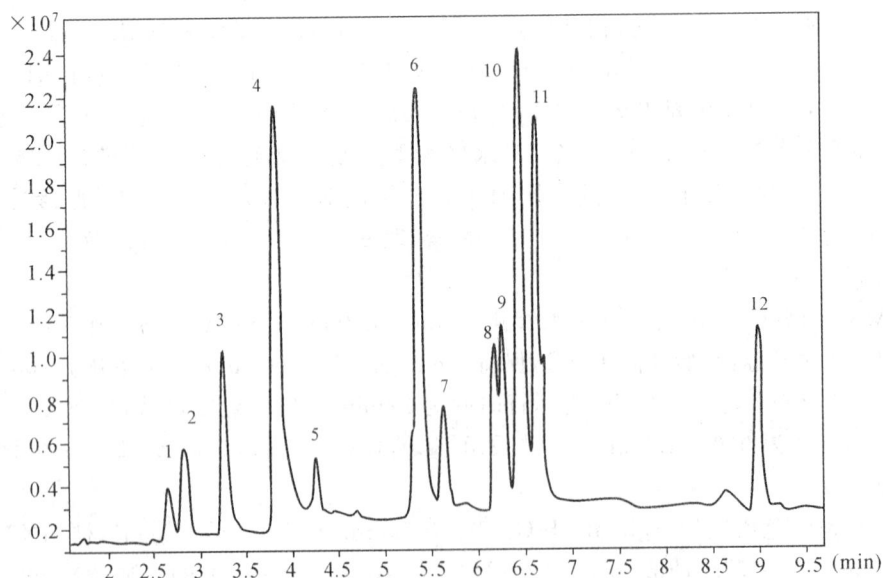

图 15-13　14 种刺激剂的 ESI-LC-MS 总离子流色谱图

1.戊四氮；2.苯甲曲秦；3.二甲基安非他明和安非拉酮；4.士的宁和尼可刹米；5.司来吉兰；6.克罗乙胺；7.呋芬雷司；8.普罗林坦；9.吡咯戊酮；10.克罗丙胺；11.苄非他明；12.西布曲明

MS,尤其是戊四氮和士的宁,当采用 GC-MS,戊四氮和士的宁的 LOD 分别是 50ng/mL 和 100ng/mL,而采用 LC-MS/MS 则分别是 1ng/mL 和 2ng/mL。对于尼可刹米,克罗乙胺和克罗丙胺,GC-MS 和 LC-MS/MS 均能获得很高的信号丰度。GC/MS 法的优点是可以进行谱库检索,但其不能获得分子离子峰的信息(除士的宁外),而 LC-MS/MS 则可弥补这一不足。总的来说,两种方法对不同物质的响应值、提供的碎片信息各不相同,因此,将两种不同处理方法和不同分析方法结合起来,能提供更多准确的信息。

表 15-11　GC-MS 和 LC-MS/MS 法的方法学验证结果

目标化合物	LOD(ng/mL)		回收率(%)(500ng/mL)		日内精密度(n=6)(500ng/mL)		日间精密度(n=18)(500ng/mL)	
	GC-MS	LC-MS/MS	GC-MS	LC-MS/MS	GC-MS	LC-MS/MS	GC-MS	LC-MS/MS
二甲基安非他明	10	1	61.1	93.4	2.2	2.0	9.4	4.7
司来吉兰	10	1	89.0	82.2	3.9	8.4	4.4	9.6
苯甲曲秦	10	1	87.4	95.1	1.1	7.9	3.0	12.0
安非拉酮	10	1	67.7	84.3	5.8	2.2	6.7	3.6
尼可刹米	1	1	90.1	59.7	1.3	11.2	4.1	13.7
戊四氮	50	1	89.8	93.2	2.4	2.0	3.5	4.6
普罗林坦	10	1	60.0	65.7	2.8	2.5	3.6	5.0
呋芬雷司	10	2	83.2	70.8	2.4	2.9	8.2	4.3
克罗乙胺	1	1	68.5	61.9	1.3	5.7	1.7	14.1
克罗丙胺	1	1	82.3	72.0	2.9	4.4	7.0	10.7
西布曲明	20	2	65.2	75.4	4.2	3.1	7.5	16.4
苄非他明	10	1	54.5	66.4	2.9	6.8	7.0	9.3
吡咯戊酮	5	1	73.9	77.7	2.3	9.0	5.8	9.4
士的宁	100	2	48.6*	88.4*	10.2*	7.3*	16.4*	9.8*

* 士的宁:200ng/mL

应用:所建立的方法成功应用于一名男性志愿者(40 岁,体重 70kg)口服 20mg 盐酸普罗林坦片剂后收集的阳性尿样的测定。图 15-14 显示了同时采用 GC/MS 和 LC-MS/MS 确证的图谱,全扫描和 MRM 模式下,峰的保留时间和相对丰度均符合 WADA 技术文件规定的范围,服药后 27.5h 普罗林坦阳性尿样的 GC-MS 法出现特征离子 m/z 174,126 和 91,而 LC-MS/MS 检测到提取离子 m/z 218→91,218→72,218→105。

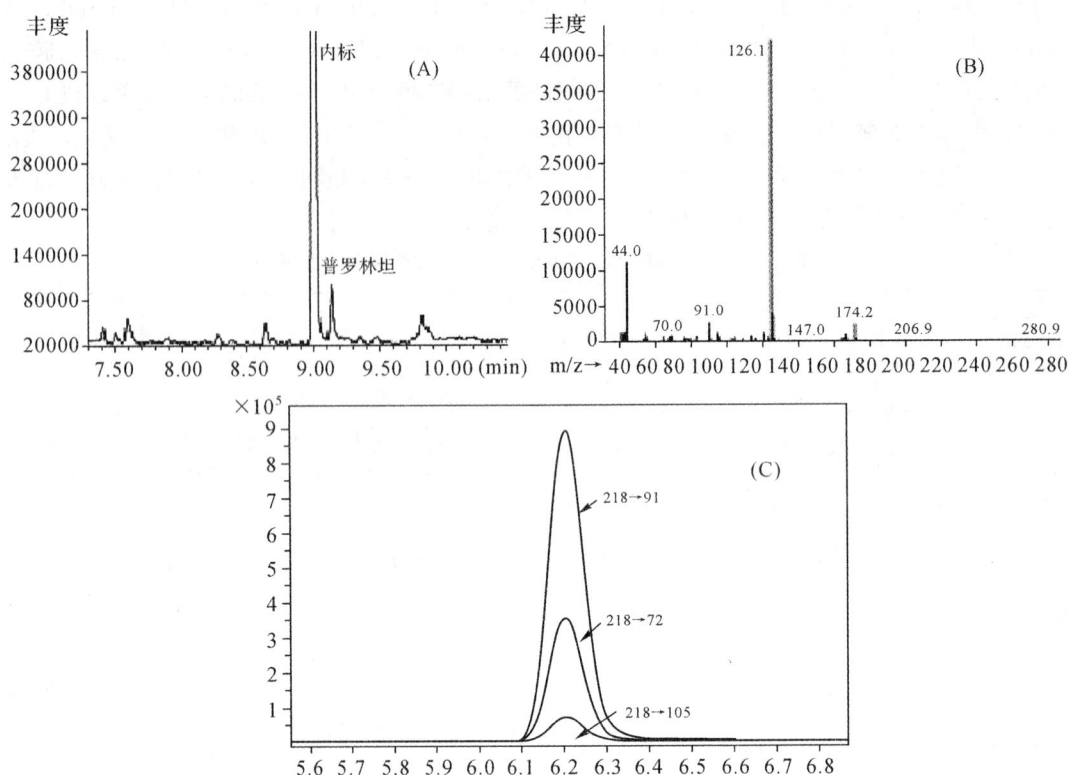

图 15-14   普罗林坦阳性尿样 GC-MS（A，B）和 LC-MS/MS（C)分析图

A.服药后 27.5h 尿样的 TIC;B.相应的质谱图（特征离子 m/z 174，126 和 91）;C. LC-MS/MS 提取离子图(m/z 218→91，218→72，218→105).

【课外阅读】

1. 罗国安主编. 药物与毒物分析技术. 北京:化学工业出版社,2007.

2. 沈敏主编. 体内滥用药物分析. 北京:法律出版社,2003.

【参考文献】

[1] 卓先义. 毒(药)物中毒鉴定理论与实践. 北京:中国检察出版社,2001

[2] 沈敏. 体内滥用药物分析. 北京:法律出版社,2003

[3] 罗国安. 药物与毒物分析技术. 北京:化学工业出版社,2007

[4] Gergov M, Nokua P, Vuori E,et al. Simultaneous screening and quantification of 25 opioid drugs in post-mortem blood and urine by liquid chromatography-tandem mass spectrometry. Forensic Sci Int, 2009,186：36.

[5] Eichhorst JC, Etter ML, Rousseaux N, et al. Drugs of abuse testing by tandem mass spectrometry：a rapid, simple method to replace immunoassays. Clin Biochem, 2009, 42：1531.

[6] Andersson M, Gustavsson E, Stephanson N, et al. Direct injection LC-MS/MS

method for identification and quantification of amphetamine，methamphetamine，3，4-methylenedioxyamphetamine and 3，4-methylenedioxymethamphetamine in urine drug testing. J Chromatogr B，2008，861：22.

[7] Taylor K，Elliott S. A validated hybrid quadrupole linear ion-trap LC-MS method for the analysis of morphine and morphine glucuronides applied to opiate deaths. Forensic Sci Int，2009，187：34.

[8] Bjork MK，Nielsen MK，Markussen LO，et al. Determination of 19 drugs of abuse and metabolites in whole blood by high-performance liquid chromatography-tandem mass spectrometry. Anal Bioanal Chem，2010，396：2393.

[9] Huang DK，Liu C，Huang MK，et al. Simultaneous determination of morphine，codeine，6-acetylmorphine，cocaine and benzoylecgonine in hair by liquid chromatography/electrospray ionization tandem mass spectrometry. Rapid Commun Mass Spectrom. 2009，23：957.

[10] de Castro A，Concheiro M，Shakleya DM，et al. Simultaneous quantification of methadone，cocaine，opiates，and metabolites in human placenta by liquid chromatography-mass spectrometry. J Anal Toxicol 2009，33：243.

[11] da Silva DG，de Pinho PG，Pontes H，et al. Gas chromatography-ion trap mass spectrometry method for the simultaneous measurement of MDMA（ecstasy）and its metabolites，MDA，HMA，and HMMA in plasma and urine. Journal of Chromatography B，2010，878：815.

[12] 张建新，孟品佳，张大明等. 血液中阿片类化合物及其代谢物的 LC-MS/MS 定性定量分析方法研究. 中国卫生检验杂志，2009，19(9)：1949-1951.

[13] 孟梁，臧祥日，申贵隽，等. 毛细管区带电泳同时检测人尿和头发中 6 种毒品. 分析化学，2010，38(10)：1474.

[14] Marchi I，Schappler J，Veuthey JL，et al. Development and validation of a liquid chromatography-atmospheric pressure photoionization-mass spectrometry method for the quantification of alprazolam，flunitrazepam，and their main metabolites in haemolysed blood. J Chromatogr B Analyt Technol Biomed Life Sci，2009，877：2275.

[15] Ishida T，Kudo K，Hayashida M，et al. Rapid and quantitative screening method for 43 benzodiazepines and their metabolites，zolpidem and zopiclone in human plasma by liquid chromatography/mass spectrometry with a small particle column. J Chromatogr B Analyt Technol Biomed Life Sci，2009，877：2652.

[16] de Castro A，Ramirez Fernandez Mdel M，Laloup M，et al. High-throughput on-line solid-phase extraction-liquid chromatography-tandem mass spectrometry method for the simultaneous analysis of 14 antidepressants and their metabolites in plasma. J Chromatogr A，2007，1160：3.

[17] Roman M，Kronstrand R，Lindstedt D，et al. Quantitation of seven lowdosage antipsychotic drugs in human postmortem blood using LC-MS-MS. J Anal Toxicol，2008，32：147.

[18] Inoue S，Saito T，Mase H，et al. Rapid simultaneous determination for

organophosphorus pesticides in human serum by LC-MS. J Pharm Biomed Anal，2007，44：258.

［19］张吟，陈崇宏，林玲，等. 蛋白沉淀-高效液相色谱法筛查血浆中 61 种常见的中枢神经系统药物. 色谱，2009，27(6)：787.

［20］Papoutsis II，Athanaselis SA，Nikolaou PD，et al. Development and validation of an EI-GC-MS method for the determination of benzodiazepine drugs and their metabolites in blood：Applications in clinical and forensic toxicology. Journal of Pharmaceutical and Biomedical Analysis，2010，52：609.

［21］岳美娥，徐洁，侯万国. 毛细管区带电泳同时测定尿液中 9 种巴比妥类药物. 化学试剂，2010，32(7)：623.

［22］Murray GJ，Danaceau JP. Simultaneous extraction and screening of diuretics，betablockers，selected stimulants and steroids in human urine by HPLC-MS/MS and UPLC-MS/MS. J Chromatogr B Analyt Technol Biomed Life Sci，2009，877：3857.

［23］Politi L，Morini L，Polettini A. A direct screening procedure for diuretics in human urine by liquid chromatography-tandem mass spectrometry with information dependent acquisition. Clin Chim Acta，2007，386：46.

［24］Mazzarino M，de la Torre X，Botre F. A screeningmethod for the simultaneous detection of glucocorticoids，diuretics，stimulants，anti-oestrogens，beta-adrenergic drugs and anabolic steroids in human urine by LC-ESI-MS/MS. Anal Bioanal Chem，2008，392：681.

［25］Georgakopoulos CG，Vonaparti A，Stamou M，et al. Preventive doping control analysis：liquid and gas chromatography time-of-flight mass spectrometry for detection of designer steroids. Rapid Commun Mass Spectrom，2007，21：2439.

［26］Touber ME，van Engelen MC，Georgakopoulus C，et al. Multidetection of corticosteroids in sports doping and veterinary control using highresolution liquid chromatography /time-of-flight mass spectrometry. Anal Chim Acta，2007，586：137.

［27］秦旸，刘欣，王占良，等. 液相色谱-电喷雾电离质谱法检测尿液中的 3 种合成类固醇药物. 色谱，2008，26(4)：465.

［28］上官良敏，刘薇，郑向阳，等. 气相色谱-质谱联用技术用于尿样中 β-阻断剂的初筛定量和确证. 色谱，2008，26(4)：460.

［29］Jianghai Lu，San Wang，Ying Dong，et al. Simultaneous analysis of fourteen tertiary amine stimulants in human urine for doping control purposes by liquid chromatography-tandem mass spectrometry and gas chromatography-mass spectrometry. Analytica Chimica Acta，2010，657：45.

第 16 章

体内药物分析实验

16.1 HPLC 法测定大鼠血浆中的山奈酚

16.1.1 目的要求

1. 掌握血浆样品的前处理方法。
2. 掌握方法回收率和萃取回收率实验操作和评价。
3. 熟悉大鼠眼眶采血技术;熟悉方法学研究中其他评价内容。

16.1.2 主要实验材料与仪器

山奈酚(kaempferol)及其对照品,黄芩素(baicalein),抗坏血酸,肝素,β-葡萄糖醛酸苷酶(β-glucuronidase)和硫酸酯酶(sulfatase),分析纯甲醇、冰醋酸、无水乙醚,色谱纯乙腈;高效液相色谱仪,氮吹装置,恒温水浴,漩涡混合器,13000r/min 台式离心机,不同规格移液枪(5,20,50,100,200,1000 μL)和容量瓶(10,25mL),5~10mL 具塞离心管若干;雄性 SD 大鼠(180~220g)。

山奈酚   黄芩素

16.1.3 实验原理

山奈酚吸收进入体内后,多以二相代谢物葡萄糖醛酸苷和硫酸酯的形式存在。由于山奈酚葡萄糖醛酸苷和硫酸酯的对照品难以获得,故采用加入硫酸酯和葡醛酸苷水解酶处理样品,使代谢物水解后测定苷元山奈酚的浓度。实验以黄芩素为内标,HPLC 法测定血浆中山奈酚浓度,对建立的方法进行方法学评价。

16.1.4　实验方法

1. 色谱条件：C_{18} 柱（250mm×4.6mm，5μm），配保护柱，柱温 40℃；乙腈-0.5％冰醋酸（35∶65）为流动相，流速 1mL/min；检测波长 370nm；进样量 20μL。

2. 溶液配制：取山奈酚对照品约 2.5mg，精密称定，置 25mL 量瓶中，用甲醇溶解并定容。精密吸取适量，分别用甲醇稀释成 0.3、0.6、3、6、9、20 和 30μg/mL 的标准系列溶液，置 4℃冰箱保存。另取黄芩素适量，精密称定，用甲醇溶解并定量稀释至 0.1mg/mL 的溶液，精密吸取 1.5mL 置 10mL 量瓶中，用甲醇定容，得内标溶液，置 4℃冰箱保存。

3. 血浆样品处理：取大鼠血浆样品 120μL，加入甲醇 20μL、1％冰醋酸（含 2mg/mL 抗坏血酸）32μL、β-葡萄糖醛酸苷酶（20 U/mL）和硫酸酯酶（6 U/mL）的混合水溶液 50μL，37℃水浴温育 30min 后，加入内标溶液 50μL，然后加无水乙醚 2mL，漩涡混合 5min，于 12000r/min 离心 5min；取上清液在氮气流下挥干，残留物用 100μL 甲醇复溶，12000r/min 离心 5min，取上清液进样分析。

4. 专属性考察：取空白血浆、添加山奈酚与内标的空白血浆、血浆样品，按"血浆样品处理"项下方法处理，照"色谱条件"项下方法进样测定。比较所得色谱图，考察血浆内源性物质是否干扰测定，药物及内标是否达到基线分离。若有必要，适当调整色谱条件，以达到专属性要求。

5. 标准曲线制备：精密吸取 120μL 大鼠空白血浆 9 份，分别加入 20μL 不同浓度的标准系列溶液，制得 0.0（空白）、0.0（空白＋内标）、0.05、0.1、0.5、1、1.5、3 和 5μg/mL 的山奈酚血浆标准溶液（每个浓度点平行 3～5 份）。按"血浆样品处理"项下自"加 1％冰醋酸 32μL"起，同法处理后进样分析，记录峰面积。以山奈酚与内标峰面积的比值（R）对山奈酚血浆浓度（C）进行线性回归（两个空白不计入回归曲线，仅作为对干扰的考察），求得回归方程（$R=bC+a$）和相关系数（r）。并取各浓度点实测值，代入回归方程得回归值（C'），与标示值（C）比较，计算偏差（偏差％$=\dfrac{C'-C}{C}\times100\%$）和准确度（准确度＝$C'/C\times\%$）。根据上述结果确定线性范围与定量下限（LLOQ）。

6. 回收率和精密度试验：精密吸取 120μL 大鼠空白血浆，分别加入不同浓度的山奈酚标准溶液，配制低、中、高（0.1，1，4μg/mL）三种浓度的山奈酚血浆样品，每浓度点平行 5 份，按"标准曲线制备"项下方法进行处理、测定。将山奈酚与内标峰面积的比值代入标准曲线，求出测得浓度。计算测得浓度与加入浓度的比值，得方法回收率，并计算各浓度点的相对标准差（RSD），作为日内精密度；于不同日（至少 3d）重复上述测定，计算日间精密度。

7. 萃取回收率试验：精密吸取 120μL 大鼠空白血浆，分别加入不同浓度的山奈酚标准溶液，配制 0.1，1 和 4μg/mL 浓度的山奈酚血浆样品，每浓度点平行 5 份，按"标准曲线制备"项下方法进行处理，记录山奈酚峰和内标峰面积，作为萃取后的测定值。另取上述低、中、高同样浓度的山奈酚甲醇液，加同样量内标溶液，混合，直接于氮气流下挥干，残留物用 100μL 甲醇复溶，12000r/min 离心 5min，取相同量上清液进样分析，获得山奈酚峰和内标峰面积，作为未萃取的测定值。采用外标法计算萃取后山奈酚峰面积与相应浓度的未经萃取的山奈酚峰面积比值，得山奈酚萃取回收率；同法计算内标的萃取回收率。

8. 稳定性试验：精密吸取 120μL 大鼠空白血浆，按"回收率和精密度试验"项下方法配制低、中、高浓度的山奈酚血浆样品。考察其在室温下放置 24h(6,12,24h 取样)、−20℃下长期冻存 1 个月(10,20,30d 取样)、反复冻融(−20℃—室温)3 次的稳定性,将测得结果与 0 时结果进行比较,计算 *RSD*。并考察测定溶液的稳定性,即样品制备后到进样分析的放置时间(6,12,24,36,48h)的稳定性。

9. 血浆样品测定:将山奈酚按 1mg/kg 的剂量尾静脉给予禁食 12h 的 SD 大鼠。于给药前(0min)和给药后 5、10、15、30、45、60、90、120、180、240min 分别从眼眶采 0.4mL 血,8000r/min 离心 5min,分离血浆。按"血浆样品处理"项下方法处理后,在 HPLC 上进样分析,记录峰面积。将山奈酚与内标峰面积比值代入标准曲线,计算血浆中山奈酚的浓度,绘制药-时曲线。

16.1.5　注意事项

1. 山奈酚和内标为多羟基化合物,对光、热不稳定,测定时应注意避光操作。

2. 大鼠眼眶采血容易控制采血的时间周期,采血质量高,而且不受是否尾静脉注射给药的影响,故这种采血方法相对优于尾静脉采血。

3. 当线性范围较宽时,宜采用加权最小二乘法进行回归计算,以使低浓度结果较正确。LLOQ 偏离标准浓度应≤20%,其他各点偏离标准浓度应≤15%,$r \geq 0.99$。山奈酚和内标的萃取回收率应接近,差异不超过 $\pm 10\%$。

16.1.6　参考文献

田杨,蒋学华,杨平,等. HPLC 测定大鼠血浆中的山奈酚. 华西药学杂志,2008,23(3):357.

16.2　HPLC-MS/MS 法测定人尿中左氧氟沙星浓度

16.2.1　目的要求

1. 掌握尿样测定的前处理方法。
2. 掌握 LC-MS 测定中基质效应和专属性的考察方法。
3. 熟悉 LC-MS 分析中质谱条件的选择。

16.2.2　主要实验材料与仪器

盐酸左氧氟沙星胶囊(0.1g 或 0.2g),左氧氟沙星(levofloxacin)和环丙沙星(ciprofloxacin)对照品,色谱纯甲醇、甲酸,分析纯醋酸铵;液相色谱-质谱联用仪,氮吹装置,恒温水浴,漩涡混合器,不同规格移液枪(5,20,50,100,200,1000μL)和容量瓶(10,

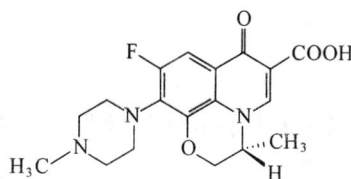
左氧氟沙星

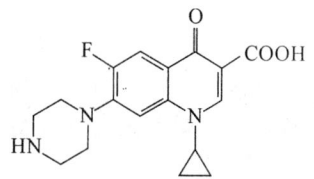
环丙沙星

25mL),10mL具塞离心管若干。

16.2.3　实验原理

以环丙沙星为内标,建立尿中左氧氟沙星的 LC-MS/MS 测定方法,着重考察方法的专属性和基质效应,选择最佳色-质条件。质谱测定方法采用多反应离子监测(MRM)方式。

16.2.4　实验方法

1. 色谱和质谱条件:色谱柱为 C_{18} 柱(100mm×2.1 mm,3.5μm);甲醇-1mmol/L 醋酸铵溶液-甲酸(35:65:0.01)为流动相,流速 0.25mL/min;进样量 10μL。电喷雾(ESI)离子源,正离子电离模式,多反应离子监测(MRM)的 MS 扫描方式,左氧氟沙星和内标环丙沙星的检测离子对分别为 362.2→318.2 和 332.2→288.2(m/z);MS 参数:毛细管电压 5.5kV,加热温度 400℃。

2. 标准溶液配制:取约 5mg 左氧氟沙星对照品,精密称定,置 25mL 量瓶中,用甲醇溶解并定容,精密吸取适量,用甲醇分别稀释成 5、10、25、50、100、150、250 和 500μg/mL 的标准系列溶液,置 4℃冰箱保存。取 5mg 环丙沙星,精密称定,置 25mL 量瓶中,用甲醇溶解并定容。取适量用甲醇稀释成 200μg/mL,即得内标溶液,置 4℃冰箱保存。

3. 尿样处理:取 1mL 人尿液样品,加入 10μL 内标溶液,再加入 2mL 水(根据实测浓度调整稀释倍数,同时考察调整后的基质效应),混匀,用 0.45μm 孔径的偏氟膜过滤,取 10μL 滤液进样分析。

4. 专属性考察:取人空白尿样、添加左氧氟沙星和内标的空白尿样、健康受试者口服盐酸左氧氟沙星胶囊后的尿样(加内标),按"尿样处理"项下自"再加入 2mL 水"起,依法处理后,在选定的条件下进样分析,比较三者图谱,考察方法专属性。必要时对色谱、质谱条件作适当调整。

5. 基质效应的评价:取人空白尿液 1.0mL,加入 2.0mL 水,混匀,用 0.45μm 孔径的偏氟膜过滤得滤液。在滤液中分别加入不同浓度的左氧氟沙星标准溶液,使其终浓度分别为 0.5、1.5 和 4μg/mL,每浓度点平行 3 份。另用纯水代替空白尿液,同法操作。将上述溶液分别进样测定,获得相应的峰面积。以同浓度下两种不同处理方法的样品峰面积($A_{尿}/A_{水}$)的比值来评价基质效应。

5. 标准曲线制备:精密量取不同浓度的标准系列溶液 10μL,置氮气流下挥干,精密加入人空白尿液 1.0mL,漩涡混合,制成浓度分别为 0.05、0.1、0.25、0.5、1、1.5、2.5 和 5μg/mL 的氧氟沙星尿液标准溶液,每浓度点平行 2 份。按"尿样处理"项下方法处理后,进样分析,记录峰面积。以左氧氟沙星与内标峰面积的比值对左氧氟沙星尿样浓度进行线性回归,得回归方程。

6. 尿液样品的测定:健康男性志愿者单剂量口服 0.1~0.2g 盐酸左氧氟沙星胶囊,在服药前和服药后不同时间段收集尿液,记录体积。按"尿样处理"项下方法处理后,进样分析,记录峰面积。将左氧氟沙星与内标的峰面积比值代入标准曲线,计算尿药浓度。

16.2.5　注意事项

1. 尿液主要成分是水、尿素、盐类,易长细菌,宜 4℃冷藏或加防腐剂。

2. 左氧氟沙星主要以原型自肾排泄,在体内代谢甚少。口服 48h 内尿中排出量约为给药量的 80%～90%。尿中浓度随给药量变化而变化,尿中达峰时间约为 2h,可先进行预试,根据尿中实际浓度,调整尿液稀释倍数。

3. 不同型号的 LC-MS 仪、色谱柱,测定条件可能有较大差异,需要进行优化。

16.2.6　参考文献

施爱明,潘杰,张全英,等. LC-MS/MS 法测定人血浆中左氧氟沙星浓度. 药学进展,2008,32(5):228.

16.3　GC-MS 法测定大鼠肝组织中盐酸克伦特罗浓度

16.3.1　目的要求

1. 掌握固相萃取法的原理和方法。
2. 熟悉组织样品的前处理方法。
3. 熟悉 GC-MS 质谱条件的选择。

16.3.2　主要实验材料与仪器

盐酸克伦特罗(clenbuterol hydrochloride)样品和对照品,分析纯双甲基硅烷三氟乙酰胺(BSTFA)、甲醇、甲苯、乙酸乙酯、盐酸、氢氧化钠、碳酸钠等。GC-MS 联用仪、漩涡混合器、恒温干燥箱、高速冷冻离心机、组织匀浆机,阳离子交换萃取小柱。SD 大鼠(180～220g)。

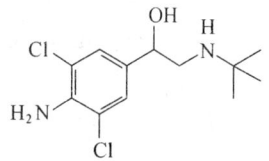

16.3.3　实验原理

利用克伦特罗的碱性,采用碳酸钠碱性条件下使盐酸克伦特罗游离,用有机溶剂乙酸乙酯萃取。然后在有机相中加稀盐酸酸化,使克伦特罗离子化而溶于酸水中,进一步采用阳离子交换固相小柱去除杂质。再与 BSTFA 衍生化,用 GC-MS 进行检测。

16.3.4　实验方法

1. 色谱和质谱条件:GC 色谱柱为 HP-5MS 毛细管柱(30m×0.25 mm×0.25μm);程序升温:初始柱温 70℃(保持 1min),以 20℃/min 升至 180℃(保持 1min),以 5℃/min 升至 220℃(保持 2min),以 25℃/min 升至 260℃(保持 2min);进样口温度 280℃;不分流进样,进样量 1.0μL;载气高纯 He:1.0mL/min。EI 源,源温度 200℃;传输线温度 280℃;电离电压为 70eV;四极杆温度 160℃;测定方式为全扫描和选择离子监测,条件如下:0～3.5min 为溶剂延迟时间,3.5～15.0min,全扫描范围(m/z 50～400),监测离子(m/z 86),15.0min～最后,关闭灯丝。

2. 标准溶液的配制:精密称取 10mg 盐酸克伦特罗于 100mL 量瓶中,用甲醇定容至刻度,得盐酸克伦特罗标准储备液。然后用甲醇稀释配制 0.5、1、5、15、50 和 200μg/mL 浓度的系列标准溶液。

3.组织样品处理

(1)稀酸提取:取大鼠肝脏约 1g,精密称定,加水 5mL,匀浆,在匀浆液中加入 20mL 乙酸乙酯(定量转移至 50mL 离心管中),再加入 15%碳酸钠溶液 2mL,超声 15min 后,于高速冷冻离心机上以 6000r/min 离心 5min,收集上层有机相,再加入 10mL 乙酸乙酯于离心管中,超声提取 15min 后,收集并合并有机相。在收集的有机相中加入 0.2mol/L 的稀盐酸溶液 2mL,旋涡混合后,于 5000r/min 离心 5min,吸取下层水相,重复萃取一次,合并两次萃取的水相,用稀 NaOH 溶液调节 pH 至 5.5。

(2)阳离子交换萃取小柱净化:将阳离子交换小柱依次经过 5mL 甲醇、5mL 水和 5mL 20mmol/L 的稀盐酸活化,然后将处理好的稀酸提取液上样至小柱,依次用 5mL 水和 5mL 甲醇淋洗柱子,抽干小柱,再用 5mL 5%氨化甲醇洗脱,收集洗脱液于 5mL 的刻度试管中。

(3)衍生化:洗脱液于 50℃水浴氮气流下吹干,精密加入 200μL 的甲苯和 100μL 的 BSTFA,充分旋涡混合 30s,在 80℃的烘箱中加热衍生 1h(反应容器加盖盖紧)。衍生完毕待冷却后转移入进样瓶中,进行 GC-MS 检测。

4.标准曲线的制备:分别取大鼠空白肝脏 1g,加水 5mL,匀浆,在匀浆液中分别加入不同浓度的盐酸克伦特罗标准溶液 10μL,使匀浆液中终浓度分别为 5,10,50,150,500 和 2000ng/g 组织,混匀。照"组织样品处理"项自"在匀浆液中加入 20mL 乙酸乙酯"起,依法进行稀酸提取、阳离子交换萃取小柱净化和衍生化处理,GC-MS 测定。以盐酸克伦特罗浓度对相应的峰面积进行线性回归,获得标准曲线。

5.样品测定:取盐酸克伦特罗样品,按 50μg/kg 给药剂量灌胃给予 SD 大鼠。在给药后 1h,处死大鼠。肝脏以生理盐水灌流,并用滤纸吸干水分。精密称取肝组织 1g,按"组织样品处理"项下方法进行测定。将获得的峰面积代入标准曲线,计算肝组织中盐酸克伦特罗的浓度。

16.3.5 注意事项

固相萃取小柱使用前需要进行活化,一般先用甲醇,再用水冲洗。对于阳离子或阴离子交换小柱还需用酸或碱进一步活化。

16.3.6 参考文献

[1] 王红. 气相色谱-质谱法检测动物肝脏组织中盐酸克伦特罗. 中国卫生检验杂志,2007,17(8):1409.

[2] 吴银良,李晓薇,杨挺,等. 气相色谱-质谱法测定肝脏组织中盐酸克伦特罗和盐酸莱克多巴胺. 分析化学,2006,34(8):1083.

16.4 原子吸收分光光度法测定头发中锌含量

16.4.1 目的要求

1.掌握消化法处理生物样品的方法。

2.熟悉原子吸收分光光度法的检测原理和方法。

16.4.2　主要实验材料与仪器

色谱纯锌,优质纯硝酸,分析纯盐酸、高氯酸、氨水。原子吸收分光光度计,锌空心阴极灯,电热板。

16.4.3　实验原理

采用硝酸-高氯酸对头发进行消解处理,使微量锌以金属离子状态转入溶液,用原子吸收分光光度法测定。样品溶液进入火焰后,待测元素的基态原子吸收来自同种元素空心阴极灯发射的共振线,其吸收强度在一定范围内与待测元素浓度成正比,采用标准曲线法进行定量。

16.4.4　实验方法

1.仪器参数:检测波长 213.9nm;光谱通带 0.4～0.8nm;灯电流 3～4mA;空气流量 5～6L/min;乙炔流量 1L/min;火焰高度 6～12mm。

2.锌标准溶液的制备:取金属锌 1g,精密称定,置 200mL 烧杯中,加入 6mol/L 盐酸溶液 30～40mL,使锌溶解,待溶解完全后,加热煮沸数分钟,冷却,定量转移至 1000mL 量瓶中,用蒸馏水稀释至刻度,摇匀,即得浓度为 1mg/mL 的锌标准储备液;精密移取 10mL 锌储备液于 100mL 量瓶中,用蒸馏水稀释至刻度,摇匀,即得浓度为 100μg/mL 的锌标准溶液;精密移取 10mL 锌标准溶液于 100mL 量瓶中,用蒸馏水稀释至刻度,摇匀,即得浓度为 10μg/mL 的锌标准溶液。

3.样品处理

(1)发样洗涤:取头发 0.3g 左右,用剪刀剪成 1～2cm 的小段,置 50mL 烧杯中,用 5% 氨水(pH 值 8.0～8.5)浸泡 30min,用自来水漂洗 3～4 次,再用二次去离子水冲洗 4～5 次,置于 65℃烘箱中干燥 4h,取出后放入干燥器中保存备用。

(2)消化处理:取经过洗涤处理的头发 0.2g,精密称定,置于 100mL 烧杯中,加入 5mL 浓硝酸,盖上表面皿,在电热板上加热消解,待完全溶解后取下,冷却至室温,加入高氯酸 1mL,再在电热板上继续加热,冒白烟至溶液剩余 1～2mL 时(切不可蒸干)取下,冷却后加入适量蒸馏水,定量转移至 100mL 量瓶中,并用水稀释至刻度,摇匀待测。同时按相同步骤制备 1 份空白溶液。

4.标准曲线的制备:精密吸取浓度为 10μg/mL 的锌标准溶液 0,2,4,6,8,10mL,分别置于 6 个 100mL 量瓶中,用 1% 高氯酸溶液稀释至刻度,摇匀。于 213.9nm 波长下测定吸光度值,以浓度对吸光度值作线性回归,获得标准曲线。

5.样品测定:取头发适量(3 份),按"样品处理"项下方法操作,照标准曲线测定条件测定样品溶液的吸光度,将测得的吸光度值代入标准曲线,计算供试液中锌浓度,并根据头发取样量求得发样中锌含量(μg/g)。

16.4.5　注意事项

1.本实验采用硝酸-高氯酸消解法对头发进行处理,这是湿法有机破坏的常用消解液,其破坏力强,适用于生物样品的破坏,所得无机金属离子为高价态。由于硝酸和高氯酸均具有氧化性,破坏反应激烈,切勿将溶液蒸干,以免爆炸。消化操作应在通风柜内进行。

2.乙炔(燃气)-空气(助燃气)流量比对锌测定有较大影响,应通过实验选择。此外,光谱通带、灯电流、火焰高度等均对测定有一定影响,需进行选择。

16.4.6 参考文献

[1] 黄高明,孙林超. 人体头发中锌含量分析研究. 农产品加工·学刊,2007,11:87.
[2] 马威,袁英贤. 原子吸收法测头发中锌含量的方法探讨. 河南科学,2003,21(6):722.
[3] 张桂文. 原子吸收光谱法测定儿童头发中锌含量. 辽宁化工,2009,38(10):770

16.5 双氯芬酸钠的生物利用度试验

16.5.1 目的要求

1.掌握药物生物利用度测定的实验设计和数据处理方法。
2.掌握大鼠眼眶采血技术和常用给药技术。

16.5.2 主要实验材料与仪器

双氯芬酸钠(diclofenac sodium),布洛芬(ibuprofen),肝素,色谱纯甲醇,分析纯 KH_2PO_4;13000r/min 离心机,高效液相色谱仪;SD 雄性大鼠(180~220g)。

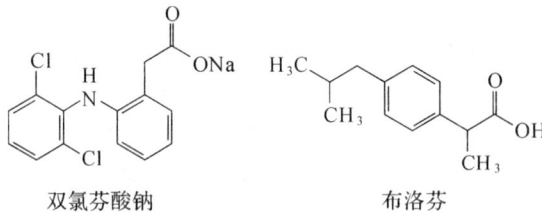

双氯芬酸钠   布洛芬

16.5.3 实验原理

用甲醇沉淀血浆蛋白,以布洛芬为内标,HPLC 法测定大鼠血浆中双氯芬酸钠浓度。根据静脉注射给药和灌胃给药的药动学参数(AUC)和给药剂量(D)计算双氯芬酸钠的生物利用度。

16.5.4 实验方法

1.色谱条件:分析柱为 C_{18}(250mm×4.6mm,5μm);流动相为甲醇-20mmol/L KH_2PO_4 溶液(pH 3)(50:50);检测波长282nm;进样量20μL。

2.标准曲线的制备:取双氯芬酸钠适量,用甲醇配制成浓度为1mg/mL 的储备液,然后用甲醇稀释至200,100,50,10,5,2 和1μg/mL 的溶液作为标准溶液。取布洛芬适量,用甲醇溶解并稀释制成浓度为20μg/mL 的溶液,作为内标溶液。

取空白大鼠血浆100μL,分别加入上述双氯芬酸钠标准溶液10μL 和布洛芬溶液10μL,混匀,再加入 $250\mu L$ 甲醇溶液,混匀,在 $10000r/min$ 下离心 $10min$,取上清液 $20\mu L$ 进样测定。将双氯芬酸钠的峰面积与内标峰面积的比值与双氯芬酸钠浓度进行线性回归,获得标准曲线。

3.血样采集:取 SD 雄性大鼠 12 只,随机分成 2 组,将其中一组按 $20mg/kg$ 的给药剂量灌胃给药,另一组按 $2mg/kg$ 的给药剂量尾静脉注射给药。分别在给药前和给药后 5,10,15,30,45,60,90,120,240,360 和 $480min$,眼眶取血 $250\mu L$,置肝素离心管中,$5000r/min$ 离心,取 $100\mu L$ 血浆,4℃放置备用。

4.样品分析:取大鼠血浆样品 $100\mu L$,加内标溶液 $10\mu L$,加入甲醇 $260\mu L$,混匀,在 $10000r/min$ 离心 $10min$,取上清液 $20\mu L$ 进样。将双氯芬酸钠与内标的峰面积比值代入标准曲线中,计算相应浓度。

5.数据分析:灌胃给药和静脉注射给药各大鼠不同时间点的血药浓度按表 16-1 和表 16-2填写。采用药动学分析软件 DAS2.0 计算药物动力学参数。并按以下公式计算生物利用度:

$$生物利用度 \ F = \frac{AUC_{po}}{AUC_{iv}} \times \frac{D_{iv}}{D_{po}} \times 100\%$$

16.5.5　注意事项

1.计算药物动力学参数的软件有很多,如 3P97,DAS2.0 等。可根据实验室已有的软件进行计算。开始计算前,需保证时间和浓度的单位一致。在进行计算时,有两种拟合模型,分别是房室模型和统计矩模型。当采用房室模型拟合时,可能出现同一组动物数据中出现不同房室模型的情况,使数据处理出现偏差。因此,常用的拟合模型为统计矩模型。

2.静脉注射组开始几个时间点的样品浓度有可能超出标准曲线范围的上限,出现这种情况时,应将样品用空白大鼠血浆稀释后测定。

表 16-1　灌胃给药各大鼠不同时间点的血药浓度($\mu g/mL$)

时间	鼠　号					
(min)	1	2	3	4	5	6
5						
10						
15						
30						
……						

表 16-2　静脉注射给药各大鼠不同时间点的血药浓度($\mu g/mL$)

时间	鼠　号					
(min)	1	2	3	4	5	6
5						
10						
15						
30						
……						

16.5.6　参考文献

[1] León-Reyes MR, Castañeda-Hernández G, Ortiz MI. Pharmacokinetic of diclofenac in the presence and absence of glibenclamide in the rat. J Pharm Pharmaceut Sci 2009, 12 (3):280.

[2] Musmade P, Subramanian G, Srinivasan KK. High-performance liquid chromatography and pharmacokinetics of aceclofenac in rats. Analytica Chimica Acta. 2007, 585:103.

16.6　药物血浆蛋白结合率测定

16.6.1　目的要求

1.掌握超滤法测定蛋白结合率的方法。

2.熟悉实验条件的考察与选择。

16.6.2　主要实验材料与仪器

龙胆苦苷(gentiopicroside,GPS),正常人血浆,色谱纯甲醇,分析纯磷酸盐;超滤管(10k),可控温高速离心机,Eppendorf(EP)离心管,高效液相色谱仪;昆明种小鼠。

16.6.3　实验原理

将龙胆苦苷与人血浆混合,平衡一定时间,取其中一部分通过超滤管,分别测定血浆中龙胆苦苷总浓度和超滤液中龙胆苦苷游离浓度,计算血浆蛋白结合率。

16.6.4　实验方法

1.色谱条件:C_{18}柱;流动相为甲醇-水(28:72),流速 1mL/min;检测波长 274nm;进样量 $20\mu L$。

2.标准曲线的制备:取干燥至恒重的 GPS 对照品约 25mg,精密称定,置 25mL 量瓶中,加甲醇溶解并稀释至刻度,即得浓度为 1mg/mL 的对照品储备液。精密吸取储备液 1mL 于 10mL 量瓶中,加 pH 7.4 的磷酸盐缓冲液至刻度。再精密量取 0.05,0.1,0.2,0.5,1.0,2.0mL 于 25mL 量瓶中,加 pH 7.4 磷酸盐缓冲液至 6mL,加甲醇至刻度,得浓度为 0.2,0.4,0.8,2,4,8 $\mu g/mL$ 的系列标准溶液,摇匀,微孔滤膜滤过,取续滤液进样测定,以峰面积对浓度进行回归,得标准曲线方程。

3.超滤管吸附性试验:取 GPS 标准储备液(1mg/mL)适量,用 pH 7.4 的磷酸盐缓冲液稀释至浓度为 1,5 和 $10\mu g/mL$ 的溶液,分别取 $500\mu L$ 置超滤管中,于 4000r/min 下离心 25min(离心机温度设为 37℃)。分别取超滤液和未离心溶液 $100\mu L$,各加入 $300\mu L$ 甲醇,旋涡混合 30s,16000r/min 离心 15min,取上清液过微孔滤膜,取 $20\mu L$ 续滤液进行 HPLC 分析。计算超滤管吸附性。

如果超滤管对药物吸附过多,应对超滤管进行测定溶液饱和处理。方法如下:取上述吸附性试验项下低、中、高 3 种浓度溶液各 1mL,置超滤管中饱和 24h,弃去溶液,用滤纸将超滤管中残液吸干,然后再进行吸附试验。

4. 血浆蛋白结合率试验:分别精密吸取 1mg/mL 的 GPS 对照品储备液 0.5,2.5,5.0mL 于 25mL 量瓶中,加 pH 7.4 的磷酸盐缓冲液至刻度,得到浓度为 20, 100 和 200μg/mL 的 GPS 溶液。分别精密吸取 3 种浓度的 GPS 溶液 50μL 于 Ep 离心管中,加入人血浆 950μL,漩涡混合均匀,置于 37℃ 水浴中平衡 4h,移取 500μL 置超滤管中(若有必要对超滤管进行饱和处理),于 4000r/min 离心 25min(离心机温度设为 37℃),取超滤液 100μL,照“血浆中龙胆苦苷总浓度测定”方法操作,将测得的峰面积代入标准曲线,求得超滤液中 GPS 浓度。同时测定血浆中龙胆苦苷总浓度。

5. 血浆中龙胆苦苷总浓度测定:精确吸取 100μL 血浆,加入 300μL 甲醇,旋涡混合 30s,16000r/min 离心 15min,取上清液过微孔滤膜,取 20μL 续滤液进样分析。

6. 血浆蛋白结合率计算:根据超滤液中 GPS 浓度(ρ_1)和血浆中 GPS 总浓度(ρ_2),按下列公式计算龙胆苦苷血浆蛋白结合率:

$$血浆蛋白结合率\% = \frac{\rho_2 - \rho_1}{\rho_2} \times 100\%$$

16.6.5　注意事项

1. 超滤法是利用半透膜原理对游离药物和结合药物进行分离,设备简单、操作方便,其最大优点是实现血浆中游离药物的快速分离,仅十几分钟至数十分钟即可收集到足够供测定的血浆超滤液。但此法也存在一定弊端:①分离过程中结合平衡不稳定;②对高蛋白结合率药物的游离浓度难以准确检测;③结合药物在透过滤膜时会出现泄漏;④超滤装置对药物具有吸附性。因此,实验前应先考察超滤管对龙胆苦苷的吸附性,必要时对结合反应的温度、pH 值等因素进行考察。

2. 温度考察:血浆蛋白结合率试验温度一般为 4℃ 和 37℃,按“血浆蛋白结合率试验”项下方法配制 GPS 低、中、高 3 个浓度(1、5、10μg/mL)的样品溶液,分别置 37℃ 水浴和 4℃ 冰箱中,于 0、1、2、3、4h 取样测定浓度,考察不同温度下 GPS 稳定性,选择血浆蛋白结合率试验的适宜温度。

3. 龙胆苦苷在 pH7.4 缓冲液溶液中的稳定性考察:取龙胆苦苷标准储备液适量,用 pH 7.4 的磷酸盐缓冲液稀释至浓度为 2~5μg/mL 的溶液,在室温下放置 2、4h,分别取 20μL 测定峰面积,与 0 时峰面积比较,考察龙胆苦苷在 pH 7.4 溶液中的稳定性。

16.6.6　参考文献

[1] 王长虹,王峥涛. 超滤法测定龙胆苦苷的血浆蛋白结合率. 中国药学杂志,2005,40(3):232.

[2] 王立,任君刚. 超滤法测定表没食子儿茶素没食子酸酯人血浆蛋白结合率. 中国药学杂志,2008,43(20):1579.

[3] 赵淑红,蒋袁絮,高亦珑,等. 家兔血浆中龙胆苦苷浓度的高效液相色谱测定. 时珍国医国药,2010;21(5):1131.

16.7　木犀草素的离体肠吸收试验

16.7.1　目的要求

1. 掌握离体肠吸收实验原理与计算方法。
2. 熟悉离体外翻肠囊法实验操作。

16.7.2　主要实验材料与仪器

Krebs-Ringer 缓冲液,木犀草素(luteolin),色谱纯甲醇,分析纯磷酸;高效液相色谱仪,恒温水浴;SD 大鼠(180~220g)。

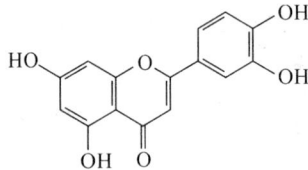

16.7.3　实验原理

采用离体外翻肠囊法,将一段(5~15cm)大鼠小肠外翻,使肠黏膜朝外,浆膜朝内,肠的一端结扎,另一端插入一套管后用线扎紧。通过套管往肠囊内充盈一定量 K 氏液,并将肠囊浸在一定体积的 K 氏液(含一定浓度木犀草素)中。通过套管于不同时间点吸取浆膜侧溶液进行测定,分析药物透过肠道情况(图 16-1)。

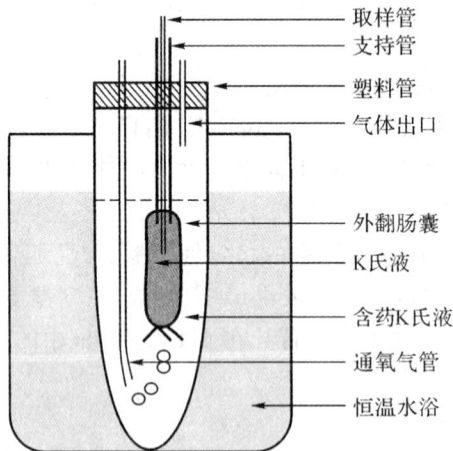

图 16-1　离体外翻肠囊装置示意图

16.7.4　实验方法

1. **色谱条件**:分析柱为 C_{18} 柱;流动相为甲醇-0.2%磷酸溶液(50:50),流速 1.0mL/min;检测波长 350nm。

2. Krebs-Ringer 缓冲液（K 氏液）的配制：取 0.37g CaCl₂ 和 0.22g MgCl₂，加适量水超声使溶解，再依次加入 7.52g NaCl，0.35g KCl，0.29g NaH₂PO₄ • 2H₂O，1.37g NaHCO₃ 和 1.4g 葡萄糖，溶解混匀后，加水定容至 1000mL。再用 1.0mol/L 的 H₃PO₄ 溶液调节 pH 至 6.8，备用（临用新鲜配制）。

3. 标准曲线制备：取木犀草素适量，精密称定，用甲醇配制成 1mg/mL 的溶液，4℃保存。取标准溶液适量，用 K 氏液稀释，制成含木犀草素 0.2，0.4，0.6，1.0，1.5，2.0 和 4.0µg/mL 的溶液。分别取 20µL 进样，测得峰面积。以木犀草素浓度对相应峰面积进行线性回归，得标准曲线。

4. 肠段的选取和外翻肠囊的制备：选取健康 SD 大鼠，颈动脉放血处死，开腹腔暴露出小肠，在离幽门 15cm 处取空肠段，去除肠系膜。用 37℃ K 氏液洗净，剪取空肠前段 10cm，将一端结扎，用圆头玻棒小心将肠段翻转，使肠黏膜层在外，浆膜层在内，放入 K 氏液中洗净，用滤纸吸干黏膜表面液体。在肠囊内放入取样细软管后用线扎紧，通过取样细软管，用刻度注射器往肠囊内充盈定量 K 氏液。

5. 样品的采集与测定：将准备好的肠囊放入定量（一般 50mL）装有 K 氏液（含 10µg/mL 木犀草素）的锥形瓶中，往瓶中通入含 5% CO₂ 的氧气，并置 37℃ 水浴中保温。于不同时间点（0，0.25，0.5，1，1.5，2h），通过采样细软管采集 0.2mL 肠囊内液体，并同时快速补充等量新鲜 K 氏液。取样完毕后精确测定肠囊的表面积。采用建立的 HPLC 法测定样品中木犀草素峰面积，并代入标准曲线计算相应的浓度。

6. 结果计算：计算单位表面积木犀草素的累积吸收量（ng/cm²），并以累积吸收量-时间作曲线。以肠囊内 t 时间点浓度的对数与时间进行回归，得方程 $LnC = A + K_a \cdot t$，可以求得目标成分在大鼠肠囊的吸收速度常数（K_a）。并计算表观渗透系数（apparent permeability coefficients，P_{app}）。

$$P_{app} = \frac{V}{A \times (C_0 + C_{end})/2} \times \frac{\Delta C}{\Delta t}$$

式中 V 是肠囊内液体体积，A 是肠囊的表面积，C_0 和 C_{end} 分别是囊外 K 氏液中木犀草素的初始和最终浓度，$\Delta C/\Delta t$ 是囊内木犀草素浓度对时间的变化率，可由浓度与时间曲线回归求得。

16.7.5　注意事项

1. 离体肠吸收属于急性离体实验，清洗步骤中在去除肠内容物的同时很可能降低了肠内多种酶系的活力，外翻的过程也可能对肠管的组织结构有一定的影响，因此操作必须在冰浴中进行，尽可能避免肠段的机械性损伤。

2. 离体肠吸收法作为一种离体药物吸收的模型，在有机培养液，如 K 氏液中，能使小肠在 60min 内保持较强的活性，2h 后离体肠段失活，因此实验必须在 2h 内完成。

3. 一般药物在 K 氏液中溶解度较差，因此可以使用 DMSO 等增溶剂，但增溶剂含量必须小于 3.0‰，否则会使肠段加速失活。

4. 往含药的 K 氏液锥形瓶中通入含 5% CO₂ 的氧气时，必须先经过缓冲装置，否则气流大小难以控制，容易造成液体外溅。

5. 采集样品后往肠囊内补充的等量新鲜 K 氏液的温度必须是 37℃，并避免气体注入肠囊。采集肠囊内药液时，内部软细管口应离开肠壁，避免损伤或戳破肠壁。

16.8　地西泮的体外代谢试验

16.8.1　目的要求

1. 掌握药物体外代谢实验原理和酶动力学参数的计算方法。
2. 熟悉体外代谢反应实验条件的选择。

16.8.2　主要实验材料与仪器

地西泮(diazepam, M=284.74), N-去甲地西泮(nordiazepam, M=270.74), 氯硝西泮(clonazepam, M=315.72), 鼠肝微粒体, 还原型烟酰胺腺嘌呤二核苷酸磷酸(NADPH, M=833.35), Tris-HCl缓冲液, 色谱纯乙腈; 高效液相色谱仪。

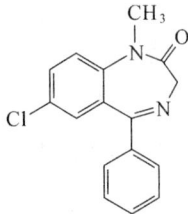 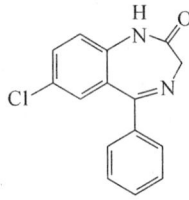 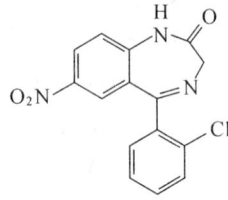

地西泮　　　　　　　　 N-去甲地西泮　　　　　　　　氯硝西泮

16.8.3　实验原理

地西泮与鼠肝微粒体中药酶作用, 产生中间活性代谢物 N-去甲地西泮。孵育反应完成后用乙酸乙酯提取两者, 以氯硝西泮为内标, 采用 HPLC 法测定地西泮和 N-去甲地西泮的含量。根据底物剩余量或产物生成量计算酶动力学参数。

16.8.4　实验方法

1. 色谱条件: 分析柱为 C_{18} 柱(150mm×4.6mm, 5μm); 流动相为乙腈-0.01mol/L 磷酸盐缓冲液(pH 3)(60∶40), 流速 1mL/min; 检测波长 254nm。

2. 溶液配制

(1) NADPH 溶液配制: 取 NADPH 3.3mg, 用 1% NaHCO₃ 溶液稀释成 200μL, 制成 20mmol/L 的 NADPH 溶液, 4℃放置备用(宜临用新配)。

(1) Tris-HCl 溶液配制: 取 Tris-HCl 和 MgCl₂ 适量, 加蒸馏水适量使溶解, 用 HCl 调节 pH 值至 7.4, 再用蒸馏水稀释至 Tris-HCl 和 MgCl₂ 的浓度分别为 0.1 和 0.015mol/L 的溶液, 4℃保存备用。

(3) 样品溶液配制: 取地西泮和 N-去甲地西泮适量, 精密称定, 分别用 DMSO 溶解并稀释制成地西泮浓度为 10, 20, 50, 100, 200, 300, 500mmol/L 的溶液, N-去甲地西泮的浓度为 1, 5, 10, 20, 50, 100mmol/L 的溶液。另取氯硝西泮适量, 精密称定, 用 DMSO 稀释至浓度为 1mmol/L 的溶液, 作为内标溶液。以上溶液均于 4℃放置备用。

　　3. 样品处理:取 100μL 孵育后微粒体溶液,加入 10μL 内标溶液,混匀,在沸水浴中放置 30s,再加入 1.0mL 乙酸乙酯溶液,涡旋提取 2min,在 5000r/min 离心 5min。将上层有机层转移至另一 Ep 离心管中,置氮气流下挥干,残留物用 100μL 流动相溶解,10000r/min 离心 10min,取上清液 20μL 进样测定。

　　4. 标准曲线制备:取空白失活微粒体适量,用 Tris-HCl 溶液稀释到 1000μL,使微粒体蛋白浓度为 1mg/mL。分别加入上述不同浓度的地西泮和 N-去甲地西泮 1μL,使地西泮和 N-去甲地西泮的浓度分别为 10,20,50,100,200,300,500μmol/L 和 1,5,10,20,50,100μmol/L。混匀,按"样品处理"项下方法操作。将样品峰面积与内标峰面积比值与相应的样品浓度进行线性回归,获得标准曲线。

　　5. 酶动力学参数测定:取微粒体适量,用 Tris-HCl 溶液稀释到 1000μL,使微粒体蛋白浓度为 1mg/mL。分别加入 1μL 不同浓度的地西泮溶液,使其终浓度分别为 10,20,50,100,200,300,500μmol/L,混匀。每浓度点平行 3 份。37℃预孵育 5min,分别加入 NADPH 溶液 10μL 启动反应,反应 30min 后,在沸水浴中放置 30s 终止反应,按"样品处理"项下方法操作。分别计算地西泮的剩余浓度以及 N-去甲地西泮的生成浓度。利用非线性回归方程(Lineweaver Burk 或 Eadie-Hofstee 方程),以地西泮浓度对其消除速率或 N-去甲地西泮的生成速率作图,分别计算米氏常数 K_m 值和最大反应速度 V_{max} 值。

16.8.5　注意事项

　　1. 亲脂性药物常用有机溶剂作溶剂,往微粒体孵育液中加底物溶液时,为保证酶活性,加入的有机溶剂量应不超过孵育反应总体积的 0.5%。酶和 NADPH 在高温时均容易失活,故孵育反应前,微粒体及各种试剂均应置冰浴中保存。

　　2. 所用酶浓度和孵育时间需要优化,酶浓度和孵育时间在线性范围内要求底物被代谢量低于 20%。在酶动力学测定中,底物浓度应取 1/3~3 倍 K_m 值范围,并至少取 6 个浓度水平,每个浓度需平行做 3 份,取平均值计算。

　　3. 采用底物地西泮的消除量计算获得的 K_m 值与采用产物 N-去甲地西泮的生成量计算获得的 K_m 值不相同。这是因为以底物消除量计算的 K_m 值反映的是鼠肝微粒体中所有能催化地西泮一相代谢的酶的总活性,而以 N-去甲地西泮的生成量计算获得的 K_m 值针对的是其中能代谢地西泮生成 N-去甲基代谢物的酶的活性。

16.8.6　参考文献

　　[1] 匡唐永,楼雅卿. 应用中国成人肝微粒体研究地西泮代谢. 中国药理与毒理学杂志,1995,9(2):81.

　　[2] 刘菊芳,张远. 血浆中去甲地西泮及代谢物奥沙西泮的 HPLC 测定方法和大鼠口服药代动力学. 药学学报,1995,30(9):655.

16.9　对乙酰氨基酚代谢物的 LC-MS 鉴定

16.9.1　目的要求

1. 掌握 LC-MS/MS 法鉴定代谢产物的方法。

2.熟悉大鼠胆管插管的操作方法。

16.9.2　主要实验材料与仪器

对乙酰氨基酚(paracetamol),分析纯 CMC-Na,色谱纯甲醇、甲酸、甲酸铵;LC-MS 联用仪,大鼠代谢笼、手术台。

16.9.3　实验原理

收集服药大鼠的尿液和胆汁,用 LC-MS/MS 法检测。通过总离子流扫描,提取底物和各代谢产物的分子离子峰,获得各种代谢物分子量,再采用子离子扫描法进一步确证代谢物。对乙酰氨基酚的代谢途径见图 16-2。

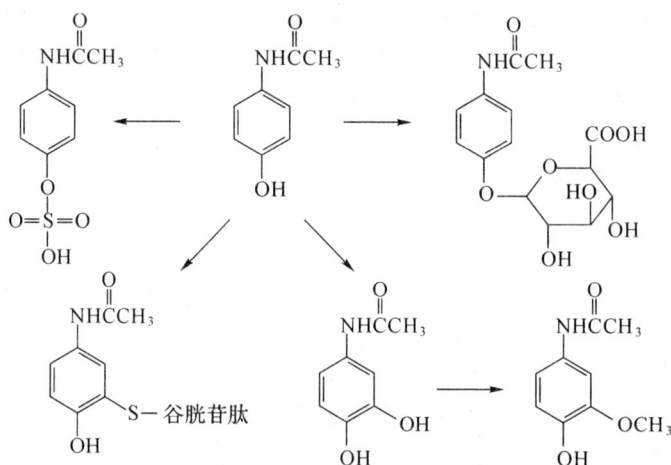

图 16-2　对乙酰氨基酚的代谢途径

16.9.4　实验方法

1.色谱和质谱条件:分析柱为 C_{18} 柱(150mm×4.6mm,5μm);流动相为含 0.1% 甲酸的 10mmol/L 甲酸铵溶液 (A)-甲醇(B),采用梯度洗脱方式,20min 内(A)相从 95% 线性下降至 30%;流速 0.5mL/min。MS 条件:电喷雾(ESI)离子源,毛细管电压 1.5kV,源温度 350℃,正离子电离模式,采用全扫描模式和子离子扫描模式检测。

2.灌胃给药溶液的配制:取对乙酰氨基酚适量,用 1% 的 CMC-Na 溶液研磨,配制成 6mg/mL 的溶液。

3.样品采集与处理

(1)尿样采集:按 60mg/kg 的给药剂量灌胃给予大鼠,并将大鼠放在代谢笼中,自由饮水。在给药前和给药后 6h 内分别收集尿样。4℃ 保存备用。

(2)胆汁采集:用乙醚将大鼠麻醉,并将四肢固定在手术台上,打开腹腔,进行胆管插管。收集 0.5mL 左右空白胆汁。然后按 60mg/kg 的给药剂量灌胃给予大鼠,继续收集胆汁,4℃ 保存备用。

(3)样品处理:取适量尿样和胆汁,用蒸馏水 1:1 稀释,并加入 2 倍体积甲醇,涡旋,用 0.2μm 偏氟膜过滤,收集滤液备用。

4.样品分析

（1）全扫描分析：对上述样品进行分析，获得全扫描总离子流图，离子扫描范围为 $100\sim 500m/z$。采用离子提取的方法，提取底物和各代谢产物的分子离子峰，分别为对乙酰氨基酚 151.2，谷胱甘肽结合物 456.5，硫酸结合物 231.2，葡醛酸结合物 327.3，3-羟基对乙酰氨基酚 167.2，3-甲氧基对乙酰氨基酚 181.2。

（2）采用子离子扫描进一步确证代谢物峰：选择以上分子离子峰，进行子离子扫描，获得碎片信息，对代谢物作进一步鉴定。比较大鼠尿液和胆汁中对乙酰氨基酚代谢产物的差异。

16.9.5　注意事项

1.胆汁和尿液中存在大量的无机盐以及一些蛋白类物质。无机盐的浓度过高可能导致严重的基质抑制效应，因此需要稀释后进样。另外，可以通过加入蛋白沉淀试剂去除蛋白，常用的为加入甲醇或乙腈等有机溶剂。

2.胆管插管的方法，最好是先找到胃，向下找到十二指肠乳头部，再往肝脏方向找，能发现韧带样的组织，中间有一根很细的白管，有时是微黄色，这就是胆管，用镊柄垫在下方，用另一只尖镊小心剥离脂肪组织，只要分离出半厘米长度就足够插管了，注意分离好后用手术线系住近肠端，方便固定，然后再剪一个小口，导管插口也要注意剪成斜面，这样就容易插了。

3.以上色谱和质谱条件只是一种参考条件，不同的色谱柱以及不同型号的 LC-MS，它们的最佳分析条件都不相同，因此，在进行代谢产物扫描时需要进行条件的优化。

16.10　微透析法测定在体药物浓度(示教)

16.10.1　目的要求

熟悉微透析技术的原理和方法。

16.10.2　主要实验材料与仪器

丹参素（danshensu）和丹参素对照品，色谱级甲醇，分析纯水合氯醛、冰醋酸；微透析设备（包括灌注器推进泵、灌注器、灌注器支架、流速控制器），微透析探针，高效液相色谱仪；SD 雄性大鼠（300g）。

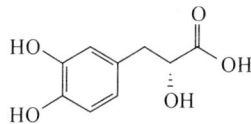
丹参素

颈静脉微透析套件：该套件包括微透析探针、探针导管及导管阻塞管和导管固定器。探针导管由柔软的医用导管构成，一端插入血管，另一端可从皮下穿行到背部开口。导管固定装置是一个带有翼片的装置，翼片埋植在皮下，中间有通孔将导管从皮下引出，并固定在导管固定器的立柱上，从而使导管开口端固定在了动物背部。导管从血管端到固定端穿行中无尖锐转角，方便微透析探针的插入与取出。微透析探针是与导管相匹配的软探针，膜端为同轴结构，再生纤维素膜（spectrum USA）膜长 10mm，截留相对分子质量为 18000。

16.10.3　实验原理

微透析技术是利用"物质会沿浓度梯度进行扩散"和"半透膜对小分子化合物具有通透性"的原理设计的。当把探针埋入组织后,由于灌流液的组成与组织细胞外液的组成接近,渗透压相同,水分子不会进入探针内,大分子化合物如蛋白或与蛋白相结合的药物等不能通过半透膜而被排斥在探针外,只有游离的小分子药物或者其他小分子物质会沿浓度梯度扩散进入探针,并被灌流液带出探针。将微透析采样技术与 HPLC 法结合,实现在线监测药物在体内的生物学过程。

16.10.4　实验方法

1.色谱条件:色谱柱为 C_{18} 柱(250mm×4.6mm,5μm);流动相为甲醇-1‰醋酸水溶液(18:20),流速 1mL/min;紫外检测波长 280nm。

2.标准曲线制备:精密称取丹参素对照品适量,用生理盐水配成 1mg/mL 的储备液,通过逐级稀释的方法配制系列标准溶液(60～10000ng/mL),取 10μL 进样分析,以丹参素浓度对峰面积进行回归,获得标准曲线。

3.动物手术:按 40mg/kg 剂量腹腔注射 10%水合氯醛麻醉大鼠,然后将其固定在大鼠手术台上。暴露右颈外静脉,在静脉锁骨分叉处上游约 10mm 处向心方向插入微透析导管,导管前端至颈静脉上肢分枝上缘,用线固定血管和导管,并用线将导管固定在肌肉层上。将导管的另一端在穿刺针引导下从颈背部引出,并用导管固定装置将导管固定。在左大腿内层皮肤剪一切口,暴露股静脉,将静脉给药导管(PE20)插入股静脉并固定。用穿刺针引导将给药导管的活动端从皮下引出到颈背部,并固定。分别向微透析导管和给药导管中注入约 0.1mL 肝素钠溶液,以防止凝血。然后用盲管封住导管出口端。术后每天肌注青霉素 2 万单位消炎。恢复 3d 后,进行药动学实验。

4.药动学实验:取 5 只预处理的实验大鼠,将微透析导管上封口盲管去除,用 0.1mL 生理盐水冲洗导管,然后将微透析探针沿微透析导管插入大鼠颈静脉内,用导管将微透析探针的进样管与出样管分别通过液体旋转联接器联接到微透析泵和收集器上。联接好管路后,将大鼠放入微透析实验桶,生理盐水作为灌注液,灌注流速 2μL/min,进行探针平衡。平衡 30min 后开始收集透析液,每 7min 收集一管,连续收集 3 管。去除给药导管上的盲管,用 0.1mL 的生理盐水冲洗导管,然后按 40mg/kg 给药量注入 16 mg/mL 丹参素标准液,并用 0.5mL 的生理盐水冲洗导管,再次用盲管封住给药导管出口端。此后实验过程中大鼠可自由活动。给药后 10 min(去除出液管中积存的液体)开始每 7min 收集一次透析液,70min 后每 15min 收集一次透析液,160min 后每 30min 收集一次透析液。然后取各透析液 10μL,直接注入 HPLC 仪进行分析,将测得的峰面积代入标准曲线计算相应浓度,用动力学拟合软件计算丹参素药动学参数。

16.10.5　注意事项

1.微透析探针在体实验前需要测试探针对丹参素的回收率。因制作工艺等因素影响,每只微透析探针的回收率各不相同,因此实验前必须对每只微透析探针进行回收率的测量,并编号记录。

2.由于蛋白等大分子不会通过透析膜进入微透析液中,故样品处理过程中不需要进行去蛋白处理,可以直接进行 HPLC 分析。

16.10.6　参考文献

吕良,张恒义. 在体血管微透析技术的建立及对大鼠体内丹参素药动学参数的研究. 中国药学杂志,2010,45(11):849.

中英文索引

续表

续表

英 文	中 文	页码
cropropamide	克罗丙胺	411
cross validation	交叉确证	291
crotethamide	克罗乙胺	411
cut-off value	域值	390
cyclodextrin，CD	环糊精	154
cyclosporine	环孢霉素/环孢素	203,295
cytochrome P450,CYP	细胞色素 P450	311,340
danshensu	丹参素	433
dansyl-Cl	丹酰氯	218
dehydroepiandrosterone,DHEA	脱氢表雄酮	373
dextromethorphan，DEX		94,335,344,347
dextrorphan,DOR	右啡烷	344
diazepam	地西泮	397,401,430
diclofenac sodium	双氯芬酸钠	424
difenidol hydrochloride,DFND	盐酸地芬尼多	115
digoxin	地高辛	194,282
dimethylamphetamine	二甲基安非他明	411
distribution	分布	233,236
diuretics	利尿剂	405
domperidone	多潘立酮	275
dopamine,DA	多巴胺	366
doping	兴奋剂使用	404
doxazosin	多沙唑嗪	167
doxepin	多虑平	397
doxycycline,DOX	多西环素	184
drug metabolism	药物代谢	311
drug of abuse	滥用药物	389
D-wood sugar	D-木糖	215
ebracteolata compound B,ECB	狼毒乙素	321
efflux ratio,RE	外排率	238
electricity-driven capillary electrochromatography,ED-CEC	电渗流驱动的电色谱	135
electrochemical detector,ECD	电化学检测器	72
electrochemiluminescence immunoassay, ECLI	电化学发光免疫分析法	205

续表

英 文	中 文	页码
flame ionization detector,FID	火焰离子化检测器	101
flame photometric detector,FPD	火焰光度检测器	101
flow probe(flow feeler)	流动探头	228
fludiazepam	氟地西泮	401
flunitrazepam	氟硝西泮	397
fluorapacin,bis(4-fluorobenzyl)trisulfide,BFBTS	双 4-氟苄基三硫醚	249
fluorescamine	荧胺	217
fluorescein isothiocyanate,FITC	异硫氰酸荧光素	197
fluorescence efficiency	荧光效率	216
fluorescence immunoassay,FIA	荧光免疫分析法	198
fluorescence method	荧光分析法	216
fluorescence polarization immunoassay,FPIA	荧光偏振免疫分析	199
fluorophotometric detector,FD	荧光检测器	72
fluphenazine	氟奋乃静	397
flurazepam	氟西泮	397
free drug concentrations	游离药物浓度	289
free induction decay signal,FID	自由感应衰减信号	228
furfenorex	呋芬雷司	411
futile deacetylation	无效去乙酰基作用	228
G-6-PDH	葡萄糖-6-磷酸脱氢酶	194
gabapentin	加巴喷丁	299
gas chromatography,GC	气相色谱法	98
gas chromatography-mass spectrometry,GC-MS	气相色谱-质谱	111
gefitinib	吉非替尼	326
genetic polymorphism	遗传多态性	11
genotype	基因型	340
gentiana macrophylla pall	秦艽	265
gentiopicroside	龙胆苦苷	265,426
gestrinone	孕三烯酮	407
Ginkgo biloba L.	银杏	116
glucose oxidase,GOD	葡萄糖氧化酶	205
glutamic acid,Glu	谷氨酸	381,383

续表

英 文	中 文	页码
inductively Coupled Plasma,ICP	电感耦合等离子体	87
interface	接口	84
intermediate metabolizers,IMs	中间代谢者	344
internal quality assessment	室内质控	307
ion trap mass analyzer,IT	离子阱质量分析器	88,113
ionic liquid,IL	离子液体	103
iophine	洛酚碱	204
isocratic elution	等度洗脱	69
isotachophoresis,ITP	等速电泳进样	143
itroconazole	伊曲康唑	329
ivabradine,S16257	伊伐布雷定	59
kaempferol	山奈酚	417
ketamine	氯胺酮	394
ketoprofen	酮洛芬	241
lamivudine	拉米夫定	61
lanthanide,Ln	镧系元素	200
laser induced fluorescence detector,LIF	激光诱导荧光检测器	129
layer-by-layer self-assembly,LbL-SA	层层纳米自组装技术	71
LC-electrolyte effects	液相色谱电解质效应	92
least squares	最小二乘法	53
levetiracetam	左乙拉西坦	300
levofloxacin	左氧氟沙星	419
liquid junction interface	液接型接口	138
liquid-liquid extraction,LLE	液-液提取	13,30
liquid-phase microextraction,LPME	液相微萃取	13
liquid-solid extraction	液-固提取	33
loprazolam	氯普唑仑	397
lorazepam	劳拉西泮	401
lormetazepam	氯甲西泮	401
losartan	氯沙坦	352,354
lovastatin	洛伐他汀	279
lower limit of quantification,LLOQ	定量下限	54

续表

续表

英　文	中　文	页码
microdialysis,MD	微透析	14,45,371,433
microparticle enzyme immunoassay,MEIA	微粒子捕捉酶免疫发光技术	295
midazolam,MID	咪达唑仑	94,335,397
mitiglinide	米格列奈	263
mobility	淌度	125
morphine	吗啡	182,224,267,393
multi-drug resistance 1,MDR1	多药耐药 1	331
multiple reaction monitoring,MRM	多反应选择监测	90
mycophenolate mofeti,MMF	麦考酚酸酯	293
mycophenolic acid,MPA	麦考酚酸	293,305
N-acetyl-para-aminosalicylic acid,AcPAS	N-乙酰对氨基水杨酸	243
N-acetyltransferase type 2,NAT2	N-乙酰基转移酶 2	361
N-acetyltransferase,NAT	N-乙酰转移酶	313
nanoparticle-assisted chemiluminescence	纳米粒辅助化学发光	205
naphthylethylamine	萘乙胺	153
narcotic analgesics	麻醉止痛剂	404
N-bromosuccinimide,NBS	N-溴代琥珀酰亚胺	37
nebivolol	奈比洛尔	64
nicardipine,NC	尼卡地平	147
nicotinamide adenine dinucleotide,NAD	辅酶I(烟酰胺腺嘌呤二核苷酸)	194
nikethamide	尼可刹米	411
nimetazepam	硝甲西泮	401
nimodipine,NM	尼莫地平	147
nitrazepam	硝西泮	397
nitrogen phosphorus detector,NPD	氮磷检测器	102
non-aqueous capillary electrphoresis,NACE	非水毛细管电泳	135
noninvasive	无损伤	21
nonlinear mixed effect model,NONMEM	非线性混合效应模型	258
nordiazepam	去甲基地西泮	401,430
norepinephrine, NE	去甲肾上腺素	366,370
norfloxacin	诺氟沙星(氟哌酸)	211
norgestrel	甲基炔诺酮	158

续表

英　文	中　文	页码
photodiode array detector,PDAD	二极管阵列检测器	72
plasma	血浆	21
poor metabolizers,PMs	慢代谢者	340
population pharmacokinetics,PPK	群体药动学	258
post-column derivatization,PCD	柱后衍生化	37
post-column infusion method	柱后灌注法	91
post-extraction spiking method	提取后添加法	91
prazepam	普拉西泮	401
praziquantel,PZQ	吡喹酮	175
precision	精密度	55
precursor ion	前体离子	89
pressure-driven capillary electrochromatography,PD-CEC	压力驱动为主的电色谱	135
probe drug	探药	340
process efficiency,PE	方法过程效率	91
product ion	产物离子	89
progesterone,PROG	孕酮	377
prolintane	普罗林坦	411
promethazine	异丙嗪	397
propranolol,PP	普萘洛尔	147,409
psychonosema agents,PA	精神障碍治疗药物	105
pyrovalerone	吡咯戊酮	411
quadrupole mass analyzer,Q	四极杆质量分析器	88,113
quality control chart	质控图	307
quality control sample,QC	质控样品	52
quazepam	夸西泮	397
quinidine	奎尼丁	157
quinine	奎宁	157
R-(＋)-2-methoxy-2-phenyl-3,3,3-trifluoropropionyl chloride	R-(＋)-2-甲氧基-2-苯基-3,3,3-三氟丙酰氯	169
R/S-camphorsulfonic acid	R/S-樟脑磺酸	157
ractopamine	莱克多巴胺	38
radioimmunoassay,RIA	放射免疫分析法	187

续表

英　文	中　文	页码
rat hepatic microsomes	鼠肝微粒体	23
recovery	回收率	55
reference standard	标准物质	51
relative matrix effect	相对基质效应	91
reverse electrode polarity stacking mode，REPSM	反电极堆积模式	142
Risperidone，RIP	利培酮	4，260
ristocetin A	利托菌素 A	163
room temperature ionic liquids，RTILs	室温离子液体	103
S-(-)-heptafluorobutyrylprolyl chloride	S-(-)-全氟丁酰基-L-脯氨酰氯	169
S-(-)-N-(trifluoroacyl)prolyl chloride	S-(-)-N-三氟乙酰基-L-脯氨酰氯	169
S-(+)-camphorsulfonyl chloride	S-(+)-樟脑磺酰氯	153
S-adenosylmethionine，SAM	S-腺苷甲硫氨酸	313
salicylic acid	水杨酸	2
saliva	唾液	20
salsolinol，Sal	猪毛菜酚	171
samarium-cobalt magnet	钐-钴磁铁	206
sample stacking	样品堆积	142
satraplatin，JM216	赛特铂	220
Selenium，Se	硒	378
secobarbital	司可巴比妥	397
select reaction monitoring，SRM	选择反应监测	90
selected ion monitoring，SIM	选择性离子监测	114
selected ion recording，SIR	选择性离子监测	261
selegiline	司来吉兰	411
sequential injection，SI	顺序注射	42，206
serum	血清	21
sheathless interface	无鞘液接口	138
sibutramine	西布曲明	411
silylation	硅烷化	36
simvastatin	辛伐他汀	279
sodium valproate，VPA	丙戊酸钠	296
solid-phase extraction，SPE	固相萃取	13，33

续表

英　文	中　文	页码
solid-phase microextraction，SPME	固相微萃取	13，44，100
solute carrier，SLC	溶质型转运体	314
solvent induced phase transition extraction，SIPTE	溶剂诱导相变萃取法	13
sotalol，SOT	索他洛尔	409
specificity	特异性	52，186
spectroscopic analysis	光谱分析法	209
stability	稳定性	56
standard curve	标准曲线	52
standard sample	标准样品	51
stimulants	刺激剂	404
stop-flow	驻流方式	226
strychnine	士的宁	411
substrate labeled fluorescence immunoassay，SLFIA	底物标记荧光免疫分析	198
sulfation	硫酸化反应	313
sulfotransferases，SULT	硫酸转移酶	313
synchronous fluorescence	同步荧光光谱	367
systematic toxicological analysis，STA	系统毒物分析	399
tacrolimus，FK506	他克莫司	2，294
taurine，Tau	牛磺酸	383
taxifolin	花旗松素	237
taxol	紫杉醇	6
teicoplanin	替考拉宁	163
temazepam	替马西泮	397
tertiary amine stimulants	叔胺类刺激剂	411
testosterone	睾酮	335
tetrahydrogestrinone，THG	四氢孕三烯炔酮	407
tetrazepam	四氢西泮	401
The Society of Hair Testing，SoHT	头发试验协会	22
therapeutic drug monitoring，TDM	治疗药物监测	10，287
therapeutic window	治疗窗	287
thermal conductivity detector，TCD	热导检测器	100
thin layer chromatography scanning method，TLCS	薄层色谱扫描法	223

续表

图书在版编目(CIP)数据

体内药物分析 / 姚彤炜主编. —杭州:浙江大学
出版社,2012.6(2023.1 重印)
ISBN 978-7-308-10030-4

Ⅰ.①体… Ⅱ.①姚… ② Ⅲ.①体内-药物分析
Ⅳ.①R917

中国版本图书馆 CIP 数据核字(2012)第 108862 号

体内药物分析

姚彤炜　主编

责任编辑	秦　瑕	
封面设计	俞亚彤	
出版发行	浙江大学出版社	
	(杭州市天目山路 148 号　邮政编码 310007)	
	(网址:http://www.zjupress.com)	
排　版	杭州青翊图文设计有限公司	
印　刷	嘉兴华源印刷厂	
开　本	787mm×1092mm　1/16	
印　张	29	
字　数	750 千	
版印次	2012 年 6 月第 1 版　2023 年 1 月第 5 次印刷	
书　号	ISBN 978-7-308-10030-4	
定　价	59.00 元	